Anestesiologia
Revisão através de Palavras-Chave

EDITORES ESPECIAIS ASSOCIADOS
Do Departamento de Anestesiologia
Yale University School of Medicine
New Haven, Connecticut

Editores Especiais para Tópicos de Anestesia Cardíaca
Benjamin Sherman, M.D. – Assistant Professor
Qingbing Zhu, M.D., Ph.D. – Assistant Professor

Editores Especiais para Tópicos de Medicina de Cuidados Intensivos
Ala S. Haddadin, M.D. – Assistant Professor
Hossam Tatawy, M.D. – Assistant Professor

Editor Especial para Tópicos de Neuroanestesia
Ramachandran Ramani, M.D. – Associate Professor

Editor Especial para Tópicos de Anestesia Obstétrica
Lars E. Helgeson, M.D. – Assistant Professor

Editor Especial para Tópicos de Anestesia Pediátrica e Endócrinos
Mamatha Punjala, M.D. – Assistant Professor

Editores Especiais para Tópicos de Anestesia Regional e Dor
Thomas M. Halaszynski, M.D., DMD – Associate Professor
Jodi Sherman, M.D. – Assistant Professor

Editor Especial para Tópicos de Estatísticas e Equipamentos de Anestesia
Raj K. Modak, M.D. – Assistant Professor

Editores Especiais para Tópicos de Anestesia Torácica
Shamsuddin Akhtar, M.D. – Associate Professor
Veronica Matei, M.D. – Assistant Professor

Anestesiologia
Revisão através de Palavras-Chave

SEGUNDA EDIÇÃO

Raj K. Modak, MD
Assistant Professor
Yale University
Department of Anesthesiology
New Haven, Connecticut

Thieme Revinter

**Dados Internacionais de
Catalogação na Publicação (CIP)**

M689a

Modak, Raj K.
  Anestesiologia: revisão através de palavras-chave/Raj K. Modak; tradução de Marina Boscato Bigarella & Lucila Saidenberg Simões – 2. Ed. – Rio de Janeiro – RJ: Thieme Revinter Publicações, 2017.

  706 p.: 21,3 x 27,7 cm.
  Título Original: *Anesthesiology Keywords Review*
  ISBN 978-85-67661-39-1

  1. Anestesia. 2. Anestesiologia. 3. Anestésicos. 4. Tópicos de Terminologia. I. Título.

CDD: 617.96
CDU: 612.887

A Lippincott Williams & Wilkins/Wolters Kluwer Health não teve participação na tradução desta obra.

Tradução:
MARINA BOSCATO BIGARELLA (Partes A a L)
Tradutora Especializada na Área da Saúde, SP

LUCILA SAIDENBERG SIMÕES (Partes M a Z)
Tradutora Especializada na Área da Saúde, SP

Revisão Técnica:
BRUNO PAPY
Médico Anestesiologista
Especialização em Anestesiologia pela Sociedade Brasileira de Anestesiologia
Preceptor da Residência Médica do Hospital do Trabalhador/Hospital de Clínicas da UFPR
Formação em Anestesia Regional Guiada por Ultrassom no Instituto de Ortopedia Mapaci, Rosário, Província de Santa Fé, Argentina

Nota: O conhecimento médico está em constante evolução. À medida que a pesquisa e a experiência clínica ampliam o nosso saber, pode ser necessário alterar os métodos de tratamento e medicação. Os autores e editores deste material consultaram fontes tidas como confiáveis, a fim de fornecer informações completas e de acordo com os padrões aceitos no momento da publicação. No entanto, em vista da possibilidade de erro humano por parte dos autores, dos editores ou da casa editorial que traz à luz este trabalho, ou ainda de alterações no conhecimento médico, nem os autores, nem os editores, nem a casa editorial, nem qualquer outra parte que se tenha envolvido na elaboração deste material garantem que as informações aqui contidas sejam totalmente precisas ou completas; tampouco se responsabilizam por quaisquer erros ou omissões ou pelos resultados obtidos em consequência do uso de tais informações. É aconselhável que os leitores confirmem em outras fontes as informações aqui contidas. Sugere-se, por exemplo, que verifiquem a bula de cada medicamento que pretendam administrar, a fim de certificar-se de que as informações contidas nesta publicação são precisas e de que não houve mudanças na dose recomendada ou nas contraindicações. Esta recomendação é especialmente importante no caso de medicamentos novos ou pouco utilizados. Alguns dos nomes de produtos, patentes e *design* a que nos referimos neste livro são, na verdade, marcas registradas ou nomes protegidos pela legislação referente à propriedade intelectual, ainda que nem sempre o texto faça menção específica a esse fato. Portanto, a ocorrência de um nome sem a designação de sua propriedade não deve ser interpretada como uma indicação, por parte da editora, de que ele se encontra em domínio público.

Título original:
Anesthesiology keywords review
Copyright © 2013 by Lippincott Williams & Wilkins, a Wolters Kluwer Business
ISBN 978-1-4511-2119-3

© 2017 Thieme Revinter Publicações Ltda.
Rua do Matoso, 170, Tijuca
20270-135, Rio de Janeiro – RJ, Brasil
http://www.ThiemeRevinter.com.br

Thieme Medical Publishers
http://www.thieme.com

Impresso no Brasil por Prol Editora Gráfica Ltda.
5 4 3 2 1
ISBN 978-85-67661-39-1

Todos os direitos reservados. Nenhuma parte desta publicação poderá ser reproduzida ou transmitida por nenhum meio, impresso, eletrônico ou mecânico, incluindo fotocópia, gravação ou qualquer outro tipo de sistema de armazenamento e transmissão de informação, sem prévia autorização por escrito.

Dedico este livro à minha esposa, Marybeth.

Redatores/Revisores

Caroline Al Haddadin, M.D.
Stephanie Cheng, M.D.
Mary DiMiceli, M.D.
Jorge A. Galvez, M.D.
Nehal Gatha, M.D., MBA
Shaun Gruenbaum, M.D.
Ashley Kelley, M.D.
Archer K. Martin, M.D.

Kellie A. Park, M.D., Ph.D.
Bijal Patel, M.D.
Roberto Rappa, M.D.
Margaret J. Rose, M.D.
Neil Sinha, M.D.
Anjali B. Vira, M.D.
Suzana M. Zorca, M.D.

Colaboradores

Tomalika Ahsan-Paik, MD*
Caroline Al Haddadin, MD*
Gregory E. Albert, MD*
Brooke Albright, MD*
Sharif Al-Ruzzeh, MD, Ph.D.*
Emilio G. Andrade, MD*
Michael Archambault, MD – Pediatric Anesthesia Fellow*
Trevor M. Banack, MD*
Holly Barth, MD*
Christina A. Biello, D.O. – Pediatric Anesthesia*
Meredith A. Brown, MD*
Lisbeysi Calo, MD*
Stephanie Cheng, MD*
Anna L. Clebone, MD*
Terrence Coffey, MD*
Frederick Conlin, MD*
Milaurise Cortes, MD*
Nicholas M. Dalesio, MD*
Tiffany Denepitiya-Balicki, MD*
Mary DiMiceli, MD*
Glenn M. Dizon, MD*
Jennifer E. Dominguez, MD, MHS*
Alexey Dyachkov, MD*
Juan J. Egas, MD*
Jammie Ferrara, MD*
Samantha A. Franco, MD – Pediatric Anesthesia*
Dan B. Froicu, MD*
Xing Fu, MD*
Thomas B. Gallen, MD, MPH**
Jorge A. Galvez, MD*
Johnny Garriga, MD*
Nehal Gatha, MD, MBA*
Zhaodi Gong, MD, Ph.D.*
Shaun Gruenbaum, MD*
Gabriel Jacobs, MD*

Ervin A. Jakab, MD*
Rongjie Jiang, MBBS*
Ashley Kelley, MD*
Jinlei Li, MD, Ph.D.*
Christina N. Mack, MD*
Adnan Malik, MD*
Jordan R. Martin, MD*
Archer K. Martin, MD*
Veronica A. Matei, MD – Cardiac Anesthesia Fellow*
Dallen D. Mill, MD*
Amit Mirchandani, MD*
Tori M. Myslajek, MD*
Harika R. Nagavelli, MD*
Donald L. Neirink, MD*
Soumya Nyshadham, MD*
Adrianna D. Oprea, MD*
Kellie A. Park, MD, Ph.D.*
Bijal Patel, MD*
Tara L. Paulose, MD*
Gabriel Pitta, MD*
Roberto Rappa, MD*
Kristin L. Richards, MD*
Margaret J. Rose, MD*
Hyacinth L. Ruiter, MD*
Marianne A. Saleeb, MD*
Svetlana Sapozhnikova, MD*
Christian C. Scheps, MD*
Robert B. Schonberger, MD, M.A.*
James H. Shull, Jr., MD*
Neil Sinha, MD*
Garth C. Skoropowski, MD*
Kimberly A. Slininger, MD*
Dmitri Souzdalnitski, MD*
Kevan C. Stanton, MD*
Jonathan Tidwell, MD*

Alexander A. Timchenko, MD*
Michael Tom, MD*
Margo Vallee, MD – Pediatric Anesthesia Fellow*
Francis vanWisse, MD*
Anjali B. Vira, MD*
K. Karisa Walker, MD*

Ira Whitten, MD*
Jeffrey S. Widelitz, MD*
Chi H. Wong, D.O.*
Laurie Yonemoto, MD*
Martha Zegarra, MD*
Suzana M. Zorca, MD*

*Department of Anesthesiology, Yale University School of Medicine, New Haven, Connecticut
**Department of Anesthesiology and Perioperative Medicine, Georgia Health Sciences University/Medical College of Georgia, Augusta, GA

Prefácio

As origens deste projeto remontam à década de 1980 quando o livro foi desenvolvido, pela primeira vez, como uma ferramenta para os residentes que se preparavam para os exames durante o período de residência e os exames escritos para a obtenção do título de especialista. Nos últimos anos, o projeto evoluiu para atender às necessidades educacionais de nossos médicos residentes atuais. A primeira edição foi recebida com grande sucesso, demonstrado pelas muitas críticas favoráveis, comunicações eletrônicas e vendas. Foi tocante saber que o projeto ajudou muitas pessoas em anestesiologia, especialmente os residentes.

Um dos aspectos mais importantes deste livro, e aquele que os residentes têm considerado mais útil, é o desenvolvimento de um índice de assuntos. Não apenas um índice, mas vários índices refletindo diferentes subespecialidades, sistemas de órgãos e conceitos/agrupamentos. A premissa principal do livro não é consolidar os tópicos relacionados ao exame, mas permitir que os residentes tenham a capacidade de estudar estes conceitos, enfatizados no exame, em várias rotações durante sua residência. Isto possibilita, assim, que residentes de anestesiologia tenham a capacidade de identificar o que é importante a partir de uma perspectiva de conhecimento e de ver estes tópicos demonstrados em cenários clínicos reais, e para discutir estes tópicos e cenários com os preceptores enquanto estão nos diferentes estágios da residência.

Os autores do manuscrito foram convidados a fornecer discussões relevantes sobre cada tópico de palavra-chave. Pontos-chave foram identificados e enfatizados. Referências bibliográficas comuns foram fornecidas para os conceitos abordados e proporcionam uma ligação útil para a fonte apropriada. Essas discussões são muito bem-sucedidas em trazer o leitor para uma conclusão útil sobre os pontos-chave. Algumas palavras-chave eram ambíguas por natureza, resultando em uma discussão e conclusão nebulosas. Isto não pode ser evitado, uma vez que nós nunca realmente saberemos a que os criadores da lista estavam fazendo alusão em algumas das palavras-chave.

Para maximizar o benefício educacional deste projeto, espero que os usuários percorram os vários índices de forma sistemática e leiam os tópicos, especialmente quando em rotação clínica. Uma vez que o usuário encontrar grande conhecimento em uma única área, ele deve passar para outros tópicos. No entanto, se o usuário olhar para um tópico e for relativamente desinformado sobre este tópico ou sentir que foi insuficientemente coberto, ele deve procurar nas referências fornecidas ou encontrar fontes adicionais de informação, incluindo discussões com instrutores. Desta forma, os residentes podem tornar-se mais instruídos, identificando, primeiro, os conceitos importantes, depois estudando o que eles sabem menos, além de engajarem-se em discussões durante rotações com relevância clínica. Além disto, os índices listam palavras-chave de forma similar ao *feedback* fornecido desde o exame de treinamento em serviço de anestesiologia. Residentes devem ser facilmente capazes de cobrir os tópicos que perderam e usar esta lista.

Embora chamemos esta de 2ª edição, na realidade, este livro é uma 1ª edição, porque novos residentes escreveram todos os temas. Como um projeto anual que tem sido criado localmente na Universidade de Yale, este projeto representa um processo vivo. Cada edição local cobre apenas a lista à mão, ganhando, perdendo ou repetindo tópicos de ano para ano. Residentes comumente desenvolvem uma biblioteca de 3-4 edições ao longo de sua residência para ter uma visão abrangente do material. Isto é apoiado por versões antigas que ainda circulam, anos após seu agrupamento inicial. Neste contexto, é justo salientar que a 1ª edição ainda pode ter algum valor.

O processo vivo também é apoiado pelo ambiente dinâmico da nossa ciência. O último tópico, que resulta dos autores residentes, representa riscos sobre conceitos atuais em nossa especialidade através de clínicas locais, palestras, artigos de revistas, livros, reuniões e faculdade, todos em constante mudança. Como tal, temas semelhantes podem ter mudado ligeiramente seu foco ao longo do tempo, como pode ser visto entre dois temas semelhantes impressos em edições diferentes.

Esta edição é mais abrangente, já que os tópicos são a soma de mais de uma lista de exame recente. Autores residentes tiveram um nível mais elevado de desempenho baseado nas revisões por editor. Os editores residentes contribuíram mais nesta edição do que na edição anterior, resultando em um produto geral melhor. Havia mais editores de atendimento especial, o que permitiu melhor concentração em áreas de especialização.

À luz de *"it's your book!"*, eu queria fazer uma observação sobre um autor residente, Thomas Gallen (Medical College of Georgia, Augusta), que pode ter guiado o projeto em uma nova direção, buscando participar ativamente. Historicamente, este projeto foi concluído totalmente na Universidade de Yale, com atendentes e residentes locais. A participação de Thomas mudou este projeto de ser unicamente um projeto local para se tornar um empenho nacional.

Índice por Palavras-Chave de Seção Alfa

Seção	Palavras-Chave	Págs.
Anatomia	Anatomia do Bloqueio do Nervo Femoral	22
	Anatomia do Nervo Laríngeo Superior	24
	Anestesia das Vias Respiratórias: Anatomia	28
	Artéria Coronária: Anatomia	46
	Artroplastia Total do Joelho: Técnicas de Anestesia Regional	48
	Bloqueio Axilar: Limitações e Resgate de Bloqueio do Nervo Mediano	71
	Bloqueio Cardíaco: Oclusão Coronária	74
	Estruturas de Ultrassom: Ecogenicidade	240
	Fratura Cervical: Técnicas de Intubação	263
	Inervação Autonômica: Extremidade Superior	337
	Laringospasmo: Mecanismo	371
	Pneumocefalia Hipertensiva: Diagnóstico	472
	Pontos de Referência Anatômicos no Bloqueio de Nervos	475
	Saco Dural: Extensão Caudal	529
	Visualização do Ultrassom: Compressão da IJ	619
Ciências Clínicas Genéricas: Procedimentos, Métodos, Técnicas de Anestesia	Alcalose Metabólica: Compensação Respiratória	9
	Alergia ao Látex: Alimentos	12
	Análise de Causas: Elementos Essenciais	17
	Anestesia para ECT: Efeito da Lidocaína	35
	Anestésico Local: Sintomas Neurológicos Transitórios	36
	Anestesiologistas: Abuso de Substâncias e Fentanil	37
	Apneia Obstrutiva do Sono: Diagnóstico	42
	Avaliação das Vias Respiratórias: Doença Coexistente	62
	Bloqueador Brônquico: Vantagens	67
	Bradicardia: Cirurgia da Carótida e *Stent* da Carótida	83
	Câmara Hiperbárica: Efeito da Concentração Alveolar Mínima	93
	Capacidade e Comprometimento de Síntese Hepática: Diagnóstico	96
	Cardioversão Elétrica Sincronizada	104
	Cateter de Artéria Braquial: Complicações	105
	Cegueira Unilateral: Etiologia	107
	Choque Séptico: Tratamento com Vasopressina	117
	Cirrose: Farmacocinética do Bloqueio Neuromuscular	123
	Complicações da Artrite Reumatoide	139
	Complicações da Lipoaspiração Tumescente	140
	Condutas no Reflexo Oculocardíaco	142
	Critérios para Evitar a PACU de Fase I	151
	Dano Cerebral: *Closed Claims*	155
	Diretrizes de Sedação da ASA	176
	Disfunção Hepática: Diagnóstico	178
	Doador de Órgãos: Tratamento da Bradicardia	184
	Edema Pulmonar por Pressão Negativa: Fisiologia	195
	Eletroconvulsoterapia (ECT): Efeitos Colaterais	202
	Envelhecimento: Fisiologia Cardiovascular e Função do LV	212
	Envelhecimento: Fisiologia Pulmonar	214

Há muitas pessoas a agradecer em um projeto grande como este. Ajit Modak, meu pai e anestesiologista aposentado, continuou a fornecer sugestões críticas após a última publicação. Roberta Hines, presidente do meu departamento, continua uma das maiores apoiadoras do projeto. Na Wolters Kluwer/Lippincott Williams & Wilkins, agradeço a paciência e o apoio dos Editores, Brian Brown e Nicole Dernoski.

Meus autores residentes devem receber o crédito de sua participação neste fantástico produto. Eu sei que ele continuará a atendê-los e a tantos outros também. Por favor, observe os editores individuais na lista de colaboradores. Esta edição não seria possível sem eles. Os editores especiais doaram generosamente seu tempo e esforço para fazer a edição final. Muito obrigado a todos vocês por fazer deste projeto um sucesso.

Por fim, quero agradecer a Marybeth, minha esposa, a quem dedico este livro. Estamos juntos desde os dias da minha residência. Juntos, podemos equilibrar delicadamente meu local de trabalho e a nossa vida familiar atarefada, incluindo nossos três filhos: Chloe, Jacqueline e Julien. Marybeth resistiu a minha própria preparação para o exame ao longo dos anos e realmente entende a importância deste projeto.

Raj K. Modak

Seção	Palavras-Chave	Págs.
Ciências Clínicas Genéricas: Procedimentos, Métodos, Técnicas de Anestesia	Envenenamento por Organofosfato: Tratamento	216
	Envenenamento/Toxicidade de CO: Características Clínicas, Diagnóstico, Tratamento e Tratamento das Queimaduras	217
	Esclerose Múltipla Avançada: Drogas Anestésicas	229
	Ética: Divulgação de Conflitos de Interesse	241
	Exacerbação da Esclerose Múltipla	244
	Gasometria Arterial (ABG): Embolia Pulmonar	273
	Gasometria Arterial (ABG): Obesidade Mórbida e Vômitos	276
	Hepatite B: Tratamento em Acidentes por Perfuração	288
	Hetastarch®: Função Plaquetária	290
	Hipercarbia: Equação de Gás Alveolar	295
	Hipermagnesemia: Tratamento	302
	Hiper-Reflexia Autonômica: Sinais e Paraplegia	309
	Icterícia Pós-Operatória: Diagnóstico	326
	Impedimento do Médico: Encaminhamento	328
	Insuficiência Renal: Eletrólitos	355
	Intubação por Nasofibroscopia	365
	Laparoscopia: Aumento de Pressão Parcial de CO_2	370
	Laringospasmo: Opções de Tratamento	373
	Lipoaspiração Tumescente: Dose da Lidocaína	378
	Metemoglobinemia: Efeitos na SpO_2 e Tratamento	396
	MI Antigo: Avaliação do Risco Pré-Operatório	402
	Miastenia Grave: Manejo no Pós-Operatório	406
	Monitoramento para NMB Residual	416
	Obesidade: Avaliação das Vias Respiratórias	438
	Obesidade Mórbida: Complicações no Pós-Operatório	440
	Obesidade Mórbida: Dessaturação Rápida e Fisiologia da Hipoxemia	443
	Oxigênio Hiperbárico: Indicações	450
	PACU Evitada: *Fast-Tracking* em Anestesia	455
	Parada Cardíaca: Hipotermia Induzida	460
	Posição de Litotomia: Lesão Nervosa	480
	Prevenção da Dor por Torniquete na Extremidade Superior	492
	Prostatectomia Robótica: Contraindicações	500
	Requisitos MOCA	516
	Síndrome Compartimental Abdominal: Diagnóstico	536
	Teste Pré-Operatório: Teorema de Bayes	561
	Tratamento Anestésico: Lesão Ocular Penetrante	594
	Tubos Endotraqueais Resistentes a *Laser*	599
	Vantagens do Hélio: Tubo de Pequeno Calibre	604
	Ventilação à Pressão *vs.* Volume: ICU	612
	Ventilador: Baixo Volume Corrente e Efeitos de Proteção	615
	Vício: Definição	617
Clínica Baseada em Órgão: Cardiovascular	Alças de Pressão-Volume Ventriculares	10
	Amiodarona: Efeito Hemodinâmico	13
	Balão Intra-Aórtico: Contraindicações	64
	Bradicardia: Cirurgia da Carótida e *Stent* da Carótida	83
	Cálculo da Resistência Pulmonar *vs.* Vascular Sistêmica	89

Seção	Palavras-Chave	Págs.
Clínica Baseada em Órgão: Cardiovascular	Cardiomiopatia Hipertrófica Obstrutiva/Estenose Subaórtica Hipertrófica Idiopática: Hipotensão e Tratamento	102
	Clampeamento da Aorta: Complicações Cardiovasculares	125
	Colocação dos Eletrodos do Marca-Passo: Morfologia do ECG	135
	Coração Desnervado: Fisiologia do Exercício	144
	Desfibrilador Cardíaco Implantável: Intervenções	165
	Designação de Marca-Passos	166
	Diagnóstico da Insuficiência do LV/Tratamento Pós-CPB	175
	Flutter Atrial: Tratamento Farmacológico	257
	FV: Mecanismo da Adrenalina	268
	Hemorragia Subaracnoide: Efeitos do ECG	286
	Indicações de Marca-Passo Cardíaco	332
	Insuficiência Aórtica: Tratamento Hemodinâmico	345
	Insuficiência Cardíaca Aguda: Tratamento	348
	Insuficiência Renal: Cirurgia com CPB	352
	Intervalo QT Longo Congênito: Tratamento	361
	Isquemia do Miocárdio: MR Aguda	368
	Manejo de Circulação Extracorpórea	383
	Mediastinoscopia: Compressão Vascular	393
	Morbidade Cardíaca: Fatores Pré-Operatórios	418
	Pericardite Constritiva: Forma de Onda Venosa	467
	Ritmo Atrioventricular: Efeito Hemodinâmico	525
	Tamponamento Cardíaco: Pulso Paradoxal	554
	Transplante Cardíaco: Efeito Autonômico e Farmacologia	591
	Vasopressores: Risco de Isquemia Miocárdica	609
Clínica Baseada em Órgão: Endocrinologia/Metabolismo	Crise Carcinoide: Tratamento	149
	Diabetes Insípida: Tratamento com Vasopressina	173
	Doença de Addison: Tratamento Perioperatório	188
	Feocromocitoma: Marcadores Diagnóstico	247
	Feocromocitoma: Preparação Pré-Operatória	249
	Feocromocitoma: Tratamento da Hipertensão	250
	Hipercalcemia: Tratamento Agudo	293
	Hiperglicemia: Complicações	299
	Hiperglicemia: Tratamento Pré-Operatório	300
	Hiperparatireoidismo: Sinais e Sintomas	304
	Hipertireoidismo: Sinais	312
	Indicações para Profilaxia de Esteroides	335
	SIADH: Valores Laboratoriais	532
	Tireoidectomia: Hipocalcemia	569
Clínica Baseada em Órgão: Hematologia	Capacidade e Comprometimento de Síntese Hepática: Diagnóstico	96
	Concentrado de Fator VIII: Indicações	141
	Crioprecipitado: Conteúdo de Fibrinogênio	148
	Desmopressina para Doença de Von Willebrand	168
	Hemólise: Níveis de Bilirrubina	285
	Leucodepleção na Transmissão Viral	375
	Mortalidade por Transfusão: Causas	421
	Plasma Fresco Congelado: Indicações e seu Uso na Reversão da Varfarina	470

Seção	Palavras-Chave	Págs.
Clínica Baseada em Órgão: Hematologia	Quelante de Cálcio: Transfusão	501
	Relação Normalizada Internacional Elevada: Conduta	506
	Talassemia Beta: Recém-Nascido	552
	TRALI: Tratamento	587
	Tratamento: Deficiência de Antitrombina III	593
Clínica Baseada em Órgão: Neurológica e Neuromuscular	Aumento da Pressão Intracraniana: Tratamento Agudo	58
	Cegueira Unilateral: Etiologia	107
	Clipagem de Aneurisma Cerebral: Manejo Anestésico	128
	Diabetes Insípida: Cirurgia Intracraniana	171
	Doenças Neuromusculares: Dor Muscular	190
	Embolia Aérea Venosa: Diagnóstico	203
	Endarterectomia Carotídea: Monitoramento do CNS	208
	Escala de Coma de Glasgow: Definição e Componentes	225
	Fluxo Sanguíneo Cerebral: Efeito Temporário	259
	Hemorragia Subaracnoide: Nimodipina	287
	Hiper-Reflexia Autonômica: Sinais e Paraplegia	309
	Instabilidade Atlantoaxial: Causas	343
	Isquemia Cerebral: Hipotermia Profunda	367
	N_2O: CBF e $CMRO_2$	423
	Posição Sentada: Medição da BP	482
	Tiopental: Relação $CMRO_2$/CBF	567
	Traumatismo Cranioencefálico: CPP	596
	Vasospasmo Cerebral: Tratamento	610
Clínica Baseada em Órgão: Sistema Renal/Urinário/Eletrólitos	ATN no Pós-Operatório: Diagnóstico	56
	Aumento de Creatinina Pós-CPB: Diagnóstico	60
	Cetorolaco: Função e Disfunção Renal	116
	Fenoldopam: Efeitos Renais	246
	Função Renal: Preservação Perioperatória	267
	Indicadores Pré-Operatórios de Insuficiência Renal	336
	Insuficiência Renal: Diagnóstico	353
	Insuficiência Renal: Eletrólitos	355
	Insuficiência Renal: Função Plaquetária	357
	Insuficiência Renal: Hiperpotassemia	358
	Insuficiência Renal: Relaxantes	359
	Oligúria Pré-Renal: Diagnóstico	445
	Síndrome da TURP: Tratamento	543
	Substituição Renal: Seleção de Tratamento	549
	Succinilcolina: Aumento Normal do K	550
Clínica Baseada em Órgão: Sistema Respiratório	Apneia Obstrutiva do Sono: Diagnóstico	42
	Aprisionamento de Ar: Tratamento Ventilatório	44
	Aspiração de Corpo Estranho: Exame Físico	53
	Broncospasmo: Diagnóstico durante Ventilação Mecânica	86
	Cessação do Tabagismo: Fisiologia Respiratória	110
	Desencadeadores de Broncospasmo: Tubo Endotraqueal (ETT)	164
	Distúrbio V/Q no Enfisema	183

SEÇÃO ALFA

Seção	Palavras-Chave	Págs.
Clínica Baseada em Órgão: Sistema Respiratório	Fístula Broncopleural: Manejo Ventilatório	255
	Gasometria Arterial (ABG): Doença Pulmonar Obstrutiva Crônica (COPD)	270
	Hipoxemia durante Pneumonectomia: Tratamento	322
	Máscara de CPAP: Efeito Fisiológico	388
	Modos de Ventilação: Onda de Pressão	413
	P50 Relacionado com a Idade	453
	PEEP: Efeito do Volume Pulmonar	463
	PEEP: Efeito sobre a PAOP	464
	PEEP: Efeitos no LV	465
	Pneumotórax Hipertensivo: Diagnóstico e Tratamento	474
	Posição de Cabeça para Baixo: Hipoxemia	479
	Resultado da Ressecção Pulmonar: PFTs	519
	Shunt: Efeito do Aumento da FIO_2	531
	Toracoscopia: Tratamento da Hipoxemia	571
	Tumor do Mediastino: Obstrução das Vias Respiratórias	601
	Ventilação Pulmonar Protetora: Pressão-Alvo	614
	Ventilador: Baixo Volume Corrente e Efeitos de Proteção	615
Farmacologia	Absorção de Anestésico: *Shunt* Direita-Esquerda	2
	Absorção dos Anestésicos Inalatórios: Distúrbio V/Q	4
	Anafilaxia: Tratamento com Adrenalina	15
	Anestesia Inalatória: Efeitos Respiratórios e Ventilatórios	30
	Anestesia Local: Metemoglobinemia	31
	Bloqueadores de H_2: Tempo de Início de Ação	68
	Bloqueio Neuromuscular: Vecurônio	81
	Cetamina: Efeitos do Receptor	112
	Cetamina: Farmacodinâmica	113
	Cetorolaco: Função e Disfunção Renal	116
	Cirrose: Farmacocinética do Bloqueio Neuromuscular	123
	Clonidina Oral: Efeito MAC	131
	Cloroprocaína: Início e Metabolismo	132
	Definição de Constante de Tempo	157
	Doenças Neuromusculares: Hiperpotassemia pela Succinilcolina	191
	Dose-Teste Peridural: Sintoma	192
	Doxorrubicina: Complicações	193
	Efeito Hemodinâmico do NO	197
	Ervas: Alho	221
	Gasometria Arterial (ABG): Efeito Opioide	271
	Gasometria Arterial (ABG): Toxicidade por Salicilato	278
	Gravidez: SVT – Tratamento	284
	Hidroclorotiazida: Efeito Químico no Sangue	291
	Hiperpotassemia Aguda: Tratamento	305
	Hiperpotassemia Induzida por Drogas	308
	Hipertermia Maligna: Distúrbios Associados	311
	Hipocalcemia: Efeitos no Eletrocardiograma	313
	Inibidores da MAO: Toxicidade da Meperidina	342
	Isoflurano: Efeito de $CMRO_2$	366
	Magnésio: Complicações	379

Seção	Palavras-Chave	Págs.
Farmacologia	Manitol: Efeitos da Osmolaridade	385
	Metadona: Manejo Clínico	394
	Metformina: Interação com o Contraste	398
	Metoclopramida: Efeitos Gástricos	399
	Metoclopramida: Tônus do Esfíncter Esofágico	401
	Milrinona: Farmacologia e Efeitos CV	410
	Nalbufina: Mecanismo do Efeito Platô	424
	NMB: Interação com Agente Volátil	435
	NMB: Interações Medicamentosas	436
	PONV: Profilaxia	477
	Profilaxia da Endocardite Bacteriana Subaguda	496
	Reversão de Opioides	520
	Síndrome da Infusão do Propofol: Diagnóstico	542
	Succinilcolina e Bradicardia	551
	Toxicidade do Nitroprussiato: Diagnóstico	576
	Toxicidade por Bupivacaína: Tratamento	578
	Vasodilatadores: Farmacodinâmica e Fluxo Sanguíneo Renal	607
Fisiologia	Administração de Bicarbonato: Efeito de CO_2 e Transporte de CO_2	8
	Alças de Pressão-Volume Ventriculares	10
	Barreira Hematoencefálica: Transferência de Fluidos	66
	Capacidade Residual Funcional: Definição	98
	Capacidade Residual Funcional: Efeitos de Ajustes de Ventilação	100
	Ciclo Cardíaco: Eletrocardiograma (ECG)	121
	Consumo de O_2 pelo Miocárdio: Determinantes	143
	Corpo Carotídeo: Unidade Hipóxica	146
	Derivações em Eletrocardiograma: Detecção de Onda P	159
	Determinantes do Índice de Oferta de Oxigênio	170
	Distensão Intestinal	180
	Distrofia Miotônica: Risco de Aspiração	182
	Efeito Haldane	196
	Endarterectomia Carotídea Bilateral: Fisiologia	209
	Esclerose Múltipla: Exacerbação dos Sintomas	227
	Estimulação Cirúrgica: Efeito na MAC	235
	Estimulação do Seio Carotídeo: Pós-Transplante Cardíaco	238
	Fisiologia da SVO_2	253
	Hipercarbia: Liberação de O_2 nos Tecidos	297
	Hiperpotassemia Aguda: Tratamento	305
	Homeostase Eletrolítica: Hormônios	324
	Intravascular: Relação de Volume Extracelular	362
	Liberação de O_2	376
	Mecanismo de Terminação Nervosa do AP	390
	Miastenia: Efeitos do Relaxamento Muscular	404
	Neurotransmissores Autonômicos	430
	Pressão de Perfusão Coronariana: Definição e Esquerdo vs. Direito	491
	Relação $VE/PaCO_2$: Hipóxia	508
	Renina-Angiotensina: Fisiologia Cardiovascular	512
	Resposta Hormonal ao Estresse	518

SEÇÃO ALFA

Seção	Palavras-Chave	Págs.
Fisiologia	Síndrome de Lambert-Eaton: Fisiologia	545
	Solução Salina: Acidose Hiperclorêmica	546
	Stent Carotídeo: Causa da Bradicardia	548
Matemática, Estatística, Informática	Análise Estatística: Poder Estatístico e Desenho do Estudo	20
	Cálculo SE *vs.* SD	92
	Dados Categóricos: Qui-Quadrado	154
	Estatística: Indicações ANOVA	230
	Estatística: Mediana	231
	Registros de Anestesia Automatizados *vs.* em Papel	504
	Teste-T Pareado *vs.* Não Pareado	562
Propriedades Físicas, Monitoramento e Administração de Anestesia	Absorção de Anestésico: Coeficientes de Solubilidade	1
	Absorventes de CO_2: Toxicidade de Anestésicos Voláteis	6
	Cálculo da Produção do Vaporizador	87
	Correção de Temperatura na Gasometria Arterial (ABG): PCO_2	147
	Desconexão do Ventilador: Detecção	161
	Eletrocardiograma: Efeito da Perda de Derivação	201
	Embolia Aérea Venosa: Diagnóstico	203
	Fatores que Afetam o Fluxo Turbulento	245
	Fluxômetro: Propriedades dos Gases	260
	Forma de Onda Arterial: Periférica *vs.* Central	261
	Insuficiência de O_2 na Parede: Sinais	350
	Leis dos Gases: Mudanças de Pressão/Temperatura	374
	Potenciais Evocados e Latência do SSEP: Efeitos Anestésicos	484
	Reversão do NMB: Avaliação	521
	Riscos do Monitoramento na Sala de MRI (Ressonância Magnética)	524
	Válvula Expiratória Incompetente: Sinais	603
	Volume Sistólico: Efeitos da Fibrilação Atrial	621
Subespecialidades: Anestesia Obstétrica	Asma: Tratamento da Hemorragia Pós-Parto	51
	Bradicardia Neonatal: Tratamento	85
	Cerclagem Cervical: Manejo Anestésico	109
	Efeitos Colaterais dos Tocolíticos	199
	Entrega de Oxigênio para o Feto durante o Parto	210
	Frequência Cardíaca Fetal: Hipotensão Materna	265
	Gravidez: Alterações Hematológicas	281
	Gravidez: Mecanismo de Refluxo GE	282
	Mecônio: Aspiração Traqueal	392
	Nitroglicerina: Relaxamento Uterino	432
	Oxitocina: Efeitos nos Eletrólitos	452
	Padrão de Frequência Cardíaca Fetal: Trabalho de Parto Normal	457
	Placenta Acreta: Fatores de Risco	469
	Pré-Eclâmpsia: Anormalidades Laboratoriais	487
	Procedimento EXIT: Atonia Uterina	494
	Ruptura Uterina: Diagnóstico	527
	Técnicas de Anestesia: Primeira Fase do Trabalho de Parto	557
Subespecialidades: Anestesia Pediátrica	Ansiólise Pré-Operatória em Crianças	39
	Cálculo de ABL Máxima	90
	Canal Arterial Persistente: Diagnóstico	94

Seção	Palavras-Chave	Págs.
Subespecialidades: Anestesia Pediátrica	Doença Cardíaca Congênita: Tratamento de Prostaglandina	186
	Entrega de Oxigênio para o Feto durante o Parto	210
	Epiglotite: Manejo Anestésico e Indução por Inalatório	219
	Estenose Pilórica: Anormalidade Metabólica	234
	ETT sem Balonete: Pressão Máxima de Vazamento	243
	Fisiologia Cardíaca Neonatal vs. Adulta	251
	Hipotermia: Criança vs. Bebê	317
	Intervalo QT Longo Congênito: Tratamento	361
	Intubação na Síndrome de Pierre-Robin	364
	Mapleson D: Reinalação	386
	Midazolam: Biodisponibilidade e Via de Administração	408
	PONV após Cirurgia Pediátrica	478
	Presença dos Pais: Indicações	488
	Prostaglandina para Cardiopatias Congênitas: Sinais Clínicos	498
	Reposição de Fluidos em Pediatria	514
	Sinais de Hipovolemia: Pediatria	534
	Técnicas de Anestesia: Suspeita de Hipertermia Maligna	558
	TEF: Outras Anormalidades	559
	Tetralogia de Fallot: Tratamento	564
	Trabalho Respiratório: Recém-Nascido vs. Adulto	586
	Vômitos no Pós-Operatório: Pediátrico vs. Adulto	622
Subespecialidades: Anestesia Regional	Anestesia Caudal	26
	Anestesia Epidural: Efeitos Respiratórios	29
	Anestesia Neuraxial: Efeitos Cardiovasculares	33
	Bloqueio Axilar: Complicações	69
	Bloqueio Axilar: Limitações e Resgate de Bloqueio do Nervo Mediano	71
	Bloqueio dos Nervos na Extremidade Superior: Indicações	79
	Cefaleia PDP: Fatores de Risco	106
	Complicações da Anestesia Espinal: Indicações de MRI	137
	Hipotensão Espinal: Tratamento	315
	Nível da Anestesia Espinal: Fatores	433
Subespecialidades: Cuidados Intensivos	Acidose Respiratória Compensada: Gasometria Arterial	7
	Choque Séptico Agudo	119
	Descontinuação da TPN: Hipoglicemia e Sinais Clínicos	162
	Embolia Gordurosa: Diagnóstico	206
	Envenenamento/Toxicidade de CO: Características Clínicas, Diagnóstico, Tratamento e Tratamento das Queimaduras	217
	Fisiopatologia da Morte Cerebral	254
	Gasometria Arterial (ABG): Acidose Respiratória/Alcalose Metabólica	269
	Gasometria Arterial (ABG): Toxicidade por Salicilato	278
	Hemorragia Subaracnoide: Nimodipina	287
	Hipotermia: Manejo de Estado do pH	318
	Hipoxemia: Tratamento Ventilatório	320
	Infecção por *Clostridium Tetani*	339
	Infecções do Acesso Venoso Central: Prevenção	341
	Parada Circulatória: Implicações do Estado do pH	461
	PEEP para Tratamento de Hipóxia	466
	Pressão das Vias Respiratórias de Pico vs. Platô	489

Seção	Palavras-Chave	Págs.
Subespecialidades: Cuidados Intensivos	Solução Tampão de pH: Bicarbonato	547
	TPN: Efeitos Metabólicos	580
	TPN Periférica: Complicações	582
Subespecialidades: Dor	Bloqueio do Gânglio Estrelado: Efeitos	75
	Bloqueio do Plexo Celíaco: Efeitos Colaterais e Complicações	77
	Botox: Mecanismo de Alívio da Dor	82
	Cetamina: Mecanismo Analgésico	115
	Escada Analgésica da WHO	223
	Estenose Espinal: Diagnóstico	232
	Estimulação da Medula Espinal: Reprogramação	237
	Indicações de Bloqueio Simpático	329
	Indicações de Fentanil Transdérmico	331
	Indicações para Injeções em *Trigger Point*	334
	Manejo da Dor: Fratura de Costela	381
	Nervos Periféricos: Sensoriais *versus* Motores	426
	Neuralgia do Trigêmeo: Tratamento	427
	Neurotoxicidade Opioide: Tratamento	428
	Opioides Crônicos: Efeitos Colaterais	446
	Opioides Neuraxiais: Local de Ação	448
	Radiculopatia Lombossacral: Condutas	502
	Raízes Nervosas Lombares: Inervação	503
	Síndrome da Dor Regional Complexa: Diagnóstico de Bloqueio Nervoso	538
	Síndrome da Dor Regional Complexa I: Primeiros Sintomas e Diagnóstico	540
	Toxicidade da Carbamazepina	573
	Toxicidade do Acetaminofeno	574
Subespecialidades: Obstetrícia	Cloroprocaína: Transferência Placentária	134
	Embolia de Líquido Amniótico: Diagnóstico	205
	Gasometria Arterial (ABG): Gravidez	275
	Gasometria Fetal: Valores	280
	Gravidez: Riscos da Cirurgia Não Obstétrica	283
	Mortalidade Materna: Causas	420
	Relaxamento Uterino: Métodos	510
	Trabalho de Parto Prematuro: Tratamento	584
	Transferência Placentária: Anestésicos Locais	589
	Transferência Placentária: Anticolinérgicos	590

Índice por Palavras-Chave de Tópico Alfa

Letra	Tópico Alfa	Palavras-Chave	Págs.
A	ABA	Requisitos MOCA	516
	Abdominal, Síndrome Compartimental	Síndrome Compartimental Abdominal: Diagnóstico	536
	ABG	Acidose Respiratória Compensada: Gasometria Arterial	7
	ABG	Correção de Temperatura na Gasometria Arterial (ABG): PCO_2	147
	ABG	Estenose Pilórica: Anormalidade Metabólica	234
	ABG	Gasometria Arterial (ABG): Acidose Respiratória/Alcalose Metabólica	269
	ABG	Gasometria Arterial (ABG): Doença Pulmonar Obstrutiva Crônica (COPD)	270
	ABG	Gasometria Arterial (ABG): Efeito Opioide	271
	ABG	Gasometria Arterial (ABG): Embolia Pulmonar	273
	ABG	Gasometria Arterial (ABG): Gravidez	275
	ABG	Gasometria Arterial (ABG): Obesidade Mórbida e Vômitos	276
	ABG	Gasometria Arterial (ABG): Toxicidade por Salicilato	278
	ABG	Gasometria Fetal: Valores	280
	ABG	Hipotermia: Manejo de Estado do pH	318
	Absorção de Anestésico	Absorção de Anestésico: Coeficientes de Solubilidade	1
	Absorção de Anestésico	Absorção de Anestésico: *Shunt* Direita-Esquerda	2
	Absorventes	Absorventes de CO_2: Toxicidade de Anestésicos Voláteis	6
	Abuso de Substâncias	Anestesiologistas: Abuso de Substâncias e Fentanil	37
	Abuso de Substâncias	Impedimento do Médico: Encaminhamento	328
	Acesso Venoso Central	Infecções do Acesso Venoso Central: Prevenção	341
	Acetominofeno, Toxicidade	Toxicidade do Acetaminofeno	574
	Acidose Hiperclorêmica	Solução Salina: Acidose Hiperclorêmica	546
	Acidose Metabólica	Alcalose Metabólica: Compensação Respiratória	9
	Acidose Respiratória	Acidose Respiratória Compensada: Gasometria Arterial	7
	Administração em Crianças	Ansiólise Pré-Operatória em Crianças	39
	Adrenalina	Anafilaxia: Tratamento com Adrenalina	15
	Adrenalina	FV: Mecanismo da Adrenalina	268
	Adulto, Trabalho Respiratório	Trabalho Respiratório: Recém-Nascido *vs.* Adulto	586
	Agentes Inalados	Anestesia Inalatória: Efeitos Ventilatórios	30
	Agentes Voláteis	Absorção dos Anestésicos Inalatórios: Distúrbio V/Q	4
	Agentes Voláteis	Anestesia Inalatória: Efeitos Ventilatórios	30
	Agentes Voláteis	Epiglotite: Indução por Inalatório	219
	Agentes Voláteis	Isoflurano: Efeito de $CMRO_2$	366
	Agentes Voláteis	NMB: Interação com Agente Volátil	435
	Alcalose	Alcalose Metabólica: Compensação Respiratória	9
	Alcalose Metabólica	Estenose Pilórica: Anormalidade Metabólica	234
	Alergia	Alergia ao Látex: Alimentos	12
	Alho	Ervas: Alho	221
	Alimentar, Alergia	Alergia ao Látex: Alimentos	12
	Alívio da Dor	Botox: Mecanismo de Alívio da Dor	82
	Alterações Hematológicas	Gravidez: Alterações Hematológicas	281
	Amiodarona	Amiodarona: Efeito Hemodinâmico	13
	Anafilaxia	Anafilaxia: Tratamento com Adrenalina	15
	Análise	Análise Estatística: Poder	20

Letra	Tópico Alfa	Palavras-Chave	Págs.
A	Análise da Potência	Poder Estatístico: Desenho do Estudo	20
	Análise de Causas	Análise de Causas: Elementos Essenciais	17
	Anatomia	Anatomia do Bloqueio do Nervo Femoral	22
	Anatomia	Artéria Coronária: Anatomia	46
	Anatomia das Vias Respiratórias	Anestesia das Vias Respiratórias: Anatomia	28
	Anestesia, Registros	Registros de Anestesia Automatizados vs. em Papel	504
	Anestesia Caudal	Anestesia Caudal	26
	Anestesia Espinal	Complicações da Anestesia Espinal: Indicações de MRI	137
	Anestesia Espinal	Hipotensão Espinal: Tratamento	315
	Anestesia Espinal	Nível da Anestesia Espinal: Fatores	433
	Anestesia Inalatória	Anestesia Inalatória: Efeitos Respiratórios	30
	Anestesia Local	Anestesia Local: Metemoglobinemia	31
	Anestesia Neuraxial	Anestesia Neuraxial: Efeitos Cardiovasculares	33
	Anestésico Local	Anestésico Local: Sintomas Neurológicos Transitórios	36
	Anestésicos Locais	Transferência Placentária: Anestésicos Locais	589
	Anestésicos Voláteis	Absorventes de CO_2: Toxicidade de Anestésicos Voláteis	6
	Anestesiologistas	Anestesiologistas: Abuso de Substâncias	37
	Anestesiologistas: Abuso de Substâncias	Anestesiologistas: Abuso de Substâncias e Fentanil	37
	Aneurisma	Clipagem de Aneurisma Cerebral: Manejo Anestésico	128
	Anormalidades Laboratoriais	Pré-eclâmpsia: Anormalidades Laboratoriais	487
	Ansiólise	Ansiólise Pré-Operatória em Crianças	39
	Anticolinérgicos	Transferência Placentária: Anticolinérgicos	590
	Aorta, Clampeamento	Clampeamento da Aorta: Complicações Cardiovasculares	125
	Apneia	Apneia Obstrutiva do Sono: Diagnóstico	42
	Aprisionamento de Ar	Aprisionamento de Ar: Tratamento Ventilatório	44
	Artéria Braquial	Cateter de Artéria Braquial: Complicações	105
	Artéria Coronária	Artéria Coronária: Anatomia	46
	Arterial, Forma de Onda	Forma de Onda Arterial: Periférica vs. Central	261
	Artrite	Complicações da Artrite Reumatoide	139
	ASA	Diretrizes de Sedação da ASA	176
	Asma	Asma: Tratamento da Hemorragia Pós-Parto	51
	Aspiração	Aspiração de Corpo Estranho: Exame Físico	53
	Aspiração	Mecônio: Aspiração Traqueal	392
	Atlantoaxial	Instabilidade Atlantoaxial: Causas	343
	ATN no Pós-Operatório	ATN no Pós-Operatório: Diagnóstico	56
	Atonia Uterina	Procedimento EXIT: Atonia Uterina	494
	Atrial, *Flutter*	*Flutter* Atrial: Tratamento Farmacológico	257
	Atrioventricular, Ritmo	Ritmo Atrioventricular: Efeito Hemodinâmico	525
	Aumento da Pressão Intracraniana	Aumento da Pressão Intracraniana: Tratamento Agudo	58
	Aumento de Creatinina	Aumento de Creatinina Pós-CPB: Diagnóstico	60
	Aumento de Potássio	Hiperpotassemia Aguda: Tratamento	305
	Aumento de Potássio	Succinilcolina: Aumento Normal do K	550
	Automatizados, Registros	Registros de Anestesia Automatizados: Vantagens	504
	Autonômica, Inervação	Inervação Autonômica: Extremidade Superior	337
	Autonômicos	Neurotransmissores Autonômicos	430
	Avaliação	Obesidade: Avaliação das Vias Respiratórias	438
	Avaliação	Reversão do NMB: Avaliação	521

Letra	Tópico Alfa	Palavras-Chave	Págs.
A	Avaliação das Vias Respiratórias	Avaliação das Vias Respiratórias: Doença Coexistente	62
	Avaliação do Risco	MI Antigo: Avaliação do Risco Pré-Operatório	402
	Axilar, Bloqueio	Bloqueio Axilar: Limitações	71
	Axilar, Bloqueio	Bloqueio Axilar: Resgate de Bloqueio do Nervo Mediano	71
B	Baixo Volume Corrente	Ventilação de Baixo Volume Corrente: Efeitos de Proteção	615
	Barreira Hematoencefálica	Barreira Hematoencefálica: Transferência de Fluidos	66
	Beta, Talassemia	Talassemia Beta: Recém-Nascido	552
	Bicarbonato	Administração de Bicarbonato: Efeito de CO_2	8
	Bicarbonato	Bicarbonato: Transporte de CO_2	8
	Bicarbonato	Solução Tampão de pH: Bicarbonato	547
	Biodisponibilidade	Midazolam: Biodisponibilidade e Via de Administração	408
	Bloqueador Brônquico	Bloqueador Brônquico: Vantagens	67
	Bloqueadores de H_2	Bloqueadores de H_2: Tempo de Início de Ação	68
	Bloqueio	Bloqueio do Gânglio Estrelado: Efeitos	75
	Bloqueio	Indicações de Bloqueio Simpático	329
	Bloqueio Axilar	Bloqueio Axilar: Complicações	69
	Bloqueio Axilar	Bloqueio Axilar: Limitações	71
	Bloqueio Axilar	Bloqueio Axilar: Resgate de Bloqueio do Nervo Mediano	71
	Bloqueio Cardíaco	Bloqueio Cardíaco: Oclusão Coronária	74
	Bloqueio de Nervos	Pontos de Referência Anatômicos no Bloqueio de Nervos	475
	Bloqueio do Plexo Celíaco	Bloqueio do Plexo Celíaco: Complicações	77
	Bloqueio do Plexo Celíaco	Bloqueio do Plexo Celíaco: Efeitos Colaterais	77
	Bloqueio dos Nervos	Bloqueio dos Nervos na Extremidade Superior: Indicações	79
	Bloqueio Femoral	Anatomia do Bloqueio do Nervo Femoral	22
	Bloqueio Nervoso	Síndrome da Dor Regional Complexa: Diagnóstico de Bloqueio Nervoso	538
	Bloqueio Neuromuscular	Cirrose: Farmacocinética do Bloqueio Neuromuscular	123
	Bloqueio Regional	Artroplastia Total do Joelho: Técnicas de Anestesia Regional	48
	Bloqueios	Pontos de Referência Anatômicos no Bloqueio de Nervos	475
	Bomba de Balão	Balão Intra-Aórtico: Contraindicações	64
	Botox	Botox: Mecanismo de Alívio da Dor	82
	Bradicardia	Bradicardia: Cirurgia da Carótida	83
	Bradicardia	Doador de Órgãos: Tratamento da Bradicardia	184
	Bradicardia	*Stent* Carotídeo: Causa da Bradicardia	548
	Bradicardia	*Stent* Carotídeo: Prevenção da Bradicardia	548
	Bradicardia	Succinilcolina e Bradicardia	551
	Bradicardia Neonatal	Bradicardia Neonatal: Tratamento	85
	Broncopleural, Fístula	Fístula Broncopleural: Manejo Ventilatório	255
	Broncospasmo	Broncospasmo: Diagnóstico Durante Ventilação Mecânica	86
	Broncospasmo	Desencadeadores de Broncospasmo: Tubo Endotraqueal (ETT)	164
	Bupivacaína	Toxicidade por Bupivacaína: Tratamento	578
C	Cálcio	Tireoidectomia: Hipocalcemia	569
	Cálcio Baixo	Hipocalcemia: Efeitos no Eletrocardiograma	313
	Cálcio, Quelante	Quelante de Cálcio: Transfusão	501
	Cálculo	Cálculo da Resistência Pulmonar vs. Vascular Sistêmica	89
	Câmara Hiperbárica:	Câmara Hiperbárica: Efeito da Concentração Alveolar Mínima	93
	Canal Arterial	Canal Arterial Persistente: Diagnóstico	94
	Capacidade de Síntese Hepática	Capacidade de Síntese Hepática: Diagnóstico	96

Letra	Tópico Alfa	Palavras-Chave	Págs.
C	Carbamazepina, Toxicidade	Toxicidade da Carbamazepina	573
	Cardíaca, Morbidade	Morbidade Cardíaca: Fatores Pré-Operatórios	418
	Cardíaco, Tamponamento	Tamponamento Cardíaco: Pulso Paradoxal	554
	Cardiovascular	Anestesia Neuraxial: Efeitos Cardiovasculares	33
	Cardiovascular, Fisiologia	Envelhecimento: Fisiologia Cardiovascular	212
	Cardioversão	Cardioversão Elétrica Sincronizada	104
	Carotídea, Endarterectomia	Endarterectomia Carotídea Bilateral: Fisiologia	209
	Carotídeo, *Stent*	*Stent* Carotídeo: Causa da Bradicardia	548
	Cateter	Cateter de Artéria Braquial: Complicações	105
	Caudal	Saco Dural: Extensão Caudal	529
	Causas	Cegueira Unilateral: Etiologia	107
	Causas	Hiperpotassemia Induzida por Drogas	308
	Causas	Instabilidade Atlantoaxial: Causas	343
	Causas	Mortalidade Materna: Causas	420
	Cefaleia	Cefaleia PDP: Fatores de Risco	106
	Cegueira	Cegueira Unilateral: Etiologia	107
	Central: Arterial	Forma de Onda Arterial: Periférica *vs.* Central	261
	Cerclagem	Cerclagem Cervical: Manejo Anestésico	109
	Cerebral, Aneurisma	Clipagem de Aneurisma Cerebral: Manejo Anestésico	128
	Cerebral, Dano	Dano Cerebral: *Closed Claims*	155
	Cerebral, Isquemia	Isquemia Cerebral: Hipotermia Profunda	367
	Cerebral, Vasospasmo	Vasospasmo Cerebral: Tratamento	610
	Cervical, Cerclagem	Cerclagem Cervical: Manejo Anestésico	109
	Cessação do Tabagismo	Cessação do Tabagismo: Fisiologia Aguda	110
	Cessação do Tabagismo	Cessação do Tabagismo: Fisiologia Respiratória	110
	Cetamina	Cetamina: Efeitos do Receptor	112
	Cetamina	Cetamina: Farmacodinâmica	113
	Cetamina	Cetamina: Mecanismo Analgésico	115
	Cetorolaco	Cetorolaco: Disfunção Renal	116
	Cetorolaco	Cetorolaco: Função Renal	116
	Choque	Choque Séptico Agudo	119
	Choque Séptico	Choque Séptico: Tratamento com Vasopressina	117
	Ciclo Cardíaco	Ciclo Cardíaco: Eletrocardiograma (ECG)	121
	Circuito de Mapleson D	Mapleson D: Reinalação	386
	Circulação Extracorpórea (CPB)	Manejo de Circulação Extracorpórea	383
	Cirrose	Cirrose: Cinética do Bloqueio Neuromuscular	123
	Cirrose	Cirrose: Farmacocinética do Bloqueio Neuromuscular	123
	Cirurgia da Carótida	Bradicardia: Cirurgia da Carótida	83
	Clampeamento	Clampeamento da Aorta: Complicações Cardiovasculares	125
	Clonidina	Clonidina Oral: Efeito MAC	131
	Cloroprocaína	Cloroprocaína: Início	132
	Cloroprocaína	Cloroprocaína: Metabolismo	132
	Cloroprocaína	Cloroprocaína: Transferência Placentária	134
	Closed Claims	Dano Cerebral: *Closed Claims*	155
	Clostridium Tetani	Infecção por *Clostridium Tetani*	339
	CNS, Monitoramento	Endaterectomia Carotídea: Monitoramento do CNS	208
	CO_2	Administração de Bicarbonato: Efeito de CO_2	8

Letra	Tópico Alfa	Palavras-Chave	Págs.
C	Coeficientes de Solubilidade	Absorção de Anestésico: Coeficientes de Solubilidade	1
	Colocação dos Eletrodos	Colocação dos Eletrodos do Marca-Passo: Morfologia do ECG	135
	Compensação Respiratória	Alcalose Metabólica: Compensação Respiratória	9
	Complicações	Bloqueio Axilar: Complicações	69
	Complicações	Bloqueio do Plexo Celíaco: Complicações	77
	Complicações	Cateter de Artéria Braquial: Complicações	105
	Complicações	Complicações da Artrite Reumatoide	139
	Complicações	Complicações da Lipoaspiração Tumescente	140
	Complicações	Hiperglicemia: Complicações	299
	Complicações	Magnésio: Complicações	379
	Complicações	Obesidade Mórbida: Complicações no Pós-Operatório	440
	Complicações	TPN Periférica: Complicações	582
	Complicações Cardiovasculares	Clampeamento da Aorta: Complicações Cardiovasculares	125
	Compressão Vascular	Mediastinoscopia: Compressão Vascular	393
	Conduta	Condutas no Reflexo Oculocardíaco	142
	Conduta	Radiculopatia Lombossacral: Condutas	502
	Conduta	Relação Normalizada Internacional Elevada: Conduta	506
	Conflitos de Interesse	Ética: Divulgação de Conflitos de Interesse	241
	Congênito, Intervalo QT Longo	Intervalo QT Longo Congênito: Tratamento	361
	Congestiva, Insuficiência Cardíaca	Insuficiência Cardíaca Aguda: Tratamento	348
	Constante de Tempo	Definição de Constante de Tempo	157
	Constritiva, Pericardite	Pericardite Constritiva: Forma de Onda Venosa	467
	Consumo de Oxigênio	Consumo de O_2 pelo Miocárdio: Determinantes	143
	Contraindicações	Balão Intra-Aórtico: Contraindicações	64
	Contraindicações	Prostatectomia Robótica: Contraindicações	500
	Contraste	Metformina: Interação com o Contraste	398
	Controle	Metemoglobinemia: Efeitos na SpO_2	396
	COPD	Gasometria Arterial (ABG): Doença Pulmonar Obstrutiva Crônica (COPD)	270
	Coração	Alças de Pressão-Volume Ventriculares	10
	Coração Desnervado	Coração Desnervado: Fisiologia do Exercício	144
	Coronária	Bloqueio Cardíaco: Oclusão Coronária	74
	Coronariana	Pressão de Perfusão Coronariana: Esquerdo vs. Direito	491
	Coronariana: Direito	Pressão de Perfusão Coronariana: Esquerdo vs. Direito	491
	Coronariana: Esquerdo	Pressão de Perfusão Coronariana: Esquerdo vs. Direito	491
	Coronariana, Pressão de Perfusão	Pressão de Perfusão Coronariana	491
	Corpo Carotídeo	Corpo Carotídeo: Unidade Hipóxica	146
	Corpo Estranho	Aspiração de Corpo Estranho: Exame Físico	53
	CPAP	Máscara de CPAP: Efeito Fisiológico	388
	CPB	Diagnóstico da Insuficiência do LV/Tratamento Pós-CPB	175
	CPB	Insuficiência Renal: Cirurgia com CPB	352
	CPB	Manejo de Circulação Extracorpórea	383
	Crioprecipitado	Crioprecipitado: Conteúdo de Fibrinogênio	148
	Crise Carcinoide	Crise Carcinoide: Tratamento	149
	Critérios para Evitar a Fase I	Critérios para Evitar a PACU de Fase I	151
	CRPS	Síndrome da Dor Regional Complexa: Diagnóstico de Bloqueio Nervoso	538
	CRPS	Síndrome da Dor Regional Complexa I: Diagnóstico	540
	CRPS	Síndrome da Dor Regional Complexa I: Primeiros Sintomas	540

Letra	Tópico Alfa	Palavras-Chave	Págs.
C	Cunha	PEEP: Efeito Sobre a PAOP	464
	Curva de Dissociação Oxigênio-Hemoglobina	P50 Relacionado com a Idade	453
D	Dados Categóricos	Dados Categóricos: Qui-Quadrado	154
	Dano Cerebral: *Closed Claims*	Dano Cerebral: *Closed Claims*	155
	Deficiência de Antitrombina III	Tratamento: Deficiência de Antitrombina III	593
	Definição	Definição de Constante de Tempo	157
	Definição	Escala de Coma de Glasgow: Definição	225
	Definição	Estatística: Mediana	231
	Dependência Química	Anestesiologistas: Abuso de Substâncias	37
	Derivações em ECG	Derivações em Eletrocardiograma: Detecção de Onda P	159
	Desconexão do Ventilador	Desconexão do Ventilador: Detecção	161
	Desenho do Estudo	Análise da Potência: Desenho do Estudo	20
	Desfibrilador	Cardioversão Elétrica Sincronizada	104
	Desfibrilador	Desfibrilador Cardíaco Implantável: Intervenções	165
	Designação	Designação de Marca-Passos	166
	Desmopressina	Desmopressina para Doença de Von Willebrand	168
	Despolarizante	Cirrose: Cinética do Bloqueio Neuromuscular	123
	Dessaturação	Obesidade Mórbida: Dessaturação Rápida	443
	Desvio Padrão	Cálculo SE vs. SD	92
	Detecção	Desconexão do Ventilador: Detecção	161
	Detecção de Embolia	Embolia Aérea Venosa: Detecção	203
	Determinantes	Consumo de O_2 pelo Miocárdio: Determinantes	143
	Determinantes	Determinantes do Índice de Oferta de Oxigênio	170
	Diabetes Insípida	Diabetes Insípida: Cirurgia Intracraniana	171
	Diabetes Insípida	Diabetes Insípida: Tratamento com Vasopressina	173
	Diagnóstico	Apneia Obstrutiva do Sono: Diagnóstico	42
	Diagnóstico	Broncospasmo: Diagnóstico Durante Ventilação Mecânica	86
	Diagnóstico	Capacidade de Síntese Hepática: Diagnóstico	96
	Diagnóstico	Disfunção Hepática: Diagnóstico	178
	Diagnóstico	Embolia Aérea Venosa: Diagnóstico	203
	Diagnóstico	Embolia de Líquido Amniótico: Diagnóstico	205
	Diagnóstico	Embolia Gordurosa: Diagnóstico	206
	Diagnóstico	Envenenamento por CO: Características Clínicas	217
	Diagnóstico	Feocromocitoma: Marcadores Diagnósticos	247
	Diagnóstico	Insuficiência Renal: Diagnóstico	353
	Diagnóstico	Oligúria Pré-Renal: Diagnóstico	445
	Diagnóstico	Pneumotórax Hipertensivo: Diagnóstico e Tratamento	474
	Diagnóstico	Prostaglandina para Cardiopatias Congênitas: Sinais Clínicos	498
	Diagnóstico	Ruptura Uterina: Diagnóstico	527
	Diagnóstico	Síndrome Compartimental: Diagnóstico	536
	Diagnóstico	Síndrome da Dor Regional Complexa I: Diagnóstico	540
	Diagnóstico	Síndrome da Infusão do Propofol: Diagnóstico	542
	Dióxido de Carbono	Absorventes de CO_2: Toxicidade de Anestésicos Voláteis	6
	Dióxido de Carbono	Administração de Bicarbonato: Efeito de CO_2	8
	Dióxido de Carbono	Bicarbonato: Transporte de CO_2	8
	Dióxido de Carbono	Correção de Temperatura na Gasometria Arterial (ABG): PCO_2	147
	Dióxido de Carbono	Efeito Haldane	196

Letra	Tópico Alfa	Palavras-Chave	Págs.
D	Dióxido de Carbono	Hipercarbia: Liberação de O_2 nos Tecidos	297
	Dióxido de Carbono	Laparoscopia: Aumento de Pressão Parcial de CO_2	370
	Dióxido de Carbono	Relação VE/$PaCO_2$: Hipóxia	508
	Direita-Esquerda, Shunt	Absorção de Anestésico: Shunt Direita-Esquerda	2
	Diretrizes	Diretrizes de Sedação da ASA	176
	Disfunção Hepática	Disfunção Hepática: Diagnóstico	178
	Disfunção Renal	Cetorolaco: Disfunção Renal	116
	Dissociação Oxigênio-Hemoglobina	Liberação de O_2	376
	Distensão Intestinal	Distensão Intestinal	180
	Distrofia Miotônica	Distrofia Miotônica: Risco de Aspiração	182
	Distúrbio V/Q	Absorção dos Anestésicos Inalatórios: Distúrbio V/Q	4
	Distúrbio V/Q	Distúrbio V/Q no Enfisema	183
	Doador	Doador de Órgãos: Tratamento da Bradicardia	184
	Doença Cardíaca Congênita	Doença Cardíaca Congênita: Tratamento de Prostaglandina	186
	Doença Cardíaca Congênita	Prostaglandina para Cardiopatias Congênitas: Sinais Clínicos	498
	Doença Cardíaca Congênita	TEF: Outras Anormalidades	559
	Doença Cardíaca Congênita	Tetralogia de Fallot: Tratamento	564
	Doença Coexistente	Avaliação das Vias Respiratórias: Doença Coexistente	62
	Doença de Addison	Doença de Addison: Tratamento Perioperatório	188
	Doença de Von Willebrand	Desmopressina para Doença de Von Willebrand	168
	Doenças Neuromusculares	Doenças Neuromusculares: Dor Muscular	190
	Doenças Neuromusculares	Doenças Neuromusculares: Hiperpotassemia pela Succinilcolina	191
	Dor	Doenças Neuromusculares: Dor Muscular	190
	Dor	Manejo da Dor: Fratura de Costela	381
	Dor Crônica	Opioides Crônicos: Efeitos Colaterais	446
	Dor por Torniquete	Prevenção da Dor por Torniquete na Extremidade Superior	492
	Dose da Lidocaína	Lipoaspiração Tumescente: Dose da Lidocaína	378
	Dose-Teste	Dose-Teste Peridural: Sintoma	192
	Doxorrubicina	Doxorrubicina: Complicações	193
	Droga, Efeitos	Esclerose Múltipla Avançada: Drogas Anestésicas	229
	Eaton-Lambert	Síndrome de Lambert-Eaton: Fisiologia	545
	ECG	Ciclo Cardíaco: Eletrocardiograma (ECG)	121
	ECG	Colocação dos Eletrodos do Marca-Passo: Morfologia do ECG	135
	ECG	Eletrocardiograma: Efeito da Perda de Derivação	201
	ECG	Hipocalcemia: Efeitos no Eletrocardiograma	313
	Ecogenicidade	Estruturas de Ultrassom: Ecogenicidade	240
	ECT	Anestesia para ECT: Efeito da Lidocaína	35
	ECT	Eletroconvulsoterapia (ECT): Efeitos Colaterais	202
E	Edema Pulmonar	Edema Pulmonar por Pressão Negativa: Fisiologia	195
	Efeito	Metoclopramida: Efeitos Gástricos	399
	Efeito Autonômico	Transplante Cardíaco: Efeito Autonômico	591
	Efeito da Concentração Alveolar Mínima	Câmara Hiperbárica: Efeito da Concentração Alveolar Mínima	93
	Efeito Haldane	Efeito Haldane	196
	Efeito MAC	Clonidina Oral: Efeito MAC	131
	Efeito na MAC	Estimulação Cirúrgica: Efeito na MAC	235
	Efeito Platô	Nalbufina: Mecanismo do Efeito Platô	424
	Efeito Temporário	Fluxo Sanguíneo Cerebral: Efeito Temporário	259

Letra	Tópico Alfa	Palavras-Chave	Págs.
E	Efeitos	Administração de Bicarbonato: Efeito de CO_2	8
	Efeitos	Anestesia Neuraxial: Efeitos Cardiovasculares	33
	Efeitos	Bloqueio do Gânglio Estrelado: Efeitos	75
	Efeitos	Cetamina: Efeitos do Receptor	112
	Efeitos	Manitol: Efeitos da Osmolaridade	385
	Efeitos Anestésicos	Potenciais Evocados: Efeitos Anestésicos	484
	Efeitos Cardiovasculares	Milrinona: Efeitos CV	410
	Efeitos Colaterais	Efeitos Colaterais dos Tocolíticos	199
	Efeitos Colaterais	Eletroconvulsoterapia (ECT): Efeitos Colaterais	202
	Efeitos Colaterais	Opioides Crônicos: Efeitos Colaterais	446
	Efeitos das Drogas	Latência do SSEP: Drogas Anestésicas	484
	Efeitos de Ajustes de Ventilação	Capacidade Residual Funcional: Efeitos de Ajustes de Ventilação	100
	Efeitos de $CMRO_2$	Isoflurano: Efeito de $CMRO_2$	366
	Efeitos do ECG	Hemorragia Subaracnoide: Efeitos do ECG	286
	Efeitos Metabólicos	TPN: Efeitos Metabólicos	580
	Efeitos nos Eletrólitos	Oxitocina: Efeitos nos Eletrólitos	452
	Efeitos Renais	Fenoldopam: Efeitos Renais	246
	Efeitos Respiratórios	Anestesia Epidural: Efeitos Respiratórios	29
	Efeitos Respiratórios	Anestesia Inalatória: Efeitos Respiratórios	30
	Efeitos Respiratórios	Anestesia Inalatória: Efeitos Ventilatórios	30
	Elementos	Análise de Causas: Elementos Essenciais	17
	Eletrodos do Marca-Passo	Colocação dos Eletrodos do Marca-Passo: Morfologia do ECG	135
	Eletrólitos	Homeostase Eletrolítica: Hormônios	324
	Eletrólitos	Insuficiência Renal: Eletrólitos	355
	Embolia	Embolia Aérea: Diagnóstico	203
	Embolia	Embolia Aérea Venosa	203
	Embolia	Embolia de Líquido Amniótico: Diagnóstico	205
	Embolia	Gasometria Arterial (ABG): Embolia Pulmonar	273
	Embolia Aérea	Embolia Aérea Venosa	203
	Embolia Aérea	Embolia Aérea Venosa: Detecção	203
	Embolia Aérea Venosa	Embolia Aérea Venosa	203
	Embolia Aérea Venosa	Embolia Aérea Venosa: Detecção	203
	Embolia Gordurosa	Embolia Gordurosa: Diagnóstico	206
	Encaminhamento	Impedimento do Médico: Encaminhamento	328
	Endarterectomia Carotídea	Endarterectomia Carotídea: Monitoramento do CNS	208
	Endarterectomia Carotídea	Endarterectomia Carotídea Bilateral: Fisiologia	209
	Endocardite	Profilaxia da Endocardite Bacteriana Subaguda	496
	Endotraqueal, Tubo	Desencadeadores de Broncospasmo: Tubo Endotraqueal (ETT)	164
	Endotraqueal, Tubo	Tubos Endotraqueais Resistentes a *Laser*	599
	Enfisema	Distúrbio V/Q no Enfisema	183
	Entrega de Oxigênio	Entrega de Oxigênio para o Feto durante o Parto	210
	Envelhecimento	Envelhecimento: Fisiologia Cardiovascular	212
	Envelhecimento	Envelhecimento: Fisiologia Pulmonar	214
	Envelhecimento	Função do LV: Geriatria	212
	Envenenamento	Envenenamento por Organofosfato: Tratamento	216
	Envenenamento por Monóxido de Carbono	Envenenamento por CO: Diagnóstico	217

Letra	Tópico Alfa	Palavras-Chave	Págs.
E	Envenenamento por Monóxido de Carbono	Toxicidade de CO: Tratamento	217
	Epidural	Anestesia Epidural: Efeitos Respiratórios	29
	Epiglotite	Epiglotite: Indução por Inalatório	219
	Epiglotite	Epiglotite: Manejo Anestésico	219
	Equação de Gás Alveolar	Hipercarbia: Equação de Gás Alveolar	295
	Equipamento	Absorventes de CO_2: Toxicidade de Anestésicos Voláteis	6
	Equipamento	Eletrocardiograma: Efeito da Perda de Derivação	201
	Equipamento	Endaterectomia Carotídea: Monitoramento do CNS	208
	Equipamento	Fatores que Afetam o Fluxo Turbulento	245
	Equipamento	Registros de Anestesia Automatizados vs. em Papel	504
	Erro Padrão	Cálculo SE vs. SD	92
	Ervas	Ervas: Alho	221
	Escada Analgésica	Escada Analgésica da WHO	223
	Escala de Coma de Glasgow	Escala de Coma de Glasgow: Componentes	225
	Escala de Coma de Glasgow	Escala de Coma de Glasgow: Definição	225
	Esclerose Múltipla	Esclerose Múltipla: Exacerbação dos Sintomas	227
	Esclerose Múltipla	Esclerose Múltipla Avançada: Drogas Anestésicas	229
	Esclerose Múltipla	Exacerbação da Esclerose Múltipla	244
	Espinal, Estenose	Estenose Espinal: Diagnóstico	232
	Esquerdo, Ventrículo	Função do LV: Geriatria	212
	Esquerdo, Ventrículo	PEEP: Efeitos no LV	465
	Estado do pH	Hipotermia: Manejo de Estado do pH	318
	Estado do pH	Parada Circulatória: Implicações do Estado do pH	461
	Estatística	Estatística: Mediana	231
	Estenose Espinal	Estenose Espinal: Diagnóstico	232
	Estenose Pilórica	Estenose Pilórica: Anormalidade Metabólica	234
	Esteroides	Indicações para Profilaxia de Esteroides	335
	Estimulação Cirúrgica	Estimulação Cirúrgica: Efeito na MAC	235
	Estimulação da Medula Espinal	Estimulação da Medula Espinal: Reprogramação	237
	Estômago	Metoclopramida: Efeitos Gástricos	399
	Ética	Ética: Divulgação de Conflitos de Interesse	241
	Exacerbação	Esclerose Múltipla: Exacerbação dos Sintomas	227
	Exame	Requisitos MOCA	516
	Exame Físico	Aspiração de Corpo Estranho: Exame Físico	53
	Exercício	Coração Desnervado: Fisiologia do Exercício	144
	Extracorpórea, Circulação	Insuficiência Renal: Cirurgia com CPB	352
	Extremidade, Dor	Prevenção da Dor por Torniquete na Extremidade Superior	492
	Extremidade Superior	Inervação Autonômica: Extremidade Superior	337
	Extremidade Superior, Bloqueio	Bloqueio dos Nervos na Extremidade Superior: Indicações	79
F	Farmacocinética	Absorção dos Anestésicos Inalatórios: Distúrbio V/Q	4
	Farmacocinética	Cirrose: Farmacocinética do Bloqueio Neuromuscular	123
	Farmacodinâmica	Cetamina: Farmacodinâmica	113
	Farmacodinâmica	Vasodilatadores: Farmacodinâmica	607
	Farmacologia	Milrinona: Farmacologia e Efeitos CV	410
	Farmacologia Autonômica	Transplante Cardíaco: Farmacologia Autonômica	591
	Fator VIII	Concentrado de Fator VIII: Indicações	141
	Fatores	Fatores que Afetam o Fluxo Turbulento	245

Letra	Tópico Alfa	Palavras-Chave	Págs.
F	Fatores de Risco	Placenta Acreta: Fatores de Risco	469
	Fatores Pré-Operatórios	Morbidade Cardíaca: Fatores Pré-Operatórios	418
	Femoral, Bloqueio do Nervo	Anatomia do Bloqueio do Nervo Femoral	22
	Fenoldopam	Fenoldopam: Efeitos Renais	246
	Fentanil	Indicações de Fentanil Transdérmico	331
	Feocromocitoma	Feocromocitoma: Marcadores Diagnósticos	247
	Feocromocitoma	Feocromocitoma: Preparação Pré-Operatória	249
	Feocromocitoma	Feocromocitoma: Tratamento da Hipertensão	250
	Feto	Entrega de Oxigênio para o Feto durante o Parto	210
	Feto	Gasometria Fetal: Valores	280
	FFP	Plasma Fresco Congelado: Reversão da Varfarina	470
	FHR	Frequência Cardíaca Fetal: Hipotensão Materna	265
	FHR	Padrão de Frequência Cardíaca Fetal: Trabalho de Parto Normal	457
	Fibra Óptica, Intubação	Intubação por Nasofibroscopia	365
	Fibrilação Atrial	Volume Sistólico: Efeitos da Fibrilação Atrial	621
	Fibrilação Ventricular	FV: Mecanismo da Adrenalina	268
	Fibrinogênio	Crioprecipitado: Conteúdo de Fibrinogênio	148
	Fígado	Disfunção Hepática: Diagnóstico	178
	FIO_2	Shunt: Efeito do Aumento da FIO_2	531
	Fisiologia	Cessação do Tabagismo: Fisiologia Aguda	110
	Fisiologia	Coração Desnervado: Fisiologia do Exercício	144
	Fisiologia Cardíaca	Fisiologia Cardíaca Neonatal vs. Adulta	251
	Fisiologia Cardíaca Adulta	Fisiologia Cardíaca Neonatal vs. Adulta	251
	Fisiologia Cardíaca Neonatal	Fisiologia Cardíaca Neonatal vs. Adulta	251
	Fisiologia Cardiovascular	Envelhecimento: Fisiologia Cardiovascular	212
	Fisiologia Cardiovascular	Renina-Angiotensina: Fisiologia Cardiovascular	512
	Fisiologia Pulmonar	Envelhecimento: Fisiologia Pulmonar	214
	Fisiopatologia	Fisiopatologia da Morte Cerebral	254
	Fístula Broncopleural	Fístula Broncopleural: Manejo Ventilatório	255
	Flutter Atrial	Flutter Atrial: Tratamento Farmacológico	257
	Fluxo Sanguíneo Cerebral	Fluxo Sanguíneo Cerebral: Efeito Temporário	259
	Fluxo Sanguíneo Cerebral	N_2O: CBF e $CMRO_2$	423
	Fluxo Sanguíneo Cerebral	Tiopental: Relação $CMRO_2/CBF$	567
	Fluxo Sanguíneo Renal	Vasodilatadores: Fluxo Sanguíneo Renal	607
	Fluxo Turbulento	Fatores que Afetam o Fluxo Turbulento	245
	Fluxômetro	Fluxômetro: Propriedades dos Gases	260
	Forma de Onda	Pericardite Constritiva: Forma de Onda Venosa	467
	Fratura Cervical	Fratura Cervical: Técnicas de Intubação	263
	Fratura de Costela	Manejo da Dor: Fratura de Costela	381
	FRC	Capacidade Residual Funcional: Definição	98
	FRC	Capacidade Residual Funcional: Efeitos de Ajustes de Ventilação	100
	Frequência Cardíaca Fetal	Frequência Cardíaca Fetal: Hipotensão Materna	265
	Frequência Cardíaca Fetal	Padrão de Frequência Cardíaca Fetal: Trabalho de Parto Normal	457
	Função do Fígado	Capacidade de Síntese Hepática: Diagnóstico	96
	Função Plaquetária	Hetastarch®: Função Plaquetária	290
	Função Plaquetária	Insuficiência Renal: Função Plaquetária	357
	Função Renal	Cetorolaco: Função Renal	116
	Função Renal	Função Renal: Preservação Perioperatória	267

Letra	Tópico Alfa	Palavras-Chave	Págs.
G	Gânglio Estrelado, Bloqueio	Bloqueio do Gânglio Estrelado: Efeitos	75
	Gástrico	Metoclopramida: Efeitos Gástricos	399
	Gestão	Relaxamento Uterino: Métodos	510
	Gestão	Técnicas de Anestesia: Suspeita de Hipertermia Maligna	558
	Glicose	Descontinuação da TPN: Hipoglicemia	162
	Glicose	Hiperglicemia: Complicações	299
	Gordurosa, Embolia	Embolia Gordurosa: Diagnóstico	206
	Gravidez	Gasometria Arterial (ABG): Gravidez	275
	Gravidez	Gravidez: Alterações Hematológicas	281
	Gravidez	Gravidez: Mecanismo de Refluxo GE	282
	Gravidez	Gravidez: Riscos da Cirurgia Não Obstétrica	283
	Gravidez	Gravidez: SVT – Tratamento	284
H	Hélio	Vantagens do Hélio: Tubo de Pequeno Calibre	604
	Hemodinâmica	Amiodarona: Efeito Hemodinâmico	13
	Hemodinâmica	Efeito Hemodinâmico do NO	197
	Hemodinâmica	Insuficiência Aórtica: Tratamento Hemodinâmico	345
	Hemodinâmica	Ritmo Atrioventricular: Efeito Hemodinâmico	525
	Hemólise	Hemólise: Níveis de Bilirrubina	285
	Hemorragia Pós-Parto	Asma: Tratamento da Hemorragia Pós-Parto	51
	Hemorragia Subaracnoide	Hemorragia Subaracnoide: Efeitos do ECG	286
	Hemorragia Subaracnoide	Hemorragia Subaracnoide: Nimodipina	287
	Hepatite B	Hepatite B: Tratamento em Acidentes por Perfuração	288
	Hetastarch	Hetastarch®: Função Plaquetária	290
	Hidroclorotiazida	Hidroclorotiazida: Efeito Químico no Sangue	291
	Hiperbárico, Oxigênio	Oxigênio Hiperbárico: Indicações	450
	Hipercalcemia	Hipercalcemia: Tratamento Agudo	293
	Hipercarbia	Hipercarbia: Equação de Gás Alveolar	295
	Hipercarbia	Hipercarbia: Liberação de O_2 nos Tecidos	297
	Hipercloremia	Solução Salina: Acidose Hiperclorêmica	546
	Hiperglicemia	Hiperglicemia: Complicações	299
	Hiperglicemia	Hiperglicemia: Tratamento Pré-Operatório	300
	Hipermagnesemia	Hipermagnesemia: Tratamento	302
	Hiperparatireoidismo	Hiperparatireoidismo: Sinais	304
	Hiperparatireoidismo	Hiperparatireoidismo: Sintomas	304
	Hiperpotassemia	Doenças Neuromusculares: Hiperpotassemia pela Succinilcolina	191
	Hiperpotassemia	Hiperpotassemia Induzida por Drogas	308
	Hiperpotassemia	Insuficiência Renal: Hiperpotassemia	358
	Hiper-Reflexia	Hiper-Reflexia Autonômica	309
	Hiper-Reflexia	Hiper-Reflexia Autonômica: Sinais	309
	Hiper-Reflexia	Paraplegia: Hiper-Reflexia Autonômica	309
	Hiper-Reflexia Autonômica	Hiper-Reflexia Autonômica	309
	Hiper-Reflexia Autonômica	Hiper-Reflexia Autonômica: Sinais	309
	Hiper-Reflexia Autonômica	Paraplegia: Hiper-Reflexia Autonômica	309
	Hipertensão	Feocromocitoma: Tratamento da Hipertensão	250
	Hipertensivo, Pneumotórax	Pneumotórax Hipertensivo: Diagnóstico e Tratamento	474
	Hipertermia	Hipertermia Maligna: Distúrbios Associados	311
	Hipertermia	Técnicas de Anestesia: Suspeita de Hipertermia Maligna	558

Letra	Tópico Alfa	Palavras-Chave	Págs.
H	Hipertireoidismo	Hipertireoidismo: Sinais	312
	Hipocalcemia	Hipocalcemia: Efeitos no Eletrocardiograma	313
	Hipocalcemia	Tireoidectomia: Hipocalcemia	569
	Hipoglicemia	Descontinuação da TPN: Hipoglicemia	162
	Hipotensão	Cardiomiopatia Hipertrófica Obstrutiva: Hipotensão e Tratamento	102
	Hipotensão	Hipotensão Espinal: Tratamento	315
	Hipotensão Materna	Frequência Cardíaca Fetal: Hipotensão Materna	265
	Hipotermia	Hipotermia: Criança vs. Bebê	317
	Hipotermia	Hipotermia: Manejo de Estado do pH	318
	Hipotermia	Isquemia Cerebral: Hipotermia Profunda	367
	Hipotermia	Parada Cardíaca: Hipotermia Induzida	460
	Hipotermia em Bebê	Hipotermia: Criança vs. Bebê	317
	Hipotermia em Criança	Hipotermia: Criança vs. Bebê	317
	Hipovolemia	Sinais de Hipovolemia: Pediatria	534
	Hipoxemia	Hipoxemia: Tratamento Ventilatório	320
	Hipoxemia	Obesidade Mórbida: Dessaturação Rápida	443
	Hipoxemia	Obesidade Mórbida: Fisiologia da Hipoxemia	443
	Hipoxemia	PEEP para Tratamento de Hipóxia	466
	Hipoxemia	Posição de Cabeça para Baixo: Hipoxemia	479
	Hipoxemia	Relação VE/$PaCO_2$: Hipóxia	508
	Hipoxemia	Toracoscopia: Tratamento da Hipoxemia	571
	Hipóxia	Hipoxemia Durante Pneumonectomia: Tratamento	322
	HOCM	Cardiomiopatia Hipertrófica Obstrutiva: Hipotensão e Tratamento	102
	Hormônio	Resposta Hormonal ao Estresse	518
	Hormônios	Homeostase Eletrolítica: Hormônios	324
	Hperpotassemia	Hiperpotassemia Aguda: Tratamento	305
I	ICD	Desfibrilador Cardíaco Implantável: Intervenções	165
	Icterícia	Icterícia Pós-Operatória: Diagnóstico	326
	ICU	Ventilação à Pressão vs. Volume: ICU	612
	Idade	P50 Relacionado com a Idade	453
	IHSS	Estenose Subaórtica Hipertrófica Idiopática: Tratamento	102
	Impedimento do Médico	Impedimento do Médico: Encaminhamento	328
	Indicação de Marca-Passo	Indicações de Marca-Passo Cardíaco	332
	Indicações	Bloqueio dos Nervos na Extremidade Superior: Indicações	79
	Indicações	Concentrado de Fator VIII: Indicações	141
	Indicações	Indicações de Bloqueio Simpático	329
	Indicações	Indicações de Fentanil Transdérmico	331
	Indicações	Indicações para Injeções em Trigger Point	334
	Indicações	Indicações para Profilaxia de Esteroides	335
	Indicações	Oxigênio Hiperbárico: Indicações	450
	Indicações de MRI	Complicações da Anestesia Espinal: Indicações de MRI	137
	Indicadores Pré-Operatórios	Indicadores Pré-Operatórios de Insuficiência Renal	336
	Índice de Oferta de Oxigênio	Determinantes do Índice de Oferta de Oxigênio	170
	Indução	Epiglotite: Indução por Inalatório	219
	Inervação	Inervação Autonômica: Extremidade Superior	337
	Inervação das Raízes Nervosas Lombares	Raízes Nervosas Lombares: Inervação	503
	Infarto do Miocárdio	MI Antigo: Avaliação do Risco Pré-Operatório	402

Letra	Tópico Alfa	Palavras-Chave	Págs.
I	Infecção	Infecção por *Clostridium Tetani*	339
	Infecções	Infecções do Acesso Venoso Central: Prevenção	341
	Inibidores da MAO	Inibidores da MAO: Toxicidade da Meperidina	342
	Injeções em *Trigger Point*	Indicações para Injeções em *Trigger Point*	334
	Insuficiência Cardíaca	Insuficiência Cardíaca Aguda: Tratamento	348
	Insuficiência da Vávula Aórtica	Insuficiência Aórtica: Tratamento Hemodinâmico	345
	Insuficiência do Ventrículo Esquerdo	Diagnóstico da Insuficiência do LV/Tratamento Pós-CPB	175
	Insuficiência Mitral	Isquemia do Miocárdio: MR Aguda	368
	Insuficiência Renal	Indicadores Pré-Operatórios de Insuficiência Renal	336
	Insuficiência Renal	Insuficiência Renal: Cirurgia com CPB	352
	Insuficiência Renal	Insuficiência Renal: Diagnóstico	353
	Insuficiência Renal	Insuficiência Renal: Eletrólitos	355
	Insuficiência Renal	Insuficiência Renal: Função Plaquetária	357
	Insuficiência Renal	Insuficiência Renal: Hiperpotassemia	358
	Insuficiência Renal	Insuficiência Renal: Relaxantes	359
	Insulina	Descontinuação da TPN: Hipoglicemia	162
	Interações com Fármaco	Metformina: Interação com o Contraste	398
	Interações Medicamentosas	NMB: Interação com Agente Volátil	435
	Interações Medicamentosas	NMB: Interações Medicamentosas	436
	Intervalo QT	Intervalo QT Longo Congênito: Tratamento	361
	Intoxicação por Citrato	Quelante de Cálcio: Transfusão	501
	Intra-Aórtico, Bomba de Balão	Balão Intra-Aórtico: Contraindicações	64
	Intubação	Fratura Cervical: Técnicas de Intubação	263
	Intubação	Intubação na Síndrome de Pierre-Robin	364
	Intubação	Intubação por Nasofibroscopia	365
	Isoflurano	Isoflurano: Efeito de $CMRO_2$	366
	Isquemia	Isquemia Cerebral: Hipotermia Profunda	367
	Isquemia	Vasopressores: Risco de Isquemia Miocárdica	609
	Isquemia do Miocárdio	Isquemia do Miocárdio: MR Aguda	368
J	Joelho Total	Artroplastia Total do Joelho: Técnicas de Anestesia Regional	48
	Jugular Interna	Visualização do Ultrassom: Compressão da IJ	619
L	Lambert-Eaton	Síndrome de Lambert-Eaton: Fisiologia	545
	Laparoscopia	Laparoscopia: Aumento de Pressão Parcial de CO_2	370
	Laringospasmo	Laringospasmo: Mecanismo	371
	Laringospasmo	Laringospasmo: Opções de Tratamento	373
	Laser	Tubos Endotraqueais Resistentes a *Laser*	599
	Latência do SSEP	Latência do SSEP: Drogas Anestésicas	484
	Látex	Alergia ao Látex: Alimentos	12
	Leis dos Gases	Leis dos Gases: Mudanças de Pressão/Temperatura	374
	Lesão do Pescoço	Instabilidade Atlantoaxial: Causas	343
	Lesão Nervosa	Posição de Litotomia: Lesão Nervosa	480
	Lesão Ocular	Tratamento Anestésico: Lesão Ocular Penetrante	594
	Leucodepleção	Leucodepleção na Transmissão Viral	375
	Liberação de O_2	Liberação de O_2	376
	Lidocaína	Anestesia para ECT: Efeito da Lidocaína	35
	Limitações	Bloqueio Axilar: Limitações	71
	Lipoaspiração	Complicações da Lipoaspiração Tumescente	140

Letra	Tópico Alfa	Palavras-Chave	Págs.
L	Lipoaspiração	Lipoaspiração Tumescente: Dose da Lidocaína	378
	Líquido Amniótico	Embolia de Líquido Amniótico: Diagnóstico	205
	Litotomia	Posição de Litotomia: Lesão Nervosa	480
	Local de Ação dos Opioides	Opioides Neuraxiais: Local de Ação	448
	Lombares, Raízes Nervosas	Raízes Nervosas Lombares: Inervação	503
	Lombossacral	Radiculopatia Lombossacral: Condutas	502
	Loop PV	Alças de Pressão-Volume Ventriculares	10
M	Magnésio	Magnésio: Complicações	379
	Maligna, Hipertermia	Hipertermia Maligna: Distúrbios Associados	311
	Maligna, Hipertermia	Técnicas de Anestesia: Suspeita de Hipertermia Maligna	558
	Manejo	Clipagem de Aneurisma Cerebral: Manejo Anestésico	128
	Manejo	Desfibrilador Cardíaco Implantável: Intervenções	165
	Manejo	Manejo da Dor: Fratura de Costela	381
	Manejo	Manejo de Circulação Extracorpórea	383
	Manejo	Miastenia Grave: Manejo no Pós-operatório	406
	Manejo Clínico	Metadona: Manejo Clínico	394
	Manejo das Vias Respiratórias	Epiglotite: Manejo Anestésico e Indução por Inalatório	219
	Manitol	Manitol: Efeitos da Osmolaridade	385
	Marca-Passo Cardíaco	Indicações de Marca-Passo Cardíaco	332
	Marca-Passos	Designação de Marca-Passos	166
	Máscara de CPAP	Máscara de CPAP: Efeito Fisiológico	388
	Materna, Mortalidade	Mortalidade Materna: Causas	420
	Mecânica, Ventilação	Broncospasmo: Diagnóstico Durante Ventilação Mecânica	86
	Mecanismo	Botox: Mecanismo de Alívio da Dor	82
	Mecanismo Analgésico	Cetamina: Mecanismo Analgésico	115
	Mecanismo da GERD	Gravidez: Mecanismo de Refluxo GE	282
	Mecanismo das Válvulas	Válvula Expiratória Incompetente: Sinais	603
	Mecanismo do Potencial de Ação	Mecanismo de Terminação Nervosa do AP	390
	Mecônio	Mecônio: Aspiração Traqueal	392
	Mediana	Estatística: Mediana	231
	Mediano, Nervo	Bloqueio Axilar: Resgate de Bloqueio do Nervo Mediano	71
	Mediastino, Tumor do	Tumor do Mediastino: Obstrução das Vias Respiratórias	601
	Mediastinoscopia	Mediastinoscopia: Compressão Vascular	393
	Meperidina, Toxicidade da	Inibidores da MAO: Toxicidade da Meperidina	342
	Metabólica, Alcalose	Gasometria Arterial (ABG): Acidose Respiratória/Alcalose Metabólica	269
	Metabolismo	Cloroprocaína: Metabolismo	132
	Metemoglobina	Metemoglobinemia: Efeitos na SpO_2	396
	Metemoglobinemia	Anestesia Local: Metemoglobinemia	31
	Metemoglobinemia	Metemoglobinemia: Tratamento	396
	Metformina	Metformina: Interação com o Contraste	398
	Metoclopramida	Metoclopramida: Efeitos Gástricos	399
	Metoclopramida	Metoclopramida: Tônus do Esfíncter Esofágico	401
	Miastenia Grave	Miastenia: Efeitos do Relaxamento Muscular	404
	Miastenia Grave	Miastenia Grave: Manejo no Pós-operatório	406
	Midazolam	Midazolam: Biodisponibilidade e Via de Administração	408
	Milrinona	Milrinona: Efeitos CV	410
	Milrinona	Milrinona: Farmacologia	410

Letra	Tópico Alfa	Palavras-Chave	Págs.
M	Miocárdica, Isquemia	Vasopressores: Risco de Isquemia Miocárdica	609
	Miocárdio	Consumo de O_2 pelo Miocárdio: Determinantes	143
	Miocárdio, Isquemia	Isquemia do Miocárdio: MR Aguda	368
	MOCA	Requisitos MOCA	516
	Modos de Ventilação	Modos de Ventilação: Onda de Pressão	413
	Monitoramento	Derivações em Eletrocardiograma: Detecção de Onda P	159
	Monitoramento	Endaterectomia Carotídea: Monitoramento do CNS	208
	Monitoramento	Latência do SSEP: Drogas Anestésicas	484
	Monitoramento	Monitoramento para NMB Residual	416
	Monitoramento	Riscos do Monitoramento na Sala de MRI (Ressonância Magnética)	524
	Monóxido de Carbono	Envenenamento por CO: Características Clínicas	217
	Monóxido de Carbono	Envenenamento por CO: Tratamento	217
	Monóxido de Carbono	Toxicidade de CO: Tratamento das Queimaduras	217
	Morbidade	Morbidade Cardíaca: Fatores Pré-Operatórios	418
	Mortalidade	Mortalidade Materna: Causas	420
	Mortalidade por Transfusão	Mortalidade por Transfusão: Causas	421
	Morte Cerebral	Fisiopatologia da Morte Cerebral	254
	Motores, Nervos	Nervos Periféricos: Sensoriais versus Motores	426
	MRI	Riscos do Monitoramento na Sala de MRI (Ressonância Magnética)	524
	Muscular, Dor	Doenças Neuromusculares: Dor Muscular	190
N	N_2O	N_2O: CBF e $CMRO_2$	423
	Nalbufina	Nalbufina: Mecanismo do Efeito Platô	424
	Não Despolarizante	Bloqueio Neuromuscular: Vecurônio	81
	Não Despolarizante	Insuficiência Renal: Relaxantes	359
	Não Despolarizante	Monitoramento para NMB Residual	416
	Não Despolarizante	NMB: Interação com Agente Volátil	435
	Não Despolarizante	NMB: Interações Medicamentosas	436
	Não Obstétrica	Gravidez: Riscos da Cirurgia Não Obstétrica	283
	Não Pareado, Teste-T	Teste-T Pareado vs. Não Pareado	562
	Narcóticos	Reversão de Opioides	520
	Nasofibroscopia	Intubação por Nasofibroscopia	365
	Náusea	PONV após Cirurgia Pediátrica	478
	Necrose Tubular Aguda	ATN no Pós-Operatório: Diagnóstico	56
	Neonatal, Bradicardia	Bradicardia Neonatal: Tratamento	85
	Neonatal, Trabalho Respiratório	Trabalho Respiratório: Recém-Nascido vs. Adulto	586
	Nervo Laríngeo Superior	Anatomia do Nervo Laríngeo Superior	24
	Nervo Mediano	Bloqueio Axilar: Resgate de Bloqueio do Nervo Mediano	71
	Nervoso, Bloqueio	Síndrome da Dor Regional Complexa: Diagnóstico de Bloqueio Nervoso	538
	Neuralgia	Neuralgia do Trigêmeo: Tratamento	427
	Neurocirurgia	Diabetes Insípida: Cirurgia Intracraniana	171
	Neurotoxicidade Opioide	Neurotoxicidade Opioide: Tratamento	428
	Neurotransmissores	Neurotransmissores Autonômicos	430
	Nimodipina	Hemorragia Subaracnoide: Nimodipina	287
	Nitroglicerina	Nitroglicerina: Relaxamento Uterino	432
	Nitroprussiato, Toxicidade	Toxicidade do Nitroprussiato: Diagnóstico	576
	Níveis de Bilirrubina	Hemólise: Níveis de Bilirrubina	285
	Nomenclatura	Designação de Marca-Passos	166
	Nutrição	Descontinuação da TPN: Sinais Clínicos	162

Letra	Tópico Alfa	Palavras-Chave	Págs.
O	O₂ na Parede	Insuficiência de O₂ na Parede: Sinais	350
	Obesidade	Gasometria Arterial (ABG): Obesidade Mórbida e Vômitos	276
	Obesidade	Obesidade: Avaliação das Vias Respiratórias	438
	Obesidade	Obesidade Mórbida: Complicações no Pós-Operatório	440
	Obesidade	Obesidade Mórbida: Dessaturação Rápida	443
	Obesidade Mórbida	Obesidade Mórbida: Fisiologia da Hipoxemia	443
	Obstrução das Vias Respiratórias	Tumor do Mediastino: Obstrução das Vias Respiratórias	601
	Oculocardíaco, Reflexo	Condutas no Reflexo Oculocardíaco	142
	Oligúria	Oligúria Pré-Renal: Diagnóstico	445
	Onda Arterial, Forma	Forma de Onda Arterial: Periférica vs. Central	261
	Onda de Pressão	Modos de Ventilação: Onda de Pressão	413
	Onda P	Derivações em Eletrocardiograma: Detecção de Onda P	159
	Opioide	Gasometria Arterial (ABG): Efeito Opioide	271
	Opioides	Opioides Crônicos: Efeitos Colaterais	446
	Opioides Neuraxiais	Opioides Neuraxiais: Local de Ação	448
	Organofosfato	Envenenamento por Organofosfato: Tratamento	216
	Órgão, Doador	Doador de Órgãos: Tratamento da Bradicardia	184
	OSA	Apneia Obstrutiva do Sono: Diagnóstico	42
	Osmolaridade	Manitol: Efeitos da Osmolaridade	385
	Óxido Nítrico	Efeito Hemodinâmico do NO	197
	Oxigênio	Fisiologia da SVO₂	253
	Oxigênio	Hipercarbia: Liberação de O₂ nos Tecidos	297
	Oxigênio	Insuficiência de O₂ na Parede: Sinais	350
	Oxigênio	Oxigênio Hiperbárico: Indicações	450
	Oxigênio	*Shunt*: Efeito do Aumento da FIO₂	531
	Oxímetro de Pulso	Metemoglobinemia: Efeitos na SpO₂	396
	Oxitocina	Oxitocina: Efeitos nos Eletrólitos	452
P	P50	P50 Relacionado com a Idade	453
	PACU	Critérios para Evitar a PACU de Fase I	151
	PACU	PACU Evitada: *Fast-Tracking* em Anestesia	455
	PAOP	PEEP: Efeito Sobre a PAOP	464
	Parada Cardíaca	Parada Cardíaca: Hipotermia Induzida	460
	Parada Circulatória	Parada Circulatória: Implicações do Estado do pH	461
	Paraplegia	Paraplegia: Hiper-Reflexia Autonômica	309
	Pareado, Teste-T	Teste-T Pareado vs. Não Pareado	562
	Parto	Entrega de Oxigênio para o Feto durante o Parto	210
	Parto	Trabalho de Parto Prematuro: Tratamento	584
	Parto Normal	Padrão de Frequência Cardíaca Fetal: Trabalho de Parto Normal	457
	Pediatria	Reposição de Fluidos em Pediatria	514
	Pediátrica, Hipovolemia	Sinais de Hipovolemia: Pediatria	534
	PEEP	PEEP: Efeito do Volume Pulmonar	463
	PEEP	PEEP: Efeito sobre a PAOP	464
	PEEP	PEEP: Efeitos no LV	465
	PEEP	PEEP para Tratamento de Hipóxia	466
	Perda de Derivação	Eletrocardiograma: Efeito da Perda de Derivação	201
	Perda de Sangue Permitida	Cálculo de ABL Máxima	90
	Pericardite	Pericardite Constritiva: Forma de Onda Venosa	467

Letra	Tópico Alfa	Palavras-Chave	Págs.
P	Peridural	Dose-Teste Peridural: Sintoma	192
	Periférica: Arterial	Forma de Onda Arterial: Periférica vs. Central	261
	Periférica, TPN	TPN Periférica: Complicações	582
	Periféricos, Nervos	Nervos Periféricos: Sensoriais versus Motores	426
	Perioperatório	Doença de Addison: Tratamento Perioperatório	188
	Perioperatório	Função Renal: Preservação Perioperatória	267
	Persistente, Canal Arterial	Canal Arterial Persistente: Diagnóstico	94
	PFT	Resultado da Ressecção Pulmonar: PFTs	519
	Pico, Pressão das Vias Respiratórias	Pressão das Vias Respiratórias de Pico vs. Platô	489
	Pierre-Robin	Intubação na Síndrome de Pierre-Robin	364
	Pilórica, Estenose	Estenose Pilórica: Anormalidade Metabólica	234
	Placenta	Cloroprocaína: Transferência Placentária	134
	Placenta	Transferência Placentária: Anestésicos Locais	589
	Placenta	Transferência Placentária: Anticolinérgicos	590
	Placenta Acreta	Placenta Acreta: Fatores de Risco	469
	Plasma	Plasma Fresco Congelado: Indicações	470
	Plasma	Plasma Fresco Congelado: Reversão da Varfarina	470
	Plasma Fresco Congelado (FFP)	Plasma Fresco Congelado: Indicações	470
	Platô, Pressão das Vias Respiratórias	Pressão das Vias Respiratórias de Pico vs. Platô	489
	Plexo Celíaco	Bloqueio do Plexo Celíaco: Complicações	77
	Plexo Celíaco	Bloqueio do Plexo Celíaco: Efeitos Colaterais	77
	Pneumocefalia	Pneumocefalia Hipertensiva: Diagnóstico	472
	Pneumonectomia	Hipoxemia Durante Pneumonectomia: Tratamento	322
	Pneumotórax	Pneumotórax Hipertensivo: Diagnóstico e Tratamento	474
	Poder	Análise Estatística: Poder	20
	Pontos de Referência Anatômicos	Pontos de Referência Anatômicos no Bloqueio de Nervos	475
	PONV	PONV: Profilaxia	477
	PONV	PONV após Cirurgia Pediátrica	478
	Pós-CPB	Aumento de Creatinina Pós-CPB: Diagnóstico	60
	Pós-CPB	Diagnóstico da Insuficiência do LV/Tratamento Pós-CPB	175
	Posição	Posição Sentada: Medição da BP	482
	Posição de Cabeça para Baixo	Posição de Cabeça para Baixo: Hipoxemia	479
	Posicionamento	Posição de Litotomia: Lesão Nervosa	480
	Posicionamento de Trendelenburg	Posição de Cabeça para Baixo: Hipoxemia	479
	Pós-Operatória, Icterícia	Icterícia Pós-Operatória: Diagnóstico	326
	Pós-Operatório	Miastenia Grave: Manejo no Pós-operatório	406
	Pós-Operatório	Obesidade Mórbida: Complicações no Pós-Operatório	440
	Pós-Operatório	PONV após Cirurgia Pediátrica	478
	Pós-Operatório, Vômitos	Vômitos no Pós-Operatório: Pediátrico vs. Adulto	622
	Pós-Parto, Hemorragia	Asma: Tratamento da Hemorragia Pós-Parto	51
	Pós-Punção Dural	Cefaleia PDP: Fatores de Risco	106
	Pós-Transplante Cardíaco	Estimulação do Seio Carotídeo: Pós-Transplante Cardíaco	238
	Potássio	Hiperpotassemia Induzida por Drogas	308
	Potássio	Insuficiência Renal: Hiperpotassemia	358
	Potássio Aumentado	Doenças Neuromusculares: Hiperpotassemia pela Succinilcolina	191
	Potássio Aumentado	Hiperpotassemia: Tratamento	308
	Potência Estatística	Análise Estatística: Poder	20

Letra	Tópico Alfa	Palavras-Chave	Págs.
P	Potenciais Evocados	Potenciais Evocados: Efeitos Anestésicos	484
	Pré-Eclâmpsia	Pré-eclâmpsia: Anormalidades Laboratoriais	487
	Pré-Operatória	Ansiólise Pré-Operatória em Crianças	39
	Pré-Operatória	Feocromocitoma: Preparação Pré-Operatória	249
	Pré-Renal, Oligúria	Oligúria Pré-Renal: Diagnóstico	445
	Presença dos Pais	Presença dos Pais: Indicações	488
	Pressão	Leis dos Gases: Mudanças de Pressão/Temperatura	374
	Pressão, Ventilação da	Ventilação Pulmonar Protetora: Pressão-Alvo	614
	Pressão Arterial	Posição Sentada: Medição da BP	482
	Pressão das Vias Respiratórias	Pressão das Vias Respiratórias de Pico vs. Platô	489
	Pressão de Perfusão	Pressão de Perfusão Coronariana: Esquerdo vs. Direito	491
	Pressão de Perfusão Cerebral	Traumatismo Cranioencefálico: CPP	596
	Pressão de Perfusão Coronariana	Pressão de Perfusão Coronariana	491
	Pressão de Vazamento	ETT sem Balonete: Pressão Máxima de Vazamento	243
	Pressão Intracraniana	Aumento da Pressão Intracraniana: Tratamento Agudo	58
	Pressão na Ventilação	Ventilação à Pressão vs. Volume: ICU	612
	Pressão Negativa	Edema Pulmonar por Pressão Negativa: Fisiologia	195
	Prevenção	Infecções do Acesso Venoso Central: Prevenção	341
	Primeira Fase do Trabalho de Parto	Técnicas de Anestesia: Primeira Fase do Trabalho de Parto	557
	Procedimento EXIT	Procedimento EXIT: Atonia Uterina	494
	Profilaxia	Indicações para Profilaxia de Esteroides	335
	Profilaxia	PONV: Profilaxia	477
	Profilaxia	Profilaxia da Endocardite Bacteriana Subaguda	496
	Propriedades dos Gases	Fluxômetro: Propriedades dos Gases	260
	Prostaglandina	Prostaglandina para Cardiopatias Congênitas: Sinais Clínicos	498
	Próstata	Síndrome da TURP: Tratamento	543
	Prostatectomia	Prostatectomia Robótica: Contraindicações	500
	Proteção Pulmonar	Ventilação Pulmonar Protetora: Pressão-Alvo	614
	Pulmonar, Edema	Edema Pulmonar por Pressão Negativa: Fisiologia	195
	Pulmonar, Embolia	Gasometria Arterial (ABG): Embolia Pulmonar	273
	Pulmonar, Fisiologia	Envelhecimento: Fisiologia Pulmonar	214
	Pulso Paradoxal	Tamponamento Cardíaco: Pulso Paradoxal	554
Q	Quelante	Quelante de Cálcio: Transfusão	501
	Química no Sangue	Hidroclorotiazida: Efeito Químico no Sangue	291
R	Radiculopatia	Radiculopatia Lombossacral: Condutas	502
	Raízes Nervosas Lombares	Raízes Nervosas Lombares: Inervação	503
	Recém-Nascido	Talassemia Beta: Recém-Nascido	552
	Reflexo	Condutas no Reflexo Oculocardíaco	142
	Regional, Bloqueio	Artroplastia Total do Joelho: Técnicas de Anestesia Regional	48
	Registros	Registros de Anestesia Automatizados vs. em Papel	504
	Registros Automatizados	Registros de Anestesia Automatizados: Vantagens	504
	Reinalação	Mapleson D: Reinalação	386
	Relação Normalizada Internacional	Relação Normalizada Internacional Elevada: Conduta	506
	Relaxamento Muscular	Miastenia: Efeitos do Relaxamento Muscular	404
	Relaxamento Uterino	Nitroglicerina: Relaxamento Uterino	432
	Relaxamento Uterino	Relaxamento Uterino: Métodos	510
	Renina-Angiotensina	Renina-Angiotensina: Fisiologia Cardiovascular	512

Letra	Tópico Alfa	Palavras-Chave	Págs.
R	Reposição de Fluidos	Reposição de Fluidos em Pediatria	514
	Reprogramação de Estimuladores	Estimulação da Medula Espinal: Reprogramação	237
	Resistência Pulmonar Vascular	Cálculo da Resistência Pulmonar vs. Vascular Sistêmica	89
	Resistência Vascular Sistêmica	Cálculo da Resistência Pulmonar vs. Vascular Sistêmica	89
	Respiratória, Acidose	Acidose Respiratória Compensada: Gasometria Arterial	7
	Respiratória, Acidose	Gasometria Arterial (ABG): Acidose Respiratória/Alcalose Metabólica	269
	Resposta ao Estresse	Resposta Hormonal ao Estresse	518
	Ressecção Pulmonar	Resultado da Ressecção Pulmonar: PFTs	519
	Resultados	Resultado da Ressecção Pulmonar: PFTs	519
	Reumatoide, Artrite	Complicações da Artrite Reumatoide	139
	Reversão da Varfarina	Plasma Fresco Congelado: Reversão da Varfarina	470
	Reversão de Opioides	Reversão de Opioides	520
	Reversão do NMB	Reversão do NMB: Avaliação	521
	Riscos	Gravidez: Riscos da Cirurgia Não Obstétrica	283
	Riscos	Riscos do Monitoramento na Sala de MRI (Ressonância Magnética)	524
	Riscos	Vasopressores: Risco de Isquemia Miocárdica	609
	Riscos de Aspiração	Distrofia Miotônica: Risco de Aspiração	182
	Ritmo	Ritmo Atrioventricular: Efeito Hemodinâmico	525
	Robótica, Cirurgia	Prostatectomia Robótica: Contraindicações	500
	Ruptura Uterina	Diagnóstico de Ruptura Uterina	527
	Ruptura Uterina	Ruptura Uterina: Diagnóstico	527
	Saco Dural	Saco Dural: Extensão Caudal	529
S	SAH	Hemorragia Subaracnoide: Nimodipina	287
	Salicilato	Gasometria Arterial (ABG): Toxicidade por Salicilato	278
	Saturação	Metemoglobinemia: Efeitos na SpO_2	396
	Saturação Venosa de Oxigênio	Fisiologia da SVO_2	253
	Sedação, Diretrizes	Diretrizes de Sedação da ASA	176
	Seio Carotídeo	Estimulação do Seio Carotídeo: Pós-Transplante Cardíaco	238
	Sem Prescrição Médica	Ervas: Alho	221
	Sensoriais, Nervos	Nervos Periféricos: Sensoriais *versus* Motores	426
	Sentada, Posição	Posição Sentada: Medição da BP	482
	Séptico, Choque	Choque Séptico: Tratamento com Vasopressina	117
	Séptico, Choque	Choque Séptico Agudo	119
	Shunt	*Shunt*: Efeito do Aumento da FIO_2	531
	Shunt Direita-Esquerda	Absorção de Anestésico: *Shunt* Direita-Esquerda	2
	SIADH	SIADH: Valores Laboratoriais	532
	Simpático, Bloqueio	Indicações de Bloqueio Simpático	329
	Sinais	Dose-Teste Peridural: Sintoma	192
	Sinais	Hiperparatireoidismo: Sinais	304
	Sinais	Hiper-Reflexia Autonômica: Sinais	309
	Sinais	Hipertireoidismo: Sinais	312
	Sinais	Síndrome da Dor Regional Complexa I: Primeiros Sintomas	540
	Sincronizada, Cardioversão	Cardioversão Elétrica Sincronizada	104
	Síndrome Compartimental	Síndrome Compartimental: Diagnóstico	536
	Síndrome da Infusão do Propofol	Síndrome da Infusão do Propofol: Diagnóstico	542
	Síndrome da TURP	Síndrome da TURP: Tratamento	543
	Síntese Hepática	Comprometimento de Síntese Hepática: Diagnóstico	96

Letra	Tópico Alfa	Palavras-Chave	Págs.
S	Sintomas Neurológicos	Anestésico Local: Sintomas Neurológicos Transitórios	36
	Solução Salina	Solução Salina: Acidose Hiperclorêmica	546
	Solução Tampão de pH	Solução Tampão de pH: Bicarbonato	547
	Sono, Apneia Obstrutiva	Apneia Obstrutiva do Sono: Diagnóstico	42
	Stent Carotídeo	*Stent* Carotídeo: Causa da Bradicardia	548
	Stent Carotídeo	*Stent* Carotídeo: Prevenção da Bradicardia	548
	Subaguda, Endocardite Bacteriana	Profilaxia da Endocardite Bacteriana Subaguda	496
	Substâncias, Abuso	Anestesiologistas: Abuso de Substâncias	37
	Substituição Renal	Substituição Renal: Seleção de Tratamento	549
	Succinilcolina	Doenças Neuromusculares: Hiperpotassemia pela Succinilcolina	191
	Succinilcolina	Succinilcolina: Aumento Normal do K	550
	Succinilcolina	Succinilcolina e Bradicardia	551
	Superior, Extremidade	Inervação Autonômica: Extremidade Superior	337
	Superior, Extremidade	Prevenção da Dor por Torniquete na Extremidade Superior	492
	Superior, Nervo Laríngeo	Anatomia do Nervo Laríngeo Superior	24
	Supervisão Pediátrica	Presença dos Pais: Indicações	488
	SVT	Gravidez: SVT – Tratamento	284
T	Talassemia Beta	Talassemia Beta: Recém-Nascido	552
	Tamponamento	Tamponamento Cardíaco: Pulso Paradoxal	554
	Taxa Metabólica Cerebral	N_2O: CBF e $CMRO_2$	423
	Taxa Metabólica Cerebral	Tiopental: Relação $CMRO_2$/CBF	567
	Tecidos	Hipercarbia: Liberação de O_2 nos Tecidos	297
	Técnicas de Anestesia	Técnicas de Anestesia: Primeira Fase do Trabalho de Parto	557
	Temperatura	Leis dos Gases: Mudanças de Pressão/Temperatura	374
	Temperatura, Efeitos	Correção de Temperatura na Gasometria Arterial (ABG): PCO_2	147
	Temperatura Baixa	Hipotermia: Criança *vs.* Bebê	317
	Temperatura Baixa	Hipotermia: Manejo de Estado do pH	318
	Teorema de Bayes	Teste Pré-Operatório: Teorema de Bayes	561
	Terminação Nervosa do AP	Mecanismo de Terminação Nervosa do AP	390
	Teste de Qui-Quadrado	Dados Categóricos: Qui-Quadrado	154
	Teste para a ANOVA	Estatística: Indicações ANOVA	230
	Teste Pré-Operatório	Teste Pré-Operatório: Teorema de Bayes	561
	Teste-T	Teste-T Pareado *vs.* Não Pareado	562
	Tetralogia de Fallot	TEF: Outras Anormalidades	559
	Tetralogia de Fallot	Tetralogia de Fallot: Tratamento	564
	Tiopental	Tiopental: Relação $CMRO_2$/CBF	567
	Tireoidectomia	Tireoidectomia: Hipocalcemia	569
	Tocolíticos	Efeitos Colaterais dos Tocolíticos	199
	Tônus do Esfíncter Esofágico	Metoclopramida: Tônus do Esfíncter Esofágico	401
	Toracoscopia	Toracoscopia: Tratamento da Hipoxemia	571
	Torniquete	Prevenção da Dor por Torniquete na Extremidade Superior	492
	Toxicidade	Absorventes de CO_2: Toxicidade de Anestésicos Voláteis	6
	Toxicidade	Envenenamento por CO: Características Clínicas	217
	Toxicidade	Envenenamento por CO: Tratamento	217
	Toxicidade	Gasometria Arterial (ABG): Toxicidade por Salicilato	278
	Toxicidade	Inibidores da MAO: Toxicidade da Meperidina	342
	Toxicidade	Toxicidade de CO: Tratamento das Queimaduras	217

Letra	Tópico Alfa	Palavras-Chave	Págs.
T	Toxicidade	Toxicidade por Bupivacaína: Tratamento	578
	Toxicidade da Carbamazepina	Toxicidade da Carbamazepina	573
	Toxicidade de Opioides	Neurotoxicidade Opioide: Tratamento	428
	Toxicidade do Acetominofeno	Toxicidade do Acetaminofeno	574
	Toxicidade do Nitroprussiato	Toxicidade do Nitroprussiato: Diagnóstico	576
	TPN	Descontinuação da TPN: Hipoglicemia	162
	TPN	Descontinuação da TPN: Sinais Clínicos	162
	TPN	TPN: Efeitos Metabólicos	580
	TPN	TPN Periférica: Complicações	582
	Trabalho de Parto, Primeira Fase	Técnicas de Anestesia: Primeira Fase do Trabalho de Parto	557
	Trabalho de Parto Prematuro	Trabalho de Parto Prematuro: Tratamento	584
	Trabalho Respiratório	Trabalho Respiratório: Recém-Nascido vs. Adulto	586
	TRALI	TRALI: Tratamento	587
	Transdérmico, Fentanil	Indicações de Fentanil Transdérmico	331
	Transferência de Droga	Transferência Placentária: Anestésicos Locais	589
	Transferência de Fluidos	Barreira Hematoencefálica: Transferência de Fluidos	66
	Transferência de Medicação	Transferência Placentária: Anticolinérgicos	590
	Transfusão	Quelante de Cálcio: Transfusão	501
	Transfusão, Mortalidade	Mortalidade por Transfusão: Causas	421
	Transmissão Viral	Leucodepleção na Transmissão Viral	375
	Transplante	Transplante Cardíaco: Efeito Autonômico e Farmacologia	591
	Transplante Cardíaco	Coração Desnervado: Fisiologia do Exercício	144
	Transplante Cardíaco	Estimulação do Seio Carotídeo: Pós-Transplante Cardíaco	238
	Transplante Cardíaco	Transplante Cardíaco: Efeito Autonômico	591
	Transplante Cardíaco	Transplante Cardíaco: Farmacologia Autonômica	591
	Traqueal, Aspiração	Mecônio: Aspiração Traqueal	392
	Tratamento	Cardiomiopatia Hipertrófica Obstrutiva: Hipotensão e Tratamento	102
	Tratamento	Diabetes Insípida: Tratamento com Vasopressina	173
	Tratamento	Doador de Órgãos: Tratamento da Bradicardia	184
	Tratamento	Estenose Subaórtica Hipertrófica Idiopática: Tratamento	102
	Tratamento	Gravidez: SVT – Tratamento	284
	Tratamento	Insuficiência Cardíaca Aguda: Tratamento	348
	Tratamento	Intervalo QT Longo Congênito: Tratamento	361
	Tratamento	Neuralgia do Trigêmeo: Tratamento	427
	Tratamento	PEEP para Tratamento de Hipóxia	466
	Tratamento	Pneumotórax Hipertensivo: Diagnóstico e Tratamento	474
	Tratamento	PONV: Profilaxia	477
	Tratamento	Tetralogia de Fallot: Tratamento	564
	Tratamento	Toxicidade de CO: Tratamento das Queimaduras	217
	Tratamento	Toxicidade por Bupivacaína: Tratamento	578
	Tratamento	Trabalho de Parto Prematuro: Tratamento	584
	Tratamento	Tratamento: Deficiência de Antitrombina III	593
	Tratamento	Tratamento Anestésico: Lesão Ocular Penetrante	594
	Tratamento com Metadona	Metadona: Manejo Clínico	394
	Tratamento das Queimaduras	Envenenamento por CO: Tratamento	217
	Tratamento das Queimaduras	Toxicidade de CO: Tratamento das Queimaduras	217
	Tratamento de Prostaglandina	Doença Cardíaca Congênita: Tratamento de Prostaglandina	186

Letra	Tópico Alfa	Palavras-Chave	Págs.
T	Tratamento em Acidentes por Perfuração	Hepatite B: Tratamento em Acidentes por Perfuração	288
	Tratamento Pediátrico	PONV após Cirurgia Pediátrica	478
	Tratamento Pré-Operatório	Hiperglicemia: Tratamento Pré-Operatório	300
	Tratamento Ventilatório	Aprisionamento de Ar: Tratamento Ventilatório	44
	Tratamento Ventilatório	Hipoxemia: Tratamento Ventilatório	320
	Traumatismo Cranioencefálico	Traumatismo Cranioencefálico: CPP	596
	Trigêmeo, Neuralgia	Neuralgia do Trigêmeo: Tratamento	427
	Tubo de Pequeno Calibre	Vantagens do Hélio: Tubo de Pequeno Calibre	604
	Tubo Endotraqueal	Desencadeadores de Broncospasmo: Tubo Endotraqueal (ETT)	164
	Tubo Endotraqueal	Tubos Endotraqueais Resistentes a *Laser*	599
	Tubo Endotraqueal sem Balonete	ETT sem Balonete: Pressão Máxima de Vazamento	243
	Tumor do Mediastino	Tumor do Mediastino: Obstrução das Vias Respiratórias	601
U	Ultrassom	Estruturas de Ultrassom: Ecogenicidade	240
	Ultrassom	Visualização do Ultrassom: Compressão da IJ	619
	Unidade Respiratória Hipóxica	Corpo Carotídeo: Unidade Hipóxica	146
	Unilateral, Cegueira	Cegueira Unilateral: Etiologia	107
V	Valores Laboratoriais	SIADH: Valores Laboratoriais	532
	Vaporizador	Cálculo da Produção do Vaporizador	87
	Vasodilatador	Vasodilatador: Farmacodinâmica	607
	Vasodilatador	Vasodilatadores: Fluxo Sanguíneo Renal	607
	Vasopressina	Choque Séptico: Tratamento com Vasopressina	117
	Vasopressina	Diabetes Insípida: Tratamento com Vasopressina	173
	Vasopressores	Vasopressores: Risco de Isquemia Miocárdica	609
	Vasospasmo Cerebral	Vasospasmo Cerebral: Tratamento	610
	Vávula Aórtica	Insuficiência Aórtica: Tratamento Hemodinâmico	345
	VE	Relação VE/$PaCO_2$: Hipóxia	508
	Vecurônio	Bloqueio Neuromuscular: Vecurônio	81
	Venosa, Forma de Onda	Pericardite Constritiva: Forma de Onda Venosa	467
	Ventilação	Ventilação de Baixo Volume Corrente: Efeitos de Proteção	615
	Ventilação	Ventilação Pulmonar Protetora: Pressão-Alvo	614
	Ventilação, Modos	Modos de Ventilação: Onda de Pressão	413
	Ventilação Mecânica	Broncospasmo: Diagnóstico Durante Ventilação Mecânica	86
	Ventilador	Fístula Broncopleural: Manejo Ventilatório	255
	Ventilador	Ventilação à Pressão vs. Volume: ICU	612
	Ventilador	Ventilador: Baixo Volume Corrente	615
	Ventilatório	Hipoxemia: Tratamento Ventilatório	320
	Ventricular, Fibrilação	FV: Mecanismo da Adrenalina	268
	Ventrículo	Função do LV: Geriatria	212
	Ventrículo Esquerdo	Diagnóstico da Insuficiência do LV/Tratamento Pós-CPB	175
	Ventrículo Esquerdo	PEEP: Efeitos no LV	465
	Ventrículos	Alças de Pressão-Volume Ventriculares	10
	Via de Administração	Midazolam: Biodisponibilidade e Via de Administração	408
	Vias Respiratórias	Intubação na Síndrome de Pierre-Robin	364
	Vias Respiratórias	Obesidade: Avaliação das Vias Respiratórias	438
	Vias Respiratórias, Anatomia	Anestesia das Vias Respiratórias: Anatomia	28
	Vias Respiratórias, Obstrução das	Tumor do Mediastino: Obstrução das Vias Respiratórias	601
	Vício	Vício: Definição	617

Letra	Tópico Alfa	Palavras-Chave	Págs.
V	Volume Corrente	Ventilação de Baixo Volume Corrente: Efeitos de Proteção	615
	Volume Corrente	Ventilador: Baixo Volume Corrente	615
	Volume Extracelular	Intravascular: Relação de Volume Extracelular	362
	Volume Intravascular	Intravascular: Relação de Volume Extracelular	362
	Volume na Ventilação	Ventilação à Pressão vs. Volume: ICU	612
	Volume Pulmonar	PEEP: Efeito do Volume Pulmonar	463
	Volume Sistólico	Volume Sistólico: Efeitos da Fibrilação Atrial	621
	Vômito	PONV após Cirurgia Pediátrica	478
	Vômitos	Gasometria Arterial (ABG): Obesidade Mórbida e Vômitos	276
	Vômitos no Pós-Operatório	Vômitos no Pós-Operatório: Pediátrico vs. Adulto	622
W	WD, Desmopressina	Desmopressina para Doença de Von Willebrand	168
	WHO	Escada Analgésica da WHO	223

Índice por Palavras-Chave de Rotação Alfa

Rotação	Subtópico	Palavras-Chave	Págs.
Cardíaco	ABG	Canal Arterial Persistente: Diagnóstico	94
	ABG	Correção de Temperatura na Gasometria Arterial (ABG): PCO_2	147
	ABG	Hipotermia: Manejo de Estado do pH	318
	ABG	Parada Circulatória: Implicações do Estado do pH	461
	ABG	Solução Tampão de pH: Bicarbonato	547
	Aorta	Clampeamento da Aorta: Complicações Cardiovasculares	125
	Arritmia	Bloqueio Cardíaco: Oclusão Coronária	74
	Arritmia	Colocação dos Eletrodos do Marca-Passo: Morfologia do ECG	135
	Arritmia	Derivações em Eletrocardiograma: Detecção de Onda P	159
	Arritmia	*Flutter* Atrial: Tratamento Farmacológico	257
	Arritmia	FV: Mecanismo da Adrenalina	268
	Arritmia	Indicações de Marca-Passo Cardíaco	332
	Arritmia	Parada Cardíaca: Hipotermia Induzida	460
	Arritmia	Ritmo Atrioventricular: Efeito Hemodinâmico	525
	Arritmia	Volume Sistólico: Efeitos da Fibrilação Atrial	621
	Cardíaco	Alças de Pressão-Volume Ventriculares	10
	Cardíaco	Anestesia Neuraxial: Efeitos Cardiovasculares	33
	Cardíaco	Bradicardia: Cirurgia da Carótida e *Stent* da Carótida	83
	Cardíaco	Cardiomiopatia Hipertrófica Obstrutiva/Estenose Subaórtica Hipertrófica Idiopática: Hipotensão e Tratamento	102
	Cardíaco	Cardioversão Elétrica Sincronizada	104
	Cardíaco	Consumo de O_2 pelo Miocárdio: Determinantes	143
	Cardíaco	Coração Desnervado: Fisiologia do Exercício	144
	Cardíaco	Desfibrilador Cardíaco Implantável: Intervenções	165
	Cardíaco	Designação de Marca-Passos	166
	Cardíaco	Determinantes do Índice de Oferta de Oxigênio	170
	Cardíaco	Diabetes Insípida: Tratamento com Vasopressina	173
	Cardíaco	Doador de Órgãos: Tratamento da Bradicardia	184
	Cardíaco	Eletrocardiograma: Efeito da Perda de Derivação	201
	Cardíaco	Embolia Aérea Venosa: Diagnóstico	203
	Cardíaco	Estimulação do Seio Carotídeo: Pós-Transplante Cardíaco	238
	Cardíaco	Estruturas de Ultrassom: Ecogenicidade	240
	Cardíaco	Fatores que Afetam o Fluxo Turbulento	245
	Cardíaco	Gravidez: SVT – Tratamento	284
	Cardíaco	Insuficiência Cardíaca Aguda: Tratamento	348
	Cardíaco	Insuficiência Renal: Cirurgia com CPB	352
	Cardíaco	Intervalo QT Longo Congênito: Tratamento	361
	Cardíaco	Milrinona: Farmacologia e Efeitos CV	410
	Cardíaco	Neurotransmissores Autonômicos	430
	Cardíaco	Pericardite Constritiva: Forma de Onda Venosa	467
	Cardíaco	Profilaxia da Endocardite Bacteriana Subaguda	496
	Cardíaco	Prostaglandina para Cardiopatias Congênitas: Sinais Clínicos	498
	Cardíaco	Succinilcolina e Bradicardia	551
	Cardíaco	Tetralogia de Fallot: Tratamento	564
	Cardíaco	Transplante Cardíaco: Efeito Autonômico e Farmacologia	591

Rotação	Subtópico	Palavras-Chave	Págs.
Cardíaco	Cardíaco	Vasopressores: Risco de Isquemia Miocárdica	609
	Circulação	Absorção dos Anestésicos Inalatórios: Distúrbio V/Q	4
	Circulação	Amiodarona: Efeito Hemodinâmico	13
	Circulação	Anestesia Neuraxial: Efeitos Cardiovasculares	33
	Circulação	Artéria Coronária: Anatomia	46
	Circulação	Canal Arterial Persistente: Diagnóstico	94
	Circulação	Cardiomiopatia Hipertrófica Obstrutiva/Estenose Subaórtica Hipertrófica Idiopática: Hipotensão e Tratamento	102
	Circulação	Cardioversão Elétrica Sincronizada	104
	Circulação	Clampeamento da Aorta: Complicações Cardiovasculares	125
	Circulação	Cálculo da Resistência Pulmonar vs. Vascular Sistêmica	89
	Circulação	Determinantes do Índice de Oferta de Oxigênio	170
	Circulação	Distúrbio V/Q no Enfisema	183
	Circulação	Doador de Órgãos: Tratamento da Bradicardia	184
	Circulação	Efeito Hemodinâmico do NO	197
	Circulação	Embolia Aérea Venosa: Diagnóstico	203
	Circulação	Envelhecimento: Fisiologia Cardiovascular e Função do LV	212
	Circulação	Fisiologia Cardíaca Neonatal vs. Adulta	251
	Circulação	Fisiologia da SVO_2	253
	Circulação	Forma de Onda Arterial: Periférica vs. Central	261
	Circulação	Insuficiência Renal: Cirurgia com CPB	352
	Circulação	Manejo de Circulação Extracorpórea	383
	Circulação	Mediastinoscopia: Compressão Vascular	393
	Circulação	Milrinona: Farmacologia e Efeitos CV	410
	Circulação	PEEP: Efeitos no LV	465
	Circulação	Pneumotórax Hipertensivo: Diagnóstico e Tratamento	474
	Circulação	Pressão de Perfusão Coronariana: Definição e Esquerdo vs. Direito	491
	Circulação	Renina-Angiotensina: Fisiologia Cardiovascular	512
	Circulação	Ritmo Atrioventricular: Efeito Hemodinâmico	525
	Circulação	Sinais de Hipovolemia: Pediatria	534
	Circulação	Succinilcolina e Bradicardia	551
	Circulação	Tamponamento Cardíaco: Pulso Paradoxal	554
	Circulação	Tetralogia de Fallot: Tratamento	564
	Circulação	Vasodilatadores: Farmacodinâmica e Fluxo Sanguíneo Renal	607
	Circulação	Volume Sistólico: Efeitos da Fibrilação Atrial	621
	Coagulação	Crioprecipitado: Conteúdo de Fibrinogênio	148
	Coagulação	Desmopressina para Doença de Von Willebrand	168
	Coagulação	Hetastarch®: Função Plaquetária	290
	Coagulação	Insuficiência Renal: Função Plaquetária	357
	Coagulação	Plasma Fresco Congelado: Indicações e seu Uso na Reversão da Varfarina	470
	Coagulação	Tratamento: Deficiência de Antitrombina III	593
	Congênito	Canal Arterial Persistente: Diagnóstico	94
	Congênito	Doença Cardíaca Congênita: Tratamento de Prostaglandina	186
	Congênito	TEF: Outras Anormalidades	559
	Coração	Coração Desnervado: Fisiologia do Exercício	144
	Coração	Transplante Cardíaco: Efeito Autonômico e Farmacologia	591
	CPB	Aumento de Creatinina Pós-CPB: Diagnóstico	60
	CPB	Diagnóstico da Insuficiência do LV/Tratamento Pós-CPB	175

Rotação	Subtópico	Palavras-Chave	Págs.
Cardíaco	Doença Cardíaca	Prostaglandina para Cardiopatias Congênitas: Sinais Clínicos	498
	Doença Congênita	Tetralogia de Fallot: Tratamento	564
	Eletrólitos	Diabetes Insípida: Tratamento com Vasopressina	173
	Eletrólitos	Hidroclorotiazida: Efeito Químico no Sangue	291
	Eletrólitos	Hipercalcemia: Tratamento Agudo	293
	Eletrólitos	Hiperpotassemia Aguda: Tratamento	305
	Eletrólitos	Hiperpotassemia Induzida por Drogas	308
	Eletrólitos	Hipocalcemia: Efeitos no Eletrocardiograma	313
	Eletrólitos	Insuficiência Renal: Eletrólitos	355
	Eletrólitos	Insuficiência Renal: Hiperpotassemia	358
	Eletrólitos	Magnésio: Complicações	379
	Eletrólitos	Quelante de Cálcio: Transfusão	501
	Endócrino	Resposta Hormonal ao Estresse	518
	Equipamento	Balão Intra-Aórtico: Contraindicações	64
	Equipamento	Bloqueador Brônquico: Vantagens	67
	Equipamento	Cardioversão Elétrica Sincronizada	104
	Equipamento	Cateter de Artéria Braquial: Complicações	105
	Equipamento	Ciclo Cardíaco: Eletrocardiograma (ECG)	121
	Equipamento	Colocação dos Eletrodos do Marca-Passo: Morfologia do ECG	135
	Equipamento	Derivações em Eletrocardiograma: Detecção de Onda P	159
	Equipamento	Desfibrilador Cardíaco Implantável: Intervenções	165
	Equipamento	Designação de Marca-Passos	166
	Equipamento	Embolia Aérea Venosa: Diagnóstico	203
	Equipamento	Estruturas de Ultrassom: Ecogenicidade	240
	Equipamento	Forma de Onda Arterial: Periférica vs. Central	261
	Equipamento	Fístula Broncopleural: Manejo Ventilatório	255
	Equipamento	Hemorragia Subaracnoide: Efeitos do ECG	286
	Equipamento	Hipocalcemia: Efeitos no Eletrocardiograma	313
	Equipamento	Indicações de Marca-Passo Cardíaco	332
	Equipamento	Infecções do Acesso Venoso Central: Prevenção	341
	Equipamento	Leis dos Gases: Mudanças de Pressão/Temperatura	374
	Equipamento	Mediastinoscopia: Compressão Vascular	393
	Equipamento	PEEP: Efeito sobre a PAOP	464
	Equipamento	Ritmo Atrioventricular: Efeito Hemodinâmico	525
	Equipamento	Visualização do Ultrassom: Compressão da IJ	619
	Farmácia	Absorção dos Anestésicos Inalatórios: Distúrbio V/Q	4
	Farmácia	Administração de Bicarbonato: Efeito de CO_2 e Transporte de CO_2	8
	Farmácia	Amiodarona: Efeito Hemodinâmico	13
	Farmácia	Anestesia Inalatória: Efeitos Respiratórios e Ventilatórios	30
	Farmácia	Anestesia Neuraxial: Efeitos Cardiovasculares	33
	Farmácia	Cardiomiopatia Hipertrófica Obstrutiva/Estenose Subaórtica Hipertrófica Idiopática: Hipotensão e Tratamento	102
	Farmácia	Choque Séptico: Tratamento com Vasopressina	117
	Farmácia	Clonidina Oral: Efeito MAC	131
	Farmácia	Crise Carcinoide: Tratamento	149
	Farmácia	Desmopressina para Doença de Von Willebrand	168
	Farmácia	Diabetes Insípida: Tratamento com Vasopressina	173
	Farmácia	Diagnóstico da Insuficiência do LV/Tratamento Pós-CPB	175

Rotação	Subtópico	Palavras-Chave	Págs.
Cardíaco	Farmácia	Doença Cardíaca Congênita: Tratamento de Prostaglandina	186
	Farmácia	Doxorrubicina: Complicações	193
	Farmácia	Efeito Hemodinâmico do NO	197
	Farmácia	Fenoldopam: Efeitos Renais	246
	Farmácia	*Flutter* Atrial: Tratamento Farmacológico	257
	Farmácia	FV: Mecanismo da Adrenalina	268
	Farmácia	Gravidez: SVT – Tratamento	284
	Farmácia	Hetastarch®: Função Plaquetária	290
	Farmácia	Hidroclorotiazida: Efeito Químico no Sangue	291
	Farmácia	Hipercalcemia: Tratamento Agudo	293
	Farmácia	Hiperpotassemia Aguda: Tratamento	305
	Farmácia	Hiperpotassemia Induzida por Drogas	308
	Farmácia	Insuficiência Cardíaca Aguda: Tratamento	348
	Farmácia	Insuficiência Renal: Hiperpotassemia	358
	Farmácia	Intervalo QT Longo Congênito: Tratamento	361
	Farmácia	Magnésio: Complicações	379
	Farmácia	Manitol: Efeitos da Osmolaridade	385
	Farmácia	Metemoglobinemia: Efeitos na SpO_2 e Tratamento	396
	Farmácia	Milrinona: Farmacologia e Efeitos CV	410
	Farmácia	Plasma Fresco Congelado: Indicações e seu Uso na Reversão da Varfarina	470
	Farmácia	Profilaxia da Endocardite Bacteriana Subaguda	496
	Farmácia	Prostaglandina para Cardiopatias Congênitas: Sinais Clínicos	498
	Farmácia	Quelante de Cálcio: Transfusão	501
	Farmácia	Relação Normalizada Internacional Elevada: Conduta	506
	Farmácia	Solução Tampão de pH: Bicarbonato	547
	Farmácia	Succinilcolina e Bradicardia	551
	Farmácia	Toxicidade do Nitroprussiato: Diagnóstico	576
	Farmácia	Tratamento: Deficiência de Antitrombina III	593
	Farmácia	Vasodilatadores: Farmacodinâmica e Fluxo Sanguíneo Renal	607
	Farmácia	Vasopressores: Risco de Isquemia Miocárdica	609
	Fluidos	Manitol: Efeitos da Osmolaridade	385
	Geriatria	Envelhecimento: Fisiologia Cardiovascular e Função do LV	212
	Geriatria	Envelhecimento: Fisiologia Pulmonar	214
	Heme	Administração de Bicarbonato: Efeito de CO_2 e Transporte de CO_2	8
	Heme	Crioprecipitado: Conteúdo de Fibrinogênio	148
	Heme	Desmopressina para Doença de Von Willebrand	168
	Heme	Hetastarch®: Função Plaquetária	290
	Heme	Insuficiência Renal: Função Plaquetária	357
	Heme	Leucodepleção na Transmissão Viral	375
	Heme	Liberação de O_2	376
	Heme	Mortalidade por Transfusão: Causas	421
	Heme	P50 Relacionado com a Idade	453
	Heme	Plasma Fresco Congelado: Indicações e seu Uso na Reversão da Varfarina	470
	Heme	Quelante de Cálcio: Transfusão	501
	Heme	Relação Normalizada Internacional Elevada: Conduta	506
	Heme	Tratamento: Deficiência de Antitrombina III	593
	ID	Infecções do Acesso Venoso Central: Prevenção	341

Rotação	Subtópico	Palavras-Chave	Págs.
Cardíaco	ID	Profilaxia da Endocardite Bacteriana Subaguda	496
	Isquemia	Balão Intra-Aórtico: Contraindicações	64
	Isquemia	Isquemia do Miocárdio: MR Aguda	368
	Isquemia	Pressão de Perfusão Coronariana: Definição e Esquerdo vs. Direito	491
	Laboratórios	Gasometria Arterial (ABG): Embolia Pulmonar	273
	Laboratórios	Hiperpotassemia Induzida por Drogas	308
	Laboratórios	Relação Normalizada Internacional Elevada: Conduta	506
	Metabolismo	Administração de Bicarbonato: Efeito de CO_2 e Transporte de CO_2	8
	Metabolismo	Gasometria Arterial (ABG): Embolia Pulmonar	273
	Metabolismo	Isquemia Cerebral: Hipotermia Profunda	367
	Monitores	Absorção dos Anestésicos Inalatórios: Distúrbio V/Q	4
	Monitores	Alças de Pressão-Volume Ventriculares	10
	Monitores	Cateter de Artéria Braquial: Complicações	105
	Monitores	Eletrocardiograma: Efeito da Perda de Derivação	201
	Monitores	Embolia Aérea Venosa: Diagnóstico	203
	Monitores	Pericardite Constritiva: Forma de Onda Venosa	467
	Neuro	Anestesia Neuraxial: Efeitos Cardiovasculares	33
	Neuro	Diabetes Insípida: Tratamento com Vasopressina	173
	Neuro	Estimulação do Seio Carotídeo: Pós-Transplante Cardíaco	238
	Neuro	Hemorragia Subaracnoide: Efeitos do ECG	286
	Neuro	Magnésio: Complicações	379
	Neuro	Manitol: Efeitos da Osmolaridade	385
	Pediatria	Canal Arterial Persistente: Diagnóstico	94
	Pediatria	Doença Cardíaca Congênita: Tratamento de Prostaglandina	186
	Pediatria	Hipotermia: Criança vs. Bebê	317
	Pediatria	TEF: Outras Anormalidades	559
	Perioperatório	Função Renal: Preservação Perioperatória	267
	Posicionamento	Posição de Cabeça para Baixo: Hipoxemia	479
	Pré-Operatório	MI Antigo: Avaliação do Risco Pré-Operatório	402
	Pré-Operatório	Morbidade Cardíaca: Fatores Pré-Operatórios	418
	Pulmonar	Anestesia Inalatória: Efeitos Respiratórios e Ventilatórios	30
	Pulmonar	Bloqueador Brônquico: Vantagens	67
	Pulmonar	Envelhecimento: Fisiologia Pulmonar	214
	Pulmonar	Fístula Broncopleural: Manejo Ventilatório	255
	Pulmonar	PEEP: Efeito do Volume Pulmonar	463
	Pulmonar	PEEP: Efeito sobre a PAOP	464
	Pulmonar	PEEP: Efeitos no LV	465
	Pulmonar	Ventilação Pulmonar Protetora: Pressão-Alvo	614
	Pulmonar	Ventilador: Baixo Volume Corrente e Efeitos de Proteção	615
	Regional	Estruturas de Ultrassom: Ecogenicidade	240
	Renal	Aumento de Creatinina Pós-CPB: Diagnóstico	60
	Renal	Função Renal: Preservação Perioperatória	267
	Renal	Insuficiência Renal: Cirurgia com CPB	352
	Renal	Insuficiência Renal: Eletrólitos	355
	Renal	Insuficiência Renal: Função Plaquetária	357
	Renal	Insuficiência Renal: Hiperpotassemia	358
	Renal	Manitol: Efeitos da Osmolaridade	385

Rotação	Subtópico	Palavras-Chave	Págs.
Cardíaco	Renal	Renina-Angiotensina: Fisiologia Cardiovascular	512
	Respiratório	Absorção dos Anestésicos Inalatórios: Distúrbio V/Q	4
	Respiratório	Administração de Bicarbonato: Efeito de CO_2 e Transporte de CO_2	8
	Respiratório	Anestesia Inalatória: Efeitos Respiratórios e Ventilatórios	30
	Respiratório	Determinantes do Índice de Oferta de Oxigênio	170
	Respiratório	Distúrbio V/Q no Enfisema	183
	Respiratório	Embolia Aérea Venosa: Diagnóstico	203
	Respiratório	Fatores que Afetam o Fluxo Turbulento	245
	Respiratório	Fisiologia da SVO_2	253
	Respiratório	Gasometria Arterial (ABG): Embolia Pulmonar	273
	Respiratório	P50 Relacionado com a Idade	453
	Respiratório	Pneumotórax Hipertensivo: Diagnóstico e Tratamento	474
	Respiratório	Posição de Cabeça para Baixo: Hipoxemia	479
	Temperatura	Hipotermia: Criança vs. Bebê	317
	Temperatura	Hipotermia: Manejo de Estado do pH	318
	Temperatura	Isquemia Cerebral: Hipotermia Profunda	367
	Temperatura	Parada Cardíaca: Hipotermia Induzida	460
	Temperatura	Parada Circulatória: Implicações do Estado do pH	461
	Teste	Pneumotórax Hipertensivo: Diagnóstico e Tratamento	474
	Transplante	Transplante Cardíaco: Efeito Autonômico e Farmacologia	591
	Útero	Magnésio: Complicações	379
	Valvas	Balão Intra-Aórtico: Contraindicações	64
	Valvas	Doença Cardíaca Congênita: Tratamento de Prostaglandina	186
	Valvas	Insuficiência Aórtica: Tratamento Hemodinâmico	345
	Valvas	Isquemia do Miocárdio: MR Aguda	368
	Vascular	Bradicardia: Cirurgia da Carótida e Stent da Carótida	83
	Vascular	Estimulação do Seio Carotídeo: Pós-Transplante Cardíaco	238
Cuidados Intensivos	ABG	Acidose Respiratória Compensada: Gasometria Arterial	7
	ABG	Alcalose Metabólica: Compensação Respiratória	9
	ABG	Correção de Temperatura na Gasometria Arterial (ABG): PCO_2	147
	ABG	Estenose Pilórica: Anormalidade Metabólica	234
	ABG	Gasometria Arterial (ABG): Acidose Respiratória/Alcalose Metabólica	269
	ABG	Solução Salina: Acidose Hiperclorêmica	546
	ABG	Solução Tampão de pH: Bicarbonato	547
	ASA	Diretrizes de Sedação da ASA	176
	Cardíaco	Alças de Pressão-Volume Ventriculares	10
	Cardíaco	Balão Intra-Aórtico: Contraindicações	64
	Cardíaco	Bloqueio Cardíaco: Oclusão Coronária	74
	Cardíaco	Cardiomiopatia Hipertrófica Obstrutiva/Estenose Subaórtica Hipertrófica Idiopática: Hipotensão e Tratamento	102
	Cardíaco	Cardioversão Elétrica Sincronizada	104
	Cardíaco	Cetamina: Efeitos do Receptor	112
	Cardíaco	Choque Séptico Agudo	119
	Cardíaco	Ciclo Cardíaco: Eletrocardiograma (ECG)	121
	Cardíaco	Consumo de O_2 pelo Miocárdio: Determinantes	143
	Cardíaco	Coração Desnervado: Fisiologia do Exercício	144
	Cardíaco	Derivações em Eletrocardiograma: Detecção de Onda P	159

Rotação	Subtópico	Palavras-Chave	Págs.
Cuidados Intensivos	Cardíaco	Desfibrilador Cardíaco Implantável: Intervenções	165
	Cardíaco	Designação de Marca-Passos	166
	Cardíaco	Determinantes do Índice de Oferta de Oxigênio	170
	Cardíaco	Diabetes Insípida: Tratamento com Vasopressina	173
	Cardíaco	Doador de Órgãos: Tratamento da Bradicardia	184
	Cardíaco	Doença Cardíaca Congênita: Tratamento de Prostaglandina	186
	Cardíaco	Efeito Hemodinâmico do NO	197
	Cardíaco	Eletrocardiograma: Efeito da Perda de Derivação	201
	Cardíaco	Eletroconvulsoterapia (ECT): Efeitos Colaterais	202
	Cardíaco	Embolia Aérea Venosa: Diagnóstico	203
	Cardíaco	Envelhecimento: Fisiologia Cardiovascular e Função do LV	212
	Cardíaco	Envenenamento/Toxicidade de CO: Características Clínicas, Diagnóstico, Tratamento e Tratamento das Queimaduras	217
	Cardíaco	Fatores que Afetam o Fluxo Turbulento	245
	Cardíaco	Feocromocitoma: Preparação Pré-Operatória	249
	Cardíaco	Fisiologia Cardíaca Neonatal vs. Adulta	251
	Cardíaco	*Flutter* Atrial: Tratamento Farmacológico	257
	Cardíaco	Hemorragia Subaracnoide: Efeitos do ECG	286
	Cardíaco	Hiper-Reflexia Autonômica: Sinais e Paraplegia	309
	Cardíaco	Hipertireoidismo: Sinais	312
	Cardíaco	Indicações de Marca-Passo Cardíaco	332
	Cardíaco	Indicações para Profilaxia de Esteroides	335
	Cardíaco	Insuficiência Cardíaca Aguda: Tratamento	348
	Cardíaco	Insuficiência Renal: Cirurgia com CPB	352
	Cardíaco	Isquemia do Miocárdio: MR Aguda	368
	Cardíaco	Milrinona: Farmacologia e Efeitos CV	410
	Cardíaco	Mortalidade Materna: Causas	420
	Cardíaco	Parada Cardíaca: Hipotermia Induzida	460
	Cardíaco	PEEP: Efeitos no LV	465
	Cardíaco	Pericardite Constritiva: Forma de Onda Venosa	467
	Cardíaco	Pressão de Perfusão Coronariana: Definição e Esquerdo vs. Direito	491
	Cardíaco	Renina-Angiotensina: Fisiologia Cardiovascular	512
	Cardíaco	Ritmo Atrioventricular: Efeito Hemodinâmico	525
	Cardíaco	Succinilcolina e Bradicardia	551
	Cardíaco	Tamponamento Cardíaco: Pulso Paradoxal	554
	Cardíaco	TEF: Outras Anormalidades	559
	Cardíaco	Transplante Cardíaco: Efeito Autonômico e Farmacologia	591
	Cardíaco	Vasopressores: Risco de Isquemia Miocárdica	609
	Cardíaco	Volume Sistólico: Efeitos da Fibrilação Atrial	621
	Circulação	Artéria Coronária: Anatomia	46
	Circulação	Cardiomiopatia Hipertrófica Obstrutiva/Estenose Subaórtica Hipertrófica Idiopática: Hipotensão e Tratamento	102
	Circulação	Cardioversão Elétrica Sincronizada	104
	Circulação	Cálculo da Resistência Pulmonar vs. Vascular Sistêmica	89
	Circulação	Determinantes do Índice de Oferta de Oxigênio	170
	Circulação	Distúrbio V/Q no Enfisema	183
	Circulação	Doador de Órgãos: Tratamento da Bradicardia	184

Rotação	Subtópico	Palavras-Chave	Págs.
Cuidados Intensivos	Circulação	Efeito Haldane	196
	Circulação	Embolia Aérea Venosa: Diagnóstico	203
	Circulação	Feocromocitoma: Preparação Pré-Operatória	249
	Circulação	Fisiologia da SVO_2	253
	Circulação	Hipercarbia: Liberação de O_2 nos Tecidos	297
	Circulação	Indicações para Profilaxia de Esteroides	335
	Circulação	Insuficiência Renal: Cirurgia com CPB	352
	Circulação	Milrinona: Farmacologia e Efeitos CV	410
	Circulação	Pneumotórax Hipertensivo: Diagnóstico e Tratamento	474
	Circulação	Pressão de Perfusão Coronariana: Definição e Esquerdo vs. Direito	491
	Circulação	Succinilcolina e Bradicardia	551
	Circulação	Vasodilatadores: Farmacodinâmica e Fluxo Sanguíneo Renal	607
	Coagulação	Concentrado de Fator VIII: Indicações	141
	Coagulação	Crioprecipitado: Conteúdo de Fibrinogênio	148
	Coagulação	Desmopressina para Doença de Von Willebrand	168
	Coagulação	Hetastarch®: Função Plaquetária	290
	Coagulação	Insuficiência Renal: Função Plaquetária	357
	Coagulação	Plasma Fresco Congelado: Indicações e seu Uso na Reversão da Varfarina	470
	Coagulação	Tratamento: Deficiência de Antitrombina III	593
	Coluna Vertebral	Hiper-Reflexia Autonômica: Sinais e Paraplegia	309
	Cuidados Intensivos	Embolia Aérea Venosa: Diagnóstico	203
	Cuidados Intensivos	Hiperglicemia: Tratamento Pré-Operatório	300
	ECT	Eletroconvulsoterapia (ECT): Efeitos Colaterais	202
	Eletrólitos	Diabetes Insípida: Cirurgia Intracraniana	171
	Eletrólitos	Diabetes Insípida: Tratamento com Vasopressina	173
	Eletrólitos	Hidroclorotiazida: Efeito Químico no Sangue	291
	Eletrólitos	Hipercalcemia: Tratamento Agudo	293
	Eletrólitos	Hipermagnesemia: Tratamento	302
	Eletrólitos	Hiperparatireoidismo: Sinais e Sintomas	304
	Eletrólitos	Hiperpotassemia Aguda: Tratamento	305
	Eletrólitos	Hiperpotassemia Induzida por Drogas	308
	Eletrólitos	Hipocalcemia: Efeitos no Eletrocardiograma	313
	Eletrólitos	Homeostase Eletrolítica: Hormônios	324
	Eletrólitos	Insuficiência Renal: Eletrólitos	355
	Eletrólitos	Insuficiência Renal: Hiperpotassemia	358
	Eletrólitos	Intravascular: Relação de Volume Extracelular	362
	Eletrólitos	Oligúria Pré-Renal: Diagnóstico	445
	Eletrólitos	Oxitocina: Efeitos nos Eletrólitos	452
	Eletrólitos	Quelante de Cálcio: Transfusão	501
	Eletrólitos	Reposição de Fluidos em Pediatria	514
	Eletrólitos	Solução Salina: Acidose Hiperclorêmica	546
	Eletrólitos	Tireoidectomia: Hipocalcemia	569
	Eletrólitos	TPN Periférica: Complicações	582
	Eletrólitos	Vômitos no Pós-Operatório: Pediátrico vs. Adulto	622
	Endócrino	Descontinuação da TPN: Hipoglicemia e Sinais Clínicos	162
	Endócrino	Diabetes Insípida: Cirurgia Intracraniana	171

Rotação	Subtópico	Palavras-Chave	Págs.
Cuidados Intensivos	Endócrino	Doença de Addison: Tratamento Perioperatório	188
	Endócrino	Feocromocitoma: Marcadores Diagnóstico	247
	Endócrino	Feocromocitoma: Preparação Pré-Operatória	249
	Endócrino	Feocromocitoma: Tratamento da Hipertensão	250
	Endócrino	Hipercalcemia: Tratamento Agudo	293
	Endócrino	Hiperglicemia: Complicações	299
	Endócrino	Hiperglicemia: Tratamento Pré-Operatório	300
	Endócrino	Hiperparatireoidismo: Sinais e Sintomas	304
	Endócrino	Hipertireoidismo: Sinais	312
	Endócrino	Hipocalcemia: Efeitos no Eletrocardiograma	313
	Endócrino	Homeostase Eletrolítica: Hormônios	324
	Endócrino	Indicações para Profilaxia de Esteroides	335
	Endócrino	Resposta Hormonal ao Estresse	518
	Endócrino	Tireoidectomia: Hipocalcemia	569
	Equipamento	Aprisionamento de Ar: Tratamento Ventilatório	44
	Equipamento	Balão Intra-Aórtico: Contraindicações	64
	Equipamento	Broncospasmo: Diagnóstico durante Ventilação Mecânica	86
	Equipamento	Cardioversão Elétrica Sincronizada	104
	Equipamento	Cateter de Artéria Braquial: Complicações	105
	Equipamento	Ciclo Cardíaco: Eletrocardiograma (ECG)	121
	Equipamento	Derivações em Eletrocardiograma: Detecção de Onda P	159
	Equipamento	Desfibrilador Cardíaco Implantável: Intervenções	165
	Equipamento	Designação de Marca-Passos	166
	Equipamento	Embolia Aérea Venosa: Diagnóstico	203
	Equipamento	Envenenamento/Toxicidade de CO: Características Clínicas, Diagnóstico, Tratamento e Tratamento das Queimaduras	217
	Equipamento	Forma de Onda Arterial: Periférica vs. Central	261
	Equipamento	Hipocalcemia: Efeitos no Eletrocardiograma	313
	Equipamento	Hipoxemia: Tratamento Ventilatório	320
	Equipamento	Indicações de Marca-Passo Cardíaco	332
	Equipamento	Infecções do Acesso Venoso Central: Prevenção	341
	Equipamento	Intubação por Nasofibroscopia	365
	Equipamento	Modos de Ventilação: Onda de Pressão	413
	Equipamento	PEEP: Efeito sobre a PAOP	464
	Equipamento	PEEP para Tratamento de Hipóxia	466
	Equipamento	Pressão das Vias Respiratórias de Pico vs. Platô	489
	Equipamento	Riscos do Monitoramento na Sala de MRI (Ressonância Magnética)	524
	Equipamento	Ventilação à Pressão vs. Volume: ICU	612
	Equipamento	Ventilador: Baixo Volume Corrente e Efeitos de Proteção	615
	Equipamento	Visualização do Ultrassom: Compressão da IJ	619
	Farmácia	Administração de Bicarbonato: Efeito de CO_2 e Transporte de CO_2	8
	Farmácia	Amiodarona: Efeito Hemodinâmico	13
	Farmácia	Anafilaxia: Tratamento com Adrenalina	15
	Farmácia	Anestesia Local: Metemoglobinemia	31
	Farmácia	Aumento da Pressão Intracraniana: Tratamento Agudo	58
	Farmácia	Bloqueio Neuromuscular: Vecurônio	81
	Farmácia	Câmara Hiperbárica: Efeito da Concentração Alveolar Mínima	93

Rotação	Subtópico	Palavras-Chave	Págs.
Cuidados Intensivos	Farmácia	Cardiomiopatia Hipertrófica Obstrutiva/Estenose Subaórtica Hipertrófica Idiopática: Hipotensão e Tratamento	102
	Farmácia	Cetamina: Efeitos do Receptor	112
	Farmácia	Cetorolaco: Disfunção Renal	116
	Farmácia	Cetorolaco: Função Renal	116
	Farmácia	Choque Séptico: Tratamento com Vasopressina	117
	Farmácia	Cirrose: Farmacocinética do Bloqueio Neuromuscular	123
	Farmácia	Definição de Constante de Tempo	157
	Farmácia	Desmopressina para Doença de Von Willebrand	168
	Farmácia	Diabetes Insípida: Tratamento com Vasopressina	173
	Farmácia	Diretrizes de Sedação da ASA	176
	Farmácia	Doenças Neuromusculares: Hiperpotassemia pela Succinilcolina	191
	Farmácia	Doxorrubicina: Complicações	193
	Farmácia	Efeito Hemodinâmico do NO	197
	Farmácia	Envenenamento por Organofosfato: Tratamento	216
	Farmácia	Envenenamento/Toxicidade de CO: Características Clínicas, Diagnóstico, Tratamento e Tratamento das Queimaduras	217
	Farmácia	Fenoldopam: Efeitos Renais	246
	Farmácia	Feocromocitoma: Marcadores Diagnóstico	247
	Farmácia	Feocromocitoma: Preparação Pré-Operatória	249
	Farmácia	Feocromocitoma: Tratamento da Hipertensão	250
	Farmácia	*Flutter* Atrial: Tratamento Farmacológico	257
	Farmácia	Gasometria Arterial (ABG): Toxicidade por Salicilato	278
	Farmácia	Hemorragia Subaracnoide: Nimodipina	287
	Farmácia	Hetastarch®: Função Plaquetária	290
	Farmácia	Hidroclorotiazida: Efeito Químico no Sangue	291
	Farmácia	Hiperglicemia: Complicações	299
	Farmácia	Hipermagnesemia: Tratamento	302
	Farmácia	Hiperpotassemia Aguda: Tratamento	305
	Farmácia	Hiperpotassemia Induzida por Drogas	308
	Farmácia	Indicações para Profilaxia de Esteroides	335
	Farmácia	Infecção por *Clostridium Tetani*	339
	Farmácia	Insuficiência Cardíaca Aguda: Tratamento	348
	Farmácia	Insuficiência Renal: Hiperpotassemia	358
	Farmácia	Insuficiência Renal: Relaxantes	359
	Farmácia	Manejo da Dor: Fratura de Costela	381
	Farmácia	Manitol: Efeitos da Osmolaridade	385
	Farmácia	Metadona: Manejo Clínico	394
	Farmácia	Metemoglobinemia: Efeitos na SpO_2 e Tratamento	396
	Farmácia	Metformina: Interação com o Contraste	398
	Farmácia	Metoclopramida: Efeitos Gástricos	399
	Farmácia	Metoclopramida: Tônus do Esfíncter Esofágico	401
	Farmácia	Miastenia: Efeitos do Relaxamento Muscular	404
	Farmácia	Miastenia Grave: Manejo no Pós-Operatório	406
	Farmácia	Milrinona: Farmacologia e Efeitos CV	410
	Farmácia	Monitoramento para NMB Residual	416
	Farmácia	N_2O: CBF e $CMRO_2$	423
	Farmácia	Oxigênio Hiperbárico: Indicações	450

ROTAÇÃO ALFA

Rotação	Subtópico	Palavras-Chave	Págs.
Cuidados Intensivos	Farmácia	Plasma Fresco Congelado: Indicações e seu Uso na Reversão da Varfarina	470
	Farmácia	PONV: Profilaxia	477
	Farmácia	Quelante de Cálcio: Transfusão	501
	Farmácia	Relação Normalizada Internacional Elevada: Conduta	506
	Farmácia	Reversão de Opioides	520
	Farmácia	Reversão do NMB: Avaliação	521
	Farmácia	Síndrome da Infusão do Propofol: Diagnóstico	542
	Farmácia	Succinilcolina: Aumento Normal do K	550
	Farmácia	Succinilcolina e Bradicardia	551
	Farmácia	Tiopental: Relação $CMRO_2/CBF$	567
	Farmácia	Toxicidade da Carbamazepina	573
	Farmácia	Toxicidade do Acetaminofeno	574
	Farmácia	Toxicidade do Nitroprussiato: Diagnóstico	576
	Farmácia	Trabalho de Parto Prematuro: Tratamento	584
	Farmácia	Tratamento: Deficiência de Antitrombina III	593
	Farmácia	Técnicas de Anestesia: Suspeita de Hipertermia Maligna	558
	Farmácia	Vantagens do Hélio: Tubo de Pequeno Calibre	604
	Farmácia	Vasodilatadores: Farmacodinâmica e Fluxo Sanguíneo Renal	607
	Farmácia	Vasopressores: Risco de Isquemia Miocárdica	609
	Farmácia	Vasospasmo Cerebral: Tratamento	610
	Fluidos	Intravascular: Relação de Volume Extracelular	362
	Fluidos	Manitol: Efeitos da Osmolaridade	385
	Fluidos	Oligúria Pré-Renal: Diagnóstico	445
	Fluidos	Reposição de Fluidos em Pediatria	514
	Fígado	Capacidade e Comprometimento de Síntese Hepática: Diagnóstico	96
	Fígado	Cirrose: Farmacocinética do Bloqueio Neuromuscular	123
	Fígado	Disfunção Hepática: Diagnóstico	178
	Fígado	Hemólise: Níveis de Bilirrubina	285
	Fígado	Hepatite B: Tratamento em Acidentes por Perfuração	288
	Fígado	Icterícia Pós-Operatória: Diagnóstico	326
	GI	Distensão Intestinal	180
	GI	Fístula Broncopleural: Manejo Ventilatório	255
	GI	Metoclopramida: Efeitos Gástricos	399
	GI	Metoclopramida: Tônus do Esfíncter Esofágico	401
	GI	PONV: Profilaxia	477
	GI	Síndrome Compartimental Abdominal: Diagnóstico	536
	GI	TPN Periférica: Complicações	582
	Heme	Anestesia Local: Metemoglobinemia	31
	Heme	Cálculo de ABL Máxima	90
	Heme	Concentrado de Fator VIII: Indicações	141
	Heme	Crioprecipitado: Conteúdo de Fibrinogênio	148
	Heme	Desmopressina para Doença de Von Willebrand	168
	Heme	Hemólise: Níveis de Bilirrubina	285
	Heme	Hetastarch®: Função Plaquetária	290
	Heme	Insuficiência Renal: Função Plaquetária	357
	Heme	Leucodepleção na Transmissão Viral	375

Rotação	Subtópico	Palavras-Chave	Págs.
Cuidados Intensivos	Heme	Liberação de O_2	376
	Heme	Metemoglobinemia: Efeitos na SpO_2 e Tratamento	396
	Heme	Mortalidade por Transfusão: Causas	421
	Heme	P50 Relacionado com a Idade	453
	Heme	Plasma Fresco Congelado: Indicações e seu Uso na Reversão da Varfarina	470
	Heme	Quelante de Cálcio: Transfusão	501
	Heme	Relação Normalizada Internacional Elevada: Conduta	506
	Heme	Solução Tampão de pH: Bicarbonato	547
	Heme	TRALI: Tratamento	587
	Heme	Tratamento: Deficiência de Antitrombina III	593
	ID	Choque Séptico: Tratamento com Vasopressina	117
	ID	Choque Séptico Agudo	119
	ID	Hepatite B: Tratamento em Acidentes por Perfuração	288
	ID	Infecção por *Clostridium Tetani*	339
	ID	Infecções do Acesso Venoso Central: Prevenção	341
	ID	Leucodepleção na Transmissão Viral	375
	Interações Medicamentosas	Metformina: Interação com o Contraste	398
	Laboratórios	ATN no Pós-Operatório: Diagnóstico	56
	Laboratórios	Capacidade e Comprometimento de Síntese Hepática: Diagnóstico	96
	Laboratórios	Disfunção Hepática: Diagnóstico	178
	Laboratórios	Embolia Aérea Venosa: Diagnóstico	203
	Laboratórios	Envenenamento/Toxicidade de CO: Características Clínicas, Diagnóstico, Tratamento e Tratamento das Queimaduras	217
	Laboratórios	Feocromocitoma: Marcadores Diagnóstico	247
	Laboratórios	Gasometria Arterial (ABG): Doença Pulmonar Obstrutiva Crônica (COPD)	270
	Laboratórios	Gasometria Arterial (ABG): Embolia Pulmonar	273
	Laboratórios	Gasometria Arterial (ABG): Toxicidade por Salicilato	278
	Laboratórios	Hemólise: Níveis de Bilirrubina	285
	Laboratórios	Hiperglicemia: Complicações	299
	Laboratórios	Hiperpotassemia Induzida por Drogas	308
	Laboratórios	Insuficiência Renal: Diagnóstico	353
	Laboratórios	Metemoglobinemia: Efeitos na SpO_2 e Tratamento	396
	Laboratórios	Pré-Eclâmpsia: Anormalidades Laboratoriais	487
	Laboratórios	SIADH: Valores Laboratoriais	532
	Laboratórios	Síndrome da Infusão do Propofol: Diagnóstico	542
	Laboratórios	Técnicas de Anestesia: Suspeita de Hipertermia Maligna	558
	Metabolismo	Administração de Bicarbonato: Efeito de CO_2 e Transporte de CO_2	8
	Metabolismo	Cirrose: Farmacocinética do Bloqueio Neuromuscular	123
	Metabolismo	Envenenamento/Toxicidade de CO: Características Clínicas, Diagnóstico, Tratamento e Tratamento das Queimaduras	217
	Metabolismo	Fisiopatologia da Morte Cerebral	254
	Metabolismo	Gasometria Arterial (ABG): Embolia Pulmonar	273
	Metabolismo	TPN: Efeitos Metabólicos	580
	Metabólico	Técnicas de Anestesia: Suspeita de Hipertermia Maligna	558
	Monitores	Alças de Pressão-Volume Ventriculares	10
	Monitores	Broncospasmo: Diagnóstico durante Ventilação Mecânica	86
	Monitores	Cateter de Artéria Braquial: Complicações	105

Rotação	Subtópico	Palavras-Chave	Págs.
Cuidados Intensivos	Monitores	Eletrocardiograma: Efeito da Perda de Derivação	201
	Monitores	Embolia Aérea Venosa: Diagnóstico	203
	Monitores	Embolia Gordurosa: Diagnóstico	206
	Monitores	Monitoramento para NMB Residual	416
	Monitores	Pericardite Constritiva: Forma de Onda Venosa	467
	Monitores	Riscos do Monitoramento na Sala de MRI (Ressonância Magnética)	524
	Monitores	Técnicas de Anestesia: Suspeita de Hipertermia Maligna	558
	Musculoesquelético	Doenças Neuromusculares: Dor Muscular	190
	Musculoesquelético	Manejo da Dor: Fratura de Costela	381
	Musculoesquelético	Miastenia Grave: Manejo no Pós-Operatório	406
	Musculoesquelético	Síndrome Compartimental Abdominal: Diagnóstico	536
	Musculoesquelético	Técnicas de Anestesia: Suspeita de Hipertermia Maligna	558
	Neuro	Aumento da Pressão Intracraniana: Tratamento Agudo	58
	Neuro	Barreira Hematoencefálica: Transferência de Fluidos	66
	Neuro	Cetamina: Efeitos do Receptor	112
	Neuro	Diabetes Insípida: Cirurgia Intracraniana	171
	Neuro	Diabetes Insípida: Tratamento com Vasopressina	173
	Neuro	Doenças Neuromusculares: Dor Muscular	190
	Neuro	Doenças Neuromusculares: Hiperpotassemia pela Succinilcolina	191
	Neuro	Embolia Aérea Venosa: Diagnóstico	203
	Neuro	Envenenamento/Toxicidade de CO: Características Clínicas, Diagnóstico, Tratamento e Tratamento das Queimaduras	217
	Neuro	Escala de Coma de Glasgow: Definição e Componentes	225
	Neuro	Esclerose Múltipla: Exacerbação dos Sintomas	227
	Neuro	Fisiopatologia da Morte Cerebral	254
	Neuro	Fluxo Sanguíneo Cerebral: Efeito Temporário	259
	Neuro	Hemorragia Subaracnoide: Efeitos do ECG	286
	Neuro	Hemorragia Subaracnoide: Nimodipina	287
	Neuro	Hiper-Reflexia Autonômica: Sinais e Paraplegia	309
	Neuro	Manitol: Efeitos da Osmolaridade	385
	Neuro	Miastenia: Efeitos do Relaxamento Muscular	404
	Neuro	Miastenia Grave: Manejo no Pós-Operatório	406
	Neuro	N_2O: CBF e $CMRO_2$	423
	Neuro	Pneumocefalia Hipertensiva: Diagnóstico	472
	Neuro	SIADH: Valores Laboratoriais	532
	Neuro	Síndrome de Lambert-Eaton: Fisiologia	545
	Neuro	Tiopental: Relação $CMRO_2$/CBF	567
	Neuro	Toxicidade da Carbamazepina	573
	Neuro	Traumatismo Cranioencefálico: CPP	596
	Neuro	Vasospasmo Cerebral: Tratamento	610
	Nutrição	Descontinuação da TPN: Hipoglicemia e Sinais Clínicos	162
	Nutrição	TPN: Efeitos Metabólicos	580
	Nutrição	TPN Periférica: Complicações	582
	Obesidade	Metoclopramida: Efeitos Gástricos	399
	Obesidade	Metoclopramida: Tônus do Esfíncter Esofágico	401
	Obesidade	Obesidade Mórbida: Complicações no Pós-Operatório	440
	Obesidade	Obesidade Mórbida: Dessaturação Rápida e Fisiologia da Hipoxemia	443

Rotação	Subtópico	Palavras-Chave	Págs.
Cuidados Intensivos	Obstetrícia	Oxitocina: Efeitos nos Eletrólitos	452
	Obstetrícia	Pré-Eclâmpsia: Anormalidades Laboratoriais	487
	Olho	Cegueira Unilateral: Etiologia	107
	Oxigenação	Hipercarbia: Equação de Gás Alveolar	295
	PACU	Critérios para Evitar a PACU de Fase I	151
	PACU	PACU Evitada: *Fast-Tracking* em Anestesia	455
	Pediatria	Doença Cardíaca Congênita: Tratamento de Prostaglandina	186
	Pediatria	Estenose Pilórica: Anormalidade Metabólica	234
	Pediatria	Fisiologia Cardíaca Neonatal vs. Adulta	251
	Pediatria	Sinais de Hipovolemia: Pediatria	534
	Pediatria	Vômitos no Pós-Operatório: Pediátrico vs. Adulto	622
	Perioperatório	Função Renal: Preservação Perioperatória	267
	Pós-Operatório	Miastenia Grave: Manejo no Pós-Operatório	406
	Pós-Operatório	Obesidade Mórbida: Complicações no Pós-Operatório	440
	Pulmonar	Alcalose Metabólica: Compensação Respiratória	9
	Pulmonar	Câmara Hiperbárica: Efeito da Concentração Alveolar Mínima	93
	Pulmonar	Capacidade Residual Funcional: Definição	98
	Pulmonar	Capacidade Residual Funcional: Efeitos de Ajustes de Ventilação	100
	Pulmonar	Cessação do Tabagismo: Fisiologia Respiratória	110
	Pulmonar	Envelhecimento: Fisiologia Pulmonar	214
	Pulmonar	Envenenamento/Toxicidade de CO: Características Clínicas, Diagnóstico, Tratamento e Tratamento das Queimaduras	217
	Pulmonar	Fístula Broncopleural: Manejo Ventilatório	255
	Pulmonar	Hipercarbia: Equação de Gás Alveolar	295
	Pulmonar	Liberação de O_2	376
	Pulmonar	PEEP: Efeito do Volume Pulmonar	463
	Pulmonar	Relação VE/$PaCO_2$: Hipóxia	508
	Pulmonar	Trabalho Respiratório: Recém-Nascido vs. Adulto	586
	Pulmonar	TRALI: Tratamento	587
	Pulmonar	Tumor do Mediastino: Obstrução das Vias Respiratórias	601
	Pulmonar	Ventilação Pulmonar Protetora: Pressão-Alvo	614
	Pulmonar	Ventilador: Baixo Volume Corrente e Efeitos de Proteção	615
	Renal	ATN no Pós-Operatório: Diagnóstico	56
	Renal	Aumento de Creatinina Pós-CPB: Diagnóstico	60
	Renal	Cetorolaco: Disfunção Renal	116
	Renal	Cetorolaco: Função Renal	116
	Renal	Função Renal: Preservação Perioperatória	267
	Renal	Indicadores Pré-Operatórios de Insuficiência Renal	336
	Renal	Insuficiência Renal: Cirurgia com CPB	352
	Renal	Insuficiência Renal: Diagnóstico	353
	Renal	Insuficiência Renal: Eletrólitos	355
	Renal	Insuficiência Renal: Função Plaquetária	357
	Renal	Insuficiência Renal: Hiperpotassemia	358
	Renal	Insuficiência Renal: Relaxantes	359
	Renal	Manitol: Efeitos da Osmolaridade	385
	Renal	Oligúria Pré-Renal: Diagnóstico	445
	Renal	Renina-Angiotensina: Fisiologia Cardiovascular	512

Rotação	Subtópico	Palavras-Chave	Págs.
Cuidados Intensivos	Renal	Síndrome Compartimental Abdominal: Diagnóstico	536
	Renal	Substituição Renal: Seleção de Tratamento	549
	Respiratório	Administração de Bicarbonato: Efeito de CO_2 e Transporte de CO_2	8
	Respiratório	Broncospasmo: Diagnóstico durante Ventilação Mecânica	86
	Respiratório	Determinantes do Índice de Oferta de Oxigênio	170
	Respiratório	Distúrbio V/Q no Enfisema	183
	Respiratório	Embolia Aérea Venosa: Diagnóstico	203
	Respiratório	Fatores que Afetam o Fluxo Turbulento	245
	Respiratório	Fisiologia da SVO_2	253
	Respiratório	Gasometria Arterial (ABG): Doença Pulmonar Obstrutiva Crônica (COPD)	270
	Respiratório	Gasometria Arterial (ABG): Embolia Pulmonar	273
	Respiratório	Gasometria Arterial (ABG): Toxicidade por Salicilato	278
	Respiratório	Hipercarbia: Liberação de O_2 nos Tecidos	297
	Respiratório	Hipoxemia: Tratamento Ventilatório	320
	Respiratório	Metemoglobinemia: Efeitos na SpO_2 e Tratamento	396
	Respiratório	Mortalidade Materna: Causas	420
	Respiratório	Obesidade Mórbida: Dessaturação Rápida e Fisiologia da Hipoxemia	443
	Respiratório	Oxigênio Hiperbárico: Indicações	450
	Respiratório	P50 Relacionado com a Idade	453
	Respiratório	PEEP para Tratamento de Hipóxia	466
	Respiratório	Pneumotórax Hipertensivo: Diagnóstico e Tratamento	474
	Respiratório	Pressão das Vias Respiratórias de Pico vs. Platô	489
	Respiratório	Resultado da Ressecção Pulmonar: PFTs	519
	Respiratório	*Shunt*: Efeito do Aumento da FIO_2	531
	Respiratório	Ventilador: Baixo Volume Corrente e Efeitos de Proteção	615
	Temperatura	Correção de Temperatura na Gasometria Arterial (ABG): PCO_2	147
	Temperatura	Fluxo Sanguíneo Cerebral: Efeito Temporário	259
	Temperatura	Parada Cardíaca: Hipotermia Induzida	460
	Teste	Fisiopatologia da Morte Cerebral	254
	Teste	Pneumotórax Hipertensivo: Diagnóstico e Tratamento	474
	Teste	Resultado da Ressecção Pulmonar: PFTs	519
	Teste	Síndrome Compartimental Abdominal: Diagnóstico	536
	Trabalho de Parto	Trabalho de Parto Prematuro: Tratamento	584
	Transplante de Coração	Coração Desnervado: Fisiologia do Exercício	144
	Transplante de Coração	Transplante Cardíaco: Efeito Autonômico e Farmacologia	591
	Vascular	Choque Séptico Agudo	119
	Vascular	Corpo Carotídeo: Unidade Hipóxica	146
	Ventilador	Aprisionamento de Ar: Tratamento Ventilatório	44
	Ventilador	Capacidade Residual Funcional: Efeitos de Ajustes de Ventilação	100
	Ventilador	Modos de Ventilação: Onda de Pressão	413
	Ventilador	PEEP: Efeito do Volume Pulmonar	463
	Ventilador	PEEP: Efeito sobre a PAOP	464
	Ventilador	PEEP: Efeitos no LV	465
	Ventilador	Vantagens do Hélio: Tubo de Pequeno Calibre	604
	Ventilador	Ventilação à Pressão vs. Volume: ICU	612
	Ventilador	Ventilação Pulmonar Protetora: Pressão-Alvo	614

Rotação	Subtópico	Palavras-Chave	Págs.
Cuidados Intensivos	Ventilador	Ventilador: Baixo Volume Corrente e Efeitos de Proteção	615
	Via Respiratória	Intubação por Nasofibroscopia	365
	Via Respiratória	Metoclopramida: Efeitos Gástricos	399
	Via Respiratória	Metoclopramida: Tônus do Esfíncter Esofágico	401
Dor	Abuso de Substâncias	Anestesiologistas: Abuso de Substâncias e Fentanil	37
	Aguda	Artroplastia Total do Joelho: Técnicas de Anestesia Regional	48
	Aguda	Cetamina: Mecanismo Analgésico	115
	Anatomia	Anatomia do Bloqueio do Nervo Femoral	22
	Anatomia	Artroplastia Total do Joelho: Técnicas de Anestesia Regional	48
	Anatomia	Raízes Nervosas Lombares: Inervação	503
	Anatomia	Saco Dural: Extensão Caudal	529
	Bloqueio	Bloqueio Axilar: Complicações	69
	Bloqueio	Bloqueio Axilar: Limitações e Resgate de Bloqueio do Nervo Mediano	71
	Bloqueio	Bloqueio do Gânglio Estrelado: Efeitos	75
	Bloqueio	Bloqueio do Plexo Celíaco: Efeitos Colaterais e Complicações	77
	Bloqueio	Bloqueio dos Nervos na Extremidade Superior: Indicações	79
	Bloqueio	Raízes Nervosas Lombares: Inervação	503
	Bloqueio	Síndrome da Dor Regional Complexa: Diagnóstico de Bloqueio Nervoso	538
	Cardíaca	Hipotensão Espinal: Tratamento	315
	Complicações	Cefaleia PDP: Fatores de Risco	106
	Complicações	Complicações da Anestesia Espinal: Indicações de MRI	137
	Crônica	Bloqueio do Plexo Celíaco: Efeitos Colaterais e Complicações	77
	Crônica	Cetamina: Mecanismo Analgésico	115
	Crônica	Escada Analgésica da WHO	223
	Crônica	Nalbufina: Mecanismo do Efeito Platô	424
	Crônica	Síndrome da Dor Regional Complexa: Diagnóstico de Bloqueio Nervoso	538
	Crônica	Vício: Definição	617
	Dor Crônica	Bloqueio do Gânglio Estrelado: Efeitos	75
	Dor Crônica	Bloqueio do Plexo Celíaco: Efeitos Colaterais e Complicações	77
	Dor Crônica	Indicações de Bloqueio Simpático	329
	Dor Crônica	Indicações para Injeções em *Trigger Point*	334
	Dor Crônica	Neuralgia do Trigêmeo: Tratamento	427
	Dor Crônica	Radiculopatia Lombossacral: Condutas	502
	Dor Crônica	Síndrome da Dor Regional Complexa I: Primeiros Sintomas e Diagnóstico	540
	Equipamento	Estimulação da Medula Espinal: Reprogramação	237
	Espinal	Estenose Espinal: Diagnóstico	232
	Espinal	Hipotensão Espinal: Tratamento	315
	Espinal	Nível da Anestesia Espinal: Fatores	433
	Farmácia	Bloqueio do Gânglio Estrelado: Efeitos	75
	Farmácia	Bloqueio do Plexo Celíaco: Efeitos Colaterais e Complicações	77
	Farmácia	Botox: Mecanismo de Alívio da Dor	82
	Farmácia	Cetorolaco: Função Renal	116
	Farmácia	Cloroprocaína: Início e Metabolismo	132
	Farmácia	Cloroprocaína: Transferência Placentária	134
	Farmácia	Gasometria Arterial (ABG): Efeito Opioide	271
	Farmácia	Indicações de Fentanil Transdérmico	331

Rotação	Subtópico	Palavras-Chave	Págs.
Dor	Farmácia	Indicações para Injeções em *Trigger Point*	334
	Farmácia	Inibidores da MAO: Toxicidade da Meperidina	342
	Farmácia	Manejo da Dor: Fratura de Costela	381
	Farmácia	Metadona: Manejo Clínico	394
	Farmácia	Midazolam: Biodisponibilidade e Via de Administração	408
	Farmácia	Nervos Periféricos: Sensoriais *versus* Motores	426
	Farmácia	Neuralgia do Trigêmeo: Tratamento	427
	Farmácia	Opioides Crônicos: Efeitos Colaterais	446
	Farmácia	Radiculopatia Lombossacral: Condutas	502
	Farmácia	Reversão de Opioides	520
	Farmácia	Toxicidade por Bupivacaína: Tratamento	578
	GI	Opioides Crônicos: Efeitos Colaterais	446
	Interações Medicamentosas	Inibidores da MAO: Toxicidade da Meperidina	342
	Laboratórios	Gasometria Arterial (ABG): Efeito Opioide	271
	Local	Anestésico Local: Sintomas Neurológicos Transitórios	36
	Local	Cloroprocaína: Início e Metabolismo	132
	Local	Nível da Anestesia Espinal: Fatores	433
	Metabolismo	Cloroprocaína: Início e Metabolismo	132
	Metabolismo	Cloroprocaína: Transferência Placentária	134
	Metabolismo	Toxicidade por Bupivacaína: Tratamento	578
	Musculoesquelética	Doenças Neuromusculares: Dor Muscular	190
	Musculoesquelética	Manejo da Dor: Fratura de Costela	381
	Não Opioides	Cetamina: Farmacodinâmica	113
	Não Opioides	Cetamina: Mecanismo Analgésico	115
	Não Opioides	Cetorolaco: Disfunção Renal	116
	Neuro	Anatomia do Bloqueio do Nervo Femoral	22
	Neuro	Botox: Mecanismo de Alívio da Dor	82
	Neuro	Doenças Neuromusculares: Dor Muscular	190
	Neuro	Nervos Periféricos: Sensoriais *versus* Motores	426
	Neuro	Opioides Crônicos: Efeitos Colaterais	446
	Opioides	Escada Analgésica da WHO	223
	Opioides	Gasometria Arterial (ABG): Efeito Opioide	271
	Opioides	Nalbufina: Mecanismo do Efeito Platô	424
	Opioides	Neurotoxicidade Opioide: Tratamento	428
	Opioides	Nível da Anestesia Espinal: Fatores	433
	Opioides	Opioides Neuraxiais: Local de Ação	448
	Regional	Metformina: Interação com o Contraste	398
	Renal	Cetorolaco: Função Renal	116
	Renal Farmácia	Cetorolaco: Disfunção Renal	116
	Respiratória	Gasometria Arterial (ABG): Efeito Opioide	271
	Respiratória	Opioides Crônicos: Efeitos Colaterais	446
Estatísticas	Estatísticas	Análise Estatística: Poder Estatístico e Desenho do Estudo	20
	Estatísticas	Cálculo SE *vs.* SD	92
	Estatísticas	Dados Categóricos: Qui-Quadrado	154
	Estatísticas	Estatística: Indicações ANOVA	230
	Estatísticas	Teste Pré-Operatório: Teorema de Bayes	561

Rotação	Subtópico	Palavras-Chave	Págs.
Geral	ABG	Acidose Respiratória Compensada: Gasometria Arterial	7
	ABG	Solução Salina: Acidose Hiperclorêmica	546
	Anatomia	Anestesia das Vias Respiratórias: Anatomia	28
	ASA	Anestesiologistas: Abuso de Substâncias e Fentanil	37
	ASA	Diretrizes de Sedação da ASA	176
	ASA	Registros de Anestesia Automatizados vs. em Papel	504
	ASA	Requisitos MOCA	516
	Cardíaco	Cetamina: Efeitos do Receptor	112
	Cardíaco	Choque Séptico Agudo	119
	Cardíaco	Colocação dos Eletrodos do Marca-Passo: Morfologia do ECG	135
	Cardíaco	Condutas no Reflexo Oculocardíaco	142
	Cardíaco	Consumo de O_2 pelo Miocárdio: Determinantes	143
	Cardíaco	Crise Carcinoide: Tratamento	149
	Cardíaco	Designação de Marca-Passos	166
	Cardíaco	Doador de Órgãos: Tratamento da Bradicardia	184
	Cardíaco	Doxorrubicina: Complicações	193
	Cardíaco	Embolia Aérea Venosa: Diagnóstico	203
	Cardíaco	Envenenamento/Toxicidade de CO: Características Clínicas, Diagnóstico, Tratamento e Tratamento das Queimaduras	217
	Cardíaco	Feocromocitoma: Preparação Pré-Operatória	249
	Cardíaco	*Flutter* Atrial: Tratamento Farmacológico	257
	Cardíaco	Forma de Onda Arterial: Periférica vs. Central	261
	Cardíaco	FV: Mecanismo da Adrenalina	268
	Cardíaco	Hiper-Reflexia Autonômica: Sinais e Paraplegia	309
	Cardíaco	Hipertireoidismo: Sinais	312
	Cardíaco	Insuficiência Cardíaca Aguda: Tratamento	348
	Cardíaco	Morbidade Cardíaca: Fatores Pré-Operatórios	418
	Cardíaco	Neurotransmissores Autonômicos	430
	Cardíaco	Profilaxia da Endocardite Bacteriana Subaguda	496
	Cardíaco	Succinilcolina e Bradicardia	551
	Circulação	Condutas no Reflexo Oculocardíaco	142
	Circulação	Doador de Órgãos: Tratamento da Bradicardia	184
	Circulação	Efeito Haldane	196
	Circulação	Embolia Aérea Venosa: Diagnóstico	203
	Circulação	Feocromocitoma: Preparação Pré-Operatória	249
	Circulação	Hipercarbia: Liberação de O_2 nos Tecidos	297
	Circulação	Indicações para Profilaxia de Esteroides	335
	Circulação	Succinilcolina e Bradicardia	551
	Coagulação	Concentrado de Fator VIII: Indicações	141
	Coagulação	Hetastarch®: Função Plaquetária	290
	Coagulação	Insuficiência Renal: Função Plaquetária	357
	Coagulação	Plasma Fresco Congelado: Indicações e seu Uso na Reversão da Varfarina	470
	Coluna Vertebral	Hiper-Reflexia Autonômica: Sinais e Paraplegia	309
	Dor	Estenose Espinal: Diagnóstico	232
	Dor	Prevenção da Dor por Torniquete na Extremidade Superior	492
	Eletrólitos	Doenças Neuromusculares: Hiperpotassemia pela Succinilcolina	191
	Eletrólitos	Hidroclorotiazida: Efeito Químico no Sangue	291
	Eletrólitos	Hipermagnesemia: Tratamento	302

Rotação	Subtópico	Palavras-Chave	Págs.
Geral	Eletrólitos	Hiperparatireoidismo: Sinais e Sintomas	304
	Eletrólitos	Hiperpotassemia Aguda: Tratamento	305
	Eletrólitos	Hiperpotassemia Induzida por Drogas	308
	Eletrólitos	Insuficiência Renal: Eletrólitos	355
	Eletrólitos	Insuficiência Renal: Hiperpotassemia	358
	Eletrólitos	Intravascular: Relação de Volume Extracelular	362
	Eletrólitos	Magnésio: Complicações	379
	Eletrólitos	Oligúria Pré-Renal: Diagnóstico	445
	Eletrólitos	Quelante de Cálcio: Transfusão	501
	Eletrólitos	Solução Salina: Acidose Hiperclorêmica	546
	Eletrólitos	Substituição Renal: Seleção de Tratamento	549
	Eletrólitos	Síndrome da TURP: Tratamento	543
	Eletrólitos	Tireoidectomia: Hipocalcemia	569
	Eletrólitos	TPN Periférica: Complicações	582
	Eletrólitos	Vômitos no Pós-Operatório: Pediátrico vs. Adulto	622
	Endócrino	Crise Carcinoide: Tratamento	149
	Endócrino	Descontinuação da TPN: Hipoglicemia e Sinais Clínicos	162
	Endócrino	Doença de Addison: Tratamento Perioperatório	188
	Endócrino	Feocromocitoma: Marcadores Diagnóstico	247
	Endócrino	Feocromocitoma: Preparação Pré-Operatória	249
	Endócrino	Feocromocitoma: Tratamento da Hipertensão	250
	Endócrino	Hiperglicemia: Complicações	299
	Endócrino	Hiperglicemia: Tratamento Pré-Operatório	300
	Endócrino	Hiperparatireoidismo: Sinais e Sintomas	304
	Endócrino	Hipertireoidismo: Sinais	312
	Endócrino	Indicações para Profilaxia de Esteroides	335
	Endócrino	Tireoidectomia: Hipocalcemia	569
	Equipamento	Absorventes de CO_2: Toxicidade de Anestésicos Voláteis	6
	Equipamento	Broncospasmo: Diagnóstico durante Ventilação Mecânica	86
	Equipamento	Cateter de Artéria Braquial: Complicações	105
	Equipamento	Cegueira Unilateral: Etiologia	107
	Equipamento	Cálculo da Produção do Vaporizador	87
	Equipamento	Desconexão do Ventilador: Detecção	161
	Equipamento	Designação de Marca-Passos	166
	Equipamento	Envenenamento/Toxicidade de CO: Características Clínicas, Diagnóstico, Tratamento e Tratamento das Queimaduras	217
	Equipamento	Esclerose Múltipla: Exacerbação dos Sintomas	227
	Equipamento	ETT sem Balonete: Pressão Máxima de Vazamento	243
	Equipamento	Fluxômetro: Propriedades dos Gases	260
	Equipamento	Forma de Onda Arterial: Periférica vs. Central	261
	Equipamento	Hipoxemia: Tratamento Ventilatório	320
	Equipamento	Insuficiência de O_2 na Parede: Sinais	350
	Equipamento	Intubação por Nasofibroscopia	365
	Equipamento	Laparoscopia: Aumento de Pressão Parcial de CO_2	370
	Equipamento	Leis dos Gases: Mudanças de Pressão/Temperatura	374
	Equipamento	Mapleson D: Reinalação	386
	Equipamento	Prevenção da Dor por Torniquete na Extremidade Superior	492
	Equipamento	Prostatectomia Robótica: Contraindicações	500

Rotação	Subtópico	Palavras-Chave	Págs.
Geral	Equipamento	Reversão do NMB: Avaliação	521
	Equipamento	Riscos do Monitoramento na Sala de MRI (Ressonância Magnética)	524
	Equipamento	Tubos Endotraqueais Resistentes a *Laser*	599
	Equipamento	Válvula Expiratória Incompetente: Sinais	603
	Estatísticas	Análise Estatística: Poder Estatístico e Desenho do Estudo	20
	Estatísticas	Cálculo SE vs. SD	92
	Estatísticas	Dados Categóricos: Qui-Quadrado	154
	Estatísticas	Estatística: Indicações ANOVA	230
	Estatísticas	Estatística: Mediana	231
	Estatísticas	Teste Pré-Operatório: Teorema de Bayes	561
	Estatísticas	Teste-T Pareado vs. Não Pareado	562
	Farmácia	Absorção de Anestésico: Coeficientes de Solubilidade	1
	Farmácia	Absorção de Anestésico: *Shunt* Direita-Esquerda	2
	Farmácia	Absorventes de CO_2: Toxicidade de Anestésicos Voláteis	6
	Farmácia	Administração de Bicarbonato: Efeito de CO_2 e Transporte de CO_2	8
	Farmácia	Anafilaxia: Tratamento com Adrenalina	15
	Farmácia	Anestesia Inalatória: Efeitos Respiratórios e Ventilatórios	30
	Farmácia	Anestésico Local: Sintomas Neurológicos Transitórios	36
	Farmácia	Anestesiologistas: Abuso de Substâncias e Fentanil	37
	Farmácia	Ansiólise Pré-Operatória em Crianças	39
	Farmácia	Bloqueadores de H_2: Tempo de Início de Ação	68
	Farmácia	Cetamina: Efeitos do Receptor	112
	Farmácia	Cetamina: Farmacodinâmica	113
	Farmácia	Cirrose: Farmacocinética do Bloqueio Neuromuscular	123
	Farmácia	Clonidina Oral: Efeito MAC	131
	Farmácia	Definição de Constante de Tempo	157
	Farmácia	Diretrizes de Sedação da ASA	176
	Farmácia	Doença de Addison: Tratamento Perioperatório	188
	Farmácia	Doenças Neuromusculares: Hiperpotassemia pela Succinilcolina	191
	Farmácia	Doxorrubicina: Complicações	193
	Farmácia	Envenenamento/Toxicidade de CO: Características Clínicas, Diagnóstico, Tratamento e Tratamento das Queimaduras	217
	Farmácia	Epiglotite: Manejo Anestésico e Indução por Inalatório	219
	Farmácia	Ervas: Alho	221
	Farmácia	Esclerose Múltipla Avançada: Drogas Anestésicas	229
	Farmácia	Estimulação Cirúrgica: Efeito na MAC	235
	Farmácia	Exacerbação da Esclerose Múltipla	244
	Farmácia	Feocromocitoma: Marcadores Diagnóstico	247
	Farmácia	Feocromocitoma: Preparação Pré-Operatória	249
	Farmácia	Feocromocitoma: Tratamento da Hipertensão	250
	Farmácia	Hetastarch®: Função Plaquetária	290
	Farmácia	Hidroclorotiazida: Efeito Químico no Sangue	291
	Farmácia	Hiperglicemia: Complicações	299
	Farmácia	Hiperglicemia: Tratamento Pré-Operatório	300
	Farmácia	Hipermagnesemia: Tratamento	302
	Farmácia	Hiperpotassemia Aguda: Tratamento	305
	Farmácia	Hiperpotassemia Induzida por Drogas	308
	Farmácia	Indicações de Fentanil Transdérmico	331

Rotação	Subtópico	Palavras-Chave	Págs.
Geral	Farmácia	Indicações para Profilaxia de Esteroides	335
	Farmácia	Infecção por *Clostridium Tetani*	339
	Farmácia	Inibidores da MAO: Toxicidade da Meperidina	342
	Farmácia	Insuficiência Cardíaca Aguda: Tratamento	348
	Farmácia	Insuficiência Renal: Hiperpotassemia	358
	Farmácia	Insuficiência Renal: Relaxantes	359
	Farmácia	Lipoaspiração Tumescente: Dose da Lidocaína	378
	Farmácia	Magnésio: Complicações	379
	Farmácia	Mecanismo de Terminação Nervosa do AP	390
	Farmácia	Metemoglobinemia: Efeitos na SpO_2 e Tratamento	396
	Farmácia	Metformina: Interação com o Contraste	398
	Farmácia	Metoclopramida: Efeitos Gástricos	399
	Farmácia	Metoclopramida: Tônus do Esfíncter Esofágico	401
	Farmácia	Miastenia: Efeitos do Relaxamento Muscular	404
	Farmácia	Miastenia Grave: Manejo no Pós-Operatório	406
	Farmácia	Midazolam: Biodisponibilidade e Via de Administração	408
	Farmácia	Monitoramento para NMB Residual	416
	Farmácia	NMB: Interação com Agente Volátil	435
	Farmácia	NMB: Interações Medicamentosas	436
	Farmácia	Opioides Crônicos: Efeitos Colaterais	446
	Farmácia	Plasma Fresco Congelado: Indicações e seu Uso na Reversão da Varfarina	470
	Farmácia	PONV após Cirurgia Pediátrica	478
	Farmácia	PONV: Profilaxia	477
	Farmácia	Profilaxia da Endocardite Bacteriana Subaguda	496
	Farmácia	Quelante de Cálcio: Transfusão	501
	Farmácia	Reversão do NMB: Avaliação	521
	Farmácia	Succinilcolina: Aumento Normal do K	550
	Farmácia	Succinilcolina e Bradicardia	551
	Farmácia	Toxicidade do Acetaminofeno	574
	Farmácia	Toxicidade por Bupivacaína: Tratamento	578
	Farmácia	Tratamento Anestésico: Lesão Ocular Penetrante	594
	Farmácia	Técnicas de Anestesia: Suspeita de Hipertermia Maligna	558
	Feto	Gravidez: Riscos da Cirurgia Não Obstétrica	283
	Fígado	Capacidade e Comprometimento de Síntese Hepática: Diagnóstico	96
	Fígado	Cirrose: Farmacocinética do Bloqueio Neuromuscular	123
	Fígado	Disfunção Hepática: Diagnóstico	178
	Fígado	Hemólise: Níveis de Bilirrubina	285
	Fígado	Hepatite B: Tratamento em Acidentes por Perfuração	288
	Fígado	Icterícia Pós-Operatória: Diagnóstico	326
	Fígado	Toxicidade do Acetaminofeno	574
	Fluidos	Intravascular: Relação de Volume Extracelular	362
	Fluidos	Oligúria Pré-Renal: Diagnóstico	445
	GI	Bloqueadores de H_2: Tempo de Início de Ação	68
	GI	Distensão Intestinal	180
	GI	Distrofia Miotônica: Risco de Aspiração	182
	GI	Gasometria Arterial (ABG): Obesidade Mórbida e Vômitos	276
	GI	Gravidez: Mecanismo de Refluxo GE	282

Rotação	Subtópico	Palavras-Chave	Págs.
Geral	GI	Metoclopramida: Efeitos Gástricos	399
	GI	Metoclopramida: Tônus do Esfíncter Esofágico	401
	GI	Opioides Crônicos: Efeitos Colaterais	446
	GI	PONV após Cirurgia Pediátrica	478
	GI	PONV: Profilaxia	477
	GI	Síndrome Compartimental Abdominal: Diagnóstico	536
	GI	TPN Periférica: Complicações	582
	GI	Vômitos no Pós-Operatório: Pediátrico vs. Adulto	622
	Heme	Administração de Bicarbonato: Efeito de CO_2 e Transporte de CO_2	8
	Heme	Alergia ao Látex: Alimentos	12
	Heme	Anafilaxia: Tratamento com Adrenalina	15
	Heme	Concentrado de Fator VIII: Indicações	141
	Heme	Cálculo de ABL Máxima	90
	Heme	Hemólise: Níveis de Bilirrubina	285
	Heme	Hetastarch®: Função Plaquetária	290
	Heme	Insuficiência Renal: Função Plaquetária	357
	Heme	Leucodepleção na Transmissão Viral	375
	Heme	P50 Relacionado com a Idade	453
	Heme	Plasma Fresco Congelado: Indicações e seu Uso na Reversão da Varfarina	470
	Heme	Quelante de Cálcio: Transfusão	501
	Heme	Relação Normalizada Internacional Elevada: Conduta	506
	ID	Choque Séptico Agudo	119
	ID	Hepatite B: Tratamento em Acidentes por Perfuração	288
	ID	Infecção por *Clostridium Tetani*	339
	ID	Leucodepleção na Transmissão Viral	375
	ID	Profilaxia da Endocardite Bacteriana Subaguda	496
	Interações Medicamentosas	Inibidores da MAO: Toxicidade da Meperidina	342
	Interações Medicamentosas	Metformina: Interação com o Contraste	398
	Interações Medicamentosas	NMB: Interação com Agente Volátil	435
	Laboratórios	Capacidade e Comprometimento de Síntese Hepática: Diagnóstico	96
	Laboratórios	Disfunção Hepática: Diagnóstico	178
	Laboratórios	Envenenamento/Toxicidade de CO: Características Clínicas, Diagnóstico, Tratamento e Tratamento das Queimaduras	217
	Laboratórios	Feocromocitoma: Marcadores Diagnóstico	247
	Laboratórios	Gasometria Arterial (ABG): Doença Pulmonar Obstrutiva Crônica (COPD)	270
	Laboratórios	Gasometria Arterial (ABG): Obesidade Mórbida e Vômitos	276
	Laboratórios	Hemólise: Níveis de Bilirrubina	285
	Laboratórios	Hiperglicemia: Complicações	299
	Laboratórios	Hiperpotassemia Induzida por Drogas	308
	Laboratórios	Icterícia Pós-Operatória: Diagnóstico	326
	Laboratórios	Insuficiência Renal: Diagnóstico	353
	Laboratórios	Metemoglobinemia: Efeitos na SpO_2 e Tratamento	396
	Laboratórios	Técnicas de Anestesia: Suspeita de Hipertermia Maligna	558
	Metabólico	Técnicas de Anestesia: Suspeita de Hipertermia Maligna	558
	Metabolismo	Cirrose: Farmacocinética do Bloqueio Neuromuscular	123
	Metabolismo	Envenenamento/Toxicidade de CO: Características Clínicas, Diagnóstico, Tratamento e Tratamento das Queimaduras	217
	Metabolismo	Toxicidade por Bupivacaína: Tratamento	578

Rotação	Subtópico	Palavras-Chave	Págs.
Geral	Metabolismo	TPN: Efeitos Metabólicos	580
	Monitores	Broncospasmo: Diagnóstico durante Ventilação Mecânica	86
	Monitores	Cateter de Artéria Braquial: Complicações	105
	Monitores	Embolia Aérea Venosa: Diagnóstico	203
	Monitores	Embolia Gordurosa: Diagnóstico	206
	Monitores	Monitoramento para NMB Residual	416
	Monitores	Riscos do Monitoramento na Sala de MRI (Ressonância Magnética)	524
	Monitores	Técnicas de Anestesia: Suspeita de Hipertermia Maligna	558
	Musculoesquelético	Complicações da Artrite Reumatoide	139
	Musculoesquelético	Esclerose Múltipla: Exacerbação dos Sintomas	227
	Musculoesquelético	Esclerose Múltipla Avançada: Drogas Anestésicas	229
	Musculoesquelético	Instabilidade Atlantoaxial: Causas	343
	Musculoesquelético	Miastenia Grave: Manejo no Pós-Operatório	406
	Musculoesquelético	Síndrome Compartimental Abdominal: Diagnóstico	536
	Musculoesquelético	Técnicas de Anestesia: Suspeita de Hipertermia Maligna	558
	Neuro	Ansiólise Pré-Operatória em Crianças	39
	Neuro	Cetamina: Efeitos do Receptor	112
	Neuro	Distrofia Miotônica: Risco de Aspiração	182
	Neuro	Doenças Neuromusculares: Hiperpotassemia pela Succinilcolina	191
	Neuro	Envenenamento/Toxicidade de CO: Características Clínicas, Diagnóstico, Tratamento e Tratamento das Queimaduras	217
	Neuro	Escala de Coma de Glasgow: Definição e Componentes	225
	Neuro	Esclerose Múltipla: Exacerbação dos Sintomas	227
	Neuro	Esclerose Múltipla Avançada: Drogas Anestésicas	229
	Neuro	Exacerbação da Esclerose Múltipla	244
	Neuro	Fratura Cervical: Técnicas de Intubação	263
	Neuro	Hiper-Reflexia Autonômica: Sinais e Paraplegia	309
	Neuro	Magnésio: Complicações	379
	Neuro	Mecanismo de Terminação Nervosa do AP	390
	Neuro	Miastenia: Efeitos do Relaxamento Muscular	404
	Neuro	Miastenia Grave: Manejo no Pós-Operatório	406
	Neuro	NMB: Interações Medicamentosas	436
	Neuro	Opioides Crônicos: Efeitos Colaterais	446
	Neuro	Potenciais Evocados e Latência do SSEP: Efeitos Anestésicos	484
	Neuro	Síndrome de Lambert-Eaton: Fisiologia	545
	Neuro	Traumatismo Cranioencefálico: CPP	596
	Nutrição	Alergia ao Látex: Alimentos	12
	Nutrição	Descontinuação da TPN: Hipoglicemia e Sinais Clínicos	162
	Nutrição	TPN: Efeitos Metabólicos	580
	Nutrição	TPN Periférica: Complicações	582
	Obesidade	Apneia Obstrutiva do Sono: Diagnóstico	42
	Obesidade	Complicações da Lipoaspiração Tumescente	140
	Obesidade	Gasometria Arterial (ABG): Obesidade Mórbida e Vômitos	276
	Obesidade	Metoclopramida: Efeitos Gástricos	399
	Obesidade	Metoclopramida: Tônus do Esfíncter Esofágico	401
	Obesidade	Obesidade: Avaliação das Vias Respiratórias	438
	Obesidade	Obesidade Mórbida: Complicações no Pós-Operatório	440

Rotação	Subtópico	Palavras-Chave	Págs.
Geral	Obesidade	Obesidade Mórbida: Dessaturação Rápida e Fisiologia da Hipoxemia	443
	Obstetrícia	Asma: Tratamento da Hemorragia Pós-Parto	51
	Obstetrícia	Gravidez: Mecanismo de Refluxo GE	282
	Olho	Cegueira Unilateral: Etiologia	107
	Olho	Condutas no Reflexo Oculocardíaco	142
	Olho	Tratamento Anestésico: Lesão Ocular Penetrante	594
	Outros	Anestesiologistas: Abuso de Substâncias e Fentanil	37
	Outros	Análise de Causas: Elementos Essenciais	17
	Outros	Impedimento do Médico: Encaminhamento	328
	Outros	Posição de Litotomia: Lesão Nervosa	480
	Outros	Registros de Anestesia Automatizados vs. em Papel	504
	Outros	Ética: Divulgação de Conflitos de Interesse	241
	Perfusão	Gasometria Arterial (ABG): Obesidade Mórbida e Vômitos	276
	Perioperatório	Função Renal: Preservação Perioperatória	267
	Posicionamento	Posição de Cabeça para Baixo: Hipoxemia	479
	Pré-Operatório	Cessação do Tabagismo: Fisiologia Respiratória	110
	Pós-Operatório	Miastenia Grave: Manejo no Pós-Operatório	406
	Pós-Operatório	Obesidade Mórbida: Complicações no Pós-Operatório	440
	Pulmonar	Anestesia Inalatória: Efeitos Respiratórios e Ventilatórios	30
	Pulmonar	Aprisionamento de Ar: Tratamento Ventilatório	44
	Pulmonar	Asma: Tratamento da Hemorragia Pós-Parto	51
	Pulmonar	Crise Carcinoide: Tratamento	149
	Pulmonar	Desencadeadores de Broncospasmo: Tubo Endotraqueal (ETT)	164
	Pulmonar	Edema Pulmonar por Pressão Negativa: Fisiologia	195
	Pulmonar	Obesidade Mórbida: Dessaturação Rápida e Fisiologia da Hipoxemia	443
	Regional	Estenose Espinal: Diagnóstico	232
	Renal	ATN no Pós-Operatório: Diagnóstico	56
	Renal	Função Renal: Preservação Perioperatória	267
	Renal	Indicadores Pré-Operatórios de Insuficiência Renal	336
	Renal	Insuficiência Renal: Diagnóstico	353
	Renal	Insuficiência Renal: Eletrólitos	355
	Renal	Insuficiência Renal: Função Plaquetária	357
	Renal	Insuficiência Renal: Hiperpotassemia	358
	Renal	Insuficiência Renal: Relaxantes	359
	Renal	Oligúria Pré-Renal: Diagnóstico	445
	Renal	Prostatectomia Robótica: Contraindicações	500
	Renal	Síndrome Compartimental Abdominal: Diagnóstico	536
	Renal	Síndrome da TURP: Tratamento	543
	Renal	Substituição Renal: Seleção de Tratamento	549
	Respiratório	Administração de Bicarbonato: Efeito de CO_2 e Transporte de CO_2	8
	Respiratório	Anestesia Inalatória: Efeitos Respiratórios e Ventilatórios	30
	Respiratório	Apneia Obstrutiva do Sono: Diagnóstico	42
	Respiratório	Aspiração de Corpo Estranho: Exame Físico	53
	Respiratório	Broncospasmo: Diagnóstico durante Ventilação Mecânica	86
	Respiratório	Cessação do Tabagismo: Fisiologia Respiratória	110
	Respiratório	Embolia Aérea Venosa: Diagnóstico	203
	Respiratório	Gasometria Arterial (ABG): Doença Pulmonar Obstrutiva Crônica (COPD)	270

Rotação	Subtópico	Palavras-Chave	Págs.
Geral	Respiratório	Gasometria Arterial (ABG): Obesidade Mórbida e Vômitos	276
	Respiratório	Hipercarbia: Liberação de O_2 nos Tecidos	297
	Respiratório	Hipoxemia: Tratamento Ventilatório	320
	Respiratório	Laparoscopia: Aumento de Pressão Parcial de CO_2	370
	Respiratório	Metemoglobinemia: Efeitos na SpO_2 e Tratamento	396
	Respiratório	Obesidade Mórbida: Dessaturação Rápida e Fisiologia da Hipoxemia	443
	Respiratório	Opioides Crônicos: Efeitos Colaterais	446
	Respiratório	P50 Relacionado com a Idade	453
	Respiratório	Posição de Cabeça para Baixo: Hipoxemia	479
	Temperatura	Hipertermia Maligna: Distúrbios Associados	311
	Teste	Síndrome Compartimental Abdominal: Diagnóstico	536
	Útero	Gravidez: Riscos da Cirurgia Não Obstétrica	283
	Útero	Magnésio: Complicações	379
	Vascular	Choque Séptico Agudo	119
	Ventilador	Aprisionamento de Ar: Tratamento Ventilatório	44
	Ventilador	Desconexão do Ventilador: Detecção	161
	Via Respiratória	Anatomia do Nervo Laríngeo Superior	24
	Via Respiratória	Anestesia das Vias Respiratórias: Anatomia	28
	Via Respiratória	Apneia Obstrutiva do Sono: Diagnóstico	42
	Via Respiratória	Aspiração de Corpo Estranho: Exame Físico	53
	Via Respiratória	Avaliação das Vias Respiratórias: Doença Coexistente	62
	Via Respiratória	Complicações da Artrite Reumatoide	139
	Via Respiratória	Epiglotite: Manejo Anestésico e Indução por Inalatório	219
	Via Respiratória	Fratura Cervical: Técnicas de Intubação	263
	Via Respiratória	Instabilidade Atlantoaxial: Causas	343
	Via Respiratória	Intubação por Nasofibroscopia	365
	Via Respiratória	Laringospasmo: Mecanismo	371
	Via Respiratória	Laringospasmo: Opções de Tratamento	373
	Via Respiratória	Metoclopramida: Efeitos Gástricos	399
	Via Respiratória	Metoclopramida: Tônus do Esfíncter Esofágico	401
	Via Respiratória	Obesidade: Avaliação das Vias Respiratórias	438
	Via Respiratória	Tubos Endotraqueais Resistentes a *Laser*	599
Neuro	Avaliação	Escala de Coma de Glasgow: Definição e Componentes	225
	Avaliação	Estenose Espinal: Diagnóstico	232
	Cardíaco	Bradicardia: Cirurgia da Carótida e *Stent* da Carótida	83
	Cardíaco	Condutas no Reflexo Oculocardíaco	142
	Cardíaco	Diabetes Insípida: Tratamento com Vasopressina	173
	Cardíaco	Eletroconvulsoterapia (ECT): Efeitos Colaterais	202
	Cardíaco	Embolia Aérea Venosa: Diagnóstico	203
	Cardíaco	Estimulação do Seio Carotídeo: Pós-Transplante Cardíaco	238
	Cardíaco	Hemorragia Subaracnoide: Efeitos do ECG	286
	Cardíaco	Hiper-Reflexia Autonômica: Sinais e Paraplegia	309
	Cardíaco	Inervação Autonômica: Extremidade Superior	337
	Cardíaco	Neurotransmissores Autonômicos	430
	Circulação	Condutas no Reflexo Oculocardíaco	142
	Circulação	Embolia Aérea Venosa: Diagnóstico	203
	Circulação	Fluxo Sanguíneo Cerebral: Efeito Temporário	259

Rotação	Subtópico	Palavras-Chave	Págs.
Neuro	Circulação	Traumatismo Cranioencefálico: CPP	596
	Circulação	Vasospasmo Cerebral: Tratamento	610
	Coluna Vertebral	Hiper-Reflexia Autonômica: Sinais e Paraplegia	309
	Complicações	Complicações da Anestesia Espinal: Indicações de MRI	137
	Complicações	Embolia Aérea Venosa: Diagnóstico	203
	ECT	Anestesia para ECT: Efeito da Lidocaína	35
	ECT	Eletroconvulsoterapia (ECT): Efeitos Colaterais	202
	Eletrólitos	Diabetes Insípida: Cirurgia Intracraniana	171
	Eletrólitos	Diabetes Insípida: Tratamento com Vasopressina	173
	Eletrólitos	Homeostase Eletrolítica: Hormônios	324
	Eletrólitos	SIADH: Valores Laboratoriais	532
	Endócrino	Diabetes Insípida: Cirurgia Intracraniana	171
	Endócrino	Homeostase Eletrolítica: Hormônios	324
	Endócrino	Resposta Hormonal ao Estresse	518
	Equipamento	Cegueira Unilateral: Etiologia	107
	Equipamento	Complicações da Anestesia Espinal: Indicações de MRI	137
	Equipamento	Esclerose Múltipla: Exacerbação dos Sintomas	227
	Equipamento	Estimulação da Medula Espinal: Reprogramação	237
	Equipamento	Posição Sentada: Medição da BP	482
	Equipamento	Potenciais Evocados e Latência do SSEP: Efeitos Anestésicos	484
	Equipamento	Riscos do Monitoramento na Sala de MRI (Ressonância Magnética)	524
	Farmácia	Anestesia para ECT: Efeito da Lidocaína	35
	Farmácia	Aumento da Pressão Intracraniana: Tratamento Agudo	58
	Farmácia	Bloqueio Neuromuscular: Vecurônio	81
	Farmácia	Clipagem de Aneurisma Cerebral: Manejo Anestésico	128
	Farmácia	Diabetes Insípida: Tratamento com Vasopressina	173
	Farmácia	Esclerose Múltipla Avançada: Drogas Anestésicas	229
	Farmácia	Exacerbação da Esclerose Múltipla	244
	Farmácia	Hemorragia Subaracnoide: Nimodipina	287
	Farmácia	Inibidores da MAO: Toxicidade da Meperidina	342
	Farmácia	Isoflurano: Efeito de $CMRO_2$	366
	Farmácia	Manitol: Efeitos da Osmolaridade	385
	Farmácia	Miastenia: Efeitos do Relaxamento Muscular	404
	Farmácia	Miastenia Grave: Manejo no Pós-Operatório	406
	Farmácia	N_2O: CBF e $CMRO_2$	423
	Farmácia	NMB: Interação com Agente Volátil	435
	Farmácia	NMB: Interações Medicamentosas	436
	Farmácia	Potenciais Evocados e Latência do SSEP: Efeitos Anestésicos	484
	Farmácia	Síndrome da Infusão do Propofol: Diagnóstico	542
	Farmácia	Tiopental: Relação $CMRO_2/CBF$	567
	Farmácia	Toxicidade da Carbamazepina	573
	Farmácia	Vasospasmo Cerebral: Tratamento	610
	Fisiologia	Barreira Hematoencefálica: Transferência de Fluidos	66
	Fisiologia	Mecanismo de Terminação Nervosa do AP	390
	Fluidos	Manitol: Efeitos da Osmolaridade	385
	GI	Distrofia Miotônica: Risco de Aspiração	182
	ICP	Aumento da Pressão Intracraniana: Tratamento Agudo	58

Rotação	Subtópico	Palavras-Chave	Págs.
Neuro	Interações Medicamentosas	Inibidores da MAO: Toxicidade da Meperidina	342
	Interações Medicamentosas	NMB: Interação com Agente Volátil	435
	Laboratórios	Embolia Aérea Venosa: Diagnóstico	203
	Laboratórios	Síndrome da Infusão do Propofol: Diagnóstico	542
	Metabolismo	Fisiopatologia da Morte Cerebral	254
	Metabolismo	Isquemia Cerebral: Hipotermia Profunda	367
	Monitores	Embolia Aérea Venosa: Diagnóstico	203
	Monitores	Potenciais Evocados e Latência do SSEP: Efeitos Anestésicos	484
	Monitores	Riscos do Monitoramento na Sala de MRI (Ressonância Magnética)	524
	Músculo Esquelético	Distrofia Miotônica: Risco de Aspiração	182
	Músculo Esquelético	Esclerose Múltipla: Exacerbação dos Sintomas	227
	Músculo Esquelético	Miastenia: Efeitos do Relaxamento Muscular	404
	Músculo Esquelético	Síndrome de Lambert-Eaton: Fisiologia	545
	Musculoesquelético	Doenças Neuromusculares: Dor Muscular	190
	Musculoesquelético	Esclerose Múltipla Avançada: Drogas Anestésicas	229
	Musculoesquelético	Instabilidade Atlantoaxial: Causas	343
	Musculoesquelético	Miastenia Grave: Manejo no Pós-Operatório	406
	Neuro	Choque Séptico: Tratamento com Vasopressina	117
	Neuro	Clipagem de Aneurisma Cerebral: Manejo Anestésico	128
	Neuro	Diabetes Insípida: Cirurgia Intracraniana	171
	Neuro	Diabetes Insípida: Tratamento com Vasopressina	173
	Neuro	Doenças Neuromusculares: Dor Muscular	190
	Neuro	Endarterectomia Carotídea: Monitoramento do CNS	208
	Neuro	Escala de Coma de Glasgow: Definição e Componentes	225
	Neuro	Esclerose Múltipla: Exacerbação dos Sintomas	227
	Neuro	Esclerose Múltipla Avançada: Drogas Anestésicas	229
	Neuro	Estimulação do Seio Carotídeo: Pós-Transplante Cardíaco	238
	Neuro	Fisiopatologia da Morte Cerebral	254
	Neuro	Hiper-Reflexia Autonômica: Sinais e Paraplegia	309
	Neuro	Isoflurano: Efeito de $CMRO_2$	366
	Neuro	Manitol: Efeitos da Osmolaridade	385
	Neuro	NMB: Interações Medicamentosas	436
	Neuro	Potenciais Evocados e Latência do SSEP: Efeitos Anestésicos	484
	Olho	Cegueira Unilateral: Etiologia	107
	Olho	Condutas no Reflexo Oculocardíaco	142
	Pós-Operatório	Miastenia Grave: Manejo no Pós-Operatório	406
	Reflexos	Hiper-Reflexia Autonômica: Sinais e Paraplegia	309
	Renal	Manitol: Efeitos da Osmolaridade	385
	Respiratório	Embolia Aérea Venosa: Diagnóstico	203
	Sangramento	Hemorragia Subaracnoide: Efeitos do ECG	286
	Sintomas	Pneumocefalia Hipertensiva: Diagnóstico	472
	Temperatura	Isquemia Cerebral: Hipotermia Profunda	367
	Teste	Fisiopatologia da Morte Cerebral	254
	Traumatismo Cranioencefálico	Dano Cerebral: *Closed Claims*	155
	Traumatismo Cranioencefálico	Traumatismo Cranioencefálico: CPP	596
	Vascular	Bradicardia: Cirurgia da Carótida e *Stent* da Carótida	83

Rotação	Subtópico	Palavras-Chave	Págs.
Neuro	Vascular	Clipagem de Aneurisma Cerebral: Manejo Anestésico	128
	Vascular	Corpo Carotídeo: Unidade Hipóxica	146
	Vascular	Endarterectomia Carotídea: Monitoramento do CNS	208
	Vascular	Estimulação do Seio Carotídeo: Pós-Transplante Cardíaco	238
	Via Respiratória	Instabilidade Atlantoaxial: Causas	343
Obstetrícia	Cardíaca	Anestesia Neuraxial: Efeitos Cardiovasculares	33
	Cardíaca	Bradicardia Neonatal: Tratamento	85
	Cardíaca	Dose-Teste Peridural: Sintoma	192
	Cardíaca	Estruturas de Ultrassom: Ecogenicidade	240
	Cardíaca	Frequência Cardíaca Fetal: Hipotensão Materna	265
	Cardíaca	Gravidez: SVT – Tratamento	284
	Cardíaca	Mortalidade Materna: Causas	420
	Cardíaca	Padrão de Frequência Cardíaca Fetal: Trabalho de Parto Normal	457
	Circulação	Anestesia Neuraxial: Efeitos Cardiovasculares	33
	Circulação	Entrega de Oxigênio para o Feto durante o Parto	210
	Circulação	Transferência Placentária: Anticolinérgicos	590
	Conduta	Cerclagem Cervical: Manejo Anestésico	109
	Conduta	Técnicas de Anestesia: Primeira Fase do Trabalho de Parto	557
	Eletrólitos	Hipermagnesemia: Tratamento	302
	Eletrólitos	Magnésio: Complicações	379
	Eletrólitos	Oxitocina: Efeitos nos Eletrólitos	452
	Equipamento	Estruturas de Ultrassom: Ecogenicidade	240
	Farmácia	Anestesia Epidural: Efeitos Respiratórios	29
	Farmácia	Anestesia Neuraxial: Efeitos Cardiovasculares	33
	Farmácia	Cloroprocaína: Início e Metabolismo	132
	Farmácia	Cloroprocaína: Transferência Placentária	134
	Farmácia	Dose-Teste Peridural: Sintoma	192
	Farmácia	Efeitos Colaterais dos Tocolíticos	199
	Farmácia	Gravidez: SVT – Tratamento	284
	Farmácia	Hipermagnesemia: Tratamento	302
	Farmácia	Magnésio: Complicações	379
	Farmácia	Metoclopramida: Efeitos Gástricos	399
	Farmácia	Metoclopramida: Tônus do Esfíncter Esofágico	401
	Farmácia	Nitroglicerina: Relaxamento Uterino	432
	Farmácia	Oxitocina: Efeitos nos Eletrólitos	452
	Farmácia	Relaxamento Uterino: Métodos	510
	Farmácia	Trabalho de Parto Prematuro: Tratamento	584
	Farmácia	Transferência Placentária: Anestésicos Locais	589
	Farmácia	Transferência Placentária: Anticolinérgicos	590
	Feto	Entrega de Oxigênio para o Feto durante o Parto	210
	Feto	Frequência Cardíaca Fetal: Hipotensão Materna	265
	Feto	Gasometria Fetal: Valores	280
	Feto	Gravidez: Riscos da Cirurgia Não Obstétrica	283
	Feto	Padrão de Frequência Cardíaca Fetal: Trabalho de Parto Normal	457
	GI	Gasometria Arterial (ABG): Obesidade Mórbida e Vômitos	276
	GI	Gravidez: Mecanismo de Refluxo GE	282
	GI	Metoclopramida: Efeitos Gástricos	399

Rotação	Subtópico	Palavras-Chave	Págs.
Obstetrícia	GI	Metoclopramida: Tônus do Esfíncter Esofágico	401
	Gravidez	Gravidez: Alterações Hematológicas	281
	Gravidez	Gravidez: Mecanismo de Refluxo GE	282
	Gravidez	Pré-Eclâmpsia: Anormalidades Laboratoriais	487
	Heme	Asma: Tratamento da Hemorragia Pós-Parto	51
	Heme	Gravidez: Alterações Hematológicas	281
	Laboratórios	Embolia de Líquido Amniótico: Diagnóstico	205
	Laboratórios	Gasometria Arterial (ABG): Gravidez	275
	Laboratórios	Gasometria Arterial (ABG): Obesidade Mórbida e Vômitos	276
	Laboratórios	Gasometria Fetal: Valores	280
	Metabolismo	Cloroprocaína: Início e Metabolismo	132
	Metabolismo	Cloroprocaína: Transferência Placentária	134
	Monitores	Embolia de Líquido Amniótico: Diagnóstico	205
	Monitores	Ruptura Uterina: Diagnóstico	527
	Neuro	Anestesia Neuraxial: Efeitos Cardiovasculares	33
	Neuro	Magnésio: Complicações	379
	Obesidade	Gasometria Arterial (ABG): Obesidade Mórbida e Vômitos	276
	Obesidade	Metoclopramida: Efeitos Gástricos	399
	Obesidade	Metoclopramida: Tônus do Esfíncter Esofágico	401
	Perfusão	Gasometria Arterial (ABG): Gravidez	275
	Perfusão	Gasometria Arterial (ABG): Obesidade Mórbida e Vômitos	276
	Placenta	Cloroprocaína: Transferência Placentária	134
	Placenta	Entrega de Oxigênio para o Feto durante o Parto	210
	Placenta	Placenta Acreta: Fatores de Risco	469
	Placenta	Transferência Placentária: Anestésicos Locais	589
	Placenta	Transferência Placentária: Anticolinérgicos	590
	Pulmonar	Asma: Tratamento da Hemorragia Pós-Parto	51
	Recém-Nascido	Bradicardia Neonatal: Tratamento	85
	Recém-Nascido	Mecônio: Aspiração Traqueal	392
	Regional	Cefaleia PDP: Fatores de Risco	106
	Regional	Dose-Teste Peridural: Sintoma	192
	Regional	Estruturas de Ultrassom: Ecogenicidade	240
	Respiratória	Anestesia Epidural: Efeitos Respiratórios	29
	Respiratória	Gasometria Arterial (ABG): Gravidez	275
	Respiratória	Gasometria Arterial (ABG): Obesidade Mórbida e Vômitos	276
	Respiratória	Gasometria Fetal: Valores	280
	Respiratória	Mortalidade Materna: Causas	420
	Trabalho de Parto	Efeitos Colaterais dos Tocolíticos	199
	Trabalho de Parto	Trabalho de Parto Prematuro: Tratamento	584
	Via Respiratória	Mecônio: Aspiração Traqueal	392
	Via Respiratória	Metoclopramida: Efeitos Gástricos	399
	Via Respiratória	Metoclopramida: Tônus do Esfíncter Esofágico	401
	Útero	Asma: Tratamento da Hemorragia Pós-Parto	51
	Útero	Cerclagem Cervical: Manejo Anestésico	109
	Útero	Gravidez: Riscos da Cirurgia Não Obstétrica	283
	Útero	Magnésio: Complicações	379
	Útero	Nitroglicerina: Relaxamento Uterino	432

Rotação	Subtópico	Palavras-Chave	Págs.
Obstetrícia	Útero	Oxitocina: Efeitos nos Eletrólitos	452
	Útero	Procedimento EXIT: Atonia Uterina	494
	Útero	Relaxamento Uterino: Métodos	510
	Útero	Ruptura Uterina: Diagnóstico	527
PAT	Cardíaca	MI Antigo: Avaliação do Risco Pré-Operatório	402
	Cardíaca	Morbidade Cardíaca: Fatores Pré-Operatórios	418
	Circulação	Posição Sentada: Medição da BP	482
	Estatísticas	Teste Pré-Operatório: Teorema de Bayes	561
	Pulmonar	Cessação do Tabagismo: Fisiologia Respiratória	110
	Renal	Indicadores Pré-Operatórios de Insuficiência Renal	336
	Via Respiratória	Avaliação das Vias Respiratórias: Doença Coexistente	62
Pediatria	Cardíaca	Bradicardia Neonatal: Tratamento	85
	Cardíaca	Canal Arterial Persistente: Diagnóstico	94
	Cardíaca	Doença Cardíaca Congênita: Tratamento de Prostaglandina	186
	Cardíaca	Fisiologia Cardíaca Neonatal vs. Adulta	251
	Cardíaca	Intervalo QT Longo Congênito: Tratamento	361
	Cardíaca	Prostaglandina para Cardiopatias Congênitas: Sinais Clínicos	498
	Cardíaca	TEF: Outras Anormalidades	559
	Cardíaca	Tetralogia de Fallot: Tratamento	564
	Circulação	Entrega de Oxigênio para o Feto durante o Parto	210
	Circulação	Sinais de Hipovolemia: Pediatria	534
	Circulação	Tetralogia de Fallot: Tratamento	564
	Doença Congênita	Intubação na Síndrome de Pierre-Robin	364
	Doença Congênita	Prostaglandina para Cardiopatias Congênitas: Sinais Clínicos	498
	Doença Congênita	Tetralogia de Fallot: Tratamento	564
	Eletrólitos	Hemólise: Níveis de Bilirrubina	285
	Eletrólitos	Reposição de Fluidos em Pediatria	514
	Equipamento	Desencadeadores de Broncospasmo: Tubo Endotraqueal (ETT)	164
	Equipamento	ETT sem Balonete: Pressão Máxima de Vazamento	243
	Equipamento	Mapleson D: Reinalação	386
	Equipamento	Mecônio: Aspiração Traqueal	392
	Farmácia	Ansiólise Pré-Operatória em Crianças	39
	Farmácia	Doença Cardíaca Congênita: Tratamento de Prostaglandina	186
	Farmácia	Epiglotite: Manejo Anestésico e Indução por Inalatório	219
	Farmácia	Intervalo QT Longo Congênito: Tratamento	361
	Farmácia	Midazolam: Biodisponibilidade e Via de Administração	408
	Farmácia	PONV após Cirurgia Pediátrica	478
	Farmácia	PONV: Profilaxia	477
	Farmácia	Prostaglandina para Cardiopatias Congênitas: Sinais Clínicos	498
	Farmácia	Técnicas de Anestesia: Suspeita de Hipertermia Maligna	558
	Farmácia	Vantagens do Hélio: Tubo de Pequeno Calibre	604
	Feto	Entrega de Oxigênio para o Feto durante o Parto	210
	Feto	Gasometria Fetal: Valores	280
	Fluidos	Intravascular: Relação de Volume Extracelular	362
	Fluidos	Reposição de Fluidos em Pediatria	514
	GI	Estenose Pilórica: Anormalidade Metabólica	234
	GI	PONV após Cirurgia Pediátrica	478

Rotação	Subtópico	Palavras-Chave	Págs.
Pediatria	GI	PONV: Profilaxia	477
	GI	Vômitos no Pós-Operatório: Pediátrico vs. Adulto	622
	Heme	Cálculo de ABL Máxima	90
	Heme	Talassemia Beta: Recém-Nascido	552
	Laboratórios	Gasometria Fetal: Valores	280
	Laboratórios	Técnicas de Anestesia: Suspeita de Hipertermia Maligna	558
	Metabólica	Técnicas de Anestesia: Suspeita de Hipertermia Maligna	558
	Monitores	Técnicas de Anestesia: Suspeita de Hipertermia Maligna	558
	Musculoesquelética	Técnicas de Anestesia: Suspeita de Hipertermia Maligna	558
	Neuro	Ansiólise Pré-Operatória em Crianças	39
	Pais	Presença dos Pais: Indicações	488
	Pediatria	Anestesia Caudal	26
	Placenta	Entrega de Oxigênio para o Feto durante o Parto	210
	Pulmonar	Desencadeadores de Broncospasmo: Tubo Endotraqueal (ETT)	164
	Pulmonar	Mapleson D: Reinalação	386
	Pulmonar	Mecônio: Aspiração Traqueal	392
	Pulmonar	Trabalho Respiratório: Recém-Nascido vs. Adulto	586
	Pulmonar	Vantagens do Hélio: Tubo de Pequeno Calibre	604
	Recém-Nascido	Bradicardia Neonatal: Tratamento	85
	Recém-Nascido	Fisiologia Cardíaca Neonatal vs. Adulta	251
	Recém-Nascido	Talassemia Beta: Recém-Nascido	552
	Recém-Nascido	Trabalho Respiratório: Recém-Nascido vs. Adulto	586
	Regional	Anestesia Caudal	26
	Regional	Saco Dural: Extensão Caudal	529
	Respiratória	Aspiração de Corpo Estranho: Exame Físico	53
	Respiratória	Gasometria Fetal: Valores	280
	Temperatura	Hipotermia: Criança vs. Bebê	317
	Ventilador	Vantagens do Hélio: Tubo de Pequeno Calibre	604
	Via Respiratória	Aspiração de Corpo Estranho: Exame Físico	53
	Via Respiratória	Epiglotite: Manejo Anestésico e Indução por Inalatório	219
	Via Respiratória	ETT sem Balonete: Pressão Máxima de Vazamento	243
	Via Respiratória	Intubação na Síndrome de Pierre-Robin	364
	Via Respiratória	Mecônio: Aspiração Traqueal	392
Regional	Anatomia	Anatomia do Bloqueio do Nervo Femoral	22
	Anatomia	Anatomia do Nervo Laríngeo Superior	24
	Anatomia	Anestesia das Vias Respiratórias: Anatomia	28
	Anatomia	Artroplastia Total do Joelho: Técnicas de Anestesia Regional	48
	Anatomia	Bloqueio Axilar: Limitações e Resgate de Bloqueio do Nervo Mediano	71
	Anatomia	Raízes Nervosas Lombares: Inervação	503
	Anatomia	Saco Dural: Extensão Caudal	529
	Bloqueio	Artroplastia Total do Joelho: Técnicas de Anestesia Regional	48
	Bloqueio	Bloqueio Axilar: Complicações	69
	Bloqueio	Bloqueio Axilar: Limitações e Resgate de Bloqueio do Nervo Mediano	71
	Bloqueio	Bloqueio do Gânglio Estrelado: Efeitos	75
	Bloqueio	Bloqueio do Plexo Celíaco: Efeitos Colaterais e Complicações	77
	Bloqueio	Bloqueio dos Nervos na Extremidade Superior: Indicações	79
	Bloqueio	Pontos de Referência Anatômicos no Bloqueio de Nervos	475

Rotação	Subtópico	Palavras-Chave	Págs.
Regional	Cardíaco	Anestesia Neuraxial: Efeitos Cardiovasculares	33
	Cardíaco	Condutas no Reflexo Oculocardíaco	142
	Cardíaco	Dose-Teste Peridural: Sintoma	192
	Cardíaco	Estruturas de Ultrassom: Ecogenicidade	240
	Cardíaco	Hipotensão Espinal: Tratamento	315
	Cardíaco	Inervação Autonômica: Extremidade Superior	337
	Circulação	Anestesia Neuraxial: Efeitos Cardiovasculares	33
	Circulação	Condutas no Reflexo Oculocardíaco	142
	Complicações	Cefaleia PDP: Fatores de Risco	106
	Complicações	Complicações da Anestesia Espinal: Indicações de MRI	137
	Dor Crônica	Bloqueio do Gânglio Estrelado: Efeitos	75
	Dor Crônica	Bloqueio do Plexo Celíaco: Efeitos Colaterais e Complicações	77
	Dor Crônica	Indicações de Bloqueio Simpático	329
	Dor Crônica	Indicações para Injeções em *Trigger Point*	334
	Dor Crônica	Neuralgia do Trigêmeo: Tratamento	427
	Dor Crônica	Radiculopatia Lombossacral: Condutas	502
	Dor Crônica	Síndrome da Dor Regional Complexa I: Primeiros Sintomas e Diagnóstico	540
	Equipamento	Complicações da Anestesia Espinal: Indicações de MRI	137
	Equipamento	Estruturas de Ultrassom: Ecogenicidade	240
	Equipamento	Exacerbação da Esclerose Múltipla	244
	Equipamento	Prevenção da Dor por Torniquete na Extremidade Superior	492
	Espinal	Hipotensão Espinal: Tratamento	315
	Espinal	Nível da Anestesia Espinal: Fatores	433
	Farmácia	Anestesia Epidural: Efeitos Respiratórios	29
	Farmácia	Anestesia Local: Metemoglobinemia	31
	Farmácia	Anestesia Neuraxial: Efeitos Cardiovasculares	33
	Farmácia	Bloqueio do Gânglio Estrelado: Efeitos	75
	Farmácia	Bloqueio do Plexo Celíaco: Efeitos Colaterais e Complicações	77
	Farmácia	Cloroprocaína: Início e Metabolismo	132
	Farmácia	Cloroprocaína: Transferência Placentária	134
	Farmácia	Dose-Teste Peridural: Sintoma	192
	Farmácia	Esclerose Múltipla Avançada: Drogas Anestésicas	229
	Farmácia	Exacerbação da Esclerose Múltipla	244
	Farmácia	Indicações para Injeções em *Trigger Point*	334
	Farmácia	Lipoaspiração Tumescente: Dose da Lidocaína	378
	Farmácia	Manejo da Dor: Fratura de Costela	381
	Farmácia	Nervos Periféricos: Sensoriais *versus* Motores	426
	Farmácia	Neuralgia do Trigêmeo: Tratamento	427
	Farmácia	Radiculopatia Lombossacral: Condutas	502
	Farmácia	Toxicidade por Bupivacaína: Tratamento	578
	Farmácia	Transferência Placentária: Anestésicos Locais	589
	Heme	Anestesia Local: Metemoglobinemia	31
	Heme	Metemoglobinemia: Efeitos na SpO_2 e Tratamento	396
	Heme	Relação Normalizada Internacional Elevada: Conduta	506
	Lesão Espinal	Hiper-Reflexia Autonômica: Sinais e Paraplegia	309
	Local	Anestesia Local: Metemoglobinemia	31
	Local	Anestésico Local: Sintomas Neurológicos Transitórios	36

Rotação	Subtópico	Palavras-Chave	Págs.
Regional	Local	Cloroprocaína: Início e Metabolismo	132
	Local	Metemoglobinemia: Efeitos na SpO$_2$ e Tratamento	396
	Metabolismo	Cloroprocaína: Início e Metabolismo	132
	Metabolismo	Cloroprocaína: Transferência Placentária	134
	Metabolismo	Toxicidade por Bupivacaína: Tratamento	578
	Monitores	Ruptura Uterina: Diagnóstico	527
	Musculoesquelético	Esclerose Múltipla Avançada: Drogas Anestésicas	229
	Musculoesquelético	Exacerbação da Esclerose Múltipla	244
	Musculoesquelético	Manejo da Dor: Fratura de Costela	381
	Neuro	Anatomia do Bloqueio do Nervo Femoral	22
	Neuro	Anestesia Neuraxial: Efeitos Cardiovasculares	33
	Neuro	Anestésico Local: Sintomas Neurológicos Transitórios	36
	Neuro	Esclerose Múltipla Avançada: Drogas Anestésicas	229
	Neuro	Exacerbação da Esclerose Múltipla	244
	Neuro	Nervos Periféricos: Sensoriais *versus* Motores	426
	Neuro	Neurotoxicidade Opioide: Tratamento	428
	Neuro	Opioides Neuraxiais: Local de Ação	448
	Olho	Condutas no Reflexo Oculocardíaco	142
	Opioides	Neurotoxicidade Opioide: Tratamento	428
	Opioides	Opioides Neuraxiais: Local de Ação	448
	Pediatria	Anestesia Caudal	26
	Pediatria	Saco Dural: Extensão Caudal	529
	Placenta	Cloroprocaína: Transferência Placentária	134
	Placenta	Transferência Placentária: Anestésicos Locais	589
	Reflexos	Hiper-Reflexia Autonômica: Sinais e Paraplegia	309
	Regional	Anestesia Caudal	26
	Regional	Dose-Teste Peridural: Sintoma	192
	Regional	Estruturas de Ultrassom: Ecogenicidade	240
	Respiratório	Anestesia Epidural: Efeitos Respiratórios	29
	Útero	Ruptura Uterina: Diagnóstico	527
	Via Respiratória	Anatomia do Nervo Laríngeo Superior	24
	Via Respiratória	Anestesia das Vias Respiratórias: Anatomia	28
Torácica	ABG	Acidose Respiratória Compensada: Gasometria Arterial	7
	ABG	Alcalose Metabólica: Compensação Respiratória	9
	ABG	Gasometria Arterial (ABG): Acidose Respiratória/Alcalose Metabólica	269
	ABG	Hipercarbia: Equação de Gás Alveolar	295
	Cardíaco	Efeito Hemodinâmico do NO	197
	Cardíaco	Fatores que Afetam o Fluxo Turbulento	245
	Cardíaco	PEEP: Efeitos no LV	465
	Circulação	Absorção dos Anestésicos Inalatórios: Distúrbio V/Q	4
	Circulação	Cálculo da Resistência Pulmonar vs. Vascular Sistêmica	89
	Circulação	Distúrbio V/Q no Enfisema	183
	Circulação	Efeito Haldane	196
	Circulação	Fisiologia da SVO$_2$	253
	Circulação	Hipercarbia: Liberação de O$_2$ nos Tecidos	297
	Circulação	Mediastinoscopia: Compressão Vascular	393
	Circulação	Pneumotórax Hipertensivo: Diagnóstico e Tratamento	474

Rotação	Subtópico	Palavras-Chave	Págs.
Torácica	Eletrólitos	Alcalose Metabólica: Compensação Respiratória	9
	Equipamento	Broncospasmo: Diagnóstico durante Ventilação Mecânica	86
	Equipamento	Hipoxemia: Tratamento Ventilatório	320
	Equipamento	Laparoscopia: Aumento de Pressão Parcial de CO_2	370
	Equipamento	Leis dos Gases: Mudanças de Pressão/Temperatura	374
	Equipamento	Mediastinoscopia: Compressão Vascular	393
	Equipamento	Modos de Ventilação: Onda de Pressão	413
	Equipamento	Máscara de CPAP: Efeito Fisiológico	388
	Equipamento	PEEP para Tratamento de Hipóxia	466
	Equipamento	PEEP: Efeito sobre a PAOP	464
	Equipamento	Pressão das Vias Respiratórias de Pico vs. Platô	489
	Equipamento	Ventilação à Pressão vs. Volume: ICU	612
	Equipamento	Ventilador: Baixo Volume Corrente e Efeitos de Proteção	615
	Farmácia	Absorção dos Anestésicos Inalatórios: Distúrbio V/Q	4
	Farmácia	Anestesia Epidural: Efeitos Respiratórios	29
	Farmácia	Anestesia Inalatória: Efeitos Respiratórios e Ventilatórios	30
	Farmácia	Cetorolaco: Função Renal	116
	Farmácia	Efeito Hemodinâmico do NO	197
	Fisiologia	Capacidade Residual Funcional: Definição	98
	Fisiologia	Capacidade Residual Funcional: Efeitos de Ajustes de Ventilação	100
	Fisiologia	Edema Pulmonar por Pressão Negativa: Fisiologia	195
	Fisiologia	Hipercarbia: Equação de Gás Alveolar	295
	Fisiologia	Relação VE/$PaCO_2$: Hipóxia	508
	Fisiologia	Trabalho Respiratório: Recém-Nascido vs. Adulto	586
	Geriatria	Envelhecimento: Fisiologia Pulmonar	214
	GI	Fístula Broncopleural: Manejo Ventilatório	255
	Hipercarbia	Hipercarbia: Equação de Gás Alveolar	295
	Hipóxia	Hipoxemia durante Pneumonectomia: Tratamento	322
	Hipóxia	Obesidade Mórbida: Dessaturação Rápida e Fisiologia da Hipoxemia	443
	Hipóxia	Relação VE/$PaCO_2$: Hipóxia	508
	Hipóxia	Toracoscopia: Tratamento da Hipoxemia	571
	Laboratórios	Gasometria Arterial (ABG): Doença Pulmonar Obstrutiva Crônica (COPD)	270
	Lesão	Ventilação Pulmonar Protetora: Pressão-Alvo	614
	Lesão	Ventilador: Baixo Volume Corrente e Efeitos de Proteção	615
	Monitores	Absorção dos Anestésicos Inalatórios: Distúrbio V/Q	4
	Monitores	Broncospasmo: Diagnóstico durante Ventilação Mecânica	86
	Obesidade	Apneia Obstrutiva do Sono: Diagnóstico	42
	Obesidade	Obesidade Mórbida: Dessaturação Rápida e Fisiologia da Hipoxemia	443
	PEEP	PEEP: Efeito do Volume Pulmonar	463
	PEEP	PEEP: Efeito sobre a PAOP	464
	PEEP	PEEP: Efeitos no LV	465
	Posicionamento	Posição de Cabeça para Baixo: Hipoxemia	479
	Pré-Operatório	Cessação do Tabagismo: Fisiologia Respiratória	110
	Renal	Cetorolaco: Função Renal	116
	Respiratório	Absorção dos Anestésicos Inalatórios: Distúrbio V/Q	4
	Respiratório	Anestesia Epidural: Efeitos Respiratórios	29
	Respiratório	Apneia Obstrutiva do Sono: Diagnóstico	42

Rotação	Subtópico	Palavras-Chave	Págs.
Torácica	Respiratório	Aspiração de Corpo Estranho: Exame Físico	53
	Respiratório	Broncospasmo: Diagnóstico durante Ventilação Mecânica	86
	Respiratório	Cessação do Tabagismo: Fisiologia Respiratória	110
	Respiratório	Distúrbio V/Q no Enfisema	183
	Respiratório	Fatores que Afetam o Fluxo Turbulento	245
	Respiratório	Fisiologia da SVO_2	253
	Respiratório	Gasometria Arterial (ABG): Doença Pulmonar Obstrutiva Crônica (COPD)	270
	Respiratório	Hipercarbia: Liberação de O_2 nos Tecidos	297
	Respiratório	Hipoxemia: Tratamento Ventilatório	320
	Respiratório	Laparoscopia: Aumento de Pressão Parcial de CO_2	370
	Respiratório	PEEP para Tratamento de Hipóxia	466
	Respiratório	Pneumotórax Hipertensivo: Diagnóstico e Tratamento	474
	Respiratório	Posição de Cabeça para Baixo: Hipoxemia	479
	Respiratório	Pressão das Vias Respiratórias de Pico vs. Platô	489
	Respiratório	Resultado da Ressecção Pulmonar: PFTs	519
	Respiratório	*Shunt*: Efeito do Aumento da FIO_2	531
	Respiratório	Ventilador: Baixo Volume Corrente e Efeitos de Proteção	615
	Tabagismo	Cessação do Tabagismo: Fisiologia Respiratória	110
	Tumor	Tumor do Mediastino: Obstrução das Vias Respiratórias	601
	Ventilador	Capacidade Residual Funcional: Efeitos de Ajustes de Ventilação	100
	Ventilador	Fístula Broncopleural: Manejo Ventilatório	255
	Ventilador	Modos de Ventilação: Onda de Pressão	413
	Ventilador	PEEP: Efeito do Volume Pulmonar	463
	Ventilador	Trabalho Respiratório: Recém-Nascido vs. Adulto	586
	Ventilador	Ventilação à Pressão vs. Volume: ICU	612
	Ventilador	Ventilação Pulmonar Protetora: Pressão-Alvo	614
	Ventilador	Ventilador: Baixo Volume Corrente e Efeitos de Proteção	615
	Via Respiratória	Apneia Obstrutiva do Sono: Diagnóstico	42
	Via Respiratória	Aspiração de Corpo Estranho: Exame Físico	53
	Via Respiratória	Bloqueador Brônquico: Vantagens	67
	Via Respiratória	Edema Pulmonar por Pressão Negativa: Fisiologia	195
	Via Respiratória	Tumor do Mediastino: Obstrução das Vias Respiratórias	601
Vascular	Aorta	Clampeamento da Aorta: Complicações Cardiovasculares	125
	Cardíaco	Bradicardia: Cirurgia da Carótida e *Stent* da Carótida	83
	Cardíaco	Estimulação do Seio Carotídeo: Pós-Transplante Cardíaco	238
	Carótida	Endarterectomia Carotídea Bilateral: Fisiologia	209
	Carótida	*Stent* Carotídeo: Causa da Bradicardia	548
	Circulação	Mediastinoscopia: Compressão Vascular	393
	Coagulação	Crioprecipitado: Conteúdo de Fibrinogênio	148
	Coagulação	Desmopressina para Doença de Von Willebrand	168
	Equipamento	Infecções do Acesso Venoso Central: Prevenção	341
	Equipamento	Mediastinoscopia: Compressão Vascular	393
	Farmácia	Administração de Bicarbonato: Efeito de CO_2 e Transporte de CO_2	8
	Farmácia	Cirrose: Farmacocinética do Bloqueio Neuromuscular	123
	Farmácia	Clipagem de Aneurisma Cerebral: Manejo Anestésico	128
	Farmácia	Desmopressina para Doença de Von Willebrand	168
	Fígado	Cirrose: Farmacocinética do Bloqueio Neuromuscular	123

Rotação	Subtópico	Palavras-Chave	Págs.
Vascular	Heme	Crioprecipitado: Conteúdo de Fibrinogênio	148
	Heme	Desmopressina para Doença de Von Willebrand	168
	ID	Infecções do Acesso Venoso Central: Prevenção	341
	Metabolismo	Administração de Bicarbonato: Efeito de CO_2 e Transporte de CO_2	8
	Metabolismo	Cirrose: Farmacocinética do Bloqueio Neuromuscular	123
	Neuro	Clipagem de Aneurisma Cerebral: Manejo Anestésico	128
	Neuro	Endarterectomia Carotídea: Monitoramento do CNS	208
	Neuro	Estimulação do Seio Carotídeo: Pós-Transplante Cardíaco	238
	Respiratório	Administração de Bicarbonato: Efeito de CO_2 e Transporte de CO_2	8
	Vascular	Bradicardia: Cirurgia da Carótida e *Stent* da Carótida	83
	Vascular	Clipagem de Aneurisma Cerebral: Manejo Anestésico	128
	Vascular	Corpo Carotídeo: Unidade Hipóxica	146
	Vascular	Endarterectomia Carotídea: Monitoramento do CNS	208
	Vascular	Estimulação do Seio Carotídeo: Pós-Transplante Cardíaco	238
Via Respiratória	Anatomia	Fratura Cervical: Técnicas de Intubação	263
	Equipamento	ETT sem Balonete: Pressão Máxima de Vazamento	243
	Equipamento	Mapleson D: Reinalação	386
	Equipamento	Tubos Endotraqueais Resistentes a *Laser*	599
	Farmácia	Asma: Tratamento da Hemorragia Pós-Parto	51
	Farmácia	Laringospasmo: Opções de Tratamento	373
	Fisiologia	Laringospasmo: Mecanismo	371
	Fisiologia	Laringospasmo: Opções de Tratamento	373
	Fisiologia	Máscara de CPAP: Efeito Fisiológico	388
	Obstetrícia	Gravidez: Mecanismo de Refluxo GE	282
	Obstetrícia	Mecônio: Aspiração Traqueal	392
	Pediatria	Epiglotite: Manejo Anestésico e Indução por Inalatório	219
	Pré-Operatório	Avaliação das Vias Respiratórias: Doença Coexistente	62
	Pré-Operatório	Distrofia Miotônica: Risco de Aspiração	182
	Pulmonar	Desencadeadores de Broncospasmo: Tubo Endotraqueal (ETT)	164
	Regional	Anatomia do Nervo Laríngeo Superior	24

Abreviações

AAPM	*American Academy of Pain Medicine*	CAS	*stent* na artéria carótida
AAI	instabilidade atlantoaxial	CAT	autotransfusão contínua
ABAs	Câmara Americana de Anestesiologistas	CBF	fluxo sanguíneo coronariano ou fluxo sanguíneo cerebral
ABG	gasometria arterial		
ABL	perda de sangue permitida	CEA	endarterectomia carotídea
ACE	enzima conversora de angiotensina	cGMP	monofosfato de guanosina cíclico
ACh	acetilcolina	CHF	insuficiência cardíaca congestiva
ACLS	suporte avançado de vida em cardiologia ou suporte vital cardiovascular avançado	CIN	nefropatia induzida por contraste
		CKD	doença renal crônica
ACT	tempo de coagulação ativado	$CMRO_2$	taxa metabólica cerebral
ACTH	hormônio adrenocorticotrópico	CMV	ventilação mecânica controlada
ACV	ventilação assistida controlada	CNS	sistema nervoso central
ADH	hormônio antidiurético endógeno	CO	débito cardíaco
AFE	embolia de líquido amniótico	COI	conflitos de interesse
AGE	equação do gás alveolar	COPD	doença pulmonar obstrutiva crônica
AI	insuficiência aórtica	COX	ciclo-oxigenase
AICDs	cárdiodesfibriladores implantáveis automáticos	CPAP	pressão positiva contínua das vias respiratórias
AIMSs	sistemas automatizados de gestão de informação sobre anestesia	CPB	circulação extracorpórea
		CPB	*bypass* cardiopulmonar
		CPD	citrato, fosfato e dextrose
AION	neuropatia óptica isquêmica anterior	CPDA	citrato, fosfato, dextrose e adenina
AKI	lesão renal aguda	CPK	creatina fosfoquinase
AKIN	*Acute Kidney Injury Network*	CPP	pressão de perfusão cerebral
ALI	lesão pulmonar aguda	CPP	pressão de perfusão coronariana
ALT	alanina aminotransferase	CRPS	síndrome da dor regional complexa
AMG	aceleromiografia	CRPS I	síndrome da dor regional complexa tipo I
AML	leucemia mieloide aguda	CSF	líquido cefalorraquidiano
ANS	sistema nervoso autônomo	CT	tomografia computadorizada
AP	potencial de ação	CVA	acidente vascular cerebral
APL	(válvula) ajustável limitadora de pressão	CVP	pressão venosa central
APP	pressão de perfusão abdominal	CX	artéria circunflexa
Aps	potenciais de ação	DBP	pressão arterial diastólica
APS	*American Pain Society*	DBS	estimulação duplo-burst
ARBs	bloqueadores dos receptores da angiotensina	DHCA	parada circulatória hipotérmica profunda ou parada circulatória total hipotérmica
ARDS	síndrome do desconforto respiratório agudo		
ARDS	síndrome da angústia respiratória do adulto	DI	diabetes insipida
ARF	insuficiência renal aguda	DIC	coagulação intravascular disseminada
AS	estenose aórtica	DLCO	capacidade de difusão do monóxido de carbono
ASA	ácido acetilsalicílico	DLTs	tubos de duplo lúmen
ASA	Sociedade Americana de Anestesiologistas	DPG	difosfoglicerato
ASAM	*American Society of Addiction Medicine*	DVT	trombose venosa profunda
ASH	hipertrofia septal assimétrica	EA	atresia de esôfago
ASIS	espinha ilíaca anterior superior	EBL	perda sanguínea estimada
AST	aspartato aminotransferase	EBV	vírus Epstein-Barr
ATN	necrose tubular aguda	EBV	volume estimado de sangue
AV	atrioventricular	ECD	desfibrilador cardioversor externo
AVP	arginina-vasopressina	ECG	eletrocardiograma
BAEPs	potencial evocado auditivo de tronco encefálico	ECT	eletroconvulsoterapia
BLS	suporte vital básico	EDPVR	relação volume – pressão sistólica final
BMI	índice de massa corporal	EDV	volume diastólico final
BNP	peptídeo natriurético cerebral	EF	fração de ejeção
BP	pressão arterial	ENT	Otorrinolaringologia
BPF	fístula broncopleural	Eps	potenciais evocados
BUN	nitrogênio ureico sanguíneo	ERV	volume de reserva expiratória
cAMP	adenosina monofosfato cíclico		

ESPVR	relação pressão – volume final sístole	KATP	canal de potássio dependente de ATP
ESRD	doença renal de estágio final	LAD	artéria descendente anterior esquerda
ESV	volume sistólico final	LAs	anestésicos locais (Als)
ET	endotraqueal	LAST	toxicidade sistêmica por anestésico local
ETT	tubo endotraqueal	LES	esfíncter esofágico inferior
EXIT	tratamento intraparto extrauterino	LEEP	procedimento de excisão eletrocirúrgica em alça
FB	corpo estranho	LFTs	testes de função hepática
FBBS	síndrome dolorosa pós-laminectomia	LMA	máscara laríngea para as vias respiratórias
FENa	fração de excreção de sódio	LMC	artéria coronária esquerda
FES	síndrome da embolia gordurosa	LV	ventrículo esquerdo
FEV1	volume expiratório forçado em 1s	LVEDP	pressão diastólica final esquerda ou pressão diastólica final ventricular esquerda
FFP	plasma fresco congelado		
FGI	fluxo de gases frescos	LVH	hipertrofia ventricular esquerda
FHR	frequência cardíaca fetal	LVOT	fluxo do trato ventricular esquerdo
FRC	capacidade residual funcional	LVPV	*loop* de pressão-volume ventricular esquerdo
GABA	agonista ácido gama-aminobutírico	LVSP	pressão intracavitária sistólica ventricular esquerda
GCS	escala de Coma de Glasgow		
GERD	doença de refluxo gastroesofágico	MABL	Cálculo da perda de sangue máxima permitida
GFR	taxa de filtração glomerular	MAC	concentração alveolar mínima ou cuidados anestésicos monitorados
GGT	gama-glutamil transferase		
GI	trato gastrointestinal	MAOIs	inibidores de oxidase da meperidina e monoamina
GP	glicoproteína		
GU	trato geniturinário	MAP	pressão arterial média
HBIG	imunoglobulina hepatite B	MEP	potencial motor evocado
HBO	terapia de oxigênio hiperbárica	MG	miastenia grave
HBV	vírus da hepatite B	MH	hipertermia maligna
HCC	carcinoma hepatocelular	MI	Infarto do miocárdio
HCM	cardiomiopatia hipertrófica	MILS	estabilização alinhada manual
HCP	profissionais de saúde	MOCA	Manutenção da Certificação em Anestesiologia
HCT	hematócrito ou	MODS	síndrome de disfunção multiórgão
HCTZ	hidroclorotiazida	MR	insuficiência mitral
HFJV	ventilação de jato de alta frequência	MRI	ressonância magnética
HFOV	ventilação oscilatória de alta frequência	MRFs	fraturas múltiplas de costelas
HLA	antígeno de leucócitos humanos	MS	esclerose múltipla
HLD	hiperlipidemia	MV	ventilação com máscara
HNA	antígeno de neutrófilos humanos	MVO_2	consumo de oxigênio pelo miocárdio
HOCM	cardiomiopatia hipertrófica obstrutiva	MVV	ventilação voluntária máxima
HR	frequência cardíaca	NAC	N-acetilcisteína
HTN	hipertensão	NADH	nicotinamida adenina nucleotídeo
HVLP	alto volume e baixa pressão	NADPH	fosfato de nicotinamida adenina dinucleotídeo
IABP	balão intra-aórtico	NIAAA	*National Institute on Alcohol Abuse and Alcoholism*
IASP	Associação Internacional para Estudos da Dor	NIBP	pressão arterial não invasiva
ICD	desfibrilador cardíaco implantável	NIDA	National Institute on Drug Abuse
ICNB	bloqueio do nervo intercostal	NMB	bloqueador neuromuscular
ICP	pressão intracraniana	NO	óxido nítrico
ICU	unidade de terapia intensiva	NSAIDs	drogas anti-inflamatórias não esteroides
ID	dose infectante	NTG	nitroglicerina
IHSS	estenose subaórtica hipertrófica idiopática	OCR	reflexo oculocardíaco
IJ	veia jugular interna	ODS	síndrome de desmielinização osmótica
IM	via intramuscular	OHS	síndrome de hipoventilação da obesidade
INR	Relação normalizada internacional	OIN	neurotoxicidade induzida por opioides
IOP	pressão intraocular	OLV	ventilação monopulmonar
IRV	volume de reserva inspiratória	OLV	ventilação seletiva de um pulmão
IV	via intravenosa	OP	organofosfato
IVC	veia cava inferior	OR	sala de cirurgia
IVIG	imunoglobulina intravenosa	OSA	apneia obstrutiva do sono
JVD	distensão venosa jugular	PA	artéria pulmonar

PaCO$_2$	pressão parcial de CO$_2$		SA	sinoatrial
PACU	sala de recuperação pós-anestésica		SAH	hemorragia subaracnoide
PACWP	pressão de encunhamento da artéria pulmonar		SAM	movimento sistólico anterior
PaO$_2$	pressão arterial parcial de O$_2$		SBP	pressão arterial sistólica
PAOP	pressão de oclusão da artéria pulmonar		SCS	estimulação da medula espinal
PAT	taquicardia atrial paroxística		SD	desvio padrão
PCA	analgesia controlada pelo paciente		SE	erro padrão
PCV	ventilação controlada por pressão		SGC	guanilato ciclase solúvel
PCWP	pressão capilar de encunhamento pulmonar ou pressão de oclusão da artéria pulmonar		SIADH	síndrome de secreção inadequada de hormônio antidiurético
PD	diálise peritoneal		SIMV	ventilação espontânea mandatória intermitente
PDA	artéria descendente posterior		SIRS	síndrome da resposta inflamatória sistêmica (SRIS)
PDA	persistência do canal arterial		SNS	sistema nervoso simpático
PDPH	cefaleia pós-punção dural		SpCO$_2$	saturação de gás carbônico
PE	embolia pulmonar		SpO$_2$	saturação de oxigênio
PEEP	pressão expiratória final positiva		SS	síndrome serotoninérgica
PEP	profilaxia pós-exposição		SSEP	potencial evocado somatossensorial
PFTs	teste de função pulmonar		SV	ventilação espontânea
PGE$_1$	prostaglandina		SVC	veia cava superios
PHPs	programas de saúde para médicos		SVR	resistência vascular sistêmica
PIH	hipertensão induzida pela gravidez		SVT	taquicardia supraventricular
PION	neuropatia óptica isquêmica posterior		TBI	traumatismo craniencefálico
PLBW	porcentagem menor do peso corporal		TCD	Doppler transcraniano
PMG	fonomiografia		TEC	cateter peridural torácico
PNA	peptídeo natriurético atrial		TEE	ecocardiografia transesofágica
PNS	sistema nervoso parassimpático		TEF	fístula traqueoesofágica
PONV	vômitos pós-operatórios		TIVA	anestesia intravenosa total
PPH	hemorragia pós-parto		TLC	capacidade pulmonar total
PPN	nutrição parenteral periférica		TMJ	articulação temporomandibular
PPV	ventilação de pressão positiva		TNS	sintoma neurológico temporário
PRBCs	concentrados de hemácias		TNSs	sintomas neurológicos transitórios
PSIS	espinha ilíaca posterior superior		TOF	sequência de quatro estímulos ou Tetralogia de Fallot
PT	fisioterapia respiratória		TPN	nutrição parenteral total
PT	tempo de protrombina		TRALI	lesão pulmonar aguda relacionada com a transfusão
PTC	contagem pós-tetânica		TURP	ressecção transuretral da próstata
PTCA	angioplastia coronária transluminal percutânea		TV	variado de tempo
PTH	hormônio paratireoidiano		V/Q	relação ventilação/perfusão
PTH	paratormônio		VAE	embolia aérea venosa
PTT	tempo parcial de tromboplastina		Vc	volume corrente
PVC	complexo ventricular prematuro		VC	capacidade vital
PVO	náuseas e vômitos no pós-operatório		VCV	ventilação controlada por volume
PVR	resistência vascular pulmonar		VER	volume de reserva expiratório
PVS	ventilação de suporte por pressão		VMA	ácido vanilmandélico urinário
RAAS	sistema renina-angiotensina-aldosterona		VSD	defeito septal ventricular
RBBB	bloqueio do ramo direito		VT	taquicardia ventricular
RCA	artéria coronária direita		vWD	doença de von Willebrand
RFL	gangliólise por radiofrequência		vWF	fator de von Willebrand
RRT	terapia de substituição renal		WHO	Organização Mundial da Saúde
RSD	distrofia simpática reflexa			
RV	ventrículo direito			
RV	volume residual			

Anestesiologia
Revisão através de Palavras-Chave

PALAVRA-CHAVE

Absorção de Anestésico: Coeficientes de Solubilidade

SEÇÃO

Propriedades Físicas, Monitoramento e Administração de Anestesia

Tara Paulose

Editado por Raj K. Modak

PONTOS-CHAVE

1. A absorção dos anestésicos inalatórios é afetada pela sua solubilidade no sangue.
2. O coeficiente de solubilidade representa um número composto, dado a um anestésico inalatório específico, que descreve a sua solubilidade no sangue.
3. Agentes considerados menos solúveis no sangue tendem a ter início mais rápido conforme as concentrações alveolares igualam-se às concentrações inspiradas em um ritmo mais rápido.
4. A solubilidade no sangue de anestésicos inalatórios comumente usados na ordem menor para maior é halotano, óxido nitroso, sevoflurano, isoflurano e desflurano.

DISCUSSÃO

A absorção dos anestésicos inalatórios é muito afetada pela sua solubilidade no sangue. Essa relação é definida como coeficiente de solubilidade (ou coeficiente de partição sangue-gás), um número derivado de vários estudos que serve como um meio de comparação entre diferentes agentes. O coeficiente sangue-gás descreve a relação entre um gás específico dissolvido no sangue contra gás alveolar no estado de equilíbrio (na mesma temperatura, pressão e volume), em relação à sua pressão parcial (Tabela 1).

Tabela 1. Coeficientes de partição sangue/gás dos anestésicos voláteis a 37°C

Agente	Desflurano	Óxido nitroso	Sevoflurano	Isoflurano	Halotano
Coeficiente sangue/gás	0,42	0,47	0,65	1,4	2,4

Tabela extraída de Morgan GE, Mikhail MS, Murray MJ. *Clinical Anesthesiology*. 4th ed. Philadelphia, PA: McGraw-Hill Medical; 2006:157-160, com permissão.

Essa relação afeta, em grande parte, a velocidade de indução anestésica por meio de vários agentes inalatórios. À medida que aumenta o valor do coeficiente de solubilidade, isso significa um maior grau de solubilidade do sangue e, portanto, tempo prolongado de indução secundário a lenta ascensão da pressão alveolar parcial. A concentração de gás alveolar de agentes inalatórios com baixos coeficientes de solubilidade, portanto, aproxima-se mais rapidamente da concentração de gás inspirado, com relação a agentes mais solúveis.

Dos agentes inalatórios atualmente utilizados, desflurano é o menos solúvel, seguido por halotano, sevoflurano, isoflurano e óxido nitroso. A solubilidade do agente é inversamente proporcional ao início da ação.

LEITURA SUGERIDA

Barash PG, Cullen BF, Stoelting RK, *et al.*, eds. *Clinical Anesthesia*. 6th ed. Philadelphia, PA: Lippincott Williams & Wilkins; 2009:415–417.

Morgan GE, Mikhail MS, Murray MJ. *Clinical Anesthesiology*. 4th ed. Philadelphia, PA: McGraw-Hill Medical; 2006:157–160.

Stoelting RK, Miller RD, eds. *Basics of Anesthesia*. 5th ed. Philadelphia, PA: Churchill Livingstone Elsevier; 2007:84–86.

PALAVRA-CHAVE

Absorção de Anestésico: *Shunt* Direita-Esquerda

SEÇÃO

Farmacologia

Soumya Nyshadham
Editado por Raj K. Modak

PONTOS-CHAVE

1. *O Shunt* direita-esquerda refere-se a uma situação em que o sangue do coração direito (sangue venoso misto, dessaturado) alcança o lado esquerdo do coração sem ser oxigenado nos pulmões, resultando em uma diminuição do teor de oxigênio do sangue arterial entregue para a circulação sistêmica. Assim, desvio da direita para a esquerda resulta em hipoxemia (ao contrário de desvio da esquerda para a direita).
2. A absorção de agente anestésico volátil é determinada por três fatores: diferença de pressão parcial entre o sangue venoso e o gás alveolar, solubilidade anestésica no sangue e o fluxo sanguíneo pulmonar.
3. A taxa de aumento da concentração alveolar de anestésicos voláteis retarda-se atrás da concentração de gás inspirado por causa da absorção do agente anestésico pela circulação pulmonar durante a indução. Quanto maior a absorção, mais lenta a taxa de indução.
4. Teoricamente, a indução com agentes anestésicos voláteis é desacelerada por desvio da direita para a esquerda porque parte do sangue não é exposta para o anestésico inalado nos pulmões e retorna para a circulação sistêmica, diminuindo a taxa de aumento na concentração anestésica.

DISCUSSÃO

Shunt direita-esquerda refere-se a uma situação em que o sangue do lado direito do coração (sangue venoso misto, dessaturado) alcança o lado esquerdo do coração sem ser oxigenado nos pulmões, resultando em uma diminuição do teor de oxigênio do sangue arterial entregue para a circulação sistêmica. Assim, desvio da direita para a esquerda resulta em hipoxemia (ao contrário de desvio da esquerda para a direita). Quando o sangue é desviado do lado direito do coração para o lado esquerdo, misturando sangue desoxigenado do lado direito com o sangue do lado esquerdo do coração, o sangue resultante é conhecido como mistura venosa. Mistura venosa pode ser intracardíaca ou intrapulmonar. Desvios intracardíacos comumente ocorrem por causa de doença cardíaca congênita; são exemplos defeitos do septo ventricular, defeitos do septo atrial e atresia da válvula tricúspide. Desvios intracardíacos podem ser classificados em simples – que são comunicações definitivas entre o coração direito e o esquerdo – e complexos – que são causados por desvios que resultam de obstrução de saída ventricular. Desvios intrapulmonares podem ser causados por uma variedade de mecanismos pulmonares; são exemplos pneumonia, intubação endobrônquica e atelectasia. Desvios intrapulmonares podem ser categorizados em desvio absoluto, que se refere às unidades pulmonares em que a relação ventilação-perfusão é igual a zero, e desvio relativo, que se refere a uma baixa relação ventilação-perfusão.

A absorção de agente anestésico volátil é determinada por três fatores: diferença de pressão parcial entre o sangue venoso e o gás alveolar, solubilidade anestésica no sangue e o fluxo sanguíneo pulmonar. A absorção do tecido determina o gradiente entre gás alveolar e sangue venoso. A absorção anestésica por tecidos depende do fluxo de sangue através de tecidos, do gradiente entre sangue arterial e tecido e do agente de solubilidade no tecido. Esse gradiente deve existir para que ocorra a absorção pulmonar do anestésico. A solubilidade no sangue também determina a captação do anestésico. Quanto mais solúvel for o agente, mais facilmente ele é levado pelo sangue. A solubilidade do anestésico é determinada pelo seu coeficiente sangue/gás, que é a razão entre as concentrações do gás anestésico nestas duas fases em equilíbrio (ou pressão parcial igual). Por fim, o fluxo sanguíneo pulmonar determina a absorção anestésica. Teoricamente, o fluxo sanguíneo pulmonar deve igualar o débito cardíaco, que é diretamente proporcional ao grau de absorção anestésica pelo sangue. Daí, conforme o débito cardíaco aumenta, também aumenta a absorção arterial do anestésico, desacelerando o aumento da pressão parcial alveolar e, consequentemente, atrasando a indução. A taxa de aumento das concentrações alveolares de anestésicos voláteis retarda-se atrás da concentração de gás inspirado graças à absorção do agente anestésico pela circulação pulmonar durante a indução. Quanto maior a absorção, mais lenta a taxa de indução.

Dados os fatores acima determinando a absorção de anestésicos voláteis, a indução é desacelerada por desvio da direita para a esquerda porque parte do sangue não é exposta para o anestésico inalado nos pulmões e retorna para a circulação sistêmica. Esse efeito de diluição diminui a taxa de aumento da concentração de anestésico na circulação sistêmica, e a indução é prolongada. Um exemplo de um desvio da direita para a esquerda pode ser visto em pacientes com um defeito do septo atrial. A diferença de relação Fa/Fi (usando halotano, neste caso) em pacientes com defeito e, portanto, com desvio, e aqueles sem, pode ser vista na Figura 1.

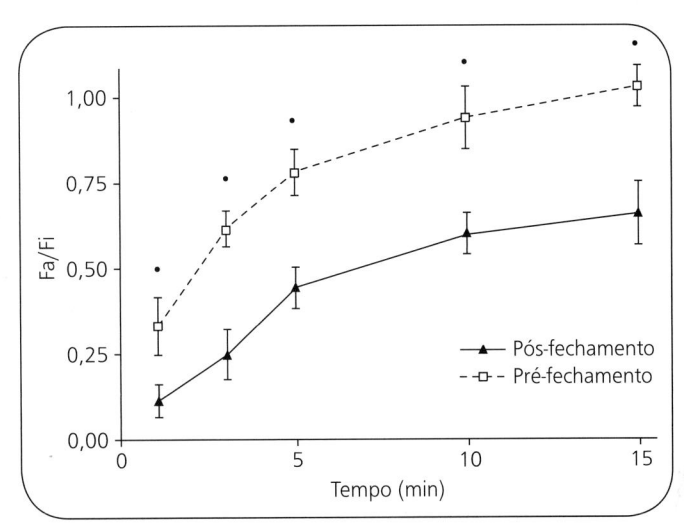

Figura 1. Relação média entre valores de halotano arterial e inspirado em pacientes pré e pós-fechamento de fenestração atrial. (De Huntington JH, Malviya S, Voepel-Lewis T, *et al.* The effect of a right-to-left intracardiac shunt on the rate of rise of arterial and end-tidal halothane in children. *Anesth Analg.* 1999;88(4):759-762, com permissão.)

LEITURA SUGERIDA

Dunn PF, Alston TT, Baker KH, *et al. Clinical Anesthesia Procedures of the Massachusetts General Hospital.* 7th ed. Philadelphia, PA: Lippincott Williams & Wilkins; 2007:424.

Huntington JH, Malviya S, Voepel-Lewis T, *et al.* The effect of a right-to-left intracardiac shunt on the rate of rise of arterial and end-tidal halothane in children. *Anesth Analg.* 1999;88(4):759–762.

Morgan GE, Mikhail MS, Murray MJ. *Clinical Anesthesiology.* 4th ed. Philadelphia, PA: McGraw-Hill Professional; 2006:157–159, 480–482, 555.

Stoelting RK, Miller RD, eds. *Basics of Anesthesia.* 5th ed. Philadelphia, PA: Churchill Livingstone Elsevier; 2007:86, 326.

PALAVRA-CHAVE

Absorção dos Anestésicos Inalatórios: Distúrbio V/Q

SEÇÃO Farmacologia

Thomas Gallen
Editado por Raj K. Modak

PONTOS-CHAVE

1. Existem três fatores que determinam a absorção de um anestésico volátil dos alvéolos para o sangue: o débito cardíaco (fluxo sanguíneo pulmonar), a solubilidade do agente, e a diferença de pressão parcial alveolar a venosa.
2. Ventilação: o distúrbio na perfusão (V/Q) aumenta a pressão parcial alveolar dos anestésicos voláteis, mas diminui a pressão parcial arterial, diminuindo a taxa de indução.
3. Anestésicos altamente solúveis são afetados pelo distúrbio V/Q menos do que anestésicos pouco solúveis.

DISCUSSÃO

Para avaliar o efeito do distúrbio V/Q na indução da anestesia com anestésicos voláteis, é fundamental entender os fatores que regem a sua absorção. De importância primária na indução da anestesia com anestésicos voláteis é a sua pressão parcial no interior dos alvéolos. Portanto, aumentar a pressão parcial alveolar mais rapidamente aumenta a velocidade da indução da anestesia. A transferência dos anestésicos voláteis dos alvéolos para o sangue é governada por três fatores: o débito cardíaco (fluxo sanguíneo pulmonar), a solubilidade do agente e a diferença de pressão parcial alveolar a venosa.

O efeito combinado destes fatores não é aditivo, mas é um produto dos três. Assim, se qualquer um dos três fatores se aproximar de zero, os dois restantes não podem compensar.

- *O débito cardíaco* é geralmente igual ao fluxo sanguíneo pulmonar, presumindo-se uma fisiologia normal. Quando o débito cardíaco aumenta (e, por conseguinte, o fluxo de sangue pulmonar), o aumento na pressão parcial alveolar do anestésico diminui, resultando em uma menor indução da inalação. Com um alto débito cardíaco, o sangue passa através dos pulmões rapidamente, e o anestésico absorvido é levado para fora dos pulmões antes que sua pressão parcial entre os alvéolos e o sangue possa ser atingida, retardando, assim, a indução.
- *A solubilidade do agente* é representada pelo seu coeficiente de partição sangue-gás (a capacidade relativa das duas fases para o anestésico). À medida que a solubilidade aumenta, o gás difunde-se dos alvéolos para a corrente sanguínea mais facilmente, deixando uma diminuição da pressão parcial alveolar do gás e prolongando a indução.
- *A diferença entre pressão parcial alveolar e venosa* é determinada pelo grau de absorção do anestésico pelos tecidos, um processo controlado por fatores semelhantes (fluxo regional do sangue, solubilidade do agente e diferenças na pressão parcial). Menos absorção pelos tecidos irá aumentar a pressão parcial venosa do anestésico, e, assim, permitir que a pressão parcial alveolar aumente à medida que menos anestésico se difunde para o sangue.

Distúrbio V/Q

Com a incompatibilidade V/Q, porções de tecido pulmonar não estão contribuindo para a troca gasosa, seja do espaço morto ou *shunt*. O efeito sobre os anestésicos voláteis é uma queda na pressão parcial arterial, aumentando a pressão parcial alveolar. Em geral, a taxa de absorção e de indução é retardada apesar de um aumento da pressão parcial alveolar. O grau deste efeito é afetado pela solubilidade do agente: A pressão parcial arterial de um agente altamente solúvel será menos reduzida do que a de um agente fracamente solúvel.

O sangue do tecido pulmonar subventilado dilui a pressão parcial do anestésico do sangue a partir do tecido ventilado do pulmão. Com anestésicos altamente solúveis, a pressão parcial alveolar do agente será mais alta do que o normal no tecido pulmonar hiperventilado, causando uma pressão parcial arterial mais elevada daquele tecido, potencialmente compensando tecidos subventilados. No entanto, os agentes menos solúveis não demonstram a mesma compensação.

LEITURA SUGERIDA

Longnecker DE, Brown DL, Newman MF, et, eds. Anesthesiology. New York, NY: McGraw-Hill; 2008:745–775.
Miller RD, ed. Miller's Anesthesia. 6th ed. Philadelphia, PA: Lippincott Williams & Wilkins; 2005:539–548.

PALAVRA-CHAVE

Absorventes de CO_2: Toxicidade de Anestésicos Voláteis

SEÇÃO

Propriedades Físicas, Monitoramento e Administração de Anestesia

Robert Schonberger
Editado por Raj K. Modak

PONTOS-CHAVE

1. Vários anestésicos voláteis reagem com absorventes de CO_2.
2. Baralima e cal sodada degradam sevoflurano em Composto A, uma substância que tem mostrado expor a nefrotoxicidade em estudos de laboratório.
3. A maioria dos praticantes de anestesia evitam baixos fluxos de gás fresco ao utilizar sevoflurano e a embalagem aprovada pela *Food and Drug Administration* (FDA) segue essa recomendação.
4. Anestésicos voláteis reagem com bases fortes para formar monóxido de carbono. Isso é de relevância clínica apenas no caso de absorventes dessecativos.
5. Degradação de anestésicos voláteis em um absorvente dessecativo é uma reação exotérmica. Particularmente no caso de sevoflurano, essa reação pode, em circunstâncias extremas, resultar em incêndios na sala de cirurgia.

DISCUSSÃO

Baralima e cal sodada degradam sevoflurano em éter vinil fluorometil-2-2-diflúor-l-(trifluorometil), que é mais conhecido, por razões óbvias, como Composto A. O Composto A demonstrou nefrotoxicidade em ratos de laboratório, contudo, nenhum estudo demonstrou alterações clinicamente significativas na função renal humana após exposição ao sevoflurano. Contudo, muitos praticantes evitam fluxos baixos de gás fresco ao utilizar sevoflurano e a embalagem aprovada pela FDA segue essa recomendação. Amsorb, em contraste com a cal sodada e baralima, não é conhecido por causar formação de Composto A.

As bases fortes de sódio e hidróxido de potássio encontradas em muitos absorventes podem reagir com anestésicos voláteis ao monóxido de carbono do formulário. Absorventes dessecativos são muito mais eficientes na produção de monóxido de carbono do que absorventes hidratados. Todos os anestésicos voláteis formarão algum monóxido de carbono, contudo, desflurano produzirá a maior concentração, seguido pelo enflurano e isoflurano. Sevoflurano e halotano produzirão apenas quantidades pequenas de monóxido de carbono. Amsorb não é conhecido por catalisar a formação de monóxido de carbono. Absorventes dessecativos são comumente encontrados na chamada "Síndrome de segunda-feira", depois que as máquinas são liberadas com altos fluxos de gás fresco por dois dias. Toxicidade clinicamente relevante de monóxido de carbono pode ser evitada pelo uso de absorventes hidratados.

Degradação de anestésicos voláteis em um absorvente dessecativo é uma reação exotérmica. Particularmente no caso de sevoflurano, essa reação pode, em circunstâncias extremas, resultar em incêndio na sala de operação. A melhor maneira de evitar esse resultado é usar absorventes hidratados alterando-os regularmente.

LEITURA SUGERIDA

Miller RD. *Miller's Anesthesia*. 6th ed. Philadelphia, PA: Elsevier Churchill Livingstone; 2005:251–256.

PALAVRA-CHAVE

Acidose Respiratória Compensada: Gasometria Arterial

SEÇÃO Subespecialidades: Cuidados Intensivos

Chi Wong
Editado por Ala Haddadin

PONTOS-CHAVE

1. A causa mais comum de acidose respiratória é a hipoventilação alveolar.
2. Compensação é por eliminação renal de H⁺, aumento de reabsorção de HCO_3^- e produção de HCO_3^-.
3. Em uma acidose respiratória aguda, HCO_3^- vai aumentar 1 mEq por L para cada aumento de 10 mm Hg em $PaCO_2$ acima de 40.
4. Em uma acidose respiratória crônica, HCO_3^- vai aumentar 4 mEq por L para cada aumento de 10 mm Hg em $PaCO_2$ acima de 40.

DISCUSSÃO

Acidose respiratória é um pH de sangue arterial de < 7,35 (normal 7,35 a 7,45) com aumento de $PaCO_2$ > 40 e $HCO_3^- \geq 24$. Isso ocorre quando há um aumento de $PaCO_2$, em virtude da eliminação ventilatória (p. ex., hipoventilação) e/ou excesso de produção (por exemplo, estado hipermetabólico, como hipertermia maligna, grandes cargas calóricas, tempestade tireoidiana, tremores intensos, convulsão de atividade prolongada).

Acidose respiratória aguda está presente antes que a compensação renal seja concluída. O pH diminuirá 0,08 para cada aumento agudo de 10 mm Hg na $PaCO_2$. A compensação é limitada pela capacidade de tampão principalmente da hemoglobina, bem como das proteínas do plasma e dos fosfatos. Também ocorrem trocas transcelulares de H⁺ extracelular por K⁺ intracelular. Na configuração aguda, há efeito renal limitado pela retenção de HCO_3^-. Assim, HCO_3^- plasmático vai aumentar 1 mEq por L para cada aumento agudo de 10 mm Hg em $PaCO_2$ acima de 40.

Acidose respiratória crônica ocorre após compensação renal completa pela eliminação de H⁺, aumento renal de reabsorção de HCO_3^- e produção de HCO_3^-. Esses efeitos não são imediatos e levam horas (12 a 24 horas) até dias (resposta máxima em 3 a 5 dias) para retornar o pH na direção normal. Assim, HCO_3^- plasmático vai aumentar 4 mEq por L para cada aumento crônico de 10 mm Hg em $PaCO_2$ acima de 40.

Para acidose respiratória grave (pH < 7,2) o tratamento requer ventilação mecânica para aumentar a ventilação alveolar. Parâmetros respiratórios como frequência respiratória e volume de corrente são guiados pela análise de gasometria arterial. Tratamento definitivo visa corrigir a causa subjacente. Durante a compensação, o pH retornará em direção ao normal, mas nunca volta ao normal na acidose respiratória. Correção de pH de volta ao normal ocorre somente depois que é resolvido o motivo inicial que causou o distúrbio ácido-base.

LEITURA SUGERIDA

Miller RD. *Miller's Anesthesia*. 7th ed. Philadelphia, PA: Elsevier, Churchill Livingstone; 2009:1560, 1562.
Morgan GE, Mikhail MS, Murray MJ. Obstetric anesthesia. In: *Clinical Anesthesiology*. 4th ed. New York, NY: McGraw Hill; 2006:715–716.
Stoelting RK, Miller RD. *Basics of Anesthesia*. 5th ed. Philadelphia, PA: Churchill Livingstone; 2005:320–321.

PALAVRA-CHAVE	# Administração de Bicarbonato: Efeito de CO_2 e Transporte de CO_2
SEÇÃO	Fisiologia

Jinlei Li e James Shull
Editado por Ala Haddadin

PONTOS-CHAVE

1. A maioria do dióxido de carbono é transportada no sangue sob a forma de bicarbonato.
2. O bicarbonato é formado a partir da dissociação de H_2CO_3 formado em uma reação entre o dióxido de carbono e a água em hemácias.
3. A administração de bicarbonato irá resultar no aumento do CO_2 expirado, bem como nas medidas de CO_2 nos gases sanguíneos.
4. A administração de bicarbonato durante tentativas de reanimação não demonstrou melhora nos resultados. Em vez disso, anomalias metabólicas associadas à sua administração agravaram os resultados.
5. Recomendações clínicas atuais restringem a administração de bicarbonato durante a reanimação de pacientes com hipercalemia significativa, acidose metabólica grave ou *overdose* de fenobarbital ou tricíclico.
6. Em situações selecionadas, o bicarbonato deve ser administrado criteriosamente, dosado em 1 mEq por kg conforme necessário de acordo com as medições de pH do sangue.

DISCUSSÃO

Dióxido de carbono/bicarbonato é um grande sistema de tampão no corpo. Dióxido de carbono existe em três formas que incluem o dióxido de carbono dissolvido, o bicarbonato e os compostos carbamínicos.

O bicarbonato é responsável por 85 a 90% do total de dióxido de carbono no sangue, fornecendo o principal meio de transporte de CO_2 para os pulmões para eliminação. Nos capilares do tecido, CO_2 plasmático entra nos eritrócitos e é convertido em bicarbonato pela anidrase carbônica. Em capilares pulmonares, o bicarbonato é novamente convertido em CO_2 pela mesma enzima. CO_2 é transportado através da membrana dos eritrócitos em troca de um ânion cloreto (conhecida como a "troca de cloreto"), que mantém o gradiente elétrico. Após a administração de bicarbonato, um aumento na concentração de CO_2 será exalado durante a ventilação, resultando em maior CO_2 de corrente final e pressão parcial de CO_2/pressão de CO_2 venoso.

Bicarbonato é comumente administrado durante a ressuscitação cardiopulmonar (CPR) para supostamente tamponar a acidose decorrente do acúmulo de CO_2 em tecidos durante a assistolia e estados de baixo fluxo. No entanto, estudos não demonstraram melhores resultados quando bicarbonato foi administrado durante a CPR. Em vez disso, a administração de bicarbonato durante a reanimação tem sido associada a hiperosmolaridade, hiperpotassemia e alcalose metabólica, que, por sua vez, estão associadas a resultados ruins.

Recomendações clínicas atuais restringem a administração de bicarbonato durante a reanimação de pacientes com hipercalemia significativa, acidose metabólica grave ou *overdose* de fenobarbital ou tricíclico. Nessas situações, o bicarbonato deve ser administrado criteriosamente, dosado em 1 mEq por kg, conforme necessário, de acordo com as medições de pH do sangue.

LEITURA SUGERIDA

Barash PG, Cullen BF, Stoelting RK *et al.*, eds. *Clinical Anesthesia*. 6th ed. Philadelphia, PA: Lippincott Williams & Wilkins; 2009:1513.

Morgan GE, Mikhail MS, Murray MJ, eds. *Clinical Anesthesiology*. 4th ed. New York, NY: McGraw-Hill; 2006:537–570.

PALAVRA-CHAVE	**Alcalose Metabólica: Compensação Respiratória**
SEÇÃO	Ciências Clínicas Genéricas: Procedimentos, Métodos, Técnicas de Anestesia

Milaurise Cortes

Editado por Hossam Tantawy

PONTOS-CHAVE

1. A alcalose metabólica é definida por níveis de pH superiores a 7,4 e níveis de bicarbonato superiores a 27 mEq por L.
2. As causas da alcalose metabólica incluem estados de esgotamento líquido extracelular, perda excessiva de ácido e administração excessiva de bicarbonato.
3. As opções de tratamento incluem a correção da causa subjacente, diálise, perda de bicarbonato renal ou administração de hidrogênio.
4. A compensação respiratória ocorre por hipoventilação/hipercarbia.

DISCUSSÃO

A alcalose metabólica é definida por níveis de pH superiores a 7,4 e níveis de bicarbonato superiores a 27 mEq por L. As causas da alcalose metabólica incluem fatores que levam à hipovolemia e perda de ácido, como, por exemplo, vômitos, desidratação, aspiração nasogástrica contínua e uso de diuréticos. Além disso, a administração excessiva de bicarbonato por via oral ou parentérica pode ser uma causa, isto é, a administração de citrato ou lactato. A administração acidental e excessiva de citrato ou lactato pode ocorrer durante a administração de hemoderivados em pacientes com insuficiência renal.

Os eletrólitos desempenham um papel na alcalose metabólica durante a hipovolemia, quando o corpo tenta corrigir este estado de esgotamento de líquido extracelular pela reabsorção de sódio, juntamente com o cloreto. No entanto, isso, por sua vez, pode levar à secreção de potássio, por conseguinte causando hipopotassemia, e pode também promover a secreção de íons de hidrogênio, agravando, assim, a alcalose metabólica.

Os efeitos colaterais da alcalose metabólica incluem diminuição do débito cardíaco, o que resulta em diminuição da perfusão tecidual. Este estado alcalêmico pode ser agravado durante a gestão anestésica com uma hiperventilação inadvertida (alcalose respiratória).

O tratamento da alcalose metabólica inclui a correção da causa subjacente, ou seja, a reposição do volume intravascular e reposição de eletrólitos. Opções mais agressivas de tratamento incluem a administração de acetazolamida, o que provoca perda renal de bicarbonato, diálise, ou a administração de hidrogênio na forma de ácido clorídrico 0,1 N (100 mmol por L).

No cenário de alcalose metabólica, pode-se ver uma compensação respiratória. Os centros respiratórios sentem os níveis elevados de pH no sangue, e isso resulta em hipoventilação/hipercarbia. Para cada aumento de bicarbonato de 1 mEq por L, pode-se ver um aumento na $PaCO_2$ de 0,5 a 0,6 mm Hg. No entanto, essa compensação respiratória pode ser limitada quando os quimiorreceptores de oxigênio sentem a hipoxemia, e estes, por sua vez, provocariam um aumento na ventilação. Como resultado, é raro ver a $PaCO_2$ elevar-se acima de 55 mm Hg.

Durante a gestão anestésica onde a ventilação é controlada, pode-se diminuir a ventilação minuto para criar um estado de hipercarbia.

LEITURA SUGERIDA

Barash PG, Cullen BF, Stoelting RK *et al.*, eds. *Clinical Anesthesia.* 6th ed. Philadelphia, PA: Lippincott Williams & Wilkins; 2009:291–292.

Morgan G, Mikhail M, Murray M. *Clinical Anesthesiology.* 4th ed. New York, NY: McGraw-Hill Medical; 2005:712, 720–721.

Stoelting RK, Dierdorf SF. *Anesthesia and Co-existing Disease.* 3rd ed. New York, NY: Churchill Livingstone, 1993:337.

A

PALAVRA-CHAVE
Alças de Pressão-Volume Ventriculares

SEÇÃO
Clínica Baseada em Órgão: Cardiovascular, Fisiologia

Neil Sinha
Editado por Qingbing Zhu

PONTOS-CHAVE

1. O *loop* de pressão-volume ventricular esquerdo (LVPV) é uma representação gráfica da pressão do ventrículo esquerdo (LV) em função do volume do LV durante as várias fases do ciclo cardíaco.
2. A largura do *loop* PV ventricular reflete o volume sistólico (EDV-ESV), e a área dentro do loop é o trabalho sistólico.

DISCUSSÃO

O *loop* de LVPV é uma representação gráfica da pressão do ventrículo esquerdo (LV) (eixo y) em função do volume do LV (eixo x) durante as várias fases do ciclo cardíaco (veja a Fig. 1). O ponto 1 reflete o estado do LV no fim da diástole, o qual é o volume diastólico final (EDV). A fase "b" é a contração isovolumétrica, que ocorre com o fechamento da válvula mitral e termina com a abertura da válvula aórtica. Durante esta fase, a pressão do LV começa a aumentar (sem uma mudança no volume do LV) até que a pressão do LV excede a pressão aórtica diastólica (ponto 2) e abre a válvula aórtica. A fase "c" indica a ejeção do sangue do LV para a circulação sistêmica. Durante esta fase, a pressão do LV aumenta até um valor máximo (pico da pressão sistólica) e, em seguida, começa a diminuir lentamente à medida que o relaxamento ventricular começa. O volume do LV diminui à medida que o volume de sangue é ejetado através da válvula aórtica na circulação sistêmica.

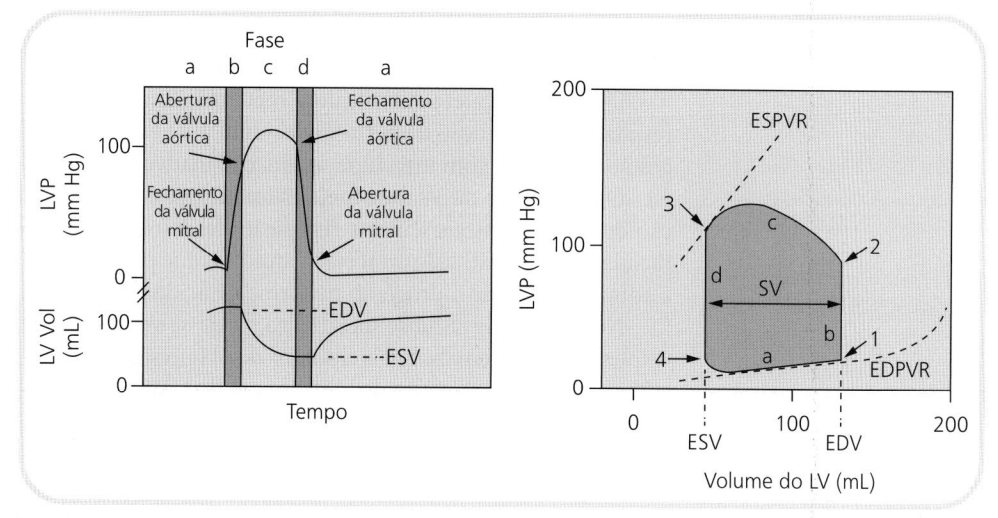

Figura 1. *Loops* PV ventriculares. (De Klabunde RE. *Cardiovascular Physiology Concepts*. Philadelphia, PA: Lippincott Williams & Wilkins; 2005:67, com permissão.)

O ponto 3 refere-se ao fechamento da válvula aórtica, ponto no qual a ejeção do ventrículo esquerdo cessa e começa o relaxamento isovolumétrico (fase "d"). As válvulas mitral e aórtica estão fechadas durante esta fase, resultando em uma queda na pressão do LV na ausência de alteração do volume do LV. O volume do LV durante a fase "d" é também conhecido como o volume sistólico final (ESV).

O ponto 4 ocorre quando a pressão do LV desce abaixo da pressão atrial esquerda, resultando na abertura da válvula mitral. A fase "a" reflete a diástole e o enchimento do LV. Inicialmente, a pressão do LV cai à medida que aumenta o volume do LV, porque o ventrículo ainda está relaxando. Lentamente, no entanto, a pressão do LV aumenta em resposta ao aumento do volume do LV.

A largura do *loop* PV ventricular reflete o volume sistólico (EDV-ESV), e a área dentro do *loop* é o trabalho sistólico.

Os *loops* PV ventriculares podem ser usados para analisar os diferentes estados de doenças cardíacas.

A disfunção sistólica resulta na perda da inotropia intrínseca do VE causando uma diminuição no declive da curva sistólica final PV e, finalmente, um aumento no ESV com um aumento compensatório no EDV. O *loop* PV na disfunção sistólica é tipicamente representado com um deslocamento global para a direita do *loop*. A disfunção diastólica resulta de uma redução da complacência ventricular. O *loop* PV irá demonstrar uma diminuição do enchimento do ventrículo e uma diminuição de EDV e, finalmente, uma queda no volume sistólico.

O *loop* PV ventricular ajuda a retratar alterações do volume e da pressão do LV durante várias fases do ciclo cardíaco, e é uma ferramenta útil para analisar as alterações na pressão arterial sistólica e/ou diastólica do coração.

LEITURA SUGERIDA

Klabunde RE. *Cardiovascular Physiology Concepts*. Philadelphia, PA: Lippincott Williams & Wilkins; 2005:67.

Kono A, Maughan WL, Sunagawa K, *et al*. The use of left ventricular end-ejection pressure and peak pressure in the estimation of the end-systolic pressure–volume relationship. *Circulation*. 1984;70:1057–1065.

PALAVRA-CHAVE	**Alergia ao Látex: Alimentos**
SEÇÃO	Ciências Clínicas Genéricas: Procedimentos, Métodos, Técnicas de Anestesia

Nehal Gatha
Editado por Raj K. Modak

PONTOS-CHAVE

1. Enquanto sob anestesia, a alergia ao látex é a segunda causa mais comum de anafilaxia em pacientes.
2. Um histórico de alergias a determinados alimentos deve ser identificado em pacientes no pré-operatório, já que tem sido demonstrado que os alérgenos de látex podem sofrer reação cruzada com determinados alérgenos alimentares.
3. Os alimentos mais comuns que sofrem reação cruzada com o látex incluem abacate, banana, castanha, manga, kiwi, maracujá, mas essa reatividade cruzada também tem sido vista com nabos, abobrinha, entre outros.

DISCUSSÃO

A alergia ao látex pode ser uma alergia muito grave no contexto dos cuidados de saúde, causando sintomas que vão desde prurido e erupção cutânea à anafilaxia, colapso cardiovascular e morte. Enquanto sob anestesia, a alergia ao látex é a segunda causa mais comum de anafilaxia em pacientes, causando aproximadamente 15% das reações alérgicas. Como o látex é tão prevalente na sala de cirurgia, essa alergia deve ser identificada no início. A maioria das alergias verdadeiras ao látex provavelmente envolvem uma resposta de hipersensibilidade mediada por IgE às proteínas no látex. Também tem sido demonstrado que muitos dos alérgenos do látex têm reação cruzada com alérgenos em certos alimentos. Especificamente, as quitinases de classe 1, que são proteínas de plantas em determinados alimentos, sofrem reação cruzada com heveína, um dos principais alérgenos do látex, causando a maioria das reatividades cruzadas. Essa reatividade cruzada tem sido vista em castanhas, abacate, banana e maracujá, além de ser relativamente comum em mangas e kiwis. Houve também relatos dessa reatividade cruzada com nabos e abobrinhas, entre outros alimentos.

Essa reatividade cruzada é importante, pois muitos pacientes podem não saber se são alérgicos ao látex; contudo, se eles têm uma reação severa a qualquer um desses alimentos, as precauções com o látex devem ser consideradas. Na maioria das vezes, essa reatividade cruzada pode causar uma reação em pessoas com exposição repetida ao látex e, em seguida, desenvolvem uma alergia grave a um dos alimentos listados acima.

Uma característica que diferencia uma reação alérgica ao látex de uma alergia aos medicamentos é o momento de início da reação após a exposição. As reações alérgicas aos medicamentos normalmente se manifestam dentro de 5 a 10 minutos de exposição, enquanto que reações alérgicas ao látex são relativamente tardias, manifestando-se mais de 30 minutos após a exposição.

LEITURA SUGERIDA

Blanco C. Latex-fruit syndrome. *Curr Allergy Asthma Rep.* 2003;3(1):47–53. doi:10.1007/s11882-003-0012-y.
Hines RL, Marschall KE, eds. *Stoelting's Anesthesia and Co-existing Disease.* 5th ed. Philadelphia, PA: Churchill Livingstone; 2008:527, 529–530.
Morgan GE, Mikhail MS, Murray MJ. *Clinical Anesthesiology.* 4th ed. New York, NY: Lange Medical Books/McGraw-Hill; 2006:973–974.
Pereira C, Tavares B, Loureiro G, et al. Turnip and zucchini: new foods in the latex-fruit syndrome. *Allergy.* 2007;62:452–453.

PALAVRA-CHAVE	**Amiodarona: Efeito Hemodinâmico**
SEÇÃO	Clínica Baseada em Órgão: Cardiovascular

Jordan Martin
Editado por Benjamin Sherman

PONTOS-CHAVE

1. A amiodarona é um antiarrítmico de classe III que pode ser usado para tratar disritmias atriais e ventriculares.
2. A amiodarona funciona exercendo efeito sobre receptores Na, K, Ca e alfa- e beta-adrenérgicos.
3. A amiodarona tem vários potenciais efeitos colaterais hemodinâmicos incluindo:
   - Hipotensão
   - Bradicardia
   - Débito cardíaco diminuído

DISCUSSÃO

A amiodarona é categorizada como agente antiarrítmico de classe III com base nas suas propriedades de bloqueio do canal de potássio. Esse medicamento também tem efeitos sobre os canais de sódio e cálcio e bloqueia os receptores alfa- e beta-adrenérgicos. Ela pode ser usada para tratar uma variedade de disritmias atriais e ventriculares. Como parte do algoritmo de suporte vital cardiovascular avançado (ACLS) é dada para taquicardia ventricular ou fibrilação ventricular que não respondeu ao suporte vital básico (BLS), adrenalina e desfibrilação. A amiodarona também é usada em disritmias ventriculares que ocorrem por causa da toxicidade da bupivacaína, como as que ocorrem após injeção intravascular inadvertida durante anestesia regional. Pode ser útil no tratamento da fibrilação atrial e, às vezes, é dada no pré-operatório de pacientes submetidos à ressecção pulmonar como profilaxia contra fibrilação/agitação atrial no pós-operatório.

A Figura 1 mostra as cinco fases do potencial de ação da célula cardíaca com o movimento de íon associado a cada fase (não rotulado é fase 0 ou o movimento ascendente do potencial de ação). Embora a amiodarona afete vários canais e receptores iônicos, o mecanismo de ação para o tratamento de disritmias é pelo prolongamento do potencial de ação (prolongando a fase 3 do potencial de ação cardíaco – p. ex., repolarização) e aumento do estado refratário das células cardíacas.

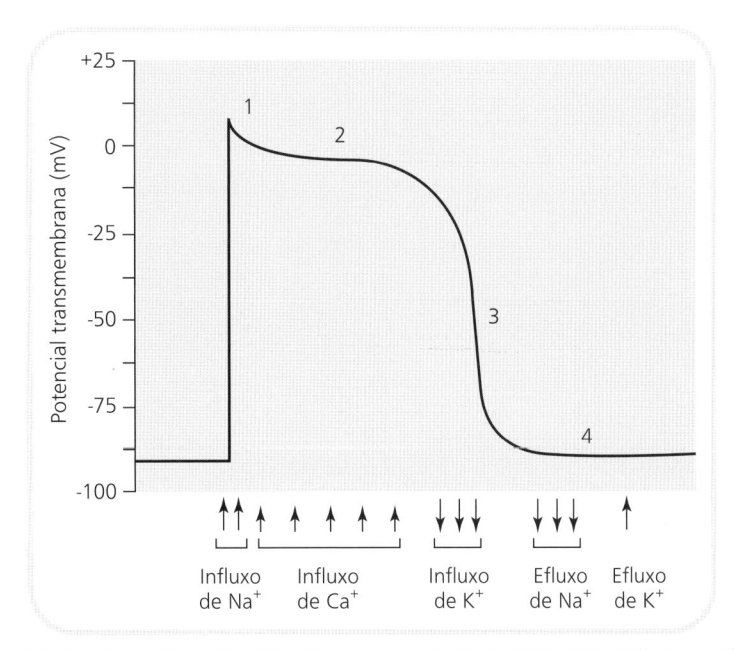

Figura 1. Potencial de ação cardíaco. (Reutilizada com a permissão de Miller RD. *Miller's Anesthesia*. 7th ed. Philadelphia, PA: Elsevier; 2009.)

Esse mecanismo de ação, no entanto, também pode levar a anormalidades de condução, prolongamento QT e, raramente, pode degenerar-se em *Torsades de Pointes*. Outros efeitos colaterais hemodinâmicos incluem hipotensão, bradicardia (especialmente se infundida muito rapidamente) e um índice cardíaco diminuído. Alguns estudos têm demonstrado que um *bolus* de amiodarona causa elevação das pressões do coração, alterações na resistência vascular sistêmica (SVR) e resistência vascular pulmonar (PVR), geralmente ocorrendo vasodilatação coronariana e sistêmica grave e insuficiência cardíaca. Pacientes que já têm função cardíaca deprimida são mais suscetíveis de ter efeitos hemodinâmicos negativos com *bolus* de amiodarona. Geralmente, com infusão mais lenta de amiodarona, essas alterações hemodinâmicas podem ser evitadas ou diminuídas.

LEITURA SUGERIDA

Barash PG, Cullen BF, Stoelting RK, *et al. Clinical Anesthesia*. 6th ed. Philadelphia, PA: Lippincott Williams & Wilkins; 2009:1149, 1543–1544.

Miller RD. *Miller's Anesthesia*. 7th ed. Philadelphia, PA: Elsevier; 2009.

Toyama T, Hoshizaki H, Yoshimura Y, *et al.* Combined therapy with carvedilol and amiodarone is more effective in improving cardiac symptoms, function, and sympathetic nerve activity in patients with dilated cardiomyopathy: comparison with carvedilol therapy alone. *J Nucl Cadiol*. 2008;15(1):57–64.

PALAVRA-CHAVE	# Anafilaxia: Tratamento com Adrenalina
SEÇÃO	Farmacologia

Harika Nagavelli
Editado por Hossam Tantawy

PONTOS-CHAVE

1. A anafilaxia é uma emergência de risco de vida; noções básicas sobre o protocolo de tratamento adequado é a chave para um bom resultado.
2. A adrenalina é o fármaco de escolha no tratamento do choque anafilático.
3. A adrenalina é uma catecolamina que afeta todos os receptores adrenérgicos.
4. Várias taxas de infusão podem atingir diferentes receptores adrenérgicos, mas a dose recomendada para colapso cardiovascular é de 1,0 mg de adrenalina.

DISCUSSÃO

A anafilaxia é uma reação alérgica fatal que leva à mortalidade e morbidade clinicamente significativas no perioperatório. Normalmente, drogas intravenosas (IV) desencadeiam reações alérgicas cinco minutos após a administração e, portanto, ter um plano de ação antes de quaisquer sinais de anafilaxia é de suma importância para um bom resultado. As apresentações para reações alérgicas têm um amplo espectro de sinais e sintomas. Em particular, anafilaxia envolve uma liberação de IgE de mediadores ativos. Essa reação é denominada hipersensibilidade do tipo I e é uma reação imediata. Cada mediador liberado na ativação de IgE desencadeia, secundariamente, várias respostas de órgãos terminais. Essas respostas devem causar um reflexo patelar para cada anestesiologista, especialmente após a administração do agente farmacológico a um paciente, introduzindo produtos derivados de sangue ou expansores de volume como Hextend ou outros coloides, ou mesmo expor um paciente a uma substância ambiental como o látex.

Na superfície de mastócitos e basófilos estão dois anticorpos IgE que desencadeiam uma atividade mediadora em cascata dentro dessas células, quando um antígeno/alérgeno liga os dois anticorpos. Esses mediadores incluem histamina, fatores quimiotáticos eosinofílicos e metabólitos do ácido araquidônico como leucotrienos e prostaglandinas. Uma sensação inicial de morte iminente, infelizmente muitas vezes mascarada por agentes anestésicos já introduzidos, é seguida por respostas dos órgãos terminais. Esses mediadores em cascata causam efeitos na pele, nas formas de urticária, eritema e edema. Os pulmões e o sistema respiratório superior são afetados de forma que incluem a contração do músculo liso, broncospasmo e constrição e edema de vias respiratórias superiores, levando a hipóxia e hipercapnia. Por fim, colapso cardiovascular pode ocorrer como resultado de vasodilatação extrema. Inicialmente, a vasodilatação é secundária à permeabilidade capilar amplamente aumentada, eventualmente resultando na diminuição do retorno venoso, hipotensão e alterações na contratilidade cardíaca.

O uso de adrenalina tornou-se um tratamento estabelecido contra o desfecho letal da anafilaxia. A adrenalina é classificada como uma catecolamina juntamente com noradrenalina e dopamina. Naturalmente produzida pela medula suprarrenal a partir da noradrenalina por meio da enzima fenietanolamina-*N*-metiltransferase, a adrenalina pode ativar adicionalmente receptores beta-2 responsáveis pela broncodilatação, em comparação com a noradrenalina. A adrenalina produz respostas simpáticas ativando todos os receptores adrenérgicos: alfa-1, alfa-2, beta-1 e beta-2. Receptores alfa-1, quando ativados, produzem vasoconstrição visando especialmente o músculo liso, e isso aumenta a pós-carga, a pressão arterial e a resistência vascular periférica. Estimulados apenas pela adrenalina e pela dopamina, adrenorreceptores beta-2 pré-sinápticos localizam-se no músculo liso e produzem codilatação. Acredita-se também que receptores beta-2 inibam a liberação ativa de mediadores de basófilos e mastócitos. Por fim, os receptores beta-1 aumentam a frequência cardíaca, a condução e a contratilidade, e são os pontos receptores primários e mais abundantes de adrenalina.

Tratamento da Anafilaxia durante Anestesia Geral

Terapia Inicial
1. Interromper a administração de antígeno.
2. Manter as vias respiratórias e administrar 100% O_2.
3. Interromper *todos* os agentes anestésicos.
4. Iniciar a expansão do volume intravascular (2 a 4 L de cristaloides/coloide com hipotensão).
5. Administrar adrenalina (*bolus* IV de 5 a 10 μg com hipotensão, titular conforme necessário de 0,1 a 1,0 mg IV com colapso cardiovascular).

Tratamento Secundário
1. Anti-histamínicos (0,5 a 1,0 mg/kg de difenidramina).
2. Infusão de catecolaminas (doses estabelecidas: adrenalina, 4 a 8 μg por minuto; noradrenalina 4 a 8 μg por minuto; ou isoproterenol, 0,5 a 1 μg por minuto, como uma infusão, titulado para efeitos desejados).
3. Broncodilatadores: albuterol inalado, terbutalina e/ou agentes anticolinérgicos com broncospasmo persistente.
4. Corticosteroides (hidrocortisona 0,25 a 1 g; em alternativa, 1 a 2 g de metilprednisolona).
5. Bicarbonato de sódio (0,5 a 1 mEq/kg com hipotensão persistente ou acidose).
6. Avaliação das vias respiratórias (antes da extubação).
7. Vasopressina para choque refratário.

LEITURA SUGERIDA

Barash PG. *Clinical Anesthesia*. 6th ed. Philadelphia, PA: Lippincott Williams & Wilkins; 2009:257–260.
Levy JH. *Anaphylactic Reactions in Anesthesia and ICU*. 2nd ed. Stoneham, MA: Butterworth-Heinemann; 1992:162.
Miller RD. *Miller's Anesthesia*. 7th ed. Philadelphia, PA: Elsevier, Churchill Livingstone; 2009:chap 12, 35.

PALAVRA-CHAVE	# Análise de Causas: Elementos Essenciais
SEÇÃO	Ciências Clínicas Genéricas: Procedimentos, Métodos, Técnicas de Anestesia

Tomalika Ahsan-Paik
Editado por Raj K. Modak

PONTOS-CHAVE

1. A análise de causa-raiz (RCA) é uma análise retrospectiva de um problema que tenta identificar a causa-raiz de um problema, com o objetivo de que a correção da causa-raiz do problema é a abordagem ideal para resolver o problema em si.
2. A abordagem de causa-raiz envolve a identificação dos defeitos no sistema que resultam em erros em vez de as pessoas envolvidas no sistema.
3. A falha mais crítica deve ser corrigida para evitar recorrências (também conhecida como a correção de 100 anos).
4. As soluções devem ser implementadas posteriormente, e um maior recolhimento de dados deve ocorrer para garantir a eficácia.

DISCUSSÃO

A RCA é uma análise retrospectiva de um problema que tenta identificar a causa-raiz de um problema, com o objetivo de que a correção da causa-raiz do problema é a abordagem ideal para se resolver o problema em si. A RCA é o método preferido, uma vez que identificar e subsequentemente corrigir a causa-raiz deve diminuir a reincidência do problema original em oposição a corrigir o sintoma consequente, o que não resolve o problema original. A RCA é uma ferramenta para melhoria contínua. As aplicações tradicionais da RCA são a resolução de clientes e de reclamações, disposição de materiais não conformes e planos de ações corretivas resultantes de auditorias internas.

A abordagem de causa-raiz envolve a identificação dos defeitos no sistema que resultam em erros em vez de as pessoas envolvidas no sistema. A causa pode ser identificada ao se "perguntar por que um problema ocorreu" repetidamente até que a falha fundamental no processo seja determinada. Posteriormente, a falha mais crítica deve ser corrigida para evitar recorrências (também conhecida como a correção de 100 anos). A RCA envolve uma investigação sistêmica da sequência de eventos para determinar a relação causal entre eventos individuais.

As cinco classes básicas de RCA são a baseada em segurança, proveniente da análise de acidentes, segurança no trabalho e saúde; a baseada em produção, proveniente do controle de qualidade; a baseada em processos, usada principalmente para processos de negócios; a baseada em falhas, que se concentra na análise de falhas utilizada no campo de engenharia; e a baseada em sistemas, que se originou a partir de ideias combinadas dos campos de gerenciamento de riscos, gerenciamento de mudanças e análise de sistemas.

Para executar uma RCA, é preciso primeiro definir o problema e recolher dados e evidências.

Posteriormente, a pergunta "por quê?" deve ser feita repetidas vezes até que a ação corretiva que evitará a recorrência do problema seja verificada (a "correção de 100 anos"). Em última análise, estas soluções devem ser implementadas e um maior recolhimento de dados deve ocorrer para garantir a eficácia (veja a Fig. 1).

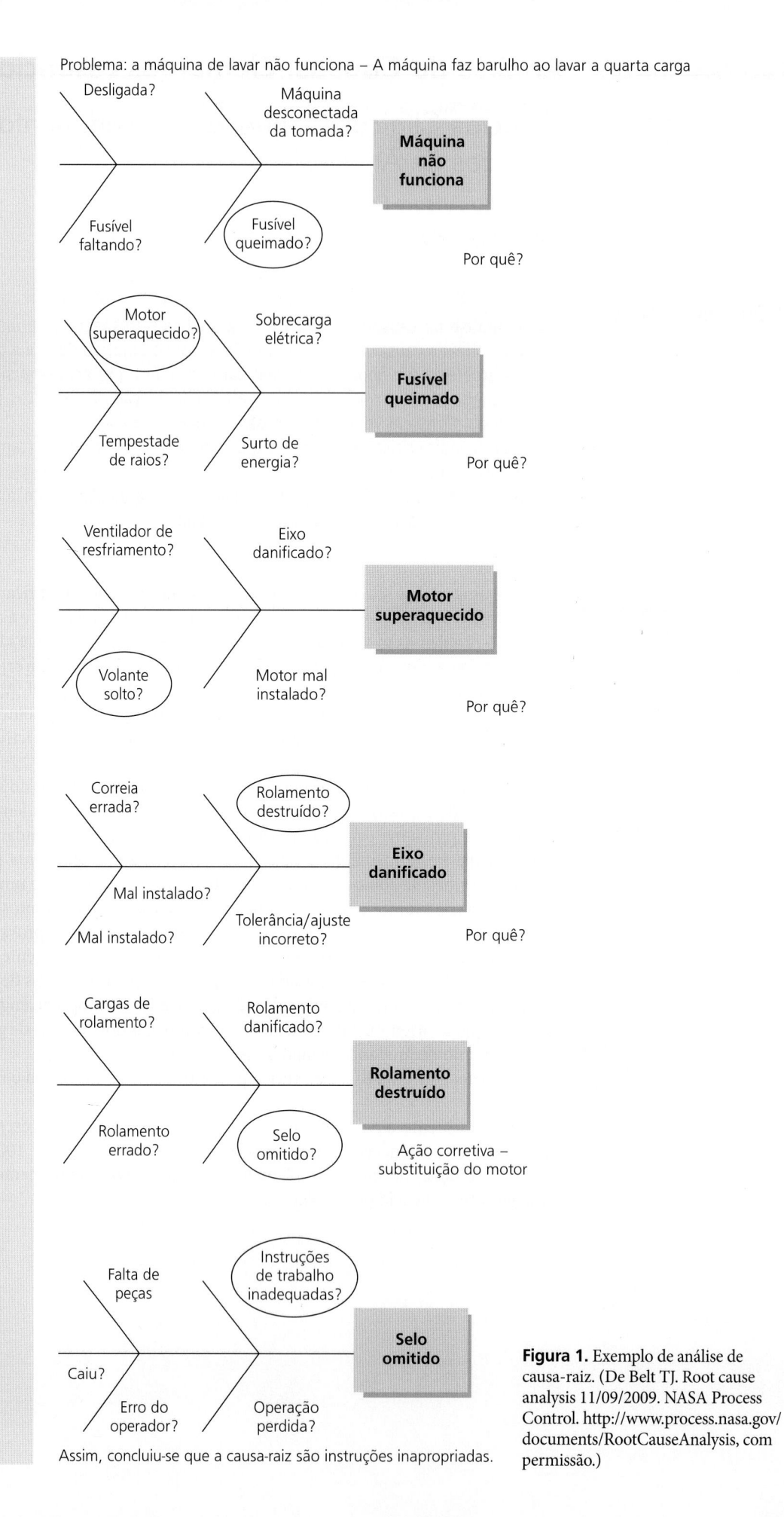

Problema: a máquina de lavar não funciona – A máquina faz barulho ao lavar a quarta carga

```
  Desligada?          Máquina
                      desconectada
                      da tomada?        ┌──────────┐
                                        │ Máquina  │
   \         \                          │   não    │
    _____│ funciona │
    /         /                         └──────────┘
   /         /
  Fusível    Fusível
  faltando?  queimado?                               Por quê?
```

```
   Motor            Sobrecarga
   superaquecido?   elétrica?          ┌──────────┐
                                       │ Fusível  │
   \         \                         │ queimado │
    _____└──────────┘
    /         /
   /         /
  Tempestade  Surto de
  de raios?   energia?                              Por quê?
```

```
  Ventilador de    Eixo
  resfriamento?    danificado?         ┌──────────────┐
                                       │    Motor     │
   \         \                         │ superaquecido│
    _____└──────────────┘
    /         /
   /         /
  Volante     Motor mal
  solto?      instalado?                             Por quê?
```

```
  Correia          Rolamento
  errada?          destruído?          ┌──────────┐
                                       │   Eixo   │
   \         \                         │danificado│
    _____└──────────┘
    /         /
   /         /
  Mal instalado?   Tolerância/ajuste
 /                 incorreto?                        Por quê?
Mal instalado?
```

```
  Cargas de         Rolamento
  rolamento?        danificado?        ┌──────────┐
                                       │ Rolamento│
   \         \                         │ destruído│
    _____└──────────┘
    /         /
   /         /
  Rolamento   Selo
  errado?     omitido?               Ação corretiva –
                                     substituição do motor
```

```
                    Instruções
  Falta de          de trabalho
  peças             inadequadas?
                                       ┌──────────┐
   \         \                         │   Selo   │
    _____│ omitido  │
    /         /                        └──────────┘
   /         /
  Caiu?
 /          /
Erro do     Operação
operador?   perdida?
```

Assim, concluiu-se que a causa-raiz são instruções inapropriadas.

Figura 1. Exemplo de análise de causa-raiz. (De Belt TJ. Root cause analysis 11/09/2009. NASA Process Control. http://www.process.nasa.gov/documents/RootCauseAnalysis, com permissão.)

As ferramentas utilizadas na RCA incluem *brainstorming*, diagrama de Pareto, diagrama espinha de peixe, gráfico de execução e fluxograma, histograma, gráfico de controle, diagrama de dispersão e diagrama em árvore (veja Fig. 2).

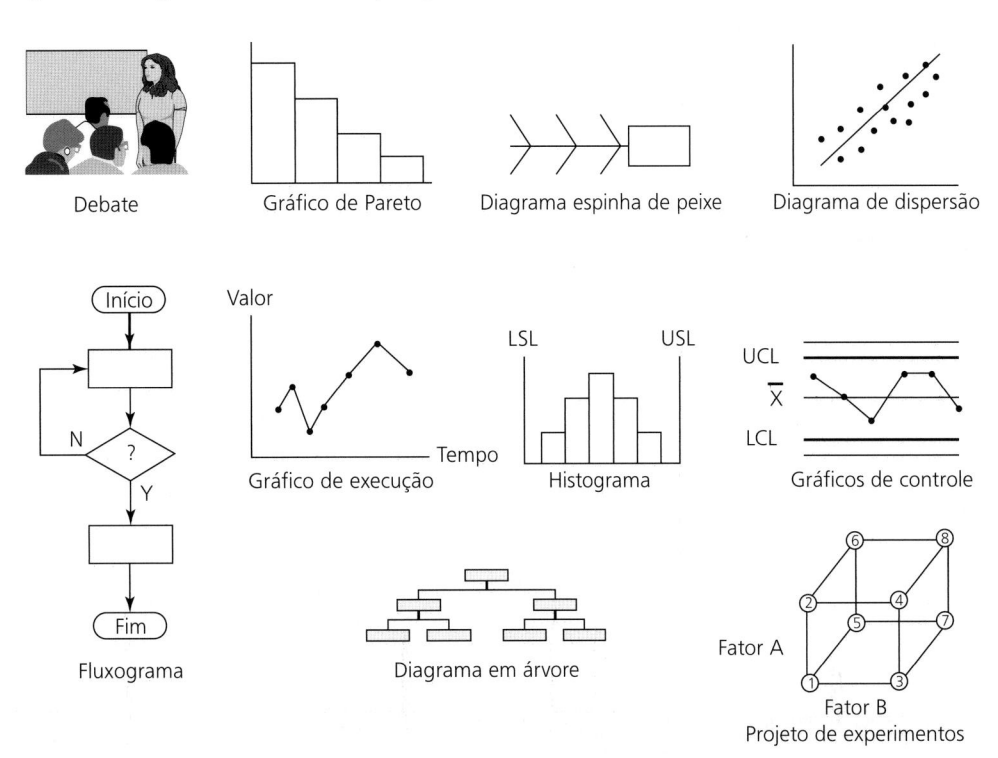

Figura 2. Técnicas utilizadas em RCA. (de http://aacesubajou.wordpress.com/2011/04/03/w2_swastioko-budhi_-conducting-a-root-cause-analysis-in-project-management-division/, com permissão.)

LEITURA SUGERIDA

Belt TJ. Root cause analysis 11/09/2009. NASA Process Control.
  http://www.process.nasa.gov/documents/RootCauseAnalysis.
http://aacesubajou.wordpress.com/2011/04/03/w2_swastioko-budhi_-conducting-a-root-cause-analysis-inproject-management-division/

PALAVRA-CHAVE	**Análise Estatística: Poder Estatístico e Desenho do Estudo**
SEÇÃO	Matemática, Estatística, Informática

Roberto Rappa e Jennifer Dominguez
Editado por Raj K. Modak

PONTOS-CHAVE

1. Os cálculos de potência estatística são, muitas vezes, feitos durante as fases de planejamento de um estudo para ajudar a estimar um tamanho de amostra adequado, que impeça erros dos tipos alfa e beta.
2. A potência de um teste estatístico é a probabilidade do teste de rejeitar uma hipótese nula falsa (erro tipo II).
3. Potência estatística = 1 – erro beta, onde erro beta = erro falso-negativo.
4. A potência estatística de um teste depende de quatro fatores: o critério de significância estatística utilizado no estudo, a magnitude do efeito experimental na população, o tamanho da amostra usada para medir o efeito e desenho do estudo.
5. Pode-se alcançar uma maior potência estatística aumentando o valor alfa, diminuindo a variabilidade da população, aumentando o tamanho da amostra ou fazendo com que a magnitude do efeito experimental seja maior.

DISCUSSÃO

Para descrever com precisão a análise da potência no contexto do desenho do estudo, alguns termos estatísticos devem ser revistos:

- **Hipótese nula:** Uma posição geral no teste de hipótese estatística que determina que não há nenhuma relação entre dois resultados medidos ou que o tratamento proposto não tem qualquer efeito.
- **Erro tipo I:** Um erro tipo I é feito quando alguém incorretamente rejeita a hipótese nula. Ele também é conhecido como um falso-positivo ou erro alfa. Isso ocorre quando os investigadores observaram uma diferença quando, na verdade, não há nenhuma. Isto indica que o teste tem uma especificidade fraca (ver abaixo).
- **Erro tipo II:** Um erro tipo II é feito quando alguém incorretamente aceita a hipótese nula. Ele também é conhecido como um falso-negativo ou erro beta. Isso ocorre quando os investigadores não conseguem observar uma diferença quando, na verdade, há uma. Isto indica que o teste tem uma sensibilidade fraca (ver abaixo).
- α **(erro alfa):** A probabilidade de se cometer um erro do tipo I.
- β **(erro beta):** A probabilidade de se cometer um erro do tipo II.
- **Especificidade:** A proporção de negativos identificados corretamente (o percentual de pessoas saudáveis que são corretamente identificadas como não tendo a condição).
- **Sensibilidade:** A proporção de positivos identificados corretamente (o percentual de pessoas doentes que são corretamente identificadas como tendo a condição).

A hipótese estatística afirma a relação entre as variáveis do estudo esperadas pelos pesquisadores. Uma hipótese nula também é formulada, que presume que a hipótese é falsa. Dois tipos de erros (alfa e beta) podem surgir a partir dessa abordagem. Eles são descritos na tabela a seguir (veja a Fig. 1).

		Realidade	
		Condições 1 e 2 equivalente	Condições 1 e 2 não equivalente
Conclusão da amostra	Condições 1 e 2 equivalente	Conclusão correta	Falso-negativo Erro tipo II Erro beta
	Condições 1 e 2 não equivalente	Falso-positivo Erro tipo I Erro alfa	Conclusão correta

Figura 1. Erros no teste de uma hipótese: Tabela da verdade em dois sentidos. (De Barash PG, *et al. Clinical Anesthesia.* 6th ed. Philadelphia, PA: Lippincott Williams & Wilkins; 2009:197.)

O erro alfa ou tipo 1 refere-se a encontrar uma diferença entre as condições quando essa diferença não existe.

O valor de alfa é geralmente de 0,05. Se um conjunto de dados não atingiu uma significância, onde $p > 0{,}05$, pode realmente não haver diferença entre as variáveis, ou o estudo pode ter tido muito poucos pontos de dados para encontrar uma diferença estatística.

A última explicação ilustra o erro beta ou tipo II que estima a probabilidade de se deixar passar um achado verdadeiro. Erros beta ocorrem quando a hipótese nula não é rejeitada, embora seja falsa. Portanto, a diferença hipotética existe, mas o estudo não é grande o suficiente para detectá-la.

Os cálculos de potência estatística são, muitas vezes, feitos durante as fases de planejamento de um estudo para ajudar a estimar um tamanho de amostra adequado, que impeça esses erros. A potência estatística de um estudo refere-se à sua capacidade em detectar a diferença entre as condições, se essa diferença realmente existir.

Matematicamente, a potência é calculada como 1 – erro beta e é geralmente fixada em 80% ou mais.

$$\text{Potência estatística} = 1 - \text{erro beta}$$

A potência é influenciada por uma série de fatores, incluindo o tamanho do efeito (magnitude das diferenças esperadas entre as condições), tamanho da amostra, variabilidade da resposta (desvio padrão) e nível de significância (nível alfa). Uma pequena dimensão do efeito está associada a uma maior chance de se cometer um erro tipo II. Um maior tamanho da amostra produz uma maior potência, onde alcançar uma potência adequada deve ser equilibrado com viabilidade e dispêndio de recursos. O aumento da variabilidade entre as condições reduz a potência, assim como a seleção de um valor alfa menor.

LEITURA SUGERIDA

Barash PG, Cullen BF, Stoelting RK, *et al. Clinical Anesthesia.* 6th ed. Philadelphia, PA: Lippincott Williams & Wilkins; 2009:192–204.

Boslaugh S, Watters PA. *Statistics in a Nutshell.* Sebastopol, CA: O'Reilly Media Inc.; 2008:358.

Cleophas TJ, Zwinderman AH, Cleophas TF, *et al. Statistics Applied to Clinical Trials.* New York: Springer; 2008:81.

Feinstein AR. *Principles of Medical Statistics.* Boca Raton, FL: Chapman & Hall; 2002:489.

Jekel JF, Katz DL, Elmore JG, *et al. Epidemiology, Biostatistics and Preventive Medicine.* 3rd ed. Philadelphia, PA: Saunders Elsevier; 2007:198.

PALAVRA-CHAVE	# Anatomia do Bloqueio do Nervo Femoral
SEÇÃO	Anatomia

Ira Whitten e Emilio Andrade
Editado por Thomas Halaszynski

PONTOS-CHAVE

1. Compreender a anatomia do bloqueio do nervo femoral é necessário para realizar um procedimento cirúrgico envolvendo o aspecto anterior, medial ou lateral da coxa acima do joelho, o próprio joelho e também o aspecto medial da perna abaixo do joelho.
2. Conhecer a anatomia e a distribuição do nervo femoral é crucial para evitar punção/trauma da artéria femoral durante o bloqueio do nervo femoral e para alcançar um bloqueio nervoso bem-sucedido.
3. O bloqueio do nervo femoral pode ser combinado com um bloqueio do nervo isquiático para, muitas vezes, fornecer anestesia adequada para qualquer procedimento cirúrgico da extremidade inferior.
4. Uma mnemônica para a organização anatômica típica do bloqueio do nervo femoral na fossa inguinal é Nervo → Artéria → Veia → Linfáticos → Sínfise (NAVLS), começando lateralmente e progredindo medialmente.

DISCUSSÃO

O nervo femoral surge a partir do plexo lombar e é composto de raízes nervosas a partir dos níveis lombares 2 a 4 (L2 e L4). O nervo femoral segue entre o músculo psoas maior e o músculo ilíaco, estendendo-se atrás/profundamente no ligamento inguinal, lateral à artéria e veia femoral dentro do "triângulo femoral".

O primeiro passo na realização de um bloqueio de nervo femoral envolve a compreensão da anatomia e identificação dos limites e conteúdos do "triângulo femoral" – especificamente, a espinha ilíaca anterossuperior, o ligamento inguinal e a artéria femoral (Fig. 1). O ligamento inguinal passa pela espinha ilíaca anterossuperior até o tubérculo púbico e segue 1 a 2 cm acima da prega cutânea femoral. O ligamento inguinal compõe a margem superior do triângulo femoral. Os outros lados do triângulo femoral são compostos pelo músculo adutor longo, medialmente, e pelo músculo sartório, lateralmente. O conteúdo do triângulo femoral, a partir do aspecto lateral até o aspecto medial, inclui o nervo femoral, a artéria femoral, a veia femoral, os gânglios linfáticos e, por fim, a sínfise púbica (comumente lembrados pelo acrônimo "NAVLS", que se pronuncia "navels"). A artéria femoral deve ser palpada no nível da prega femoral cutânea e claramente marcada, para evitar possível punção a pela inserção da agulha durante o bloqueio do nervo femoral.

A agulha do procedimento deve ser inserida perpendicularmente à pele, imediatamente inferior ao ligamento inguinal e aproximadamente 1 a 2 cm (com o polegar) lateral à pulsação da artéria femoral. A direção da agulha do procedimento deve ser de forma ligeiramente medial-lateral para passagem conforme é inserida. Uma vez que o nervo for identificado e a agulha é corretamente posicionada, seja por orientação de ultrassonografia ou por técnica de estimulador nervoso, a agulha deve ser mantida estável e o anestésico local injetado (aplicada de um modo medial-lateral para conseguir a dispersão adequada do anestésico) em volta da bainha do nervo, para evitar punção da artéria femoral. Monitor de contração muscular (técnica de estimulação nervosa) pode provocar contração do quadríceps femoral, resultando em contração patelar que pode ser facilmente vista ou palpada (mesmo muitas vezes sob tala/imobilizador de joelho).

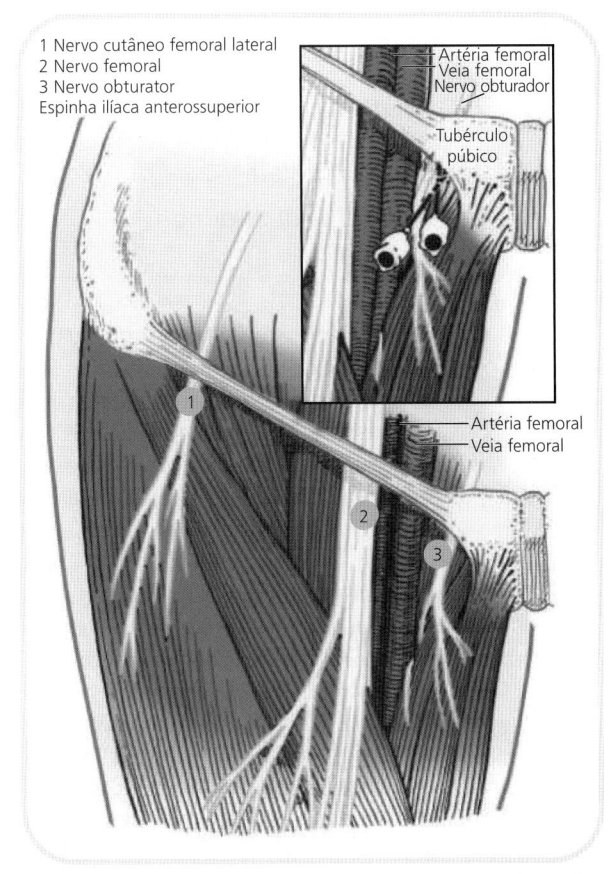

Figura 1. Pontos de referência anatômicos para os bloqueios nervosos lateral femoral cutâneo, femoral e obturador. Antes de um bloqueio do nervo obturador, a agulha é retirada do ramo púbico inferior em direção medial e craniana até que passa pelo canal obturador. (De Miller RD. Nerve blocks. *Miller's Anesthesia*. 7th ed. Philadelphia, PA: Churchill Livingstone, 2009:1695.)

LEITURA SUGERIDA

Barash PG, Cullen BF, Stoelting RK *et al.*, eds. *Clinical Anesthesia*. 6th ed. Philadelphia, PA: Lippincott Williams & Wilkins; 2009:988–992.

Brown DL. *Atlas of Regional Anesthesia*. 2nd ed. Philadelphia, PA: W.B. Saunders Company; 1999:104–110.

Hadzic A. *Hadzic's Regional Anesthesia*. New York: McGraw-Hill Professional; 2006:85.

Miller RD, Eriksson LI, Fleisher LA *et al.*, eds. *Miller's Anesthesia*. 7th ed. Philadelphia, PA: Churchill Livingstone; 2009:1695.

Anatomia do Nervo Laríngeo Superior

PALAVRA-CHAVE

SEÇÃO Anatomia

Jonathan Tidwell
Editado por Jodi Sherman

PONTOS-CHAVE

1. O nervo laríngeo superior surge a partir do nervo vago e divide-se em um ramo interno e um ramo externo.
2. O ramo interno proporciona sensação à mucosa da laringe acima das cordas vocais, e o ramo externo fornece inervação motora para o músculo cricotireóideo.
3. O bloqueio do nervo laríngeo superior é utilizado para anestesiar a mucosa da laringe acima das cordas vocais durante a intubação consciente.

DISCUSSÃO

O nervo laríngeo superior é um ramo do nervo vago que surge do gânglio vagal inferior na extremidade superior do triângulo carotídeo. Dentro da bainha da carótida, o nervo laríngeo superior divide-se em um ramo autonômico/sensorial interno e um ramo motor externo (Fig. 1). O nervo laríngeo interno ramifica-se a partir do nervo laríngeo superior apenas lateralmente ao corno do osso hioide, antes de viajar através da membrana tíreo-hióidea no recesso piriforme. O ramo interno fornece fibras sensoriais à mucosa da laringe acima das cordas vocais (base da língua, epiglote, pregas ariepiglóticas e aritenoides). O nervo laríngeo externo fornece inervação motora ao músculo cricotireóideo e é responsável pela contração das cordas vocais durante o laringospasmo.

Um bloqueio do nervo laríngeo superior é alcançado por meio do bloqueio do nervo laríngeo interno para fornecer anestesia da mucosa superior da laringe às pregas vocais, incluindo a sua superfície superior. Este bloqueio é usado durante a intubação traqueal consciente e também é usado para endoscopia perioral, ecocardiograma transesofágico e instrumentação da laringe e do esôfago.

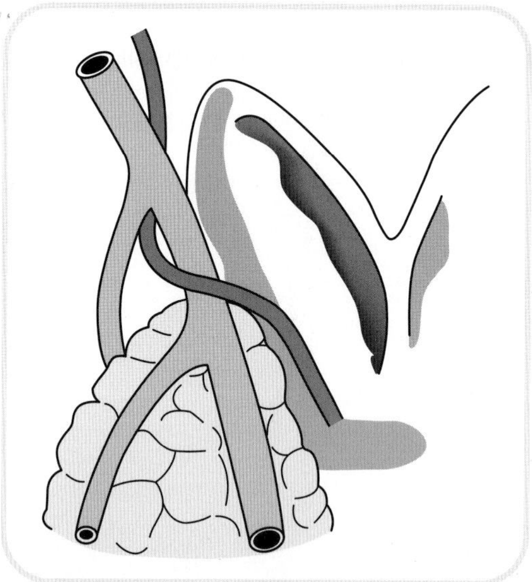

Figura 1. Relação entre o nervo laríngeo superior e a artéria carótida. (De Duh QY. Surgical anatomy and embryology of the thyroid and parathyroid glands and recurrent and external laryngeal nerves. In: Clark OH, Duh QY, eds. *Textbook of Endocrine Surgery*. Philadelphia, PA: WB Saunders; 1997:11. http://www.elsevierimages.com/image/superior.htm.24487)

LEITURA SUGERIDA

Barash PG, Cullen BF, Stoelting RK *et al.*, eds. *Clinical Anesthesia.* 6th ed. Philadelphia, PA: Lippincott Williams & Wilkins; 2009:775.

Finucane BT, Santora AH. *Principles of Airway Management.* 3rd ed. New York, NY: Springer-Verlag; 2003:5–7.

PALAVRA-CHAVE	# Anestesia Caudal
SEÇÃO	Subespecialidades: Anestesia Regional

Glenn Dizon
Editado por Thomas Halaszynski

PONTOS-CHAVE

1. O espaço caudal, onde a anestesia caudal é executada, é a porção sacral do espaço epidural.
2. Anestesia caudal é uma das técnicas regionais mais comumente empregadas, especialmente em pacientes pediátricos e também é comumente usada para analgesia pós-operatória de cirurgia urogenital, retal, inguinal e da extremidade inferior.
3. Escolher os anestésicos locais para anestesia caudal deve incluir o mesmo conjunto de considerações, como aqueles usados para anestesia peridural, e deve ser reconhecido que volumes na faixa de 25 a 30 mL são geralmente necessários para fornecer níveis sensoriais previsíveis para 10 a 12 níveis torácicos com uma injeção caudal.
4. Complicações incluem convulsão espinal total ou parada cardíaca pela injeção intravascular do anestésico local.

DISCUSSÃO

O espaço caudal é definido como o nível sacral do espaço peridural. Para conseguir o acesso ao espaço caudal, uma agulha e/ou cateter penetra o ligamento sacrococcígeo, cobrindo o hiato sacral, com posterior injeção de medicação.

Desempenho da anestesia caudal:

a. Decúbito lateral ou ventral do paciente.
b. O espaço caudal pode ser penetrado através do hiato sacral, que pode ser palpado como um sulco na linha média acima do cóccix e entre o corno sacral palpável em ambos os lados da linha média.
c. Após a preparação estéril da pele, uma agulha é dirigida em um ângulo de 45° em relação à pele, perfurando o ligamento sacrococcígeo.
d. O ângulo da agulha é, então, retificado e avançado um adicional de 2 cm em adultos ou 1 cm em crianças.
e. Injeção de anestésico local (0,5 a 1,0 mL/kg de bupivacaína ou ropivacaína a 0,125% a 0,25%) pode prosseguir após aspiração negativa para líquido cefalorraquidiano (CSF) e sangue.

Bloqueio caudal é comumente usado para anestesia regional, especialmente em casos pediátricos. É comumente usado para analgesia pós-operatória em crianças e mais comumente realizado após a indução da anestesia geral. Procedimentos comuns, onde a anestesia caudal é indicada, incluem cirurgia urogenital, retal, inguinal e da extremidade inferior. Em adultos, a anestesia caudal também pode ser utilizada para cirurgia anorretal e pode ser usada no segundo estágio do trabalho de parto quando a epidural não bloqueia os nervos sacrais adequadamente. Além disso, anestesia caudal pode ser usada quando a colocação epidural falhou ou é ineficaz em pacientes obstétricos.

Para a realização desse bloqueio (anestesia caudal), adultos são colocados na posição de decúbito ventral ou lateral. Crianças são normalmente colocadas na posição de decúbito lateral após a indução da anestesia geral. Nessas posições, o espaço caudal pode ser penetrado através do hiato sacral, nas lâminas sacral-4 (S4) e sacral-5 (S-5) não fundidas. O hiato pode ser palpado como um sulco na linha média acima do cóccix e entre o corno sacral palpável em ambos os lados da linha média. Também pode ser localizado no ápice de um triângulo equilátero, criado por duas espinhas ilíacas posterossuperiores e o hiato sacral. Após a preparação estéril, a agulha é direcionada no sentido cefálico em ângulo de 45°. Com o avanço da agulha, pode-se sentir um estalido quando a agulha penetra o ligamento sacrococcígeo. O ângulo da agulha é, então, retificado e avançado um adicional de 2 cm em adultos ou 1 cm em crianças. Injeção de anestésicos locais pode prosseguir após a aspiração negativa para o CSF e sangue. Teste de dosagem com anestésico local também ajudará a descartar injeção subaracnoide ou intravenosa.

Dosagem típica de anestésicos locais é de 0,5 a 1,0 mL/kg de bupivacaína ou ropivacaína a 0,125 a 0,25% com ou sem epinefrina. Opioides como 50 a 70 µg/kg de morfina também podem ser adicionados. Analgesia pode-se estender por horas no pós-operatório de dose única, ou um cateter pode ser colocado para analgesia mais prolongada.

Complicações associadas à anestesia caudal são semelhantes as associadas a analgesia peridural e incluem a coluna vertebral total e convulsões ou parada cardíaca por uma injeção intravascular de anestésico local.

LEITURA SUGERIDA

Morgan GE, Mikhail MS, Murray MJ. *Clinical Anesthesiology*. 4th ed. New York, NY: McGraw-Hill; 2005:314–316.

Rathmell JP, Neal JM, Viscomi CM. *Regional Anesthesia: The Requisites in Anesthesiology*. Philadelphia, PA: Else-vier Mosby; 2004:111–112.

PALAVRA-CHAVE

Anestesia das Vias Respiratórias: Anatomia

SEÇÃO

Anatomia

Kellie Park
Editado por Thomas Halaszynski

PONTOS-CHAVE

1. A via respiratórias superior é separada pela faringe, hipofaringe e laringe, que são posteriormente separadas em diversos segmentos.
2. Esses três segmentos contêm inervações sensoriais e motoras.
3. A inervação das vias respiratórias pode ser separada em três vias neurais: nervos trigêmeo (V), glossofaríngeo (IX) e vago (X).
4. Essas inervações tornam-se importantes para os anestesiologistas quando anestesiam para procedimentos como intubação com o paciente acordado com fibra óptica.

DISCUSSÃO

A via respiratória superior começa no nariz e na boca; esses orifícios fornecem acesso à nasofaringe e à orofaringe, respectivamente. A nasofaringe e a orofaringe são espaços comunicantes e são citadas juntas como a faringe. Elas são parcialmente divididas pelos palatos duro e mole.

A laringofaringe, ou hipofaringe, está caudal à faringe e é o espaço entre a epiglote, proximalmente, e a glote (cordas vocais e o espaço intermediário), distalmente. A laringe é definida por cordas vocais, proximalmente, e cartilagem cricóidea, distalmente. Por fim, a traqueia fixa-se à laringe na cartilagem cricóidea por meio do ligamento cricotraqueal. O primeiro anel da traqueia está, aproximadamente, no nível do sexto processo espinhoso cervical.

No total, nove cartilagens combinam-se para formar a laringe. A cartilagem tireóidea é palpável e forma a proeminência comumente citada como pomo-de-adão. Essa cartilagem protege anteriormente as cordas vocais. A membrana cricotireóidea abrange o espaço entre a cartilagem tireóidea e a cartilagem cricóidea. Essa membrana está sujeita à penetração durante cricotireostomia para obter acesso de emergência das vias respiratórias.

A inervação da via respiratória superior é dividida em sensorial e motora. Na direção cranial para caudal, inervação sensorial das membranas mucosas do nariz é fornecida pelas divisões oftálmicas e maxilares do nervo trigêmeo (V). A divisão maxilar do nervo trigêmeo fornece inervação sensorial aos palatos duro e mole. Os nervos trigêmeo e facial (VII) inervam a língua, enquanto que o nervo glossofaríngeo (IX) fornece a inervação sensitiva para as amígdalas e parte do palato mole. Os ramos do nervo vago (X) fornecem sensação para a epiglote. O nervo laríngeo superior inerva a hipofaringe, enquanto o nervo laríngeo recorrente fornece inervação sensitiva para a laringe e a traqueia. O nervo laríngeo recorrente fornece toda a inervação motora da laringe, com exceção do músculo cricotireóideo, que é inervado pelo nervo laríngeo externo. Essa anatomia torna-se importante para topicalização das vias respiratórias ou no bloqueio de nervo das vias respiratórias, para bloquear a inervação sensitiva a essas áreas ao se realizar uma intubação desperta com fibra óptica em pacientes com vias respiratórias difíceis. Qualquer uma dessas técnicas visa bloquear as inervações sensoriais conforme descrito acima.

LEITURA SUGERIDA

Barash PG, Cullen BF, Stoelting RK *et al.*, eds. *Clinical Anesthesia*. 6th ed. Philadelphia, PA: Lippincott Williams & Wilkins; 2009:752.

Stoelting RK, Miller RD, eds. *Basics of Anesthesia*. 5th ed. Philadelphia, PA: Churchill Livingstone; 2007:207.

PALAVRA-CHAVE	# Anestesia Epidural: Efeitos Respiratórios
SEÇÃO	Anestesia Regional

Kellie Park
Editado por Jodi Sherman

PONTOS-CHAVE

1. Idealmente, anestésicos epidurais estabelecidos podem melhorar a função respiratória, diminuindo a incidência de respiração superficial e baixos volumes corrente, e atelectasia secundária resultante da dor da imobilização, juntamente com uma diminuição da necessidade de opioides.
2. No entanto, uma epidural onde a injeção resulta em bloqueio alto pode levar a ventilação deficiente e, assim, é necessário que o equipamento das vias respiratórias esteja prontamente disponível em todos os momentos.

DISCUSSÃO

Anestesia peridural fornece um bloqueio sensorial segmentado. Altura da anestesia epidural, ao contrário da espinal, depende muito do local da injeção inicial, do volume injetado, da dosagem da droga e menos da baricidade e da posição do paciente. Quando os bloqueios são feitos no nível do tórax médio, a função pulmonar raramente é afetada em pessoas com pulmões saudáveis normais. Na verdade, a anestesia peridural pode melhorar a função respiratória já que diminui a incidência de baixos volumes de corrente secundários à dor e também diminui a necessidade de opioides.

Depois do bloqueio epidural alto, os pacientes podem perceber entorpecimento da parede torácica como dificuldade para respirar ou falta de ar. Avaliação do paciente deve ser realizada para determinar se ele tem volume corrente adequado, boas medidas de SpO_2, se não apresenta alterações no estado mental e se é capaz de falar com voz forte. Se essas medições quantitativas e qualitativas estiverem presentes, o paciente e o anestesiologista devem ser tranquilizados de que a função respiratória não está comprometida; no entanto, equipamentos-padrão para vias respiratórias devem sempre estar prontamente disponíveis.

Músculos intercostais podem ser anestesiados com um bloqueio alto, com um volume muito grande ou com uma alta concentração de anestésico local. Pacientes que dependem de músculos acessórios podem necessitar de suporte ventilatório, se os músculos intercostais estiverem anestesiados. Bloqueios altos afetando C_3-C_5 prejudicam o diafragma e exigem intubação endotraqueal em qualquer paciente.

LEITURA SUGERIDA

Barash PG, Cullen BF, Stoelting RK *et al.*, eds. *Clinical Anesthesia*. 6th ed. Philadelphia, PA: Lippincott Williams & Wilkins; 2009:947.
Stoelting RK, Miller RD, eds. *Basics of Anesthesia*. 5th ed. Philadelphia, PA: Churchill Livingstone; 2007:268.

PALAVRA-CHAVE

Anestesia Inalatória: Efeitos Respiratórios e Ventilatórios

SEÇÃO Farmacologia

Brooke Albright e Xing Fu
Editado por Raj K. Modak

PONTOS-CHAVE

1. O uso de anestésicos voláteis geralmente resulta em apenas uma leve redução da ventilação minuto através de uma diminuição do volume corrente e um aumento concomitante da frequência respiratória.
2. Os efeitos ventilatórios de agentes voláteis são dependentes da concentração alveolar Mínima (MAC), e é possível observar grande diminuição do volume corrente e grande aumento da frequência respiratória com concentrações mais elevadas. A exceção é o isoflurano em concentrações acima de 1 MAC.
3. O óxido nitroso também é conhecido por aumentar a frequência respiratória e diminuir o volume corrente. Esse efeito é secundário à estimulação do sistema nervoso central e, talvez, à ativação de receptores do estiramento pulmonar.
4. Ventilação hipóxica, a resposta ventilatória à hipoxemia, que é mediada por quimiorreceptores periféricos nos corpos carotídeos, está marcadamente deprimida, mesmo por pequenas quantidades de agentes inalados, mas tem efeito mínimo sobre o impulso respiratório hipercápnico.

DISCUSSÃO

O uso de anestésicos voláteis geralmente resulta em uma leve redução da ventilação minuto através de uma diminuição do volume corrente e um aumento concomitante da frequência respiratória. Esses efeitos são dependentes da MAC, e é possível observar grande diminuição do volume corrente e grande aumento da frequência respiratória com concentrações mais elevadas. O isoflurano é a única exceção a essa regra, já que em concentrações acima de 1 MAC ele não continua a aumentar a frequência respiratória. Já que a alteração geral é uma leve diminuição da ventilação minuto, há também um aumento associado de $PaCO_2$ em repouso. No entanto, a estimulação associada à cirurgia pode compensar os efeitos depressivos de agentes inalados e causar aumentos na frequência respiratória e no volume corrente e, portanto, causar uma redução de $PaCO_2$ de repouso.

O óxido nitroso também é conhecido por aumentar a frequência respiratória e diminuir o volume corrente. Esse efeito é secundário à estimulação do sistema nervoso central e, talvez, à ativação de receptores do estiramento pulmonar. O efeito em rede é uma mudança nominal na ventilação minuto e no nível de $PaCO_2$ de repouso. O óxido nitroso utilizado em conjunto com agentes voláteis, desflurano e sevoflurano resulta na diminuição de $PaCO_2$, quando comparado com as concentrações iguais de MAC desses agentes inalados em oxigênio.

Ventilação hipóxica, a resposta ventilatória à hipóxia arterial, que é mediada por quimiorreceptores periféricos nos corpos carotídeos, está marcadamente deprimida, mesmo por pequenas quantidades de agentes inalados, mas tem efeito mínimo sobre o impulso respiratório hipercápnico.

LEITURA SUGERIDA

Barash PG, Cullen BF, Stoelting RK *et al.*, eds. *Clinical Anesthesia*. 5th ed. Philadelphia, PA: Lippincott Williams & Wilkins; 2006:432.

Hines RL, Marschall KE, eds. *Stoelting's Anesthesia and Co-existing Disease*. 5th ed. Philadelphia, PA: Saunders Elsevier; 2002:127–128.

Morgan GE, Mikhail MS, Murray MJ. *Clinical Anesthesiology*. 4th ed. New York, NY: McGraw-Hill; 2005:164, 169, 172–173.

PALAVRA-CHAVE	## Anestesia Local: Metemoglobinemia
SEÇÃO	Farmacologia

Roberto Rappa
Editado por Jodi Sherman

PONTOS-CHAVE	1. Metemoglobinemia está associada à administração de grandes doses de prilocaína e benzocaína. 2. Metemoglobina é uma forma oxidada da hemoglobina. 3. Metemoglobinemia normalmente é espontaneamente reversível, mas pode ser facilmente revertida com a administração intravenosa de azul de metileno, 1 a 2 mg por kg. 4. Uma variedade de medicamentos e de estados de doença pode resultar na formação de metemoglobinemia clinicamente significativa.

DISCUSSÃO	Metemoglobinemia é um efeito colateral único associado à administração de grandes doses do anestésico local do tipo amida, prilocaína, e do anestésico local do tipo éster, benzocaína. A formação de metemoglobina é proporcional à dose de anestésico local administrado. Por exemplo, a administração de mais do que 600 mg de prilocaína resultará na formação de metemoglobina clinicamente significativa em adultos.

Metemoglobina é uma forma oxidada de hemoglobina (oxidação do íon ferroso [Fe^{2+}] no grupo heme da molécula de hemoglobina no estado férrico [Fe^{3+}]). Esse processo resulta em uma molécula de hemoglobina que tem muito pouca afinidade com o oxigênio. Com elevadas concentrações de metemoglobina nas hemácias, pouco oxigênio é distribuído para os tecidos periféricos, resultando em hipóxia tecidual clinicamente significativa.

Concentrações de metemoglobina podem ser medidas por cooximetria e, sob circunstâncias normais, a concentração é inferior a 1%. Metemoglobina tem o mesmo coeficiente de absorção nos comprimentos de onda vermelha e infravermelha. Esse padrão de absorção idêntica corresponde a uma medida de SpO_2 de 85%. Portanto, no caso de toxicidade por metemoglobina, quando o SpO_2 é maior do que 85%, corresponde a uma saturação falsamente elevada. Quando o SpO_2 é inferior a 85%, corresponde a uma leitura falsamente baixa.

Metemoglobina é formada a partir do metabolismo da prilocaína. A prilocaína entra rapidamente no metabolismo hepático para formar O-toluidina. Subsequentemente, O-toluidina provoca a oxidação da hemoglobina em metemoglobina. Prilocaína é encontrada em uma série de soluções anestésicas locais tópicas. É normalmente combinada com lidocaína e é utilizada como uma mistura eutética em EMLA (mistura eutética de anestésicos locais) creme. EMLA é um anestésico dérmico popular usado na população pediátrica a fim de facilitar a colocação de cateteres intravenosos.

Aconselha-se precaução quando se utiliza prilocaína em crianças menores de 12 meses, especialmente se já estiver recebendo tratamento com agentes indutores de metemoglobinemia (Tabela 1).

Tabela 1. Drogas que aumentam a formação de metemoglobina

Acetanilid	Acetaminofeno
Benzocaína	Ácido paraminossalicílico
Dapsone	Cloroquina
Fenacetina	Corante anilina
Fenitoína	Fenobarbital
Nitratos e nitritos	Naftaleno
Nitroglicerina	Nitrofurantoína
Pamaquina	Nitroprussiato
Quinina	Primaquina
Sulfonamidas	

Prilocaína também é raramente contraindicada em pacientes com metemoglobinemia congênita ou idiopática. Cuidado também é aconselhado em crianças com menos de 3 meses, que, fisiologicamente, não podem ter sistemas de enzimas hepáticas totalmente maduros.

Benzocaína é comumente encontrada em pomadas anestésicas locais tópicas vendidas sem receita. Encontra-se também como uma formulação a 20% em *spray*. *Spray* é comumente utilizado como um anestésico tópico da mucosa oral na preparação para broncoscopia, intubação por fibra óptica e endoscopia superior.

Metemoglobinemia é espontaneamente reversível. Existe uma grande variedade de sistemas enzimáticos do corpo que minimizam o grau de estresse oxidativo. Esses sistemas podem contrariar a formação de metemoglobina e ajudar a restaurar o estado de transporte de oxigênio (ferroso) da hemoglobina. Contudo, em estados de doença ou terapia medicamentosa, esses sistemas de proteção podem ficar rapidamente sobrecarregados, resultando na formação de metemoglobinemia clinicamente significativa. Essa condição pode ser facilmente revertida com a administração intravenosa de azul de metileno, 1 a 2 mg por kg.

LEITURA SUGERIDA

Hines RL, Marschall KE, eds. *Stoelting's Anesthesia and Co-existing Disease*. 5th ed. Philadelphia, PA: Churchill Livingstone; 2008:415.

Morgan GE, Mikhail MS, Murray MJ. *Clinical Anesthesiology*. 4th ed. New York, NY: Lange Medical Books/McGraw-Hill; 2006:140–141.

| PALAVRA-CHAVE | **Anestesia Neuraxial: Efeitos Cardiovasculares** |

| SEÇÃO | Subespecialidades: Anestesia Regional |

Alexander Timchenko
Editado por Thomas Halaszynski

| PONTOS-CHAVE |

1. A anestesia neuroaxial pode estar associada a perturbações cardiovasculares como hipotensão, bradicardia e taquicardia, isoladamente ou em combinação.
2. A anestesia neuraxial de fibras simpáticas pré-ganglionares da 5ª vértebra torácica (T5) à 1ª vértebra lombar (L1) pode produzir uma vasodilatação periférica com acúmulo venoso e diminuição do retorno venoso ao coração.
3. Os fatores de risco para hipotensão causada pela anestesia neuraxial incluem idade superior a 40, a combinação de anestesia neuraxial com anestesia geral, o uso de inibidores da enzima conversora de angiotensina (ACE)/bloqueadores dos receptores da angiotensina II (ARBs), obesidade e hipovolemia.
4. A bradicardia associada à anestesia neuraxial é mediada pelo bloqueio simpático no nível torácico 1 a 4 (T1-4).
5. O bloqueio simpático em T1-4 causado pela anestesia neuraxial pode levar a um tônus vagal sem oposição que leva a bradicardia, piora do bloqueio cardíaco, ou assistolia.

| DISCUSSÃO |

A anestesia neuraxial por administração de medicamentos anestésicos locais no espaço epidural ou fluido espinal cerebral (CSF) pode ser alcançada por diversas técnicas. Anestésicos locais de qualquer uma das famílias de fármacos amino, amida ou éster são geralmente escolhidos para essa finalidade. Os efeitos cardiovasculares comuns após a administração de anestésicos locais para anestesia neuraxial incluem hipotensão, bradicardia ou taquicardia.

A resposta hipotensora causada pela anestesia neuroaxial é mediada pelas fibras eferentes simpáticas pré-gangliônicas T5-L1 que definem o tônus vasomotor constritor nas artérias e veias. Os anestésicos locais utilizados no bloqueio da anestesia neuraxial a estes níveis da coluna vertebral podem levar à vasodilatação abaixo do nível do bloco, juntamente com a diminuição do retorno venoso para o coração. Há uma maior diminuição do tônus dos vasos venosos do que do tônus arterial com a subsequente redução da resistência vascular sistêmica, mas o acúmulo venoso é o maior contribuinte para a hipotensão resultante do que o efeito sobre o lado arterial da circulação. A vasodilatação arterial pode ser minimizada por uma vasoconstrição compensatória acima do nível do bloqueio obtido com a anestesia neuraxial. No entanto, em situações de alto bloqueio simpático da anestesia neuraxial, a vasoconstrição compensatória pode não ser funcional. Outros fatores que contribuem para a hipotensão incluem o posicionamento do paciente em Trendelenberg reverso e a compressão intra-abdominal da veia cava inferior, por exemplo, por um útero grávido. É imperativo garantir o deslocamento esquerdo lateral do útero para melhorar o retorno venoso adequado em níveis ideais na paciente grávida. Os efeitos hipotensores da anestesia neuraxial podem ser compensados pelo sistema renina-angiotensina. Portanto, os pacientes submetidos à terapia com inibidores da ACE ou ARBs têm um risco aumentado para o desenvolvimento de hipotensão secundária à anestesia neuraxial.

Os fatores de risco para o desenvolvimento de hipotensão pós-anestesia neuraxial incluem o seguinte:

- Combinação de anestesia neuraxial com anestesia geral.
- Hipovolemia.
- Obesidade.
- Idade acima de 40 anos.
- Pacientes tomando inibidores da ACE ou ARBs.

As fibras cardioaceleradoras são tipicamente encontradas no nível T1-4. O envolvimento destas fibras pelos anestésicos locais utilizados em anestesia neuraxial pode levar a bradicardia, bloqueio cardíaco completo ou assistolia. Quando os efeitos adversos sobre a frequência cardíaca ocorrem em associação à diminuição do retorno venoso, o paciente pode tornar-se bastante hipotenso. O nível de anestesia local obtido com a anestesia neuraxial no dermátomo T1-4 pode resultar na estimulação parassimpática sem oposição do nervo vago. A presença de um bloqueio cardíaco de primeiro grau antes da anestesia neuraxial pode ser um fator de risco para a progressão para um grau ainda maior de bloqueio cardíaco. Um mecanismo adicional para bradicardia durante a anestesia neuraxial envolve os receptores de estiramento intracardíacos, que diminuem a frequência cardíaca mediada por reflexo do nervo vago que ocorre quando as pressões intracardíacas de enchimento começam a cair. Os fatores de risco para bradicardia incluem alto bloqueio simpático, idade abaixo de 50 anos, pacientes ASA I e uso de terapia betabloqueadora.

LEITURA SUGERIDA

Barash PG, Cullen BF, Stoelting RK *et al.*, eds. *Clinical Anesthesia*. 6th ed. Philadelphia, PA: Lippincott Williams & Wilkins; 2009:995–996.

Miller RD. *Miller's Anesthesia*. 6th ed. Philadelphia, PA: Elsevier Churchill Livingstone; 2005:573–603.

Morgan GE, Mikhail MS, Murray MJ. *Clinical Anesthesiology*. 4th ed. New York, NY: McGraw-Hill; 2006:263–275.

PALAVRA-CHAVE

Anestesia para ECT: Efeito da Lidocaína

SEÇÃO

Ciências Clínicas Genéricas: Procedimentos, Métodos, Técnicas de Anestesia

Kimberly Slininger
Editado por Ramachandran Ramani

PONTOS-CHAVE

1. O uso de lidocaína antes do início das convulsões durante a terapia eletroconvulsiva (ECT) deve ser evitado por causa da capacidade da lidocaína de aumentar o limiar de convulsão e, potencialmente, diminuir a duração da convulsão.
2. A lidocaína ainda é adequada para o uso no tratamento de arritmias ventriculares pós-convulsão.

DISCUSSÃO

A lidocaína é um fármaco ubíquo no mundo da anestesiologia como um anestésico local e droga antiarritmia. São bem conhecidos seus efeitos colaterais e toxicidade resultante. A lidocaína tem a capacidade de produzir estimulação do sistema nervoso central (CNS) e depressão com doses tóxicas. A preocupação com o uso de lidocaína durante ECT é seu potencial para aumentar o limiar de convulsão do paciente. Apesar de as convulsões serem uma das toxicidades de lidocaína no CNS, a lidocaína tem sido usada como terapia alternativa para estados convulsivos generalizados de refratário epiléptico a terapia convencional. As recomendações atuais para administração da anestesia para ECT é evitar o uso de lidocaína antes do início das convulsões. Ela também mostrou diminuir potencialmente a duração da convulsão, e existem estudos que mostram que a duração de uma convulsão ECT é tão importante quanto a intensidade da convulsão e lidocaína deve ser evitada. A lidocaína ainda é clinicamente apropriada para uso em arritmias ventriculares que ocorrem após convulsão.

LEITURA SUGERIDA

Albin MS. *Textbook of Neuroanesthesia with Neurosurgical and Neuroscience Perspectives*. New York, NY: McGraw-Hill; 1997:724.

Diprio JT, Talbert RL, Yee GC *et al.*, eds. *Pharmacotherapy: A Pathophysiologic Approach*. 7th ed. New York, NY: McGraw-Hill; 2008:960–961.

PALAVRA-CHAVE

Anestésico Local: Sintomas Neurológicos Transitórios

SEÇÃO

Ciências Clínicas Genéricas: Procedimentos, Métodos, Técnicas de Anestesia

Marianne Saleeb
Editado por Thomas Halaszynski

PONTOS-CHAVE

1. Sintomas neurológicos transitórios (TNSs) são caracterizados por dor pós-operatória ou disestesia nas nádegas ou na(s) extremidade(s) inferior(es), que pode ocorrer após a resolução da anestesia espinal.
2. Estudos têm demonstrado que essa síndrome está geralmente associada a maiores concentrações de lidocaína na anestesia espinal, bem como com o paciente em posição de litotomia e cirurgia ambulatorial.
3. Todas as formas de lidocaína, incluindo isobárica, hipobárica e diluída, têm sido implicadas, mas o mecanismo real e a causa da síndrome são desconhecidos.
4. O risco relativo de desenvolvimento de TNS após anestesia intratecal com lidocaína é sete vezes maior em comparação com bupivacaína, prilocaína, ou procaína, embora também tenham sido relatados casos de TNS com o uso desses anestésicos locais.

DISCUSSÃO

TNS são caracterizados por dor ou disestesia pós-operatória nas nádegas e/ou membros inferiores, geralmente após a resolução da anestesia espinal (na maioria das vezes, quando a lidocaína foi utilizada). Em teoria, TNS é uma manifestação de neurotoxicidade de alguns anestésicos locais, entretanto mais comumente ocorre com a lidocaína hiperbárica. Todas as formas de lidocaína, incluindo isobárica, hipobárica e mesmo diluída, têm sido implicadas, mas o mecanismo real e a causa da síndrome são desconhecidos. Muitos estudos têm demonstrado que essa síndrome está geralmente associada a anestesia espinal com lidocaína, bem como a posição de litotomia e cirurgia ambulatorial. Também houve relatos de casos de TNS ocorrendo após a resolução da anestesia epidural. Os pacientes geralmente se queixam de dor nas nádegas e na(s) extremidade(s) inferior(es), que desaparece espontaneamente após alguns dias. Uma série de condições clínicas pode imitar TNS. Espasmo muscular paravertebral causado por trauma poderia imitar TNS, mas geralmente ocorre no início do período de recuperação. Doença degenerativa de disco e cefaleia pós-dural podem confundir o curso clínico do TNS, e o diagnóstico de TNS parece ser de exclusão.

No entanto, o mecanismo exato da lesão permanece desconhecido, mas descobertas recentes mostraram que a administração intratecal de um anestésico local aumenta a concentração de glutamato no líquido cefalorraquidiano e alterações de forma histopatológica dos neurônios motores da medula espinal lombar. Esses são os potenciais mecanismos que sugerem danos das raízes dorsais e ventrais. Estudos *in vitro* de neurônios cultivados expostos a diferentes concentrações de anestésicos locais têm demonstrado alterações no crescimento de cones e neuritos, que podem estar relacionados com o TNS. O risco relativo de desenvolvimento de TNS após anestesia intratecal com lidocaína é sete vezes maior em comparação com outros anestésicos locais como bupivacaína, prilocaína ou procaína, embora também tenham sido relatados casos de TNS com o uso desses anestésicos locais.

LEITURA SUGERIDA

Aguilar JL, Peláez R. Transient neurological syndrome: does it really exist? *Curr Opin Anaesthesiol.* 2004;17(5):423–426.

Morgan GE, Mikhail MS, Murray MJ. *Clinical Anesthesiology.* 4th ed. New York, NY: Lange/McGraw-Hill; 2006:321.

Evron S, Gurstieva V, Ezri T, et al. Transient neurological symptoms after isobaric subarachnoid anesthesia with 2% lidocaine: the impact of needle type. *Anesth Analg.* 2007;105:1494–1499.

PALAVRA-CHAVE	**Anestesiologistas: Abuso de Substâncias e Fentanil**
SEÇÃO	Ciências Clínicas Genéricas: Procedimentos, Métodos, Técnicas de Anestesia

Kevan Stanton e Jonathan Tidwell
Editado por Raj K. Modak

PONTOS-CHAVE

1. Enquanto a prevalência de abuso de substâncias entre os anestesiologistas é menor do que nos médicos em geral, os anestesiologistas estão excessivamente representados em centros de tratamento.
2. Abuso de substâncias inclui óxido nitroso e anestésicos voláteis, bem como drogas intravenosas (IV).
3. Identificação de médicos aflitos com abuso de substâncias geralmente não ocorre até o final da doença. O tempo de detecção de abuso é inversamente proporcional à potência da droga abusada. Nesse sentido, abuso de fentanil não é normalmente detectado até 6 a 12 meses após o início do abuso, enquanto abuso de sufentanil é normalmente detectado dentro de 1 a 6 meses após o início do abuso.
4. O desempenho no trabalho geralmente é o último a ser afetado pelo abuso de substâncias.
5. A maioria dos médicos é capaz de retornar com sucesso ao trabalho.

DISCUSSÃO

A dependência química é uma doença crônica recorrente. A dependência química entre médicos ocorre em todas as especialidades. Os médicos têm uma prevalência anual de 2,1% e vitalícia de 7,9% de toxicodependência, comparada com 16% da população geral. No entanto, os médicos são cinco vezes mais propensos a usar sedativos de substâncias ilícitas. Abuso de álcool também é um problema, com o abuso do médico superando aquele da população em geral no momento em que os médicos estão em meados dos 50 anos de idade.

Especificamente, em relação aos anestesiologistas, há uma prevalência de 1 a 2% de abuso de substâncias, menos do que a dos médicos em geral, embora anestesiologistas sejam excessivamente representados em centros de tratamento. O risco de morte e o suicídio relacionados com drogas são muito maiores em anestesiologistas do que em outros médicos. Para o suicídio, o risco é 1,45 vezes daquele para residentes, e, na morte relacionada com droga, o risco é 2,79 vezes aquele para residentes. Esse abuso de substância pode incluir óxido nitroso e anestésicos voláteis, além de medicamentos IV. As características de anestesiologistas associadas à dependência química incluem as seguintes:

- Cinquenta por cento têm menos de 35 anos, com os residentes sendo excessivamente representados – o vício começa no início da carreira por curiosidade.
- Academicamente realizado – muitos são membros de Alpha Omega Alpha (AOA).
- 76 a 90% usam opioides.
- 33 a 50% abusam de várias drogas.
- 33% têm história familiar de transtornos relacionados com o vício.
- 65% estão associados a departamentos acadêmicos.
- Fácil acesso a drogas potentes.
- Colegas geralmente são os últimos a saber.

As causas do abuso de substâncias incluem estresse, disponibilidade de drogas e potência da droga. Estresse não é necessariamente um fator precipitante, mas pode exercer um papel importante em pessoas com determinados traços de personalidade preexistentes, história familiar de dependência de substância ou abuso e aqueles com uso prévio de drogas recreativas. Disponibilidade é um fator, não somente no fato de que as drogas estão imediatamente disponíveis, mas por elas serem dadas pelo anestesiologista, diferente de outras especialidades em que a droga é solicitada pelo médico, mas dada por outra pessoa. Por fim, a potência da droga também desempenha um papel no abuso de substância, levando à dependência. Geralmente, o abuso é mais comum do que o vício entre os médicos, mas o potencial de dependência de opiáceos potentes é tão alto que, depois de experimentarem, há enorme risco de tornarem-se quimicamente dependentes.

A identificação de pessoas atingidas pelo abuso de substâncias geralmente não ocorre até o final da doença, e o tempo de detecção é inversamente proporcional à potência da droga sendo abusada. As primeiras mudanças vistas em médicos que abusam de drogas é o afastamento de interesses externos, acompanhado por aumento das dificuldades na vida doméstica. Isso é seguido pelo aparecimento de doenças frequentes e inexplicáveis, mudanças de personalidade, vários trabalhos e mudanças frequentes. Indivíduos também buscam turnos adicionais, particularmente quando estarão sozinhos, como durante a noite. Achados físicos como trauma inexplicável da face (ou seja, hematomas, abrasões por adormecer enquanto está sob a influência) podem ser um dos poucos e únicos sinais. Desempenho de trabalho geralmente é o último a ser afetado; é por isso que, muitas vezes, os colegas são os últimos a saber.

Talvez a informação mais importante sobre opioides, particularmente uso de fentanil, sejam as manifestações clínicas de intoxicação e abstinência. A intoxicação por opioide tipicamente produz alterações comportamentais (disforia, apatia, retardo psicomotor, euforia), constrição papilar, sonolência, fala arrastada e comprometimento da atenção. A retirada de opioides geralmente produz náusea, mialgia, dilatação pupilar, piloereção, suor, diarreia, febre e insônia. Esses sinais e sintomas podem ser pistas para um viciado em opioide.

Enquanto a dependência de opioides entre anestesiologistas muitas vezes leva a resultados mórbidos, é possível recuperação entre anestesiologistas dependentes de fentanil. O sucesso parece depender de vários fatores, incluindo a motivação do anestesiologista para a recuperação e a estrutura do programa de recuperação. Muitos anestesiologistas com problemas de abuso de drogas são capazes de se reinserir com sucesso no local de trabalho após recuperação documentada e tratamento, apesar de a reentrada no ambiente da sala de operação ainda ser um tema de muito debate.

A ajuda deve ser solicitada se houver suspeita de abuso de substâncias. O tratamento geralmente consiste em uma avaliação detalhada, geralmente seguida por terapia de internação. Reentrada para a força de trabalho é possível, embora possa ser difícil estar nesse ambiente, que levou ao uso inicial de drogas. Apoio é extremamente importante para os médicos recuperando-se do abuso de substâncias. A longo prazo, a maioria dos médicos é capaz de retornar ao trabalho com êxito, apesar de algumas recaídas.

LEITURA SUGERIDA

Barash PG, Cullen BF, Stoelting RK *et al.*, eds. *Clinical Anesthesia*. 6th ed. Philadelphia, PA: Lippincott Williams & Wilkins; 2009:74–77.

Bryson EO, Silverstein JH. Addiction and substance abuse in anesthesiology. *Anesthesiology*. 2008;109(5):905–917.

Miller RD, Eriksson LI, Fleisher LA, *et al.*, eds. *Miller's Anesthesia*. 7th ed. Philadelphia, PA: Churchill Livingstone; 2010:3066–3069.

PALAVRA-CHAVE

Ansiólise Pré-Operatória em Crianças

SEÇÃO

Subespecialidades: Pediatria

Samantha Franco
Editado por Mamatha Punjala

PONTOS-CHAVE

1. A ansiólise pré-operatória em crianças envolve a comunicação entre a criança, os pais e todos os prestadores de cuidados de saúde envolvidos.
2. Métodos farmacológicos e comportamentais, como visitas à sala de operações, acupuntura, música e livros para colorir, podem ajudar a lidar com a ansiedade e estresse pré-operatórios em crianças.
3. O midazolam por via oral é a pré-medicação mais utilizada nos Estados Unidos, já que tem um rápido início e efeito previsível sem causar depressão cardiorrespiratória.
4. Vários outros sedativos além do midazolam, como a cetamina, a clonidina, dexmedetomidina, e assim por diante, bem como as diferentes vias de administração (oral, retal, intranasal, intramuscular), podem revelar-se eficazes para aliviar a ansiedade pré-operatória, dependendo da situação clínica.

DISCUSSÃO

A anestesia e a cirurgia causam uma quantidade significativa de estresse e sofrimento, tanto à criança quanto aos pais. A ansiedade em crianças submetidas a cirurgia é caracterizada por sentimentos subjetivos de tensão, apreensão, nervosismo e preocupação, e pode ser expressa de várias formas. Algumas crianças verbalizam seus medos explicitamente, enquanto que para outras a ansiedade é expressa apenas de modo comportamental. Muitas crianças podem tornar-se agitadas, parecer assustadas, respirar profundamente, tremer, parar de falar ou brincar e começar a chorar. Esses comportamentos, que podem prolongar a indução da anestesia, podem dar às crianças uma sensação de controle da situação e, assim, diminuir a sensação prejudicial de impotência. Para lidar com o estresse pré-operatório, é necessário que haja uma comunicação consistente entre a criança, os pais e todos os prestadores de cuidados de saúde envolvidos durante o período pré-operatório. Portanto, a esfera da comunicação engloba não apenas as necessidades imediatas da criança, mas também as da família e dos prestadores de serviços.

Embora a discussão e comunicação sejam fatores-chave na direção de uma transição harmoniosa e bem-sucedida do cuidado pré-operatório para o intraoperatório da criança, vários métodos farmacológicos e comportamentais podem ser usados para resolver a questão da ansiedade perioperatória em crianças e seus pais. As intervenções comportamentais incluem visitas à sala de cirurgia, materiais escritos e audiovisuais, livros para colorir, manuseio e familiaridade com a máscara de anestesia, e representantes de atendimento ao paciente, qualificados na preparação das crianças no pré-operatório. Até hoje, a maioria dos estudos sugere que os programas pré-operatórios de preparação reduzem a ansiedade e aumentam a capacidade das crianças de suportar a situação. Alguns hospitais e programas permitem que os pais estejam presentes para a indução da anestesia, mas a eficácia desta intervenção é incerta e a disponibilidade de tais programas não é universal. Há também outras intervenções não farmacológicas, como acupuntura, música e hipnose, que, demonstrou-se, reduzem a ansiedade em ambientes perioperatórios. Métodos farmacológicos como midazolam são tratamentos muito eficazes para a ansiedade pré-operatória. A sedação antes da cirurgia é um método eficaz, que é amplamente utilizado em crianças pequenas para diminuir a ansiedade. Outros efeitos que podem ser obtidos por meio da preparação farmacológica do paciente incluem amnésia, ansiólise, prevenção do estresse fisiológico e analgesia. Além disso, as crianças que são sedadas antes de ir para a sala de cirurgia podem ter menos mudanças comportamentais relacionadas com o estresse no período pós-operatório imediato em comparação com os grupos de pacientes que não recebem sedação.

Pesquisas recentes têm documentado que o medo de uma criança no dia da cirurgia pode-se estender além do período pós-operatório imediato. Cerca de 50% de todas as crianças submetidas a uma cirurgia ambulatorial de rotina apresentam ansiedade de início recente, choro noturno, enurese, ansiedade de separação, birras e distúrbios do sono ou alimentação em duas semanas no período pós-operatório. Normalmente, a maioria destes comportamentos desaparece dentro de 3 a 4 semanas após a cirurgia. Prestadores primários de cuidados de saúde devem estar cientes destes comportamentos e assegurar aos pais que essas mudanças comportamentais são autolimitadas. Crianças com alterações comportamentais pós-operatórias que persistem por mais de 3 a 4 semanas após a cirurgia devem ser encaminhadas para um provedor de saúde mental habilitado.

Ao estabelecer que a ansiólise pré-operatória é fundamental para o sucesso do tratamento anestésico pré-operatório da criança, várias preparações e vias de administração devem ser consideradas e discutidas em relação à sua eficácia (Tabela 1). A pré-medicação oral, tal como o midazolam, é comumente utilizada nos Estados Unidos. Mais de 85% de toda a sedação pré-operatória nos Estados Unidos é realizada utilizando o midazolam. O midazolam tem um rápido início e efeito previsível sem causar depressão cardiorrespiratória. O midazolam, em doses de 0,5 a 0,75 mg por kg por via oral (*per os*), pode ter um efeito de pico em cerca de 30 minutos, e os estudos demonstraram que, em cirurgias com duração de uma hora ou mais, o midazolam oral em doses de 0,25 a 0,5 mg por kg não parece prolongar o tempo de recuperação. Embora muito eficaz na maioria das crianças, cerca de 14% das crianças podem não responder a uma dose de midazolam de 0,5 mg por kg. Relata-se que este grupo de crianças é composto por indivíduos mais jovens (4,2 ± 2,3 *vs.* 5,9 ± 2,0 anos) e que tem altos níveis de emotividade pré-operatória. Portanto, o uso de doses mais elevadas de midazolam (0,75 mg por kg) pode ser mais apropriado nestes indivíduos que não respondem. A estrita supervisão de um adulto é necessária em crianças que recebem esta droga, apesar de que efeitos secundários graves são incomuns após o midazolam oral. Midazolam tem-se mostrado superior à presença dos pais na diminuição do estresse perioperatório para pacientes e familiares; no entanto, a presença dos pais não resulta em aumento da satisfação dos pais com a experiência perioperatória geral. Se os efeitos do midazolam precisam ser invertidos, então, o flumazenil, um antagonista competitivo da benzodiazepina, pode ser administrado em crianças a 0,05 mg por kg por via intravenosa, titulado até uma dose total de 1,0 mg.

Outros agentes orais também têm sido empregados com sucesso variável para sedação pré-operatória em crianças. A cetamina oral, por exemplo, tem sido utilizada em doses de 5 a 6 mg por kg para crianças de 1 a 6 anos de idade, com a sedação máxima ocorrendo em 20 minutos. A combinação de cetamina e midazolam também tem sido utilizada como uma mistura pré-medicação sedativa oral, embora as taxas de náuseas e vômitos aumentaram ligeiramente em crianças que receberam cetamina por via oral. O fentanil transmucosa oral também tem sido usado para sedar crianças antes da indução da anestesia; no entanto, em virtude dos efeitos secundários como prurido facial, alta incidência de náuseas e vômitos, e a dessaturação do oxigênio arterial, esta droga não é atualmente utilizada rotineiramente no contexto perioperatório. A clonidina e mais recentemente a dexmedetomidina têm sido utilizadas como sedativos pré-operatórios. A clonidina, um agonista do alfa-2, administrada em combinação com a atropina, produz uma sedação pré-operatória satisfatória e facilita a separação dos pais e a aceitação da máscara dentro de 45 minutos, mesmo que ela tenha um tempo de início mais lento do que o midazolam. A clonidina administrada oralmente em uma dose de cerca de 4 μg por kg pode causar sedação de modo confiável, diminuir as necessidades anestésicas, para diminuir a exigência de analgésicos no pós-operatório, e atenuar a resposta à intubação traqueal. A dexmedetomidina, um agonista alfa-2 mais seletivo que a clonidina, a 1 μg por kg por via transmucosa ou 3 a 4 μg por kg por via oral, tem um efeito sedativo e ansiolítico semelhante à clonidina ou ao midazolam.

Outras vias de administração destes medicamentos têm eficácia variável para a ansiólise pré-operatória em crianças. A via intranasal pode fornecer uma absorção rápida e evitar o metabolismo hepático de primeira passagem; no entanto, a maioria das crianças chora na administração porque as passagens nasais são transitoriamente irritadas. O midazolam pode ser administrado por via intranasal, em uma dose de 0,2 mg por kg. Outros agentes, tais como o sufentanil, utilizados por via intranasal, têm sido abandonados em decorrência dos efeitos colaterais como rigidez da parede torácica e hipóxia. A administração retal de midazolam (0,5 a 1,0 mg por kg) pode reduzir a ansiedade de crianças antes de indução, mas o fornecedor precisa assegurar que a droga não será imediatamente expelida. Os barbitúricos, como meto-hexital e tiopental, também podem ser administrados por via retal a 25 mg por kg, mas eles têm um tempo de latência de cerca de 10 minutos e podem conduzir à depressão respiratória e à dessaturação de oxigênio devido à reabsorção variável no reto. A administração intramuscular é outra, e talvez melhor, alternativa à via intravenosa do que as vias retal ou intranasal. O midazolam intramuscular, em uma dose de

0,3 mg por kg fornece ansiólise em 5 a 10 minutos, e a cetamina a uma dose de 3 a 4 mg por kg IM pode produzir um paciente quieto, respirando, e que ainda responde minimamente em cerca de 5 minutos. Em geral, a via oral é o método mais amplamente utilizado e preferido de administração pré-operatória de sedativo em crianças; contudo, as vias nasal, retal e intramuscular também podem ser eficazes em determinados casos, como em pacientes com problemas cognitivos, para ansiólise perioperatória.

Tabela 1. Pré-medicação: Opções de drogas e doses

Medicação	Via	Dose (mg/kg)	Tempo de início (min)	Meia-vida de eliminação T½ (h)
Midazolam	Oral	0,25-1,0	10	2
	Intranasal	0,2-0,3	< 10	2-3
	Retal	0,3-1,0	10	2-3
Cetamina	Oral	3,0-6,0	10	2-3
	Intranasal	3,0-5,0	< 10	3
	Retal	5,0-6,0	20-30	3
Clonidina	Oral	0,002-0,004	45	8-12

De Barash PG, Cullen BF, Stoelting RK, et al., eds. *Clinical Anesthesia*. 6th ed. Philadelphia, PA: Lippincott Williams & Wilkins; 2009:1211.

LEITURA SUGERIDA

Barash PG, Cullen BF, Stoelting RK et al., eds. *Clinical Anesthesia*. 6th ed. Philadelphia, PA: Lippincott Williams & Wilkins; 2009:chap 45: Pediatric anesthesia:1206–1220.

Cote CJ, Cohen IT, Suresh S, et al. A comparison of three doses of commercially prepared oral midazolam syrup in children. *Anesth Analg*. 2002;94:37.

Kain ZN, Caldwell-Andrews AA, Maranets I, et al. Preoperative anxiety and emergence delirium and postoperative maladaptive behaviors. *Anesth Analg*. 2004;99:1648.

Kain ZN, MacLaren J, McClain BC, et al. Effects of age and emotionality on the effectiveness of midazolam administered preoperatively to children. *Anesthesiology*. 2007;107:545.

McCann ME, Kain ZN. The management of perioperative anxiety in children: an update. *Anesth Analg*. 2001;93:98.

Shannon M, Albers G, Burkhart K, et al. Safety and efficacy of flumazenil in the reversal of benzodiazepine-induced conscious sedation. *J Pediatr*. 1997;131:582.

Wang SM, Hofstadter MB, Kain ZN. An alternative method to alleviate postoperative nausea and vomiting in children. *J Clin Anesth*. 1999;11:231.

PALAVRA-CHAVE	**Apneia Obstrutiva do Sono: Diagnóstico**
SEÇÃO	Ciências Clínicas Genéricas: Procedimentos, Métodos, Técnicas de Anestesia e Clínica Baseada em Órgão: Sistema Respiratório

Frederick Conlin
Editado por Veronica Matei

PONTOS-CHAVE

1. A apneia obstrutiva do sono (OSA) é uma doença muito comum e ocorre em até 5% dos pacientes obesos.
2. A OSA deve ser suspeitada em pacientes que relatam sonolência durante o dia ou descrições de padrões de sono pelo parceiro, mas o diagnóstico deve ser confirmado com um estudo do sono como a polissonografia.
3. A polissonografia é o exame padrão utilizado para determinar a presença de OSA e incorpora o monitoramento da respiração, eletrocardiograma, eletroencefalografia (EEG), eletromiografia (EMG), sinais vitais, oximetria de pulso e ronco para fazer o diagnóstico.
4. Os pacientes que sofrem de OSA apresentam um desafio para os anestesiologistas, pois eles frequentemente possuem múltiplas comorbidades médicas. Além disso, a ventilação com máscara, laringoscopia direta e intubação destes pacientes pode ser difícil.
5. Controlar a dor pós-operatória com depressores respiratórios como os opioides em pacientes com OSA requer uma titulação cuidadosa e atenta observação por causa de sua inclinação para obstruir.

DISCUSSÃO

A OSA é uma doença comum que ocorre em até 5% dos pacientes obesos e entre 1 e 4% da população masculina adulta. Embora a maioria dos pacientes com OSA mencione a sonolência diurna como a sua queixa principal, os pacientes estão em risco aumentado de hipertensão, infarto do miocárdio, arritmias, acidente vascular cerebral, doença vascular, *diabetes melito* e disfunção hepática.

Os fatores de risco para OSA incluem obesidade, aumento da idade, sexo masculino, tabagismo e uso de álcool. Durante a avaliação pré-operatória, o anestesiologista deve avaliar o paciente para o histórico de sonolência diurna, falta de um sono reparador e relatórios de parceiros de padrões de sono característicos. Hipertensão, macroglossia e amígdalas grandes podem estar presentes no exame físico. Pacientes com suspeita de OSA devem ser tratados como de alto risco para essas comorbidades e uma avaliação ou otimização adicional pode ser considerada antes da cirurgia eletiva.

A polissonografia é o exame padrão utilizado para determinar a presença de OSA e incorpora o monitoramento da respiração, ECG, EEG, EMG, sinais vitais, oximetria de pulso e ronco para fazer o diagnóstico. A gravidade da doença é avaliada pelo número de eventos pelo tempo total de sono, com "leve" sendo de 5 a 15 eventos por hora, e "grave" sendo mais de 30 eventos por hora. Apesar de existirem outros métodos de avaliação da OSA, eles não são considerados o padrão ouro. O tratamento da OSA envolve pressão positiva contínua nas vias respiratórias (CPAP), aparelhos orais e, em alguns casos, cirurgia.

As implicações anestésicas da OSA incluem o risco de ventilação com máscara difícil, laringoscopia direta e intubação, bem como condições de comorbidade. No pós-operatório, o controle adequado da dor pode ser um desafio, em decorrência do risco de obstrução das vias respiratórias e hipoventilação, mesmo com doses modestas de opioides. Estes pacientes devem ser cuidadosamente monitorados enquanto os analgésicos são lentamente titulados para conforto. Pacientes usando o CPAP em casa devem tê-lo disponível ao lado da cama e usá-lo durante o sono.

LEITURA SUGERIDA

Barash PG, Cullen BF, Stoelting RK *et al.*, eds. *Clinical Anesthesia*. 6th ed. Philadelphia, PA: Lippincott Williams & Wilkins; 2006:1425–1426.

Crapo JD Karlinsky JB, Glassroth J *et al.*, eds. *Baum's Textbook of Pulmonary Disease*. 7th ed. Philadelphia, PA: Lippincott Williams & Wilkins; 2004:1425–1438.

Miller RD, ed. *Miller's Anesthesia*. 7th ed. Philadelphia, PA: Churchill Livingstone; 2009:chap 34: 2089–2104.

PALAVRA-CHAVE

Aprisionamento de Ar: Tratamento Ventilatório

SEÇÃO

Clínica Baseada em Órgão: Sistema Respiratório

Christina Mack
Editado por Shamsuddin Akhtar

PONTOS-CHAVE

1. A captura de ar (também conhecida como pressão expiratória final positiva [PEEP]) pode ocorrer em um paciente em ventilação mecânica, quando os pulmões não estão autorizados a exalar totalmente.
2. A auto-PEEP pode ser identificada no rastreamento de fluxo-tempo.
3. O tratamento ventilatório inclui manobras que diminuem a ventilação por minuto, aumentam o tempo expiratório ou a aplicação de PEEP externa.

DISCUSSÃO

Para um paciente que está sendo ventilado mecanicamente, a PEEP pode ser gerada se houver tempo insuficiente para os pulmões retornarem ao seu estado de repouso, também conhecida como capacidade residual funcional (FRC). Quando isso ocorre, é denominada "PEEP intrínseca" ou "auto-PEEP." Quando a auto-PEEP é gerada, a pressão alveolar é maior do que a abertura de pressão das vias respiratórias, que causa captura de ar.

A auto-PEEP é comumente vista em pacientes com hiperinflação dinâmica. Condições como doença pulmonar obstrutiva crônica e asma são exemplos clássicos desse fenômeno. Ele também pode ser observado em pacientes com síndrome da angústia respiratória aguda, se alta ventilação por minuto for usada na ventilação mecânica.

As causas da auto-PEEP relacionam-se, principalmente, com o gerenciamento e configurações da ventilação. Fatores associados à ventilação mecânica que levam à auto-PEEP são a limitação de fluxo, hiperinflação dinâmica, alta ventilação por minuto e tempo expiratório curto. No entanto, pressão intra-abdominal alta relacionada com a doença do paciente ou a técnica cirúrgica também pode levar à geração de PEEP intrínseca, aumentando a resistência expiratória.

A PEEP intrínseca ou auto-PEEP pode ter muitos efeitos sobre os sistemas respiratório e circulatório. Os efeitos adversos sobre o sistema respiratório incluem o aumento do risco de barotrauma, maior esforço respiratório e comprometimento dos pacientes para acionar o ventilador (se o paciente estiver respirando espontaneamente). O benefício de PEEP intrínseca, como é o benefício de PEEP aplicada, é uma oxigenação melhorada. O efeito adverso do princípio da PEEP intrínseca sobre o sistema cardiovascular é uma diminuição do retorno venoso, o que pode levar a uma diminuição no débito cardíaco e potencial agravamento da relação ventilação/perfusão.

No ventilador, o rastreamento de fluxo-tempo pode ser usado para identificar a auto-PEEP. Normalmente, o fluxo expiratório retorna à linha de base antes que a próxima respiração seja entregue (Fig. 1). A auto-PEEP é identificada quando o fluxo expiratório não retorna para zero antes que a próxima respiração seja realizada (Fig. 2). Uma manobra expiratória final pode ser usada para medir a quantidade de auto-PEEP. Quando é feita uma pausa expiratória final, a via aérea alveolar central e as pressões ventilatórias estão equilibradas. A pressão visualizada no manômetro durante essa manobra é auto-PEEP.

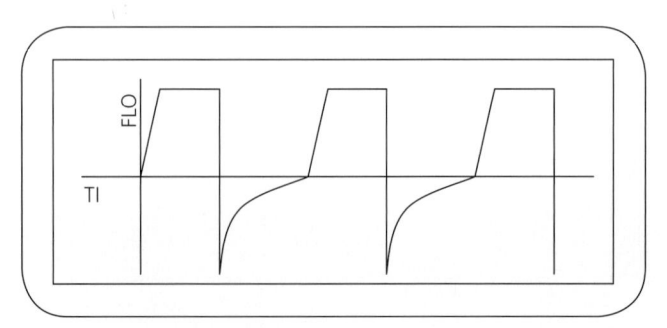

Figura 1. Curva de fluxo-tempo normal. A exalação é concluída antes do início da inspiração.

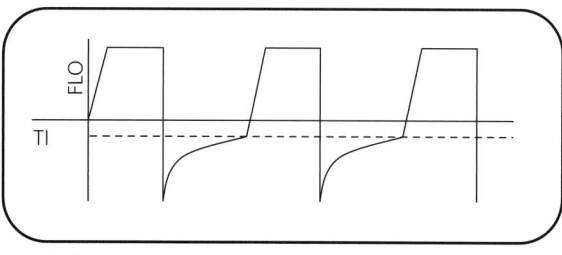

Figura 2. Ar preso na curva de fluxo-tempo. Essa forma de onda mostra que a inspiração ocorre antes da conclusão da exalação da respiração anterior. Ar preso (auto-PEEP) é indicado na linha pontilhada.

Existem várias estratégias que podem ser usadas para diminuir a auto-PEEP. Essas incluem diminuição da ventilação por minuto (diminuindo a frequência respiratória, diminuindo o volume corrente), diminuição da resistência das vias aéreas (broncodilatadores), aumento do tempo expiratório (aumentando a taxa de fluxo inspiratório, alterando a proporção I:E) e aplicando PEEP externa.

LEITURA SUGERIDA

Hall JB, Schmidt GA, Wood LDH, eds. The obstructed patient. *Principles of Critical Care*. 3rd ed. New York, NY: McGraw-Hill; 2005:124–127.

Kacmarek R, Hess D. Mechanical ventilation for the surgical patient. In: Longnecker DE, Brown DL, Newman MF *et al.*, eds. Anesthesiology. New York: McGraw-Hill; 2008:1852–1873.

PALAVRA-CHAVE

Artéria Coronária: Anatomia

SEÇÃO

Anatomia

Jeffrey Widelitz
Editado por Qingbing Zhu

PONTOS-CHAVE

1. O coração é suprido de sangue através da artéria coronária direita (RCA) e da artéria coronária esquerda (LMCA).
2. Os principais ramos da LMCA são a artéria descendente anterior esquerda (LAD) e a artéria circunflexa (CX).
3. Em aproximadamente 85% das pessoas, a RCA dá origem à artéria descendente posterior (PDA), que é chamada *circulação direita dominante*.

DISCUSSÃO

A aorta supre o coração com sangue por meio de duas artérias principais, a LMCA e a RCA. A LMCA é a principal fornecedora de sangue para o átrio esquerdo e uma grande proporção para o septo interventricular e o ventrículo esquerdo. Depois de uma distância muito curta, a LMCA ramifica-se em LAD e CX. A LAD é uma continuação da LMCA e pode ser encontrada no septo interventricular, dando origem aos ramos septais e diagonais, suprindo a parede anterior e o septo. A CX passa no sulco atrioventricular (AV) esquerdo, bifurcando-se em um dos três ramos de marginais obtusos (Fig. 1).

Doença aterosclerótica na LMCA afeta o suprimento de sangue para a LAD e a CX. Doença aterosclerótica proximal na LAD e na CX simultaneamente provoca efeitos semelhantes à doença na LMCA. Esse tipo de doença proximal na LAD e na CX é chamado *equivalente principal esquerdo*.

A RCA pode ser encontrada no sulco AV direito, dando origem aos ramos marginais agudos.

A RCA supre o nodo sinoatrial (SA), em 60% das pessoas, e o nodo AV em 85 a 90% das pessoas. A LAD supre o nodo SA nos 40% restantes, e a CX supre o nodo AV em 10 a 15% das pessoas. Em aproximadamente 85% das pessoas, a RCA dá origem a PDA. Isso é chamado de *circulação dominante direita*. Mas nos 15% restantes, a PDA origina-se na CX (dominante esquerda) ou na RCA e CX combinadas (codominante).

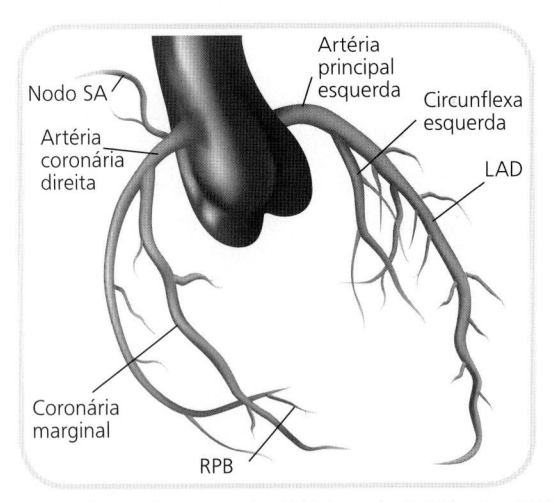

Figura 1. Distribuição anatômica das artérias coronárias. (Adaptada de Valentine RJ, Wind GG. *Anatomic Exposures in Vascular Surgery*. 1st ed. Philadelphia, PA: Lippincott Williams & Wilkins; 1991.)

LEITURA SUGERIDA

Hensley FA, Martin DE, Gravlee GP. *Cardiac Anesthesia*. 4th ed. Philadelphia, PA: Lippincott Williams & Wilkins; 2008:291–292.

Morgan GE, Mikhail MS, Murray MJ. *Clinical Anesthesiology*. 4th ed. New York, NY: McGraw-Hill; 2006:430–431.

Valentine RJ, Wind GG. *Anatomic Exposures in Vascular Surgery*. 1st ed. Philadelphia, PA: Lippincott Williams & Wilkins; 1991.

PALAVRA-CHAVE	# Artroplastia Total do Joelho: Técnicas de Anestesia Regional
SEÇÃO	Anatomia

Juan Egas
Editado por Thomas Halaszynski

PONTOS-CHAVE

1. A distribuição de dermátomos e o envolvimento de nervos e do plexo nervoso da inervação do joelho inclui os nervos lombares e os lombossacrais.
2. As técnicas de anestesia regional usadas durante uma cirurgia no joelho podem incluir um bloqueio do plexo lombar, bloqueio femoral e do obturador, e bloqueio do plexo inguinal, combinados com ou sem um bloqueio do nervo ciático.
3. A anestesia neuraxial (geralmente espinal) ou anestesia geral, em conjunto com as técnicas mencionadas acima para o controle da dor pós-operatória, é uma opção alternativa.
4. A anestesia/analgesia peridural é outra alternativa durante a cirurgia de substituição total do joelho.

DISCUSSÃO

Existem dois plexos nervosos importantes que inervam o joelho do membro inferior – o plexo lombar e o lombossacral. O plexo lombar origina-se a partir dos ramos ventrais das radículas nervosas lombares (L) de 2 a 4, e às vezes, de parte da L1 e L5. Este plexo nervoso inerva o aspecto anterior da extremidade inferior ipsolateral.

De cefálico a caudal, os principais nervos do plexo lombar que inervam o joelho da extremidade inferior são: (a) o cutâneo femoral lateral, (b) o obturador e (c) o femoral.

A. O *nervo cutâneo femoral lateral* origina-se das divisões posteriores das raízes L2 e L3, e inerva a pele a partir da porção lateral da nádega até o trocânter maior do fêmur e os dois terços proximais do aspecto lateral da coxa.

B. O *nervo obturador* surge das divisões anteriores das L2- L4 e inerva o aspecto medial da coxa, incluindo a pele, o grupo do músculo adutor e o quadril, e o aspecto medial do joelho.

C. O *nervo femoral* forma-se a partir das divisões posteriores de L2-L4, e fornece inervação aos músculos anteriores da coxa, pele, aspecto anterior do joelho, e às articulações do quadril. Este nervo posteriormente forma o nervo safeno, que inerva o aspecto medial da perna inferior (abaixo do joelho).

O outro grande contribuinte para a inervação da perna inferior na cirurgia do joelho é o *plexo* lombossacral, que surge a partir dos ramos ventrais da L4 até a vértebra sacral (S) 3. O plexo lombossacral inerva o aspecto posterior da extremidade inferior, através do nervo ciático. O próprio nervo ciático se origina da L5 até S3 e inerva a coxa e o joelho posteriores, antes de se ramificar para os nervos tibial e peroneal comum, no nível da fossa poplítea.

Bloqueios combinados do plexo lombar e lombossacral, muitas vezes, proporcionam uma anestesia cirúrgica eficaz para toda a extremidade inferior, incluindo o joelho. A anestesia cirúrgica para a cirurgia do joelho, na qual um torniquete será utilizado, pode requerer o bloqueio dos nervos femoral, obturador, cutâneo femoral lateral e ciático. Algumas das técnicas que bloqueiam todos esses nervos incluem o bloqueio do plexo lombar; os bloqueios femoral, cutâneo femoral lateral, e do obturador; ou bloqueio do plexo inguinal combinado com um bloqueio do nervo ciático. Outras modalidades de cirurgia no joelho (incluindo a substituição total do joelho) podem incluir uma anestesia/analgesia epidural ou combinar uma anestesia espinal ou geral, com um bloqueio do plexo lombar para analgesia pós-operatória. Os bloqueios de nervos periféricos proporcionam uma anestesia dirigida da região do joelho, e podem ser muito úteis quando as técnicas neuraxiais podem ser de outro modo contraindicadas.

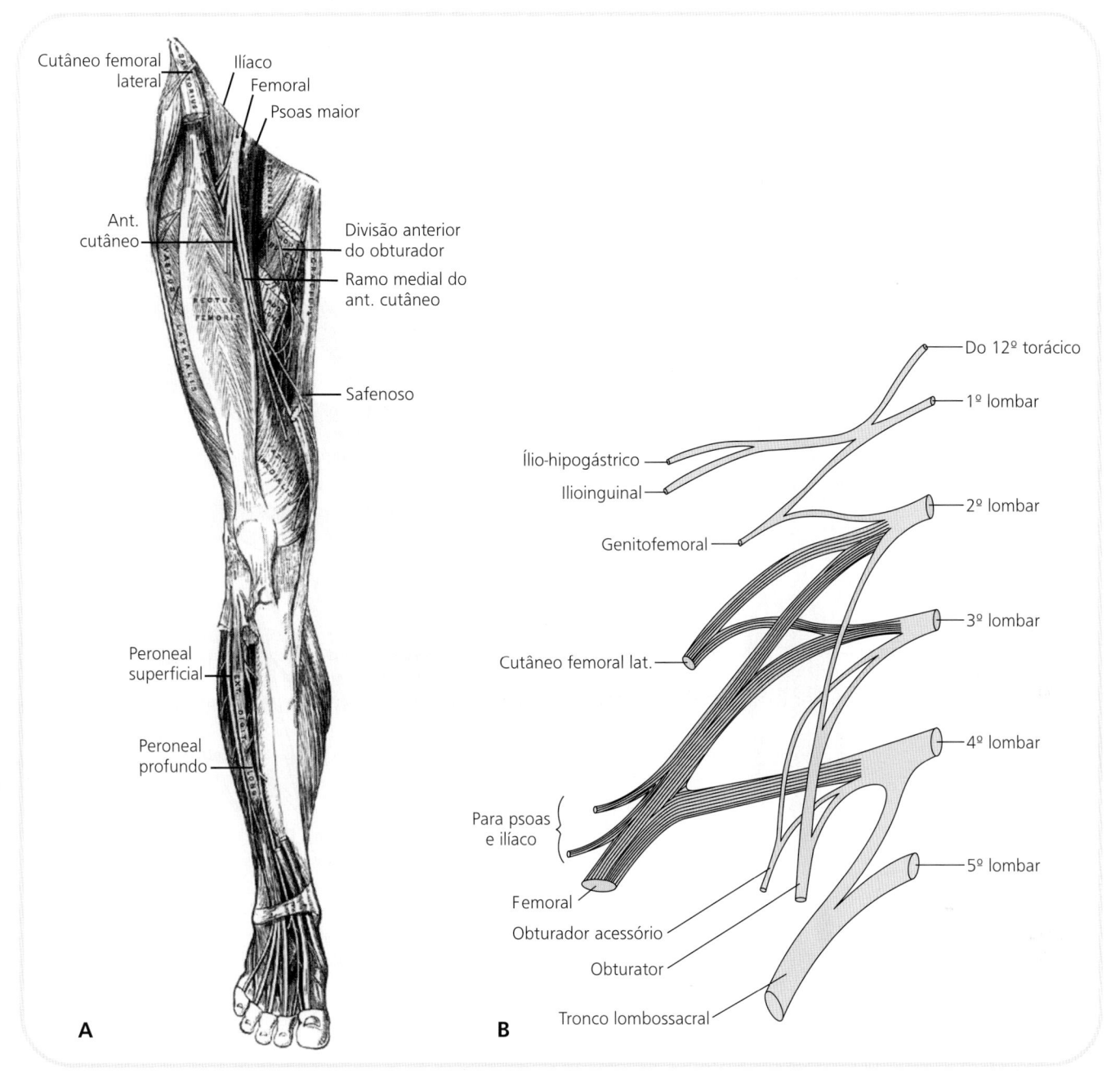

Figura 1. Imagens do plexo lombossacral. (A. De Gray H. *Anatomy of the Human Body*. 20th ed. Philadelphia, PA: Lea & Febiger; 1918. B. http://www.bartleby.com/107/(as imagens são de domínio público). Acessado em 12 de janeiro de 2009, com permissão.)

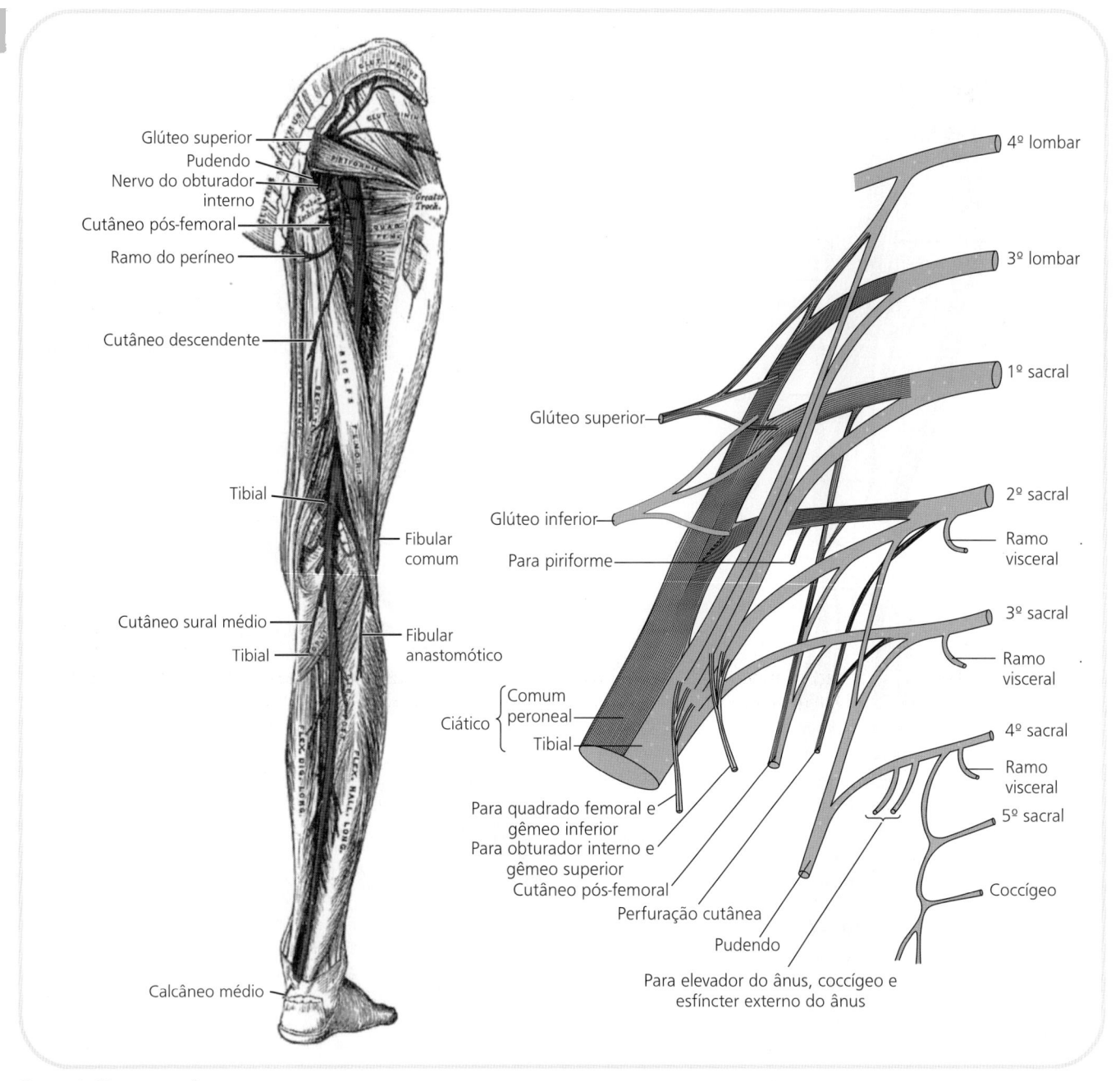

Figura 1. *(Continuação)*

LEITURA SUGERIDA

Barash P, Cullen BF, Stoelting RK *et al.*, eds. *Clinical Anesthesia*. 6th ed. Philadelphia, PA: Lippincott Williams & Wilkins; 2009:1384–1385.

Brown DL. *Atlas of Regional Anesthesia*: *Expert Consult—Online and Print*. Philadelphia, PA: Saunders/Elsevier; 2010:90–120.

Gray H. *Anatomy of the Human Body*. 20th ed. Philadelphia, PA: Lea & Febiger; 1918.

PALAVRA-CHAVE

Asma: Tratamento da Hemorragia Pós-Parto

SEÇÃO

Subespecialidades: Anestesia Obstétrica

Lisbeysi Calo
Editado por Lars Helgeson

PONTOS-CHAVE

1. Hemorragia pós-parto (PPH) ocorre em 4% dos pacientes e é definida como a perda de sangue após o parto superior a 500 mL. Está associada à terceira fase de trabalho prolongada, pré-eclâmpsia, gestações múltiplas, parto a fórceps e episiotomia mediolateral.
2. Prevenção de PPH inclui terapia de ocitocina após a saída do bebê, mas antes da saída da placenta, clampeamento do cordão 20 segundos após a saída e tração controlada do cordão.
3. O tratamento da PPH consiste em medidas de apoio (fluidos intravenosos [IV], transfusão de sangue) e identificação e manejo das causas (ou seja, atonia uterina e reparo das lacerações).
4. Atenção especial deve ser dada a pacientes asmáticas. Medicamentos usados para tratar a atonia uterina podem causar broncospasmo.

DISCUSSÃO

PPH é definida como a perda de sangue após o parto superior a 500 mL. Até 4% das pacientes podem vivenciar PPH. Está associada a terceira fase de trabalho prolongada, pré-eclâmpsia, gestações múltiplas, parto a fórceps e episiotomia mediolateral. Causas comuns de PPH também incluem atonia uterina, retenção de placenta, lacerações obstétricas, inversão uterina e uso de agentes tocolíticos.

O manejo da PPH é dirigido primeiro para a prevenção. Tratamento ativo na fase 3 do trabalho de parto inclui uso de ocitocina após a saída do bebê, mas antes da saída da placenta, clampeamento do cordão umbilical 20 segundos após a saída e tração controlada do cordão. Essa abordagem reduz em 6% a 18% a incidência de PPH significativa e a necessidade de transfusão de sangue materno.

O tratamento da PPH inclui tratamento de suporte e identificação e tratamento da causa (ou seja, atonia uterina e reparo das lacerações). Medidas de apoio incluem estabelecimento de acesso venoso e ressuscitação com fluidos e transfusões de sangue.

Atonia uterina é a causa mais comum de PPH e está associada ao trabalho de parto prolongado e aumentado, distensão uterina excessiva, gestações múltiplas e poli-hidrâmnio. Quando a prevenção da atonia uterina falha, massagem uterina e medidas de apoio são fornecidas. Se necessário, os seguintes medicamentos podem ser usados para ajudar na contração do útero:

- Ocitocina, 20 a 40 unidades em 1 L em 10 a 15 mL por minuto. Pode ser dada por via intramuscular (IM) não diluída, se não houver acesso IV.
- Metilergonovina, 0,2 mg IM ou intrauterino repetir a cada 2 a 4 horas. É um derivado alcaloide de ergotina e um vasoconstritor. Efeitos colaterais incluem hipertensão (HTN) e broncospasmo.
- Hemabate (Carboprost Tromethamine)®*, 0,25 mg IM a cada 15 a 90 minutos até um máximo de oito doses. Hemabate® pode causar HTN, broncospasmo e edema pulmonar.
- Misoprostol (análogo de PGE1) 600/μg PO ou PR se não há resposta às medidas acima, a menos que haja clara contraindicação, como pré-eclâmpsia. Vantagens sobre Hemabate® são que o misoprostol não eleva a pressão arterial ou causa broncospasmo ou edema pulmonar.

---

*N. do RT.: Não disponível no Brasil.

Esses medicamentos devem ser usados com cautela em pacientes asmáticos. Avaliação pré-operatória cuidadosa do paciente asmático é importante para evitar a broncoconstrição e a necessidade de proteção das vias respiratórias, se ocorrer PPH. Pacientes asmáticos podem beneficiar-se do tratamento inalatório para evitar broncoconstrição antes da anestesia geral, se o sangramento for descontrolado e laparotomia ± histerectomia emergente é adotada. Ligadura precoce da artéria hipogástrica pode ajudar a reduzir a perda de sangue e evitar a histerectomia.

LEITURA SUGERIDA

Chestnut D, Polley LS, Tsen LC, et al. *Chestnut's Obstetric Anesthesia, Principles and Practice*. 4th ed. Philadelphia, PA: Mosby Elsevier; 2009:368.

Morgan GE, Mikhail MS, Murray MJ. Clinical anesthesiology. 4th ed. *Obstetric Anesthesia*. New York, NY: McGraw Hill; 2005:912–913.

Khan GQ, John IS, Wani S, et al. Controlled cord traction versus minimal intervention techniques in delivery of the placenta: a randomized controlled trial. *Am J Obstet Gynecol*. 1997;177:770–774.

O'Brien P, El-Refaey H, Gordon A, et al. Rectally administered misoprostol for the treatment of postpartum hemorrhage unresponsive to oxytocin and ergometrine: a descriptive study. *Obstet Gynecol*. 1998;92:212–214.

Rogers J, Wood J, McCandlish R, et al. Active versus expectant management of third stage of labour. *The Hinchingbrooke randomised controlled trial*. Lancet 1998;351:693-699.

PALAVRA-CHAVE	**Aspiração de Corpo Estranho: Exame Físico**
SEÇÃO	Clínica Baseada em Órgão: Sistema Respiratório

Alexander Timchenko
Editado por Shamsuddin Akhtar

PONTOS-CHAVE

1. A aspiração de corpo estranho (FB) pode ocorrer em qualquer faixa etária, mas é mais comum em crianças de 1 a 2 anos de idade. No entanto, os adultos são responsáveis por 20% dos casos notificados.
2. Fatores de risco para aspiração em crianças são infantes em idade precoce e dentição imatura.
3. Fatores de risco para aspiração em adultos incluem alteração do estado mental, trauma, reflexo comprometido das vias respiratórias secundário a doenças neurológicas e procedimentos odontológicos.
4. Em casos de obstrução completa, devem ser feitas tentativas para remover o FB por manobra de Heimlich em adultos, enquanto que, em crianças mais jovens, deve-se aplicar cinco pancadas nas costas e cinco no peito até que o objeto seja expelido ou o paciente fique impassível.
5. Se isso falhar, deve-se tentar ventilação com máscara, seguida por intubação endotraqueal ou outras técnicas de ventilação invasiva. Manejo definitivo requer broncoscopia rígida e remoção do FB.

DISCUSSÃO

Aspiração de FB é mais comum em crianças pequenas e está associada a alta taxa de aflição das vias respiratórias, morbidade e mortalidade. A idade pico para aspiração de FB é 1 a 2 anos. Adultos são responsáveis por 20% dos casos registrados de aspiração de FB. Fatores de risco para aspiração em crianças são infantes em idade precoce e dentição imatura. Em adultos, os fatores de risco são estado mental alterado pelo álcool ou uso de sedativos, trauma com diminuição do nível de consciência, reflexos comprometidos das vias respiratórias associados à doença neurológica e procedimentos odontológicos. A prevalência de aspiração de FB em adultos aumenta com a idade, começando na sexta década.

Os sintomas de aspiração de FB variam de acordo com a localização, tamanho e cronicidade. Os sintomas não são específicos, e podem variar de inexistentes até obstrução grave das vias respiratórias. Tosse, engasgo (conhecido como síndrome de penetração), juntamente com chiado, falta de ar, febre e pneumonia recorrente podem ser sintomas apresentados.

Os achados clínicos de aspiração aguda de FB são inespecíficos, podem incluir ruídos respiratórios diminuídos, chiado ou até mesmo caixa torácica limpa. Quatorze por cento a 45% dos pacientes com achados broncoscópicos anormais apresentam exame físico normal. Raios X do tórax fornecem o diagnóstico definitivo se o objeto for radiopaco. Os objetos mais comumente aspirados, contudo, são orgânicos e com pouca probabilidade de serem visualizados nos raios X do tórax.

A patogênese da aspiração aguda descreve quatro tipos de obstrução das vias respiratórias.

- *Válvula de desvio*—obstrução parcial em ambas as fases da respiração. A radiografia de tórax é normal porque a obstrução permite o arejamento distal do FB.
- *Válvula de retenção*—o ar fica preso durante a exalação. Na radiografia de tórax, hiperinflação do segmento pulmonar ipsolateral é encontrada com possível desvio mediastinal para o lado normal.
- *Válvula em esfera*—intermitentemente, FB sofre prolapso e obstrui os brônquios afetados, bloqueando, assim, a oxigenação do segmento pulmonar. Atelectasia precoce e colapso pulmonar podem desenvolver-se. Na radiografia de tórax, desvio mediastinal para o lado acometido.
- *Válvula de interrupção*—FB obstrui os brônquios, bloqueando a passagem de ar na inspiração e na expiração. Isso leva a consolidação e subsequente colapso do segmento broncopulmonar.

Gestão de aspiração de FB depende da gravidade, localização e cronicidade dos sintomas. Se a obstrução é *leve* (quando o paciente pode tossir e produzir sons vocais), não é indicada nenhuma gestão ativa. O paciente deve poder limpar a obstrução através de tosse, e deve ser observado para agravamento da obstrução das vias respiratórias.

Em casos *graves* (quando o paciente não é capaz de produzir sons), compressões abdominais subdiafragmáticas (manobra de Heimlich) são realizadas até que o objeto seja expelido ou o paciente fique impassível. Os bebês devem receber cinco pancadas nas costas seguidas de cinco no peito, repetidamente, até que o objeto seja expelido ou a criança fique impassível. Não são recomendadas pancadas abdominais em lactentes em decorrência da possibilidade de danos relativamente grandes ao fígado. No caso de obstrução completa da traqueia, se a potência das vias respiratórias não for restaurada dentro de 3 a 5 minutos, pode ocorrer morte ou lesão cerebral anóxica. Em casos de asfixia com risco de vida, obstrução das vias respiratórias, geralmente central, deve-se ventilar com um dispositivo bolsa-válvula-máscara ou boca a boca deve ser realizado inicialmente. Isso deve ser seguido por intubação endotraqueal imediata. Se os sintomas de asfixia persistirem, pode ser realizada uma cricotirotomia através da inserção de uma agulha 18 G ou cateter para permitir oxigênio e ventilação com pressão positiva a caminho da sala de cirurgia para a intervenção definitiva.

A gestão definitiva de aspiração de FB inclui broncoscopia. As taxas de sucesso são maiores com broncoscopia rígida do que com broncoscopia flexível. Broncoscopia flexível pode ser realizada em indivíduos despertos, enquanto que broncoscopia rígida necessita de anestesia geral. Após a indução da anestesia geral, o broncoscópio de ventilação é introduzido. Quando o broncoscópio estiver sob a epiglote, o circuito de anestesia é conectado, possibilitando a oxigenação e ventilação de pressão positiva. Se o FB for localizado na subglote ou na traqueia, deve ser empurrado distalmente até um brônquio, possibilitando ventilação através do pulmão saudável. Se o FB não puder ser recuperado, deve-se fazer a preparação para a toracotomia. Depois que o FB é removido com segurança, o broncoscópio é usado, imediatamente, para descartar a presença de FB adicional e lesão nas vias respiratórias. Raios X pós-operatórios do tórax são realizados para documentar resolução de ar preso ou atelectasia.

Considerações anestésicas

Antes da indução

1. Nebulização com broncodilatador pode ser usada para melhorar a ventilação das vias respiratórias inferiores, em especial quando edema e broncospasmo estão presentes.
2. Atropina intravenosa, ou glicopirrolato, pode ser dada para secar as secreções das vias respiratórias e para evitar bradicardia de indução vagal a partir da inserção do broncoscópio.
3. Medicamentos sedativos devem ser usados com cautela, já que podem agravar a obstrução existente das vias respiratórias superiores e levar a hipoxemia fatal.

Indução e manutenção

1. A indução pode ser realizada com anestesia inalatória ou hipnóticos IV, com ou sem manutenção da ventilação espontânea, dependendo do plano anestésico ou cirúrgico.
    - *A ventilação espontânea* pode proporcionar melhor ventilação e oxigenação para algumas obstruções. No entanto, anestesia mais superficial é utilizada e pode ser insuficiente para obliterar os reflexos das vias respiratórias e impedir o movimento do paciente. A anestesia tópica é importante.
    - *Ventilação controlada* requer a utilização de anestesia profunda, juntamente com a administração do bloqueador neuromuscular. Reflexos das vias respiratórias e movimento dos pacientes são controlados. Ventilação com pressão positiva pode causar movimento involuntário do objeto distal e comprometimento pulmonar adicional.
2. Indução de sequência rápida e intubação são usadas quando há suspeita de estômago cheio; caso contrário, se o estado respiratório é estável, aplicam-se as diretrizes de jejum de rotina.
3. Anestesia Intravenosa Total (TIVA) pode ser preferível, nessas situações, já que pode proporcionar maior controle da profundidade da anestesia durante a broncoscopia.

LEITURA SUGERIDA

Boyd M, Chatterjee A, Chiles C, et al. Tracheobronchial foreign body aspiration in adults. *South Med J.* 2009;102(2):171–174.

Cataneo AJ, Cataneo DC, Ruiz RL Jr. Management of tracheobronchial foreign body in children. *Pediatr Surg Int.* 2008;24:151–156.

Paintal HS, Kuschner WG. Aspiration syndromes: 10 clinical pearls every physician should know. *Int J Clin Pract.* 2007;61(5):846–852.

Sersar SI, Rizk WH, Bilal M, et al. Inhaled foreign bodies: presentation, management and value of history and plain chest radiography in delayed presentation. *Otolaryngol Head Neck Surg.* 2006;134:92–99.

Zur KB, Litman RS. Pediatric airway foreign body retrieval: surgical and anesthetic perspectives. *Pediatr Anesth.* 2009;19:109–117.

PALAVRA-CHAVE

ATN no Pós-Operatório: Diagnóstico

SEÇÃO

Clínica Baseada em Órgão: Sistema Renal/Urinário/Eletrólitos

Archer Martin

Editado por Hossam Tantawy

PONTOS-CHAVE

1. A necrose tubular aguda (ATN) é uma causa renal intrínseca da insuficiência renal aguda e é a causa mais comum de insuficiência renal no período perioperatório, sendo responsável por até 75% dos casos de insuficiência.
2. As duas principais causas da ATN incluem isquemia e nefrotoxinas.
3. A isquemia renal pode ser causada por hipotensão perioperatória, sepse, depleção de volume, procedimentos que envolvem diretamente a circulação renal (incluindo cirurgia cardíaca e reparo de aneurisma aórtico abdominal) e inibição da síntese de prostaglandina.
4. A lista de agentes nefrotóxicos que possivelmente causam ATN inclui antibióticos (aminoglicosídeos, cefalosporinas, penicilinas, sulfonamidas, vancomicina e anfotericina B), contraste radiológico por via intravenosa, agentes anestésicos (metoxiflurano e enflurano), medicamentos anti-inflamatórios não esteroides (NSAIDs), mioglobina e agentes quimioterapêuticos.

DISCUSSÃO

As causas da insuficiência renal aguda são geralmente classificadas em pré-renais, renais e pós-renais. As causas pré-renais da insuficiência renal são um resultado da diminuição do fluxo renovascular e incluem cardiomiopatia, hipovolemia, estenose aórtica, ventilação mecânica e aneurismas dissecantes.

A insuficiência renal intrínseca geralmente se classifica como ATN ou nefrite intersticial aguda. Por fim, as causas da insuficiência pós-renal incluem obstrução papilar bilateral do ureter, massas retroperitoneais, hipertrofia prostática e estenose uretral.

A ATN é uma causa renal intrínseca da insuficiência renal aguda e é a causa mais comum de insuficiência renal no período perioperatório, sendo responsável por até 75% dos casos de insuficiência. A ATN ocorre quando há um insulto às células epiteliais tubulares renais. As duas principais causas da ATN incluem isquemia e nefrotoxinas. A isquemia renal pode ser causada por choque perioperatório, sepse, depleção de volume, procedimentos que envolvem diretamente a circulação renal (incluindo cirurgia cardíaca e reparo do aneurisma aórtico abdominal) e inibição da síntese de prostaglandina.

A lista de agentes nefrotóxicos que possivelmente causam ATN é ampla e variada. Eles infligem danos renais pelo distúrbio do fornecimento de oxigênio ou da utilização do oxigênio. Esses agentes incluem antibióticos, contraste radiológico por via intravenosa, agentes anestésicos (metoxiflurano e enflurano), anti-inflamatórios não esteroides e quimioterapia. Os antibióticos mais comuns associados a ATN no pós-operatório são os aminoglicosídeos, mas o distúrbio também pode ocorrer com cefalosporinas, penicilinas, sulfonamidas, vancomicina e anfotericina B. Agentes quimioterápicos, incluindo a cisplatina e o metotrexato, também têm sido associados a ATN e devem ser incluídos no diagnóstico diferencial de ATN no pós-operatório, se administrados no período perioperatório imediato. Agentes imunossupressores, como a ciclosporina A e tacrolimo, têm também sido associados à lesão renal aguda.

A rabdomiólise, decorrente de lesões por esmagamento, queimaduras e lesões musculares extensas, pode causar ATN por meio do efeito da mioglobina nos rins. A mioglobina pode-se acumular nos túbulos renais, levando à insuficiência. A hemoglobina também pode causar lesão renal aguda, mas nem tanto, em comparação com a mioglobina. Em um cenário de acidose e hipovolemia, a toxicidade da hemoglobina e da mioglobina pode aumentar.

Há controvérsias sobre a nefrotoxicidade dos agentes voláteis, como o sevoflurano. Considera-se que a toxidade ocorra secundária à formação de íons de fluoreto e compostos A; no entanto, esta associação não foi comprovada na população humana.

LEITURA SUGERIDA

Barash PG, Cullen BF, Stoelting RK *et al.*, eds. *Clinical Anesthesia*. 6th ed. Philadelphia, PA: Lippincott Williams & Wilkins; 2009:1354–1355.

Marino PL. *The ICU Book*. 3rd ed. New York, NY: Lippincott Williams & Wilkins; 2007:581–582.

PALAVRA-CHAVE

Aumento da Pressão Intracraniana: Tratamento Agudo

SEÇÃO

Clínica Baseada em Órgão: Neurológica e Neuromuscular

Ira Whitten
Editado por Ramachandran Ramani

PONTOS-CHAVE

1. Pressão intracraniana (ICP) de 15 mm Hg ou mais é definida como uma ICP elevada, também conhecida como hipertensão intracraniana.
2. $PaCO_2$ e pH são os dois fatores importantes que influenciam o fluxo sanguíneo cerebral (CBF) e a ICP.
3. Elevações na ICP são inicialmente compensadas pelo deslocamento do fluido cerebrospinal (CSF) do crânio para área da coluna vertebral, por um aumento na absorção do CSF, pela diminuição na produção de CSF ou por um decréscimo no volume de sangue cerebral total.
4. O tratamento das elevações agudas da ICP é direcionado contra a causa de aumento da ICP.
5. Os diuréticos em alça, manitol, e os corticosteroides também são necessários em alguns casos.
6. Considerando o efeito da $PaCO_2$ no CBF, hiperventilação pode ser utilizada como uma manobra para o tratamento de elevações agudas da ICP.

DISCUSSÃO

ICP normal é de 10 a 15 mm Hg. Quaisquer perturbações na ICP, especialmente ICP moderada a grave (> 30 mm Hg), podem ter um efeito profundo sobre a pressão de perfusão cerebral (CPP), apesar de a CPP ser mais dependente da pressão arterial média (MAP).

$$CPP = MAP - ICP$$

Uma ICP constante de 15 mm Hg ou mais é definida como ICP elevada, também conhecida como hipertensão intracraniana. Na definição de hipertensão intracraniana, alterações fisiológicas devem ocorrer para alterar a CPP e, assim, manter o CBF. Tensões de gases respiratórios desempenham um papel importante na regulação do CBF e da ICP e, na verdade, são a influência extrínseca mais importante no CBF (Fig. 1). As alterações agudas na $PaCO_2$ têm a maior influência, com cerca de 1-2 mL/100g/min de mudança no CBF para cada mudança em milímetro de mercúrio em $PaCO_2$. O CBF é também influenciado pela temperatura e pode alterar cerca de 5 a 7% para cada 1°C de mudança.

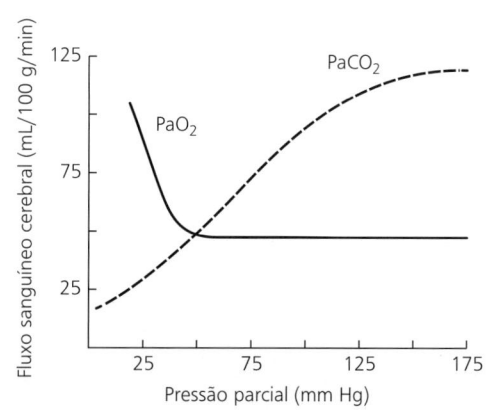

Figura 1. Resposta do fluxo sanguíneo cerebral ao oxigênio e ao dióxido de carbono.

A ICP é também regulada por uma variedade de mecanismos de compensação, por meio dos quais aumentos iniciais de volume intracraniano não são associados a um aumento da ICP. Isso pode ser obtido pelo deslocamento do CSF a partir do crânio para a área da coluna vertebral, um aumento na absorção do CSF, uma diminuição na produção de CSF ou a uma diminuição no volume sanguíneo cerebral total. Elevações da ICP podem ser secundárias a uma massa ou líquido (hidrocefalia, hemorragia intracraniana, hematoma epidural ou subdural), expansão de tamanho, fratura com depressão do crânio ou bloqueio da drenagem/absorção de CSF. Com a elevação persistente e não tratada na ICP, o CBF fica significativamente reduzido, e isso pode resultar em isquemia, o que promove edema cerebral, subsequentemente resultando em aumentos adicionais na ICP. Como resultado, o ciclo deve ser interrompido para evitar mais elevações na ICP, que poderiam levar a potencial herniação cerebral.

Consequentemente, o tratamento das elevações agudas da ICP é direcionado contra a causa. Em situações de trauma ou em pacientes com um evento hemorrágico agudo, a drenagem cirúrgica do sangue/hematoma é o tratamento definitivo. Em casos de tumores obstrutivos ou tumores com edema cerebral associado, o tratamento principal deve ser a ressecção do tumor, se viável, desvios como paliativos para a hidrocefalia de obstrução, caso não seja possível ressecção, e corticosteroides, como dexametasona, para tumores vasogênicos, para auxiliar na diminuição do inchaço. Nesses casos, os corticosteroides também restauram a permeabilidade da barreira hematoencefálica.

Apesar da causa, podem ser tomadas medidas adicionais, incluindo restrição de líquidos, diurese com diuréticos em alça ou agentes osmóticos, como o manitol. Diuréticos em alça demoram cerca de 30 minutos para fazer efeito e, portanto, para redução rápida da ICP, manitol (0,25 a 0,5 g/kg) é muito eficaz. Um agente osmótico, como manitol, funciona especificamente para extrair o líquido para fora de um espaço desejado, como o crânio, através da criação de um gradiente osmótico através do qual o fluido vai ser retirado do parênquima para a vasculatura e, com a ajuda de diuréticos em alça, excretar pelos rins (assumindo uma função renal normal). O objetivo é uma osmolalidade sérica de 300-315 mOsm/L. A desvantagem do manitol é que ele atrai fluido para fora das zonas normais dos tecido cerebrais e pode, portanto, causar edema rebote em áreas de barreira hematoencefálica alterada. Além disso, sabe-se que a diurese rápida causa hematomas subdurais em pacientes idosos, secundários à ruptura das veias-ponte. Por fim, conforme evidenciado pela Figura 1, hiperventilação de pacientes através da manutenção de $PaCO_2$ entre 30-33 mm Hg reduzirá o CBF e, portanto, reduzirá a ICP.

LEITURA SUGERIDA

Barash P, Cullen BF, Stoelting RK, *et al. Clinical Anesthesia*. 6th ed. Philadelphia, PA: Lippincott Williams & Wilkins; 2009:222–229.

Morgan GE Jr, Mikhail MS, Murray MJ. *Clinical Anesthesiology*. 4th ed. New York, NY: Lange Medical Books/McGraw-Hill; 2006:614–618, 631–632.

PALAVRA-CHAVE

Aumento de Creatinina Pós-CPB: Diagnóstico

SEÇÃO

Clínica Baseada em Órgão: Sistema Renal/Urinário/Eletrólitos

Nehal Gatha

Editado por Benjamin Sherman

PONTOS-CHAVE

1. De acordo com vários estudos, a incidência de lesão renal aguda (AKI) após a circulação extracorpórea (CPB) varia de 4 a 7%.
2. O indicador mais comum de aumento da creatinina pós-CPB é aumento da creatinina no pré-operatório.
3. A AKI após a CPB pode ser secundária a um estado de baixo débito cardíaco durante a CPB ou imediatamente após a separação da CPB no período perioperatório.
4. O diagnóstico diferencial de um aumento na creatinina pós-CPB é amplo e inclui insuficiência renal anterior, as taxas de fluxo inadequado durante a CPB, hipotensão persistente pós-CPB, tamponamento, arritmias, hemodiluição, sangramento, elevada circulação de hemoglobina livre e eventos embólicos.

DISCUSSÃO

De acordo com vários estudos, a incidência de AKI após a CPB varia de 4 a 7%. A AKI pode ser uma complicação muito grave, levando ao aumento da morbidade e mortalidade em pacientes pós-CPB. Durante a CPB, há várias etiologias de AKI, e é importante diferenciar as possíveis causas do aumento da creatinina nesta população de pacientes.

O indicador mais comum de aumento da creatinina pós-CPB é aumento da creatinina no pré-operatório. A disfunção renal inicial será exacerbada no período pós-CPB; portanto, é importante notar a taxa de filtração glomerular e de creatinina no pré-operatório e otimizá-las antes da cirurgia, quando possível. Comumente, os pacientes com insuficiência cardíaca avançada e diabetes de longa data vão ter a função renal comprometida antes da CPB.

Uma segunda causa de aumento da creatinina após a CPB é o baixo débito cardíaco durante a CPB ou imediatamente após a separação da CPB no período perioperatório. As causas de um estado de baixo débito cardíaco são numerosas. As causas mais comuns são diminuição dos fluxos de CPB no intraoperatório ou hipotensão no pós-operatório, devido a baixa resistência vascular sistêmica, hipovolemia ou insuficiência cardíaca. A insuficiência cardíaca é atribuída ao miocárdio atordoado, isquemia miocárdica, tamponamento cardíaco, e/ou arritmias. Para evitar estados de baixo débito cardíaco durante a CPB, é fundamental trabalhar em estreita colaboração com a equipe de perfusão para manter uma saturação apropriada de oxigênio venoso misto, gasometria e químicas através de taxas de fluxo adequadas e medicamentos. É importante tratar adequadamente a hipotensão ao tentar separar da CPB com volume, vasopressores ou inotrópicos para garantir a perfusão adequada do órgão final. A ecocardiografia transesofágica vai ajudar a orientar o anestesiologista e o cirurgião na avaliação da função cardíaca esquerda e/ou presença de tamponamento. Finalmente, as arritmias deverão ser identificadas e tratadas rapidamente para evitar um baixo débito cardíaco.

O hematócrito e o estado do volume devem ser continuamente reavaliados para determinar se os rins estão adequadamente perfundidos. A CPB leva a uma profunda hemodiluição, o que provoca uma anemia relativa. Similarmente, se houver sangramento persistente causando volume intravascular inadequado, a perfusão dos rins será insuficiente. Se a hipotensão for persistente, a saída do dreno for alta e creatinina continuar a subir após a CPB, uma reexploração deve ser considerada pela equipe cirúrgica.

A CPB, que utiliza fluxo não pulsátil e aumento de substâncias nefrotóxicas, como hemoglobina livre e ferritina sérica, pode lesionar ainda mais os rins. Ambos os mecanismos podem levar a AKI e aumento da creatinina no período pós-CPB.

Finalmente, há um risco com a CPB de eventos embólicos ou trombóticos. Quer se trate de um êmbolo de ar causado pela canulação ou "chuvas" de embolias pela oclusão e desoclusão dos vasos, eles causam AKI porque bloqueiam o fluxo de sangue através da vasculatura renal.

LEITURA SUGERIDA

Davis CL, Kausz AT, Zager RA, et al. Acute renal failure after cardiopulmonary bypass is related to decreased serum ferritin levels. *J Am Soc Nephrol*. 1999;10:2396–2402.

Hensley F, Martin D, Gravlee G. *A Practical Approach to Cardiac Anesthesia*. 3rd ed. Philadelphia, PA: Lippincott Williams & Wilkins; 2003:135, 254–260.

Morgan GE, Mikhail MS, Murray MJ. *Clinical Anesthesiology*. 4th ed. New York, NY: Lange Medical Books/McGraw-Hill; 2006:chap 17:743–744.

PALAVRA-CHAVE	# Avaliação das Vias Respiratórias: Doença Coexistente
SEÇÃO	Ciências Clínicas Genéricas: Procedimentos, Métodos, Técnicas de Anestesia

Adnan Malik
Editado por Hossam Tantawy

PONTOS-CHAVE

1. A avaliação das vias respiratórias tem muitas variáveis para o anestesiologista considerar; todas elas podem ajudar a prever uma via respiratória difícil.
2. Muitas síndromes congênitas estão associadas a vias respiratória difíceis.
3. Vários estados patológicos também estão associados a uma via respiratória difícil ou podem alterar o manejo das vias respiratórias; as causas podem ser traumáticas, infecciosas, neoplásicas ou inflamatórias na origem e podem variar de comum (diabetes melito) para causas mais raras de problemas das vias respiratórias (papilomatose).

DISCUSSÃO

A avaliação das vias respiratórias é um elemento essencial do exame físico inicial para um anestesiologista. Sintomas como rouquidão, estridor inspiratório, disfagia, dispneia ou ortopneia podem ser sugestivos de patologia de doença, resultando em uma dificuldade para ventilar e/ou dificuldade de intubar.

A amplitude de movimento muitas vezes pode estar restringida em indivíduos acontecidos por traumatismos envolvendo a instabilidade da coluna cervical (colar cervical). Além disso, pacientes com histórico de artrite reumatoide têm demonstrado instabilidade atlantoccipital, e a manipulação do pescoço pode acarretar subluxação, resultando em lesão medular. Em pacientes com malformações graves da mão e nódulos da pele, há maior risco de subluxação atlantoaxial.

Mais comumente, os pacientes com diabetes melito também têm mobilidade reduzida da articulação atlantoaxial, que pode dificultar a laringoscopia direta.

Os processos de doença infecciosa podem envolver o assoalho da boca, amígdalas e faringe, podendo resultar na abertura bucal limitada, bem como em trauma facial. Tumores também podem limitar a abertura oral, dependendo da localização e do grau de envolvimento. Com envolvimento do pescoço, pode haver compressão e/ou desvio da traqueia. Na doença mais sistêmica, como esclerodermia, tensão da pele e diminuição do movimento mandibular, também podem resultar em pequena abertura oral. Pacientes com síndrome de Down não apresentam só instabilidade atlantoccipital, mas também macroglossia, que pode ainda complicar a gestão das vias respiratórias nesses pacientes.

Existem outras doenças coexistentes que são importantes para avaliação das vias aéreas, incluindo: epiglotite, abscessos das vias respiratórias, crupe, corpos estranhos na via respiratória e edema de laringe, onde laringoscopia direta pode piorar e dificultar a visualização das vias respiratórias e a intubação. Tumores neoplásicos das vias respiratórias superiores e inferiores também podem causar obstrução das vias respiratórias e intubação difícil, e esses pacientes também tiveram radiação das vias respiratórias muitas vezes levando à anatomia distorcida das vias respiratórias, bem como um pescoço mais rígido.

A obesidade é uma das causas mais comuns de via aérea difícil, secundária à obstrução, especialmente após a indução da anestesia. Máscara de ventilação também se torna mais difícil nesses pacientes por causa da massa tecidual. Espondilite anquilosante muitas vezes também leva à fusão da coluna cervical, que pode resultar em laringoscopia e visualização da via respiratória difícil, se não impossível. Outros estados patológicos que são menos considerados e importantes para a avaliação das vias respiratórias incluem papilomatose, que pode causar obstrução das vias respiratórias; sarcoidose, que também pode causar obstrução das vias respiratórias secundárias ao tecido linfoide alargado; hipotireoidismo, em que pacientes muitas vezes têm macroglossia; e tecidos moles anormais, o que pode dificultar a ventilação por máscara ou intubação.

Muitas anomalias congênitas podem dificultar o tratamento das vias respiratórias por causa de deformidades craniofaciais significativas. Esses pacientes frequentemente apresentam anatomia alterada das vias respiratórias, com línguas grandes, pequenos diâmetros subglóticos, rigidez do pescoço ou dificuldade com a abertura da boca. Tais condições que se enquadram nesta categoria incluem a síndrome de Treacher Collins, síndrome de Goldenhar, síndrome de Pierre Robin, síndrome de Down, conforme mencionado acima, síndrome de Turner e síndrome de Klippel-Feil, em que os pacientes têm rigidez do pescoço secundária à fusão vertebral cervical.

LEITURA SUGERIDA

Barash PG, Cullen BF, Stoelting RK, *et al. Clinical Anesthesia.* 6th ed. Philadelphia, PA: Lippincott Williams & Wilkins; 2009:570–572.

Dunn PF, Alston TA, Baker KH, *et al. Clinical Anesthesia Procedures of the Massachusetts General Hospital.* Philadelphia, PA: Lippincott Williams & Wilkins; 2007:208–211.

Balão Intra-Aórtico: Contraindicações

Clínica Baseada em Órgão: Cardiovascular

Kevan Stanton
Editado por Benjamin Sherman

PONTOS-CHAVE

1. Ao considerar a colocação de uma bomba de balão intra-aórtico (IABP), é também importante considerar as contraindicações.
2. IABPs podem piorar a insuficiência aórtica e, assim, são relativamente contraindicadas em pacientes com essa condição.
3. Doença vascular grave e doença da aorta (dissecções ou aneurismas) podem dificultar a colocação de uma IABP e podem aumentar a morbidade/mortalidade associada à colocação.
4. IABPs são indicadas para terapia de ponte e não devem ser colocadas em pacientes em que não se espera recuperação da função cardíaca, quer espontaneamente ou por intervenção cirúrgica.

DISCUSSÃO

A IABP é um balão inflável na extremidade de um cateter que é colocado por via percutânea na aorta torácica descendente, imediatamente distal à artéria subclávia. A inflação de uma IABP durante a diástole aumenta a pressão diastólica aórtica e, assim, a pressão arterial média, melhorando o fluxo arterial sistêmico e a pressão de perfusão coronariana, pois a maior parte do fluxo sanguíneo coronariano ocorre durante a diástole. Durante a sístole, a deflação do balão resulta em redução da pós-carga, melhorando o débito cardíaco e diminuindo o gasto de energia do miocárdio. Assim, esse método para melhorar a perfusão coronariana e a sistêmica é empregado principalmente em pacientes com infarto agudo do miocárdio associado a choque cardiogênico, mas o mais importante, em pacientes com doença cardíaca provavelmente reversível, seja de forma clínica ou cirúrgica.

A IABP às vezes é usada em situações de operação, quando várias tentativas de sair da circulação extracorpórea falham. Insuficiência ventricular esquerda (LV) no caso de suporte inotrópico apropriado, que, provavelmente, vai melhorar ou desaparecer em 24 a 48 horas, é a indicação intraoperatória mais comum para a colocação de uma IABP. Também pode ser usada em pacientes com angina instável, insuficiência mitral aguda e transplante de coração planejado.

Apesar de seu nível de utilidade, há vários casos em que uma IABP é contraindicada. Uma contraindicação relativa à colocação da IABP é insuficiência aórtica. O fluxo retrógrado criado na aorta ascendente pela inflação do balão pode piorar a regurgitação aórtica, levando ao aumento da distensão do LV e diminuição da perfusão da artéria coronária. Colocação da IABP também é contraindicada em pacientes com sepse/bacteremia porque a IABP pode ficar contaminada com bactérias, tornando a infecção quase impossível de tratar sem retirar a IABP.

Doença vascular grave é outra contraindicação para a colocação de IABP. Em pacientes com doença vascular grave, talvez seja tecnicamente difícil até mesmo colocar a IABP. Esses pacientes também têm um risco maior de trombose com o uso da IABP. Outras contraindicações vasculares incluem dissecção aórtica, colocação recente (até 1 ano) de um enxerto de prótese na aorta torácica e pacientes com aneurisma da aorta.

Por último, a IABP é indicada para a terapia-ponte; isto é, serve como um meio para ajudar pacientes que passam por um período crítico, após o qual melhora ou cura é provável. Em pacientes com doença cardíaca irreversível e que não são candidatos para transplante, IABPs são contraindicadas já que a probabilidade de seu estado cardíaco melhorar, a ponto de remover a IABP, é mínimo, e uma IABP não é uma solução permanente. No mesmo sentido, a colocação da IABP em pacientes com dano cerebral irreversível é também contraindicada, porque, provavelmente, não vai melhorar seu resultado clínico.

LEITURA SUGERIDA

Barash PG, Cullen BF, Stoelting RK *et al.*, eds. *Clinical Anesthesia*. 6th ed. Philadelphia, PA: Lippincott Williams & Wilkins; 2009:1098–1100.

Hensley FA Jr, *et al. A Practical Approach to Cardiac Anesthesia*. 4th ed. Philadelphia, PA: Lippincott Williams & Wilkins; 2008:598–603.

Marino PL. *The ICU Book*. 3rd ed. Philadelphia, PA: Lippincott Williams & Wilkins; 2007:269–271.

PALAVRA-CHAVE	# Barreira Hematoencefálica: Transferência de Fluidos
SEÇÃO	Fisiologia

Rongjie Jiang

Editado por Ramachandran Ramani

PONTOS-CHAVE

1. A barreira hematoencefálica é formada por junções apertadas que impedem que a maioria dos íons e das moléculas grandes entrem no cérebro.
2. Transferência de fluido é determinada principalmente pelo gradiente osmolar entre o plasma e o cérebro. Solução salina hipertônica e manitol podem reduzir edema cerebral através do aumento da osmolalidade sérica, e promovendo a mudança de fluido fora do cérebro.
3. Medicamentos que atravessam a barreira hematoencefálica precisam atender a determinados critérios. Eles precisam ser pequenas moléculas, ter baixo grau de ionização, precisam estar desvinculados de qualquer proteína plasmática e ter alta lipossolubilidade. A direção do movimento é determinada pelo gradiente de concentração entre o plasma e o cérebro.

DISCUSSÃO

A presença das junções apertadas na barreira hematoencefálica resulta na transferência de fluido determinado principalmente pelo gradiente osmótico. Isso possibilita a diurese osmótica. Quando não há substância administrada externamente como manitol, a osmolalidade sérica é calculada usando a seguinte fórmula:

$$\text{Osmolalidade do soro} = (\text{Na sérico}) \times 2 + \text{Glicose}/18 + \text{BUN}/2{,}8$$

Como a maioria das pessoas tem a glicose e o nitrogênio ureico sanguíneo (BUN) relativamente estáveis, a concentração de sódio no soro torna-se o fator-chave na determinação da osmolalidade sérica.

Há evidências de que a integridade da barreira hematoencefálica não é puramente anatômica. Também depende de energia. Isquemia pode danificar a barreira hematoencefálica. Na presença de edema cerebral, a escolha de fluidos intravenosos (IV) torna-se crítica. A tabela a seguir mostra o conteúdo de sódio e a osmolalidade em fluidos IV comumente usados. Isso explica por que soluções hipotônicas devem ser evitadas quando há preocupação de edema cerebral e por que a solução salina hipertônica e manitol podem ser utilizados para reduzir edema cerebral em situações agudas.

Fluidos	Osmolalidade (mOsm/kg)	Na⁺ (mEq/L)
Plasma	289	141
Cristaloide		
0,9% NS	308	154
0,45% NS	154	77
3% NS	1.030	515
Ringer lactato	273	130
Plasma-Lyte	295	140
Manitol (20%)	1.098	0
Coloide		
Hetamido (6%)	310	154
Albumina (5%)	290	

Qualquer partícula que atravessa a barreira hematoencefálica precisa ser uma molécula pequena, ter um baixo grau de ionização, ser desvinculada de qualquer proteína plasmática e ter alta lipossolubilidade. A direção do movimento é determinada pelo gradiente de concentração entre o plasma e o cérebro. As mesmas regras se aplicam a medicamentos que têm efeitos no CNS.

LEITURA SUGERIDA

Miller RD. *Miller's Anesthesia*. 7th ed. Philadelphia, PA: Elsevier, Churchill, and Livingstone; 2009:322, 731, 2903.

PALAVRA-CHAVE	**Bloqueador Brônquico: Vantagens**
SEÇÃO	Ciências Clínicas Genéricas: Procedimentos, Métodos, Técnicas de Anestesia

Ashley Kelley

Editado por Veronica Matei

PONTOS-CHAVE

1. Bloqueadores brônquicos são uma alternativa aos tubos de duplo lúmen (DLTs) quando a ventilação de um pulmão é necessária ou solicitada para cirurgia.
2. Bloqueadores brônquicos são usados com tubos endotraqueais de luz simples e podem ser preferíveis e mais fáceis de colocar que DLTs em pacientes com uma via respiratória difícil conhecida ou suspeita.
3. O uso de um bloqueador brônquico evita a necessidade de trocar um DLT para um tubo de luz simples no final do procedimento cirúrgico.

DISCUSSÃO

Opções para isolamento do pulmão quando a ventilação de um pulmão é necessária ou solicitada para cirurgia incluem DLTs ou bloqueadores brônquicos. Bloqueadores brônquicos são usados com tubos endotraqueais de luz simples. A escolha de um DLT ou um bloqueador brônquico deve ser adaptada às condições específicas do paciente e cirúrgica.

Em pacientes com vias respiratórias difíceis conhecidas ou suspeitas, pode ser a opção mais segura para se realizar uma intubação de fibra ótica acordado com um tubo endotraqueal de luz simples e colocação subsequente de um bloqueador brônquico para possibilitar o isolamento do pulmão. O diâmetro externo relativamente maior e o tamanho de um DLT em comparação com um tubo de luz simples podem tornar mais difícil a colocação, especialmente em um paciente com via respiratória difícil. Outra vantagem de um bloqueador brônquico usado com um tubo de luz simples é que o bloqueador brônquico pode ser removido através do tubo endotraqueal após a conclusão do procedimento cirúrgico, eliminando a necessidade de trocar um DLT após troca de fluido e edema das vias respiratórias pode ocorrer.

Uma desvantagem de usar um bloqueador brônquico é que uma pressão relativamente elevada é necessária para insuflar totalmente o balão na extremidade distal do bloqueador. Essa pressão pode fazer o bloqueador deslizar para fora do brônquio principal e, em vez disso, obstruir a traqueia ou permitir o derramamento do conteúdo de um pulmão para outro. Outra desvantagem de um bloqueador brônquico é o canal dentro do bloqueador, que permite que o pulmão desinfle e é pequeno em comparação com a luz de um DLT, tornando, assim, o esvaziamento do pulmão desejado mais lento.

LEITURA SUGERIDA

Barash PG, Cullen BF, Stoelting RK *et al.*, eds. *Clinical Anesthesia*. 6th ed. Philadelphia, PA: Lippincott Williams & Wilkins; 2009:1048–1051.

Morgan GE, Mikhail MS, Murray MJ. *Clinical Anesthesiology*. 4th ed. New York, NY: McGraw-Hill; 2006:592–594.

PALAVRA-CHAVE

Bloqueadores de H₂: Tempo de Início de Ação

SEÇÃO

Farmacologia

Hyacinth Ruiter

Editado por Lars Helgeson

PONTOS-CHAVE

1. Bloqueadores de H_2 reduzem o risco perioperatório de pneumonia por aspiração.
2. Os bloqueadores de H_2 inibem competitivamente a ligação da histamina aos receptores de H_2, diminuindo, assim, a produção de ácido gástrico e, consequentemente, aumentando o pH gástrico.
3. Os pacientes devem ser pré-tratados com bloqueadores de H_2 na hora de dormir, repetindo pelo menos 2 horas antes da cirurgia.
4. Início típico da ação dos antibloqueadores de H_2 ocorre dentro de 1 a 2 horas, mas o tempo de duração pode variar entre os diferentes bloqueadores de H_2.

DISCUSSÃO

A histamina está envolvida na secreção de ácido hidroclorídrico pelas células parietais do estômago. Receptores H_1 e H_2 medeiam os efeitos da histamina. O receptor H_1 ativa a fosfolipase C, e o receptor H_2 aumenta a adenosina monofosfato cíclico (cAMP) intracelular. Os bloqueadores de H_2 inibem competitivamente a ligação da histamina aos receptores de H_2, diminuindo, assim, a produção de ácido gástrico e, consequentemente, aumentando o pH gástrico. Bloqueadores de H_2 tratam de doença de refluxo gastroesofágico (GERD), síndrome de Zollinger-Ellison e úlceras pépticas duodenal e gástrica de forma eficaz.

Bloqueadores de H_2 incluem cimetidina, famotidina, nizatidina e ranitidina. Todos eles reduzem eficazmente o volume de fluido gástrico e conteúdo de íons de hidrogênio, e evitam o risco perioperatório de pneumonia por aspiração. É importante destacar que os bloqueadores de H_2 apenas alteraram o pH das secreções gástricas, mas não afetam o tônus do esfíncter esofágico inferior ou alteraram o esvaziamento gástrico.

Os pacientes devem ser pré-tratados com bloqueadores de H_2 na hora de dormir, repetindo pelo menos 2 horas antes da cirurgia. O início típico da ação dos bloqueadores de H_2 ocorre dentro de 1 a 2 horas, mas o tempo de duração pode variar entre os diferentes bloqueadores de H_2. Cimetidina dura de 3 a 4 horas, ao passo que a duração da ação de ranitidina, famotidina e nizatidina varia de 10 a 12 horas. Portanto, a cimetidina é indicada apenas para as operações com essa duração. Famotidina em uma dose de 40 mg, por via oral, 1,5 a 3 horas antes da cirurgia tem demonstrado aumentar o pH gástrico de forma eficaz. Nizatidina, 150 a 300 mg, por via oral, 2 horas antes da cirurgia, também apresentou redução da acidez gástrica. A maioria dos bloqueadores de H_2, quando administrada de forma parenteral, será eficaz dentro de 1 hora após a administração.

Os bloqueadores H_2 são eliminados principalmente pelos rins; portanto, pacientes com disfunção renal devem ter redução das doses de todas as quatro drogas. Efeitos adversos raros de injeção intravenosa rápida de cimetidina e ranitidina são bradicardia, hipotensão, arritmias e parada cardíaca.

LEITURA SUGERIDA

Barash PG, Cullen BF, Stoelting RK *et al.*, eds. *Clinical Anesthesia*. 6th ed. Philadelphia, PA: Lippincott Williams & Wilkins; 2009:590–591.

Miller RD, ed. *Miller's Anesthesia*. 6th ed. Philadelphia, PA: Churchill Livingstone; 2005:2598–2600.

Morgan GE, Mikhail MS, Murray MJ. *Clinical Anesthesiology*. 4th ed. New York, NY: McGraw-Hill; 2006:279–280.

PALAVRA-CHAVE	# Bloqueio Axilar: Complicações
SEÇÃO	Anestesia Regional

Nehal Gatha
Editado por Jodi Sherman

PONTOS-CHAVE

1. Bloqueios axilares são adequados para os procedimentos cirúrgicos que envolvem o úmero distal, cotovelo, antebraço, punho e mão.
2. Anestesia/analgesia incompleta é a complicação mais comum, por causa da necessidade de múltiplos redirecionamentos de agulha.
3. O nervo musculocutâneo sai do plexo, segue no músculo coracobraquial e, portanto, não está na proximidade imediata da vasculatura. Este nervo exige tratamento especial, já que comumente passa despercebido.
4. Em virtude da proximidade dos nervos com a artéria e a veia, injeção intravascular é uma complicação rara, mas possível.
5. Toxicidade local causada pelas injeções de grande volume é possível; portanto, doses máximas devem ser calculadas e cuidadosamente aderidas.

DISCUSSÃO

Bloqueios axilares são adequados para os procedimentos cirúrgicos que envolvem o úmero distal, cotovelo, antebraço, pulso e mão. O plexo braquial viaja dentro de um feixe neurovascular que inclui a artéria e a veia axilar, nervo radial, nervo ulnar, nervo mediano e nervo musculocutâneo. Na posição anatômica neutra, a artéria axilar passa na borda lateral da primeira costela e continua na direção do músculo redondo menor; a veia passa paralela e mais superficial à artéria; o nervo mediano encontra-se superior à artéria, com o nervo radial posterior e o nervo ulnar inferior. A fáscia envolve esses nervos, criando compartimentos separados. O nervo musculocutâneo sai do plexo, segue no músculo coracobraquial e, portanto, não está na proximidade imediata da vasculatura. É importante observar que essas relações anatômicas variam um pouco com o posicionamento do braço e com avaliação proximal para distal, bem como com variações anatômicas congênitas, normais ou traumáticas.

Anestesia/analgesia incompleta é a complicação mais comum, por causa da necessidade de múltiplos redirecionamentos de agulha. Como um bloqueio axilar envolve nervos que estão contidos em diferentes planos fasciais, um ou mais nervos podem ser incompletamente anestesiados. Distribuições variantes dos nervos ou nervos perdidos podem exigir anestésico suplementar. O nervo musculocutâneo exige tratamento especial, já que comumente é o que mais passa despercebido.

O nervo intercostobraquial é um ramo cutâneo lateral do segundo nervo intercostal e não se origina do plexo braquial. Ele fornece a sensação para o braço e a axila medial. Se a anestesia regional é a técnica principal e se um torniquete é usado, esse nervo deve ser bloqueado para melhor conforto do paciente.

Por meio da proximidade dos nervos para a artéria e a veia, injeção intravascular é uma complicação possível. Injeção intravascular pode levar a convulsões ou disritmias ou colapso cardiovascular total. Adição de adrenalina para o anestésico local, bem como uma injeção lenta com aspiração frequente, fornece uma salvaguarda contra injeção intravascular. Há também um risco de hematoma, que pode ser mais elevado no método transarterial ao bloqueio axilar. Excepcionalmente, complicações vasculares raras incluem a perda da circulação (de lesão vascular ou vasospasmo), formação de trombos, diminuição da drenagem venosa ou a formação de um aneurisma da parede venosa.

Como acontece com qualquer bloqueio regional, lesão do nervo é uma complicação rara, mas possível deste bloqueio. É aconselhado evitar a injeção quando há parestesias ou pressão durante a injeção. Infecção também é uma complicação rara, compartilhada com todos os bloqueios regionais, e deve-se evitar procedimentos quando há uma infecção local, e cateteres quando a infecção for sistêmica.

Por último, a toxicidade do anestésico local é uma complicação grave, mas possível. Isso é uma preocupação particular com o bloqueio do plexo axilar, já que requer múltiplos redirecionamentos de agulha e, possivelmente, suplementação. Doses máximas de anestésico local devem ser calculadas e cuidadosamente aderidas para, como injeções de grande volume, aumentar o risco associado a toxicidade.

LEITURA SUGERIDA

De Jong RH. Axillary block of the brachial plexus. *Anesthesiology.* 1961;22:215–225.
Morgan GE, Mikhail MS, Murray MJ. *Clinical Anesthesiology.* 4th ed. New York, NY: McGraw-Hill; 2006:334–337.

PALAVRA-CHAVE	**Bloqueio Axilar: Limitações e Resgate de Bloqueio do Nervo Mediano**
SEÇÃO	Anestesia Regional

Jamie Ferrara e Thomas Gallen
Editado por Jodi Sherman

PONTOS-CHAVE

1. Bloqueio axilar é uma abordagem para o bloqueio do plexo braquial e pode, efetivamente, fornecer anestesia ou analgesia para procedimentos cirúrgicos do úmero distal, do cotovelo, do antebraço, do punho e da mão.
2. Um bloqueio incompleto é a complicação mais comum de um bloqueio axilar.
3. O nervo braquial cutâneo medial e o nervo intercostobraquial são perdidos com um bloqueio axilar e precisam ser bloqueados separadamente se um torniquete for planejado.
4. Nervos terminais simples, como o nervo mediano, podem ser bloqueados individualmente para complementar um bloqueio axilar incompleto.
5. O bloqueio do nervo mediano é útil para a superfície anterolateral da mão, incluindo os dígitos um a três.
6. O nervo mediano é bloqueado de preferência no nível do cotovelo ou no aspecto medial para distal do antebraço anterior.

DISCUSSÃO

Anestesia regional para a extremidade superior pode ser fornecida por meio do bloqueio do plexo braquial com uma das quatro abordagens: interescalênica, supraclavicular, infraclavicular e axilar. A abordagem axilar é eficaz para procedimentos cirúrgicos do úmero distal, cotovelo, antebraço, punho e mão, e é adequada para pacientes com doença pulmonar que não podem tolerar o risco de potencial anestesia do nervo frênico. Existem várias abordagens bem descritas para o bloqueio axilar, incluindo transarterial, obtenção de parestesia, ultrassonografia e técnica de estimulação nervosa. Compreensão da anatomia é fundamental para obter um bloqueio bem-sucedido e evitar complicações. Se apenas um bloqueio parcial é obtido, um único nervo pode ser direcionado para a anestesia, por exemplo, o nervo mediano, em vez de repetir o bloqueio do plexo braquial em sua totalidade.

A bainha axilar perivascular é formada pela continuação da fáscia pré-vertebral e contém o plexo braquial, bem como a artéria e a veia axilar. Na posição anatômica, o nervo mediano está superficial e ligeiramente lateral à artéria axilar, o nervo radial está posterior e ligeiramente medial à artéria, e o nervo ulnar está profundo e lateral à artéria. Essa relação é comumente encontrada, embora ocorram variações anatômicas com grande frequência, e o posicionamento altera essa relação. Contudo, bastante consistentemente, o nervo radial está profundo na artéria axilar e, então, uma abordagem transarterial cega para bloquear esse nervo é rotineiramente bem-sucedida.

O nervo musculocutâneo sai cedo do plexo braquial e segue dentro do ventre do músculo coracobraquial, separadamente do feixe neurovascular principal. Esse nervo torna-se o nervo cutâneo antebraquial lateral, servindo à metade lateral do antebraço palmar e o terço lateral do antebraço dorsal e frequentemente passa despercebido, se não se tomar cuidado.

O bloqueio axilar sozinho não oferece cobertura total da extremidade superior. O nervo cutâneo braquial medial inerva a pele da face medial entre a axila e a articulação do cotovelo no flexor e no aspecto do extensor do braço. Deixa a bainha do plexo braquial antes da axila e, portanto, deve ser bloqueado separadamente. Da mesma forma, o nervo intercostobraquial, que é o ramo cutâneo lateral do nervo intercostal T2 e, portanto, não passa pela bainha, serve o braço posterior proximal e medial do braço superior. Esses nervos geralmente são cobertos com um bloqueio de campo superficial separado a partir da saliência do deltoide para o aspecto mais inferior do braço superior medial e são importantes para cobrir se a anestesia cirúrgica for desejada e um torniquete é planejado.

Entre as vantagens da abordagem axilar em comparação com outras abordagens ao bloqueio do plexo braquial citado acima estão a ausência de risco da anestesia neuraxial, anestesia do nervo frênico ou pneumo/hemotórax. Pode fornecer anestesia profunda ou anestesia para o cotovelo, antebraço, pulso e mão. Entre as desvantagens estão anestesia insuficiente para o ombro e braço proximal, e um requisito para abdução do braço no ombro para estabelecimento do bloqueio. Uma das complicações mais comuns de um bloqueio axilar é um bloqueio incompleto; portanto, técnicas de nervo terminal único, como o bloqueio do nervo mediano, podem ajudar a "resgatar" um bloqueio que falhou.

O nervo mediano enerva a superfície anterolateral da mão, incluindo o polegar, por meio do dedo médio. Provoca flexão nas articulações metacarpofalangianas e extensão nas articulações interfalangianas dos dedos 2 e 3. O nervo também inerva os músculos que produzem flexão e oposição do polegar e dedo indicador e médio e pronação e flexão do punho. Ausência de bloqueio sensorial nessa área é uma indicação para a necessidade de bloqueio complementar.

A artéria braquial serve como o principal ponto de referência para o nervo mediano no nível do cotovelo. Na prega antecubital, o nervo encontra-se medial à pulsação da artéria braquial, que fica aproximadamente 1 cm para o lado ulnar do tendão do bíceps braquial (Fig. 1). No nível do punho, o nervo mediano situa-se profundo para o retináculo flexor e entre o tendão palmar longo e o músculo flexor radial do carpo. As localizações do antebraço e do cotovelo são as abordagens preferidas para bloqueio complementar do punho, por causa do risco de exacerbação de síndrome do túnel do carpo de injetar um grande volume de solução anestésica local no espaço limitado do túnel.

No cotovelo e no antebraço, a estimulação do nervo e/ou ultrassonografia pode ser usada para guiar o procedimento. A resposta de estimulação ideal do nervo é flexão e oposição dos dedos um a três, flexão do punho e pronação do antebraço e, geralmente, ocorre em 1 a 2 cm de profundidade (ver Fig. 2). Com ultrassonografia, o nervo mediano está a aproximadamente 1 a 2 cm de profundidade e medial à artéria braquial e ao tendão do músculo bíceps braquial. No nível do cotovelo e do antebraço, aproximadamente 5 a 7 mL de anestésico local devem ser adequados para bloquear o nervo.

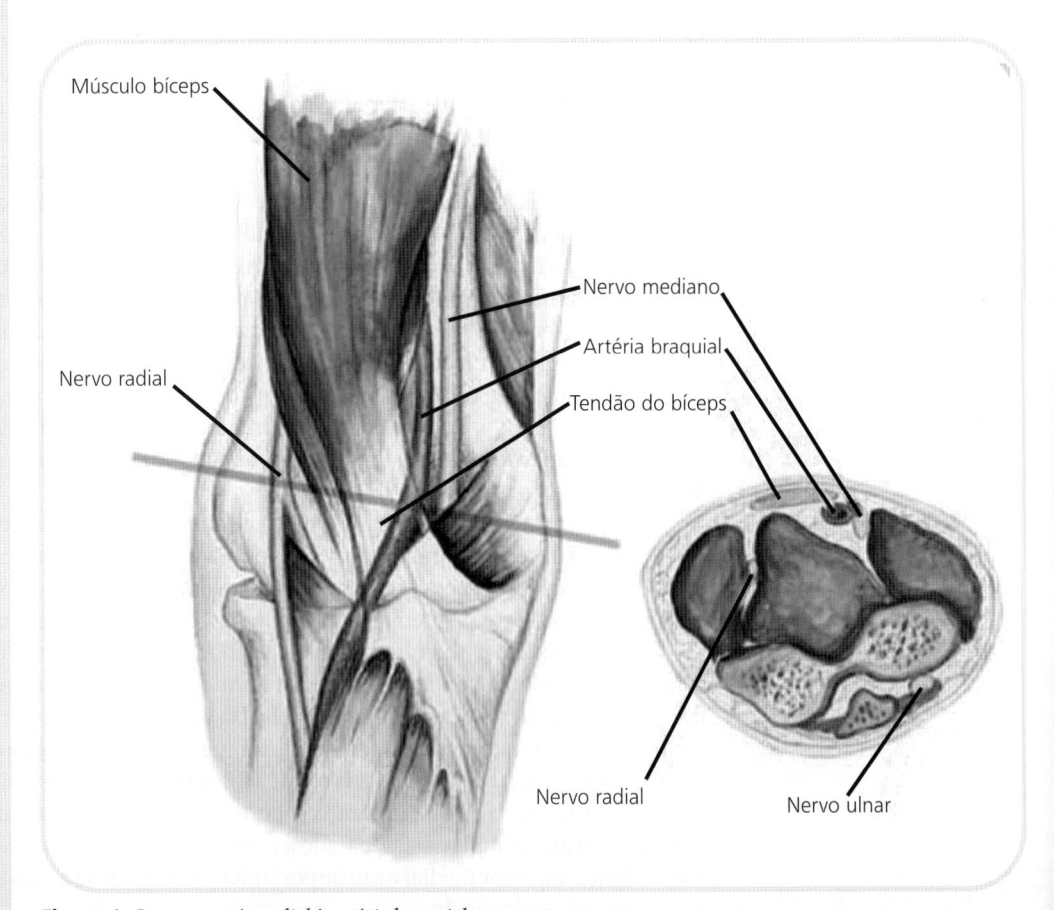

Figura 1. O nervo está medial à artéria braquial.

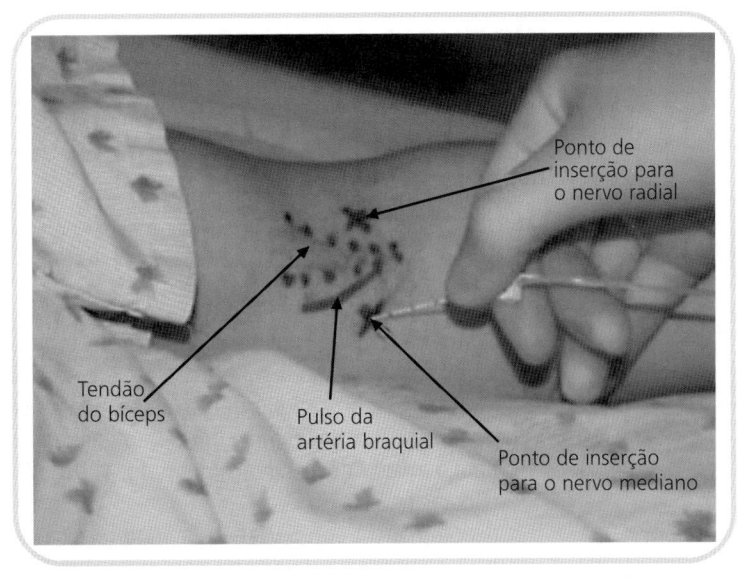

Figura 2. Abordagem do cotovelo anterior usando estimulação nervosa. (Cortesia de http://www.arapmi.org/maraa-book-project/Chapt11.pdf.)

LEITURA SUGERIDA

Barash PG, Cullen BF, Stoelting RK *et al.*, eds. *Clinical Anesthesia*. 6th ed. Philadelphia, PA: Lippincott Williams & Wilkins; 2009:977–979.

Longnecker DE, Brown DL, Newman MF *et al.*, eds. *Anesthesiology.* New York, NY: McGraw-Hill; 2008:1032–1034.

Morgan GE, Mikhail MS, Murray MJ. *Clinical Anesthesiology.* 4th ed. New York, NY: McGraw-Hill; 2006:334–337.

PALAVRA-CHAVE	# Bloqueio Cardíaco: Oclusão Coronária
SEÇÃO	Anatomia

Jonathan Tidwell
Editado por Benjamin Sherman

PONTOS-CHAVE

1. O suprimento de sangue do miocárdio é derivado quase que inteiramente das artérias coronárias direita e esquerda. O endocárdio recebe parte de seu suprimento de sangue diretamente do sangue dentro das câmaras cardíacas.
2. *Dominância coronariana* é um termo para descrever qual artéria coronária fornece sangue para a artéria descendente posterior (PDA). A PDA fornece sangue para o nodo atrioventricular (AV).
3. A dominância coronariana é a seguinte:
   a. A dominância da artéria coronária direita (RCA) é de 70%.
   b. A dominância da artéria coronária esquerda é de 10%.
   c. Codominância é encontrada em 20% dos pacientes.
4. Oclusão da RCA é a oclusão mais comum da artéria coronária que produz bloqueio nodal do AV.
5. Tratamento de bloqueio nodal do AV no caso de enfarte agudo do miocárdio (MI) depende da localização da oclusão.
   a. Bloqueio cardíaco sintomático ao nível do nodo AV, para incluir bloqueios de terceiro e segundo grau, pode ser tratado com atropina.
   b. Bloqueio abaixo do nodo AV requer a utilização de marca-passo e pode piorar com a administração de atropina.

DISCUSSÃO

O suprimento de sangue do miocárdio é derivado quase que inteiramente das artérias coronárias direita e esquerda. Algumas perfusões do endocárdio são por intermédio do fornecimento direto de sangue na própria câmara cardíaca. O nodo AV é suprido pela RCA (circulação dominante direita) em 70% das pessoas e pela artéria circunflexa esquerda (circulação dominante esquerda) em 10% das pessoas, e codominância está presente em 20% das pessoas. Oclusão da RCA com dominância cardíaca direita produz um MI da parede inferior e isquemia do nodo e, ocasionalmente, aumento do tônus vagal. Embora oclusão da RCA seja o resultado mais comum de bloqueio do nodo AV, a artéria descendente anterior esquerda também pode tornar-se obstruída e resultar em bloqueio do nodo AV. Oclusão da artéria descendente anterior esquerda resultando em bloqueio do nódulo AV a partir de MI da parede anterior tem um prognóstico ruim e, muitas vezes, requer inserção de marca-passo.

É crítico determinar a localização do bloqueio nodal do AV no caso de um MI agudo, pois o tratamento varia drasticamente. Bloqueio de terceiro grau no nível do nodo AV e bloqueio sintomático de segundo grau são tratados com atropina; contudo, atropina pode piorar o bloqueio infranodal do AV. MIs agudos da parede anterior resultando em bloqueio cardíaco são tratados com marca-passo.

LEITURA SUGERIDA

Fuster V, Walsh R, Harrington R. *Hurst's the Heart*. 13th ed. New York, NY: McGraw-Hill; 2010:53.
Goldberger AL. *Clinical Electrocardiography: A Simplified Approach*. 7th ed. Philadelphia, PA: Mosby; 2006:34.
Goldman L, Ausiello DA, Arend W *et al.*, eds. *Cecil's Textbook of Medicine*. 23rd ed. Philadelphia, PA: Saunders; 2007:412–415, 513.
Marx JA, Hockberger RS, Walls RM *et al.*, eds. *Rosen's Emergency Medicine*. 7th ed. Philadelphia, PA: Mosby; 2009:947–957.

PALAVRA-CHAVE	# Bloqueio do Gânglio Estrelado: Efeitos
SEÇÃO	Subespecialidades: Dor

Jammie Ferrara
Editado por Jodi Sherman

PONTOS-CHAVE

1. As indicações para um bloqueio de gânglio estrelado incluem síndromes dolorosas complexas regionais, dor de membro fantasma, dor na zóster herpética e comprometimento circulatório de eventos vasoespásticos ou tromboembólicos.
2. O gânglio estrelado é também conhecido como o gânglio cervicotorácico, pois se encontra entre C7 e T1.
3. O processo transverso C6 é também conhecido como tubérculo de Chassaignac e é um marco palpável para a abordagem paratraqueal anterior (a mais comum) a este bloqueio.
4. A síndrome de Horner é indicativa de uma simpatectomia da cabeça e face.
5. Um aumento de 1,0° a 1,5°C na temperatura no lado do bloqueio em relação à temperatura do núcleo ou no lado contralateral é indicativo de um bloqueio simpático bem-sucedido do braço.

DISCUSSÃO

Indicação. O bloqueio do gânglio estrelado é um dos bloqueios regionais mais comumente utilizados na face e na extremidade superior. Os bloqueios do gânglio estrelado são indicados para síndromes de dor simpaticamente conduzida, como a síndrome dolorosa regional complexa, dor em um membro fantasma, dor em herpes-zóster, queimaduras por congelamento ou invasão tumoral de estruturas neurovasculares. Outras indicações incluem eventos tromboembólicos ou vasospásticos que causam insuficiência circulatória nas extremidades superiores.

Anatomia. O gânglio cervical inferior funde-se com o primeiro gânglio torácico, dando a ele um aspecto estrelado. Ele recebe as fibras simpáticas pré-ganglionares da coluna intermediolateral de células na medula espinal de T1 a T6. O gânglio estrelado é anterior à primeira costela, estendendo-se ao longo do espaço entre C7-T1, e pode-se estender sobre o tubérculo anterior do C7. Ele é limitado inferiormente pela pleura, medialmente pelo músculo longo do pescoço, e lateralmente pelos músculos escalenos. Ele é limitado anteriormente pela artéria vertebral subclávia e posteriormente pelo processo transverso C7 e T1. Ao longo da borda superior do gânglio estrelado está o processo transverso da sexta vértebra cervical, a borda palpável da qual também é conhecida como tubérculo de Chassaignac. Este marco palpável é uma proeminência ao longo da região paratraqueal do pescoço e é a marca para a abordagem paratraqueal anterior a um bloqueio. Ela serve como proteção óssea para a artéria vertebral, também protegendo, assim, a artéria da injeção acidental de anestésico local durante um bloqueio. O tubérculo de Chassaignac encontra-se dentro do mesmo plano que a fáscia pré-vertebral, permitindo, assim, a difusão mediastinal e contralateral da injeção de anestésico local (Fig. 1).

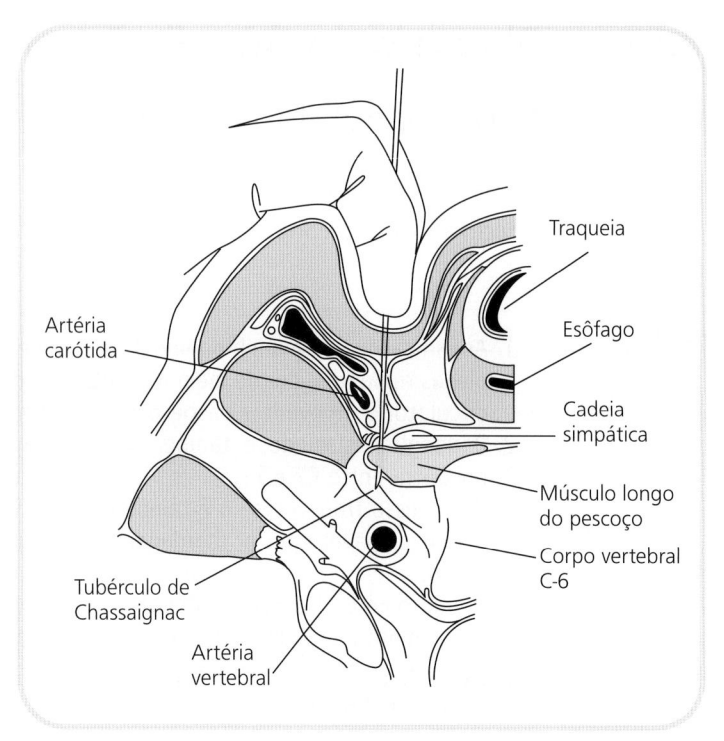

Figura 1. Seção transversal no nível C6. (De Warfield CA, Bajwa ZH, eds. *Principles and Practice of Pain Medicine.* 2nd ed. New York, NY: McGraw Hill; 2004:696-698, com permissão. Cortesia de http://www.accessanesthesiology.com.)

Técnica. A abordagem paratraqueal anterior é a abordagem mais popular, pois é a mais fácil e a menos dolorosa para o paciente e tem o mínimo de risco quando realizada corretamente. Com o paciente em decúbito dorsal, o pescoço em leve extensão, e a boca ligeiramente aberta, o local da injeção é sobre o processo transversal C6 (tubérculo de Chassaignac), lateral à cartilagem cricoide e medial à artéria carótida. Ultrassonografia, fluoroscopia, ou TC podem ser usadas para orientar a colocação precisa das agulhas. Se o bloqueio simpático não é alcançado ao nível do tubérculo de Chassaignac, a repetição do bloqueio em C7 ou T1 pode ser feita.

No entanto, um bloqueio neste nível aumenta o risco de bloqueio do plexo braquial, assim como o potencial de pneumotórax.

Grandes volumes (20 mL) podem produzir uma simpatectomia mais completa do braço e da mão (dermatomas C5- T1), mas estão associados à rouquidão (80%), disfagia (60%), e ao bloqueio do plexo braquial (10%) secundário à propagação do anestésico local aos nervos da laringe próximos e às raízes dos nervos cervicais. O sinal de Horner (ptose ipsolateral, miose, anidrose e inchaço da conjuntiva) indica um bloqueio simpático da cabeça e face. No entanto, ele não sugere uma simpatectomia da extremidade superior. Um aumento de 1,0° a 1,5°C na temperatura no lado do bloqueio em relação à temperatura do núcleo ou no lado contralateral é indicativo de um bloqueio simpático bem-sucedido do braço.

Complicações. Disfagia e rouquidão são complicações comuns com a abordagem paratraqueal anterior por causa da proximidade dos nervos da laringe ao gânglio estrelado. Se o paciente for incapaz de dizer "ii" ou tiver dificuldade para engolir água, há um provável bloqueio laríngeo incidental recorrente. O paciente também deve ser avaliado para um bloqueio motor da extremidade superior, já que o plexo braquial é também adjacente. Outras complicações importantes, ainda que raras, incluem injeção intravascular, quilotórax, pneumotórax, hemiparesia do diafragma e perfuração do esôfago.

LEITURA SUGERIDA

Warfield CA, Bajwa ZH, eds. *Principles and Practice of Pain Medicine.* 2nd ed. New York, NY: McGraw-Hill; 2004:696–698.

	Bloqueio do Plexo Celíaco: Efeitos Colaterais e Complicações
PALAVRA-CHAVE	
SEÇÃO	Subespecialidades: Dor

Meredith Brown e Dan Froicu
Editado por Jodi Sherman

PONTOS-CHAVE

1. Bloqueios de plexo celíaco são utilizados para auxiliar no alívio da dor de câncer proveniente de abdome superior.
2. Efeitos colaterais e complicações do bloqueio do plexo celíaco incluem hipotensão ortostática, hematoma retroperitoneal, dissecação da aorta abdominal, dor interscapular, soluços, pleurisia reativa, hematúria, diarreia transitória, pneumotórax, paralisia motora transitória, paraplegia.

DISCUSSÃO

Bloqueios do plexo celíaco são realizados para aliviar a dor do câncer no abdome superior.
O plexo celíaco está localizado à frente da crura do diafragma, em aproximadamente T12-L1 e envolve a artéria celíaca, a artéria mesentérica superior e a aorta abdominal. Ele fornece a inervação para as vísceras abdominais, com exceção do cólon descendente e das estruturas pélvicas. O plexo celíaco inclui inervação simpática, proveniente dos nervos esplâncnicos, e inervação parassimpática, proveniente do nervo vago. Um bloqueio celíaco pode ser realizado sob visualização direta no final de uma laparotomia ou laparoscopia ou, mais comumente, por meio de técnicas de fluoroscopia percutânea guiada. Inicialmente, o bloqueio é realizado com anestésico local; se o alívio da dor é obtido, então o bloqueio é repetido com um agente neurolítico para efeitos prolongados.

Há três abordagens para bloquear o bloqueio do plexo celíaco: abordagem retrocrural clássica, abordagem anterocrural e neurólise do nervo esplâncnico. Em função da localização do plexo celíaco, muitos dos efeitos colaterais e das complicações podem ser previstos. Esses efeitos colaterais incluem hipotensão ortostática, hematoma retroperitoneal, dissecação da aorta abdominal, dor interscapular, soluços, pleurisia reativa, hematúria, diarreia transitória, pneumotórax, paralisia motora transitória e paraplegia. Efeitos colaterais mais comuns incluem diarreia e hipotensão. Hipotensão ocorre em 35 a 60% dos casos sem a carga de fluido pré-procedimento ou agentes pressores e é decorrente de vasodilatação aguda do bloqueio simpático. Alguns episódios de hipotensão arterial podem-se manifestar até 48 horas após o bloqueio. Diarreia ocorre devido à ação parassimpática que carece de contrapeso simpático. Ocorre de forma aguda em 20 a 40% dos casos e pode durar dias, mas raramente mais. Somatostatina pode ser usada em conjunto com substituição de fluido como tratamento para a diarreia prolongada.

As complicações do bloqueio do plexo celíaco variam de acordo com a técnica e o agente utilizado. Complicações neurológicas incluem injeção intratecal acidental de agentes. Isso pode causar paraplegia permanente quando agentes neurolíticos são empregados. Lesão química ou compressão da artéria de Adamkiewicz pode causar síndrome da artéria espinal anterior, que inclui paralisia motora transitória e, possivelmente, permanente. Convulsões também podem ser causadas pela injeção intravascular de agentes. Por fim, a infecção é uma complicação conhecida do bloqueio do plexo celíaco. Abscessos retroperitoneais têm sido relatados após bloqueio do plexo celíaco.

LEITURA SUGERIDA

Barash PG, Cullen BF, Stoelting RK *et al.,* eds. *Clinical Anesthesia.* 6th ed. Lippincott Williams & Wilkins; 2009:1518–1519.

Morgan GE, Mikhail MS, Murray MJ. *Clinical Anesthesiology.* 4th ed. New York, NY: McGraw-Hill Companies, Inc; 1996:385.

PALAVRA-CHAVE	# Bloqueio dos Nervos na Extremidade Superior: Indicações
SEÇÃO	Anestesia Regional

Frederick Conlin
Editado por Jodi Sherman

PONTOS-CHAVE	1. O bloqueio dos ramos das raízes nervosas C5-T1 enquanto viajam do plexo braquial para locais mais distantes pode produzir uma anestesia cirúrgica para cirurgias na extremidade superior.
2. As quatro técnicas mais comumente aplicadas realizam a anestesia por meio da injeção de anestésico local por meio de uma abordagem interescalena, supraclavicular, infraclavicular ou axilar.
3. Realizar bloqueios em cada uma das quatro localizações anatômicas produzirá uma cobertura mais proximal ou mais distal. O local da cirurgia, se o bloqueio é para anestesia ou analgesia, e se um torniquete será utilizado pelo cirurgião, todos ditam a abordagem apropriada ao bloqueio.
4. Bloqueios Bier e bloqueios nervosos isolados dos nervos ulnar, mediano e radial, quando cruzam o cotovelo ou o pulso, são métodos viáveis de fornecimento de anestesia ou analgesia para procedimentos no membro superior distal.

DISCUSSÃO

A anestesia regional pode oferecer anestesia cirúrgica ou analgesia pós-operatória aos pacientes, enquanto diminuindo ou mesmo eliminando a necessidade de medicação sistêmica.

Ao selecionar uma técnica regional, o anestesiologista deve considerar o local da cirúrgia, a experiência pessoal com a colocação do bloqueio, a capacidade do paciente de tolerar posicionamento e procedimento, a preferência do cirurgião, e outros fatores do paciente (p. ex., comorbidades subjacentes). Há sempre uma necessidade potencial de induzir uma anestesia geral por causa do fracasso do bloqueio, complicações do bloqueio, ou intolerância do paciente, e equipamentos de emergência para as vias respiratórias devem estar sempre disponíveis.

Para a cirurgia da extremidade superior, a anestesia regional implica o bloqueio do plexo braquial, ou os seus nervos distais. As quatro abordagens mais comuns são os bloqueios interescalênico, supraclavicular, infraclavicular e axilar. A orientação dos nervos muda à medida que eles se estendem distalmente, e com o posicionamento do paciente. Conhecer o curso anatômico dos nervos e a distribuição fornecida por eles permite ao anestesiologista selecionar o bloqueio mais apropriado para anestesia ou analgesia cirúrgica.

Bloqueio interescalênico. O interescalênico é a abordagem mais proximal ao bloqueio do plexo braquial e é realizada ao nível da vértebra C6. Ele tem, portanto, a cobertura mais proximal das quatro abordagens, e é mais frequentemente realizado em cirurgias do ombro ou do úmero proximal. O bloqueio do plexo neste nível frequentemente deixa escapar algumas fibras C8 e T1 e, por conseguinte, bloqueios incompletos tipicamente não cobrem a distribuição do nervo ulnar. A complicação mais comum é a anestesia do nervo frênico, e, portanto, os pacientes que não podem tolerar paralisia hemidiafragmática temporária não são bons candidatos para este bloqueio. Outras complicações possíveis incluem síndrome de Horner, pneumotórax e injeção epidural ou intratecal.

Bloqueio supraclavicular. A abordagem supraclavicular ao bloqueio do plexo braquial é realizada logo acima da clavícula no nível da primeira costela. Este bloqueio é usado para cirurgias envolvendo o úmero distal, cotovelo, antebraço, punho e mão. Complicações potenciais incluem anestesia do nervo frênico (embora menos do que o bloqueio interescaleno), bem como a síndrome de Horner, ou pneumotórax.

Bloqueio infraclavicular. Como o bloqueio supraclavicular, o infraclavicular oferece cobertura do úmero distal, cotovelo, antebraço, punho e mão. Esta abordagem também traz a possibilidade de pneumotórax, embora a sua maior vantagem sobre o bloqueio supraclavicular seja a ausência de riscos de bloqueio do nervo frênico.

Bloqueio axilar. A abordagem axilar é realizada na axila e também abrange o úmero distal, cotovelo, antebraço, punho e mão. O nervo musculocutâneo é, muitas vezes, deixado passar com esta abordagem, porque ele sai do plexo braquial precocemente e corre separadamente dentro do músculo coracobraquial. Além disso, como o braço medial e axila são alimentados pelo ramo cutâneo lateral do nervo intercostal T2, um bloqueio suplementar é útil se um torniquete for planejado. O bloqueio axilar tem um perfil de segurança mais elevado do que as abordagens mais proximais, porque não há risco de complicações pulmonares, mas fornece uma cobertura incompleta da extremidade superior.

Para anestesia cirúrgica do punho e da mão, sem analgesia no pós-operatório, o bloqueio intravenoso de Bier pode ser realizado. A maior limitação deste bloqueio é o potencial de toxicidade sistêmica; então, um torniquete deve ser utilizado por um período adequado. A vantagem deste bloqueio é que uma vez que o torniquete é libertado, o anestésico é terminado, e o elo é bem adequado a pequenos procedimentos. Alternativamente, é também possível bloquear individualmente o nervo mediano, radial e ulnar, ao nível do cotovelo ou o pulso.

Todos os bloqueios de nervos carregam um risco de toxicidade da anestesia local, injeção intravascular, hematoma, lesão do nervo, infecção e cobertura falha ou incompleta. Ao selecionar um bloqueio, os benefícios devem ser pesados contra os riscos específicos da abordagem.

LEITURA SUGERIDA

Barash PG, Cullen BF, Stoelting RK *et al.,* eds. Clinical Anesthesia. 6th ed. Philadelphia, PA: Lippincott, Williams & Wilkins; 2006:726–732.

Miller RD, ed. Miller's Anesthesia. 7th ed. Philadelphia, PA: Churchill Livingstone; 2009:1640–1649.

PALAVRA-CHAVE	# Bloqueio Neuromuscular: Vecurônio
SEÇÃO	Farmacologia

Ira Whitten
Editado por Jodi Sherman

PONTOS-CHAVE

1. O vecurônio é um esteroide amônio e relaxante muscular não despolarizante de ação intermediária.
2. O vecurônio é útil para a intubação da traqueia e manutenção da paralisia muscular durante procedimentos cirúrgicos de duração curta a intermediária.
3. O vecurônio não tem efeitos cardiovasculares e não aciona a liberação de histamina em doses clínicas.
4. Como o vecurônio é parcialmente excretado pelos rins, a duração prolongada da ação pode ser vista na insuficiência renal.
5. O vecurônio é fortemente excretado na bílis; o bloqueio prolongado é visto, às vezes, na insuficiência hepática.

DISCUSSÃO

O vecurônio atua como um antagonista competitivo dos receptores de acetilcolina nicotínica na placa motora, evitando, assim, a despolarização das fibras musculares. A dose padrão de vecurônio para intubação traqueal é de 0,1 a 0,2 mg por kg, e o seu tempo de início é de cerca de 3 a 4 minutos. Para manter a paralisia muscular, o vecurônio pode ser redosado em *bolus* de 0,01 a 0,02 mg por kg, ou ser administrado como uma infusão contínua de 1-2 µg/kg/min. A duração para 25% de recuperação, ou um espasmo muscular, é de 35 a 45 minutos.

Aproximadamente 30 a 40% do vecurônio sofre desacetilação no fígado para produzir os metabólitos do vecurônio 3-OH, 17-OH e 17-(OH)2. O metabólito do vecurônio 3-OH é o mais potente e tem de 60 a 80% da atividade do seu composto original, com uma taxa de depuração de 3,5 mL/kg/min. Uma grande parte, cerca de 30 a 40%, de uma dose de vecurônio é excretada inalterada para a bílis. O rim também é responsável por 25% da eliminação, e uma insuficiência renal pode levar ao acúmulo do vecurônio e seus metabólitos. A taxa global de eliminação do vecurônio é de 3 a 6 mL/kg/min.

Semelhante em estrutura ao pancurônio, o vecurônio não tem um grupo N-metil e é esta mudança estrutural que dá ao vecurônio suas propriedades farmacológicas e perfil relativamente benigno de efeitos colaterais. Ao contrário do pancurônio, o vecurônio tem pouco ou nenhum efeito cardiovascular em doses clínicas padrão e não provoca a liberação de histamina. A estrutura do vecurônio o torna instável em solução e, portanto, ele é fabricado na forma de um pó que precisa ser reconstituído para o uso clínico.

LEITURA SUGERIDA

Barash PG, Cullen BF, Stoelting RK *et al.*, eds. *Clinical Anesthesia*. 6th ed. Philadelphia, PA: Lippincott Williams & Wilkins; 2009:504–514.

Miller RD. *Miller's Anesthesia*. 7th ed. Philadelphia, PA: Churchill Livingstone; 2009:1180–1185.

Botox: Mecanismo de Alívio da Dor

Subespecialidades: Dor

Archer Martin
Editado por Thomas Halaszynski

PONTOS-CHAVE

1. Toxina botulínica tipo A (Botox) é útil em baixas doses para o tratamento de muitas condições de dor crônica, incluindo a síndrome de dor miofascial, fibromialgia e distonia da mão.
2. Toxina botulínica em doses baixas para o tratamento das condições de dor funciona principalmente através da denervação química do músculo. Espasmos musculares são responsáveis pelas síndromes acima.
3. O Botox produz a denervação química parcial do músculo, resultando em uma redução localizada na atividade muscular, reduzindo, assim, a dor.

DISCUSSÃO

Em determinadas condições, a dor crônica pode ser resultado de músculos que estão sendo continuamente estressados ou contraídos repetida e continuamente. Devido a esse estado de contração e aumento do tônus muscular, o fluxo sanguíneo para os músculos individuais pode ser reduzido, permitindo que os subprodutos do metabolismo normal permaneçam localmente. Secundário ao fornecimento de sangue diminuído juntamente com subprodutos do metabolismo que não estão sendo difundidos, isso pode estimular receptores da dor na distribuição, já que os metabólicos contaminantes se acumulam.

O Botox bloqueia a transmissão neuromuscular por ligação aos pontos de aceitação nos terminais do nervo motor ou simpático. O Botox entra nos terminais nervosos e inibe a liberação de acetilcolina. Essa inibição ocorre quando a neurotoxina divide-se em SNAP-25, que é uma proteína integral para o encaixe bem-sucedido e a liberação de acetilcolina das vesículas situadas dentro das terminações nervosas. Quando injetado por via intramuscular, em doses terapêuticas, o Botox produz denervação química parcial do músculo, resultando em uma redução localizada na atividade muscular. Além disso, o músculo pode atrofiar, pode ocorrer crescimento axonal e podem desenvolver-se receptores de acetilcolina extrajuncional. Há também evidências de que reinervação do músculo pode ocorrer, revertendo lentamente a denervação muscular produzida pelo Botox.

O mecanismo de ação da toxina botulínica (Tipo A) é de que, depois que é absorvido dentro da célula, age como uma endoprotease dependente de zinco para clivar polipeptídeos que são vitais para a exocitose das vesículas colinérgicas. Como resultado desse processo, o nervo não pode mais transmitir impulsos por meio da liberação de acetilcolina. Portanto, a junção neuromuscular torna-se extinta, e os músculos que dependem de impulsos para a contração podem descansar.

O alívio da dor alcançado por meio da injeção da toxina nos músculos é mantido até que o nervo que inerva o músculo é capaz de formar novos contatos sinápticos, restaurando, assim, a integridade da junção neuromuscular.

LEITURA SUGERIDA

Simpson LL. Botulinum toxin: a deadly poison sheds its negative image. *Ann Intern Med.* 1996;125(7):616–617.

Subin B, Saleemi S, Morgan GA, et al. Treatment of chronic low back pain by local injection of botulinum toxin-A. *Internet Pain Symptom Control Palliat Care.* 2003;2(2).

PALAVRA-CHAVE	**Bradicardia: Cirurgia da Carótida e *Stent* da Carótida**
SEÇÃO	Clínica Baseada em Órgão: Cardiovascular e Ciências Clínicas Genéricas: Procedimentos, Métodos, Técnicas de Anestesia

Emilio Andrade e Svetlana Sapozhnikova

Editado por Qingbing Zhu

PONTOS-CHAVE

1. O barorreceptor do seio carotídeo reside na bifurcação carotídea.
2. Bradicardia pode resultar da estimulação do nervo vago durante a manipulação do seio carotídeo.
3. Cessação da manipulação e da infiltração de anestésico local restaura a hemodinâmica.
4. Tratamento intraoperatório de bradicardia inclui infiltração da bifurcação carotídea com anestésico local por um cirurgião, cessação de tração sobre o seio carotídeo e administração de um medicamento anticolinérgico como atropina.

DISCUSSÃO

Estenose da artéria carótida pode ser reparada com endarterectomia carotídea, bem como com implante de *stent* endovascular. Durante a cirurgia da carótida, manipulação do seio carotídeo pode resultar em hipotensão e bradicardia. Bradicardia e hipotensão têm sido vistos em até 68% dos pacientes submetidos a implante de *stent* carotídeo endovascular. Hipovolemia pode agravar esses sintomas. Uma diminuição na estimulação do barorreceptor durante o pinçamento da artéria carótida pode resultar em hipertensão e taquicardia.

O barorreceptor do seio carotídeo é encontrado na adventícia na bifurcação carotídea. Estimulação do seio envia impulsos aferentes através do nervo glossofaríngeo até o centro vasomotor na medula (Fig. 1). Isso causa inibição da atividade simpática central, causando bradicardia e hipotensão. Inativação do seio produz um efeito reverso.

Se ocorrer bradicardia, peça ao cirurgião para reduzir ou liberar a tração sobre a bifurcação carotídea. Administração de um medicamento anticolinérgico, como atropina, pode ser necessária para a resolução de episódios taquicárdicos. Alguns cirurgiões infiltram a bifurcação carotídea de forma profilática com um anestésico local para evitar a instabilidade hemodinâmica; no entanto, cuidado é aconselhável, pois essa ação pode resultar em hipertensão intra e pós-operatória.

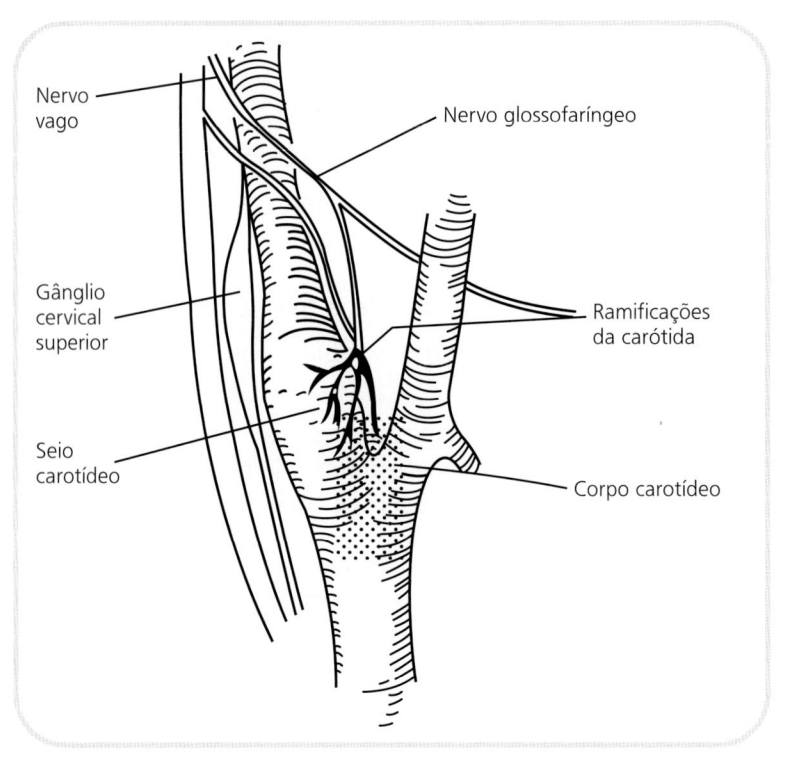

Figura 1. Ilustração do seio carotídeo e corpo carotídeo. O nervo do curso de Hering na direção do nervo glossofaríngeo. (De Rutherford RB. *Vascular Surgery*. 6th ed. Philadelphia. PA: Elsevier Saunders; 2005:2073-2074, com permissão.)

LEITURA SUGERIDA

Barash PG, Cullen BF, Stoelting RK *et al.*, eds. *Clinical Anesthesia*. 6th ed. Philadelphia, PA: Lippincott Williams & Wilkins; 2009:1120–1121.
Jenkins L, Wong D. *Anaesthetic Management of Carotid Endarterectomy*. London, UK: Lloyd-Luke (Medical Books) Ltd.; 1987:136–137, 157.
Longnecker DE, Brown DL, Newman MF, *et al. Anesthesiology*. New York, NY: McGraw-Hill; 2008.
Miller RD, Eriksson LI, Fleisher LA, *et al. Miller's Anesthesia*. 7th ed. Philadelphia, PA: Churchill Livingstone; 2010:2029.
Morgan GE, Michael NS, Murray MJ. *Clinical Anesthesiology*. 4th ed. New York, NY: McGraw-Hill; 2006:629.
Rutherford RB. *Vascular Surgery*. 6th ed. Philadelphia, PA: Elsevier Saunders; 2005:2073–2074.
Yastrebov K. Intraoperative management. *Anesthesiol Clin North Am*. 2004;22(2):276.

PALAVRA-CHAVE	# Bradicardia Neonatal: Tratamento
SEÇÃO	Subespecialidades: Anestesia Obstétrica

Hyacinth Ruiter
Editado por Lars Helgeson

PONTOS-CHAVE

1. Os fatores de risco para bradicardia neonatal incluem prematuridade, múltiplas anomalias congênitas e uso de narcóticos pela gestante.
2. A ventilação com pressão positiva deve ser iniciada se a frequência cardíaca for menor que 100 batimentos por minuto, houver cianose persistente apesar de oxigênio a 100% e respirações ofegantes superficiais.
3. Quando a frequência cardíaca for menor que 60 batimentos por minuto, ou estiver entre 60 e 80 batimentos por minuto, e não melhorar, o recém-nascido deve ser intubado e as compressões torácicas devem ser iniciadas.
4. A adrenalina na dose de 0,01 a 0,03 mg por kg deve ser dada para assistolia ou uma frequência cardíaca menor que 60 batimentos por minuto, após as tentativas de compressões torácicas e ventilação adequada não demonstrarem melhora clínica.
5. A naloxona a 0,1 µg por kg por via intravenosa, ou 0,2 µg por kg por via intramuscular, deve ser administrada para reverter um histórico materno de narcóticos menos de 4 horas antes do parto, se houver sinais de depressão neonatal.

DISCUSSÃO

A bradicardia neonatal é uma complicação grave e bem conhecida que exige atenção e ação urgente. Os fatores de risco para bradicardia neonatal incluem o uso de narcóticos pela gestante, prematuridade e múltiplas anomalias congênitas. A etiologia da apneia neonatal inclui fadiga muscular respiratória, diminuição do *drive* ventilatório, diminuição da capacidade de resposta à hipóxia e hipercarbia. O tratamento da bradicardia neonatal começa com a estimulação tátil, e será necessária ventilação com máscara se os esforços respiratórios continuarem deficientes. A ventilação com pressão positiva deve ser iniciada se a frequência cardíaca for menor que 100 batimentos por minuto, houver cianose persistente apesar da disponibilidade de oxigênio a 100% e respirações ofegantes rasas forem tomadas. Após fornecer respirações efetivas a uma taxa de 40 a 60 respirações por minuto por de 15 a 30 segundos, a frequência cardíaca deverá ser reavaliada.

Se a frequência cardíaca permanecer entre 60 e 80 batimentos por minuto e estiver melhorando, a ventilação assistida continuará. As compressões torácicas são iniciadas quando a frequência cardíaca não se eleva acima de 80 batimentos por minuto. O recém-nascido deve ser intubado e as compressões torácicas iniciadas quando a frequência cardíaca for menor que 60 batimentos por minuto, ou estiver entre 60 e 80 batimentos por minuto, e não melhorar. As indicações para intubação incluem esforço respiratório insuficiente, ventilação com pressão positiva prolongada e ventilação com máscara ineficaz.

Os recém-nascidos com bradicardia significativa podem receber cafeína e teofilina. Estes estimulantes do sistema nervoso central (CNS) diminuem o limite para a resposta ventilatória à hipercapnia, aumentando, assim, o *drive* respiratório central. Recém-nascidos de alto risco podem beneficiar-se de raquianestesia com uma diminuição da incidência de apneia pós-operatória e bradicardia. A adrenalina na dose de 0,01 a 0,03 mg por kg deve ser dada para assistolia ou uma frequência cardíaca menor que 60 batimentos por minuto, juntamente com compressões torácicas e ventilação adequada. A naloxona a 0,1 µg por kg por via intravenosa, ou 0,2 µg por kg por via intramuscular, deve ser administrada para reverter um histórico materno de narcóticos menos de 4 horas antes do parto, se houver sinais de depressão respiratória neonatal. O bicarbonato de sódio, a 2 mEq por kg de uma solução de 4,2% a 0,5 mEq por mL, pode ser dado para uma acidose metabólica grave.

LEITURA SUGERIDA

Barash PG, Cullen BF, Stoelting RK *et al.*, eds. *Clinical Anesthesia*. 6th ed. Philadelphia, PA: Lippincott Williams & Wilkins, a Wolters Kluwer Business; 2009:1191.

Miller RD. *Miller's Anesthesia*. 6th ed. Philadelphia, PA: Churchill Livingstone; 2005:2348–2363.

PALAVRA-CHAVE

Broncospasmo: Diagnóstico durante Ventilação Mecânica

SEÇÃO

Clínica Baseada em Órgão: Sistema Respiratório

Garth Skoropowski
Editado por Veronica Matei

PONTOS-CHAVE

1. Sinais de broncospasmo incluem dessaturação, **chiado**, diminuição dos sons respiratórios, expiração prolongada, **aumento da pressão das vias respiratórias**, aumento de CO_2 de corrente final e redução do volume corrente.
2. Se uma máscara laríngea para as vias respiratórias (LMA) está sendo usada, considere aspiração como causa do broncospasmo.
3. Etapas iniciais de tratamento incluem fornecer 100% de oxigênio e aprofundamento da anestesia.
4. Quando o tratamento inicial de broncospasmo falhar, considere pneumotórax ou edema pulmonar.

DISCUSSÃO

Broncospasmo é uma importante causa de morbidade perioperatória que pode ser um desafio para o diagnóstico. Qualquer paciente com histórico de asma, bronquite, doença pulmonar obstrutiva crônica, doença do refluxo gastroesofágico ou tabagismo intenso corre risco aumentado para desenvolver broncospasmo.

Embora a asma seja a causa mais comum de broncospasmo, existem vários estados de doença que podem causar ou imitar os sinais de broncospasmo. Esses incluem anafilaxia, intubação endobrônquica, pneumotórax, obstrução mecânica, obstrução do brônquio principal direito, anestesia inadequada, aspiração pulmonar, edema pulmonar, embolia pulmonar e um ataque agudo de asma.

Sinais de broncospasmo incluem dessaturação, chiado, diminuição dos sons respiratórios, expiração prolongada, aumento da pressão das vias respiratórias, aumento de CO_2 de corrente final e redução do volume corrente. Com anafilaxia, podem-se notar os sinais acima após o desenvolvimento de uma erupção ou hipotensão. O tratamento inicial de broncospasmo é fornecer 100% de oxigênio, cessar a estimulação, obter assistência e aprofundar o nível de anestesia.

Ao executar a ventilação de máscara ou usando uma LMA, aspiração, laringospasmo e obstrução das vias respiratórias podem causar broncospasmo. Administração de relaxantes musculares pode ajudar a diferenciar entre anestesia leve e broncospasmo. Adição de agentes voláteis pode melhorar o broncospasmo, já que eles podem ajudar com o relaxamento dos músculos lisos. Potenciais causas de obstrução mecânica devem ser descartadas, o que pode ser realizado com a ajuda de fibra óptica. Se ainda houver suspeita de broncospasmo, o tratamento com agonistas beta-2, seguido de corticosteroides pode ser iniciado. Se ainda não existir nenhuma melhora, então outras causas, como edema pulmonar ou pneumotórax, precisam ser exploradas e tratadas em conformidade.

LEITURA SUGERIDA

Hepner DL. Sudden bronchospasm on intubation: latex anaphylaxis? *J Clin Anesth.* 2000;12:162–166.

Hines RL, Marschall KE. *Stoelting's Anesthesia and Co-existing Disease.* 5th ed. Philadelphia, PA: Churchill Livingstone; 2008:166–167.

Westhorpe RN, Ludbrook GL, Helps SC. Crisis management during anaesthesia: bronchospasm. *Qual Saf Health Care.* 2005;14:e7.

PALAVRA-CHAVE

Cálculo da Produção do Vaporizador

SEÇÃO

Propriedades Físicas, Monitoramento e Administração de Anestesia

Kevan Stanton

Editado por Raj K. Modak

PONTOS-CHAVE

1. Os três principais determinantes da produção do vaporizador são a pressão de vapor saturado do anestésico, a taxa de fluxo do gás transportador e a pressão barométrica.
2. A temperatura pode afetar a produção do vaporizador, apesar de que os vaporizadores modernos têm uma produção relativamente linear ao longo de um intervalo significativo de temperaturas.
3. A contrapressão intermitente como resultado de ventilação de pressão positiva, conhecida como o efeito de bombeamento, pode conduzir a uma maior produção do vaporizador do que o esperado.
4. As propriedades do gás portador, como a viscosidade, densidade e a solubilidade no anestésico volátil, podem fazer com que a produção do vaporizador seja maior ou menor do que o esperado.

DISCUSSÃO

Vários fatores influenciam a produção do vaporizador, embora apenas três variáveis sejam usadas diretamente no cálculo da produção. Estes são (1) a pressão de vapor do anestésico volátil, (2) a taxa de fluxo do gás portador e (3) a pressão barométrica.

A seguinte equação é usada para calcular a produção do vaporizador:

$$VO = \frac{CG \times SVP_{anes}}{P_b - SVP_{anes}}$$

onde VO é a produção do vaporizador em mL por minuto, CG é o fluxo de gás transportador, em mL por minuto, SVP_{anes} é a pressão (saturada) de vapor de anestésico, e P_b é a pressão barométrica.

A primeira variável é a pressão do vapor do anestésico volátil. Ela determina quão rapidamente as moléculas de anestésico escapam da fase líquida para a fase gasosa (por evaporação) para se tornar disponíveis para captação pelo gás transportador. A pressão do vapor é independente da pressão barométrica, mas varia com a temperatura.

A segunda variável que afeta a produção do vaporizador é a taxa de fluxo de gás transportador através do vaporizador. A taxa de fluxo transportadora mais obviamente influencia produção do vaporizador nos extremos do fluxo: taxas de fluxo máximas e mínimas. Em ambos os extremos, a produção do vaporizador é menor do que o indicado no mostrador. Em baixas taxas de fluxo, isso ocorre porque uma turbulência insuficiente é gerada na câmara de vaporizador para carregar as moléculas de vapor. Em altas taxas de fluxo, isso é decorrente da mistura incompleta e incapacidade de saturar completamente o gás portador.

A terceira variável que afeta a produção do vaporizador é a pressão barométrica. Como a pressão do vapor é independente da pressão barométrica, à medida que a pressão barométrica cai, a produção do vaporizador torna-se essencialmente dependente da pressão do vapor do anestésico volátil. À medida que a pressão barométrica cai, então, a produção do vaporizador aumenta (maior volume de gás anestésico evaporado é carregado por unidade de tempo).

A temperatura também pode afetar a produção do vaporizador. Em virtude da pressão do vapor ser dependente da temperatura, e porque a pressão do vapor é um determinante principal da produção do vaporizador, a temperatura afeta a produção. Os vaporizadores modernos têm uma produção relativamente linear ao longo de um intervalo de temperaturas. Isto é conseguido por alteração da quantidade de gás de transporte dirigida para a câmara de vaporização, dependendo da temperatura, e da construção de vaporizadores com materiais que minimizam o efeito de resfriamento que resulta da vaporização.

Outro fator que pode influenciar a produção do vaporizador é a contrapressão intermitente resultante da ventilação de pressão positiva ou da utilização da válvula de descarga de oxigênio.

Ambos os casos podem levar a uma produção do vaporizador maior do que o esperado. Esse efeito, chamado de efeito de bombeamento, é mais proeminente com configurações baixas, baixos fluxos, e um baixo nível de líquido anestésico no vaporizador.

Altas taxas respiratórias, altas pressões de pico e diminuição rápida da pressão também aumentam este efeito.

O último fator importante que afeta a produção do vaporizador é a composição do gás portador. Dependendo da viscosidade, densidade e solubilidade do gás transportador no líquido anestésico, a produção pode ser maior ou menor do que o esperado, quando alternando entre gases portadores.

LEITURA SUGERIDA

Barash PG, Cullen BF, Stoelting RK *et al.,* eds. *Clinical Anesthesia.* 6th ed. Philadelphia, PA: Lippincott Williams & Wilkins; 2009:663–664.
Ehrenwerth J, Eisenkraft JB. *Anesthesia Equipment: Principles and Applications.* St Louis, MO: Mosby-Year Book; 1993: 61.
Miller RD, Eriksson LI, Fleisher LA, *et al. Miller's Anesthesia.* 7th ed. Philadelphia, PA: Churchill Livingstone; 2010:685–687.

PALAVRAS-CHAVE

Cálculo da Resistência Pulmonar *vs.* Vascular Sistêmica

SEÇÃO Clínica Baseada em Órgão: Cardiovascular

Martha Zegarra
Editado por Qingbing Zhu

PONTOS-CHAVE

1. A base para a equação fisiológica de pressão arterial (BP) ~ débito cardíaco (CO) × resistência vascular sistêmica (SVR) é semelhante à lei de Ohm: V = I × R.
2. SVR ou pós-carga ventricular esquerda pode ser calculada pela
   SVR = (MAP − CVP)/CO × 80.
3. PVR ou pós-carga ventricular direita pode ser calculada por
   PVR = (MPAP − PCWP/CO) × 80.

DISCUSSÃO

A base da equação fisiológica BP − CO × SVR é semelhante à lei e Ohm: V = I × R. A lei de Ohm afirma que a pressão em um sistema é o produto do fluxo para a frente e a resistência ao fluxo nesse sistema, com a BP análoga à tensão, CO à corrente e SVR à resistência.

Ao rearranjar esta equação para resolver a SVR, vemos que a SVR, que é comumente associada a pós-carga ventricular esquerda, pode ser calculada dividindo a BP ou, mais precisamente, contrapressão (MAP) menos pressão para a frente (CVP) e, em seguida, dividindo pelo CO:

$$\text{SVR (dina} \times \text{segundos por cm}^5) = [(\text{MAP} - \text{CVP})/\text{CO}] \times 80$$

onde MAP é a pressão arterial média (mm Hg), CVP é a pressão venosa central (mm Hg) e CO é o débito cardíaco (L por minuto). A constante 80 é adicionada para converter as unidades de Wood para dina × segundos por cm^5.

Por sua vez, a pós-carga ventricular direita é igualada clinicamente com resistência vascular pulmonar (PVR) e pode ser calculada usando a seguinte equação:

$$\text{PVR (dina} \times \text{segundos por cm}^5) = [(\text{MPAP} - \text{LAP})/\text{CO}] \times 80$$

onde MPAP é a pressão arterial pulmonar média, LAP é a pressão atrial esquerda (na prática, PCWP é substituído como uma aproximação de LAP) e CO é o débito cardíaco.

LEITURA SUGERIDA

Barash PG, Cullen BF, Stoelting RK. *Clinical Anesthesia*. 6th ed. Philadelphia, PA: Lippincott Williams & Wilkins; 2009:165, 706.

Morgan GE, Mikhail MS, Murray MJ. *Clinical Anesthesiology*. 4th ed. New York, NY: Lange Medical Books/McGraw-Hill; 2006:424–425.

Cálculo de ABL Máxima

Subespecialidades: Anestesia Pediátrica

Margo Vallee
Editado por Mamatha Punjala

PONTOS-CHAVE

1. O volume de sangue circulante estimado varia com a idade, e é fundamental entendê-lo, quando se presta cuidados a pacientes pediátricos.
2. A massa de células vermelhas do sangue no lactente é altamente variável.
3. A perda de sangue permitida (ABL) máxima pode ser estimada por meio de uma fórmula simples: $ABL = EBV \times [H_0 - H_L]/[H_A]$.
4. Em geral, a transfusão pode facilmente ser evitada em pacientes saudáveis com uma hemoglobina de 10 g por dL ou superior, ao passo que a transfusão é frequentemente necessária em pacientes saudáveis com uma hemoglobina inferior a 7 g por dL.

DISCUSSÃO

O conhecimento dos volumes de sangue é de importância fundamental em pacientes cirúrgicos pediátricos. Ele é necessário para a correta avaliação do estado do volume intravascular, bem como para a decisão quanto à substituição de perdas com cristaloide ou coloide contra glóbulos vermelhos. As estimativas dos volumes da circulação do sangue em pacientes pediátricos diferem pela idade do paciente e podem ser encontradas na Tabela 1.

Tabela 1. Volume sanguíneo circulante estimado

Paciente	Volume de sangue (mL/kg)
Recém-nascido prematuro	90-100
Recém-nascido a termo	80-90
3 meses a 1 ano	75-80
3-6 anos	70-75
> 6 anos	65-70

Smith M. Anesthesia for Infants and Children, 7th ed. Philadelphia: *Mosby Elsevier*, 2006:367-368.

A massa de células vermelhas do sangue no lactente é altamente variável. Apesar da capacidade aumentada da hemoglobina fetal de ligar-se ao oxigênio, o ambiente intrauterino é relativamente hipóxico. Isso resulta em um nível relativamente elevado de hemoglobina em infantes nascidos a termo. Após o nascimento, existe uma diminuição dramática na eritropoiese. Este decréscimo é decorrente do aumento do nível de oxigênio no tecido que ocorre no momento do nascimento, o que leva a uma diminuição na produção de eritropoietina. Isto é comumente conhecido como *anemia fisiológica da infância*. O ponto mais baixo ocorre entre 8 e 12 semanas. Outros fatores que contribuem para esta anemia incluem um efeito de diluição em virtude do aumento do volume plasmático e encurtamento da sobrevivência de células vermelhas do sangue de 80 a 100 dias em nascidos a termo e 60 a 80 dias em prematuros. Em bebês prematuros, o ponto mais baixo normalmente é visto em 6 semanas, e muitas vezes pode ser mais dramático do que o de bebês nascidos a termo. Os valores podem ser encontrados na Tabela 2.

Tabela 2. Valores pediátricos normais de hemoglobina

Idade	Valor (g/dL)
Nascimento	18-22,0
8-14 dias	17
3 meses	10-11
2 anos	11

Tabela 2. Valores pediátricos normais de hemoglobina *(Cont.)*

Idade	Valor (g/dL)
3-5 anos	12,5-13,0
5-10 anos	13-13,5
10+ anos	14,5

Modificada de Gregory GA. *Pediatric Anesthesia*. 3rd ed. Philadelphia, PA: Churchill Livingstone Inc.; 1994:127-130, com permissão.

A ABL máxima pode ser estimada por meio de uma fórmula simples:

$$ABL = EBV \times [H_0 - H_L]/[H_A],$$

onde EBV é o volume estimado de sangue, H_0 é o hematócrito inicial, H_L é o menor hematócrito aceitável, e H_A representa a média entre o hematócrito inicial e o mais baixo.

Por exemplo, se um bebê de 1 ano de idade, pesando 10 kg tinha um hematócrito inicial de 36 e um hematócrito mais baixo aceitável de 30, então a ABL seria 750 mL × [36 – 30]/33 = 136 mL. A decisão de transfusão deve ser feita com base no nível inicial de hemoglobina, na perda de sangue intraoperatória e na condição cardiovascular. Em geral, a transfusão pode facilmente ser evitada em pacientes saudáveis com uma hemoglobina de 10 g por dL ou superior, ao passo que a transfusão é frequentemente necessária em pacientes saudáveis com uma hemoglobina inferior a 7 g por dL.

Quando a decisão de transfundir é feita, é importante saber o quanto transfundir.

Uma equação simples pode ser usada para estimar a quantidade de sangue necessária para a transfusão para se obter um hematócrito-alvo. O hematócrito típico de uma unidade de CVEs embaladas é entre 60% e 80%.

$$\text{Concentrado de hemácias (mL)} = [(\text{Perda de sangue} - ABL) \times \text{Hematócrito desejado}]/\text{Hematócrito dos concentrados de hemácias}.$$

Por exemplo, se a perda de sangue foi de 200 mL com uma ABL acima de 136 mL e um hematócrito desejado de 30%, pode-se transfundir [(200–136) × 30%]/75% = 25,6 mL.

LEITURA SUGERIDA

Gregory GA. *Pediatric Anesthesia*. 3rd ed. Philadelphia, PA: Churchill Livingstone Inc; 1994:127–130.

Lerman J, Cote C, Steward D. *Manual of Pediatric Anesthesia*. 6th ed. Philadelphia, PA: Churchill Livingstone Inc; 2010:133–134.

Motoyama E, Davis P, eds. *Smith's Anesthesia for Infants and Children*. 7th ed. Philadelphia, PA: Mosby Inc; 2006:367–368, 397.

PALAVRA-CHAVE	# Cálculo SE vs. SD
SEÇÃO	Matemática, Estatística, Informática

Milaurise Cortes
Editado por Raj K. Modak

PONTOS-CHAVE

1. O desvio padrão é a variação dos dados a partir da média.
2. O erro padrão mede a ambiguidade em uma uma amostra estatística. Ele indica a incerteza em um valor médio a partir de uma amostra, como uma estimativa do valor médio de uma população.
3. O erro padrão é calculado dividindo o desvio padrão pela raiz quadrada do tamanho da amostra. Portanto, quanto maior for o tamanho da amostra, menor é o erro padrão.

DISCUSSÃO

O desvio padrão é a variação dos dados a partir da média. Um baixo desvio padrão indica que os vários valores de dados encontram-se perto do valor da média, enquanto que um elevado desvio padrão indica que o intervalo de valores de dados está longe do valor da média. Em outras palavras, o desvio padrão mede a variação da distribuição. Os desvios padrão são frequentemente usados quando se estuda as distribuições normais.

O erro padrão mede a ambiguidade em uma amostra estatística. Essencialmente, ele indica a incerteza em um valor médio a partir de uma amostra, como uma estimativa do valor médio de uma população. O erro padrão é calculado dividindo o desvio padrão pela raiz quadrada do tamanho da amostra. Portanto, quanto maior for o tamanho da amostra, menor é o erro padrão.

O desvio padrão é útil quando se está estudando a variação entre os indivíduos, e o erro padrão é útil quando se está estudando as estatísticas de resumo, isto é, as médias e as diferenças. O erro padrão é também útil quando usado para ajudar a produzir intervalos de confiança.

$$\sigma = \sqrt{\frac{\sum(\bar{x} - x)^2}{n - 1}}$$

onde: σ = desvio padrão, Σ = soma, $\bar{x}$ = média dos dados x = ponto de dados individual, n = tamanho da amostra.

$$S = \frac{\sigma}{\sqrt{n}}$$

onde: S = erro padrão, σ = desvio padrão, n = tamanho da amostra.

LEITURA SUGERIDA

Altman DA, *et al*. Statistics with Confidence: Confidence Intervals and Statistical Guidelines. 2nd ed. BMJ Books; 2000:25.
Barash PG, *et al*. Clinical Anesthesia. 6th ed. Philadelphia, PA: Lippincott Williams & Wilkins; 2009:196, 199.
Coggon D. Statistics in Clinical Practice. 2nd ed. BMJ Books; 2003:16.

PALAVRA-CHAVE

Câmara Hiperbárica: Efeito da Concentração Alveolar Mínima

SEÇÃO

Ciências Clínicas Genéricas: Procedimentos, Métodos, Técnicas de Anestesia

Jennifer Dominguez
Editado por Raj K. Modak

PONTOS-CHAVE

1. A potência dos anestésicos voláteis e seus efeitos anestésicos nos pacientes são proporcionais à pressão parcial do anestésico no corpo.
2. Como as alterações parciais de pressão com pressão ambiente, em pressões ambiente superiores a 1 atmosfera (atm), um efeito similar sobre a concentração alveolar mínima (MAC) pode ser obtido com uma concentração mais baixa de anestesia.
3. A MAC de um anestésico inalatório é a concentração daquele vapor em 1 atm, que impede o movimento em resposta ao estímulo cirúrgico (geralmente uma incisão cutânea) em 50% dos pacientes.
4. Sob condições hiperbáricas, o óxido nitroso pode ser utilizado em pressões parciais de MAC (104%), ou acima dela, sem hipóxia.

DISCUSSÃO

A potência dos anestésicos voláteis e seus efeitos anestésicos nos pacientes são proporcionais à pressão parcial do anestésico no corpo. Em cerca de 15 minutos de exposição constante a uma dada concentração de anestésico volátil, um estado estável é atingido no qual a pressão parcial do cérebro, do sangue e dos alvéolos está em equilíbrio.

$$P_{CNS} = P_{sangue} = P_{alvéolos}$$

Assim, a concentração alveolar de um anestésico inalatório, conforme medida pela pressão parcial de corrente final torna-se um indicador de sua pressão parcial no cérebro. A pressão parcial depende da pressão ambiente (geralmente, 1 atm ou 760 mm Hg). Por causa dessa propriedade, a potência dos anestésicos voláteis é afetada pela pressão ambiente.

A MAC de um anestésico inalatório é a concentração daquele vapor em 1 atm, que impede o movimento em resposta ao estímulo cirúrgico (geralmente uma incisão cutânea) em 50% dos pacientes. No entanto, como depende da pressão atmosférica, MAC é afetada por pressões ambientes acima e abaixo de 1 atm (como em altitudes elevadas ou em uma câmara hiperbárica). Por exemplo, o efeito do sevoflurano a 2% (1 MAC), com uma pressão parcial de 15,2 mm Hg a 1 atm será equivalente a 1,0% de concentração de sevoflurano a 2 atm, porque a pressão parcial não mudará. Na verdade, sob condições hiperbáricas, o óxido nitroso pode ser utilizado em pressões parciais de MAC (104%), ou acima dela, sem hipóxia.

LEITURA SUGERIDA

Barash PG, Cullen BF, Stoelting RK *et al.*, eds. *Clinical Anesthesia*. 6th ed. Philadelphia, PA: Lippincott Williams & Wilkins; 2009:413–425.

Longnecker DE, Brown DL, Newman MF *et al.*, eds. *Anesthesiology*. New York, NY: McGraw-Hill; 2008:1136–1138.

Miller RD, Eriksson LI, Fleisher LA *et al.*, eds. *Miller's Anesthesia*. 7th ed. Philadelphia, PA: Churchill Livingstone; 2009:chap 39:1235–1236: chap 80:1242–1244:2499–2504.

PALAVRA-CHAVE

Canal Arterial Persistente: Diagnóstico

SEÇÃO

Subespecialidades: Anestesia Pediátrica

Alexander Timchenko
Editado por Mamatha Punjala

PONTOS-CHAVE

1. A incidência de persistência do canal arterial (PDA) isolada é de 1 em 2.500 nascidos vivos, e está associada à prematuridade e exposição pré-natal à rubéola.
2. Os achados do exame físico que podem ajudar a identificar a PDA em crianças incluem o murmúrio clássico de "máquina contínua", *pulsus bisferiens*, pulsos limitadores, e uma pressão de pulso larga.
3. Os sinais e sintomas que podem ajudar a apoiar um diagnóstico de PDA incluem sinais de insuficiência cardíaca, infecções respiratórias recorrentes, enfisema e colapso lobar, hemorragia pulmonar, insuficiência renal e endocardite bacteriana.
4. O ecocardiograma é o padrão ouro para confirmar o diagnóstico de PDA; os achados do ECG e da radiografia do tórax são inespecíficos e geralmente são normais.
5. Os níveis de peptídeo natriurético cerebral (BNP) podem ser usados para identificar o PDA e ajudar a orientar o seu tratamento; além disso, os baixos níveis de cortisol na primeira semana de vida estão associados ao PDA.
6. Durante as 2 primeiras semanas de vida para o nascido a termo (ou as primeiras várias semanas de vida extrauterina para o recém-nascido prematuro), o recém-nascido pode voltar à circulação fetal durante períodos de hipóxia, acidose ou diminuições de temperatura.

DISCUSSÃO

O canal arterial é um componente importante da circulação fetal que normalmente se fecha nas primeiras horas após o nascimento. Em recém-nascidos a termo, a incidência de um PDA isolado é de 1 em 2.500 nascidos vivos, sendo responsável por 10% das cardiopatias congênitas. O PDA está associado à prematuridade e à exposição pré-natal a rubéola, especialmente no primeiro trimestre. A proporção de recém-nascidos do sexo feminino para recém-nascidos do sexo masculino afetados é quase 2:1.

Quando o PDA se apresenta de forma assintomática, ele é normalmente identificado por seu murmúrio clássico no exame físico de rotina. O murmúrio ouvido no PDA, que é ouvido melhor no primeiro ou segundo espaço intercostal na borda esternal esquerda, tem sido descrito como um som de "máquina contínua" e é mais alto durante a sístole. Outros achados proeminentes do exame físico incluem *pulsus bisferiens* (dois diferentes picos separados por uma fenda profunda na forma de onda arterial), que é ao mesmo tempo um achado sensível e específico, bem como pulsos limitadores e uma pressão de pulso larga.

Se não tratado, um PDA com derivação significativa da esquerda para a direita pode levar à insuficiência cardíaca. Quando há suspeita de PDA em uma criança, os sinais e sintomas podem ajudar a apoiar o diagnóstico. Sinais de insuficiência cardíaca e insuficiência respiratória, incluindo taquipneia, diaforese, edema pulmonar, insuficiência de crescimento e diminuição da tolerância ao exercício, podem estar presentes. Além disso, as crianças podem apresentar infecções respiratórias recorrentes, enfisema e colapso lobar, hemorragia pulmonar, insuficiência renal e endocardite bacteriana.

O ecocardiograma é o padrão ouro para a confirmação do diagnóstico de PDA. O Doppler de onda contínua pode detectar o fluxo anormal, e o Doppler de fluxo em cores pode dar informações importantes sobre o tamanho e formato do canal. Os achados do ECG e da radiografia do tórax são inespecíficos e geralmente são normais. Com um fluxo grave da esquerda para a direita, uma evidência de hipertrofia ventricular esquerda ou alargamento do átrio esquerdo pode estar presente.

Os estudos de laboratório também podem ter algum valor de diagnóstico. O BNP é um biomarcador que tem sido utilizado para identificar a insuficiência cardíaca provocada pelo PDA em crianças e pode ajudar a orientar o seu tratamento. Níveis de PNC maiores que 1.110 pg por mL foram associados a uma sensibilidade de 100% e uma especificidade de 95% para o PDA sintomático. Baixos níveis de cortisol na primeira semana de vida também estão associados ao PDA.

LEITURA SUGERIDA

Hamrick SE, Hansmann G. Patent ductus arteriosus of the preterm infant. *Pediatrics*. 2010;125:1020–1030.
Holzman RS, Mancuso TJ, Polaner DM, eds. *A Practical Approach to Pediatric Anesthesia*. Philadelphia, PA: Lippincott Williams & Wilkins; 2008:603–604.
Lake CI, Booker PD, eds. *Pediatric Cardiac Anesthesia*. 4th ed. Philadelphia, PA: Lippincott Williams & Wilkins; 2005:413–414.

PALAVRA-CHAVE	# Capacidade e Comprometimento de Síntese Hepática: Diagnóstico
SEÇÃO	Ciências Clínicas Genéricas: Procedimentos, Métodos, Técnicas de Anestesia e Clínica Baseada em Órgão: Hematologia

Caroline Al Haddadin e Marianne Saleeb
Editado por Hossam Tantawy

PONTOS-CHAVE

1. O fígado desempenha um papel importante no metabolismo da glicose, das gorduras, das proteínas e de diversos fármacos que pode ser afetado por disfunção hepática.
2. Dada a grande reserva funcional, os pacientes podem ter disfunção hepatocelular significativa, incluindo cirrose, sem alteração nos valores laboratoriais.
3. As funções biossintéticas do fígado incluem albumina sérica, globulinas séricas e os fatores de coagulação e podem ser testadas mediante a obtenção de valores séricos.
4. Albumina e fatores de coagulação são os métodos mais utilizados de avaliação da função da síntese hepática.
5. É necessário apenas 20 a 30% da atividade normal do fator de coagulação para coagulação normal e, portanto, alterações nos testes da função de coagulação indicam doença hepática grave. Como tal, a medida do tempo de protrombina (PT) serve como um excelente indicador de disfunção hepática.

DISCUSSÃO

O fígado exerce uma variedade de funções metabólicas; as mais importantes incluem o metabolismo dos carboidratos, das gorduras, das proteínas e de diversos fármacos. Em virtude da grande reserva funcional do fígado, o efeito da anestesia raramente impacta na capacidade sintética e metabólica do fígado; contudo, doença/disfunção hepática preexistente pode alterar a farmacocinética de alguns anestésicos e impactar no manejo anestésico desses pacientes. Na avaliação pré-operatória de tal paciente, saber o grau de disfunção, ou a reserva funcional do fígado, pode ajudar na orientação da gestão anestésica.

Dada a função do fígado na síntese de uma variedade de proteínas, incluindo aquelas envolvidas na cascata de coagulação e da albumina, realizar certos testes hepáticos para determinar o nível plasmático de tais proteínas é necessário para determinar o grau de disfunção hepática. Além disso, valores adicionais e testes hepáticos podem ser obtidos para determinar se o grau é agudo ou crônico. A albumina sérica (normal 3,5 a 5,0 g/dL) é exclusivamente sintetizada pelas células do fígado, chamadas hepatócitos. Tem uma meia-vida de 15 a 20 dias, com aproximadamente 4% sendo degradados diariamente e, por conseguinte, um valor inferior a 2,5 g/dL é indicativo de doença hepática crônica, estresse agudo ou desnutrição grave. Em decorrência dos muitos diagnósticos diferenciais para hipoalbuminemia e o fato de que a albumina sérica tem uma meia-vida longa, a albumina não é um indicador confiável para função de síntese hepática e a interpretação de seu nível deve levar em consideração o estado geral do paciente. Disfunção aguda do fígado afetará levemente os níveis de albumina. Contudo, é preciso ter em mente que a hipoalbuminemia também pode ocorrer com enteropatias perdedoras de proteínas, síndrome nefrótica e infecções crônicas, que estão associadas a aumento do fator de necrose tumoral ou interleucina 1, que suprime a produção de albumina e, portanto, não é específico para disfunção hepática.

Hepatócitos também formam ácidos biliares que ajudam na absorção intestinal de lipídios e na emulsificação de gorduras. Com disfunção hepatocelular e diminuição da formação de ácidos biliares, a absorção intestinal dos lipídios e, portanto, das gorduras lipossolúveis, incluindo as vitaminas A, D, E e K, é interrompida. Por fim, com a deficiência de vitamina K, a pessoa pode ficar coagulopática já que essa vitamina está envolvida na formação dos fatores de coagulação VII, IX e X, o que será manifestado por um aumento do nível de PT.

Os fatores de coagulação são comumente testados e são a melhor medida da função da síntese hepática. Os fatores de coagulação do sangue têm uma meia-vida curta em comparação com a albumina (por exemplo, o fator VII tem uma meia-vida de ~4 a 6 horas) e, portanto, podem ser utilizados em doenças hepáticas agudas ou crônicas. É necessário apenas 20 a 30% da atividade normal do fator de coagulação para coagulação normal e, portanto, alterações nos testes da função de coagulação indicam doença hepática grave. Como tal, a medida de PT serve como um excelente indicador de disfunção hepática. No entanto, níveis de PT elevados também podem ocorrer com deficiência de vitamina K, coagulação intravascular disseminada (DIC), deficiências congênitas de fatores da coagulação e certos medicamentos.

LEITURA SUGERIDA

1. Barash P, Cullen B, Stoelting RK *et al.*, eds. *Clinical Anesthesia*. 6th ed. Philadelphia, PA: Lippincott Wilkins & Williams; 2009:1253–1254.
2. Morgan GE Jr, Mikhail MS, Murray MJ. *Clinical Anesthesiology*. 4th ed. New York, NY: Lange Medical Books/McGraw Hill; 2006:780.
3. Longo D, Fauci A, Kasper D *et al.*, eds. *Harrison's Principles of Internal Medicine*. 18th ed. Philadelphia, PA: Elsevier; 2011:1713–1714.
4. Stoelting RK, Miller RD. *Basics of Anesthesia*. 5th ed. Philadelphia, PA: Churchill Livingstone/Elsevier; 2007:334.

PALAVRA-CHAVE

SEÇÃO

Capacidade Residual Funcional: Definição

Fisiologia

Jordan Martin
Editado por Veronica Matei

PONTOS-CHAVE

1. Capacidade residual funcional (FRC) é o volume pulmonar no fim de uma expiração passiva normal.
2. FRC serve como reservatório de oxigênio durante a apneia.
3. FRC está aumentada pela altura e doença pulmonar obstrutiva crônica (COPD).
4. FRC está reduzida em atelectasia, obesidade, gravidez, edema pulmonar, derrame pleural, fibrose pulmonar, posicionamento (vertical *vs* supino *vs*. Trendelenburg).

DISCUSSÃO

A definição fisiológica da FRC é o volume remanescente nos pulmões após uma expiração passiva. Isso ocorre no ponto em que a força do pulmão em colapso (recuo elástico) se iguala à força dos músculos da parede torácica para permanecer aberto. Como não existem forças externas que atuam sobre o pulmão, a pressão nos alvéolos será igual à pressão ambiente e, consequentemente, não haverá fluxo de ar.

Conforme exemplificado na descrição de um traçado de espirometria (Fig. 1), a FRC também pode ser definida como a soma do volume de reserva expiratória ou ERV (volume que pode ser exalado vigorosamente após a expiração passiva) e o volume residual ou RV (volume que permanece nos pulmões após a expiração forçada). Como RV não pode ser medida com espirometria simples, o mesmo é verdadeiro para a FRC. Assim, ambos requerem outras técnicas como teste *washout* de sopro múltiplo de nitrogênio para determinar seus valores.

É importante para os anestesiologistas compreender FRC porque quando um paciente está

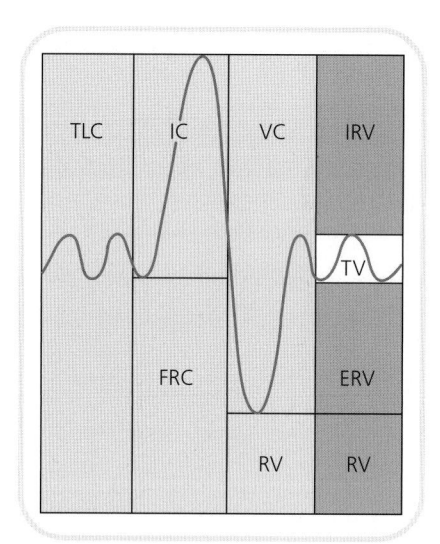

Figura 1. Traçado da espirometria. (Referência de Barash PG, Cullen BF, Stoelting RK, *et al.*, eds. *Clinical Anesthesia*. 6th ed. Philadelphia, PA: Lippincott Williams & Wilkins; 2009:248.)

apneico, como durante a indução da anestesia, esse volume pulmonar serve como reserva de oxigênio. A duração de um paciente que permanece devidamente oxigenado enquanto apneico é determinada pelo quão grande ou pequeno é cada FRC. Muitas condições podem afetar a FRC do paciente, e um anestesiologista devidamente preparado deve ser capaz de antecipar potenciais alterações na FRC, dada a história médica do paciente. Os pacientes que são altos ou têm COPD exemplificam situações onde a FRC pode ser aumentada. Alguns casos em que a FRC está diminuída são casos de atelectasia (incluindo alto oxigênio inspirado levando a atelectasia de absorção), edema pulmonar, derrame pleural, obesidade, gravidez, fibrose pulmonar e fraqueza muscular respiratória. O posicionamento também pode influenciar; a posição de Trendelenburg diminui a FRC, e o simples ato de deitar de bruços, em um indivíduo saudável, pode causar uma diminuição de 10% na FRC. A indução da anestesia pode causar uma redução de 15 a 20% da FRC, parcialmente em virtude da subida do diafragma, perda de tônus muscular e aumento do volume de sangue nos pulmões. Essa redução da FRC pela anestesia pode ser ainda mais exacerbada pela adição de algumas das condições acima referidas (obesidade e indução da anestesia podem resultar na diminuição de 50% da FRC).

LEITURA SUGERIDA

Barash PG, Cullen BF, Stoelting RK *et al.*, eds. *Clinical Anesthesia*. 6th ed. Philadelphia, PA: Lippincott Williams & Wilkins; 2009:234, 247–248, 1232.

Miller RD, ed. *Miller's Anesthesia*. 6th ed. Philadelphia, PA: Elsevier; 2005:693–694, 708–712.

Morgan GE, Mikhail MS, Murray MJ. *Clinical Anesthesiology*. 4th ed. New York, NY: McGraw-Hill; 2006:537–584.

PALAVRA-CHAVE	# Capacidade Residual Funcional: Efeitos de Ajustes de Ventilação
SEÇÃO	Fisiologia

Harika Nagavelli
Editado por Shamsuddin Akhtar

PONTOS-CHAVE

1. A capacidade residual funcional (FRC) é o volume de ar que permanece após uma expiração normal.
2. A fisiologia respiratória e a oxigenação sistêmica são afetadas pela FRC.
3. Assistência respiratória para um paciente sob ventilação mecânica é geralmente ajustada de modo a aumentar a FRC do paciente.
4. A pressão expiratória final positiva (PEEP) e o tempo de expiração final são fatores-chave para determinar a FRC do paciente durante a ventilação mecânica.

DISCUSSÃO

FRC é o volume de ar que permanece nos pulmões após uma expiração normal. Em uma pessoa normal, esse volume pode variar de 2 a 4 L; contudo, sexo, idade, altura e peso afetam a FRC. FRC, também denominada capacidade de reserva funcional, é a soma do volume residual (RV) e do volume de reserva expiratória (ERV), e é de aproximadamente 2.300 mL em um adulto médio. No final da expiração normal, a tração interna do pulmão é igualmente contrabalançada pela tração externa da caixa torácica. Esse ponto define o recolhimento elástico, e leva em conta as fibras do músculo liso das vias respiratórias, as fibras elásticas do pulmão e a tensão dos alvéolos. O volume pulmonar no equilíbrio de todo o recolhimento elástico é a FRC.

A resistência aumenta durante a exalação conforme as vias respiratórias ficam estreitas e, no nível da FRC, pode ser de aproximadamente 1 cm $H_2O/L/s$. Com a expiração adicional de ar em direção ao RV, a resistência aumenta exponencialmente.

Durante a anestesia, o tônus muscular diminui, e a resistência é reduzida ao ponto onde a FRC está mais perto do RV de um paciente acordado. Quando em decúbito dorsal, os órgãos abdominais deslocam o diafragma no sentido cranial. Isso gera perda adicional de FRC, além da perda secundária à diminuição do tônus muscular pelo anestésico. Na posição de decúbito dorsal, os volumes pulmonares das FRC são mais baixos e podem diminuir ainda mais, fechando a capacidade.

Alvéolos e pequenas vias respiratórias nas áreas dependentes do pulmão são propensos a atelectasia. Além disso, pré-oxigenação com 100% de oxigênio também contribui para a atelectasia (atelectasia de absorção). No intraoperatório, a alta concentração de oxigênio utilizada durante a ventilação assistida, a capacidade residual funcional diminuída pelo anestésico e estar em posição de decúbito dorsal também contribui para o fechamento das vias respiratórias e atelectasia. Áreas pulmonares bem perfundidas, porém atelectáticas levam ao aumento do desvio intrapulmonar que, então, produz hipoxemia. Vasoconstrição pulmonar hipóxica compensatória está diminuída por altas doses de anestésicos voláteis.

A ventilação mecânica também pode ser ajustada para compensar a hipoxemia e a diminuição dos volumes pulmonares. Duas manobras que podem melhorar os volumes pulmonares em pacientes mecanicamente ventilados são PEEP e proporções inspiração-expiração (I:E). Cinco a 8 cm de H_2O de PEEP ajudam a manter a FRC, diminuindo, assim, o desvio e a hipoxemia. PEEP geralmente é mantida pela válvula expiratória durante a ventilação mecânica. As pressões das vias respiratórias durante a expiração devem ser iguais ou exceder o montante PEEP pré-definido, permitindo, assim, que as estruturas das vias respiratórias dependentes ou basais, que não possuem suporte cartilaginoso, mantenham-se desobstruídas para a troca gasosa.

A segunda ferramenta que pode ser usada para melhorar a FRC durante a ventilação mecânica é a relação I:E. Em um indivíduo com respiração normal, a pressão alveolar é zero ao final da expiração. Ao controlar o tempo de expiração, pode-se aumentar artificialmente a FRC, aumentando o aprisionamento de ar e diminuindo o tempo para a troca gasosa. Ao encurtar o período de expiração de ventilação em ciclo, é artificialmente permitido o aprisionamento de ar, aumentando, assim, o volume que permanece nos pulmões após a exalação. Isso também é denominado PEEP intrínseca (PEEPi) ou auto-PEEP. Essa ferramenta é especialmente útil em pacientes com patologia pulmonar.

LEITURA SUGERIDA

Barash PG, Cullen BF, Stoelting RK *et al.,* eds. *Clinical Anesthesia.* 6th ed. New York, NY: Lippincott Williams & Wilkins; 2009:234–238, 247–253.

Miller RD, Eriksson LI, Fleisher LA *et al.,* eds. *Miller's Anesthesia.* 7th ed. Philadelphia, PA: Elsevier, Churchill Livingstone; 2009:chap 15:363–367.

PALAVRA-CHAVE	# Cardiomiopatia Hipertrófica Obstrutiva/Estenose Subaórtica Hipertrófica Idiopática: Hipotensão e Tratamento
SEÇÃO	Clínica Baseada em Órgão: Cardiovascular

Glenn Dizon e Garth Skoropowski
Editado por Benjamin Sherman

PONTOS-CHAVE

1. A cardiomiopatia hipertrófica (HCM) é uma condição geneticamente ligada que causa hipertrofia grave do miocárdio com uma ruptura do arranjo normal de miócitos (perturbação do miocárdio) e uma interrupção do sistema de condução.
2. HCM é uma causa bem conhecida de morte súbita em atletas jovens.
3. HCM pode ainda ser classificada como obstrutiva ou não obstrutiva.
4. A cardiomiopatia hipertrófica obstrutiva (HOCM) é caracterizada pela obstrução dinâmica do fluxo do trato ventricular esquerdo (LVOT) produzida por hipertrofia assimétrica do septo interventricular e do movimento sistólico anterior (SAM) do folheto mitral anterior.
5. Alguns fatores tendem a piorar a obstrução da HOCM:
   a. Contratilidade aumentada.
   b. Diminuição do volume ventricular.
   c. Diminuição da pós-carga ventricular esquerda (LV).
6. O tratamento concentra-se em melhorar o preenchimento diastólico, reduzindo a obstrução de saída do LV e diminuindo a isquemia miocárdica:
   a. Betabloqueadores.
   b. Bloqueadores dos canais de cálcio.
   c. Amiodarona para arritmias.
   d. Miomectomia cirúrgica.

DISCUSSÃO

HCM é uma condição geneticamente ligada que causa hipertrofia grave do miocárdio com uma ruptura do arranjo normal de miócitos (perturbação do miocárdio) e uma interrupção do sistema de condução. Também é mais conhecida como a principal causa de morte súbita cardíaca em atletas jovens. HCM pode ainda ser classificada como obstrutiva ou não obstrutiva. HOCM é caracterizada por obstrução do fluxo do LV produzida pela hipertrofia assimétrica do septo interventricular. Outros nomes para HOCM são hipertrofia septal assimétrica (ASH), estenose subaórtica hipertrófica idiopática (IHSS) e estenose subaórtica muscular.

A maioria dos pacientes com HCM é assintomática em repouso. Com atividade, os pacientes sintomáticos geralmente se queixam de falta de ar, fadiga, síncope, quase-síncope ou angina. Isso ocorre como resultado de uma obstrução ao fluxo dinâmico pelo LVOT. Conforme o septo hipertrofiado se aproxima da válvula mitral durante a sístole, o estreitamento do LVOT provoca um efeito Venturi para dobrar a válvula mitral no LVOT. Esse movimento da válvula mitral é chamado *movimento sistólico anterior* ou *SAM*. Conforme o SAM piora, o LVOT torna-se gravemente obstruído e desenvolve regurgitação mitral com um jato posteriormente direcionado.

Alguns fatores tendem a piorar a obstrução da HCM. Eles incluem o aumento da contratilidade, a diminuição do volume ventricular e a diminuição da pós-carga do LV. Como resultado, o tratamento médico dessa patologia vai concentrar-se em evitar essas alterações hemodinâmicas, melhorando o preenchimento diastólico geral, reduzindo a obstrução do fluxo do LV e diminuindo a isquemia miocárdica. Farmacologicamente, betabloqueadores e bloqueadores dos canais de cálcio são a base do tratamento. Ambos os medicamentos podem diminuir a frequência cardíaca e a contratilidade, o que aumenta o tempo de diástole e prolonga o enchimento ventricular passivo. Os betabloqueadores também diminuem as necessidades de oxigênio do miocárdio. Bloqueadores dos canais de cálcio aumentam o enchimento ventricular diminuindo ao mesmo tempo a isquemia do miocárdio. Fibrilação atrial pode desenvolver-se nesses pacientes. Ritmo sinusal é importante nesses pacientes, pois o enchimento ventricular adequado depende da contração atrial esquerda, fazendo com que a amiodarona seja o tratamento de escolha para arritmias. Pacientes com alto risco de morte súbita podem exigir a colocação de um cardioversor/desfibrilador interno. Os pacientes com gradientes graves do trato de fluxo e sintomas de insuficiência cardíaca congestiva, mesmo com medicação, podem beneficiar-se de tratamento cirúrgico.

A cirurgia envolve a remoção do excesso de músculo hipertrofiado a partir do septo ventricular (miomectomia).

Durante a indução da anestesia, deve-se tomar cuidado para garantir pré-carga adequada, manter a pós-carga, manter a frequência cardíaca baixa para promover aumento do tempo de enchimento ventricular e evitar o aumento da estimulação simpática com aumento da contração do miocárdio. Historicamente, o halotano tem sido o agente inalatório de escolha por causa de seus efeitos depressores no miocárdio.

LEITURA SUGERIDA

Barash PG, Cullen BF, Stoelting RK, *et al. Clinical Anesthesia*. 6th ed. Philadelphia, PA: Lippincott Williams & Wilkins; 2009:1080–1081.

Fifer MA, Vlahakes GJ. Management of symptoms in hypertrophic cardiomyopathy. *Circulation*. 2008;117:429–439.

Hines RL, Marschall KE. *Stoelting's Anesthesia and Co-existing Disease*. 5th ed. Philadelphia, PA: Churchill Livingstone; 2008:117–118.

Morgan GE, Mikhail MS, Murray MJ. *Clinical Anesthesiology*. 4th ed. New York, NY: McGraw-Hill; 2005:475.

Stoelting RK, Miller RD. *Basics of Anesthesia*. Philadelphia, PA: Elsevier Churchill Livingstone; 2007:382.

PALAVRA-CHAVE

Cardioversão Elétrica Sincronizada

SEÇÃO

Ciências Clínicas Genéricas: Procedimentos, Métodos, Técnicas de Anestesia

Kellie Park
Editado por Qingbing Zhu

PONTOS-CHAVE

1. A cardioversão sincronizada é o fornecimento de uma corrente transiente em um ponto específico do ciclo de ECG, o que provoca a despolarização das células cardíacas, permitindo que o nó sinusal retome o funcionamento normal e evite uma arritmia ventricular.
2. Ela pode ser usada para pacientes com taquicardia reentrante, taquicardia ventricular (VT) estável, fibrilação atrial, *flutter* atrial, ou outra taquicardia supraventricular.
3. A cardioversão sincronizada pode ser feita internamente ou externamente.
4. A sedação é geralmente necessária, já que a cardioversão é desconfortável no paciente consciente.
5. Os anestesiologistas devem manter as práticas de segurança da mesma maneira como acontece com qualquer outra sedação que executam.

DISCUSSÃO

A cardioversão elétrica é o uso de corrente contínua para o tratamento de arritmias induzidas de reentrada, como a taquicardia supraventricular paroxística ou VT, assim como da fibrilação atrial, *flutter* atrial, ou outra taquicardia supraventricular. Pás são colocadas sobre o peito do paciente, e o choque é aplicado especificamente (sincronizado) na onda R do complexo QRS. Isto evita aplicar o choque no paciente durante a repolarização ventricular (onda T), o que pode levar ao desenvolvimento subsequente de outras arritmias, especialmente a fibrilação ventricular. A aplicação da corrente provoca uma breve despolarização da maioria das células cardíacas, permitindo que o nó sinusal se "reinicie" e retome a função normal.

Ao cardioverter um paciente, é fundamental determinar o tipo de dispositivo utilizado. As máquinas são monofásicas ou bifásicas. Se um dispositivo monofásico é selecionado, após o contato com a pele do peito com as pás ela pode entregar 200 J à parede torácica do paciente. Se o ritmo não for convertido, pode-se aumentar em 100 J com cada choque, até um máximo de 400 J. Se um dispositivo bifásico é usado, a dose inicial é de 100 J, já que este dispositivo se ajusta automaticamente a impedância torácica do paciente. Em pacientes com desfibriladores cardioversores implantáveis automáticos (AICDs) já no lugar, a cardioversão interna é o método de escolha para evitar o uso de pás sobre a pele, o que pode causar efeitos colaterais, como desconforto da pele e/ou queimaduras.

É conveniente utilizar alguma sedação e analgesia em pacientes que estão sendo eletricamente cardiovertidos porque o processo é frequentemente desagradável e perturbador. Pequenas quantidades de barbitúricos, como, por exemplo, metoexital ou propofol, são frequentemente utilizadas, bem como benzodiazepinas e narcóticos, todos sendo titulados para manter o paciente sedado, mas respirando espontaneamente.

Tal como acontece com qualquer outra sedação de pacientes, o anestesiologista deve certificar-se de ter monitores incluindo ECG, oximetria de pulso e pressão arterial, bem como equipamentos prontamente disponíveis, incluindo sucção, equipamento das vias respiratórias, uma linha intravenosa em funcionamento, um dispositivo de bolsa-válvula-máscara capaz de fornecer ventilação com pressão positiva, oxigênio e um carrinho de emergência com todos os medicamentos e equipamentos para reanimação cardiopulmonar.

LEITURA SUGERIDA

Marino PL. *The ICU Book*. 3rd ed. Philadelphia, PA: Lippincott Williams & Wilkins; 2007:346.
Morgan GE, Mikhail MS, Murray MJ. *Clinical Anesthesiology*. 4th ed. New York, NY: McGraw-Hill; 2006:533–535.

PALAVRA-CHAVE	# Cateter de Artéria Braquial: Complicações
SEÇÃO	Ciências Clínicas Genéricas: Procedimentos, Métodos, Técnicas de Anestesia

Marianne Saleeb
Editado por Benjamin Sherman

PONTOS-CHAVE

- Algumas das complicações que surgem a partir de um cateter de artéria braquial são os seguintes:
  - Dobras decorrentes de sua localização na fossa antecubital.
  - Obstruções/trombose da artéria braquial levando à possível isquemia.
  - Parestesias.
  - Microembolização.
  - Claudicação.
  - Pseudoaneurisma.
  - Hemorragia.

DISCUSSÃO

Monitoramento invasivo da pressão pode ser indicado em pacientes com doença cardiovascular, passando por um procedimento de alto risco. Normalmente, a artéria radial é canulada; contudo, se for necessário acesso alternativo, pode-se introduzir a cânula na artéria braquial.

Algumas vantagens de cateterização da artéria braquial são as seguintes:

1. Grande e facilmente identificável na fossa antecubital.
2. Fornece menos distorção em forma de onda por causa de sua proximidade com a aorta.

Apesar dessas vantagens, algumas complicações podem surgir. Um cateter permanente pode causar isquemia do membro em virtude da obstrução do cateter, embora estudos mostrem que há uma baixa incidência de complicações isquêmicas permanentes. Um trombo pode formar-se com ou sem embolização, e transecção arterial pode ocorrer levando a hemorragia ou hematoma. Todas as complicações mencionadas acima podem levar a claudicação. Por fim, a instrumentação da artéria pode criar um pseudoaneurisma. Tendo em vista as muitas potenciais complicações, não é prática comum usar a artéria braquial para monitoramento invasivo.

LEITURA SUGERIDA

Lipchik EO, Sugimoto H. Percutaneous brachial artery catheterization. *Radiology*. 1986;160:842–843.
Moran KT, Halpin DP, Zide RS, *et al.* Long-term brachial artery catheterization: ischemic complications. *J Vasc Surg*. 1988;8(1):76–78.

PALAVRA-CHAVE	# Cefaleia PDP: Fatores de Risco
SEÇÃO	Anestesia Regional

Ira Whitten

Editado por Jodi Sherman

PONTOS-CHAVE

1. Várias características da agulha espinal determinam o risco de Cefaleia Pós-Punção Dural (PDPH), incluindo o tipo e calibre da agulha espinal e orientação do bisel (em relação às fibras da dura-máter).
2. Outros fatores importantes que determinam o risco de se desenvolver uma PDPH incluem a idade do paciente, sua anatomia, a habilidade da pessoa que realiza o procedimento, e um histórico de PDPH.
3. Fatores que não parecem influenciar o risco de PDPH incluem a duração do repouso após a raquianestesia, a hidratação antes da colocação da agulha espinal (intravenosa ou oral), e o posicionamento do paciente durante o procedimento.

DISCUSSÃO

A PDPH é uma das complicações mais comuns da raquianestesia, mas pode também ocorrer após uma punção acidental durante a anestesia epidural. A incidência de PDPH após a raquianestesia diminuiu drasticamente com o advento das agulhas de calibre menores e *designs* de pontas mais recentes.

Várias características da agulha espinal determinam o risco de desenvolvimento de uma PDPH, as mais importantes das quais são do tipo e calibre da agulha. O risco de desenvolver uma PDPH está diretamente correlacionado com o diâmetro da agulha.

A incidência é de aproximadamente 40% com uma agulha de 22G, 25% com uma agulha de 25G, 2 a 12% com uma agulha de 26G, e 2%, com uma agulha de 29G. O tipo da ponta da agulha também é importante, já que agulhas com pontas de corte resultam em orifícios maiores na dura-máter. As modernas pontas das agulhas em formato de "ponta de lápis" são projetadas para abrir as fibras da dura-máter, deixando um orifício menor. Além disso, pensa-se que o risco de PDPH seja mais elevado se o bisel da agulha na coluna vertebral for inserido perpendicularmente, em vez de em paralelo, às fibras durais. Uma punção da dura-máter ("wet-tap") durante a tentativa de colocação do cateter peridural tem mais possibilidade de causar uma PDPH em comparação com as agulhas espinais modernas em decorrência do grande diâmetro da agulha e o trauma causado pela ponta afiada da agulha.

A PDPH é rara em crianças, é mais comum após a puberdade, e menos comum com o aumento da idade. Considera-se que o número de tentativas de anestesia espinal se correlaciona diretamente com o risco de PDPH. Assim, a habilidade do anestesiologista é um fator importante na determinação do risco de desenvolvimento de uma PDPH. Um histórico de PDPH é também um fator de risco para o desenvolvimento de uma PDPH subsequente, embora a razão subjacente seja desconhecida.

Fatores que não parecem influenciar o risco de PDPH após uma raquianestesia incluem a duração do repouso após a raquianestesia, a hidratação antes da colocação da agulha espinal (intravenosa ou oral) e o posicionamento do paciente durante o procedimento.

LEITURA SUGERIDA

Ahmed SV, Jayawarna C, Jude E. Post-lumbar puncture headache: diagnosis and management. *Postgrad Med J.* 2006;82:713–716.

Barash PG, Cullen BF, Stoelting RK, eds. *Clinical Anesthesia*. 5th ed. Philadelphia, PA: Lippincott Williams & Wilkins; 2009:947–948.

Miller RD, Stoelting RK, eds. *Basics of Anesthesia*. 5th ed. Philadelphia, PA: Churchill Livingstone; 2007:260–261.

Turnbull DK, Shepherd DB. Post-dural puncture headache: pathogenesis, prevention, and treatment. *Br J Anesth*. 2003;91:718–729.

PALAVRA-CHAVE	# Cegueira Unilateral: Etiologia
SEÇÃO	Clínica Baseada em Órgão: Ciências Clínicas Neurológicas e Neuromusculares, e Genéricas: Procedimentos, Métodos, Técnicas de Anestesia

Anna Clebone
Editado por Ramachandran Ramani

PONTOS-CHAVE

1. A incidência de cegueira após a cirurgia é maior, especialmente em casos de cirurgia da coluna vertebral no decúbito ventral ou procedimentos que envolvam circulação extracorpórea.
2. A cegueira unilateral é mais comum com neuropatia óptica isquêmica anterior (AION) do que com neuropatia óptica isquêmica posterior (PION).
3. A perda pós-operatória da visão pode não se manifestar por vários dias.
4. Os mecanismos suspeitos envolvem diminuições na pressão de perfusão para o nervo óptico e da retina pela diminuição da pressão arterial, ou um aumento da pressão intraocular (pressão mecânica direta sobre os olhos ou diminuição da drenagem venosa).

DISCUSSÃO

A perda parcial ou total da visão após uma cirurgia ocorre com pouca frequência, mas é uma complicação conhecida. As cirurgias que envolvem circulação extracorpórea ou decúbito ventral, em particular, carregam um risco aumentado. A perda pós-operatória da visão pode não se tornar aparente por vários dias.

O mecanismo mais comum de lesão é o dano isquêmico do nervo óptico (anterior ou posterior). A perda de visão pode ser bilateral ou unilateral. A cegueira unilateral é mais comum com AION do que com PION. A maior associação com lesão bilateral em PION poderia ser devido ao envolvimento do quiasma óptico. Outras etiologias possíveis incluem trombose da artéria da retina, isquemia da retina, danos aos centros de visão no córtex cerebral ou vias visuais, retinopatia hemorrágica e glaucoma agudo.

Ocorrências comuns durante a cirurgia, como hipotensão e a perda de sangue têm sido associadas a cegueira no pós-operatório. O mecanismo proposto é a diminuição da perfusão do nervo óptico, levando à lesão. O decúbito ventral é um conhecido fator de risco para a lesão no olho, possivelmente relacionado com a pressão sobre o globo óptico, diminuindo mecanicamente o fluxo sanguíneo para o nervo óptico. O posicionamento também pode interferir com a drenagem venosa, levando ao aumento da pressão intraocular e diminuição da pressão de perfusão.

Potenciais riscos devem ser minimizados, em um esforço para evitar lesões, embora a perda da visão no pós-operatório possa ocorrer apesar das precauções. Alguns autores defendem o uso de pinos de Mayfield para suspender a cabeça, evitando, assim, qualquer pressão direta sobre o rosto. Almofadas especialmente concebidas podem ser utilizadas para apoiar a cabeça e proteger a face, mas deve ser tomado cuidado para assegurar que a almofada deixe os olhos livres, assim como outras estruturas faciais. Os olhos e face devem ser verificados imediatamente após o posicionamento em decúbito ventral, bem como muitas vezes ao longo do procedimento. No entanto, de acordo com o Registro de Perda Visual da ASA, apenas 10% da perda visual está relacionada com traumatismo direto no globo ocular.

É essencial que os anestesiologistas estejam cientes dos fatores ao se colocar os pacientes em risco para esta complicação, para que possam ser tomadas medidas preventivas. Embora a incidência global seja baixa, os pacientes sofrem lesões oculares e até mesmo cegueira, apesar das medidas preventivas.

Os anestesiologistas devem considerar discutir esse risco no pré-operatório com pacientes considerados em risco. Além disso, se alterações visuais são notadas pelos pacientes no pós-operatório, uma consulta urgente com o oftalmologista é imperativa.

LEITURA SUGERIDA

Barash PG, Cullen BF, Stoelting RK *et al.,* eds. Clinical Anesthesia. 6th ed. Philadelphia, PA: Lippincott Williams & Wilkins; 2009:1337–1345.

Lee LA, Lam AM. Unilateral blindness after prone lumbar spine surgery. Anesthesiology. 2001;95(3):793–795.

Nakra D, Bala I, Pratap M. Unilateral postoperative visual loss due to central retinal artery occlusion following cervical spine surgery in prone position. Paediatr Anesth. 2007;17(8):805–808.

PALAVRA-CHAVE	**Cerclagem Cervical: Manejo Anestésico**
SEÇÃO	Subespecialidades: Anestesia Obstétrica

Nehal Gatha
Editado por Lars Helgeson

PONTOS-CHAVE

1. Cerclagem cervical é um tratamento para a incompetência cervical. O colo do útero é suturado fechado (sutura em bolsa de tabaco) durante a gravidez para impedir o parto prematuro.
2. Isso é mais comumente feito entre 12 e 24 semanas de idade gestacional.
3. Anestesia geral ou espinal são soluções anestésicas comuns, embora epidural de baixa dose e bloqueio do nervo pudendo possam ser utilizados.
4. Cerclagem cervical geralmente é procedimento ambulatorial muito rápido (< 30 minutos) feito em posição de litotomia, o que deve ser levado em consideração para a escolha do anestésico.

DISCUSSÃO

Cerclagem cervical é um tratamento para a incompetência cervical na gravidez. Se uma mulher tem um histórico de abortos espontâneos, cirurgia ginecológica anterior (ou seja, procedimento LEEP) ou curetagem, seu colo do útero pode tornar-se incompetente e encurtado ou abrir cedo demais, resultando em trabalho de parto prematuro. Uma cerclagem pode evitar isso através da sutura fechando o colo do útero, para minimizar essas mudanças. Uma cerclagem é idealmente colocada com 12 a 15 semanas de gravidez. Ocasionalmente, há uma necessidade de cerclagem urgente no final da gravidez se houver preocupação de abertura prematura ou encurtamento do colo do útero. A cerclagem geralmente é removida por volta de 37 semanas de gravidez em um procedimento de consultório que geralmente não requer anestesia.

Colocação de cerclagem cervical é um procedimento doloroso. Pode ser utilizada anestesia geral; no entanto, como com todas as pacientes grávidas, existem várias preocupações. Há risco para a mãe, especialmente por causa da aspiração. Há um risco aumentado de parto prematuro e vários potenciais riscos farmacológicos para o feto. As preocupações do feto são menos pronunciadas após o primeiro trimestre, mas as maternas tornam-se mais preocupantes. Por causa de muitas dessas preocupações, uma anestesia espinal é a técnica de escolha. Um dos anestésicos locais de ação curta, como a bupivacaína, lidocaína, mepivacaína ou prilocaína, pode ser usado. Lidocaína é menos usada, secundária às preocupações dos sintomas neurológicos temporários (TNS). Um nível de T10 é necessário para anestesia cirúrgica. Pequenas quantidades de opioide podem ser usadas para diminuir a quantidade de anestésico local necessário. Normalmente, há pouca estimulação visceral; assim, os opioides sistêmicos geralmente são desnecessários.

É possível usar um bloqueio epidural ou até mesmo um bloqueio pudendo com anestesia adequada. Essas são técnicas menos comuns que podem não ser tão confiáveis ou rápidas quanto uma anestesia espinal. No entanto, em um paciente onde uma anestesia geral ou espinal não é desejável ou possível, essas opções podem ser consideradas.

LEITURA SUGERIDA

Beilin Y, Zahn J, Abramovitz S, et al. Subarachnoid small-dose bupivacaine versus lidocaine for cervical cerclage. *Anesth Analg.* 2003;97(1):56–61.

McCulloch B, Bergen S, Pielet B, et al. McDonald cerclage under pudendal nerve block. *Am J Obstet Gynecol.* 1993;168(2):499–502.

Morgan GE, Mikhail MS, Murray MJ. *Clinical Anesthesiology.* 4th ed. New York, NY: Lange Medical Books/McGraw-Hill; 2005:chap 17:890–910.

Schumann R. Low-dose epidural anesthesia for cervical cerclage. *Can J Anaesth.* 2003;50(4):424–425.

PALAVRA-CHAVE

Cessação do Tabagismo: Fisiologia Respiratória

SEÇÃO

Clínica Baseada em Órgão: Sistema Respiratório

Caroline Al Haddadin e Zhaodi Gong
Editado por Veronica Matei

PONTOS-CHAVE

1. O tabagismo tem vários efeitos sobre o sistema respiratório, incluindo a diminuição da motilidade ciliar, o aumento da produção de muco e aumento da reatividade das vias respiratórias.
2. O tabagismo é um dos fatores de risco mais prevalentes de mortalidade pós-operatória.
3. Anestesiologistas e médicos devem aconselhar os pacientes a parar de fumar pelo menos 2 meses antes de uma cirurgia eletiva.

DISCUSSÃO

Aproximadamente 40% dos fumantes vai morrer prematuramente, a menos que eles parem. O tabagismo aumenta a probabilidade de desenvolvimento de doença aterosclerótica, doença vascular periférica, doença pulmonar obstrutiva crônica e cânceres.

Os efeitos da queima do tabaco podem ser divididos em duas fases: a fase de aerossol e a fase de vapor. A fase de aerossol assenta-se nos alvéolos e tem muitos componentes cancerígenos. A fase de vapor contém monóxido de carbono (CO) e as toxinas que afetam a motilidade ciliar e irritam o trato respiratório.

O tabagismo é um dos fatores de risco mais prevalentes de mortalidade pós-operatória. Fumantes têm de 2 a 6 vezes mais risco de pneumonia no pós-operatório. Todos os pacientes são aconselhados a parar de fumar antes da cirurgia.

Tem sido demonstrado que existe uma vantagem clara da cessação do tabagismo mais do que 8 semanas antes da cirurgia. No entanto, é controverso se a cessação de menos de 8 semanas é benéfica ou prejudicial. Os elevados níveis de carboxi-hemoglobina vistos nos fumantes, quando comparados com os não fumantes, podem diminuir para níveis próximos do normal com uma cessação do tabagismo de apenas 12 a 24 horas. A normalização vista em fumantes da disfunção mucociliar leva pelo menos três semanas, e durante esse tempo existe, na verdade, um aumento da produção de expectoração. É por esta razão que alguns estudos têm mostrado um aumento na incidência de complicações pulmonares pós-operatórias, como pneumonia, em pacientes que param de fumar menos de 8 semanas antes da cirurgia em comparação com aqueles que continuam a fumar.

A nicotina é o principal constituinte do tabaco responsável pela dependência dos fumantes. Quando o tabaco é queimado, a fumaça resultante contém nicotina, monóxido de carbono, e milhares de compostos que resultam da pirosíntese, volatilização e pirólise do tabaco.

Vários genes foram associados à dependência da nicotina. Alguns vão reduzir a depuração da nicotina e outros têm maior probabilidade de dependência. As alterações genéticas que envolvem o neurotransmissor dopamina e, possivelmente, os caminhos reguladores serotoninérgicos e colinérgicos estão sendo investigadas. O pH ácido de cigarros limita a absorção da nicotina na boca (ao contrário de charutos e cachimbos, que têm um pH alcalino) e requer a inalação da fumaça na superfície maior dos pulmões para uma absorção adequada para satisfazer o vício.

Há cinco medicamentos adjuntos recomendados pelo Serviço de Saúde Pública para ajudar na cessação do tabagismo, incluindo a bupropiona SR, goma de nicotina, inalador de nicotina, *spray* nasal de nicotina e adesivos de nicotina. Em um estudo da cessação do tabagismo assistida por bupropiona, demonstrou-se que houve uma diminuição do risco de complicações pós-operatórias, após 4 semanas da cessação do tabagismo. Consequentemente, anestesiologistas e médicos devem aconselhar os pacientes a parar de fumar pelo menos 2 meses antes de uma cirurgia eletiva.

LEITURA SUGERIDA

Barash PG, Cullen BF, Stoelting RK *et al.*, eds. *Clinical Anesthesia*. 6th ed. Philadelphia, PA: Lippincott Williams & Wilkins; 2009:252.

Braunwald E, Fauci AS, Kasper DL, *et al. Harrison's Principles of Internal Medicine*. 15th ed. New York, NY: McGraw Hill Professional; 2001.

Scanlon PD, Connett JE, Waller LA, *et al.* Smoking cessation and lung function in mild-to-moderate chronic obstructive pulmonary disease. The Lung Health Study. *Am J Respir Crit Care Med*. 2000;161:381–390.

Verbanck S, Schuermans D, Paiva M, *et al.* Small airway function improvement after smoking cessation in smokers without airway obstruction. *Am J Respir Crit Care Med*. 2006;174(8):853–857.

PALAVRA-CHAVE	# Cetamina: Efeitos do Receptor
SEÇÃO	Farmacologia

Tori Myslajek
Editado por Jodi Sherman

PONTOS-CHAVE

1. Cetamina é um anestésico que produz amnésia e analgesia.
2. Acredita-se que os efeitos da cetamina ocorram, principalmente, por meio de ações inibidoras nos receptores N-metil-D-aspartato (NMDA), diminuindo, assim, a libertação pré-sináptica de glutamato e potencializando os efeitos inibitórios do ácido gama-aminobutírico.
3. Acredita-se que alguns dos efeitos da cetamina também são provenientes de ações nos receptores opioides, receptores monoaminérgicos, receptores muscarínicos e sódio sensível à voltagem e canais de cálcio tipo-L.

DISCUSSÃO

A cetamina é um derivado fenciclidina que produz amnésia e analgesia intensa, ao contrário de outros anestésicos. Ela produz um fenômeno denominado *anestesia dissociativa* que é caracterizado pela evidência em eletroencefalograma de dissociação do sistema límbico e talamocortical. Clinicamente, o paciente parece ficar cataléptico e não comunicativo, mas desperto e com um olhar nistágmico. Frequentemente, há movimentos hipertônicos e intencionais que não se correlacionam com a estimulação cirúrgica. Características favoráveis incluem alta solubilidade lipídica com início rápido, depressão respiratória mínima e broncodilatação. Características desfavoráveis incluem delírio, alucinações e sensação visual e auditiva distorcida.

A cetamina atua, principalmente, por meio de receptores NMDA, onde participa da ligação não competitiva no local da fenciclidina. Esses receptores são canais iônicos dependentes de ligante, que ligam o glutamato com a glicina como um coagonista. Por inibição de receptores de NMDA, a cetamina diminui libertação pré-sináptica de glutamato, potenciando, assim, os efeitos inibidores do ácido gama-aminobutírico. Essa parece ser a fonte de seus efeitos anestésicos gerais, além de alguns dos efeitos analgésicos.

Acredita-se que a cetamina exerça efeito por intermédio de uma variedade de receptores adicionais, incluindo receptores opioides (mu, delta e capa, no cérebro e na medula espinal), receptores monoaminérgicos, receptores muscarínicos e sódio sensível à voltagem e canais de cálcio tipo-L. Além disso, acredita-se que a cetamina suprime a produção de mediadores inflamatórios, através dos neutrófilos, e inibe diretamente as citocinas, possivelmente contribuindo para suas propriedades analgésicas.

Anestesia pela cetamina é antagonizada por medicamentos anticolinesterásicos. É sugerido que os sintomas anticolinérgicos da cetamina, como aparecimento de delírio e broncodilatação, resultem de efeitos antagonistas dos receptores muscarínicos.

Cetamina compartilha um ponto de ligação com anestésicos locais em canais de sódio dependentes de voltagem. Embora seja observado que a cetamina tem leves propriedades semelhantes à anestesia local, isso não parece ser a fonte de seus efeitos anestésicos. Por fim, ao contrário de outros anestésicos intravenosos como propofol e etomidato, a cetamina tem uma fraca ação nos receptores $GABA_A$.

LEITURA SUGERIDA

Miller RD, Eriksson LI, Fleisher LA, *et al. Miller's Anesthesia*. 6th ed. Philadelphia, PA: Churchill Livingstone; 2005:345–350.

Stoelting RK, Hillier SC. *Pharmacology & Physiology in Anesthetic Practice*. 4th ed. Philadelphia, PA: Lippincott Williams & Wilkins; 2006:167–168.

PALAVRA-CHAVE	# Cetamina: Farmacodinâmica
SEÇÃO	Farmacologia

Trevor Banack
Editado por Thomas Halaszynski

PONTOS-CHAVE

1. A cetamina liga-se de forma não competitiva ao receptor de *N*-metil-D-aspartato (NMDA).
2. Os efeitos analgésicos da cetamina correm, principalmente, em decorrência de sua atividade nos sistemas talâmicos e límbicos do sistema nervoso central.
3. Efeitos cardiovasculares da cetamina assemelham-se à estimulação do sistema nervoso simpático.
4. A cetamina tem efeitos mínimos de depressão respiratória e não provoca qualquer alteração na resposta ventilatória ao dióxido de carbono.
5. Um dos principais inconvenientes da utilização de cetamina é o aumento da incidência de aparecimento de delírio.

DISCUSSÃO

A cetamina é um derivado da fenciclidina que provoca uma "anestesia dissociativa" testemunhado no eletroencefalograma (EEG), como a dissociação entre o sistema talamocortical e o sistema límbico. Existem dois isômeros ópticos de cetamina: S(+)-cetamina e de R(–)-cetamina. A cetamina liga-se de forma não competitiva ao receptor de NMDA. Foi também reconhecido que a cetamina pode exercer efeitos em outros locais, incluindo receptores opioides, receptores monoaminérgicos, receptores muscarínicos, canais de sódio sensíveis à voltagem e os canais de cálcio tipo-L. Os efeitos analgésicos da cetamina são principalmente decorrentes de sua atividade nos sistemas límbico e talâmico. Os sistemas talâmicos e corticais são importantes no processamento de estímulos dolorosos. Na medula espinal, a ativação de receptores NMDA resulta na sensibilização da medula espinal. Antagonismo do receptor de NMDA com o uso de cetamina pode diminuir a sensibilização da medula espinal e reduzir a dor pós-operatória.

A cetamina é relatada como um potente vasodilatador cerebral, capaz de aumentar o fluxo sanguíneo cerebral em 60% na presença de normocapnia. No entanto, foi demonstrado, em animais com ventilação mecânica com maior ICP, que não houve aumento adicional na ICP após administração de cetamina. O uso da cetamina resulta na diminuição do ritmo alfa e no aumento da atividade teta em EEG. O início da atividade delta coincide com a perda de consciência.

Efeitos cardiovasculares da cetamina assemelham-se à estimulação do sistema nervoso simpático. Pressão arterial sistêmica e pulmonar, frequência cardíaca, débito cardíaco, esforço cardíaco e exigências de oxigênio do miocárdio são aumentados após a administração intravenosa de cetamina. A estimulação direta do sistema nervoso central, conduzindo a um aumento do fluxo de saída do sistema nervoso simpático, parece ser o mecanismo mais importante para a estimulação cardiovascular.

A cetamina tem efeitos mínimos de depressão respiratória e não provoca qualquer alteração na resposta ventilatória ao dióxido de carbono. A cetamina causa broncodilatação e tem sido usada para tratar broncospasmos. Antissialagogos são, muitas vezes, utilizados antes da administração de cetamina por causa do aumento das secreções das glândulas salivares e traqueobrônquicas.

Um dos principais inconvenientes da utilização de cetamina é o aumento da incidência do aparecimento de delírio. Outros possíveis efeitos adversos da cetamina pós-operatória incluem ilusão auditiva, proprioceptiva e visual. Incidência de delírio induzido por cetamina varia de 5 a 30%. A prevenção mais eficaz do aparecimento de delírio é a utilização de benzodiazepínicos ou opioides. Tem sido relatado que ter uma discussão pré-operatória com o paciente sobre os potenciais efeitos colaterais da cetamina também diminuiu a incidência de aparecimento de delírio.

LEITURA SUGERIDA

Hirota K, Lambert DG. Ketamine: its mechanism(s) of action and unusual clinical uses. *Br J Anaesth.* 1996;77:441–444.

Kohrs R, Durieux ME. Ketamine: teaching an old drug new tricks. *Anesth Analg.* 1998;87:1186–1193.

Pfenninger E, Dick W, Ahnefeld FW. The influence of ketamine on both normal and raised intracranial pressure of artificially ventilated animals. *Eur J Anaesthesiol.* 1985;2:297–307.

Reich DL, Silvay G. Ketamine: an update on the first twenty-five years of clinical experience. *Can J Anaesth.* 1989;36:186–197.

Stoetling RK, Hiller SC, eds. *Pharmacology and Physiology in Anesthetic Practice.* 4th ed. Philadelphia, PA: Lippincott Williams & Wilkins; 2006.

Takeshita H, Okuda Y, Sari A. The effects of ketamine on cerebral circulation and metabolism in man. *Anesthesiology.* 1972;36:69–75.

Wagner LE, Gingrich KJ, Kulli JG, et al. Ketamine blockade of voltage gated sodium channels: evidence for a shared receptor site with local anesthetics. *Anesthesiology.* 2001;95:1406–1413.

White PF, Way WL, Trevor AJ. Ketamine: its pharmacology and therapeutic uses. *Anesthesiolgy.* 1982;56:119–136.

Wong DH, Jenkins LC. An experimental study of the mechanism of action of ketamine on the central nervous system. *Can Anaesth Soc J.* 1974;21:57–67.

PALAVRA-CHAVE — **Cetamina: Mecanismo Analgésico**

SEÇÃO — Subespecialidades: Dor

Emilio Andrade
Editado por Thomas Halaszynski

PONTOS-CHAVE

1. A cetamina é um derivado fenciclidina solúvel em água que produz anestesia dissociativa.
2. Anestesia dissociativa é produzida por interrupção da transmissão de impulsos a partir do tálamo para o sistema límbico.
3. A cetamina liga-se de forma não competitiva com N-metil-D-aspartato (NMDA), bloqueando a ativação por glutamato.
4. A analgesia pode ser alcançada com doses de cetamina de 0,2 a 0,5 mg por kg por via intravenosa (IV), mas a dose padrão para a indução da anestesia é de 1 a 2 mg por kg IV.

DISCUSSÃO

A cetamina é um derivado fenciclidina solúvel em água que existe como dois isômeros ópticos: S(+)-cetamina e R(−)-cetamina, onde o isômero S(+) é mais potente do que o isômero R(−). Nos Estados Unidos, uma mistura racêmica de cetamina é a única forma disponível. O isômero S(+) de soluções racêmicas de cetamina produz mais analgesia do que o isômero R(−).

A cetamina produz uma anestesia dissociativa pela interrupção da transmissão de impulsos a partir do tálamo para o sistema límbico. O tálamo está envolvido na transmissão dos impulsos sensoriais, enquanto que o sistema límbico está envolvido com o processamento e interpretação desses estímulos. A cetamina também é um antagonista dos receptores NMDA. Os receptores NMDA estão localizados no corno dorsal da medula espinal e são cruciais para a modulação e processamento da dor. Os receptores NMDA são ativados pelo neurotransmissor excitatório glutamato, que é muito abundante no sistema nervoso central. A cetamina liga-se de forma não competitiva ao receptor de NMDA e, por conseguinte, bloqueia a ativação dos receptores NMDA por glutamato. A cetamina também potencializa os efeitos do ácido gama-aminobutírico (GABA), e existe um leve efeito anestésico local da cetamina, secundário à ligação com os canais de sódio dependentes da voltagem.

A cetamina é utilizada para a indução da anestesia, em doses mais elevadas do que aquelas exigidas para a analgesia. A analgesia pode ser alcançada com 0,2 a 0,5 mg/kg IV de cetamina, enquanto que a anestesia pode ser alcançada apenas com uma dose de indução de 1 a 2 mg/kg IV ou 5 a 10 mg/kg IM de cetamina. A cetamina pode ser um complemento útil para reduzir os requisitos de narcóticos enquanto controla a dor pós-operatória ou a dor crônica. Cetamina aumenta a pressão arterial, a frequência cardíaca e o débito cardíaco, mas tem efeitos mínimos sobre a ventilação.

LEITURA SUGERIDA

Morgan G, Mikhail M, Murray M, eds. *Clinical Anesthesiology*. 4th ed. New York, NY: Lange Medical Books/McGraw-Hill; 2006:197–199.
Stoelting RK, Hillier SC, eds. *Pharmacology & Physiology in Anesthetic Practice*. 4th ed. Philadelphia, PA: Lippincott Williams & Wilkins; 2006:167–170.
Stoelting R, Miller R. *Basics of Anesthesia*. 5th ed. Philadelphia, PA: Churchill Livingstone; 2007:106–108.

PALAVRA-CHAVE

Cetorolaco: Função e Disfunção Renal

SEÇÃO

Farmacologia e Clínica Baseada em Órgão: Sistema Renal/Urinário/Eletrólitos

Holly Barth e Donald Neirink

Editado por Thomas Halaszynski

PONTOS-CHAVE

1. O cetorolaco é um inibidor da ciclo-oxigenase (COX), que conduz à inibição da síntese das prostaglandinas, e é uma excelente escolha para a dor pós-operatória (pode ser usado sozinho ou em conjunto com opioides).
2. Cetorolaco inibe a enzima ciclo-oxigenase-1 (COX-1), conduzindo, assim, à inibição da síntese das prostaglandinas e à proteção renal.
3. Comprometimento da atividade da prostaglandina pode resultar em uma taxa de filtração glomerular diminuída, diminuição do fluxo sanguíneo renal e aumento da resistência vascular renal.
4. A inibição da síntese de prostaglandinas, secundária ao cetorolaco, em um paciente com insuficiência renal pode resultar em hiperpotassemia.

DISCUSSÃO

O cetorolaco é um agente anti-inflamatório não esteroide (NSAID), que pode ser utilizado para o controle e o tratamento da dor leve a moderada (pós-operatória) e/ou como parte de uma abordagem multimodal no tratamento da dor grave. O mecanismo primário que os NSAIDs possuem para a analgesia é através da inibição da COX, o que resulta na inibição da síntese de prostaglandina. Os NSAIDs podem ser utilizados em conjunto com opioides para criar uma abordagem multimodal para o controle da dor pós-operatória.

Cetorolaco inibe a enzima COX-1 e, portanto, inibe a síntese das prostaglandinas durante aproximadamente 8 a 24 horas. Como resultado, a função de proteção renal das prostaglandinas também é inibida. Comprometimento da atividade da prostaglandina pode resultar em uma taxa de filtração glomerular diminuída, diminuição do fluxo sanguíneo renal, aumento da resistência vascular renal e hiperpotassemia (secundária à redução na eliminação de potássio). Inibição da síntese de prostaglandinas também pode causar isquemia renal medular.

A nefrotoxicidade pode ser iniciada nos rins isquêmicos, mas não necessariamente nos rins normais. Além disso, cetorolaco é eliminado pelos rins e deve ser evitado em pacientes com insuficiência renal. Efeitos adversos adicionais dos NSAIDs em pacientes com doença renal subjacente incluem aumento da pressão venosa, baixo débito cardíaco e endotoxemia.

Em pacientes jovens e saudáveis, o uso de cetorolaco, como a única droga para analgesia pós-operatória, não deve causar toxicidade renal. No entanto, esse risco aumenta no caso de outros agentes nefrotóxicos, como corantes de contraste aminoglicosídeos ou intravenosos, serem administrados em conjunto. O risco de nefrotoxicidade também pode estar aumentado em pacientes com hipovolemia subjacente, insuficiência cardíaca congestiva, sepse e disfunção renal preexistente.

LEITURA SUGERIDA

Barash PG, Cullen BF, Stoelting RK *et al.*, eds. *Clinical Anesthesia.* 6th ed. Philadelphia, PA: Lippincott Williams & Wilkins; 2009:1484–1485.

Miller RD, ed. *Miller's Anesthesia.* 6th ed. Philadelphia, PA: Elsevier, Churchill, and Livingstone; 2006:803, 2719–2720.

Stoelting RK, Hillier SC, eds. *Pharmacology & Physiology in Anesthetic Practice.* 4th ed. Philadelphia, PA: Lippincott Williams & Wilkins; 2006:281.

PALAVRA-CHAVE	# Choque Séptico: Tratamento com Vasopressina
SEÇÃO	Ciências Clínicas Genéricas: Procedimentos, Métodos, Técnicas de Anestesia

Mary DiMiceli

Editado por Hossam Tantawy

PONTOS-CHAVE

1. No choque séptico, tem-se demonstrado que a terapia precoce alvo dirigida reduz a morbidade e mortalidade. Pontos finais importantes incluem pressão venosa central (CVP) 8 a 12 mm Hg, pressão arterial média (MAP) ≥ 65 mm Hg e saturação venosa mista de oxigênio (SvO_2) ≥ 70%.
2. Se a hipotensão for refratária à reposição volêmica, medicamentos inotrópicos/vasopressores devem ser iniciados.
3. Argumentos recentes propõem o uso da vasopressina, dado o seu estado deficiente em pacientes com choque séptico.
4. A vasopressina funciona em receptores V1 no músculo liso vascular para causar não só a vasoconstrição, por conseguinte resultando em aumento da MAP, mas também a diminuição do débito cardíaco.

DISCUSSÃO

A síndrome da resposta inflamatória sistêmica (SRIS) é a resposta do organismo à inflamação sistêmica, incluindo uma resposta febril e leucocitose. Os critérios envolvidos no diagnóstico da SRIS requerem pelo menos dois dos seguintes: (1) febre superior a 38,0°C ou inferior a 36,0°C, (2) ritmo cardíaco superior a 90 batimentos por minuto, (3) taxa respiratória superior a 20 respirações por minuto ou $PaCO_2$ inferior a 32 mm Hg, e (4) leucócitos maior do que 12.000 por mm^3, menor que 4.000 por mm^3, ou formas imaturas (banda) superiores a 10%. A sepse é a condição caracterizada pela SRIS, que é secundária a uma infecção. Diz-se que um paciente tem sepse grave quando existe disfunção de um ou mais órgãos vitais, o que pode progredir para o choque séptico, que requer vasopressores para manter a pressão sanguínea arterial (BP).

Terapia precoce alvo dirigida é voltada para fazer ajustes em pontos finais de ressuscitação, ou seja, pós-carga, pré-carga e contratilidade (CVP 8 a 12 mm Hg, MAP ≥ 65 mm Hg, mas ≤ 90 mm Hg, e SVO_2 ≥ 70%) para afetar fornecimento e demanda de oxigênio. O tratamento inclui o controle da infecção com o início precoce da antibioticoterapia e controle de origem, fluidoterapia para conseguir que os pontos finais acima referidos indiquem uma perfusão adequada ou início precoce do suporte vasopressor se houver hipotensão persistente, e, finalmente, tratamento de suporte de eventuais complicações secundárias à falência dos órgãos.

É importante salientar que um dos componentes principais para o tratamento do choque séptico é a gestão precoce da hipotensão, tratando inicialmente com reposição de líquidos para atingir uma maior MAP de 65 mm Hg para melhorar a perfusão de tecidos e de órgãos-alvo.

Se a hipotensão é recalcitrante à reanimação por fluidos (se não for corrigida após cerca de 3 L de fluidos), um agente inotrópico/vasopressor, tal como norepinefrina, dopamina, epinefrina ou vasopressina, deve ser usado. A escolha da infusão deve ser individualizada, dependendo dos parâmetros hemodinâmicos.

A vasopressina é um hormônio peptídico, relacionado com a oxitocina, que é sintetizada no hipotálamo e armazenada e liberada pela hipófise. Ela tem efeitos vasopressores e antidiuréticos, ligando-se a receptores V1 no músculo liso vascular e receptores V2 no rim, respectivamente. Em muitos estudos recentes, o papel da vasopressina no choque séptico foi discutido, mas ela tem sido usada tipicamente em casos de hipotensão refratários à dopamina ou norepinefrina. Os níveis endógenos são diminuídos no estado de choque. Assim, a teoria por trás do uso da vasopressina como o vasopressor inicial de escolha é a de que ela serve como um substituto para os níveis endogenamente deficientes em pacientes com choque séptico.

Além disso, dado que os níveis são deficientes, os receptores de V1 exibem um aumento da sensibilidade ao efeito vasopressor quando expostos à vasopressina exógena. A vasopressina atua principalmente como um vasoconstritor nos receptores V1, resultando em aumento da BP, MAP, perfusão do órgão, e função neurológica, com o efeito indesejável de diminuir o débito cardíaco. Como resultado, ela precisa ser utilizada com precaução em pacientes com insuficiência cardíaca. Ela é dada a uma taxa de 0,01 a 0,04 unidades por minuto por via intravenosa. Adicionar vasopressina à infusão de noradrenalina poderia resultar na diminuição do nível de noradrenalina.

LEITURA SUGERIDA

Howland RD, Mycek MJ. *Pharmacology*. 3rd ed. Philadelphia, PA: Lippincott Williams & Wilkins; 2006:276–277.

Marino PL. Infection, inflammation and multiorgan injury. In: *The ICU book*. 3rd ed. Philadelphia, PA: Lippincott Williams & Wilkins; 1998:737–743.

Morgan GE Jr, Mikhail MS, Murray MJ. *Clinical Anesthesiology*. 4th ed. New York, NY: Lange Medical books/McGraw Hill; 2006:1051–1057.

Rivers E, Nguyen B, Havstad S, *et al*. Early goal-directed therapy in the treatment of severe sepsis and septic shock. *N Engl J Med*. 2001;345:1368–1377.

Russell JA, Walley KR, Singer J, *et al*. Vasopressin versus norepinephrine infusion in patients with septic shock. *N Engl J Med*. 2008;358:877–887.

Stoelting RK, Miller RD, eds. *Basics of Anesthesia*. 5th ed. Philadelphia, PA: Churchill Livingstone; 2007:605.

PALAVRA-CHAVE	# Choque Séptico Agudo
SEÇÃO	Subespecialidades: Cuidados Intensivos

Gabriel Jacobs
Editado por Hossam Tantawy

PONTOS-CHAVE

1. Choque séptico é sepse com hipotensão, apesar da substituição adequada de fluido, acompanhada por sinais de transtornos de perfusão.
2. O grau de sepse pode ser classificado por diferentes níveis de gravidade.
3. Tratamento da sepse envolve o tratamento com antibióticos intravenosos (IV) para infecção, mantendo a perfusão do tecido e tratando qualquer transtorno induzido por sepse secundária (insuficiência renal aguda [ARF], síndrome do estresse respiratório agudo [ARDS]).

DISCUSSÃO

Choque séptico é um choque no caso de ativação da resposta inflamatória sistêmica.

A resistência vascular sistêmica está diminuída, e o débito cardíaco está aumentado; hipotensão está presente com redistribuição do fluxo sanguíneo para diferentes regiões, resultando na hipoperfusão dos tecidos. Choque séptico está associado a processos infecciosos. O grau de sepse pode ser visto em uma escala de diferentes graus de gravidade.

SIRS → Sepse → Sepse grave → Choque séptico

Síndrome da resposta inflamatória sistêmica (SIRS) é definida como dois ou mais dos seguintes: temperatura do núcleo < 36°C ou > 38°C, frequência cardíaca > 90 batimentos por minuto, taquipneia > 20 respirações por minuto ou $PaCO_2$ < 4,3 kPa, WBC > 12.000 por mm^3 ou < 4.000 por mm^3 superior a 10% de formas imaturas.

Sepse é SIRS no caso de uma infecção. Sepse é denominada como sendo grave quando há sinais de disfunção de órgão terminal. *Choque séptico* é um estado de hipermetabolismo na qual a capacidade do organismo para extrair, entregar e utilizar oxigênio está prejudicada, secundária a endotoxemia, que pode levar à acidose metabólica e *MODS* (síndrome de disfunção multiórgão). Choque séptico é sepse com hipotensão, apesar da substituição adequada de fluido e sinais de transtornos de perfusão. Hipotensão no contexto do choque séptico é definida como (a) pressão arterial sistólica (SBP) < 90 mm Hg, (b) pressão arterial média (MAP) de < 60 mm Hg, e (c) pressão arterial sistêmica de < 40 mm Hg da linha de base do paciente.

O choque séptico ocorre mais comumente por causa de bastonetes Gram-negativos do trato geniturinário ou dos pulmões. A hipotensão vista no choque séptico é em razão do vazamento capilar e, talvez, níveis aumentados de NO. Depressão cardíaca também pode contribuir para hipotensão. Ativação da cascata de coagulação pode contribuir para a hipoperfusão tecidual. As manifestações clínicas de choque séptico incluem leucocitose com desvio para a esquerda ou leucopenia e acidose metabólica (mais comumente acidose láctica); às vezes também pode ser vista uma alcalose respiratória compensatória.

Os sinais de lesão de órgão final incluem testes de função hepática (LFTs) elevados nos casos de lesão hepática, estado mental alterado, sinais de ARDS ou insuficiência respiratória e marcadores renais elevados como uma creatinina aumentada no caso de oligúria e azotemia.

O diagnóstico pode ser feito por intermédio da descoberta do nicho de infecção com o auxílio de radiografia e culturas de urina, sangue e escarro antes do início da terapia antibiótica. O tratamento inclui antibióticos IV de amplo espectro, manutenção da perfusão/oxigenação do tecido usando terapia de oxigênio, substituição IV de fluido e drogas vasoativas (como noradrenalina) conforme necessário e tratamento de lesão específica de órgão terminal. Proteína C ativada pode ser usada para neutralizar a coagulação intravascular disseminada (DIC) induzida por sepse e, assim, minimizar o risco de formação de trombos microvasculares.

LEITURA SUGERIDA

Barash PG, Cullen BF, Stoelting RK *et al.*, eds. *Clinical Anesthesia*. 6th ed. Philadelphia, PA: Wolters Kluwer Lippincott Williams & Wilkins; 2009:1453–1455.

Morgan GE Jr, Mikhail MS, Murray MJ. *Lange Clinical Anesthesiology*. 4th ed. New York, NY: Lange Medical Books/McGraw-Hill; 2005:1051–1057.

PALAVRA-CHAVE	**Ciclo Cardíaco: Eletrocardiograma (ECG)**
SEÇÃO	Fisiologia

Kevan Stanton
Editado por Benjamin Sherman

PONTOS-CHAVE

1. Os eventos elétricos e mecânicos do ciclo cardíaco são estreitamente acoplados.
2. Sístole atrial ocorre desde o início da onda P até o complexo QRS.
3. O intervalo PR representa um atraso na condução do impulso elétrico através do nodo atrioventricular (AV).
4. Sístole ventricular começa com o fim da onda R e continua até o ponto médio da onda T.
5. Sístole ventricular consiste de três fases – contração isovolumétrica, uma ejeção rápida e uma ejeção reduzida.
6. Diástole ventricular também consiste de três fases – relaxamento isovolumétrico, enchimento rápido e enchimento reduzido.

DISCUSSÃO

O ciclo cardíaco consiste de eventos mecânicos e elétricos, que se repetem com cada batimento cardíaco. Os eventos elétricos, representados em um ECG, e os eventos mecânicos, consistindo de enchimento e ejeção da câmara, estão muito próximos.

O ciclo cardíaco começa com a iniciação de um potencial de ação no nodo sinoatrial (SA), que é propagado ao longo de ambos os átrios, causando contração atrial e uma onda P resultante no ECG. Essa sístole atrial ocorre até o complexo QRS, onde ocorre a diástole atrial, juntamente com a repolarização dos átrios (obscurecidos pelo complexo QRS). Quando o sinal atinge o nodo AV, é mais conduzido para os ventrículos após um atraso. Esse atraso é representado no ECG pelo intervalo PR. Após este atraso, a condução continua para o feixe de fibras His e fibras de Purkinje, que resulta na despolarização dos ventrículos, representado no ECG complexo QRS. Sístole ventricular começa com o fim da onda R no ECG. A fase inicial consiste de contração isovolumétrica – os ventrículos se contraem, mas não é gerada pressão suficiente para abrir as válvulas aórtica e pulmonar, resultando em um volume intraventricular que permanece inalterado. Conforme a pressão intraventricular aumenta e supera a da artéria pulmonar e da aorta, as válvulas aórtica e pulmonar abrem-se, respectivamente. Isso resulta inicialmente em uma fase de rápida ejeção, seguida pela ejeção reduzida conforme os ventrículos alcançam seu estado contrátil máximo.

Quando a pressão intraventricular cai abaixo da pressão da artéria pulmonar e da aorta, as válvulas aórtica e pulmonar fecham conforme os ventrículos continuam a relaxar, resultando em uma fase de relaxamento isovolumétrico. O início desta fase marca o início da diástole ventricular e coincide com o pico da onda T (a onda T representa a repolarização ventricular). À medida que a pressão intraventricular cai abaixo da pressão intra-atrial, as válvulas mitral e tricúspide abrem-se, resultando em uma fase de enchimento ventricular rápida seguida pelo enchimento ventricular reduzido conforme a pressão entre os átrios e os ventrículos equilibram-se. Então esse ciclo repete-se com a iniciação da despolarização do nodo SA e sístole atrial. Um resumo desses eventos e sua correlação temporal podem ser vistos na Figura 1:

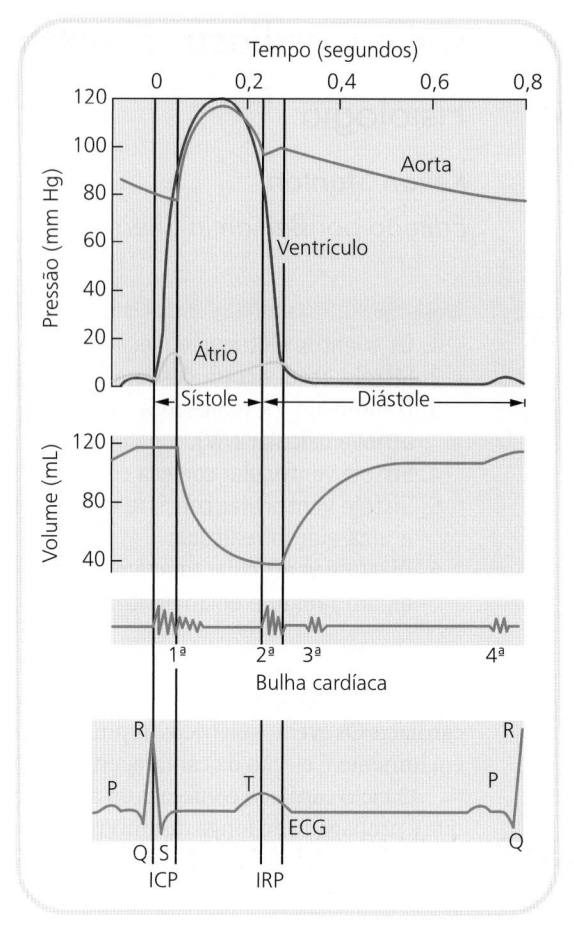

Figura 1. Eventos elétricos e mecânicos, durante o ciclo cardíaco. (De Barash PG, Cullen BF, Stoelting RK, eds. *Clinical Anesthesia*. 6th ed. Philadelphia, PA: Lippincott Williams & Wilkins; 2009:212.)

LEITURA SUGERIDA

Barash PG, Cullen BF, Stoelting RK, eds. *Clinical Anesthesia*. 6th ed. Philadelphia, PA: Lippincott Williams & Wilkins; 2009:211–212.
Boron WF, Boulpaep EL. *Medical Physiology*. 1st ed. Philadelphia, PA: Saunders; 2003:508–519.
Miller RD, Eriksson LI, Fleisher LA *et al.*, eds. *Miller's Anesthesia*. 7th ed. Philadelphia, PA: Churchill Livingstone; 2010:393–395.

PALAVRA-CHAVE

Cirrose: Farmacocinética do Bloqueio Neuromuscular

SEÇÃO

Farmacologia e Ciências Clínicas Genéricas: Procedimentos, Métodos, Técnicas de Anestesia

Gabriel Pitta e Marianne Saleeb
Editado por Thomas Halaszynski

PONTOS-CHAVE

1. Cirrose do fígado pode resultar na diminuição hepática do fluxo sanguíneo juntamente com uma circulação hiperdinâmica e um aumento do volume de distribuição.
2. Cirrose do fígado pode afetar o que o corpo faz aos medicamentos (metabolismo) que podem alterar a cinética de relaxantes musculares não despolarizantes.
3. Sucinilcolina e mivacúrio são alternativas geralmente aceitáveis para o uso em pacientes com cirrose que, caso contrário, pode ser incapaz de tolerar corretamente relaxantes musculares não despolarizantes.
4. Dosagem e administração de bloqueadores neuromusculares (NMB) não despolarizantes precisam levar em consideração tanto o aumento do volume de distribuição que acompanha a cirrose, bem como a diminuição da eliminação hepática e o metabolismo dessas drogas, inerente nesses pacientes.

DISCUSSÃO

A fisiologia do paciente com cirrose apresenta vários desafios para anestesiologista. A extensão das cicatrizes do fígado e danos parenquimatosos, juntamente com a hipertensão portal afetará a perfusão hepática e a liberação de metabólitos. Além disso, espera-se que a cirrose do fígado irá influenciar o volume de distribuição de medicamentos que normalmente estará aumentada em tais pacientes. O estado hipoproteinêmico do paciente com cirrose também influencia na farmacocinética, com um exemplo sendo o menor grau de ligação às proteínas midazolam nesses pacientes que resulta em um aumento da fração livre da droga e um aprimoramento de seu efeito farmacológico.

Succinilcolina e mivacúrio geralmente são bem aceitos e seguros para usar no paciente com cirrose ao contrário de outros relaxantes musculares não despolarizantes. Disfunção hepática grave pode diminuir a atividade de colinesterase do plasma e teoricamente prolongar a ação desses fármacos, embora isso raramente tenha causado um problema clínico ou preocupação.

Vários fatores afetam os efeitos farmacológicos de relaxantes musculares não despolarizantes como idade, temperatura, equilíbrio ácido-base, concentração da proteína intravascular e estado eletrolítico. Hipotermia diminui o metabolismo de algumas drogas e também prolonga a excreção de alguns medicamentos, e isso também pode ser evidente em pacientes com cirrose (prolonga o bloqueio a partir de agentes NMB). Hipocalcemia, hipermagnesemia e hipocalemia podem potencializar o bloqueio neuromuscular. Acidose pode aumentar o efeito bloqueador neuromuscular de vários relaxantes musculares e também desempenha um papel antagônico na reversão desses medicamentos.

O aumento do volume de distribuição de medicamentos administrados que acompanha cirrose, particularmente em pacientes com ascite, resulta na necessidade de uma maior dose inicial dos agentes neuromusculares não despolarizantes. Além do aumento do volume de distribuição necessária nesses pacientes, um aumento na concentração de gama-globulina também pode contribuir para o aumento da dose inicial necessária para alcançar uma concentração plasmática apropriada desses NMB em particular. Rocurônio, atracúrio e pancurônio apresentam maior probabilidade para exigir um aumento da dose inicial do que o vecurônio. Doses subsequentes de NMB, por sua vez, talvez precisem ser menores do que o habitual em virtude da diminuição da eliminação hepática e do metabolismo de relaxantes musculares não despolarizantes. Existe alguma variabilidade entre NMBs, com a meia-vida de atracúrio e cisatracúrio permanecendo inalterada e a meia-vida do vecurônio superior a 0,1 mg/kg/dose em pacientes com cirrose.

LEITURA SUGERIDA

Barash PG, Cullen BF, Stoelting RK, eds. *Clinical Anesthesia*. 5th ed. Philadelphia, PA: Lippincott Williams & Wilkins; 2006:1104.

Hines RL, Marschall KE, eds. *Stoelting's Anesthesia and Co-existing Disease*. 5th ed. Philadelphia, PA: Elsevier; 2008:271.

Mikhail GE, Morgan M, Murray M. *Clinical Anesthesiology*. 4th ed. New York, NY: McGraw-Hill Companies; 2006:155, 205–219.

PALAVRA-CHAVE	# Clampeamento da Aorta: Complicações Cardiovasculares
SEÇÃO	Clínica Baseada em Órgão: Cardiovascular

Karisa Walker
Editado por Qingbing Zhu

PONTOS-CHAVE	1. Tendo em vista o potencial de instabilidade cardiovascular em casos que requerem clampeamento da aorta, o monitoramento pode incluir a colocação de linha arterial, ecocardiograma transesofágico e/ou cateterização da artéria pulmonar. 2. Consequências cardiovasculares do clampeamento da aorta são aumento da pressão arterial sistêmica acima do ponto de clampeamento potencial insuficiência ventricular esquerda e isquemia do miocárdio. 3. O clampeamento infrarrenal da aorta resulta em alteração hemodinâmica menos dramática. 4. Complicações hemodinâmicas associadas ao clampeamento da aorta são mais pronunciadas em pacientes com doença preexistente. 5. Desfazer o clampeamento da aorta produz maior potencial de instabilidade hemodinâmica; o risco de instabilidade torna-se maior com o maior tempo de clampeamento.
DISCUSSÃO	O clampeamento da aorta é feito para facilitar a cirurgia na aorta torácica descendente e abdominal. Complicações cardiovasculares significativas podem ocorrer durante esse procedimento por causa da redistribuição do débito cardíaco e alterações na resistência vascular sistêmica (SVR), ambos durante o tempo em que o clampe está no lugar e depois de ter sido removido. Levando em conta o potencial para esses problemas, o monitoramento pode consistir em colocação da linha arterial, ecocardiograma transesofágico e cateterização da artéria pulmonar, dependendo do paciente, da doença cardiovascular de base, do *status* de volume e dos riscos de procedimentos específicos. As mudanças iniciais observadas com o clampeamento da aorta são aumentos na pressão arterial sistêmica, com pressão arterial média (MAP), aumento de até 50% acima da linha de base (Tabela 1). Isso ocorre graças ao aumento dramático, súbito aumento no SVR com colocação do clampe e redistribuição do volume sanguíneo aos vasos proximais para a braçadeira. A pressão sistêmica abaixo do nível do clampe consequentemente está diminuída, levando à diminuição de perfusão das extremidades inferiores e órgãos potencialmente vitais, como os rins, dependendo do local do clampeamento. Efeitos da colocação do clampe podem ser atenuados abaixando a pressão arterial antes da aplicação do *clampe*. A localização do clampe aórtico influencia seu efeito na pós-carga e na pré-carga. Aumento de pós-carga é menos pronunciado com colocação infrarrenal em vez de colocação suprarrenal do clampe. A colocação do grampo em relação à circulação esplâncnica, como sempre, influencia mais a redistribuição do volume sanguíneo tanto que a pré-carga aumenta mais com o clampeamento supracelíaco do que em clampeamento infracelíaco por causa da alta capacitância dos vasos esplâncnicos. Particularmente em pacientes com doença cardíaca preexistente, a colocação do clampe pode precipitar isquemia cardíaca e insuficiência ventricular esquerda. Logicamente, pacientes com doença de artéria coronariana e disfunção diastólica do ventrículo esquerdo são de alto risco. Essas consequências podem ser prevenidas e/ou tratadas, reduzindo a pós-carga (isto é, com nitroprussiato) ou incentivando a dilatação da artéria coronária e perfusão coronariana com nitroglicerina. A remoção do clampe representa dois problemas cardiovasculares: diminuição súbita da pós-carga e reperfusão dos tecidos sem perfusão. O uso de drogas de ação curta para manipular a pós-carga é vantajoso; então elas podem ser tituladas antes da remoção do clampe. Reperfusão de tecidos e redistribuição do resultado do volume sanguíneo na liberação de fatores humorais (prostaglandinas, catecolaminas, citocinas, complementos, ativação do sistema renina-angioten-

sina). Efeitos desses fatores humorais aumentam com maior tempo de clampeamento. Complicações após a remoção do clampe podem incluir hipotensão (diminuição do débito cardíaco da contratilidade cardíaca prejudicada, juntamente com mudança do volume de sangue longe do coração), edema pulmonar, acidose metabólica e insuficiência renal.

Tabela 1. Alterações fisiológicas com clampeamento da aorta[a] e intervenções terapêuticas

Alterações hematológicas
- ↑ Pressão arterial acima do clampe
- ↓ Pressão arterial abaixo do clampe
- ↑ Anormalidades segmentares de movimento das paredes
- ↑ Tensão de parede ventricular esquerda
- ↓ Fração de ejeção
- ↓ Débito cardíaco[b]
- ↓ Fluxo sanguíneo renal
- ↑ Pressão de oclusão pulmonar
- ↑ Pressão venosa central
- ↑ Fluxo sanguíneo coronariano

Alterações metabólicas
- ↓ Consumo de oxigênio total do corpo
- ↓ Produção de dióxido de carbono total do corpo
- ↑ Saturação venosa de oxigênio misto
- ↓ Extração de oxigênio total do corpo
- ↑ Adrenalina e noradrenalina

Alcalose respiratória[c]
Acidose metabólica

Intervenções terapêuticas
- Redução da pós-carga
  - Nitroprussiato de sódio
  - Anestésicos inalatórios
  - Amrinona
  - Desvios e desvio aortofemoral
- Redução da pré-carga
  - Nitroglicerina
  - Flebotomia controlada
  - Desvio atrial-femoral
- Proteção renal
  - Administração de fluidos
  - Técnicas de perfusão da aorta distal
  - Perfusão seletiva da artéria renal
  - Manitol
  - Medicamentos para aumentar a perfusão renal
- Outras
  - Hipotermia
  - ↓ Ventilação por minuto
  - Bicarbonato de sódio

[a]Essas mudanças são da maior importância, com duração mais longa do clampeamento e com clampeamento mais proximal.
[b]Débito cardíaco pode aumentar com o clampeamento torácico.
[c]Quando as definições ventilatórias permanecem inalteradas a partir dos níveis pré-clampeamento.
De Miller RD, Eriksson LI, Fleisher LA, et al. Miller's Anesthesia. 7th Edition. Philadelphia, PA: Churchill Livingstone, 2009:1997.

Tabela 2. Fatores que podem influenciar a magnitude e a direção de alterações fisiológicas que ocorrem com clampeamento da aorta

Nível de clampeamento da aorta
Diferenças de espécie
Agentes anestésicos e técnicas
Uso de terapia de vasodilatador
Uso de desvio de suporte circulatório
Grau periaórtico colateral
Função ventricular esquerda
Estado da circulação coronariana
Estado do volume
Ativação neuroendócrina
Duração do clampeamento da aorta
Temperatura do corpo

De Miller RD, Eriksson LI, Fleisher LA, et al. Miller's Anesthesia. 7th Edition. Philadelphia, PA: Churchill Livingstone, 2009:1997.

Tabela 3. Alterações fisiológicas com clampeamento da aorta[a] e intervenções terapêuticas

Alterações hemodinâmicas
   ↓ Contratilidade miocárdica
   ↓ Pressão arterial
   ↑ Pressão da artéria pulmonar
   ↓ Pressão venosa central
   ↓ Retorno venoso
   ↓ Débito cardíaco
Alterações metabólicas
   ↑ Consumo de oxigênio total do corpo
   ↑ Lactato
   ↓ Saturação venosa de oxigênio misto
   ↑ Prostaglandinas
   ↑ Complemento ativado
   ↑ Fator(es) depressor(es) do miocárdio
   ↓ Temperatura
Acidose metabólica
Intervenções terapêuticas
   ↓ Anestésicos inalatórios
   ↓ Vasodilatadores
   ↑ Administração de fluidos
   ↑ Drogas vasoconstritoras
Reaplicação do clampeamento para hipotensão arterial grave
Considerar manitol
Considerar bicarbonato de sódio

[a]Essas mudanças são da maior importância, com duração mais longa do clampeamento e com clampeamento mais proximal.
De Miller RD, Eriksson LI, Fleisher LA, et al. Miller's Anesthesia. 7th Edition. Philadelphia, PA: Churchill Livingstone, 2009:2001.

LEITURA SUGERIDA

Barash PG, Cullen BF, Stoelting RK, et al. *Clinical Anesthesia*. 6th ed. Philadelphia, PA: Lippincott Williams & Wilkins; 2009:1123–1126.
Miller RD, Eriksson LI, Fleisher LA, et al. *Miller's Anesthesia*. 7th ed. Philadelphia, PA: Churchill Livingstone; 2009:1997, 2001.
Morgan GE, Mikhail MS, Murray MJ. *Clinical Anesthesiology*. 4th ed. New York, NY: McGraw-Hill; 2006:528–533.

PALAVRA-CHAVE	**Clipagem de Aneurisma Cerebral: Manejo Anestésico**
SEÇÃO	Clínica Baseada em Órgão: Neurológica e Neuromuscular

Jorge Galvez
Editado por Ramachandran Ramani

PONTOS-CHAVE

1. Pacientes com aneurismas rompidos correm um risco elevado para hemorragia, aproximadamente 25% durante os primeiros 14 dias.
2. Metas anestésicas para cirurgia de aneurisma intracraniano são as seguintes:
    a. Evitar a ruptura do aneurisma.
    b. Manter a pressão de perfusão cerebral, evitando uma pressão de aneurisma transmural alta.
    c. Fornecer cérebro relaxado para acesso cirúrgico ideal.
3. Pressão transmural está relacionada com a diferença entre a pressão arterial média e a pressão intracraniana.
4. Assegurar profundidade adequada da anestesia para laringoscopia e intubação, colocação de pinos na cabeça, incisão na pele, retirada de retalho ósseo e abertura da dura-máter.

DISCUSSÃO

A ruptura de aneurismas intracranianos afeta aproximadamente 27 mil norte-americanos (mulheres > homens), com incidência de pico na quinta e sexta décadas de vida, e tem uma taxa de mortalidade de 25%, com significativa morbidade, afetando 50% dos pacientes. A maioria dos aneurismas envolve estruturas no círculo de Willis, mas pode envolver a artéria oftálmica. Fatores de risco incluem tabagismo, hipertensão, uso de álcool, cocaína, uso de contraceptivo oral, hiperlipidemia, condições genéticas e parentes de primeiro grau afetados.

O tamanho e a localização do aneurisma, juntamente com a gravidade da hemorragia subaracnoide e o estado clínico do paciente, impactam na decisão das intervenções terapêuticas disponíveis.

Pacientes que apresentam hemorragia subaracnoide sofrem aumentos abruptos da pressão intracraniana que pode resultar em comprometimento neurológico, hipertensão sistêmica grave e disritmias. Classicamente, os pacientes queixam-se de início súbito de dor de cabeça grave, rigidez da nuca, fotofobia, náuseas/vômito e possível perda da consciência. Após a ruptura inicial do aneurisma, o coágulo desorganizado pode estancar temporariamente a hemorragia. No entanto, o risco de a hemorragia voltar é significativo, aproximadamente 4% nas primeiras 24 horas, depois, cerca de 1,5% ao dia, com risco cumulativo de 25% em duas semanas. O retorno da hemorragia após a ruptura inicial de um aneurisma é, muitas vezes, catastrófico, já que tem maior probabilidade de resultar em dano ao parênquima cerebral, porque o sangue não pode dissecar através do espaço do líquido cefalorraquidiano (CSF) que está preenchido com o coágulo.

Pacientes que sofrem de hemorragia subaracnoide após ruptura de aneurisma podem desenvolver hiponatremia. Isso ocorre pela síndrome de secreção inadequada do hormônio antidiurético (SIADH) ou pela síndrome da perda de sal cerebral em virtude da liberação de um peptídeo natriurético pelo cérebro danificado. Geralmente, esses pacientes têm volume intravascular contraído, apesar da hiponatremia. Anormalidades de eletrólitos devem ser otimizadas antes de prosseguir com o tratamento operatório.

Vasospasmo pode ocorrer nos primeiros 12 dias após a ruptura do aneurisma (incidência de pico do dia 4 ao 9). Pacientes que sofrem de vasospasmo podem tornar-se letárgicos ou ter déficits neurológicos focais correspondentes ao território arterial envolvido. O diagnóstico é confirmado pela angiografia, e Doppler transcranial pode ser usado para avaliar a gravidade e a eficácia da terapia. Tratamento para vasospasmo cerebral é direcionado para melhorar o fluxo sanguíneo cerebral nas áreas afetadas, até que os sintomas neurológicos melhorem com tratamento médico ou procedimentos de intervenção (angioplastia, papaverina intra-arterial ou bloqueadores dos canais de cálcio). Isso é obtido com terapia triplo-H:

- Hipervolemia — pressão venosa central (CVP) 10 a 12 mm Hg ou pressão de encunhamento da artéria pulmonar (PACWP) 12 a 18 mm Hg.
- Hipertensão — alcançada com vasopressores (tipicamente fenilefrina ou dopamina); ponto final da hipertensão arterial sistêmica é a melhora dos sintomas neurológicos.
- Hemodiluição — objetivo de reduzir a viscosidade para melhorar o fluxo sanguíneo cerebral e o suprimento de oxigênio (hematócrito alvo varia entre centros).

As metas de gestão intraoperatória incluem as seguintes:

1. Evitar a ruptura do aneurisma.
2. Manter a pressão de perfusão cerebral, evitando uma pressão de aneurisma transmural alta.
3. Fornecer cérebro relaxado para acesso cirúrgico ideal.
4. Hipertensão arterial sistêmica diminui gradualmente com cuidado para evitar o desenvolvimento de déficits neurológicos (avaliação pré-operatória deve obter esta informação, se disponível).

Anormalidades de ECG (elevação/depressão de ST, inversão de onda T, ondas U, prolongamento de QT, arritmias) são comuns em pacientes que sofrem de hemorragia subaracnoide e podem não ser indicativos de isquemia miocárdica. Se justificado, avaliação de isquemia miocárdica e terapia apropriada podem ser indicadas.

A pressão transmural do aneurisma, que é a diferença entre a pressão arterial média e a pressão intracraniana, não deve ser alta. Tensão de parede do aneurisma aumenta linearmente com o aumento da pressão transmural, aumentando, assim, a probabilidade de ruptura do aneurisma.

Controle preciso da pressão arterial média é de suma importância, e isso pode ser conseguido com uma variedade de agentes. Normalmente, beta-antagonistas, bloqueadores dos canais de cálcio, anestésicos inalatórios e intravenosos e vasodilatadores arteriais podem ser usados. Pressão intracraniana pode ser monitorada com a ventriculostomia, se disponível. Caso necessário, CSF pode ser drenado para reduzir a pressão intracraniana (geralmente sob orientação cirúrgica). Assegurar profundidade adequada da anestesia é mandatório para todas as partes estimuladas da cirurgia, incluindo laringoscopia e intubação, colocação de pinos na cabeça, incisão na pele, retirada de retalho ósseo e abertura da dura-máter.

Pacientes com graus de Hunt-Hess 1 a 2, que estão acordados antes da cirurgia, podem ser candidatos para extubação na conclusão da cirurgia, em contraste com pacientes com graus 3 a 4 que podem permanecer intubados na UTI, até que os sintomas neurológicos comecem a melhorar (Tabela 1). Se a extubação é planejada, agentes anestésicos deverão ser titulados para garantir um despertar eficiente. Tiopental é benéfico para a proteção cerebral quando são usados clipes arteriais temporários, mas pode estar associado ao surgimento prolongado e hipotensão sistêmica.

Tabela 1. Classificação de Hunt-Hess para pacientes com SAH.

Grau	Critérios
0	Aneurisma não rompido
1	Assintomático, cefaleia mínima e leve rigidez da nuca
2	Cefaleia moderada a grave, rigidez da nuca, sem déficit neurológico além da paralisia dos nervos cranianos
3	Sonolência, confusão ou déficit focal leve
4	Estupor, hemiparesia moderada a grave, descerebração precoce, distúrbio vegetativo
5	Coma profundo, rigidez descerebrada, moribundo

Hipotensão controlada pode ser usada durante a dissecção do aneurisma para facilitar a manipulação das artérias e a colocação do clipe de aneurisma, embora essa técnica tenha sido amplamente substituída pelo uso de clipes temporários. Se forem usados clipes temporários, deve-se manter uma tensão normal para otimizar a circulação colateral. Tiopental pode ser administrado antes da colocação de clipes temporários para reduzir a taxa metabólica cerebral nas regiões distais dos clipes temporários. Foram relatados danos isquêmicos com o uso de clipes temporários por mais de 15 minutos. O despertar deve ser suave, minimizando hipercarbia, hipertensão, tosse e tensão.

LEITURA SUGERIDA

Barash PG, Cullen BF, Stoelting RK, eds. *Clinical Anesthesiology*. 5th ed. Philadelphia, PA: Lippincott Williams & Wilkins; 2005:chap 27.

Miller RD. *Miller's Anesthesia*. 6th ed. Philadelphia, PA: Elsevier; 2005:chap 53:2147.

PALAVRA-CHAVE

Clonidina Oral: Efeito MAC

SEÇÃO

Farmacologia

Rongjie Jiang
Editado por Jodi Sherman

PONTOS-CHAVE

1. A clonidina é um agonista parcial seletivo dos receptores α-2 (relação α-2 para α-1 aproximadamente 200:1).
2. Adicionalmente aos seus efeitos anti-hipertensivos, as propriedades analgésicas, ansiolíticas e hipnóticas da clonidina a tornam uma pré-medicação e adjuvante da anestesia potencialmente útil.
3. A administração crônica de clonidina diminui as necessidades anestésicas em 10 a 20%, e a pré-medicação aguda (90 minutos antes da indução com uma dose de 4,5 a 5 µg por kg) diminui as necessidades anestésicas em 35 a 45%.
4. Existe um efeito sinérgico entre a clonidina e benzodiazepínicos, opioides e agentes voláteis.

DISCUSSÃO

A clonidina é um agonista parcial seletivo dos receptores α-2 (relação α-2 para α-1 aproximadamente 200:1).

O principal efeito da clonidina é a simpatólise pela estimulação prejuncional dos receptores α-2, reduzindo a liberação de noradrenalina.

Os estudos também têm demonstrado um efeito sinérgico entre os agonistas α-2 e os benzodiazepínicos, opioides e agentes voláteis.

Adicionalmente aos seus efeitos anti-hipertensivos, as propriedades analgésicas, ansiolíticas e hipnóticas da clonidina a tornam uma pré-medicação e adjuvante da anestesia potencialmente útil. Em geral, a potência anestésica de um anestésico volátil geral é medida pela sua concentração alveolar mínima (MAC), e a MAC é útil para determinar os efeitos de um medicamento nas necessidades anestésicas. Demonstrou-se que a clonidina oral, quando administrada como pré-medicação, reduz a MAC em estudos em animais e humanos, enquanto mantém a estabilidade hemodinâmica. Quando clonidina for administrada 90 minutos antes da indução, na dose de 4,5 a 5 µg por kg, a MAC e a MAC acordada de sevoflurano diminui tanto quanto 35% em comparação com os pacientes que não recebem qualquer pré-medicação. Estudos mostram uma redução semelhante da MAC em animais e seres humanos para o halotano (até 45% de redução da MAC) e isoflurano (até 40% de redução da MAC). A pré-medicação com clonidina também diminui as necessidades de tiopental para indução da anestesia. Além disso, a pré-medicação com clonidina reduz o tempo de indução do anestésico de inalação rápida de capacidade vital com sevoflurano. Os pacientes que recebem a clonidina cronicamente experimentam uma redução nas suas necessidades anestésicas tanto quanto 10 a 20%.

Estudos têm demonstrado que a pré-medicação com clonidina resulta em uma diminuição da necessidade de opioides durante a anestesia geral. Por meio de uma redução no fluxo simpático do sistema nervoso, ela também é eficaz na atenuação da resposta hemodinâmica a um estímulo cirúrgico. Isto é de particular importância em pacientes que requerem grandes doses de opioides para atingir a estabilidade hemodinâmica, o que pode prolongar o tempo de recuperação. Em virtude dos efeitos sedativos dos agonistas adrenérgicos α-2; no entanto, alguns estudos têm demonstrado uma sedação pós-operatória e emergência retardada em pacientes pré-medicados com clonidina.

LEITURA SUGERIDA

Howie MB, Hiestand DC, Jopling MW, *et al.* Effect of oral clonidine premedication on anesthetic requirement, hormonal response, hemodynamics, and recovery in coronary artery bypass graft surgery patients. *J Clin Anesth*. 1996;8(4):263–272.

Inomata S, Yaguchi Y, Toyooka H. The effects of clonidine premedication on sevoflurane requirements and anesthetic induction time. *Anesth Analg*. 1999;89(1):204–208.

Katoh T, Ikeda K. The effect of clonidine on sevoflurane requirements for anaesthesia and hypnosis. *Anaesthesia*. 1997;52(4):377–381.

Miller RD, Eriksson LI, Fleisher LA *et al.*, eds. *Miller's Anesthesia*. 7th ed. Philadelphia, PA: Churchill Livingstone; 2009:284–285, 508, 1135.

PALAVRA-CHAVE

Cloroprocaína: Início e Metabolismo

SEÇÃO

Farmacologia

Tori Myslajek e Archer Martin
Editado por Jodi Sherman

PONTOS-CHAVE

1. pKa anestésico local influencia muito no início da ação. Aqueles com um pKa mais perto do pH fisiológico têm um início mais rápido.
2. Início de anestésico local é mais rápido quando as drogas estão em sua forma solúvel em lipídio, facilitando, assim, a difusão através de paredes celulares lipídicas.
3. Cloroprocaína é um anestésico local com um pKa relativamente elevado de 9,0 e, portanto, o início rápido provavelmente ocorre em virtude da alta concentração de Cloroprocaína usada clinicamente.
4. Cloroprocaína é um anestésico local do tipo éster e é metabolizada por pseudocolinesterase.
5. Toxicidade sistêmica dos anestésicos locais do tipo éster é inversamente proporcional à taxa de hidrólise. Dentro dessa classe, a cloroprocaína é hidrolizada mais rapidamente.
6. Enzimas pseudocolinesterase não estão presentes no líquido cefalorraquidiano; assim, o metabolismo da administração intratecal de cloroprocaína e outros anestésicos locais do tipo éster dependem da absorção sistêmica.
7. Metabolismo dos anestésicos locais do tipo éster é retardado em pacientes com doença hepática, neonatos, gestantes ou pacientes com pseudocolinesterase geneticamente anormal.

DISCUSSÃO

Anestésicos locais são compostos de três grupos estruturais: um grupo lipofílico (um anel aromático), um grupo hidrofílico (geralmente uma amina terciária) e uma conexão de cadeia de hidrocarboneto (éster ou amida). A ligação éster ou amida determina a classificação do grupo anestésico local. As duas grandes diferenças nos grupos éster e amida são seu metabolismo e potencial alérgico, com ésteres sendo um alérgeno maior do que de amidas (Tabela 1).

Anestésico local pKa influencia muito o início da ação. Aqueles com um pKa mais perto do pH fisiológico têm um início mais rápido. O aparecimento de anestésicos locais é mais rápido quando as drogas estão em sua forma solúvel em lipídio, facilitando, assim, a difusão através de paredes celulares de lipídios. Cloroprocaína tem um pKa de 9,0, bem acima de pH fisiológico e de fato superior a quase todos os outros anestésicos locais. No entanto, o início rápido de cloroprocaína *in vivo* provavelmente ocorre em decorrência da alta concentração (3%) usada clinicamente. Como resultado do metabolismo rápido de cloroprocaína pela colinesterase do plasma, há menos toxicidade quando comparado com amidas, apesar da grande concentração de droga usada clinicamente.

Tabela 1. Lista dos anestésicos locais

Ésteres	Amidas
Benzocaína	Lidocaína
Cocaína	Mepivacaína
Procaína	Bupivacaína
Cloroprocaína	Etidocaína
Tetracaína	Prilocaína
	Ropivacaína

Após a injeção, os anestésicos locais são absorvidos sistemicamente, e a maioria dos metabolismos está no fígado (amidas) ou por pseudocolinesterase (ésteres). Anestésicos locais tipo éster sofrem hidrólise pela pseudocolinesterase, colinesterase plasma ou butirilcolinesterase, que ocorre, principalmente, no plasma e, em menor medida, no fígado em si. A exceção é a cocaína, que sofre metabolismo significativo no fígado.

Cloroprocaína é um anestésico local do tipo éster que, como outros em sua classe, é metabolizada por pseudocolinesterase. Enzimas pseudocolinesterase não estão presentes no líquido cefalorraquidiano; assim, o metabolismo da administração intratecal de cloroprocaína e outros anestésicos locais do tipo éster depende da absorção sistêmica. É raramente utilizada de forma intratecal por causa do potencial para déficit prolongado, embora isso possa estar relacionado mais com a preparação da droga em uma solução de pH baixo que contém bissulfito de sódio, em vez de cloroprocaína em si.

Toxicidade sistêmica dos anestésicos locais do tipo éster é inversamente proporcional à taxa de hidrólise. Dentro dessa classe, a cloroprocaína é hidrolizada mais rapidamente. Metabolismo dessas drogas é retardado em pacientes com doença hepática, neonatos, gestantes ou pacientes com pseudocolinesterase geneticamente anormal. Isso implica que a toxicidade pode ser melhorada e a duração do bloqueio pode ser prolongada secundária à diminuição do metabolismo nessas populações de pacientes.

Hidrólise para os resultados de ligação éster em derivados solúveis em água, 2-cloro amino – ácido benzoico e 2-dietilaminoetanol e são excretados na urina. Benzocaína e procaína também resultam em ácido para-aminobenzoico (um derivado do PABA). Os metabólitos são inativos, mas o ácido para-aminobenzoico pode ser antigênico e responsável por reações alérgicas.

Para comparação, os anestésicos locais do tipo amida são metabolizados no fígado por enzimas microssomais através de hidroxilação aromática, N-desaquilação e hidrólise aromática. Comparado com anestésicos éster, esse é um processo mais complicado e lento. O metabolismo mais lento implica que toxicidade sistêmica e os efeitos cumulativos de drogas são mais prováveis dessa classe de drogas, quando comparado com a classe de éster.

LEITURA SUGERIDA

Cousins MJ, Bridenbaugh PO, Carr DB et al., eds. *Cousins & Bridenbaugh's Neural Blockade in Clinical Anesthesia and Pain Medicine.* 4th ed. Philadelphia, PA: Lippincott Williams & Wilkins; 2008.

Miller RD. *Miller's Anesthesia.* 6th ed. Philadelphia, PA: Churchill Livingstone; 2005:573–576, 592.

Morgan GE, Mikhail MS, Murray MJ. *Clinical Anesthesiology.* 4th ed. Philadelphia, PA: McGraw-Hill Professional; 2005:265–269.

Stoelting RK, Hillier SC. *Pharmacology & Physiology in Anesthetic Practice.* 4th ed. Philadelphia, PA: Lippincott Williams & Wilkins; 2006:179–188.

PALAVRA-CHAVE

Cloroprocaína: Transferência Placentária

SEÇÃO

Subespecialidades: Obstetrícia

Donald Neirink
Editado por Lars Helgeson

PONTOS-CHAVE

1. Fatores que influenciam a transferência placentária de anestésicos locais incluem a concentração de fármaco livre no sangue materno, permeabilidade da placenta e as características químicas do anestésico local em si.
2. A duração da ação da cloroprocaína é curta, e seu rápido metabolismo pelo plasma pseudocolinesterase resulta em quase nenhuma droga atravessando a placenta.

DISCUSSÃO

Muitas drogas, incluindo anestésicos locais, cruzam facilmente a placenta. Fatores que influenciam a transferência placentária de anestésicos locais incluem a concentração de fármaco livre no sangue materno, permeabilidade da placenta e as características químicas do anestésico local em si. Os anestésicos locais atravessam a placenta por difusão passiva. A taxa de transferência real é determinada em parte pelo grau de ionização, tamanho molecular e solubilidade lipídica. Digno de nota, 95% da cloroprocaína são ionizados em pH fisiológico, um dos mais altos em comparação com outros anestésicos locais.

Cloroprocaína é um anestésico local de éster, com um início rápido e curto tempo de duração de ação. A meia-vida intravascular é de aproximadamente 45 segundos. O metabolismo rápido por pseudocolinesterase plasmática impede acúmulo e, portanto, quase nenhuma droga atravessa a placenta. Esse metabolismo rápido, juntamente com seu início rápido, faz da cloroprocaína uma excelente escolha para estabelecer com segurança a anestesia epidural, no caso de uma cesariana de emergência.

LEITURA SUGERIDA

Barash PG, Cullen BF, Stoelting RK, *et al. Clinical Anesthesia*. 6th ed. New York, NY: Lippincott Williams & Wilkins; 2009:536.
Chestnut DH. *Obstetric Anesthesia: Principles and Practice*. 3rd ed. Philadelphia, PA: Elsevier and Mosby; 2004:199–200.
Miller RD. *Miller's Anesthesia*. 6th ed. Philadelphia, PA: Elsevier, Churchill, and Livingstone; 2006:2323.

PALAVRA-CHAVE	# Colocação dos Eletrodos do Marca-Passo: Morfologia do ECG
SEÇÃO	Clínica Baseada em Órgão: Cardiovascular

Kellie Park

Editado por Benjamin Sherman

PONTOS-CHAVE

1. A morfologia do ECG em uma pessoa com um marca-passo é dependente da localização do(s) fio(s) do marca-passo no coração.
2. Em um marca-passo atrial de câmara única, os sinais elétricos viajam através do nodo atrioventricular (AV) e a morfologia do complexo QRS parece normal.
3. Em um marca-passo ventricular de câmara única, o impulso do marca-passo aparece antes do complexo QRS, criando uma onda QRS ampla característica.
4. Em um marca-passo de dupla câmara uma combinação de ambas as estimulações, auricular e ventricular, pode ser observada no ECG.

DISCUSSÃO

Os marca-passos cardíacos são indicados para pacientes nos quais a bradicardia sintomática está presente ou é altamente provável. O marca-passo consiste geralmente de duas partes: o gerador de impulsos, que tem uma bateria e um circuito eletrônico, e os eletrodos, que são inseridos através do sistema venoso central no coração e implantados no músculo do coração. Em um marca-passo de câmara única, o eletrodo é implantado no átrio direito ou ventrículo direito; em um marca-passo de câmara dupla, os eletrodos são implantados no átrio e no ventrículo direito, e, em um marca-passo biventricular, os eletrodos são colocados no átrio direito, ventrículo direito e profundamente no seio coronário em direção ao ventrículo esquerdo. A morfologia do ECG em uma pessoa com um marca-passo é dependente da localização do(s) fio(s) do marca-passo no coração.

Em um marca-passo atrial de câmara única (indicado em uma pessoa com bradicardia sinusal sintomática ou ritmos juncionais), os sinais elétricos viajam através do nodo AV e a morfologia do complexo QRS parece normal (Fig. 1).

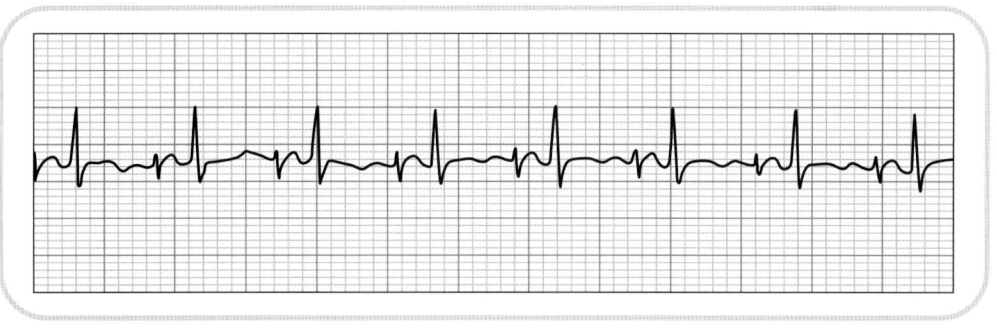

Figura 1. Traçado de ECG em uma pessoa com fio de marca-passo atrial. (Adaptada de Barash PG, Cullen BF, Stoelting RK, *et al.*, eds. *Clinical Anesthesia*. 5th ed. Philadelphia, PA: Lippincott Williams & Wilkins; 2009:1588, com permissão.)

Em um marca-passo ventricular de câmara única (indicado no bloqueio AV e certos casos de fibrilação atrial), geralmente não há onda P presente. Em vez disso o impulso do marca-passo aparece antes do complexo QRS criando uma onda QRS caracteristicamente larga (Fig. 2).

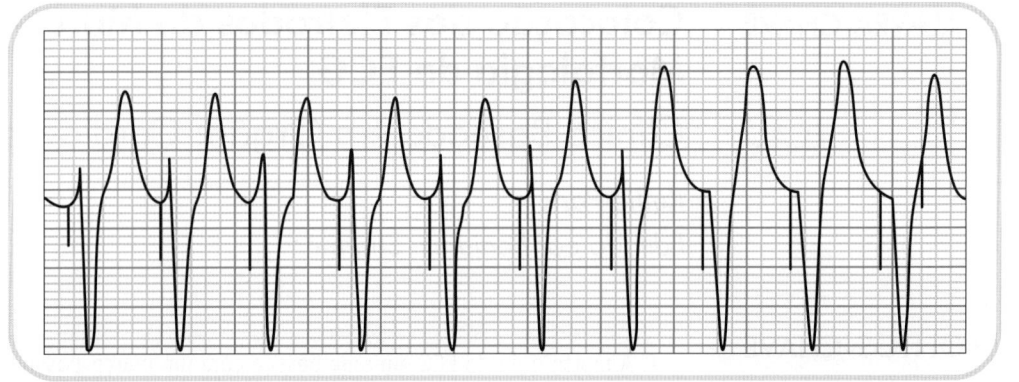

Figura 2. Traçado de ECG em uma pessoa com fio de marca-passo ventricular. (Adaptada de Barash PG, Cullen BF, Stoelting RK, *et al.*, eds. *Clinical Anesthesia*. 5th ed. Philadelphia, PA: Lippincott Williams & Wilkins; 2009:1588, com permissão.)

Em um marca-passo de dupla câmara, o marca-passo mais utilizado, uma combinação de ambas as estimulações, auricular e ventricular, pode ser observada no ECG (Fig. 3). Se os sinais elétricos são conduzidos adequadamente através do átrio e, subsequentemente, através do nodo AV, o sinal ventricular é inibido. Normalmente, uma onda P estará presente imediatamente anterior ao seu complexo QRS. No entanto, se o impulso atrial não é conduzido após um determinado período de tempo, o marca-passo irá gerar um impulso ventricular e um padrão de estimulação ventricular será observado.

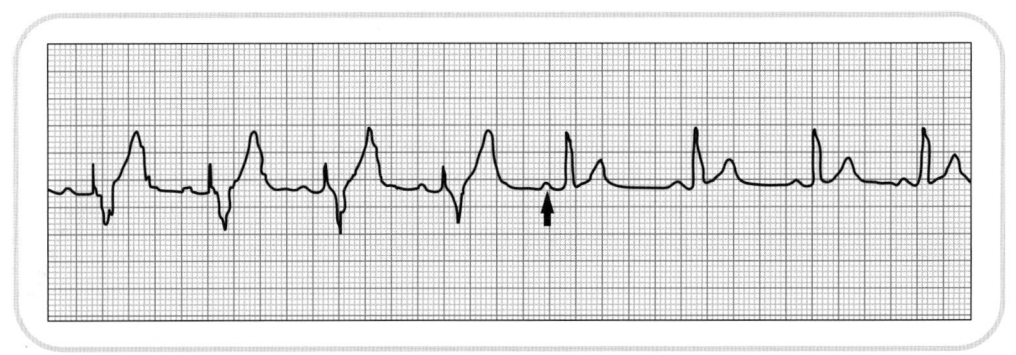

Figura 3. ECG em uma pessoa com fios de marca-passo de dupla câmara; a seta indica o ponto após o qual a atividade auricular subsequente é conduzida através do nodo AV, inibindo, assim, a estimulação ventricular. (Adaptada de Barash PG, Cullen BF, Stoelting RK, *et al.*, eds. *Clinical Anesthesia*. 5th ed. Philadelphia, PA: Lippincott Williams & Wilkins; 2009:1588, com permissão.)

Em um marca-passo biventricular, pode-se ver um complexo QRS largo ou um complexo QRS estreito, dependendo do sincronismo do marca-passo. Se ambos os ventrículos esquerdo e direito são estimulados simultaneamente, o QRS será estreito. Se existir um atraso entre as duas estimulações ventriculares, o QRS parecerá largo.

LEITURA SUGERIDA

Barash PG, Cullen BF, Stoelting RK *et al.*, eds. *Clinical Anesthesia*. 5th ed. Philadelphia, PA: Lippincott Williams & Wilkins; 2009:1588.
Stone KR, McPherson CA. Assessment and management of patients with pacemakers and implantable cardioverter defibrillators. *Crit Care Med*. 2004;32:S155–S165.

PALAVRA-CHAVE	**Complicações da Anestesia Espinal: Indicações de MRI**
SEÇÃO	Subespecialidades: Anestesia Regional

Shaun Gruenbaum
Editado por Thomas Halaszynski

PONTOS-CHAVE

1. Quando as funções motoras e sensoriais não se recuperam adequadamente após a anestesia espinal, ou se outros sintomas neurológicos persistem, um estudo de MRI deve ser efetuado imediatamente para determinar se a patologia subjacente é tratável ou reversível cirurgicamente.
2. Um abscesso neuraxial (raqui-peridural) apresenta-se, muitas vezes, com dor nas costas, febre e sintomas neurológicos variáveis, e, quando há suspeita, uma investigação imediata deverá ser feita por MRI.
3. Uma dormência ou fraqueza persistente da extremidade inferior após a anestesia espinal deve levantar a suspeita de hematoma espinal e também deve ser avaliada imediatamente por MRI, porque um diagnóstico tardio, muitas vezes, resulta em resultados menos favoráveis.
4. A anestesia espinal não deve ser realizada em um paciente com um tumor espinal ou quando estão presentes sinais da compressão da raiz nervosa espinal ou da medula espinal; essa patologia subjacente deve ser investigada com imagens de MRI.
5. Se novos sintomas neurológicos neuraxiais ou progressivos se desenvolverem (se os procedimentos neuraxiais foram ou não realizados), uma consulta neurocirúrgica com MRI da coluna vertebral deve ser imediatamente realizada.

DISCUSSÃO

A anestesia espinal é geralmente considerada segura, e as complicações neurológicas são raras. No entanto, os pacientes devem sempre ser cuidadosamente monitorados no pós-operatório após a administração da anestesia espinal. Quando as funções motoras e sensoriais não se recuperam adequadamente após a anestesia espinal, ou quando outros sintomas neurológicos persistem, um estudo de MRI e consulta neurocirúrgica devem ser efetuados imediatamente para determinar se a patologia subjacente é tratável ou reversível. Outras modalidades de imagem, incluindo o exame topográfico computadorizado (CT) axial e mielografia, são menos sensíveis e podem não demonstrar uma lesão neurológica em desenvolvimento. Assim, uma MRI deve ser feita sem demora, se existirem suspeitas.

As complicações neurológicas após a anestesia espinal são, muitas vezes, inespecíficas, as mais graves sendo a paraplegia, síndrome da cauda equina e parestesias. O diagnóstico diferencial pode ser grande e inclui trauma direto pela agulha espinal, compressão extrínseca de um abscesso, formação de hematoma, tumor neuraxial, toxicidade por anestésicos locais e isquemia da medula espinal.

Um abscesso espinal-peridural é uma complicação rara da anestesia espinal ou peridural. Um abscesso neuraxial apresenta-se classicamente com uma tríade de dor nas costas, febre e sintomas neurológicos variáveis. Os sintomas neurológicos ocorrem tipicamente tarde, e os estudos de diagnóstico muitas vezes podem ser atrasados. Portanto, um diagnóstico feito a tempo é fundamental para o tratamento imediato de um abscesso neuraxial com descompressão neurocirúrgica e antibióticos, já que isso está associado a um resultado favorável. A presença de quaisquer sintomas (principalmente febre, que é muitas vezes o primeiro sintoma) deve justificar diagnóstico por imagem. A MRI é a modalidade de exame por imagem recomendada e oferece um diagnóstico definitivo mais preciso. A MRI produz imagens de alta-resolução, com uma sensibilidade superior a 90%, e pode detectar o grau de compressão da medula espinal. A MRI é especialmente útil na distinção abcesso espinal-peridural de outras causas de infecção incluindo espondilodiscites, osteomielite, espondilite e meningite, como também de etiologias não infecciosas.

O hematoma espinal, que muitas vezes se apresenta com persistente dormência ou fraqueza dos membros inferiores é uma complicação rara, mas potencialmente devastadora da anestesia espinal. Quando o diagnóstico de hematoma espinal é atrasado mais de 8 horas, o dano causado pela compressão da medula espinal tem um resultado muito menos favorável. A MRI é muito sensível no diagnóstico de hematoma espinal, e é indicada em pacientes com um alto índice de suspeita (especialmente pacientes com defeitos de coagulação, nos quais o risco é maior).

A MRI é indicada antes da anestesia espinal quando o exame neurológico pré-operatório revela sinais de compressão da raiz ou medula espinal, especialmente em pacientes com um tumor maligno ou histórico de doença maligna. Realizar uma anestesia em um paciente com um tumor medular metastático pode resultar em complicações neurológicas graves, incluindo paraplegia.

LEITURA SUGERIDA

Barash PG, Cullen BF, Stoelting R et al., eds. *Clinical Anesthesia*. 5th ed. Philadelphia, PA: Lippincott Williams & Wilkins; 2009:947–950.

Cherng YG, Chen IY, Liu FL, et al. Paraplegia following spinal anesthesia in a patient with an undiagnosed metastatic spinal tumor. *Acta Anaesthesiol Taiwan*. 2008;46:86–90.

Grewal S, Hocking G, Wildsmith JA. Epidural abscesses. *Br J Anaesth*. 2006;96:292–302.

PALAVRA-CHAVE	**Complicações da Artrite Reumatoide**
SEÇÃO	Ciências Clínicas Genéricas: Procedimentos, Métodos, Técnicas de Anestesia

Robert Schonberger
Editado por Jodi Sherman

PONTOS-CHAVE

1. A artrite reumatoide é uma doença sistêmica que afeta quase todos os sistemas de órgãos do corpo.
2. Um exame minucioso das vias respiratórias, com particular atenção para a mobilidade do pescoço, é crucial em pacientes com artrite reumatoide.
3. A doença arterial coronariana é mais prevalente em pacientes com artrite reumatoide que nos controles pareados por idade.
4. Doença intersticial pulmonar é uma manifestação comum da artrite reumatoide.
5. Uma disfunção renal pode ocorrer como resultado de vasculite, bem como a toxicidade de drogas terapêuticas para a artrite reumatoide.

DISCUSSÃO

Os problemas mais prementes para o anestesiologista cuidando de um paciente com artrite reumatoide geralmente ocorrem durante tentativas de controlar as vias respiratórias. A imobilidade do pescoço pode complicar as tentativas de intubação, e uma avaliação cuidadosa da flexibilidade das vias respiratórias, bem como do comprometimento neurológico associado, é um elemento crítico do histórico pré-operatório e exame físico. A subluxação atlantoccipital é outro achado comum na artrite reumatoide e é avaliada por exames radiológicos, especialmente a radiografia lateral do pescoço durante a flexão do pescoço. Se a subluxação ou instabilidade atlantoccipital estiver presente, o movimento do pescoço deve ser minimizado durante a gestão das vias respiratórias. A artrite reumatoide também pode afetar os cricoaritenoides, e seu deslocamento é possível durante a intubação endotraqueal. Isso pode-se apresentar como rouquidão, dor ao engolir, dor da laringe e estridor.

A artrite reumatoide é uma doença sistêmica, que causa uma incapacidade funcional potencial dos órgãos, incluindo o coração, os pulmões e os rins. Por exemplo, a doença arterial coronariana é duas vezes mais comum em pacientes com artrite reumatoide que nos controles. O coração também pode ter anomalias valvulares, bem como anormalidades de condução. Pode ocorrer uma variedade de patologias pulmonares em doentes com artrite reumatoide, mas o mais comum é o derrame pleural seguido por uma doença pulmonar intersticial. Uma doença renal também pode-se desenvolver nesses pacientes, especialmente como resultado do uso de drogas nefrotóxicas, como o ouro ou penicilamina. As sequelas sistêmicas da artrite reumatoide devem ser conhecidas dos anestesiologistas.

LEITURA SUGERIDA

Hines R, Marschall KE, eds. *Stoelting's Anesthesia and Co-existing Disease*. 5th ed. Philadephia, PA: Elsevier; 2008:455–457.

PALAVRA-CHAVE	**Complicações da Lipoaspiração Tumescente**
SEÇÃO	Ciências Clínicas Genéricas: Procedimentos, Métodos, Técnicas de Anestesia

Ashley Kelley
Editado por Lars Helgeson

PONTOS-CHAVE

1. A lipoaspiração é um procedimento cirúrgico cosmético comum, muitas vezes realizado em regime de ambulatório.
2. A lipoaspiração tumescente utiliza um grande volume de uma solução isotônica (solução salina normal ou lactato de Ringer) à qual foram adicionadas lidocaína e epinefrina.
3. As complicações incluem toxicidade do anestésico local, embolia pulmonar, embolia gordurosa, perfuração da cavidade/víscera abdominal e distúrbios de líquidos e eletrolíticos.

DISCUSSÃO

A lipoaspiração é frequentemente realizada como um procedimento ambulatorial e ocupa o segundo lugar, atrás apenas do aumento das mamas, em termos dos procedimentos estéticos mais procurados. Ela pode ser realizada sob anestesia geral ou Cuidados Anestésicos Monitorados (MAC) com sedação. A lipoaspiração é tipicamente realizada usando tubos através dos quais grandes quantidades de gordura subcutânea podem ser aspiradas. Estas hastes são inseridas através de incisões na pele. Grandes volumes de solução isotônica (solução salina normal ou lactato de Ringer) contendo lidocaína de 0,025 a 0,1% e epinefrina 1/1.000.000 são utilizados para remover o tecido adiposo por lavagem. A epinefrina está incluída na solução infiltrada em um esforço para provocar uma vasoconstrição e diminuir a quantidade de perda de sangue no procedimento.

Durante a lipoaspiração, o volume utilizado de solução molhante baseia-se na quantidade de gordura a ser removida. O limite seguro superior tradicional da lidocaína com epinefrina é de 7 mg por kg, no entanto, durante a lipoaspiração, quantidades muito mais elevadas (até 35 ou mesmo 55 mg por kg) foram utilizadas sem efeitos nocivos aparentes. Os níveis séricos máximos de lidocaína não ocorrem até 11 a 15 horas após a injeção, porque a distribuição e farmacocinética da droga são diferentes com a lipoaspiração tumescente do que durante a administração intravenosa. Pensa-se que isso acontece porque a liberação de lidocaína segue uma cinética de compartimento único, neste caso, como seria visto com medicamentos de liberação sustentada.

As complicações da lipoaspiração tumescente são numerosas. O grande volume de solução de tumescência pode causar anomalias nos eletrólitos, e a aspiração de grandes volumes pode causar um terceiro espaçamento de fluido. A absorção da solução molhante contendo anestésico local e adrenalina pode causar toxicidade por anestésico local, resultando em convulsões, arritmias cardíacas e hipertensão. A perda de sangue é geralmente de 1% do aspirado, mas ainda pode ser significativa dependendo da extensão do procedimento. Outros riscos cirúrgicos incluem a perfuração da cavidade abdominal e lesão da víscera abdominal, formação de hematoma/seroma e comprometimento do nervo sensorial.

A causa mais comum de morbilidade e mortalidade associada à lipoaspiração, no entanto, é a embolia pulmonar, com a embolia gordurosa também sendo um risco do procedimento. Os riscos associados à sedação e à anestesia incluem sedação excessiva levando a hipoventilação e obstrução das vias respiratórias, e piora da hipotensão e absorção de fluidos tumescentes devido à vasodilatação/diminuição da resistência vascular sistêmica.

LEITURA SUGERIDA

Barash PG, Cullen BF, Stoelting RK *et al.*, eds. *Clinical Anesthesia*. 6th ed. Philadelphia, PA: Lippincott Williams & Wilkins; 2009:854.

Jaffe RA, Samuels SI, eds. *Anesthesiologist's Manual of Surgical Procedures*. 5th ed. Philadelphia, PA: Lippincott Williams & Wilkins; 2009:1098–1101.

PALAVRA-CHAVE

Concentrado de Fator VIII: Indicações

SEÇÃO

Clínica Baseada em Órgão: Hematologia

Kristin Richards
Editado por Qingbing Zhu

PONTOS-CHAVE

1. Deficiência de fator VIII resulta em hemofilia A.
2. Hemofilia A pode ser classificada como leve, moderada ou grave.
3. Fator VIII é transfundido de acordo com seu nível no paciente, com o nível hemostático mínimo de 0,3 U/mL para episódios de hemorragia leve e 0,5 U/mL para episódios de hemorragia grave.
4. Fator VIII pode ser necessário após grande transfusão.

DISCUSSÃO

Fator VIII deficiente ou defeituoso (fator anti-hemofílico) resulta em hemofilia A. Ele geralmente é considerado uma condição genética recessiva ligada ao X, mas também pode resultar de mutações genéticas secundárias.

Hemofilia A pode ser classificada como leve, moderada ou grave, dependendo da capacidade de detecção dos níveis de fator VIII. Testes de laboratório fornecem confirmação do diagnóstico, e esses testes anormais de laboratório incluem uma contagem de plaquetas normal, PT normal, PTT prolongado. Ensaios específicos são necessários para determinar a deficiência específica.

O tratamento da hemofilia A é feito com concentrados de fator VIII, e a quantidade exigida depende do nível de fator necessário para tratar o episódio de hemorragia específica.

Para determinar a quantidade de fator VIII indicada, é importante saber que a infusão de fator VIII de 1 U/kg aumenta seu nível por 0,02 U/mL. Níveis hemostáticos mínimos de 0,3 U/mL geralmente são necessários para tratar episódios de hemorragia leve; no entanto, níveis de 0,5 U/mL são considerados mínimos para o tratamento de hemorragias graves em articulações ou músculos. O meio-tempo é de cerca de 8 horas, de forma que repetidas doses são necessárias, a menos que administradas por infusão contínua.

Após uma grande transfusão, o nível de fator VIII pode ser reduzido, já que esse fator diminui significativamente no sangue armazenado. No entanto, apenas 30% do fator VIII é necessário para hemostasia; dessa forma, as deficiências geralmente ocorrem somente após grande perda de sangue.

Fator VIII é uma complexa proteína com dois fatores: fator de von Willebrand e fator VIII do antígeno. Na doença de von Willebrand, há diminuição do fator VIII e do fator de von Willebrand. Portanto, o fator VIII é indicado na doença de von Willebrand; contudo, muitas vezes, não é a primeira linha de tratamento.

LEITURA SUGERIDA

Stoelting RK, Dierdorf SF. *Anesthesia and Co-existing Disease*. 4th ed. Philadelphia, PA: Churchill Livingstone; 2002:490–492.

PALAVRA-CHAVE

SEÇÃO

Condutas no Reflexo Oculocardíaco

Ciências Clínicas Genéricas: Procedimentos, Métodos, Técnicas de Anestesia

Thomas Gallen
Editado por Ramachandran Ramani

PONTOS-CHAVE

1. O reflexo oculocardíaco (OCR) é causado pela pressão ou estiramento no globo ou seus músculos/nervos, que resulta em arritmias, e, mais frequentemente, em bradicardia.
2. A gravidade do OCR determina a gestão e varia da interrupção do estímulo e monitoramento contínuo à administração de atropina (7 a 10 μg por kg); no caso mais grave, a reanimação cardiopulmonar pode ser necessária.
3. Hipóxia, hipercapnia e anestesia leve podem diminuir o limiar para o OCR.
4. É mais comum em crianças em virtude do seu maior tônus vagal.

DISCUSSÃO

O reflexo oculocardíaco é um reflexo trigeminal-vagal induzido por tração nos músculos extraoculares, pressão no globo do olho, ou aumento da pressão intraocular. O OCR pode ocorrer com uma cirurgia do músculo ocular, reparação do descolamento da retina, enucleação, dor ocular e trauma ocular. A ocorrência do OCR é mais frequente com técnicas anestésicas regionais. O reflexo manifesta-se mais comumente como bradicardia, mas também pode ser visto como bigeminia, ritmos nodais, batimentos ectópicos, bloqueio atrioventricular e assistolia. As manifestações podem continuar enquanto o estímulo incitante estiver presente. O OCR pode demonstrar cansaço, no qual os reflexos perdem força apesar da estimulação contínua ou repetida. Hipóxia, hipercapnia e anestesia leve podem diminuir o limiar para o OCR.

O ramo aferente transmite o estímulo do gânglio ciliar através da divisão oftálmica do nervo trigeminal (V1) para o gânglio de Gasser e ao núcleo trigeminal adjacente ao quarto ventrículo. A via eferente transmite através do nervo vago, afetando a saída parassimpática para o coração. Um bloqueio retrobulbar totalmente bem-sucedido (bloqueando todos os nervos do globo exceto o nervo motor oblíquo superior) pode bloquear o reflexo, embora o OCR possa ocorrer durante a colocação do bloqueio.

A gravidade do reflexo pode ser determinada pelo monitoramento contínuo do ECG, e isto, por sua vez, determinará a gestão. Nenhuma ação é necessária se a manifestação é bradicardia ou batimentos ectópicos com uma pressão arterial estável e se os sintomas desaparecem dentro de 20 segundos. Se as disritmias forem significativas, persistentes ou sintomáticas, o estímulo incitante deve ser interrompido imediatamente e o paciente avaliado para hipoxemia, hipercapnia e plano leve da anestesia. Se as etapas iniciais falharem, atropina de 7 a 10 μg por kg pode ser administrada por via intravenosa para esse efeito. No caso raro de assistolia, compressões torácicas podem ser necessárias para contemporizar a situação e fazer circular a atropina.

Nos adultos, a baixa probabilidade de resultados adversos secundários ao OCR não justifica o risco inerente da administração profilática de atropina. No entanto, em crianças, um OCR significativo pode ocorrer como um resultado de seu elevado tônus vagal, e a administração profilática de atropina, 0,02 mg por kg, ou glicopirrolato, 0,01 mg por kg, tornou-se prática comum, em particular na cirurgia de estrabismo.

LEITURA SUGERIDA

Barash PG, Cullen BF, Stoelting RK *et al.*, eds. *Clinical Anesthesia*. 6th ed. Philadelphia, PA: Lippincott Williams & Wilkins; 2009:1327.
Longnecker DE, Brown DL, Newman MF *et al.*, eds. *Anesthesiology*. New York, NY: McGraw-Hill; 2008:1558–1561.

PALAVRA-CHAVE

Consumo de O₂ pelo Miocárdio: Determinantes

SEÇÃO

Fisiologia

Kristin Richards
Editado por Qingbing Zhu

PONTOS-CHAVE

1. Um fator determinante do consumo de oxigênio pelo miocárdio (MVO_2) é a tensão da parede do miocárdio.
2. Os seguintes fatores podem alterar a tensão da parede do miocárdio, resultando em aumento do $MVCO_2$:
   - Aumento da pré-carga.
   - Aumento da pós-carga.
   - Aumento da contratilidade.

DISCUSSÃO

A lei de LaPlace afirma que a tensão da parede (T) é proporcional ao produto da pressão intraventricular (P) e o raio do ventrículo (r):

$$T \propto P \cdot r$$

A tensão da parede do miocárdio é a tensão gerada por miócitos, que resulta em pressão intraventricular do ventrículo em um raio específico. Quando o ventrículo precisa gerar uma pressão maior, por exemplo, com o aumento da pressão diastólica ou estimulação inotrópica, a tensão da parede é aumentada. Esta relação também explica por que um ventrículo dilatado com um aumento da pré-carga tem de gerar um aumento da tensão da parede para produzir a mesma pressão intraventricular.

Fatores que resultam em aumento do desenvolvimento da tensão pelos miócitos cardíacos, a taxa de desenvolvimento da tensão, ou o número da tensão gerando ciclos por unidade de tempo aumentarão o MVO_2. Por exemplo, se a frequência cardíaca é dobrada, o MVO_2 será dobrado porque os miócitos ventriculares estão gerando duas vezes o número de ciclos de tensão por minuto.

A contração dos miócitos é o principal fator determinante de MVO_2 acima dos níveis basais.

O aumento da contratilidade também aumenta o MVO_2 por causa do aumento na taxa de desenvolvimento da tensão, bem como na magnitude da tensão, os quais resultam no aumento da hidrólise de ATP e do consumo de oxigênio.

O aumento da tensão e, portanto, um aumento do MVO_2, é também observado com um aumento na pós-carga. O aumento da pré-carga, aumentando o volume diastólico final ventricular, também aumenta o MVO_2 pelo aumento da tensão do raio aumentado do ventrículo esquerdo. No entanto, o aumento é muito menor do que o que seria de esperar por causa da lei de LaPlace.

LEITURA SUGERIDA

Klabunde RE. *Cardiovascular Physiology Concepts*. 1st ed. Philadelphia, PA: Lippincott Williams & Wilkins; 2005:116. http://cvphysiology.com/index.html.

PALAVRA-CHAVE	**Coração Desnervado: Fisiologia do Exercício**
SEÇÃO	Clínica Baseada em Órgão: Cardiovascular

Juan Egas

Editado por Qingbing Zhu

PONTOS-CHAVE

1. A inervação do coração é composta pelos sistemas simpático e parassimpático que mantêm um estado hemodinâmico adequado.
2. A inervação parassimpática do coração é regida pelo nervo vago. O principal efeito da estimulação vagal cardíaca é um efeito cronotrópico negativo com pouco ou nenhum efeito no inotropismo.
3. A estimulação simpática teria um efeito cronotrópico positivo, um aumento na condução do nodo atrioventricular (AV) e causaria um efeito de inotropismo positivo.
4. Transplante cardíaco envolve desnervação do coração. O coração transplantado terá atividade intacta dos receptores alfa e beta, sem evidência de hipersensibilidade à desnervação.
5. Durante o exercício, o coração normal aumenta o débito cardíaco (CO) (para atender ao aumento da demanda metabólica), aumentando a frequência cardíaca com uma pequena mudança no volume sistólico. Após o transplante cardíaco, o aumento no CO, associado ao esforço, ocorre, principalmente, pelo aumento do volume sistólico e não pela frequência cardíaca.
6. Na ausência de tônus vagal, o coração desnervado tem maior taxa de repouso de aproximadamente 90 a 100 batimentos por minuto. O coração desnervado está livre da estimulação do reflexo barorreceptor; portanto, não há nenhuma alteração associada ao ritmo cardíaco, secundária à hipovolemia ou à estimulação laringoscópica direta, mas que responde ao efeito de catecolaminas circulantes.

DISCUSSÃO

Inervação do coração é composta pelos sistemas simpático e parassimpático que regulam suas principais funções (ou seja, inotropismo, cromotropismo) para manter um estado hemodinâmico adequado através da integração complexa de impulsos, secundários a alterações hemodinâmicas. As fibras simpáticas do coração originam-se dos neurônios pré-ganglionares da coluna intermediolateral nos primeiros quatro a cinco segmentos torácicos. Esses neurônios de primeira ordem enviam seus ramos comunicantes brancos mielinizados para os gânglios cervicotorácicos (gânglio estrelado) que fazem sinapse com neurônios pós-ganglionares de segunda ordem. Inervação parassimpática do coração é regida pelo nervo vago. Fibras parassimpáticas do nervo vago irão juntar-se com as fibras simpáticas, no nível do gânglio estrelado. Portanto, após esse nível, o nervo vago é um nervo misto, contendo fibras parassimpáticas pré-ganglionares e fibras simpáticas pós-ganglionares (amielínicas) que seguem juntas e inervam o coração e os pulmões.

Fibras parassimpáticas são distribuídas principalmente para os nodos sinoatrial, atrioventricular e, em menor extensão, para os átrios, com pouca ou nenhuma distribuição para os ventrículos. O principal efeito da estimulação vagal cardíaca é um efeito cronotrópico negativo com pouco ou nenhum efeito no inotropismo. O efeito cronotrópico negativo é decorrente de uma desaceleração da taxa de descarga sinoatrial espontânea e também vai desacelerar a condução do impulso no nível do nodo AV. Estimulação vagal intensa poderia, potencialmente, parar o nodo sinoatrial (SA) e bloquear o impulso de condução através do nodo AV com pouco comprometimento do inotropismo.

Fibras simpáticas compartilham a mesma distribuição supraventricular das fibras parassimpáticas, mas diferem no fato de fornecerem extensa inervação para os ventrículos. Estimulação simpática, além de ter um efeito cronotrópico positivo e de melhorar a condução do nodo AV, tem um grande efeito no inotropismo.

O primeiro transplante de coração foi feito em 1967, na Cidade do Cabo, na África do Sul, por Christiaan Barnard. O segundo foi feito na Universidade de Stanford, um mês depois. Desde a década de 1960, a técnica cirúrgica não mudou dramaticamente, exceto pela introdução da anastomose bicaval, que melhor preserva a integridade do nodo sinusal e a arquitetura do átrio direito.

O transplante cardíaco envolve, inevitavelmente, a desnervação do coração, que fica sem reinervação autonômica. O coração transplantado terá atividade intacta dos receptores alfa e beta, sem evidência de hipersensibilidade à desnervação. O coração desnervado retém seus mecanismos de controle intrínseco, como resposta normal de Frank-Starling para mudanças na pré-carga, na formação do impulso normal e na condutividade, e responde ao efeito das catecolaminas circulantes.

Na ausência de tônus vagal, o coração desnervado apresenta maior taxa de repouso de aproximadamente 90 a 100 batimentos por minuto. O coração desnervado está livre da estimulação do reflexo barorreceptor; portanto, não há nenhuma alteração associada ao ritmo cardíaco que seja secundária à hipovolemia ou à estimulação laringoscópica direta. Manobras ou drogas que produzem alterações na frequência cardíaca mediada pelo sistema nervoso autônomo (ANS) (ou seja, valsalva, massagem carotídea, atropina, neostigmina) não terão efeito no coração desnervado, mas responderão à ação direta de drogas como agonistas beta-adrenérgicos (ou seja, isoprenalina).

Durante o exercício, o coração normal aumenta o CO (para atender ao aumento da demanda metabólica), elevando a frequência cardíaca com pequena mudança no volume sistólico. Isso acontece em associação à ausência de alteração para volume/pressão diastólica final ventricular esquerda (LVED). Estudos de cateterismo cardíaco em pacientes cardíacos pós-transplante relataram alterações hemodinâmicas durante o esforço nesse subgrupo de pacientes. No coração desnervado, durante condições de repouso, a pressão do LVED é normal, e o CO tende a estar na extremidade inferior da faixa normal. Durante o exercício, há um aumento no retorno venoso para o coração com uma rápida elevação da LVEDP a uma média de 10 mm Hg. Há um aumento subsequente do volume sistólico, variando de 36%, após 5 minutos, e 49%, após 10 minutos de esforço. A frequência cardíaca aumenta gradual e quase linearmente após o início do exercício, atingindo níveis estáveis depois de 5 a 6 minutos, variando de 3 a 36 bpm. Esse último efeito está associado a um aumento paralelo de contratilidade (dp/dt) e pressão sistólica. Concluiu-se que, nesses pacientes, o aumento no CO associado a esforço ocorre, principalmente, pelo aumento do volume sistólico e não da frequência cardíaca.

LEITURA SUGERIDA

Barash PG, Cullen BC, Stoelting RK *et al.*, eds. *Clinical Anesthesia*. 6th ed. Philadelphia, PA: Lippincott Williams & Wilkins; 2009.

Demas K. Anaesthesia for heart transplantation. A retrospective study and review. *Br J Anaesth*. 1986;58(12):1357–1364.

Hunt SA. Taking heart-cardiac transplantation past, present, and future. *N Engl J Med*. 2006;355(3):231–235.

Samuels SI. Anaesthesia for major surgery in a patient with a transplanted heart. *Br J Anaesth*. 1977;49(3):265–267.

Shaw IH. Anaesthesia for patients with transplanted hearts and lungs undergoing non-cardiac surgery. *Br J Anaesth*. 1991;67(6):772–778.

Stinson EB. Hemodynamic observations one and two years after cardiac transplantation in man. *Circulation*. 1972;45(6):1183–1194.

PALAVRA-CHAVE

Corpo Carotídeo: Unidade Hipóxica

SEÇÃO Fisiologia

Bijal Patel
Editado por Veronica Matei

PONTOS-CHAVE

1. Corpos carotídeos são quimiorreceptores periféricos localizados na bifurcação das artérias carótidas comuns.
2. Esses receptores são estimulados principalmente pela diminuição da PaO_2 e apenas a um pequeno grau por diminuição do pH ou de mudanças em $PaCO_2$. Estimulação dos corpos carotídeos resulta em aumento da ventilação através do aumento da frequência respiratória e do volume corrente.
3. Você começa a ver o aumento da atividade neural dos corpos carotídeos conforme a PaO_2 cai abaixo de 100; no entanto, mudanças significativas na ventilação não são vistas até que a PaO_2 cai abaixo de 65.
4. A resposta dos corpos carotídeos à hipoxia é atenuada pelo uso de potentes anestésicos inalatórios.

DISCUSSÃO

Corpos carotídeos são quimiorreceptores periféricos localizados na bifurcação das artérias carótidas comuns. Quando estimulados, eles enviam sinais neurais através dos nervos glossofaríngeos aferentes para os centros respiratórios centrais para mediar a ventilação. Esses receptores são estimulados principalmente pela *tensão* diminuída do oxigênio do sangue arterial (PaO_2). Conteúdo reduzido de oxigênio no sangue arterial não é um estimulante primário e, portanto, há pouco estímulo em anemia, metemoglobinemia ou carboxi-hemoglobinemia. Diminuição do pH, alterações no $PaCO_2$, hipoperfusão dos corpos carotídeos e aumento da temperatura e determinados produtos químicos, como nicotina e acetilcolina, também estimulam os corpos carotídeos, mas em menor grau.

Você começa a ver o aumento da atividade neural dos corpos carotídeos conforme a PaO_2 cai abaixo de 100; no entanto, mudanças significativas na ventilação não são vistas até que a PaO_2 cai abaixo de 65. Esse ponto torna-se extremamente importante quando se lida com pacientes que necessitam de estímulo ventilatório hipóxico. Por exemplo, depois de encerrar a ventilação mecânica nesses pacientes, eles não começam a respirar espontaneamente até PaO_2 fique abaixo de 65, o que, por sua vez, estimulará os corpos carotídeos.

Estimulação dos corpos carotídeos resulta em aumento da ventilação por meio do aumento da frequência respiratória e do volume corrente. Essa resposta é atenuada pelo uso de anestésicos inalatórios potentes. Também digno de nota, após endarterectomia carotídea bilateral, o paciente não tem quase nenhuma unidade ventilatória hipóxica porque os corpos carotídeos geralmente são retirados durante o procedimento.

LEITURA SUGERIDA

Barash PG, Cullen BF, Stoelting RK *et al.*, eds. *Clinical Anesthesia*. 6th ed. New York, NY: Lippincott Williams & Wilkins; 2009:221, 240.

Miller RD, Stoelting RK. *Basics of Anesthesia*. 5th ed. Philadelphia, PA: Churchill Livingstone; 2007:319.

PALAVRA-CHAVE	# Correção de Temperatura na Gasometria Arterial (ABG): PCO$_2$
SEÇÃO	Propriedades Físicas, Monitoramento e Administração de Anestesia

Sharif Al-Ruzzeh

Editado por Qingbing Zhu

PONTOS-CHAVE

1. Não há evidência estabelecida que deva rotineiramente corrigir a temperatura para resultados de gasometria arterial (ABG). Mais comumente, são utilizados resultados não corrigidos a 37°C.
2. Há um contínuo debate e controvérsia sobre qual dos dois métodos, *status* de pH ou *status* alfa, proporciona melhores resultados.
3. Alguns estudos encontram melhor perfusão cerebral e oxigenação, porém mais arritmias cardíacas, com o método *status* de pH.
4. O atual consenso geral parece ser de que o método de *status* alfa é preferencial com hipotermia moderada (30°C a 32°C), enquanto o método *status* de pH pode ser preferido para manter melhor oxigenação cerebral com hipotermia profunda (abaixo de 30°C).

DISCUSSÃO

Hipotermia e hipertermia durante cirurgia, especialmente durante *bypass* cardiopulmonar, induzem não só a uma série de mudanças físicas e fisiológicas no sangue, mas também a mudanças químicas. Resfriar o sangue torna-o mais alcalino, o que aumenta a solubilidade de CO_2 e, consequentemente, reduz a $PaCO_2$. Em outras palavras, conforme a temperatura corporal diminui, o pH corrigido aumentará e a $PaCO_2$ correta diminuirá. Acredita-se que esse mecanismo tente manter a relação entre $[H^+]/[HCO_3^-]$ em um valor constante, o que garante o funcionamento contínuo de enzimas em níveis normais. Esse mecanismo foi chamado regulamento *status* alfa. Alfa refere-se ao estado de protonação da cadeia lateral de α-imidazol da histidina. Permitindo que o pH mude com a temperatura, permite que o estado de protonação de histidina permaneça "estático", daí o nome.

Também se verificou que animais que têm um ciclo de hibernação mudarão sua ventilação conforme seu metabolismo muda, de modo que a sua temperatura corporal cai, a temperatura corrige o pH e a $PaCO_2$ permanecerá próxima do normal. Como resultado, os valores não corrigidos mostrarão um aumento da PCO_2 e pH diminuído a 37°C quando a temperatura do corpo é menor do que isso, indicando uma acidose respiratória. Esse mecanismo parece manter o fluxo sanguíneo cerebral e permite melhor oxigenação cerebral durante a hipotermia e recebeu o nome de regulação *status* de pH.

Os mecanismos *status* alfa e *status* de pH foram estudados com hipotermia induzida durante a cirurgia. Alguns estudos descobriram melhor perfusão cerebral e oxigenação, porém mais arritmias cardíacas, com o método *status* de pH. Há um grande debate e controvérsia na literatura sobre qual método é melhor. O atual consenso geral parece ser de que o método de *status* alfa é preferencial com hipotermia moderada (30°C a 32°C), enquanto o método *status* de pH pode ser preferido para manter melhor oxigenação cerebral com hipotermia profunda (abaixo de 30°C). No entanto, isso ainda é mais complicado pelo fato de que há falta de conhecimento sobre o que é "normal" em temperaturas diferentes de 37°C.

LEITURA SUGERIDA

Granger W. ABG temperature correction: to correct or not to correct; that is the question. *FOCUS: J Respir Care Sleep Med.* 2005;20–23.

Stoelting R, Miller R. *Basics of Anesthesia.* 5th ed. Philadelphia, PA: Churchill Livingstone; 2007:324–325.

PALAVRA-CHAVE

Crioprecipitado: Conteúdo de Fibrinogênio

SEÇÃO

Clínica Baseada em Órgão: Hematologia

Jennifer Dominguez
Editado por Benjamin Sherman

PONTOS-CHAVE

1. Crioprecipitado contém concentrados de glicoproteínas de alto peso molecular, incluindo fator VIII, fibrinogênio, fibronectina, fator XIII e fator de von Willebrand (vWF).
2. Ele é principalmente usado para tratar estados de deficiência de fibrinogênio ou condições.
3. Crioprecipitado já não é o tratamento de escolha para hemofilia A ou deficiência de von Willebrand (vWD), já que pode transmitir o vírus.

DISCUSSÃO

Crioprecipitado é um produto de sangue produzido pelo descongelamento lento de plasma fresco a 4°C. Ele contém concentrados de glicoproteínas de alto peso molecular, incluindo o fator VIII (fator anti-hemofílico), fibrinogênio, fibronectina e fator XIII, bem como quantidades clinicamente eficazes de vWF.

Crioprecipitado é indicado em sangramento microvascular associado a baixos níveis de fibrinogênio, como coagulação intravascular disseminada (escavação), ou após a grande transfusão com níveis de fibrinogênio inferiores a 80 a 100 mg/dL. Pode ser dado para pacientes com hemofilia A (deficiência de fator VIII) e vWD em situações urgentes para o tratamento ou prevenção de hemorragia, se o vírus estiver inativo ou o concentrado de fator recombinante VIII não estiver disponível ou eficaz. No entanto, como crioprecipitado pode carregar o vírus vivo, fator VIII concentrado é o produto preferido do sangue para esses pacientes. Crioprecipitado é também usado para profilaxia ou tratamento de hemorragias em pacientes com disfibrinogenemias congênitas, bem como aqueles com deficiência do fator XIII. Ele também pode ser usado para tratar o sangramento no caso de uremia onde DDAVP não tem sido útil. Por último, pode ser dado como um selante de fibrina se não houver vírus inativados concentrados.

Uma unidade contém o concentrado de fator VIII (> 80 IU), vWF, fibrinogênio (> 150 mg), fibronectina e fator XIII (cerca de 30% do conteúdo plasmático original) e pode aumentar os níveis de fibrinogênio em 5 a 10 mg/dL. Geralmente está disponível em sacos que contém 10 a 20 unidades de cada. Dose terapêutica adulta típica de crioprecipitado é 80 a 150 mL ou cerca de 8 a 10 unidades de *pool*. Compatibilidade ABO não é necessária porque o veículo plasmático associado contém anticorpos pequenos (10 a 20 mL de plasma). Ele é armazenado a -20°C e descongelado imediatamente antes da utilização. Crioprecipitado pode ser mantido em temperatura ambiente por até 6 horas. Uma vez agrupado, deve ser transfundido em até quatro horas.

Cálculo da dose de crioprecipitado:

$$\frac{\text{Desejado} - \text{nível inicial de fibrinogênio [mg/dL]} \times \text{volume plasmático do paciente}}{250 \text{ mg (quantidade de fibrinogênio por saco)}}$$

Volume plasmático adulto médio:

$$(1 - [\text{Hct\%}/100] \times \text{Peso do paciente[kg]} \times 70 \text{ mL/kg})$$

Volume de plasma (PV) dos lactentes e crianças abaixo de 40 kg:

$$([\{1 - \text{Hct\%}\}/100] \times \text{Peso do paciente em kg}) \times (80\text{-}85 \text{ mL/kg})$$

LEITURA SUGERIDA

Barash PG, Cullen BF, Stoelting RK *et al.*, eds. *Clinical Anesthesia*. 6th ed. Philadelphia, PA: Lippincott Williams & Wilkins; 2009:381.
Young NS, Gerson SL, High KA. *Clinical Hematology*. Philadelphia, PA: Mosby; 2006:1261.

PALAVRA-CHAVE	**Crise Carcinoide: Tratamento**
SEÇÃO	Clínica Baseada em Órgão: Endocrinologia/Metabolismo

Kristin Richards
Editado por Mamatha Punjala

PONTOS-CHAVE

1. Tratamento da crise carcinoide é mais bem realizado com uma infusão de octreotida; no entanto, se isso for malsucedido, *bolus* adicionais de octreotida podem ser administrados.
2. Tratamento de tumor carcinoide inclui bloqueio perioperatório de receptores de serotonina, atenção especial aos procedimentos, tratamentos e medicamentos que podem estimular a liberação de substâncias vasoativas de células tumorais, incluindo redução de volume do tumor, embolização da artéria hepática, bioterapia e quimioterapia.
3. Os tratamentos incluem análogos de somatostatina de ação prolongada, ansiolíticos para evitar a liberação de serotonina desencadeada pelo estresse; bloqueadores H1 e H2 para bloquear os efeitos da histamina; terapia sintomática (p. ex., broncodilatadores para sibilância); inibição da bradicinina com bloqueadores H2, difenidramina e esteroides; e aprotinina (inibidor de calicreína) para tratar a hipotensão refratária à octreotida.

DISCUSSÃO

Os tumores carcinoides libertam peptídeos vasoativos, que então circulam para a circulação sistêmica e produzem síndrome carcinoide. Ocorre em aproximadamente 20% dos pacientes com tumores carcinoides. Clinicamente, esses pacientes podem mostrar sinais incluindo rubor cutâneo da cabeça, pescoço e tórax superior; broncoconstrição; hipotensão arterial; hipertensão, diarreia; e doença carcinoide do coração. O tratamento mais eficaz para tumores carcinoides é a excisão cirúrgica completa. Bioterapia com interferon e octreotida pode reduzir o volume do tumor e atenuar a liberação de aminas vasoativas.

O tratamento deve visar bloquear os receptores de histamina e serotonina e evitar medicamentos que promovem a liberação de mediador de células tumorais. Por exemplo, opioides e relaxantes musculares que liberam histamina, incluindo succinilcolina, mivacúrio, atracúrio e d-tubocurarina, são todos os medicamentos que podem resultar em liberação de mediador. Adrenalina, noradrenalina, histamina, dopamina e isoproterenol também são conhecidos por provocar crises carcinoides.

Crises carcinoides podem ser precipitadas por fatores físicos ou químicos que potencialmente podem desencadear a liberação de mediador. Exemplos incluem estresse, quimioterapia e fasciculações induzidas por succinilcolina. Todos esses são possíveis desencadeadores da liberação do mediador e, portanto, das crises carcinoides.

O tratamento mais eficaz das crises carcinoides é octreotida, que é um octapeptídeo sintético que imita os efeitos da somatostatina. Uma infusão de octreotida inicia-se a uma taxa de 50 a 100/µg por hora. Se mais é necessário, *boluses* intravenosos de 25 a 100/µg podem ser administrados também. Bradicardia e bloqueio cardíaco por meio de um efeito sobre o sistema de condução cardíaca são as reações adversas potenciais de doses *bolus* de octreotida. Aprotinina, um inibidor da calicreína, pode ser utilizada para hipotensão, se houver uma resposta refratária à octreotida.

A maioria dos agentes de indução atualmente disponíveis e dos relaxantes musculares, incluindo propofol, etomidato, cisatracúrio, vecurônio e rocurônio podem ser usados com sucesso para anestesia. No entanto, recomenda-se cautela com drogas como o tiopental e succinilcolina que podem liberar histamina. Os opioides sintéticos de ação curta sufentanil, alfentanil, fentanil e remifentanil são aceitáveis para uso.

LEITURA SUGERIDA

Barash PB, Cullen BF, Stoelting RK *et al.,* eds. *Clinical Anesthesia*. 6th ed. Philadelphia, PA: Lippincott Williams &Wilkins; 2009:1227–1228.

Cortinez FLI. Refractory hypotension during carcinoid resection surgery. *Anaesthesia*. 2000;55:505–506.

Dierdorf SF. Carcinoid tumor and carcinoid syndrome. *Curr Opin Anaesthesiol*. 2003;16:343–347.

Dilger JA, Rho EH, Que FG, *et al.* Octreotide-induced bradycardia and heart block during surgical resection of a carcinoid tumor. *Anesth Analg*. 2004;98:318–320.

Farling PA, Durairaju AK. Remifentanil and anaesthesia for carcinoid syndrome. *Br J Anaesth*. 2004;92:893–895.

PALAVRA-CHAVE	# Critérios para Evitar a PACU de Fase I
SEÇÃO	Ciências Clínicas Genéricas: Procedimentos, Métodos, Técnicas de Anestesia

Kristin Richards
Editado por Ala Haddadin

PONTOS-CHAVE

1. A pontuação de Aldrete, o critério normalmente utilizado para determinar se um paciente pode receber alta médica de uma sala de recuperação pós-anestésica (PACU) de Fase I, exige que os pacientes devam primeiro alcançar uma pontuação de 8 a 10, sem pontuação de 0 em qualquer categoria.
2. No *fast-tracking*, que envolve ignorar a PACU de Fase I, os pacientes são trazidos diretamente da sala de cirurgia para uma unidade semi-intensiva de Fase II menos extensivamente monitorada.
3. No método de pontuação de White e Song, que é comumente usado para *fast-tracking*, uma pontuação mínima de 12, sem pontuação de 0 em qualquer categoria, é necessária para um paciente ser incluído no *fast-tracking* após a anestesia geral.

DISCUSSÃO

Após emergir da anestesia, os pacientes são transportados para uma PACU de Fase I. Esta área tem tipicamente uma proporção de enfermeira para paciente de 1:2, e a capacidade de monitoramento é similar à da sala de operações.

Na chegada a uma PACU de Fase I, a oximetria de pulso, pressão arterial, ECG e temperatura do paciente são monitorados. Além disso, o nível de consciência é determinado, assim como a graduação da dor e a extensão ou a recuperação de um bloqueio regional dos nervos (caso tenha sido feito).

Antes da alta médica da unidade de recuperação de Fase I, o oxigênio suplementar é retirado para manter uma saturação de oxigênio maior do que 92%, ou a níveis pré-operatórios, se a saturação de oxigênio basal foi inferior a 92%. Embora em recuperação de Fase I, a oximetria de pulso dos pacientes é monitorada continuamente. Dor e náuseas são tratados, se necessário, e bloqueios regionais pós-operatórios são realizados, se indicado.

É necessário que os pacientes atendam a certos critérios para receber alta médica de uma PACU de Fase I. Estes critérios de alta médica foram inicialmente criados em 1970 com um sistema de pontuação comumente chamado de *escala de Aldrete* (Tabela 1). Uma pontuação de 8 a 10, sem pontuação de 0 em qualquer categoria, é considerada segura para dar alta a um paciente de uma PACU de Fase I. Este sistema de pontuação (ou um sistema de pontuação modificado similar) é o critério mais utilizado para dar alta aos pacientes de uma PACU de Fase I.

Tabela 1. A Escala de Aldrete

Atividade	Pontos
Capaz de mover quatro extremidades voluntariamente ou sob comando	2
Capaz de mover duas extremidades voluntariamente ou sob comando	1
Incapaz de mover extremidades voluntariamente ou sob comando	0
Respiração	
Capaz de respirar profundamente e tossir livremente	2
Dispneia ou respiração limitada	1
Apneia	0
Circulação	
Pressão arterial ± 20% do nível pré-anestésico	2
Pressão arterial ± 20% a 49% do nível pré-anestésico	1
Pressão arterial ± 50% do nível pré-anestésico	0

(Continua)

Tabela 1. A Escala de Aldrete *(Cont.)*

Atividade	Pontos
Consciência	
Totalmente acordado	2
Desperta quando chamado	1
Não responde	0
Saturação de O_2	
Capaz de manter a saturação de O_2 > 92% com ar atmosférico	2
Precisa de inalação de O_2 para manter a saturação de O_2 > 90%	1
Saturação de O_2 < 90%, mesmo com suplemento de O_2	0

Adaptada de Springman SR, ed. *Ambulatory Anesthesia: The Requisites in Anesthesiology*. Philadelphia, PA: Mosby Elsevier; 2006:110-111, com permissão.

Fast-tracking é o processo de contornar a PACU de Fase I. Existe alguma evidência de que contornar a recuperação de Fase I pode encurtar o tempo até a alta médica. O *fast-tracking* envolve a transferência de um paciente da sala de operação diretamente para uma unidade semi intensiva de Fase II, que é menos extensivamente monitorada. Uma unidade de fase II pode não ser apropriada para pacientes que tenham tido uma anestesia geral, porque os efeitos colaterais que são geralmente tratados em uma PACU de Fase I (incluindo náuseas, vômitos e dor) não são levados em consideração. Assim, no sistema de pontuação utilizado para *fast-tracking*, a escala de White e Song, a pontuação é semelhante a uma abordagem de alta médica da PACU modificada de Aldrete, exceto que são adicionados os critérios de dor e náuseas/vômitos (Tabela 2). Utilizando estes critérios, uma pontuação mínima de 12, sem pontuação de 0 em qualquer categoria, é necessária para um paciente a ser incluído no *fast-tracking* após a anestesia geral.

Tabela 2. A Escala de White e Song

Nível de consciência	Pontos
Consciente e orientado	2
Desperta com estimulação mínima	1
Responde apenas à estimulação tátil	0
Atividade física	
Capaz de mover todas as extremidades sob comando	2
Alguma fraqueza no movimento das extremidades	1
Incapaz de mover voluntariamente as extremidades	0
Estabilidade hemodinâmica	
Pressão arterial < 15% do valor da linha de base MAP	2
Pressão arterial 15% a 30% do valor da linha de base MAP	1
Pressão arterial > 30% abaixo do valor da linha de base MAP	0
Estabilidade respiratória	
Capaz de respirar profundamente	2
Taquipneia com boa tosse	1
Dispneia com tosse fraca	0
Estado da saturação de oxigênio	
Mantém o valor < 90% com ar atmosférico	2
Requer suplemento de oxigênio (cateter nasal)	1
Saturação < 90% com oxigênio suplementar	0
Avaliação da dor pós-operatória	
Nenhuma ou leve desconforto	2
Dor moderada a grave controlada com analgésicos por via intravenosa	1
Dor persistente grave	0
Sintomas eméticos pós-operatórios	
Nenhum ou náusea leve sem vômito ativo	2
Vômito ou ânsia transitórios	1
Náuseas e vômitos persistentes, de moderado a grave	0

Adaptada de Springman SR, ed. *Ambulatory Anesthesia: The Requisites in Anesthesiology*. Philadelphia, PA: Mosby Elsevier; 2006:110-111, com permissão.

LEITURA SUGERIDA

Aldrete JA. The post-anesthesia recovery score revisited. *J Clin Anesth*. 1995;7:89–91.

Springman SR, ed. *Ambulatory Anesthesia: The Requisites in Anesthesiology*. Philadelphia, PA: Mosby Elsevier; 2006:110–111.

White PF. Criteria for fast-tracking outpatients after ambulatory surgery. *J Clin Anesth*. 1999;11:78–79.

PALAVRAS-CHAVE

Dados Categóricos: Qui-Quadrado

SEÇÃO

Matemática, Estatística, Informática

Holly Barth
Editado por Raj K. Modak

PONTOS-CHAVE

1. O teste de qui-quadrado é um teste estatístico não paramétrico.
2. O teste de qui-quadrado é usado para comparar as taxas ou proporções, comumente utilizadas na análise genética mendeliana.
3. O teste de qui-quadrado determina se as frequências observadas são significativamente diferentes das frequências esperadas.

DISCUSSÃO

O teste de qui-quadrado é um teste estatístico não paramétrico. É utilizado na comparação de dados que é ordinal ou nominal, quando a distribuição dos dados é desconhecida e quando transformações aplicadas aos dados não conseguem normalizá-los. O teste de qui-quadrado pode ser usado em testes de uma amostra, duas amostras ou várias amostras. É usado para determinar se as frequências observadas são significativamente diferentes das frequências esperadas. O teste de qui-quadrado está testando a hipótese nula, que afirma que não existe diferença significativa entre o resultado esperado e o observado.

Para calcular o valor de qui-quadrado, é utilizada a seguinte fórmula:

$$\chi^2 = \sum \frac{(\text{observado} - \text{esperado})^2}{\text{esperado}},$$

onde o valor de qui-quadrado é a soma dos quadrados dos valores observados menos os valores esperados divididos pelos valores esperados.

A capacidade de aceitar ou rejeitar a hipótese nula é baseada em uma tabela de qui-quadrado, onde o valor de qui-quadrado calculado é comparado com valores de qui-quadrado crítico com base na probabilidade e no número de graus de liberdade no sistema. Se o valor calculado é **menor que** o valor crítico, então a hipótese nula é aceita e **nenhum significado** consta entre os valores. Se o valor de qui-quadrado calculado for **maior que** o valor crítico apresentado, então a hipótese nula é rejeitada e é observada uma diferença **significativa** entre os valores. Por convenção, um valor de probabilidade de 0,05 é usado como um nível de significância. É importante notar que o teste de qui-quadrado depende de que os valores esperados não sejam muito pequenos, e que o grau de liberdade possa ser avaliado corretamente. O teste requer uma grande quantidade de dados, mas quando é encontrado um resultado significativo, é provavelmente correto.

LEITURA SUGERIDA

Miller RD, ed. *Miller's Anesthesia*. 6th ed. Philadelphia, PA: Elsevier Churchill Livingstone; 2005:70.

PALAVRA-CHAVE	# Dano Cerebral: *Closed Claims*
SEÇÃO	Ciências Clínicas Genéricas: Procedimentos, Métodos, Técnicas de Anestesia

Neil Sinha

Editado por Ramachandran Ramani

PONTOS-CHAVE	1. O Projeto de Reivindicação Encerrada (*closed claim*) da American Society of Anesthesiologists (ASA) é um estudo de 8.594 reivindicações de seguros encerradas, resultante de complicação anestésica primária. 2. Dano cerebral permanente ou morte apareceu em 2.613 de 6.750 queixas entre 1975 e 2000. 3. Os principais mecanismos de lesão, resultando em danos cerebrais ou morte eram respiratórios e cardiovasculares.
DISCUSSÃO	O Projeto de Reivindicação Encerrada da ASA é um estudo de 8.594 reivindicações de seguros encerradas, resultante de complicação anestésica primária. São gerados resumos de casos a partir de cada queixa, incluindo informações demográficas de pacientes, estado físico ASA, procedimento cirúrgico, técnica anestésica, eventos levando a reivindicação, o tipo e a gravidade da lesão, o resultado do litígio e o potencial para evitar resultados adversos. Lesão dentária e reivindicações em que a sequência básica de eventos não pode ser construída são excluídas do banco de dados. O Projeto de Reivindicações Encerradas da ASA coleta dados continuamente. Dano cerebral permanente ou morte apareceu em 2.613 das 6.750 queixas entre 1975 e 2000. Reivindicações por danos cerebrais ou morte estavam em 56% em 1976; isso caiu para aproximadamente 1% ao ano até 2000, quando 27% das queixas totais eram por morte ou dano cerebral. Os principais mecanismos de lesão resultando em dano cerebral ou morte eram respiratórios e cardiovasculares (68% dos eventos de 1975 a 2000). As causas respiratórias foram subdivididas em intubação difícil (23% dos eventos respiratórios), ventilação e/ou oxigenação inadequada (22%), intubação esofágica (13%) e extubação precoce (12%). As causas cardiovasculares incluíam multifatorial (35%), embolia pulmonar (16%), fluido inadequado (14%), acidente vascular cerebral (13%), hemorragia (11%) e infarto do miocárdio (11%) (ver Tabela 1). A proporção das reivindicações por morte ou dano cerebral permanente diminuíram de 1975 até 2000. A hipótese é que o aumento no uso de SpO_2 e $ETCO_2$ e o aumento nas queixas sobre problemas "menores" têm causado o declínio constante, embora nenhuma causalidade tenha sido estabelecida até o momento.

Tabela 1. Eventos associados a morte e dano cerebral permanente, 1986 a 2000 ($n = 1.411$)

Eventos respiratórios prejudiciais	n	Total de eventos respiratórios (%)	Cuidados menos adequados, n (%)
Intubação difícil	115	23	58 (50)
Ventilação/oxigenação inadequada	111	22	82 (74)
Intubação esofágica	66	13	60 (91)
Extubação precoce	58	12	47 (81)
Aspiração	50	10	21 (42)
Obstrução das vias respiratórias	47	9	25 (53)
Outras causas respiratórias	56	11	29 (52)
Total	503	100	322 (64)*

Eventos cardiovasculares prejudiciais	n	Total de eventos cardiovasculares (%)	Cuidados menos adequados, n (%)
Multifatorial/diversos	154	35	28 (18)
Embolia pulmonar	70	16	10 (14)
Terapia de fluidos inadequada	63	14	48 (76)
Acidente vascular cerebral	58	13	14 (24)
Hemorragia	49	11	9 (18)
Infarto do miocárdio	48	11	23 (27)
Total	442	100	122 (28)*

Eventos relacionados com medicamentos prejudiciais	n	Total de eventos relacionados com a medicação (%)	Cuidados menos adequados, n (%)
Drogas/dose errada	68	55	52 (76)
Reação alérgica ou adversas à droga	51	41	12 (24)
Hipertermia maligna	5	4	4 (80)
Total	124	100	68 (55)

Eventos prejudiciais relacionados com o equipamento	n	Total de eventos relacionados com o equipamento (%)	Cuidados menos adequados, n (%)
Cateter central	54	60	22 (41)
Entrega de gás	16	18	13 (81)
Diversos/outros	20	22	10 (50)
Total	90	100	45 (50)

Eventos prejudiciais relacionados com o bloqueio	n	Total de eventos relacionados com o bloqueio (%)	Cuidados menos adequados, n (%)
Parada cardíaca	47	53	23 (49)
Espinal/epidural alta	19	22	12 (63)
Injeção intravenosa/absorção local	9	10	5 (56)
Outros	13	15	10 (77)
Total	88	100	50 (57)

*Diferença de $P < 0,01$ entre % cuidados menos adequados em eventos respiratórios *versus* eventos cardiovasculares (qui-quadrado).
Categorias diversas de eventos prejudiciais não são mostradas ($n = 164$).

LEITURA SUGERIDA

ASA Closed Claims Project. www.asaclosedclaims.org. Accessed November 14, 2010.
Cheney FW, Posner KL, Lee LA, *et al.* Trends in anesthesia-related death and brain damage: a closed claims analysis. *Anesthesiology.* 2006;105(6):1081-1086.

PALAVRA-CHAVE	**Definição de Constante de Tempo**
SEÇÃO	Farmacologia

Kimberly Slininger
Editado por Raj K. Modak

PONTOS-CHAVE

1. As constantes de tempo são usadas para ajudar na caracterização do crescimento exponencial ou do decaimento de um sistema.
2. A constante de tempo, ou constante da taxa de eliminação (K_e), é uma taxa constante de primeira ordem, que ajuda a descrever a eliminação de uma droga do corpo. Ela é uma constante geral que descreve a eliminação, que leva em consideração todos os fatores, incluindo o metabolismo e a excreção.
3. Cada composto tem o seu próprio K_e específico.
4. Considera-se geralmente que os sistemas estão em um estado estacionário, após cinco constantes de tempo terem decorrido.

DISCUSSÃO

As constantes de tempo são compostas de variáveis que afetam o crescimento ou decaimento de um sistema. Constantes da taxa de eliminação, ou constantes de tempo, são mais comumente referenciadas na anestesia em relação à farmacocinética e para se atingir o estado estacionário de uma droga. Este estado estacionário pode tanto atingir certo nível de uma droga no corpo ou a eliminação de uma droga. Em sistemas simples, o estado estacionário é considerado como tendo ocorrido após cinco constantes de tempo.

Em um sistema de primeira ordem, a constante de tempo é a quantidade de tempo para que a molécula alcance 63% da sua concentração-alvo. Para chegar a 95% do previsto, 3 constantes de tempo são necessárias, e para chegar a 100%, 5 constantes de tempo são necessárias.

A constante de tempo pode ser vista não só com a entrada de droga no corpo, mas também para coisas como o fluxo de gás de drogas por meio de um circuito de anestesia que chega ao paciente. A constante de tempo pode ser calculada pela seguinte fórmula:

$$K \text{ (constante de tempo)} = V/Cl$$

onde: Cl = liberação e V = volume de distribuição.

Da mesma forma, quando se discute os fluxos de gás, a k (constante de tempo) pode ser calculada com a seguinte fórmula:

volume do circuito em litros/quantidade de fluxo de gás fresco em litros por minuto.

A relação matemática, que determina a variação da concentração de uma molécula com o tempo, é representada por

$$y(t) = Ae^{(1-t/k)}$$

onde: k = constante de tempo, $y(t)$ = alteração na concentração da molécula, A = quantidade "inicial", e e = constante matemática.

Isso pode, então, ser extrapolado para determinadas substâncias/práticas. Por exemplo, esta equação governa a mudança no agente volátil quando transportado no fluxo de gás fresco:

$$Fi = F_{set} \, e^{(1-t/k)}$$

onde: Fi = concentração inspirada, F_{set} = concentração desejada, k = constante de tempo, e t = tempo.

Cada substância tem sua própria constante de tempo específica em determinados ambientes, o que se torna importante para a determinação da concentração da molécula em um paciente dentro de um determinado período de tempo.

LEITURA SUGERIDA

Barash PG, Cullen BF, Stoelting RK *et al.,* eds. *Clinical Anesthesia.* 6th ed. Philadelphia, PA: Lippincott Williams & Wilkins; 2009:144–146.

Mapleson WW. The theoretical ideal fresh-gas flow sequence at the start of low-flow anesthesia. *Anaesthesia* 1998;53:264–272.

Reese RL. *University Physics.* Pacific Grove, CA: Brooks/Cole; 2000:873.

Ritschel WA. *Handbook of Basic Pharmacokinetics.* 2nd ed. Washington, DC: Drug Intelligence Publications; 1980:413–426.

PALAVRA-CHAVE	# Derivações em Eletrocardiograma: Detecção de Onda P
SEÇÃO	Fisiologia

Sharif Al-Ruzzeh
Editado por Benjamin Sherman

PONTOS-CHAVE	1. Ondas P são traçados ECG que surgem a partir de contrações atriais esquerda e direita. 2. Alterações na morfologia da onda P podem indicar a presença de diversas patologias, como alargamento atrial direito, alargamento atrial esquerdo, *flutter*/fibrilação atrial etc. 3. A ideia de analisar as ondas P para diagnosticar doenças não é nova. Embora a abordagem padrão lide principalmente com a análise da duração ou da amplitude da onda P, há um crescente interesse no estudo de sua morfologia. 4. Análise detalhada da onda P de baixa tensão vai exigir uma configuração de *hardware* que possibilite a aquisição de sinal de alta qualidade com baixa interferência de ruído, em combinação com uma técnica de subtração de ECG. 5. A viabilidade do ECG de superfície para detectar a presença de um substrato eletrofisiológico anormal no miocárdio atrial, bem como para localizar os ritmos atriais ectópicos, será reforçada pelo uso de análise morfológica de onda P.
DISCUSSÃO	Ondas P são traçados ECG que surgem a partir de contrações atriais e são compostas por contrações atriais esquerda e direita. A primeira porção da onda P representa a despolarização do átrio direito, enquanto a última parte representa a despolarização do átrio esquerdo. A morfologia da onda P pode indicar diversas patologias dentro do coração, incluindo alargamento atrial direito e alargamento atrial esquerdo, o que pode ser sinal de várias patologias cardíacas. Alargamento atrial direito, indicado por um pico de onda P superior a 0,2 mV, pode ser um sinal de patologias cardíacas subjacentes, incluindo insuficiência tricúspide, comunicação interatrial ou hipertensão pulmonar. Alargamento atrial esquerdo, indicado pelo alargamento da onda P maior que 0,1 segundo, pode ser um sinal de patologia cardíaca subjacente, incluindo estenose mitral, regurgitação mitral e insuficiência aórtica. O problema da detenção da onda P e da classificação automática não é novo no processamento e na interpretação de ECG assistido por computador. As dificuldades na detecção automática da onda P são por causa das baixas amplitudes, das formas amplamente variáveis, da baixa relação sinal-ruído e dos complexos QRS adjacentes ou ondas T. Muitos métodos sofisticados têm sido propostos e investigados para detecção e classificação de onda P; no entanto, nenhum ainda alcançou precisão satisfatória. A ênfase da solução é direcionada para a detecção, localização e classificação das ondas P e, provavelmente, filtragem e quantificação adicionais para dar uma verdadeira representação da energia das ondas e as características de doenças específicas como sendo monofásica, em forma de M ou bifásica. O sucesso de qualquer sistema de detecção automática das ondas características do ECG baseia-se na localização dos limites da forma da onda, ou seja, o início e os deslocamentos de ondas P, QRS e T em sinais ECG generalizados de direcionamento único. É onde muitos algoritmos estão sendo desenvolvidos e testados para a precisão e o desempenho com sucesso de quase 98% em muitos casos. Os recentes avanços tecnológicos no processamento de ECG assistido por computador destinam-se a combinar as facilidades de diferentes campos de processamento de sinal, criando, assim, novas ferramentas para melhorar a precisão diagnóstica e diminuir o tempo de computação.

LEITURA SUGERIDA

Haberl R. *ECG Pocket.* Hermosa Beach, CA: Borm Bruckmeier Publishing LLC, 2007:31–33.
Stoelting R, Miller R. *Basics of Anesthesia.* 5th ed. Philadelphia, PA: Churchill Livingstone; 2007:305–306.
Sun Y, Chan K, Krishnan S. Characteristic wave detection in ECG signal using morphological transform. *BMC Cardiovasc Disord.* 2005;5:28. http://www.biomedcentral.com/content/pdf/1471-2261-5-28.pdf.
Thakor N, Zhu Y. Application of adaptive filtering to ECG analysis: noise cancellation and arrhythmia detection. *IEEE Trans Biomed Eng.* 1991;38(8):785–793.

PALAVRA-CHAVE	# Desconexão do Ventilador: Detecção
SEÇÃO	Propriedades Físicas, Monitoramento e Administração de Anestesia *Emilio Andrade* *Editado por Raj K. ModaK*
PONTOS-CHAVE	1. Um risco associado ao uso do ventilador na sala de cirurgia é a desconexão do ventilador, resultando na ventilação inadequada do paciente. 2. O local mais comum de desconexão do sistema de fornecimento de anestesia é o circuito de respiração, mais especificamente na peça Y. 3. Os três tipos mais comuns de monitores de desconexão são pressão, volume e monitores de dióxido de carbono expirado. 4. A utilização de um ou de todos estes alarmes não vai garantir a detecção. Em última análise, o anestesiologista deve permanecer vigilante e monitorar os sons de respiração e a elevação do tórax para detectar a desconexão do ventilador.
DISCUSSÃO	Vários riscos estão associados ao uso do ventilador na sala de cirurgia. Um desses problemas é a desconexão do ventilador, resultando em ventilação inadequada do paciente. A desconexão pode ser parcial ou completa. O local mais comum de desconexão do sistema de fornecimento de anestesia é o circuito de respiração, mais especificamente na peça Y. Vazamentos preexistentes também podem ocorrer em circuitos descartáveis que são comumente utilizados. Importantes dispositivos de detecção/alarmes foram criados para alertar o anestesista quando ocorre uma desconexão. Os três tipos mais comuns de monitores de desconexão são pressão, volume e monitores de dióxido de carbono expirado. Os monitores de pressão (pneumático ou eletrônico) medem a amplitude da pressão gerada pelo ventilador no circuito respiratório. A eficácia desses monitores depende da localização do sensor, do local de desconexão, das taxas de fluxo inspiratório, dos limites de alarme de pressão e da resistência do circuito. Alguns desses fatores dependem do tipo de ventilador a ser utilizado, tal como a localização do sensor. Os valores de alarme podem ser predefinidos ou ajustáveis. Se a pressão inspiratória de pico do circuito cair abaixo do limite definido, então o alarme soará. Se o limite do alarme for ajustável, ele deve ser definido dentro de 5 cm H_2O da pressão inspiratória de pico. Se ele for ajustado a menos do que este valor, então uma desconexão pode passar despercebida. Os monitores de volume respiratório podem também revelar-se úteis para a detecção de desconexões do ventilador. Estes tipos de monitores podem detectar o volume corrente exalado ou inalado, o volume minuto, ou uma combinação dos três. Novamente, o tipo de máquina ditará onde estes sensores estão localizados e o tipo de volume que está sendo monitorado. Limite superiores e inferiores apropriados de volume devem ser definidos com base no que está previsto para ser administrado ao paciente. Monitores de dióxido de carbono expirado são extremamente eficazes e rápidos para a detecção desconexões do ventilador. Os analisadores de dióxido de carbono usam a análise por infravermelho para detectar mudanças em cada respiração. Estes analisadores medem o CO_2 próximo da peça Y. Uma desconexão pode ter ocorrido se existe uma ausência aguda de CO_2 expirado ou alterações agudas na diferença entre as concentrações de dióxido de carbono expirado e inspirado. No entanto, a utilização de um ou de todos estes alarmes não vai garantir a detecção. Em última análise, o anestesiologista deve permanecer vigilante e monitorar os sons de respiração e a elevação do tórax para detectar a desconexão do ventilador.
LEITURA SUGERIDA	Barash PG, Cullen BF, Stoelting RK, *et al. Clinical Anesthesia*. 6th ed. Philadelphia, PA: Lippincott Williams & Wilkins; 2009:676–679. Lobato E, Gravenstein N, Kirby R. Anesthesia machine malfunction. In: *Complications in Anesthesiology*. 1st ed. Philadelphia, PA: Lippincott Williams & Wilkins; 2008:811. Petty C. Safety features of the anesthesia machine. In: *The Anesthesia Machine*. Philadelphia, PA: Churchill Livingstone; 1987:187–192.

PALAVRA-CHAVE	# Descontinuação da TPN: Hipoglicemia e Sinais Clínicos
SEÇÃO	Subespecialidades: Cuidados Intensivos

Jammie Ferrara e Kevan Stanton
Editado por Hossam Tantawy

PONTOS-CHAVE

1. A nutrição parenteral total (TPN) fornece suporte nutricional em pacientes nos quais a alimentação entérica é contraindicada ou a absorção através do trato gastrointestinal (GI) é inadequada.
2. As fórmulas de TPN são soluções hiperosmolares de aminoácidos, glicose e lipídios e geralmente requerem administração por cateteres venosos centrais.
3. A cessação abrupta da TPN pode resultar em hipoglicemia secundária ao aumento das concentrações endógenas de insulina na circulação.
4. Ao se suspender ou diminuir a TPN, os níveis de glicose no sangue devem ser medidos com frequência até que se estabilizem e devem ser mantidos em 100 a 150 mg por dL.
5. Se a TPN é continuada durante um anestésico, pode haver hiperglicemia porque a resposta neuroendócrina de estresse à cirurgia normalmente agrava a intolerância à glicose e pode levar a acidose não cetótica hiperosmolar.

DISCUSSÃO

A TPN é utilizada quando o trato GI é uma via contraindicada ou inadequada para suporte nutricional. A TPN é uma solução hiperosmolar que consiste de aminoácidos, glicose e lípidos, tipicamente administrada centralmente; a administração periférica pode irritar as veias e produzir tromboflebite.

Os efeitos adversos da TPN incluem hiperglicemia, hipoglicemia, sobrecarga de líquidos, aumento da produção de dióxido de carbono, sepse relacionada com cateter, distúrbios eletrolíticos, disfunção hepática, disfunção renal e trombose de veias centrais (ver Tabela 1). Pacientes em TPN devem passar por uma avaliação pré-operatória cuidadosa, uma vez que desequilíbrios eletrolíticos e outras anormalidades metabólicas são comuns e podem necessitar de correção antes de ir para a sala de operações. Por exemplo, a hipofosfatemia é frequentemente observada em pacientes em TPN e pode agravar a fraqueza muscular pós-operatória e insuficiência respiratória. Além disso, o plano em relação à suspensão contra a diminuição contra a continuação intraoperatória da TPN (ou substituição com dextrose a 10%) deve ser anotado. A cessação abrupta da TPN pode resultar em hipoglicemia secundária ao aumento das concentrações endógenas de insulina na circulação.

Os níveis de glicose no sangue devem ser medidos com frequência no intraoperatório até que se estabilizem e devem ser mantidos em 100 a 150 mg por dL.

Tabela 1. Efeitos adversos da TPN

Hiperglicemia
Hipoglicemia
Sobrecarga de líquidos
Aumento da produção de dióxido de carbono
Sepse relacionada com o cateter
Distúrbios eletrolíticos
    Hipocalemia
    Hipocalcemia
    Hipofosfatemia
    Hipomagnesemia
Disfunção hepática
Disfunção renal
Trombose de veias centrais

Em contraste, em pacientes com níveis basais de intolerância à glicose, a resposta neuroendócrina ao estresse cirúrgico pode exacerbar ainda mais a resistência à insulina. Em tais pacientes, a continuação da TPN no intraoperatório pode causar hiperglicemia significativa. Para prevenir a acidose não cetótica hiperosmolar induzida pela hiperglicemia, recomenda-se diminuir a taxa de infusão da TPN antes da indução. É igualmente apropriado diminuir a taxa de infusão intravenosa de fluidos de manutenção para minimizar o risco de insuficiência cardíaca congestiva secundária à sobrecarga de líquidos.

A seguir estão as estratégias para reduzir o risco de hipoglicemia decorrente da cessação da TPN:

1. Evitar o excesso alimentar. Não exceder as necessidades calóricas diárias com a administração da TPN.
2. Uso de formulações de TPN com menores níveis de glicose: os índices de lipídios (70:30 a 50:50) reduzem a incidência de hipoglicemia após a interrupção abrupta da TPN.
3. Uma abordagem conservadora para a cessação da TPN é diminuir a taxa de administração da TPN na noite anterior à cirurgia, se for planejado interromper a infusão no dia da cirurgia.
4. TPN também pode ser substituída com glicose a 10% e diminuída gradualmente enquanto se monitora os níveis de glicose no sangue de perto.
5. Ao cessar a TPN, qualquer infusão de insulina também deve ser interrompida.
6. Idealmente, a formulação da TPN deve ser continuada na taxa original durante a cirurgia e a glicemia monitorada de perto.

LEITURA SUGERIDA

Barash PG, Cullen BF, Stoelting RK *et al.,* eds. *Clinical Anesthesia*. 6th ed. Philadelphia, PA: Lippincott Williams & Wilkins; 2009:1462.

Miller RD, Eriksson LI, Fleisher LA, *et al. Miller's Anesthesia*. 7th ed. Philadelphia, PA: Churchill Livingstone; 2010:1078, 2949.

Morgan GE, Mikhail MS, Murray MJ. *Clinical Anesthesiology*. 4th ed. New York, NY: McGraw Hill; 2006:1060–1062.

Stoelting RK, Miller RD. *Basics of Anesthesia*. 5th ed. Philadelphia, PA: Elsevier; 2007:450.

PALAVRA-CHAVE

Desencadeadores de Broncospasmo: Tubo Endotraqueal (ETT)

SEÇÃO

Clínica Baseada em Órgão: Sistema Respiratório

Kellie Park
Editado por Shamsuddin Akhtar

PONTOS-CHAVE

1. Broncospasmo ocorre comumente em indivíduos com vias respiratórias reativas.
2. Colocação do tubo endotraqueal (ETT) provoca broncospasmo secundário à estimulação vagal.
3. Chiado no peito pode ser verificado com broncospasmo, embora em casos graves possa aparecer sem chiado.
4. O principal tratamento do broncospasmo é o albuterol através do ETT ou, em casos graves, adrenalina intravenosa pode ser usada.

DISCUSSÃO

Broncospasmo ocorre mais comumente em pacientes com doença reativa das vias respiratórias, como em indivíduos com asma. Esses pacientes são mais propensos a broncospasmo do que indivíduos normais. Existem muitas causas para a reatividade aumentada das vias respiratórias (neurais, humorais e inflamatórias). Estimulação parassimpática provoca broncospasmo, e alguns pacientes são predispostos ao broncospasmo porque têm vias respiratórias hiper-reativas, provavelmente causado pelo tônus parassimpático aumentado. Broncospasmo na colocação de um ETT é provavelmente secundário à estimulação vagal. A estimulação do vago, que inerva das vias respiratórias, provoca constrição dos bronquíolos, por meio da liberação de acetilcolina, que estimula os receptores muscarínicos (m_3).

Com broncospasmo, aumenta a pressão das vias respiratórias e ocorre aprisionamento de ar. Posteriormente, há um aumento no volume residual. Pode haver chiado inspiratório ou expiratório na ausculta. No entanto, se o broncospasmo é grave, sibilos podem não ser identificados se a circulação de ar não puder ocorrer.

Tratamento para broncospasmo em casos agudos inclui agonistas beta-2, incluindo o albuterol, que pode ser administrado através do ETT. Adrenalina também pode ser administrada em casos graves. Glicocorticoides podem ter um pequeno efeito nos casos agudos, diminuindo a inflamação, mas provavelmente os efeitos não são totalmente obtidos até horas após a administração. Anticolinérgicos, como ipratrópio, também podem ser administrados através do ETT.

Prevenção do broncospasmo é fundamental. Uso do propofol ou etomidato é preferencial. Cetamina pode ser utilizada em pacientes selecionados por causa de sua propensão a broncodilatação. No entanto, efeitos colaterais, incluindo baixo limiar de convulsão e delírio devem ser considerados. Antes da intubação, administração de lidocaína intravenosa ou inalada pode reduzir a incidência de broncospasmo. Aprofundamento da anestesia com sevoflurano antes da intubação também pode ser desejável, já que anestesia leve pode levar a broncospasmo. Desflurano é evitado, pois é irritante para as vias respiratórias.

LEITURA SUGERIDA

Hurford WE. The bronchospastic patient. *Int Anesthesiol Clin.* 2000;38(1):77–90.
Morgan GE, Mikhail MS, Murray MJ. *Clinical Anesthesiology.* 4th ed. New York, NY: Lange/McGraw-Hill; 2006:573–576.
Stauffer JL, Olson DE, Petty TL. Complications and consequences of endotracheal intubation and tracheotomy. A prospective study of 150 critically ill adult patients. *Am J Med.* 1981;70(1):65–76.

PALAVRA-CHAVE	**Desfibrilador Cardíaco Implantável: Intervenções**
SEÇÃO	Clínica Baseada em Órgão: Cardiovascular

Dan Froicu
Editado por Qingbing Zhu

PONTOS-CHAVE

1. Envolver os cardiologistas consultores para manejo perioperatório do desfibrilador cardíaco implantável (ICD) e para recomendações cirúrgicas.
2. Dispositivo de interrogação pré- e pós-operatória pode ser justificado para confirmar a função do ICD.
3. Sugerir o uso de cautério bipolar e posicionamento corretivo de dispositivos com ruído de radiofrequência.
4. Monitorar paciente intra e pós-operatório para ritmo e taxas de mudanças, e comunicar eventos cardíacos que ocorrem durante a cirurgia.
5. Boa comunicação com a equipe cirúrgica é fundamental para minimizar o impacto da interferência intraoperatória eletromagnética e de radiofrequência.
6. Restaurar as funções antitaquiarritmia do ICD, logo que possível. Ter disponível um desfibrilador-cardioversor externo (ECD) até que a função do dispositivo esteja totalmente restaurada.

DISCUSSÃO

Ocasionalmente, os pacientes com ICDs necessitam de intervenções cirúrgicas semelhantes a outros pacientes. Um histórico e exame focados são obrigatórios no pré-operatório. O histórico deve obter o tipo de ICD, o fabricante, a última consulta cardiológica e as informações disponíveis a partir da interrogação sobre o dispositivo e as recomendações para a cirurgia. Se interferência eletromagnética é esperada durante o procedimento, as funções antitaquiarritmia devem ser suspensas. O uso de cautério bipolar, sempre que possível, deve ser aconselhado. Um desfibrilador-cardioversor externo (ECD) deve estar disponível na sala de cirurgia.

No intraoperatório, as seguintes intervenções são aconselhadas: dar continuidade às normas da ASA no monitoramento e uso de cautério bipolar e bisturi ultrassônico. A cauterização deve ser usada com pequenas rajadas, no menor nível de energia aceitável. Se a ablação por cateter de radiofrequência for concluída, o caminho da corrente da radiofrequência deve ser o mais distante possível do ICD.

Se uma desfibrilação de emergência é necessária no intraoperatório, todas as interferências devem ser interrompidas. Se o ICD foi desativado com um ímã, este deve ser removido para permitir que a unidade funcione adequadamente. Se o ICD é desativado por programação, deve ser imediatamente reprogramado. Em qualquer uma dessas duas situações (ICD desativado por ímã ou por programação), ECD deve estar disponível e pronto para funcionar na Sala de Cirurgia (OR), no caso de uma restauração pontual da função de dispositivo não ser possível. As pás do desfibrilador externo devem estar o mais distante possível do ICD; as pás devem estar perpendiculares ao eixo/plano do ICD.

No pós-operatório, o paciente deve continuar a ter a frequência e o ritmo cardíacos monitorados; um desfibrilador diferente (não o ICD do paciente) deve estar disponível no quarto do paciente em todos os momentos. O ICD do paciente deve ser examinado por um cardiologista, quando necessário, e as funções antitaquiarritmia devem ser restabelecidas o mais rapidamente possível. Uma consulta de cardiologia/eletrofisiologia pós-operatória deve ser agendada.

LEITURA SUGERIDA

Barash PG, Cullen BF, Stoelting RK *et al.*, eds. *Clinical Anesthesia*. 6th ed. Philadelphia, PA: Lippincott Williams & Wilkins; 2009:1546–1547.

PALAVRA-CHAVE

SEÇÃO

Designação de Marca-Passos

Clínica Baseada em Órgão: Cardiovascular

Roberto Rappa
Editado por Qingbing Zhu

PONTOS-CHAVE

1. Os marca-passos são categorizados por um código de cinco letras (o código NBG de identificação de Marca-passos).
2. O código de cinco letras descreve a(s) câmara(s) cardíaca(s) estimulada(s), sentida(s), a sua resposta à sensibilidade, a sua programação, e as suas funções de arritmia.
3. Os marca-passos podem estimular o átrio, o ventrículo, ou ambos (marca-passos de dupla câmara).
4. Os marca-passos podem ser programados em um de três modos de estimulação: estimulação assíncrona, estimulação de demanda de câmara única ou estimulação de demanda sequencial de dupla câmara atrioventricular (AV).

DISCUSSÃO

Os marca-passos são categorizados por um código de cinco letras que é estabelecido pela *North American Society of Pacing and Electrophysiology* (NASPE) [também conhecida como *a Heart Rhythm Society*] e o *British Pacing and Electrophysiology Group* (BPEG). Esta designação de cinco letras também é chamada de código NBG de identificação de marca-passos. Ele descreve a(s) câmara(s) cardíaca(s) estimulada(s), sentida(s), a sua resposta à sensibilidade, a sua programação e as suas funções de arritmia. Para simplificar, não vamos discutir as duas últimas letras do código.

Uma compreensão geral dos modos do marca-passo e seus códigos de identificação associados é essencial na gestão perioperatória de pacientes com dispositivos cardíacos artificiais. A seguir forneceremos uma breve descrição da funcionalidade dos marca-passos e das suas opções de estimulação.

Os marca-passos modernos têm uma variedade de complexos algoritmos de estimulação. Eles também variam de acordo com a sua colocação, localização e funcionalidade dos seus eletrodos de estimulação. Felizmente, a compreensão de vários conceitos simples pode nos facilitar muito a vida. O primeiro passo é identificar a(s) câmara(s) que é/são estimulada(s). Os marca-passos (e seus eletrodos associados) podem estimular o átrio, o ventrículo, ou ambos (marca-passos de dupla câmara). Esta distinção é, de fato, a primeira letra do código NBG. Existem apenas quatro opções de primeira letra: 0 (nenhum/sem estimulação), A (marca-passo de estimulação atrial), V (marca-passo de estimulação ventricular) ou D (marca-passo de dupla câmara).

As próximas duas letras do código NBG são projetadas para descrever como o marca-passo sente e responde à(s) diferente(s) câmara(s) cardíaca(s) que é/são estimulada(s). Em geral, os marca-passos podem ser programados apenas em um de três modos de estimulação: estimulação assíncrona, estimulação de demanda de câmara única, ou estimulação de demanda sequencial AV de dupla câmara. Na função modo de estimulação assíncrona, o marca-passo estimula o átrio, o ventrículo, ou ambas as câmaras, a uma taxa pré-fixada. Se o paciente consegue produzir um batimento cardíaco intrínseco, o marca-passo ainda vai funcionar a uma taxa pré-definida. O perigo deste modo é evidente quando um "pico" de estimulação acontece durante o período de repolarização ventricular espontânea normal de um paciente. Se isso ocorrer, um possível fenômeno "R em T" poderia induzir um ritmo ventricular de fibrilação.

O recurso estímulo de demanda de câmara única em marca-passos é análogo a um modo de *backup*. Neste tipo de estimulação, o marca-passo é projetado para estimular o átrio ou o ventrículo de acordo com uma determinada taxa fixa predefinida. Se a atividade elétrica espontânea do paciente e frequência cardíaca (HR) estão acima do nível preestabelecido, o marca-passo pode sentir essa atividade intrínseca (segunda letra do identificador NBG) e escolher inibir uma maior estimulação (terceira letra do identificador NBG).

Se o ritmo espontâneo do paciente é "sentido" como estando abaixo do nível preestabelecido, o marca-passo irá gerar um aumento de estimulação para estimular a câmara cardíaca designada em sua taxa programada. Como resultado, você tem um mecanismo programável à prova de falhas, onde o paciente pode ser automaticamente estimulado no cenário de uma HR espontânea inadequada.

Dispositivos de marca-passo sequencial AV de dupla câmara permitem que o marca-passo sinta e iniba ambas as câmaras cardíacas de acordo com um período mínimo predefinido de estimulação. Este modo de estimulação, adicionalmente, tem um intervalo de espera PR obrigatório que é pré-programado. Este recurso sentirá a atividade ventricular intrínseca só depois de um período de espera obrigatório. Se não se detectar a atividade elétrica ventricular espontânea após a espera PR designada, ele estimulará o ventrículo. Por exemplo, vamos considerar um marca-passo de dupla câmara programado com uma taxa de 60 batimentos por minuto (bpm) e um intervalo de espera PR de 150 milissegundos. Se o ritmo sinusal intrínseco do paciente cai abaixo dos 60 bpm obrigatórios, o marca-passo será, então, acionado para estimular o átrio. O dispositivo, então, esperará 150 milissegundos para sentir a atividade ventricular intrínseca. Se ele não sentir tal atividade, ele será igualmente acionado para estimular o ventrículo.

LEITURA SUGERIDA

Barash PG, Cullen BF, Stoelting RK, *et al.*, eds. *Clinical Anesthesia*. 6th ed. Philadelphia, PA: Lippincott Williams & Wilkins; 2009:1586–1587.

Cheng A, Yao F. Pacemakers and implantable cardioverter-defibrillators. In: Yao FF, Fontes ML, Malhotra V, eds. *Yao and Artusio's Anesthesiology: Problem Oriented Patient Management*. 6th ed. Philadelphia, PA: Lippincott Williams & Wilkins; 2008:229–251.

Morgan GE, Mikhail MS, Murray MJ, eds. *Clinical Anesthesiology*. 4th ed. New York, NY: Lange Medical Books/McGraw-Hill; 2005:487–488.

PALAVRA-CHAVE	**Desmopressina para Doença de Von Willebrand**
SEÇÃO	Clínica Baseada em Órgão: Hematologia

Jammie Ferrara
Editado por Qingbing Zhu

PONTOS-CHAVE

1. Doença de Von Willebrand (vWD) é um distúrbio hemorrágico, caracterizado pela quantidade anormal ou insuficiente de fator de Von Willebrand (vWF), uma proteína importante na coagulação e na hemostasia primária.
2. Desmopressina é o tratamento de primeira linha para a maioria dos pacientes com vWD.
3. Desmopressina aumenta os níveis de vWF e do fator VIII.
4. Desmopressina é contraindicada em pacientes com vWD tipo IIb, como é conhecida, por causar trombocitopenia acentuada.
5. Uma limitação significativa da desmopressina é taquifilaxia subsequente, que pode ser vista após vários dias de administração, secundária a diminuição do fator VIII e vWF.

DISCUSSÃO

A vWD é o distúrbio hemorrágico hereditário mais comum, ocorrendo em aproximadamente 1% da população geral. vWF é uma proteína sintetizada pelas células endoteliais, pelas plaquetas e pelos megacariócitos, e é importante na coagulação e na hemostasia primária. vWD é caracterizada pelo vWF anormal ou vWF normal em quantidade reduzida, Tabela 1.

Tabela 1. Resumo da vWD

Tipo	Defeito	Incidência	Apresentação	Efeito da desmopressina
I	Quantitativo	70%-80%	Anomalias hemorrágicas da hemostasia primária	Tratamento
IIa	Qualitativo	20%-30%	IIb – agregação anormal de plaquetas e trombocitopenia	IIa – ineficaz
IIb			IIn – atividade normal das plaquetas; no entanto, diminuiu a atividade do fator coagulante VIII (frequentemente diagnosticada como hemofilia A)	IIb – trombocitopenia
IIm				IIn – tratamento
IIn				
III	Ausência completa	Muito rara	Anomalia grave da hemostasia primária e da coagulação	Ineficaz

A desmopressina é um análogo exógeno do hormônio antidiurético endógeno (ADH). Atua nos receptores V_2, que causam a conservação de água e a liberação dos fatores de coagulação do sangue como o fator VIII e o vWF. Com elevação do vWF, a desmopressina encurta o tempo de hemorragia. A desmopressina é a terapia de primeira linha para a maioria dos pacientes com vWD tipo I e em alguns com vWD tipo IIn. No entanto, a desmopressina geralmente é ineficaz em pacientes com os tipos IIa, IIb e III. A desmopressina provoca trombocitopenia em indivíduos com vWD tipo IIb e, portanto, é contraindicada nesses pacientes.

Uma dose-teste de desmopressina em *spray* nasal deve ser dada aos pacientes com vWD tipo I, uma a duas semanas antes de cirurgia eletiva, para avaliar o aumento do fator VIII ou do vWF. Administrada por via intravenosa, a desmopressina aumentará o fator VIII e o vWF por mais de 6 horas, e deve ser administrada em intervalos de 12 a 24 horas, dependendo da resposta clínica e da gravidade da hemorragia. Uma limitação significativa da desmopressina é taquifilaxia secundária ao esgotamento de fator VIII e vWF, o que pode ser visto após vários dias de administração. A utilidade da desmopressina para preparação pré-operatória, sangramento pós-operatório, sangramento menstrual excessivo e situações de emergência, portanto, é limitada.

Um importante efeito adverso, mediado pelo receptor V_2, é a intoxicação por água.

LEITURA SUGERIDA

Barash PG, Cullen BF, Stoelting RK *et al.*, eds. *Clinical Anesthesia*. 6th ed. Philadelphia, PA: Lippincott Williams & Wilkins; 2009:397–398.

Brunton LL, Lazo JS, Parker KL, eds. *Goodman and Gilman's The Pharmacological Basis of Therapeutics*. 11th ed. New York, NY: McGraw-Hill; 2005:785–878.

PALAVRA-CHAVE	# Determinantes do Índice de Oferta de Oxigênio
SEÇÃO	Fisiologia

Archer Martin
Editado por Ala Haddadin

PONTOS-CHAVE

1. O índice de oferta de oxigênio, ou DO2I, é uma equação que calcula a quantidade de oxigênio a ser fornecido aos tecidos do corpo.
2. O DO2I pode ser calculado pela seguinte equação: DO2I (mL/min/m$_2$) = IC × CCaO$_2$, onde CI = índice cardíaco, CCaO$_2$ = capacidade de transporte de oxigênio do sangue arterial.

DISCUSSÃO

O índice de oferta de oxigênio é uma equação que calcula a quantidade de oxigênio a ser fornecido ao corpo. O índice cardíaco é calculado multiplicando-se a frequência cardíaca pelo volume sistólico e dividindo pela área de superfície do corpo.

A capacidade de transporte de oxigênio do sangue arterial iguala-se aos componentes de oxigênio ligado e oxigênio dissolvido. Os determinantes da equação incluem a concentração de hemoglobina, saturação arterial de oxigênio e concentração de oxigênio dissolvido. A concentração de hemoglobina e saturação de oxigênio arterial podem ser medidas por gasometria direta e oximetria de pulso, respectivamente.

Como o componente ligado da capacidade de transporte do oxigênio é significativamente maior do que o componente dissolvido, a maioria dos médicos ignora o componente dissolvido no cálculo do DO2I. A importância do oxigênio suplementar é mais bem demonstrada durante condições de anemia em que a porcentagem relativa da contribuição do componente de oxigênio dissolvido é menos que trivial.

LEITURA SUGERIDA

Miller RD, Eriksson LI, Fleisher LA *et al.*, eds. Postoperative intravascular fluid therapy. In: *Miller's Anesthesia*. 7th ed. Philadelphia, PA: Churchill Livingstone; 2009:2796.

PALAVRA-CHAVE	**Diabetes Insípida: Cirurgia Intracraniana**
SEÇÃO	Clínica Baseada em Órgão: Neurológica e Neuromuscular

Gabriel Jacobs

Editado por Ramachandran Ramani

PONTOS-CHAVE

1. Trauma e neurocirurgia são as causas mais comuns de *diabetes insípida* (DI) central.
2. Edema e inflamação do hipotálamo ou da hipófise posterior é o mecanismo primário pelo qual a DI perioperatória se desenvolve.
3. Pacientes com suspeita de DI perioperatória devem ser monitorados de perto para distúrbios de eletrólitos (hipernatremia) e hipovolemia (hipotensão, taquicardia).
4. Administração adequada de fluidos e a reposição hormonal são os pilares do tratamento de DI.

DISCUSSÃO

Trauma e neurocirurgia são as causas mais comuns de DI central. Doze por cento dos pacientes de neurocirurgia podem vivenciar DI pós-operatória transitória, mais de 3% dos casos se torna permanente. Morte cerebral e lesões no nível do hipotálamo e da haste da hipófise também podem ser causas de DI.

Fisiopatologia

DI é causada por uma lesão da neuro-hipófise. O hipotálamo é o ponto de produção e armazenamento do hormônio antidiurético (ADH), e o hormônio é liberado pela hipófise posterior. DI pós-cirúrgica é causada por inflamação e edema no hipotálamo ou na hipófise posterior.

Às vezes, DI pós-cirúrgica pode ser observada em três fases distintas:

1. *Fase poliúrica* – pode começar dentro das primeiras 24 horas e durar vários dias. Isso ocorre por causa da disfunção hipotalâmica aguda e da perda de produção de ADH.
2. *Fase antidiurética* – pode começar em 6 a 11 dias de pós-operatório. Essa fase envolve a liberação de ADH armazenado a partir de células que estão morrendo na hipófise posterior. O paciente pode ter retenção excessiva de líquido e pode assemelhar-se clinicamente à SIADH (síndrome de secreção inadequada de hormônio antidiurético).
3. *DI permanente* – essa fase depende da extensão do dano feito no hipotálamo.

Sinais clínicos de DI

Em pacientes propensos a DI, é muito importante observá-los de perto no início do período pós-operatório. Os pacientes podem desenvolver distúrbios graves de eletrólitos. Em virtude da natureza da doença neurocirúrgica em andamento, alguns pacientes podem ter cognição prejudicada e, assim, eles podem não ser capazes de compensar a perda de água livre que experimentam por causa da DI. Como resultado da perda de água livre, os pacientes podem desenvolver hipotensão pós-operatória, taquicardia, hipernatremia e alto débito de urina diluída, sem glicosúria. Polidipsia é vista em pacientes com cognição adequada.

Tratamento

Reposição de líquidos

Alguns pacientes podem ser capazes de compensar as perdas de água livre pela reposição de fluidos orais, embora muitos pacientes neurocirúrgicos devam ser tratados com substituição cuidadosa de fluido intravenoso (IV). Dois aspectos devem ser considerados no que diz respeito à reposição de fluidos em DI—débito urinário e hipernatremia.

Reposição do déficit de volume de líquido deve ser ajustada a três quartos da perda de urina uma hora antes. Geralmente, é usada meia solução salina normal. Fluidos contendo dextrose devem ser usados com cautela, já que alto volume de glicose contido nesses líquidos pode levar à hiperglicemia e diurese osmótica. Para corrigir a hipernatremia até um nível normal de 140, deve-se repor o déficit de água livre, que pode ser calculado a partir da seguinte equação:

$$\text{Déficit de água livre} = 0{,}5 \times \text{Peso do corpo (kg)} \times [(\text{Sódio sérico} - 140)/140]$$

Quando se corrige a hipernatremia, os níveis de sódio devem ser monitorados de perto. Correções rápidas podem ser deletérias (mielose pontina central).

Reposição hormonal

Desmopressina intranasal pode ser usada em casos onde a saída de urina se torna maior que 300 mL por hora. Desmopressina é dosada e titulada em incrementos de 5 a 10 μg para o efeito desejado. Reposição de ADH pode ser administrada por via intramuscular. Uma vez iniciada a reposição hormonal, a osmolaridade da urina vai aumentar. Pacientes que têm DI conhecida podem ser tratados no intraoperatório com ADH IV a uma taxa de 100 a 200 mU por hora com infusão simultânea de solução isotônica.

LEITURA SUGERIDA

Barash PG, Cullen BF, Stoelting RK, eds. *Clinical Anesthesia*. 6th ed. Philadelphia, PA: Wolters Kluwer Lippincott Williams & Wilkins; 2009:1301–1302.

Morgan GE Jr, Mikhail MS, Murray MJ. *Lange Clinical Anesthesiology*. 4th ed. New York, NY: Lange Medical Books/McGraw-Hill; 670.

Williams MV, Flanders SA, Whitcomb WF, eds. *Comprehensive Hospital Medicine*. 1st ed. Philadelphia, PA: Saunders, 2007: Chapter 65.

PALAVRA-CHAVE	**Diabetes Insípida: Tratamento com Vasopressina**
SEÇÃO	Clínica Baseada em Órgão: Endocrinologia/Metabolismo

Roberto Rappa
Editado por Ala Haddadin

PONTOS-CHAVE

1. Diabetes insípida (*diabetes insípidus*) é uma condição clínica caracterizada por uma incapacidade de concentrar a urina.
2. A diabetes insípida pode ser central (secreção inadequada do hormônio antidiurético [ADH]) ou nefrogênica (diminuição da capacidade de resposta dos túbulos renais ao ADH).
3. O tratamento de escolha para a diabetes insípida central é a vasopressina ou o seu derivado sintético, a desmopressina.
4. A terapia com vasopressina no perioperatório não é indicada até que a osmolaridade do plasma suba acima de 290 mOsm por L.

DISCUSSÃO

Diabetes insípida é uma condição clínica caracterizada por uma incapacidade de concentrar a urina. Ela pode resultar tanto da secreção inadequada de ADH (diabetes insípida central), ou falha dos túbulos renais em responder adequadamente à circulação de ADH (diabetes insípida nefrogênica). Os sinais e sintomas incluem a produção de grandes quantidades de urina diluída, muitas vezes superior a 6 L por dia e polidipsia. Sem um mecanismo de sede intacto, os pacientes podem rapidamente tornar-se gravemente desidratados e demonstrar sinais/sintomas de hipovolemia grave (tonturas, taquicardia, hipotensão ortostática, membranas mucosas secas etc.). Os pacientes, muitas vezes, desenvolvem hipernatremia hipovolêmica, já que frequentemente as perdas de água livre ultrapassam o consumo diário.

A vasopressina, também conhecida como arginina-vasopressina (AVP), argipressina ou ADH, é o tratamento de escolha para a diabetes insípida central aguda. Ela é um hormônio peptídico endógeno, que é inicialmente sintetizado como um precursor de pré-pró-hormônio no hipotálamo, e armazenado em vesículas na glândula hipófise posterior. Ela é segregada diretamente na corrente sanguínea em resposta a uma redução do volume do plasma circulante e a um aumento da osmolaridade do plasma. Também está comercialmente disponível (nome comercial Pitressina) como uma solução aquosa estéril de vasopressina sintética. Ela é padronizada para conter 20 unidades por mL de vasoconstritor.

O tratamento para a diabetes insípida central inclui a administração de vasopressina ou o seu derivado sintético de longa ação, a desmopressina. A vasopressina pode ser administrada como uma preparação aquosa com um *bolus* intravenoso de 100 mU, seguida por uma infusão constante de 100 a 200 mU por hora, juntamente com uma solução cristaloide isotônica. Alternativamente, ela pode ser administrada como um tanato em óleo por via intramuscular.

O derivado sintético, desmopressina (DDAVP), pode ser administrado por via intranasal, por via oral ou parentérica. Ele tem uma duração prolongada de atividade antidiurética (12 a 24 horas) e está associado a uma atividade vasoconstritora marcadamente reduzida. Ele demonstra uma atividade antidiurética 2.000 vezes mais específica do que o seu primo que ocorre naturalmente, o L-AVP.

Quando se faz o tratamento de pacientes com vasopressina ou desmopressina, a osmolaridade do plasma deve ser medida de forma rotineira. É aconselhável medir a osmolaridade do plasma a cada hora no intraoperatório e imediatamente no pós-operatório. As dosagens requerem uma titulação cuidadosa, já que há uma variabilidade considerável entre os pacientes. Parâmetros de titulação úteis incluem a produção de urina e a avaliação de rotina da osmolaridade do plasma.

A terapia de reposição de vasopressina deve ser considerada apenas para aqueles pacientes com diabetes insípida completa. Em pacientes com deficiência parcial da produção de ADH, os gatilhos não osmóticos (p. ex., depleção de volume) em conjunto com a estimulação cirúrgica são suficientes para promover a liberação adequada de ADH endógeno no período perioperatório. De fato, a terapia com vasopressina no perioperatório não é indicada até que a osmolaridade do plasma suba acima de 290 mOsm por L.

LEITURA SUGERIDA

Barash PG, Cullen BF, Stoelting RK *et al.,* eds. *Clinical Anesthesia*, 6th ed. Philadelphia, PA: Lippincott Williams & Wilkins; 2009:1019–1020.

Roizen MF, Fleisher LA. Anesthetic implications of concurrent diseases. In: Miller RD, Eriksson LI, Fleisher LA *et al.,* eds. *Miller's Anesthesia*. 7th ed. Philadelphia, PA: Churchill Livingstone; 2009.

Kronenberg HM, Melmed S, Polonsky KS *et al.,* eds. *Williams Textbook of Endocrinology.* 11th ed. Philadelphia, PA: Saunders Elsevier; 2008.

PALAVRA-CHAVE	**Diagnóstico da Insuficiência do LV/Tratamento Pós-CPB**

SEÇÃO Clínica Baseada em Órgão: Cardiovascular

Chi Wong
Editado por Benjamin Sherman

PONTOS-CHAVE

1. O diagnóstico diferencial da insuficiência do ventrículo esquerdo (LV) pós-circulação extracorpórea (pós-CPB) inclui pré-carga inadequada, isquemia, disfunção valvular, problemas pulmonares, anomalias metabólicas, lesão de reperfusão e insuficiência preexistente do LV.
2. A insuficiência do LV é diagnosticada pela incapacidade de retirar-se a CPB, com débito cardíaco (CO) persistentemente baixo, sinais de isquemia do miocárdio no ECG e arritmias cardíacas.
3. Os tratamentos incluem corrigir o distúrbio subjacente e fornecer apoio com inotrópicos, inodilatadores, vasopressores e/ou uso de um dispositivo mecânico de suporte.

DISCUSSÃO

O diagnóstico diferencial da insuficiência do LV pós-CPB inclui pré-carga inadequada, lesões isquêmicas, problemas de condução cardíaca, disfunção valvular, síndrome de pós-perfusão pulmonar, anomalias metabólicas, medicamentos e insuficiência preexistente do LV. A lesão isquêmica inclui falência do enxerto ou fluxo sanguíneo coronariano inadequado secundário à revascularização incompleta, vasospasmo coronariano, embolia coronária, taquicardia causando tempo de enchimento diastólico inadequado, preservação miocárdica incompleta durante a CPB e infarto do miocárdio em evolução. A isquemia e a lesão de reperfusão pós-CPB causam atordoamento do miocárdio, resultando em disfunção sistólica e/ou diastólica, que é reversível. O cálcio pode agravar a lesão de reperfusão e deverá ser evitado. A lesão miocárdica pós-CPB ocorre mais comumente como resultado de preservação miocárdica abaixo do ideal durante a CPB.

A insuficiência do LV é diagnosticada pela incapacidade de retirar-se a CPB, com CO persistentemente baixo, sinais de isquemia do miocárdio no ECG e arritmias cardíacas. O ECG transesofágico pode demonstrar anormalidades de movimento da parede do LV e/ou disfunção valvular. As pressões de enchimento do átrio esquerdo são elevadas e a pressão arterial sistêmica é reduzida.

Os tratamentos incluem corrigir o distúrbio subjacente e fornecer apoio com inotrópicos, inodilatadores, e/ou suporte com vasopressores. Os inotrópicos de primeira linha incluem a adrenalina, dopamina ou dobutamina. As medidas iniciais de contemporização incluem *bolus* intravenosos de efedrina (5 a 20 mg) ou adrenalina (4 a 10 μg) para aumentar a contratilidade e a BP. As infusões são selecionadas com base na atual situação clínica. Se a frequência cardíaca (HR) for normal e a resistência vascular sistêmica (SVR) for baixa ou normal, forneça suporte vasopressor com adrenalina ou dopamina. Se a SVR for elevada, podem ser utilizadas dobutamina ou milrinona. Forneça suporte hemodinâmico com noradrenalina ou fenilefrina se a SVR for baixa e o CO for normal ou elevado.

Se a HR for elevada, uma baixa dose de adrenalina ou milrinona pode ser usada. Se a HR for baixa, sem ritmo, dobutamina ou dopamina podem ser usadas. O uso de milrinona reduz significativamente a SVR e pode exigir o uso simultâneo de um vasoconstritor arterial, tal como fenilefrina ou noradrenalina. Se houver evidência de isquemia, administre nitroglicerina para maximizar o fluxo de sangue coronário, enquanto a pressão arterial sistêmica for adequada. Uma vez que os tratamentos médicos estejam esgotados, o dispositivo de suporte cirúrgico mecânico tal como uma bomba de balão intra-aórtico ou dispositivo assistido por LV pode ser necessário.

LEITURA SUGERIDA

Barash PG, Cullen BF, Stoelting RK et al., eds. *Clinical Anesthesia*. 6th ed. Philadelphia, PA: Lippincott Williams & Wilkins; 2009:1095–1098.

Hensley FA Jr, Martin DE, Gravlee GP. *A Practical Approach to Cardiac Anesthesia*. 4th ed. Philadelphia, PA: Lippincott Williams & Wilkins; 2008:241–243.

Morgan GE, Mikhail MS, Murray MJ. Anesthesia for cardiovascular surgery. In: *Clinical Anesthesiology*. 4th ed. New York, NY: McGraw Hill; 2006:494–495.

PALAVRA-CHAVE

Diretrizes de Sedação da ASA

SEÇÃO

Ciências Clínicas Genéricas: Procedimentos, Métodos, Técnicas de Anestesia

Alexander Timchenko
Editado por Jodi Sherman

PONTOS-CHAVE

1. As diretrizes incluem recomendações de procedimentos que podem ser realizados em uma variedade de locais (hospital, clínicas etc.) pelos profissionais que não são especialistas em anestesiologia.
2. As diretrizes excluem sedação mínima, anestesia geral e anestesia de condução principal.
3. As diretrizes são aplicáveis à sedação consciente e sedação profunda, quando o paciente consegue responder significativamente à estimulação verbal ou tátil, e as funções respiratória e cardiovascular estão mantidas.

DISCUSSÃO

Definições de sedação/analgesia moderada (sedação consciente) e sedação/analgesia profunda:

	Sedação mínima (Ansiólise)	Sedação/analgesia moderada (Sedação consciente)	Sedação/analgesia profunda	Anestesia geral
Capacidade de resposta	Resposta normal à estimulação verbal	Resposta proposital à estimulação verbal ou tátil	Resposta proposital após estimulação repetida ou dolorosa	Sem resposta, mesmo com estímulo doloroso
Vias respiratórias	Não afetada	Não há necessidade de intervenção	A intervenção pode ser necessária	Muitas vezes há necessidade de intervenção
Ventilação espontânea	Não afetada	Adequada	Pode ser inadequada	Frequentemente inadequada
Função cardiovascular	Não afetada	Geralmente mantida	Geralmente mantida	Pode estar prejudicada

1. A preparação e a avaliação do paciente para o procedimento melhora a eficácia clínica e reduz os resultados adversos. Os pontos específicos a serem abordados são os seguintes:

   - Anormalidades dos sistemas dos principais órgãos.
   - Experiência anterior adversa com sedação/analgesia e anestesia geral.
   - Alergias a medicamentos.
   - Atuais medicamentos e possíveis interações.
   - Tempo e natureza da última ingestão oral.
   - Jejum pré-operatório recomendado para diminuir os resultados adversos, mas não há evidência significativa na literatura.
   - Em situações de emergência – quando o jejum pré-operatório não é prático – recomenda-se menos sedação ou proteção da traqueia, colocando o tubo ET.
   - Pacientes submetidos a procedimentos eletivos não devem comer ou beber por tempo suficiente para permitir o esvaziamento gástrico (líquidos – 2 horas, leite materno – 4 horas, leite não humano, fórmula infantil, refeição leve – 6 horas).
   - Histórico de tabagismo, álcool, abuso de substâncias.
   - Exame físico, incluindo avaliação das vias respiratórias e avaliação laboratorial.

2. Monitoramento do paciente e registro dos parâmetros de monitoração durante a sedação:
   - Isso deve incluir oximetria de pulso, ECG e pressão arterial automatizada não invasiva (NIBP).
   - É recomendada monitoração da função ventilatória por observação/ausculta. Capnografia é um método confiável para monitorar a atividade respiratória e deve ser considerada para sedação profunda ou se ausculta/observação não é possível. Oximetria de pulso não é um substituto para a monitoração da função respiratória, mas ajuda na detecção precoce de hipoxemia.
   - Recomenda-se que os sinais vitais sejam monitorados a cada 5 minutos, uma vez que o nível estável de sedação seja alcançado. NIBP deve ser medida em intervalos de 5 minutos, a menos que interfira com o procedimento (p. ex., estimulação NIBP pode despertar o paciente sedado).
   - ECG deve ser usado em todos os pacientes com sedação profunda.
   - Resposta do doente monitorado aos estímulos tátil e verbal é recomendada para evitar que caia em um estado de anestesia geral. Se a resposta verbal não pode ser monitorada, a capacidade de "levantar o polegar" ou outra indicação da consciência em resposta à estimulação verbal ou tátil sugere que o paciente será capaz de controlar suas vias respiratórias. Reação reflexa à dor não é considerada resposta significativa (consciente) e está relacionada com o estado de anestesia geral.
3. Uma pessoa, que não seja o profissional executando o procedimento, deve estar disponível para realizar o monitoramento contínuo e deve ser treinada em ressuscitação e manejo das vias respiratórias.
4. Disponibilidade de equipamentos de emergência e para as vias respiratórias e meios de ventilação de pressão positiva. O desfibrilador deve estar imediatamente disponível.
5. É recomendado o uso de oxigênio complementar. Oxigênio pode ser fornecido a todos os pacientes, a menos que seja contraindicado e deve ser administrado a todos os pacientes em sedação profunda.
6. Manutenção de acesso IV até que o paciente não esteja mais em risco para a depressão cardiorrespiratória. Equipamento para acesso IV deve estar disponível durante todo o procedimento.
7. Medicamentos. Combinação de sedativos e analgésicos dados por via IV é preferida e deve ser dada de forma complementar com tempo suficiente entre as doses para avaliar os efeitos. Repetir as doses de medicações orais não é recomendado. Antagonistas farmacológicos (p. ex., naloxona e flumazenil) e medicamentos básicos de ressuscitação devem estar imediatamente disponíveis.
8. Recomenda-se a observação da recuperação pós-procedimento e acompanhamento até que o paciente corra mais risco de depressão cardiorrespiratória.

LEITURA SUGERIDA

American Society of Anesthesiologists: practice guidelines for sedation and analgesia by non-anesthesiologists. *Anesthesiology*. 2002;96:1004–1017.

American Society of Gastrointestinal Endoscopy: guidelines for conscious sedation and monitoring during gastrointestinal endoscopy. *Gastrointest Endosc*. 2003;58(3):317–322.

American Society of Gastrointestinal Endoscopy: guidelines for the use of deep sedation and anesthesia for GI endoscopy. *Gastrointest Endosc*. 2002;56(5):613–617.

Luginbühl M, Vuilleumier P, Schumacher P, *et al*. Anesthesia or sedation for gastroenterologic endoscopies. *Curr Opin Anaesthesiol*. 2009;22:524–531.

PALAVRA-CHAVE

SEÇÃO

Disfunção Hepática: Diagnóstico

Ciências Clínicas Genéricas: Procedimentos, Métodos, Técnicas de Anestesia

Roberto Rappa
Editado por Ala Haddadin

PONTOS-CHAVE

1. A doença hepática é comumente agrupada em duas categorias: doenças do parênquima hepático e fígado colestático (obstruído).
2. Testes de função hepática (LFTs) podem ajudar a delinear a doença do parênquima hepático *versus* patologia obstrutiva.
3. A relação da aspartato aminotransferase (AST) com a elevação da alanina aminotransferase (ALT) também pode ser utilizada para diagnosticamente ajudar a diferenciar entre processos hepatocelulares específicos.
4. Doenças hepáticas obstrutivas, muitas vezes, apresentam-se com icterícia, hiperbilirrubinemia conjugada (direta) e elevações marcadas na fosfatase alcalina.
5. O indicador mais sensível de doença hepática colestática é a gama-glutamil transferase (GGT).
6. O indicador mais específico de doença hepática colestática é 5' nucleotidase (5'-NT).
7. Medição da capacidade de síntese do fígado muitas vezes envolve o ensaio de soro de albumina, a relação tempo de protrombina/normalizada taxa internacional (PT/INR), colesterol e pseudocolinesterase.

DISCUSSÃO

O fígado é responsável por uma série de processos fisiológicos importantes no corpo humano. Algumas das suas atividades mais importantes incluem o metabolismo dos nutrientes e a homeostase da glicose, a produção de proteínas do plasma e dos fatores de coagulação, o metabolismo a biotransformação de medicamentos, a formação de bilirrubina e excreção biliar. Não é de surpreender que é um dos maiores órgãos do corpo humano. Felizmente, tem alto grau de reserva funcional. Portanto, disfunção hepática clinicamente significativa se torna apenas aparente quando um elevado grau de capacidade fisiológica hepática é afetado.

Disfunção hepática é um tema amplo que engloba uma série de estados de doenças e patologias. Pode apresentar-se como um processo agudo (ou seja, hepatite viral aguda), ou como um processo insidioso mais crônico (ou seja, cirrose alcoólica). A doença hepática é comumente agrupada em duas categorias: doenças do parênquima hepático (hepatocelular) e doenças hepáticas colestáticas (obstrutivas). Patologia hepática colestática pode ser classificada como doença intra-hepática ou doença extra-hepática (muitas vezes distingue-se pelo tipo de hiperbilirrubinemia). Uma investigação diagnóstica deve incluir estudos que sugerem a etiologia dos processos patológicos hepáticos específicos. A discussão a seguir fornecerá uma visão geral sobre como diagnosticar a disfunção hepática.

A capacidade de identificar e diagnosticar a doença hepática com sucesso começa sempre com um bom histórico e exame físico. Os sinais e sintomas gerais de doença hepática incluem fadiga, anorexia, prurido, esteatorreia, distensão abdominal, dispneia, sangramento gastrointestinal superior, confusão mental, irritabilidade, oligúria, contusões de fácil aparecimento, edema periférico, osteoporose e perda de massa muscular. Achados do exame físico da doença hepática incluem hepatomegalia, esplenomegalia, ascite, icterícia, cabeça de medusa (veias abdominais visivelmente dilatadas), asterixis, *fetor hepaticus*, angiomas em aranha, hipogonadismo (masculino), ginecomastia, eritema palmar e contraturas de Dupuytren.

Um exame laboratorial para a presença de disfunção hepática frequentemente consiste na avaliação de LFTs. LFTs geralmente incluem análise das aminotransferases (AST e ALT), fosfatase alcalina, bilirrubina total, bilirrubina direta (conjugada), albumina/proteínas séricas e tempo de protrombina. Tendências em LFTs podem ajudar doenças do grupo do fígado em termos de doença hepatocelular, doença hepática obstrutiva e distúrbios da função hepática sintética (ver Tabela 1).

Tabela 1. Exames de sangue e diagnóstico diferencial da disfunção hepática

	Sobrecarga de bilirrubina	Disfunção parenquimal	Colestase
Aminotransferases	Normal	Aumentada (pode estar normal ou diminuída em estágios avançados)	Aumentada (pode estar aumentada em estágios avançados)
Fosfatase alcalina	Normal	Normal	Aumentada
Bilirrubina	Não conjugada	Conjugada	Conjugada
Proteínas no soro	Normal	Diminuída	Normal (pode estar diminuída em estágios avançados)
Tempo de protrombina	Normal	Diminuída (por estar normal em estágios iniciais)	Normal (pode estar prolongada em estágios avançados)
Nitrogênio ureico sanguíneo	Normal	Normal (pode estar diminuída em estágios avançados)	Normal

De Gelman S. Anesthesia and the liver. In: Barash P, Cullen B, Stoelting R, eds. *Clinical Anesthesia*. 3rd ed. Philadelphia, PA: Lippincott-Raven; 1997:1011.

Elevação das aminotransferases é, muitas vezes, vista no cenário de lesão hepatocelular e necrose. É importante notar que a ALT está localizada principalmente no fígado, e a AST está presente em uma variedade de tecidos não hepáticos. Uma elevação isolada da AST geralmente não é indicação de processo hepático. A relação da AST com a elevação da ALT também pode ser utilizada para diagnosticamente ajudar a diferenciar entre processos hepatocelulares específicos. Por exemplo, uma proporção AST/ALT superior a 2 pode indicar a presença da doença alcoólica hepática, enquanto que uma proporção inferior a 1 pode alertar o médico para a presença de hepatite viral. O grau de elevação da aminotransferase também pode indicar a gravidade e/ou acuidade do processo hepático subjacente (isto é, elevações moderadas nos casos de esteanose hepática e maiores elevações nos casos de hepatite aguda).

Doenças hepáticas obstrutivas muitas vezes apresentam-se com icterícia, hiperbilirrubinemia conjugada (direta) e elevações marcadas na fosfatase alcalina. A fosfatase alcalina é normalmente concentrada nas microvilosidades dos canalículos biliares e a superfície sinusoidal dos hepatócitos. Como a AST, foi encontrada em uma variedade de tecidos não hepáticos. Na presença de doença colestática, muitas vezes está elevada em concentrações desproporcionais às aminotransferases.

Uma medida mais precisa da doença hepática colestática poderia ser feita por meio da análise de 5'-NT e GGT. 5'-NT é o marcador mais específico para a doença hepática e está significativamente aumentado na presença de colestase intra-hepática ou extra-hepática. Ele é frequentemente utilizado para confirmar que as elevações na fosfatase alcalina são secundárias à doença hepática. O indicador mais sensível de patologia do trato biliar inclui a análise sérica de GGT. Ele é encontrado em altas concentrações nas células epiteliais que revestem os ductos biliares. Sua baixa especificidade, no entanto, ainda faz 5'-NT o teste de confirmação de escolha.

Com doença hepática progressiva, a capacidade funcional hepática pode ser comprometida e pode resultar em diminuição da função hepática sintética. Esse fenômeno é mais manifestado em marcadores de função hepática sintética. Como o fígado sintetiza uma variedade de proteínas plasmáticas, a análise da concentração de albumina sérica e os ensaios da função de coagulação proporcionam medidas úteis na avaliação da função hepática sintética. A simples análise da albumina sérica e PT/INR podem ser um ponto de partida útil na avaliação da função hepática sintética.

LEITURA SUGERIDA

Barash PG, Cullen BF, Stoelting RK *et al.*, eds. *Clinical Anesthesia*. 6th ed. Philadelphia, PA: Lippincott Williams & Wilkins; 2009:1247–1255.

Morgan GE, Mikhail MS, Murray MJ. *Clinical Anesthesiology*. 4th ed. New York, NY: Lange Medical Books/McGraw-Hill; 2005:chap 34:773–788.

PALAVRA-CHAVE: **Distensão Intestinal**

SEÇÃO: Fisiologia

Roberto Rappa
Editado por Lars Helgeson

PONTOS-CHAVE

1. Distensão intestinal é um estado patológico que pode ser precipitado por uma variedade de condições clínicas.
2. É melhor evitar o uso de óxido nitroso durante procedimentos abdominais, especialmente em casos de obstrução e/ou isquemia intestinal.
3. Óxido nitroso é aproximadamente 31 vezes mais solúvel no sangue do que o nitrogênio e tem a capacidade de difundir-se prontamente em espaços fechados para gases.
4. A difusão de óxido nitroso em espaços fechados para gases continua até que se equilibra com o ar alveolar.
5. A inalação de uma mistura de gás óxido nitroso a 75% pode resultar em aumento de quatro vezes do volume intracavitário, enquanto que a inalação de uma mistura de óxido nitroso a 50% pode apenas dobrar um espaço preenchido por gás.

DISCUSSÃO

Distensão intestinal é um estado patológico que pode ser precipitado por uma variedade de condições clínicas. É mais frequentemente vista em casos de obstrução mecânica ou funcional do intestino.

Anestesia geral produz uma série de alterações fisiológicas no corpo humano. O grau e a extensão dessas alterações dependem da variabilidade interpaciente e do tipo de anestésico utilizado. Idade, patologia médica e susceptibilidade genética, todos influenciam nos parâmetros fisiológicos do paciente anestesiado. É melhor evitar o uso de óxido nitroso durante procedimentos abdominais, especialmente em casos de obstrução e/ou isquemia intestinal. Para minimizar a distensão induzida por óxido nitroso, podem ser usadas baixas concentrações de óxido nitroso por curtos períodos de tempo.

Óxido nitroso tem a capacidade de difundir-se prontamente em espaços fechados para gases. Existem vários espaços fechados para gases dentro do corpo humano. Esses espaços podem ser absolutos ou potenciais e diferem pela conformidade relativa de suas paredes circundantes. Exemplos de espaços altamente compatíveis para gases incluem intestino, espaço intrapleural e compartimento intraperitoneal. Esses espaços podem acomodar grandes volumes de gás com mínimas alterações nas pressões intracavitárias. Por outro lado, as estruturas do ouvido médio e espaço intraocular geralmente são incompatíveis. Na verdade, a difusão de pequenas quantidades de gás pode causar um aumento dramático na pressão intracavitária.

O coeficiente de partição sangue-gás é diretamente responsável pela taxa de transferência e subsequente difusão de gases em espaços fechados cheios de gás. Esses espaços eventualmente equilibram-se com o ar alveolar. O nitrogênio é o componente predominante.

O coeficiente de partição sangue-gás para o nitrogênio (0,015) é significativamente menor do que o do óxido nitroso (0,468). Óxido nitroso é aproximadamente 31 vezes mais solúvel no sangue do que o nitrogênio. Fisiologicamente, isso significa que o óxido nitroso difunde-se em espaços fechados para gases muito mais rápidos do que o nitrogênio. Esta diferença conduz ao aumento do volume e de pressão dos espaços fechados para gases com uso óxido de nitroso.

A difusão de óxido nitroso em espaços fechados para gases continua até que se equilibra com o ar alveolar. Como resultado, o grau em que o óxido nitroso expande os espaços fechados para gases é proporcional à sua concentração no ar alveolar, sua duração de administração e a quantidade de ar já presente no espaço fechado para gás. Por exemplo, a inalação de uma mistura de gás óxido nitroso a 75% pode resultar em aumento do volume intracavitário, enquanto que a inalação de uma mistura de óxido de nitroso a 50% pode apenas dobrar um espaço preenchido por gás.

LEITURA SUGERIDA

Barash PG, Cullen BF, Stoelting RK, eds. *Clinical Anesthesia*. 5th ed. Philadelphia, PA: Lippincott Williams & Wilkins; 2006:1053–1071.

Eger EI II. Inhaled anesthetics: uptake and distribution. In: Miller RD, Eriksson LI, Fleisher LA *et al.*, eds. *Miller's Anesthesia*. 7th ed. Philadelphia, PA: Churchill Livingstone; 2009.

PALAVRA-CHAVE	# Distrofia Miotônica: Risco de Aspiração
SEÇÃO	Fisiologia

Jordan Martin
Editado por Thomas Halaszynski

PONTOS-CHAVE

1. A distrofia miotônica, relaxamento atrasado do músculo esquelético, pode causar um aumento do risco de aspiração secundário à tosse ineficaz e fraqueza da musculatura da faringe.
2. A distrofia miotônica pode provocar uma resposta prolongada dos relaxantes musculares e um aumento do risco de aspiração secundário ao esvaziamento gástrico retardado e deglutição deficiente.
3. Pacientes com distrofia miotônica não devem receber opioides ou sedativos pré-operatórios.
4. Pacientes com distrofia miotônica têm envolvimento e deterioração progressivos da função com o músculo esquelético, cardíaco e liso.

DISCUSSÃO

A miotonia, ou relaxamento atrasado após a contração da musculatura, é a principal característica da distrofia miotônica. Essa condição afeta vários sistemas de órgãos por todo o corpo.

Da perspectiva de um anestesista, isso pode resultar em respostas atípicas aos medicamentos (especialmente relaxantes musculares) e situações que exigem vigilância extra, como fraqueza dos músculos da faringe em conjunto com um retardamento no esvaziamento gástrico que aumenta o risco de aspiração do conteúdo gástrico.

A fisiologia muscular anormal, normalmente protetora das vias respiratórias, pode resultar em um aumento do risco de aspiração pulmonar. Este risco deriva da combinação de alterações dos músculos no sistema pulmonar e no sistema gastrointestinal. O envolvimento da musculatura lisa do trato gastrointestinal pode resultar em hipomotilidade intestinal, retardo no esvaziamento gástrico, gastroparesia, deglutição deficiente. Além disso, no trato respiratório, a musculatura diminuída leva a tosse ineficaz, fraqueza muscular da faringe e retenção de secreção. Esta combinação de aumento do conteúdo gástrico e diminuição da proteção pulmonar amplifica o risco de aspiração pulmonar (pode levar a infecções pulmonares e até à morte).

Consequentemente, recomenda-se evitar ou usar cuidadosamente os opioides ou sedativos pré-operatórios. Infelizmente, alguns pacientes podem ser pré-sintomáticos ou ainda não diagnosticados. Porque a distrofia miotônica é herdada de forma autossômica dominante, o histórico familiar pode ser extremamente importante. Estes pacientes não diagnosticados e aqueles que experimentam fraqueza severa ou fraqueza proximal, ou aqueles submetidos à cirurgia abdominal superior estão particularmente em risco de complicações secundárias ao potencial de aspiração.

LEITURA SUGERIDA

Barash PG, Cullen BF, Stoelting RK *et al.*, eds. *Clinical Anesthesia*. 6th ed. Philadelphia, PA: Lippincott Williams & Wilkins; 2009:622–625.

Miller RD. *Miller's Anesthesia*. 6th ed. Philadelphia, PA: Elsevier; 2005:536–537, 1099.

Morgan GE, Mikhail MS, Murray MJ. *Clinical Anesthesiology*. 4th ed. New York, NY: McGraw-Hill; 2006:817–823.

PALAVRA-CHAVE	# Distúrbio V/Q no Enfisema
SEÇÃO	Clínica Baseada em Órgão: Sistema Respiratório

Nehal Gatha
Edited by Shamsuddin Akhtar

PONTOS-CHAVE

1. O enfisema é definido pela destruição das vias respiratórias distal aos bronquíolos terminais.
2. A perda dos leitos capilares pulmonares resulta em uma troca de gases prejudicada e hipertensão pulmonar.
3. O enfisema é caraterizado pelo aumento da ventilação do espaço morto. O distúrbio ventilação/perfusão (V/Q) ocorre em virtude da ventilação de grandes bolhas e aumento da pressão alveolar, comprimindo os vasos capilares no tecido adjacente.

DISCUSSÃO

O enfisema é uma das duas principais causas de doença pulmonar obstrutiva crônica (COPD), sendo o outro a bronquite crônica. O enfisema leva à destruição progressiva do tecido pulmonar, especificamente as vias respiratórias distais aos bronquíolos terminais. A destruição do tecido elástico resulta na ampliação permanente e em uma maior complacência dos sacos alveolares com destruição do leito capilar pulmonar. A perda da área de superfície limita as trocas gasosas, diminuindo a capacidade de oxigenação do sangue. A perda do leito capilar também provoca hipertensão pulmonar. Com a progressão da doença ocorrem hipercapnia e hipóxia, com vasoconstrição pulmonar hipóxica exacerbando a hipertensão pulmonar e causando uma potencial insuficiência cardíaca direita.

O distúrbio V/Q no enfisema é principalmente um defeito do aumento do espaço morto. A ventilação ocorre em grande bolhas que não contribuem para a troca de gás. Além disso, o aumento da pressão dentro destes alvéolos ampliados pode exceder a pressão capilar e das arteríolas, limitando ainda mais a troca de gás que pode ocorrer nos tecidos intactos adjacentes.

LEITURA SUGERIDA

Barash PG, Cullen BF, Stoelting RK, eds. *Clinical Anesthesia*. Philadelphia, PA: Lippincott Williams & Wilkins; 2006:800–810.

PALAVRA-CHAVE	**Doador de Órgãos: Tratamento da Bradicardia**
SEÇÃO	Ciências Clínicas Genéricas: Procedimentos, Métodos, Técnicas de Anestesia

Jinlei Li
Editado por Benjamin Sherman

PONTOS-CHAVE

1. A bradicardia pós-operatória em pacientes transplantados cardíacos pode ser sinusal, juncional ou decorrente de um bloqueio atrioventricular.
2. A perda dos reflexos cardíacos e uma capacidade limitada para compensar a mudança das condições fisiológicas requerem uma urgência de intervenção.
3. A atropina é ineficaz em um coração desnervado por causa de sua dependência de uma inervação vagal cardíaca intacta.
4. O tratamento da bradicardia em corações transplantados depende principalmente de medicamentos beta-adrenérgicos de ação direta para o aumento da taxa e contratilidade, particularmente isoproterenol e adrenalina.
5. Um marca-passo temporário ou permanente pode ser necessário.

DISCUSSÃO

Uma bradicardia com hemodinâmica estável pode não precisar de tratamento sob anestesia. No entanto, os pacientes que não podem aumentar o volume sistólico rapidamente (ou seja, aqueles com estenose aórtica, cardiomiopatia hipertrófica ou isquemia em curso) não toleram bem a bradicardia. A bradicardia sem tratamento nestes pacientes pode levar rapidamente a uma instabilidade hemodinâmica. **Sob condições normais**, o tratamento farmacológico da bradicardia inclui geralmente atropina, glicopirrolato, isoproterenol, adrenalina e efedrina. Antiarrítmicos, como a amiodarona, lidocaína, procainamida e bretílio, devem ser evitados, uma vez que podem piorar a bradicardia, diminuindo a taxa de resposta ventricular.

Durante captação do órgão cardíaco, o plexo neural que proporciona a inervação do coração do doador é seccionado, resultando em um coração desnervado para implante. A bradicardia pós-operatória em pacientes transplantados cardíacos pode ser sinusal, em virtude de uma bradicardia juncional ou a um bloqueio atrioventricular. O diagnóstico diferencial inclui preservação inadequada levando à isquemia, lesão cirúrgica ou lesão de captação do nó sinusal, desequilíbrio eletrolítico, administração pré-operatória de amiodarona, ou rejeição do enxerto.

É imperativo estabelecer e tratar rapidamente a causa subjacente, uma vez que ela pode afetar de forma significativa a mortalidade (Tabela 1). A perda dos reflexos cardíacos e uma capacidade limitada para compensar dão um maior apoio à urgência da intervenção. A atropina é ineficaz em um coração desnervado por causa de sua dependência da inervação vagal intacta, embora ela possa reverter a vasodilatação periférica parassimpateticamente mediada. Intervenções farmacológicas para bradicardia em pacientes após o transplante incluem medicamentos beta-adrenérgicos como isoproterenol e adrenalina. A estimulação por eletrodos epicárdicos colocados no intraoperatório ou por ligações intravasculares ou marca-passo transcutâneo pode ser necessária se o tratamento farmacológico for inadequado. Apesar de a bradicardia pós-operatória geralmente se resolver dentro de alguns dias, entre 3 e 15% dos pacientes necessitam de um marca-passo permanente para a gestão definitiva.

Tabela 1. Tratamento para bradicardia em coração de doador

Causa	Início	Tratamento
Lesão de preservação do nódulo sinusal	Precoce	Resolve-se com o tempo/marca-passo temporário
Lesão do sistema de condução no momento da captação	Precoce	Resolve-se com o tempo/marca-passo temporário ou permanente
Amiodarona	Precoce	Resolve-se com o tempo/marca-passo temporário
Distúrbio eletrolítico	Precoce ou tardio	Normalização do eletrólito
Rejeição do enxerto	Precoce ou tardio	Para aumentar a imunossupressão

De Wachter RM, Goldman L, H, Hollander eds. *Hospital Medicine*. 2nd ed. Philadelphia, PA: Lippincott Williams & Wilkins; 2005:373-379, com permissão.

LEITURA SUGERIDA

Wachter RM, Goldman L, Hollander H, eds. *Hospital Medicine*. 2nd ed. Philadelphia, PA: Lippincott Williams & Wilkins; 2005:373–379.

PALAVRA-CHAVE	# Doença Cardíaca Congênita: Tratamento de Prostaglandina
SEÇÃO	Subespecialidades: Anestesia Pediátrica

Margo Vallee
Editado por Mamatha Punjala

PONTOS-CHAVE

1. Prostaglandina (PGE_1) é usada principalmente para a terapia em crianças com anomalias cardíacas congênitas que exigem um duto arterial patente para sobrevivência, incluindo estenose e atresia pulmonar, coarctação da aorta, tetralogia de Fallot e transposição das grandes artérias.
2. O mecanismo da PGE_1 é por meio do relaxamento da musculatura lisa do duto arterial.
3. Efeitos colaterais da terapia com PGE_1 incluem apneia, rubor e febre.

DISCUSSÃO

PGE_1 é usada principalmente para a terapia em crianças com anomalias cardíacas congênitas que exigem um duto arterial patente para sobrevivência. Existem vários tipos de lesões ductal-dependentes, incluindo estenose pulmonar ou atresia pulmonar, coarctação grave da aorta, transposição das grandes artérias, tetralogia de Fallot e arco aórtico interrompido. Essa droga é utilizada em pacientes que têm lesões cardíacas duto-dependentes como estenose aórtica e síndrome cardíaca hipoplásica esquerda, onde o fluxo sistêmico é obtido pelo duto. Também é imprescindível em pacientes com lesões cianóticas como atresia pulmonar, bem como transposição das grandes artérias, onde o fluxo sanguíneo pulmonar é fornecido pelos dutos. O objetivo do tratamento é alcançar um aumento de PO_2, um aumento da pressão arterial sistêmica e melhora do pH.

O mecanismo da PGE_1 é por meio do relaxamento da musculatura lisa do duto arterial. É um vasodilatador potente dos leitos pulmonar e vascular sistêmico, embora possa produzir menos vasodilatação sistêmica do que outros vasodilatadores não específicos. No entanto, a PGE_1 mostrou redução na resistência vascular pulmonar e na resistência vascular sistêmica por uma quantidade similar quando administrada a crianças após circulação extracorpórea. PGE_1 também tem um efeito inotrópico positivo e, portanto, aumenta o débito cardíaco. Isso explica por que um leve aumento da pressão arterial é visto em humanos despertos. Efeitos adicionais incluem a inibição da agregação plaquetária (embora essa não seja apreciada em doses clínicas) e estimulação do músculo liso intestinal e uterino. Também aumenta o fluxo sanguíneo renal, fluxo de urina e excreção de sódio. A dose inicial de PGE_1 é de 0,05 a 0,1 µg/kg/minuto. A taxa de infusão de manutenção é entre 0,05 e 0,4 µg/kg/minuto. Em doses baixas (0,1 µg/kg/minuto), serve para manter a desobstrução do duto arterioso. Ela também pode reabrir um duto fechado em alguns casos. Aproximadamente 80% da PGE_1 estão vinculados à albumina. Aproximadamente 80% são metabolizados em uma única passagem através da vasculatura pulmonar. Metabólitos de PGE_1 são excretados através dos rins; cerca de 90% de uma dose intravenosa é excretada na urina dentro de 24 horas. O neonato geralmente responde com aumento na PaO_2, 10 a 15 minutos após o início da droga. Alguns pacientes podem não responder após várias horas de infusão de drogas. A meia-vida da droga é curta, de forma que infusão contínua ininterrupta deve ser mantida. Uma vez que o paciente responda, a dose pode ser reduzida à metade ou menos da dose inicial eficaz.

Cerca de 20% dos lactentes que recebem PGE_1 têm uma ou mais reações adversas. Três dos efeitos colaterais mais comuns são a apneia do sono, febre e rubor. Apneia do sono é mais comum em recém-nascidos com peso inferior a 2 kg ao nascimento e é geralmente apreciada durante a primeira hora do tratamento. É importante monitorar continuamente a respiração durante todo o tratamento. Apneia do sono é uma indicação para ventilação assistida ou mecânica. Contração não relacionada com o sistema nervoso central, febre e rubor periférico geralmente desaparecem com redução da dose pela metade. Efeitos colaterais menos comuns incluem taquicardia ou bradicardia, hipotensão e parada cardíaca. Uma diminuição da pressão arterial sistólica superior a 20% é uma indicação para a expansão de volume. Hipoglicemia também pode desenvolver-se após várias horas de tratamento. Além de monitorar a frequência respiratória, a temperatura e a pressão arterial, a glicose também deve ser monitorada durante o tratamento. Avaliação da resposta ao tratamento, por meio da medida de PaO$_2$ e do pH, deve ser avaliada com gasometrias arteriais seriadas.

LEITURA SUGERIDA

Lake CL, Booker PD. *Pediatric Cardiac Anesthesia*. 4th ed. Philadelphia, PA: Lippincott Williams & Wilkins; 2005:110, 545–546.
Lerman J, Cote C, Steward D. *Manual of Pediatric Anesthesia*. 6th ed. Philadelphia, PA: Churchill Livingstone; 2010:407–408, 639.
Miller R. *Miller's Anesthesia*. 6th ed. Philadelphia, PA: Churchill Livingstone; 2005:2838–2839.
Motoyama EK, Davis PJ. *Peter Smith's Anesthesia for Infants and Children*. 7th ed. Philadelphia, PA: Mosby Inc; 2006:409, 1202.

PALAVRA-CHAVE	# Doença de Addison: Tratamento Perioperatório
SEÇÃO	Clínica Baseada em Órgão: Endocrinologia/Metabolismo

Johnny Garriga
Editado por Mamatha Punjala

PONTOS-CHAVE

1. Insuficiência suprarrenal primária (hipoadrenocorticismo), também conhecida como doença de Addison, está associada à destruição local de todas as zonas do córtex suprarrenal.
2. Crises addisonianas ou insuficiência suprarrenal aguda pode ocorrer se a terapia com corticosteroide for interrompida abruptamente sem uma conicidade ou se a dosagem de corticosteroides não for adequadamente ajustada para estresse perioperatório.
3. A chave para a gestão anestésica de portadores de deficiência é garantir a terapia adequada de reposição esteroide durante o período perioperatório.
4. Preparação pré-operatória inclui tratamento com um mineralocorticoide administrado de forma exógena, estado do volume de reposição, gerenciamento de eletrólitos e correção da hipotensão.
5. Existem vários regimes para substituição perioperatória de esteroides.

DISCUSSÃO

Insuficiência adrenocortical pode ser primária (disfunção da glândula suprarrenal) ou secundária (disfunção do eixo hipotálamo-hipófise). O córtex suprarrenal secreta andrógenos, mineralocorticoides (ou seja, aldosterona) e glicocorticoides (ou seja, cortisol). A medula suprarrenal secreta catecolaminas (ou seja, adrenalina, noradrenalina e dopamina). Cortisol normalmente aumenta em resposta ao estresse, como trauma ou cirurgia. Em pacientes que têm uma perturbação do eixo hipotálamo-hipófise como resultante da administração crônica (> 2 semanas) diária equivalente a 5 mg de prednisona nos últimos 12 meses, a capacidade do organismo para responder ao estresse por meio de uma oscilação de cortisol será inadequada. Nesse caso, pode ocorrer uma crise addisoniana; é uma complicação aguda da insuficiência suprarrenal, caracterizada pelo colapso circulatório, desidratação, náuseas, vômitos, hipoglicemia e hipercalemia.

Os glicocorticoides são essenciais para a vida e têm vários efeitos fisiológicos. Ações metabólicas incluem maior gliconeogênese e inibição da utilização da glicose periférica. Glicocorticoides afetam a musculatura vascular e brônquica lisa, permitindo que sejam sensíveis às catecolaminas. Os glicocorticoides causam excreção de retenção e de potássio de sódio. Hormônio adrenocorticotrópico (ACTH) da hipófise anterior regula a secreção de todos os glicocorticoides. Secreção de ACTH e glicocorticoides exibe um ritmo diurno, frequentemente aumentando os níveis plasmáticos durante o estresse e é inibida pelos glicocorticoides na circulação, como um mecanismo de *feedback*.

Normalmente, a glândula suprarrenal secreta um máximo de 200 mg de cortisol por dia. Durante o período perioperatório (estresse extremo), a glândula suprarrenal pode secretar até 500 mg de cortisol por dia. O nível de capacidade de resposta correlaciona-se com a duração da cirurgia e o grau do trauma. Portanto, no perioperatório, pacientes com doença de Addison requerem corticosteroides adicionais para imitar o aumento da produção da glândula suprarrenal normal durante o estresse. Como sempre, em caso de instabilidade hemodinâmica e desequilíbrio extremo de eletrólitos, a administração rápida de fluidos intravenosos e reposição de eletrólitos são primordiais. Em casos antecipados, pacientes com insuficiência adrenocortical precisarão de esteroides adicionais para lidar com o estresse. No entanto, o que constitui a dose adequada de esteroide é discutível. A decisão clínica é quanto esteroide deve ser dado. Dois regimes comuns são utilizados na gestão perioperatória de pacientes com doença de Addison. O primeiro consiste na administração de 200 a 300 mg/70 kg de massa corporal de hidrocortisona em doses divididas no dia da cirurgia. A dose mais baixa é maior, dependendo da gravidade e da duração da operação. Durante o período pós-operatório, a cobertura de esteroides é afilada para a dose em que o paciente estava anteriormente. O modo alternativo de gerenciamento envolve 25 mg

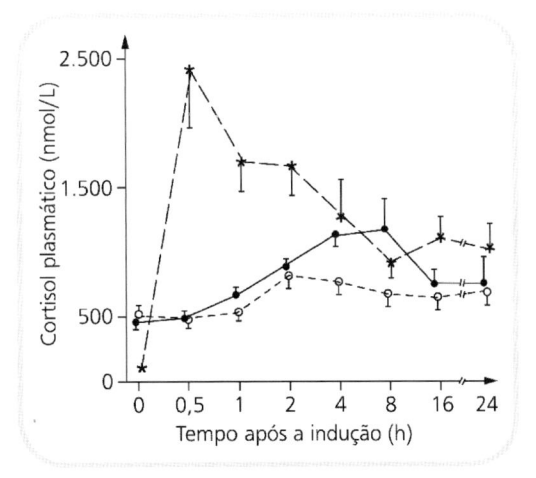

Figura 1. A variação das concentrações de cortisol plasmático medida em três grupos de pacientes submetidos à cirurgia eletiva. O primeiro grupo (círculos sólidos) nunca recebeu corticosteroides. O segundo grupo (círculos abertos) recebeu corticosteroides pré-operatório com uma resposta normal ao teste de estimulação de ACTH (corticotropina) pré-operatória. O terceiro grupo (asteriscos) consiste em pacientes que tenham recebido terapia de corticosteroides a longo prazo. Após a indução da anestesia, esses pacientes receberam 25 mg de cortisol por via intravenosa e, em seguida, infusão contínua de 100 mg de cortisol durante as próximas 24 horas. Antes da indução, os níveis de cortisol plasmático neste grupo foram menores do que os outros dois grupos; no entanto, após a administração IV de cortisol para o terceiro grupo de pacientes, as concentrações de plasma foram significativamente maiores do que os dois grupos anteriores durante as 2 horas seguintes. Após essa administração, as concentrações plasmáticas médias tornaram-se semelhantes para todos os três grupos, fornecendo evidências de apoio de que a chave para a gestão anestésica de pacientes com deficiência é para garantir a terapia adequada de substituição de esteroide durante o período perioperatório.

de hidrocortisona no momento da indução de anestesia, seguido por uma infusão de 100 mg, durante as 24 horas seguintes (Fig. 1). Isso demonstrou o alcance de níveis de cortisol plasmático iguais ou superiores aos relatados em pacientes saudáveis submetidos a cirurgia eletiva semelhante. Um estudo que usou o regime de substituição de "baixa dose" de cortisol não encontrou problemas com a instabilidade cardiovascular se os pacientes receberem sua dose habitual de esteroides.

LEITURA SUGERIDA

Barash PG, Cullen BF, Stoelting RK *et al.*, eds. *Clinical Anesthesia*. 6th ed. Philadelphia, PA: Lippincott Williams & Wilkins; 2009:1289–1293.

Marzotti S, Falorni A. Addison's disease. *Autoimmunity.* 2004;37:333–336.

Symreng T, Karlberg BE, Kagedol B, *et al.* Physiological cortisol substitution of long-term steroid-treated patients undergoing major surgery. *Br J Anaesth.* 1981;53:949.

PALAVRA-CHAVE	**Doenças Neuromusculares: Dor Muscular**
SEÇÃO	Clínica Baseada em Órgão: Neurológica e Neuromuscular

Emilio Andrade

Editado por Ramachandran Ramani

PONTOS-CHAVE

1. A dor muscular é um efeito colateral da administração de succinilcolina.
2. A incidência é maior nas mulheres, pacientes mais jovens, indivíduos musculosos e pacientes submetidos a cirurgias ambulatoriais.
3. O diagnóstico diferencial deve excluir outras causas possíveis, como lesões musculares relacionadas com a posição em virtude do excesso de pressão ou estiramento, bem como causas relacionadas com um procedimento específico.
4. A terapia inclui tranquilização, descanso, hidratação e medicamentos anti-inflamatórios.

DISCUSSÃO

A dor muscular tem sido descrita como um dos efeitos colaterais da administração da succinilcolina. A incidência de mialgia pós-operatória é maior, mais comumente em mulheres, indivíduos musculosos, pacientes jovens e pacientes submetidos a cirurgias ambulatoriais. Ela é menos vista durante a gravidez e em extremos de idade. A administração de rocurônio de 0,06 a 0,1 mg por kg, antes da administração da succinilcolina tem sido utilizada para evitar a mialgia pós-operatória. O diagnóstico diferencial deve excluir outras causas de dor muscular, como lesões de pressão em cirurgias prolongadas, estiramento, ou outras lesões relacionadas com a posição, bem como dores associadas a procedimento em si.

Ainda que o mecanismo exato das mialgias induzidas pela succinilcolina permaneça desconhecido, as possíveis causas podem ser contrações não sincronizadas de grupos musculares, mioglobinemia, e aumentos da creatinina quinase sérica. A dor pode ser bastante grave e pode resultar em uma brutal limitação da função. A comunicação com os pacientes e o acompanhamento pode ser de grande valor na redução da ansiedade e no fornecimento de explicações para os sintomas. O descanso, bem como a hidratação e medicamentos anti-inflamatórios, se não forem contraindicados, é a opção terapêutica para a gestão das mialgias induzidas pela succinilcolina.

LEITURA SUGERIDA

Morgan GE, Mikhail MS, Murray MJ. *Clinical Anesthesiology.* 4th ed. New York, NY: Lange Medical Books/McGraw-Hill Medical Publishing Division; 2006:254.

PALAVRA-CHAVE

Doenças Neuromusculares: Hiperpotassemia pela Succinilcolina

SEÇÃO

Farmacologia

Caroline Al Haddadin
Editado por Thomas Halaszynski

PONTOS-CHAVE

1. A succinilcolina (sux) é um relaxante muscular despolarizante que trabalha na junção neuromuscular, despolarizando os receptores pré-sináptico e extrajuncional.
2. A sux aumenta as concentrações séricas de potássio em cerca de 0,5 a 1,0 mEq por L, que é normalmente insignificante em pessoas com níveis normais de potássio basal.
3. Em pacientes com hiperpotassemia preexistente, queimaduras, trauma massivo, acidente vascular cerebral, doenças neuromusculares e distrofia muscular de Duchenne, a liberação de potássio secundária a administração da sux pode causar uma parada cardíaca que é resistente a medidas tradicionais de reanimação cardiopulmonar.
4. A hiperpotassemia grave após sux resultando em parada cardíaca também tem sido vista em pacientes hipovolêmicos acidóticos.

DISCUSSÃO

A sux é um relaxante muscular despolarizante que trabalha na junção neuromuscular, despolarizando os receptores pré-sináptico e extrajuncional. A despolarização do músculo pela sux libera potássio por deslocamento de intracelular para extracelular e pelo aumento das concentrações séricas de potássio em cerca de 0,5 a 1,0 mEq por L. Este aumento de potássio é geralmente insignificante em pessoas com níveis normais de potássio basal. Contudo, a administração da sux pode resultar em elevados níveis de potássio com risco de vida em pacientes com hiperpotassemia preexistente e determinadas condições como queimaduras, trauma massivo e desordens neuromusculares. O risco de hipercaliemia induzida pela sux parece ser mais elevado de 7 a 10 dias após uma lesão, como, por exemplo, em queimaduras extensas, grandes lesões degenerativas, transecção da medula espinal e traumatismo.

Após lesões com desnervação, existe uma sobrerregulação de receptores imaturos de acetilcolina extrajuncional. Assim, quando a sux é administrada e liga-se a esses receptores, o potássio pode ser liberado de uma maneira ampla e generalizada. A hiperpotassemia resultante pode levar a uma parada cardíaca que, muitas vezes, é refratária a medidas de reanimação cardiopulmonar. A parada cardíaca refratária à reanimação vai exigir a administração de cálcio, bicarbonato, insulina e glicose, dantrolene, e até o início da circulação extracorpórea para o tratamento. Digno de nota, a liberação de potássio pela sux não é evitada de forma confiável pela precurarização, já que só grandes doses de bloqueadores não despolarizantes podem abolir este efeito.

Vários relatos de parada cardíaca têm sido documentados após a administração da sux a crianças com distrofia muscular de Duchenne. A condição está associada a uma estrutura muscular enfraquecida, rabdomiólise e hiperpotassemia preexistente. Acredita-se que a sux destrua a membrana muscular, provocando um derramamento do seu conteúdo intracelular (incluindo o potássio).

LEITURA SUGERIDA

Barash PG, Cullen BF, Stoelting RK. *Clinical Anesthesia*. 5th ed. Philadelphia, PA: Lippincott Williams & Wilkins; 2009:506, 624.

Morgan GE, Mikhail MS, Murray MJ. *Clinical Anesthesiology*. 4th ed. New York, NY: McGraw-Hill; 2006:214.

PALAVRA-CHAVE	**Dose-Teste Peridural: Sintoma**
SEÇÃO	Farmacologia

Bijal Patel

Editado por Jodi Sherman

PONTOS-CHAVE

1. Aspiração negativa não exclui colocação intravascular ou intratecal da agulha peridural ou epidural ou do cateter.
2. Como a anestesia espinal tem um início muito mais rápido do que a anestesia peridural, a falha em produzir anestesia motora e sensorial em até 3 minutos pode descartar colocação intratecal, embora não com certeza absoluta.
3. Administração de adrenalina na dose-teste permitirá avaliação para possível colocação intravascular – é possível ver um rápido aumento na frequência cardíaca de aproximadamente 20 a 30 batimentos por minuto (bpm) dentro de 30 segundos.
4. Pacientes tomando betabloqueadores podem não apresentar aumento na frequência cardíaca com administração intravascular de dose-teste. Nesses pacientes, um aumento de pressão arterial sistólica de mais que 20 pode indicar colocação intravascular.
5. Colocação intravascular também pode levar a sintomas sistêmicos como zumbido nos ouvidos e dormência dos lábios, a partir de dosagem intravascular do anestésico local.
6. Quando são administradas doses terapêuticas de solução de anestésico local, deve-se fazer isso em doses complementares com monitoramento para quaisquer efeitos adversos, já que nenhuma dose-teste é 100% conclusiva.

DISCUSSÃO

Antes do uso de anestésico, deve-se confirmar a colocação adequada do cateter ou da agulha no espaço epidural. A primeira etapa nesse processo é aspirar para avaliar se há sangue (indicando possível colocação intravascular) ou líquido cefalorraquidiano (indicando possível colocação intratecal). No entanto, o posicionamento adequado não pode depender exclusivamente da aspiração negativa. Deve-se administrar uma dose-teste de solução anestésica local, por exemplo, 3 mL de lidocaína a 1,5% com 1:200.000 de adrenalina. Como a anestesia espinal tem um início muito mais rápido do que a anestesia peridural, a falha em produzir anestesia motora e sensorial em até 3 minutos pode descartar colocação intratecal, embora não com certeza absoluta.

Administração de adrenalina (isoproterenol também tem sido usado) na dose teste permitirá avaliação para possível colocação intravascular. É possível observar um rápido aumento na frequência cardíaca de aproximadamente 20 a 30 bpm dentro de 30 segundos se administrada por via intravascular, com o paciente, ocasionalmente, queixando-se de palpitações. No entanto, é possível que esse aumento possa não ser visto em pacientes recebendo betabloqueadores e, na verdade, isso pode resultar em bradicardia reflexiva. Nesses pacientes, um aumento de pressão arterial sistólica de mais que 20 pode indicar colocação intravascular. Monitoramento de ECG também deve estar presente durante esse tempo e pode demonstrar aumento característico na amplitude da onda T (até 25%) com colocação intravascular. Sintomas sistêmicos de colocação intravascular também devem ser avaliados. Esses incluem zumbido, parestesia perioral, gosto metálico, visão embaçada e convulsões.

Mais uma vez é importante observar que a dose-teste não vai garantir com 100% de certeza se a agulha/cateter está em posição adequada. Assim, quando são administradas doses terapêuticas de solução de anestésico local, deve-se fazer isso em doses complementares com monitoramento para quaisquer efeitos adversos.

LEITURA SUGERIDA

Barash PG, Cullen BF, Stoelting RK *et al.*, eds. *Clinical Anesthesia.* 6th ed. New York, NY: Lippincott Williams & Wilkins; 2009:700.

Hughes SC, Levinson G, Rosen MA, eds. *Shnider and Levinson's Anesthesia for Obstetrics.* 4th ed. Philadelphia, PA: Lippincott Williams & Wilkins; 2001:209–210.

Stoelting RK, Miller RD, eds. *Basics of Anesthesia.* 5th ed. Philadelphia, PA: Churchill Livingstone Elsevier; 2007:241, 265.

PALAVRA-CHAVE

Doxorrubicina: Complicações

SEÇÃO

Farmacologia

Tomalika Ahsan-Paik
Editado por Zhu

PONTOS-CHAVE

1. Doxorrubicina e daunorrubicina são agentes antineoplásicos, que são antraciclina ou antibióticos citotóxicos.
2. Essas drogas são mais comumente utilizadas para leucemia mieloide aguda (AML), linfoma Hodgkin, câncer de mama e outros tumores sólidos.
3. Esses compostos se ligam ao DNA na base par guanina-citosina e impedem a topoisomerase I de ligar-se à dupla hélice de DNA.
4. O uso de doxorrubicina e daunorrubicina é significativamente limitado por causa da conhecida cardiotoxicidade envolvida com uma dose cumulativa superior a 550 mg/m^2.
5. Existem dois subtipos de cardiotoxicidade: aguda e crônica.

DISCUSSÃO

Doxorrubicina e daunorrubicina são agentes antineoplásicos, que são antraciclina ou antibióticos citotóxicos. São cromopeptídeos derivados de *Streptomyces*, um tipo de fungo. Antraciclinas são anéis com quatro membros antracenos (responsáveis pela sua coloração vermelha) com açúcares anexados. Essas drogas são mais comumente utilizadas para AML, linfoma Hodgkin, câncer de mama e outros tumores sólidos.

Esses compostos se ligam ao DNA na base par guanina-citosina e impedem a topoisomerase I de ligar-se à dupla hélice de DNA. Isso cria rupturas nas cadeias de DNA. Elas também formam radicais livres quando submetidas à redução.

O uso de doxorrubicina e daunorrubicina é significativamente limitado por causa de sua cardiotoxicidade conhecida envolvida com altas doses. Essas drogas mostram uma relação dose-resposta em termos de eficácia. Cardiotoxicidade é mais provável de ocorrer com uma dose cumulativa superior a 550 mg/m^2. Outros efeitos colaterais das antraciclinas incluem mielossupressão, náuseas, vômitos, alopécia, ulceração da mucosa e extravasamento no local da injeção.

O mecanismo exato pelo qual a doxorrubicina causa cardiotoxicidade não está claramente compreendido, mas, provavelmente, é multifatorial. Acredita-se que a doxorrubicina se submete a um ciclo de redução e produz radicais livres que levam ao dano do miocárdio. Citocromo P450 redutase é a enzima responsável pela redução da forma quinona da doxorrubicina na forma de radical livre de semiquinona dentro das células do miocárdio. Também se demonstrou que antraciclinas causam alterações na transcrição de proteína miocelular.

Existem dois subtipos de cardiotoxicidade: aguda e crônica.

O tipo agudo pode manifestar-se em uma semana ou após uma dose de terapia inicial. A incidência geral de cardiotoxicidade aguda é de 0,7%. Alterações no ECG, como alterações de onda ST-T, podem ser o primeiro sinal. Outros sinais incluem achatamento das ondas T, diminuição da voltagem do QRS ou prolongamento QT. As arritmias também podem estar presentes, mas não são tão comuns. Arritmias incluem ventriculares, supraventriculares ou taquicardia juncional. Os pacientes também podem ter toxicidade subaguda como insuficiência ventricular esquerda e pericardite.

O subtipo crônico é mais reconhecido e clinicamente mais significativo. A forma crônica pode ser subdividida em cardiomiopatia de início precoce e tardio. Pacientes desenvolveram sintomas de insuficiência cardíaca congestiva entre 1 e 231 dias após a conclusão da terapia. Em muitos casos, os sintomas foram subclínicos durante o acompanhamento inicial e progrediram, tornando-se "clínicos" com o passar do tempo. Outro estudo observou que a incidência e a gravidade da disfunção sistólica esquerda aumentaram ao longo do tempo.

Fatores de risco para cardiotoxicidade progressiva crônica relacionados com a antraciclina incluem os seguintes:

1. Dose cumulativa total é o fator mais importante. A incidência de insuficiência cardíaca congestiva secundária ao uso de doxorrubicina é de apenas 0,14% com uma dose de 440 mg/m^2 em comparação com 7%, com uma dose de 550 mg/m^2.
2. Taxa de administração. Menor incidência de cardiotoxicidade foi relatada quando doxorrubicina foi aplicada como infusão por mais de 48 a 96 horas.
3. Idade em que a antraciclina foi administrada. Pacientes com menos de 4 anos de idade no momento da exposição parecem estar em maior risco para o desenvolvimento de disfunção cardíaca. A associação está relacionada ao efeito da doxorrubicina na diminuição da espessura da parede ventricular esquerda, levando a pós-carga aumentada.
4. Sexo feminino.
5. Qualquer condição cardíaca preexistente ou hipertensão.
6. Irradiação do mediastino. Radiação é, muitas vezes, usada em conjunto com quimioterapia no tratamento de tumores sólidos.
7. Esquema de intervalo de dose desde o recebimento da quimioterapia, particularmente se recebido durante a infância.
8. Uso simultâneo de ciclofosfamida, que, por si só, também pode induzir à cardiotoxicidade.

LEITURA SUGERIDA

Brenner G, Stevens C. DNA intercalating drugs. In: *Pharmacology.* 3rd ed. Philadelphia, PA: Saunders; 2009:502–503.

Burnett AK, Gharib MI. Cardiac complication. In: Chang A, Ganz PA, Hayes DF *et al.*, eds. *Oncology: An evidence Based Approach.* New York, NY: Springer; 2006:1411–1416.

Burton L, Lazo J, Parker K, eds. Antineoplastic agents. *Goodman and Gilman's Pharmacology.* 11th ed. New York, NY: McGraw-Hill; 2006:1357–1359.

Raya J, Mikhail M. Anesthesia for orthopedic surgery. In: Morgan G, Mikhail M, eds. *Clinical Anesthesiology.* 4th ed. New York, NY: McGraw-Hill; 2006:860.

PALAVRA-CHAVE

Edema Pulmonar por Pressão Negativa: Fisiologia

SEÇÃO Ciências Clínicas Genéricas:
Procedimentos, Métodos, Técnicas de Anestesia

Tara Paulose
Editado por Veronica Matei

PONTOS-CHAVE

1. O edema pulmonar por pressão negativa é um processo agudo que resulta de excesso de forças inspiratórias negativas após a desobstrução das vias respiratórias.
2. A presença de infiltrados macios bilaterais na radiografia de tórax pode ajudar a fazer o diagnóstico.
3. O tratamento do edema pulmonar de pressão negativa é em grande parte de suporte.

DISCUSSÃO

O edema pulmonar de pressão negativa (também conhecido como edema pulmonar pós-obstrutivo) é um processo agudo, que resulta após a remoção de uma obstrução das vias respiratórias (como o laringospasmo). Neste cenário, a pressão pulmonar negativa criada durante a inspiração excede à de um paciente sem tal obstrução. Este aumento na pressão negativa precipita um aumento do retorno venoso. O aumento do volume do sangue no circuito pulmonar rompe as paredes dos capilares pulmonares, resultando em edema pulmonar agudo.

Os sinais clínicos de edema pulmonar por pressão negativa incluem espuma cor-de-rosa dentro de um tubo endotraqueal e dessaturação de oxigênio abrupta em um paciente extubado. Este diagnóstico pode ser confirmado com uma radiografia do tórax mostrando os infiltrados intersticiais bilaterais.

O tratamento do edema pulmonar por pressão negativa deve começar preventivamente, com a administração de uma pressão positiva contínua (conforme apropriado) na sala de cirurgia e de suporte depois. As terapias pós-extubação devem incluir a manutenção da permeabilidade das vias respiratórias, suplementação de oxigênio conforme apropriado, diurese e reintubação com ventilação mecânica se necessário. A maioria dos casos se resolve dentro de 24 horas após o insulto inicial.

LEITURA SUGERIDA

Barash PG, Cullen BF, Stoelting RK *et al.*, eds. *Clinical Anesthesia*. 6th ed. Philadelphia, PA: Lippincott Williams & Wilkins; 2009:1308–1309.
Miller RD, Steeling RK. *Basics of Anesthesia*. 5th ed. Philadelphia, PA: Churchill Livingstone; 2007:569.
Morgan G, Mikhail M, Murray M. *Clinical Anesthesiology*. 4th ed. New York, NY: McGraw-Hill Medical; 2006:1040–1043.

PALAVRA-CHAVE	**Efeito Haldane**
SEÇÃO	Fisiologia

Thomas Gallen
Editado por Hossam Tantawy

PONTOS-CHAVE

1. O efeito Haldane descreve o aumento da afinidade da desoxi-hemoglobina para o dióxido de carbono (3,5 vezes maior do que a oxi-hemoglobina).
2. Desoxi-hemoglobina forma um tampão com os íons de hidrogênio formados pela dissociação do ácido carbônico, permitindo, assim, aumento do transporte de dióxido de carbono na forma de íons bicarbonato.
3. O efeito Bohr explica que, durante os períodos de maior concentração de íons hidrogênio (acidose), a hemoglobina libera oxigênio e ligará íons de hidrogênio, mudando o equilíbrio CO_2-bicarbonato em favor de maior formação de bicarbonato.

DISCUSSÃO

O dióxido de carbono é transportado no sangue sob quatro formas: solução física, ácido carbônico, bicarbonato (a maioria, aproximadamente 60%) e compostos carbaminos. Embora a função primária da hemoglobina seja a de transportar oxigênio, ela também se liga ao dióxido de carbono. O efeito Haldane descreve o aumento da afinidade da desoxi-hemoglobina com o dióxido de carbono.

Na verdade, a hemoglobina desoxigenada tem afinidade 3,5 vezes maior para dióxido de carbono em comparação com a hemoglobina oxigenada.

O efeito Bohr explica o efeito do $PaCO_2$ e do pH sobre a curva de dissociação da oxi-hemoglobina. Durante períodos de maior concentração de íons hidrogênio (acidose), a hemoglobina libera oxigênio e ligará íons de hidrogênio, mudando o equilíbrio CO_2-bicarbonato em favor de maior formação de bicarbonato:

$$CO_2 + H_2O + HbO_2 \rightarrow HbH^+ + HCO_3^- + O_2$$

Um desvio para a direita na curva de dissociação oxigênio-hemoglobina indica uma diminuição da afinidade da hemoglobina com o oxigênio, o que permite uma descarga de oxigênio para os tecidos. Isso ocorre durante o aumento de $PaCO_2$, acidose, hipertermia e aumento de 2,3-difosfoglicerato.

Um deslocamento para a esquerda da curva de dissociação oxigênio-hemoglobina indica aumento da afinidade da hemoglobina com o oxigênio, o que permite a hemoglobina ligar mais oxigênio aos pulmões, mas diminui a descarga no tecido. Isso ocorre com alcalose, hipotermia e hemoglobina variante (meta-hemoglobina, carboxi-hemoglobina etc.)

LEITURA SUGERIDA

Levitzky MG. *Pulmonary Physiology.* 6th ed. New York, NY: McGraw-Hill; 2003:158–161.
Morgan GE, Mikhail MS, Murray MJ. *Clinical Anesthesiology.* 4th ed. New York, NY: McGraw-Hill; 2005:564–567.

PALAVRA-CHAVE	**Efeito Hemodinâmico do NO**
SEÇÃO	Farmacologia

Juan Egas
Editado por Qingbing Zhu

PONTOS-CHAVE

1. Depois de ter sido sintetizado nas células endoteliais, o óxido nítrico (NO) provoca vasodilatação por meio da ativação de um sistema de segundo mensageiro nas células do músculo liso vascular.
2. A administração de inibidores da sintase de NO resulta na vasoconstrição sem oposição, causando aumentos na pressão arterial em mais de 30%.
3. A ativação patológica da sintase do NO, como pode ser visto na cirrose e outras condições, leva à vasodilatação e à hipotensão, que é em grande parte refratária a vasopressores.

DISCUSSÃO

Embora o NO sirva muitas funções em vários sistemas de órgãos, a sua capacidade de causar vasodilatação e regular a pressão sanguínea é uma das suas funções mais importantes. O NO é sintetizado a partir do nitrogênio terminal da guanidina da L-arginina pela enzima NO sintase, uma enzima induzível presente nas células endoteliais. O NO subsequentemente ativa a guanilato ciclase solúvel (SGC) nas células do músculo liso vascular, o que resulta na produção de 3'5'-monofosfato (cGMP) e vasodilatação (Fig. 1).

Há evidências de que a vasodilatação dependente do NO é mantida pela ativação física das células endoteliais por forças mecânicas, como o fluxo pulsátil e tensão de cisalhamento, bem como por mediadores químicos como a acetilcolina, bradicinina, substância P e cálcio. Além disso, os estudos demonstraram que existe uma libertação contínua de NO na circulação arterial para manter um tônus vasodilatador basal, que se opõe à vasoconstrição basal fisiológica mediada por mecanismos neuro-humorais.

O significado do papel do NO na vasodilatação e regulação da pressão arterial foi demonstrado pela administração de inibidores da sintase do NO. Estudos têm mostrado que os inibidores da sintase do NO causarão uma intensa vasoconstrição secundária a um tônus constritivo basal sem oposição. Tem sido observado em muitas espécies que a pressão sanguínea aumenta

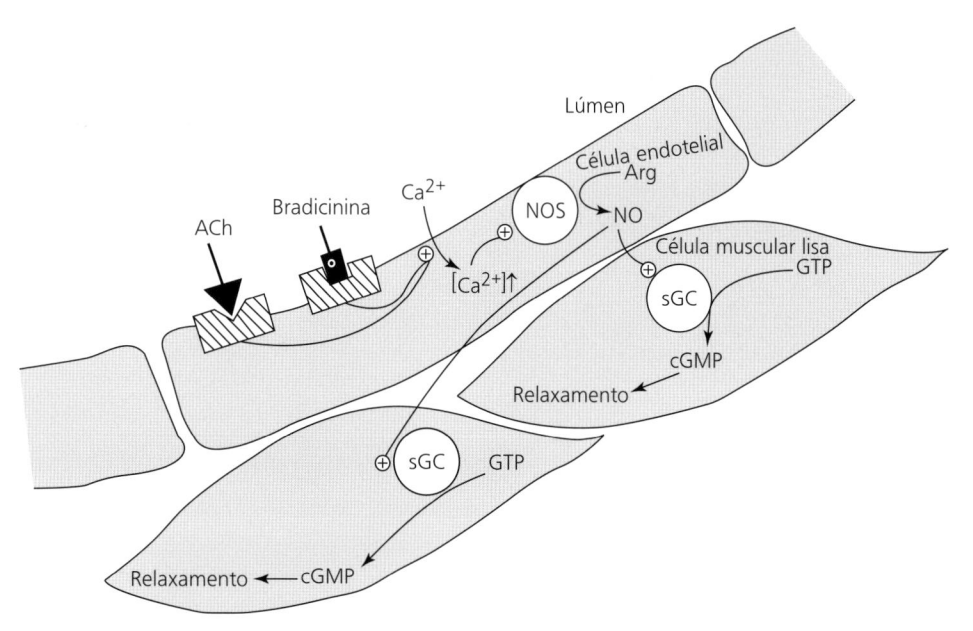

Figura 1. O mecanismo de relaxamento do músculo liso vascular pelo NO. (Adaptada de Knowles RG, Moncada S. Nitric oxide as a signal in blood vessels. *Trends Biochem Sci*. 1992;17:399-402.)

em mais de 30% na presença de inibidores da sintase do NO. Do mesmo modo, demonstrou-se que interrupções em vários outros estágios na cascata de vasodilatação regulada pelo NO resultam em hipertensão. A cascata vasodilatadora endógena dependente do NO pode ser explorada pela administração de nitroglicerina ou nitroprussiato de sódio, que são convertidos em NO e causam vasodilatação. As ações do NO são de curta duração; alguns segundos após causar a vasodilatação, o NO é oxidado rapidamente pela hemoglobina e outros oxidantes e convertido nos produtos finais estáveis nitrito e nitrato.

Em certos estados patológicos, a isoforma induzível do miocárdio da sintase do NO pode ser ativada por citocinas inflamatórias e lipopolissacarídeos de endotoxinas. Esses estados de choque estão associados a *pooling* venoso, depressão do miocárdio e hipotensão, que tendem a ser resistentes a vasopressores. No entanto, estes efeitos podem ser evitados pelo tratamento dos glicocorticoides e inibidores da sintase do NO. Da mesma forma, também foi demonstrado que o estado hiperdinâmico observado em pacientes com cirrose está associado a uma atividade aumentada de uma isoforma induzível da sintase do NO, resultando em vasodilatação e hipotensão refratária. Tem sido demonstrado que a expressão da sintase do NO é reduzida nas artérias pulmonares de pacientes com hipertensão pulmonar crônica primária e secundária, o que sugere um possível papel terapêutico do NO inalado para o tratamento destas condições.

LEITURA SUGERIDA

Barash PG, Cullen BF, Stoelting RK *et al.,* eds. *Clinical Anesthesia.* 6th ed. Philadelphia, PA: Lippincott Williams & Wilkins; 2009:228.

Griffiths MJ, Evans TW. Inhaled nitric oxide therapy in adults. *N Engl J Med.* 2005;353:2683–2695.

Knowles RG, Moncada S. Nitric oxide as a signal in blood vessels. *Trends Biochem Sci.* 1992;17:399–402.

Moncada S, Higgs A. The L-arginine nitric oxide pathway. *N Engl J Med.* 1993;329:2002–2010.

PALAVRA-CHAVE

Efeitos Colaterais dos Tocolíticos

SEÇÃO

Subespecialidades: Anestesia Obstétrica

Jeffrey Widelitz
Editado por Lars Helgeson

PONTOS-CHAVE

1. Os medicamentos tocolíticos comumente utilizados incluem terbutalina e ritodrina (agonistas β_2), sulfato de magnésio, bloqueadores do canal de cálcio e indometacina.
2. Os perfis de efeitos colaterais dos tocolíticos são atribuídos à sua classe farmacológica e aos seus efeitos sobre a fisiologia materna e fetal.

DISCUSSÃO

Terbutalina

- *Efeitos colaterais maternos:* Arritmias cardíacas, edema pulmonar, isquemia miocárdica, hipotensão, taquicardia, ansiedade.
- *Efeitos colaterais fetais e neonatais:* Taquicardia fetal, hiperinsulinemia, hipoglicemia, hipertrofia miocárdica e septal, isquemia miocárdica.

Ritodrina

- *Efeitos colaterais maternos:* Hiperglicemia metabólica, hiperinsulinemia, hipocalemia, antidiurese, função alterada da tireoide, tremor fisiológico, palpitações, nervosismo, náuseas ou vômitos, febre, alucinações.
- *Efeitos colaterais fetais e neonatais:* Taquicardia, hipoglicemia, hipocalcemia, hiperbilirrubinemia, hipotensão, hemorragia intraventricular.

Sulfato de Magnésio

- *Efeitos colaterais maternos:* Rubor, letargia, dor de cabeça, fraqueza muscular, diplopia, boca seca, edema pulmonar, parada cardíaca. Sensibilidade aumentada para agentes bloqueadores neuromusculares e diminuição da MAC.
- *Efeitos colaterais fetais e neonatais:* Letargia, hipotonia, depressão respiratória, desmineralização óssea com o uso prolongado.

Bloqueadores do Canal de Cálcio

- *Efeitos colaterais maternos:* Rubor, dor de cabeça, tonturas, náuseas, hipotensão transitória. Devem ser tomadas precauções em doentes com doença renal e hipotensão. Além disso, o uso concomitante com sulfato de magnésio pode resultar em colapso cardiovascular. A depressão cardiovascular é reforçada com anestésicos voláteis, mas pode levar a atonia uterina pós-parto, que não responde a prostaglandinas e ocitocina.
- *Efeitos colaterais fetais e neonatais:* Bloqueio cardíaco, acidose.

Indometacina

- *Efeitos colaterais maternos:* Náuseas, azia, hemorragia gastrointestinal superior, lesão renal.
- *Efeitos colaterais fetais e neonatais:* Constrição do canal arterial, hipertensão pulmonar, diminuição reversível da função renal na presença de oligoidrâmnios, hemorragia intraventricular, hiperbilirrubinemia, enterocolite necrosante.

Nota: A combinação de drogas tocolíticas potencialmente aumenta a morbidade materna e deve ser usada com cautela.

LEITURA SUGERIDA

American College of Obstetricians and Gynecologists (ACOG). *Management of Preterm Labor.* Washington, DC; 2003:9 (ACOG Practice Bulletin; No. 43).

Datta S. *Obstetric Anesthesia Handbook.* 4th ed. New York, NY: Springer Science+Business Media, Inc; 2006: 270–273.

PALAVRA-CHAVE	# Eletrocardiograma: Efeito da Perda de Derivação
SEÇÃO	Propriedades Físicas, Monitoramento e Administração de Anestesia

Rongjie Jiang

Editado por Qingbing Zhu

PONTOS-CHAVE

1. A principal fonte de artefato nas derivações do ECG é a perda da integridade do isolamento das derivações.
2. Os movimentos do paciente são fonte comum de artefato no ECG.
3. Artefatos soltos podem imitar taquicardia complexa ampla, *flutter* atrial, ondas Q ou ondas T invertidas.
4. Para identificar artefatos é útil visualizar complexos QRS regulares "marchando" através do artefato.

DISCUSSÃO

A principal fonte de artefato no ECG é a perda da integridade do isolamento das derivações. Para identificar o efeito de artefatos é útil visualizar complexos QRS regulares "marchando" através do artefato. Se o paciente está assintomático, o registro satisfatório de outros artefatos pode ser visto.

A Figura 1 mostra um exemplo da faixa de um paciente que teve um episódio de "fibrilação ventricular assintomática" que foi capturada por meio do monitoramento por telemetria. Complexos QRS regulares aparecendo na faixa sugerem que as ondas de "fibrilação ventricular" do plano de fundo são artefatos. As formas de onda da linha arterial, linha central e/ou oxímetro de pulso podem ajudar a diferenciar os efeitos artificiais.

Existem várias práticas comuns que podem ajudar a reduzir os artefatos secundários no ECG. Sempre use eletrodos novos para fornecer o melhor sinal para o monitor. Também é importante sempre substituir cabos soltos, rachados e danificados. Movimentos do paciente são uma fonte comum de artefato no ECG que pode ser facilmente controlada. Se possível, também é fundamental evitar interferência eletromagnética. Eletrocautério cirúrgico é a principal fonte de interferência eletromagnética na sala de cirurgia.

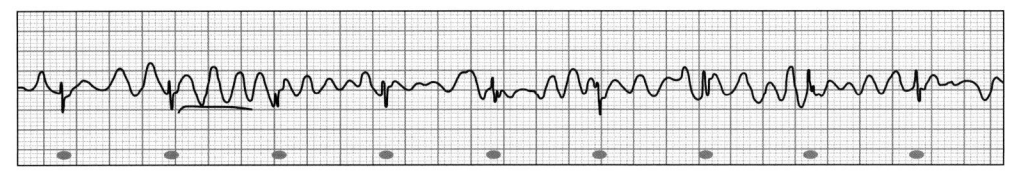

Figura 1. "Fibrilação ventricular" – pontos pretos marcam complexos QRS "marchando" através do artefato em segundo plano.

LEITURA SUGERIDA

Estefanous FG, Barash PG, Reeves JG. *Cardiac Anesthesia: Principles and Clinical Practice*. Philadelphia, PA: Lippincott Williams & Wilkins; 1994:181.

Jafary FH. The "incidental" episode of ventricular fibrillation: a case report. *J Med Case Rep*. 2007;1:72.

Kusumoto F. *ECG Interpretation: From Pathophysiology to Clinical Application*. New York, NY: Springer; 2009:270.

PALAVRA-CHAVE

Eletroconvulsoterapia (ECT): Efeitos Colaterais

SEÇÃO

Ciências Clínicas Genéricas: Procedimentos, Métodos, Técnicas de Anestesia

Ashley Kelley
Editado por Ramachandran Ramani

PONTOS-CHAVE

1. Eletroconvulsoterapia (ECT) é a indução da atividade de convulsão como forma de tratamento para doenças psiquiátricas, como a depressão.
2. Os efeitos colaterais mais comumente observados da ECT resultam de descargas parassimpáticas e simpáticas que acompanham a atividade da convulsão e incluem bradicardia inicial e aumento das secreções após hipertensão arterial e taquicardia.

DISCUSSÃO

ECT é a indução da atividade de convulsão como forma de terapia para doenças psiquiátricas, como a depressão. Anestesiologistas desempenham um papel-chave na ECT, por meio da administração de medicamentos para produzir hipnose, amnésia e relaxamento muscular. Relaxamento muscular é necessário porque os pacientes correm alto risco de lesões musculoesqueléticas durante a atividade de convulsão induzida.

Os efeitos colaterais mais comumente observados na ECT resultam de descargas parassimpáticas e simpáticas que acompanham a atividade da convulsão. A descarga parassimpática acompanha a fase tônica da convulsão, enquanto que a descarga simpática está associada à atividade clônica. O sistema nervoso parassimpático é ativado primeiro, e é seguido por um período mais longo de descarga do sistema nervoso simpático. A descarga parassimpática pode causar bradicardia e até mesmo assistolia, bem como aumento das secreções. Esses efeitos podem ser atenuados pela administração de glicopirrolato antes do início da atividade da convulsão. Se efeitos parassimpáticos ainda são vistos, pode ser iniciado tratamento com atropina. A descarga simpática mais longa, que ocorre após a descarga parassimpática inicial, pode levar à hipertensão arterial e taquicardia, que pode precipitar arritmia cardíaca e isquemia miocárdica. Hipertensão e taquicardia são comumente limitadas e diminuem com a cessação da atividade de convulsão. Por essa razão, os agentes para atenuar os efeitos da descarga simpática também podem ser administrados antes do início da atividade de convulsão. Drogas comumente usadas incluem esmolol, labetalol, bloqueadores dos canais de cálcio, clonidina e dexmedetomidina.

Efeitos colaterais menos comumente observados da ECT incluem dores musculares, lesões musculoesqueléticas, agitação, cefaleia, estado epiléptico e morte súbita. Em virtude da estimulação direta do músculo, espasmos do masseter também são vistos e, portanto, um bloco de mordida geralmente é necessário para prevenir lesões na língua. Equipamento de proteção das vias respiratórias também é necessário, embora a maioria dos pacientes não necessite de intubação endotraqueal.

LEITURA SUGERIDA

Barash PG, Cullen BF, Stoelting RK *et al.*, eds. *Clinical Anesthesia*. 6th ed. Philadelphia, PA: Lippincott Williams & Wilkins; 2009:871–872.

Morgan GE, Mikhail MS, Murray MJ. *Clinical Anesthesiology*. 4th ed. New York, NY: McGraw-Hill; 2006:659–660.

Stoelting RK, Miller RD, eds. *Basics of Anesthesia*. 5th ed. Philadelphia, PA: Churchill Livingstone; 2007:556–558.

PALAVRA-CHAVE	**Embolia Aérea Venosa: Diagnóstico**
SEÇÃO	Clínica Baseada em Órgão: Neurológica e Neuromuscular e Propriedades Físicas, Monitoramento, e Administração de Anestesia

Ashley Kelley, Dallen Mill, Marianne Saleeb, e Ira Whitten
Editado por Ramachandran Ramani

PONTOS-CHAVE

1. A embolia aérea venosa é o aprisionamento de ar na circulação pulmonar.
   a. Ocorre quando existe uma pressão subatmosférica dentro de uma veia aberta.
   b. O paciente está em risco quando a ferida está acima do nível do coração.
2. A maior incidência ocorre em craniotomias na posição sentada.
3. O diagnóstico de embolia aérea deve ser suspeitado com uma diminuição repentina na medição de CO_2 no fim da expiração ($ETCO_2$), um aumento repentino na medição de nitrogênio no fim da expiração (ETN_2), e as tentativas repentinas de autoventilar-se por pacientes que estão sendo ventilados mecanicamente.
4. Os sinais mais tardios de embolia aérea venosa incluem arritmias cardíacas, hipotensão arterial, taquicardia, um sopro tipo "roda de moinho" e cianose.
5. O diagnóstico pode ser confirmado com a ecocardiografia transesofágica (TEE mais sensível), Doppler precordial ou aspiração do ar a partir de um cateter venoso central.
6. A TEE é a modalidade mais sensível para a detecção de embolia aérea venosa, mas seu uso é limitado.
7. Tratamento:
   - Inunde o campo cirúrgico com solução salina.
   - Forneça oxigênio a 100%.
   - Aspire o cateter venoso central.
   - Dê volume para aumentar a pressão venosa central (CVP).
   - Trate adequadamente as alterações hemodinâmicas.

DISCUSSÃO

A embolia aérea venosa é o aprisionamento de ar na circulação pulmonar. A embolia aérea é uma complicação da posição cirúrgica com a cabeça elevada e com qualquer posição cirúrgica, onde o campo cirúrgico fica mais do que 10 a 15 cm acima do coração direito (quando a CVP se torna negativa).

A fisiopatologia da embolia aérea venosa envolve o aumento da ventilação do espaço morto causado pela obstrução de pequenos vasos pulmonares. O ar pode passar para o ventrículo direito e comprometer a produção do ventrículo direito, bem como para a circulação cerebral e coronariana através de um forame oval patente. Isso pode levar a um choque, edema pulmonar, infarto do miocárdio ou acidente vascular cerebral.

O diagnóstico de embolia aérea deve ser suspeitado com uma diminuição repentina na medição de $ETCO_2$ ou com tentativas repentinas de autoventilar-se por pacientes que estão sendo ventilados mecanicamente. Os sinais mais tardios de embolia aérea venosa incluem arritmias cardíacas, hipotensão, aulscultação de um sopro tipo "roda de moinho" e cianose. Outros sinais incluem o aumento da CVP, hipoxemia e aumento da ETN_2 (medidas com a espectrometria de massa).

O método mais sensível para o diagnóstico da embolia aérea venosa é a TEE; no entanto, isso pode ser inconveniente e não está facilmente disponível para o anestesiologista em todas as situações. O próximo método mais sensível é um ultrassom Doppler precordial, que pode detectar tão pouco quanto 0,25 mL de ar aprisionado. Em comparação com o $ETCO_2$, o ETN_2 é de sensibilidade comparável ou maior, e as alterações associadas a embolia aérea venosa (VAE) podem ser detectadas de 30 a 90 segundos antes. O ETN_2 não está amplamente disponível, e a sua utilidade na detecção da VAE é comprometida na presença de hipotensão ou na utilização de óxido nitroso. A oximetria de pulso, o ECG, e a utilização de um estetoscópio esofágico são métodos de detecção adicionais, que são limitados pela baixa sensibilidade. O diagnóstico pode também ser feito por aspiração de ar a partir de um cateter venoso central (Tabela 1).

Tabela 1. Comparação de métodos de detecção de embolia aérea vascular

Método de detecção	Sensibilidade (mL/kg)	Disponibilidade	Invasividade	Limitações
TEE	Alta (0,02)	Baixa	Alta	Especialização exigida, caro, invasivo
Doppler precordial	Alta (0,05)	Moderada	Nenhuma	Pacientes obesos
Cateter PA	Alta (0,25)	Moderada	Alta	Distância fixa, orifício pequeno
TCD	Alta	Moderada	Nenhuma	Especialização exigida
ETN_2	Moderada (0,5)	Baixa	Nenhuma	N_2O, hipotensão
$ETCO_2$	Moderada (0,5)	Moderada	Nenhuma	Doença pulmonar
Saturação de oxigênio	Baixa	Alta	Nenhuma	Alterações tardias
Visualização direta	Baixa	Alta	Nenhuma	Não há dados fisiológicos
Estetoscópio esofágico	Baixa (1,5)	Alta	Baixa	Alterações tardias
ECG	Baixa (1,25)	Alta	Baixa	Alterações tardias

N_2O = óxido nitroso; PA = artéria pulmonar; TCD = Doppler transcraniano.

O tratamento da VAE inclui o seguinte:

- Inundação do campo cirúrgico com solução salina.
- Interrupção do óxido nitroso e forneceimento de oxigênio a 100%.
- Aspiração do embolismo venoso através de um cateter venoso central, que é colocado no alto do átrio direito.
- Aumento da CVP com volume intravascular.
- Tratamento da hipotensão com vasopressores.
- Tentativa de criar um sangramento de retorno, com a compressão bilateral da veia jugular, para ajudar o cirurgião a identificar a fonte da embolia.
- Escolha de uma pressão expiratória final positiva (PEEP) para aumentar a pressão venosa cerebral, mas isso é controverso.
- Posição de Trendelenburg e fechamento da ferida, o que pode ser necessário.
- Reanimação, se houver uma parada circulatória.

LEITURA SUGERIDA

Barash PG, Cullen BF, Stoelting RK et al., eds. *Clinical Anesthesia.* 6th ed. Philadelphia, PA: Lippincott Williams & Wilkins; 2009:811.

Miller RD, Eriksson LI, Fleisher LA et al., eds. Neurosurgical anesthesia. In: *Miller's Anesthesia.* 7th ed. Philadelphia, PA: Churchill Livingstone; 2009:2054–2057.

Mirski MA, Lele AV, Fitzsimmons L, et al. Diagnosis and treatment of vascular air embolism. *Anesthesiology.* 2007;106:164–177.

Morgan GE, Mikhail MS, Murray MJ. *Clinical Anesthesiology.* 4th ed. New York, NY: McGraw-Hill Companies; 2006:638–639.

Shaikh N, Ummunisa F. Acute management of vascular air embolism. *J Emerg Trauma Shock.* 2009;2:180–185.

Stoelting RK, Miller RD, eds. *Basics of Anesthesia.* 5th ed. Philadelphia, PA: Churchill Livingstone; 2007:298, 459–460.

Embolia de Líquido Amniótico: Diagnóstico

Subespecialidades: Obstetrícia

Bijal Patel

Editado por Lars Helgeson

PALAVRA-CHAVE

SEÇÃO

PONTOS-CHAVE

1. A exata fisiopatologia da embolia de líquido amniótico (AFE) não está clara; no entanto, acredita-se que seja um tipo de resposta anafilactoide ao líquido amniótico/tecido fetal.
2. É considerado um diagnóstico de exclusão, e, como tal, é preciso guiar-se pela alta suspeita clínica.
3. A AFE é caracterizada pelo aparecimento repentino de hipóxia, instabilidade hemodinâmica e coagulopatia.
4. Há uma apresentação bifásica dos sintomas, o primeiro sendo a instabilidade hemodinâmica e a hipóxia, seguida de falência do ventrículo esquerdo (LV), coagulopatia e elevações variáveis da pressão arterial pulmonar.
5. O tratamento para AFE é favorável ao tentar corrigir a hipóxia, a instabilidade hemodinâmica e a coagulopatia.

DISCUSSÃO

A AFE é uma complicação incomum, mas muito grave, da gravidez. Pode ocorrer a qualquer momento durante a gravidez (qualquer trimestre) e no período pós-parto. É mais comum durante o período perinatal imediato. A fisiopatologia exata da AFE não está clara. Acredita-se que seja algum tipo de resposta ao líquido amniótico/tecido fetal entrando na circulação materna pela ruptura das veias do útero ou rompimento na membrana placentária.

É importante observar que o material de líquido amniótico encontrado na circulação pulmonar de uma paciente grávida não é considerado patognomônico. É considerado um diagnóstico de exclusão, e, como tal, um deve ser guiado pela alta suspeita clínica. A AFE é caracterizada pelo aparecimento repentino de hipóxia, instabilidade hemodinâmica e coagulopatia. Também foram relatadas pacientes que apresentaram sinais/sintomas como convulsões, dispneia, edema pulmonar, parada cardíaca e disritmias. Os sintomas são muito variáveis, já que a paciente pode apresentar hipóxia isolada ou mesmo coagulopatia isolada. Em geral, há uma apresentação bifásica dos sintomas, o primeiro sendo a instabilidade hemodinâmica e a hipóxia, seguida de falência do LV, coagulopatia e elevações variáveis da pressão arterial pulmonar.

A AFE é um diagnóstico de exclusão. É importante considerar o diagnóstico diferencial como embolia pulmonar, coagulação intravascular disseminada (DIC), choque hipovolêmico ou séptico, miocardiopatia periparto, infarto do miocárdio, toxicidade de anestésico local, anafilaxia, ruptura uterina, aspiração, ruptura da placenta, eclâmpsia e acidente vascular cerebral (CVA/AVC).

O tratamento para AFE é de suporte, tentando corrigir a hipóxia, a instabilidade hemodinâmica e a coagulopatia.

LEITURA SUGERIDA

Hughes SC, Levinson G, Rosen MA. *Shnider and Levinson's Anesthesia for Obstetrics*. 4th ed. New York, NY: Lippincott Williams & Wilkins; 2001:355–359.

Kumar V, Abbas AK, Fausto N. *Robbins and Cotran Pathologic Basis of Disease*. 7th ed. Philadelphia, PA: Elsevier Saunders; 2005:137.

Stoelting RK, Miller RD. *Basics of Anesthesia*. 5th ed. Philadelphia, PA: Churchill Livingstone Elsevier; 2007:497.

PALAVRA-CHAVE

Embolia Gordurosa: Diagnóstico

SEÇÃO

Subespecialidades: Cuidados Intensivos

Kevan Stanton
Editado por Hossam Tantawy

PONTOS-CHAVE

1. Síndrome da embolia gordurosa (FES) é uma resposta fisiológica e não é equivalente à embolização gordurosa.
2. A apresentação dos sinais/sintomas pode ser gradual ou aguda.
3. Exantema petequial, infiltrados alveolares difusos e hipoxemia são os sinais de apresentação mais comuns.
4. FES afeta vários órgãos e sistemas, incluindo sistema nervoso respiratório, cardiovascular e central.
5. As duas ferramentas de diagnóstico para FES são critérios diagnósticos de Gurd para FES e índice de FES de Schonfeld.

DISCUSSÃO

FES é uma reação fisiológica para gordura na circulação sistêmica. FES não é o mesmo que embolização gordurosa. A embolização gordurosa pode ser detectada em quase todos os pacientes com fraturas pélvicas ou femorais, mas apenas uma pequena porção desses pacientes manifesta sinais/sintomas associados a FES. A incidência de FES está entre menos de 1 e 4%, dependendo da fonte. Fatores de risco para desenvolver FES incluem sexo masculino, idade entre 20 e 30 anos, choque hipovolêmico, instrumentação intramedular, artrite reumatoide, fratura de osso longo, substituição total do quadril usando cimento ósseo e substituição bilateral total do joelho.

Sinais e sintomas de FES envolvem vários órgãos e sistemas, incluindo respiratório, cardiovascular e sistema nervoso central. Os sintomas podem incluir alteração no estado mental como confusão, estresse respiratório, hipotensão ou comprometimento cardiovascular. Coagulação intravascular disseminada (DIC) também pode ocorrer em conjunto com a FES. A apresentação pode ser gradual, aparecendo 12 a 72 horas após a embolização, ou pode ser aguda, conduzindo à síndrome da angústia respiratória do adulto (ARDS) e parada cardíaca. O diagnóstico pode ser auxiliado pelo uso dos critérios diagnósticos de Gurd para FES ou o índice FES de Schonfeld.

Critérios de Gurd

Principais critérios

- Insuficiência respiratória.
- Envolvimento cerebral (pode variar de sonolência e confusão até obtundação e coma).
- Exantema petequial (patognomônico – geralmente na conjuntiva, mucosa oral e dobras da pele do pescoço e da axila).

Critérios secundários

- Pirexia.
- Taquicardia.
- Alterações retinais.
- Icterícia.
- Alterações renais.

Características laboratoriais

- Microglobulinemia gordurosa necessária (esse recurso é muitas vezes criticado, já que pode ser encontrado em voluntários saudáveis e em pacientes com trauma sem FES).
- Anemia.
- Trombocitopenia.
- Alta taxa de sedimentação de eritrócitos.

Para obter o diagnóstico de FES utilizando os critérios de Gurd, o paciente deve ter, no mínimo, um critério principal e, no mínimo, quatro critérios secundários, bem como microglobulinemia gordurosa. No entanto, a quantidade de gordura no sangue não se correlaciona com a gravidade dos sinais ou dos sintomas.

O índice de Schonfeld para FES baseia-se em um sistema de pontuação em que é necessária uma pontuação maior do que 5 para o diagnóstico de FES. O sistema de classificação é o seguinte:

Sinal	Pontuação
Exantema petequial	5
Infiltrados alveolares difusos	4
Hipoxemia – PaO_2, 70 mm Hg em 100% FIO_2	3
Confusão	1
Febre > 38°C	1
Frequência cardíaca > 120 bpm	1
Frequência respiratória > 30	1

Embora 75% dos pacientes com FES apresentem infiltrados alveolares difusos e hipoxemia, menos de 10% progride para ARDS.

LEITURA SUGERIDA

Barash PG, Cullen BF, Stoelting RK *et al.*, eds. *Clinical Anesthesia*. 6th ed. Philadelphia, PA: Lippincott Williams & Wilkins; 2009:1388.

Miller RD, Eriksson LI, Fleisher LA *et al.*, eds. *Miller's Anesthesia*. 7th ed. Philadelphia, PA: Churchill Livingstone; 2010:2243.

PALAVRA-CHAVE

Endarterectomia Carotídea: Monitoramento do CNS

SEÇÃO

Clínica Baseada em Órgão: Neurológica e Neuromuscular

Terrence Coffey
Editado por Ramachandran Ramani

PONTOS-CHAVE

1. Durante endaterectomia carotídea, o anestesiologista deve avaliar a perfusão cerebral para determinar se um desvio é necessário enquanto uma veia com enfermidade é pinçada.
2. Sob anestesia regional, a perfusão cerebral e mais bem avaliada por meio da verificação da força de pinçamento contralateral e comunicação verbal contínua com o paciente.
3. O padrão ouro para avaliar a perfusão cerebral sob anestesia geral é o eletroencefalograma (EEG).
4. Outros métodos, incluindo potencial de evocado somatossensorial (SSEP), Doppler transcraniano (TCD), espectroscopia com infravermelho e saturação do oxigênio venoso na jugular, podem ser úteis, mas, atualmente, parecem ser menos confiáveis do que o EEG.

DISCUSSÃO

Avaliação da circulação cerebral adequada é crítica durante a endaterectomia carotídea (CEA). Uma técnica de monitoramento é necessária para avaliar a perfusão do cérebro ipsolateral enquanto a artéria doente é pinçada. Se CEA for realizada sob anestesia regional, exame frequente da força usando fixação contralateral e comunicação verbal com o paciente são usados para avaliar a função motora, o nível de consciência e a perfusão cerebral. A avaliação é concluída a cada 2 a 5 minutos.

Se CEA for realizada sob anestesia geral, existem vários métodos para avaliar perfusão cerebral. O atual padrão ouro é EEG de 12 canais. Embora seja o padrão ouro, EEG não pode monitorar a perfusão das estruturas profundas do cérebro. SSEP pode avaliar estruturas profundas do cérebro, mas não está claro se a técnica é sensível ou específica o suficiente para uso clínico neste momento.

Ultrassonografia TCD fornece outra abordagem não invasiva para determinar a quantidade de fluxo sanguíneo na artéria cerebral média, insonando-a através do osso temporal. Contudo, a confiabilidade desse método também é controversa, e pode ser mais eficaz, para o monitoramento pós-operatório de derrame cerebral. É mais eficaz na avaliação da presença de embolia na artéria.

Outra técnica não invasiva para medir o fluxo sanguíneo durante CEA é espectroscopia com infravermelho. Isso possibilita o monitoramento contínuo da saturação de oxigênio regional cerebral através do couro cabeludo e do crânio. Contudo, não deve ser usada apenas para determinar o posicionamento de um desvio por ter baixa sensibilidade e especificidade. Saturação de oxigênio venoso jugular pode ser medida, mas não é confiável porque não mede isquemia cerebral regional/focal; em vez disso, serve como medida global de isquemia.

LEITURA SUGERIDA

Barash PG, Cullen BF, Stoelting RK. *Clinical Anesthesia*. 5th ed. Philadelphia, PA: Lippincott Williams & Wilkins; 2006:946–954.

Morgan GE, Mikhail MS, Murray MJ. *Clinical Anesthesiology*. 4th ed. New York, NY: McGraw-Hill; 2005:627–628.

Endarterectomia Carotídea Bilateral: Fisiologia

Fisiologia

Ervin Jakab
Editado por Akhtar Shamsuddin

PONTOS-CHAVE

1. Os corpos carotídeos são áreas de tecido especializado localizadas perto da bifurcação das artérias carótidas que contêm quimiorreceptores periféricos que monitoram alterações da pressão parcial de O_2 e da pressão parcial de CO_2 no sangue.
2. Quando a pressão parcial de O_2 fica abaixo de 60 mm Hg, os corpos carotídeos aumentam seus sinais para o centro respiratório medular, causando aumento da ventilação por minuto.
3. A endarterectomia carotídea bilateral está associada ao seguinte:
   a. Perda de resposta normal de ventilação à hipóxia aguda.
   b. Perda das respostas de pressão arterial à hipotensão aguda.
   c. Aumento da pressão parcial de repouso do dióxido de carbono arterial.

DISCUSSÃO

Os corpos carotídeos são áreas de tecido especializado localizadas próximo à bifurcação das artérias carótidas. Eles são monitores de resposta rápida do sangue arterial, respondendo a queda da pressão parcial de O_2 no sangue, ao aumento da pressão parcial de CO_2 no sangue ou à concentração de íons H^+, ou à queda em sua taxa de perfusão.

CO_2 afeta a unidade respiratória principalmente por mecanismos centrais, mas a regulação da pressão parcial de O_2 é altamente dependente dos quimiorreceptores do corpo carotídeo. Quando a pressão parcial de O_2 fica abaixo de 60 mm Hg, os corpos carotídeos aumentam seus sinais para o centro respiratório medular, causando aumento da ventilação por minuto. Corpos carotídeos também servem indiretamente como barorreceptores periféricos para a pressão arterial. Quando a pressão arterial média cai para abaixo de 80 mm Hg, os corpos carotídeos percebem isso como uma queda da pressão parcial de O_2 e os centros medulares aumentam a ventilação por minuto e a pressão arterial.

Endarterectomia carotídea bilateral pode abolir a hiperventilação compensatória e causar hipoxemia. Além disso, ressecção bilateral do corpo carotídeo pode impedir ventilação compensatória quando a hipoxemia se desenvolve. No entanto, foi relatado que, em pacientes submetidos à ressecção bilateral do corpo carotídeo para a asma, a resposta ventilatória ao aumento da pressão parcial de CO_2 foi reduzida, mas não ocorreu hipoventilação. Por causa disso, medicações que deprimem a unidade respiratória devem ser evitadas no período pós-operatório imediato.

LEITURA SUGERIDA

Barash PG, Cullen BF, Stoelting RK *et al.*, eds. *Clinical Anesthesia*. 6th ed. Philadelphia, PA: Lippincott Williams & Wilkins; 2009:1117.

Crapo JD, Glassroth J, Karlinsky JB, *et al. Baum's Textbook of Pulmonary Disease*. 7th ed. Philadelphia, PA: Lippincott William & Wilkins; 2004:1272.

Lumb AB. *Nunn's Applied Respiratory Physiology*. 6th ed. Philadelphia, PA: Elsevier; 2005:63.

Miller RD, Eriksson LI, Fleisher LA *et al.*, eds. *Miller's Anesthesia*. 7th ed. Philadelphia, PA: Churchill Livingstone; 2010:2033.

PALAVRA-CHAVE

Entrega de Oxigênio para o Feto durante o Parto

SEÇÃO

Subespecialidades: Anestesia Obstétrica e Pediátrica

Meredith Brown e Margaret Rose
Editado por Lars Helgeson

PONTOS-CHAVE

1. Durante o parto, o fluxo de sangue para a placenta torna-se restrito durante as contrações.
2. Uma patologia fetal pode limitar a sua capacidade de tolerar a redução transitória normal no fluxo sanguíneo placentário. Exemplos incluem anemia fetal, anomalias congênitas, ou outros fatores que causam estresse fetal crônico.
3. O monitoramento contínuo da frequência (batimento) cardíaca fetal (FHR), da variabilidade e das contrações uterinas pode ajudar os profissionais a identificar o estresse fetal, que, na maioria das vezes, deve-se à hipoxemia.

DISCUSSÃO

Enquanto no útero, a respiração fetal é dependente da placenta para a troca de oxigênio e dióxido de carbono. O comprometimento da placenta afetará o bem-estar fetal e pode levar à restrição de crescimento no útero, hipoxemia ou morte fetal. Durante o parto, o fluxo de sangue para a placenta torna-se restrito durante as contrações. A placenta capaz de manter um feto saudável pode não ser capaz de fornecer oxigenação adequada durante o estresse das contrações e do parto. De todas as mortes perinatais, 3% são em virtude de hipóxia intrauterina ou asfixia ao nascer. Complicações umbilicais ou placentárias são responsáveis por 2%. Uma patologia materna, tal como a hipertensão induzida pela gravidez, doença pulmonar ou cardíaca, diabetes e distúrbios de nutrição podem também afetar a respiração da placenta, contribuindo, assim, para a mortalidade fetal. Uma patologia fetal, como anemia fetal, anomalias cardíacas e congênitas, e outros fatores que causam estresse fetal crônico podem limitar a sua capacidade de tolerar a redução transitória normal no fluxo sanguíneo placentário.

Durante períodos de respiração fetal inadequada, à medida que o PaO_2 fetal diminui, CO_2 e lactato acumulam-se. Isso potencialmente resulta em acidose respiratória e metabólica. A hipoxemia fetal pode causar respostas fisiológicas, como bradicardia, movimentos ofegantes, uma diminuição global dos movimentos fetais e uma redistribuição do fluxo sanguíneo para os órgãos vitais. Esses estressores podem resultar em aumento das catecolaminas fetais, resultando em taquicardia e hipertensão arterial sistêmica.

1. *O monitoramento contínuo do padrão de variabilidade da FHR pode ajudar os profissionais a identificar o estresse fetal.*
   - A *linha de base* da FHR deve ser entre 110 e 160 batimentos por minuto (bpm).
   - *Variabilidade:* A variabilidade a longo prazo é avaliada ao longo de 3 a 6 minutos e deve demonstrar a variação de 6 a 10 batimentos por minuto da FHR. O ECG fetal pode demonstrar a variabilidade de curto prazo (variabilidade batimento a batimento – veja a seguir).
2. *O padrão da FHR durante as contrações pode identificar um feto em perigo ou suscetível à hipoxemia. O monitoramento contínuo da FHR associado às contrações uterinas é necessário para identificar esses padrões.*
   - Uma *aceleração* que ocorre com as contrações (de 15 bpm com duração de 15 segundos) demonstra tônus autonômico bem equilibrado e está associada a um bom resultado fetal.
   - *Desacelerações precoces* são a diminuição da FHR menos de 20 bpm, ocorrendo apenas durante as contrações (os traçados podem ter a aparência de "imagens de espelho"). Este padrão denota a compressão da cabeça fetal, causando breve hipóxia e estimulação vagal, com boa recuperação fetal.
   - *Desacelerações variáveis* são desacelerações irregulares da FHR, muitas vezes resultantes de compressão do cordão umbilical e bradicardia vagal. Sua variabilidade de início, duração e amplitude reflete graus inconsistentes de compressão do cordão umbilical e

da hipóxia fetal resultante. Apesar de nenhuma intervenção ser necessária quando o feto exibe uma boa recuperação, o aumento da gravidade (amplitude e duração) pode denotar o aumento da hipóxia ou do comprometimento fetal.
- *Desacelerações tardias* são uma diminuição da FHR, que se inicia de 10 a 20 segundos após o início da contração e continua depois que a contração diminui. Este padrão de FHR significa insuficiência uteroplacentária e está associado a intolerância fetal de períodos prolongados de hipóxia.
- Uma FHR abaixo de 60 bpm é incapaz de sustentar a vida fetal. Quando prolongada, ela significa um insulto hipóxico. Um parto de emergência pode ser justificado para evitar danos permanentes ou morte fetal.

3. ***O exame pré-natal e perinatal ajuda a identificar fetos suscetíveis ou estressados, o que pode melhorar os resultados gerais.***
    - O *teste sem estresse* simplesmente monitora a FHR, que deve demonstrar a variabilidade (um aumento de 15 bpm em relação ao início normal, com duração de pelo menos 5 segundos) com movimentos fetais, ocorrendo pelo menos duas vezes em 20 minutos.
    - Durante um *teste de contração com estresse*, os padrões da FHR são monitorados durante as contrações naturais ou induzidas. Este teste é realizado quando há suspeita de insuficiência uteroplacentária.
    - O *perfil biofísico* mede por ultrassom o tônus fetal, respiração e movimentos, bem como o volume de líquido amniótico e leva em consideração os resultados de um teste sem estresse.

4. ***Após a ruptura do saco amniótico, mais testes podem ser realizados para avaliar melhor o bem-estar do feto.***
    - Uma *amostragem do couro cabeludo fetal* pode fornecer medições dos gases sanguíneos. A interpretação dos valores deve incluir considerações sobre o estágio da presença de acidose materna no parto, e se a amostra foi tirada durante uma contração.
    - Normal: pH $\geq$ 7,25; $PO_2 \geq 20$; $PCO_2 \leq 50$; $HCO_3 \leq 20$; excesso de base menos que 6.
    - A *oximetria de pulso fetal* também pode ser executada. A saturação de O_2 fetal normal situa-se entre 30 e 70%. Períodos prolongados (mais de 10 minutos) de saturação inferior a 30% indicam acidose fetal. No entanto, os estudos não conseguiram demonstrar melhores resultados e sugerem que os valores normais podem falsamente tranquilizar os médicos.
    - O *ECG fetal contínuo* usando um eletrodo interno no couro cabeludo está sob investigação na Europa. Durante a hipoxemia fetal, alterações do segmento ST e mudanças de intervalo PR:RR podem ser vistas. Quando utilizada em conjunto com outras técnicas de controle, esta técnica pode reduzir a hipóxia intrauterina e cesarianas desnecessárias, enquanto diminui a incidência de acidose fetal no nascimento.

LEITURA SUGERIDA

Braveman FR. *Obstetric and Gynecologic Anesthesia: The Requisites in Anesthesiology.* Edinburgh, UK: Elsevier Mosby; 2006:39–50.

| PALAVRA-CHAVE | # Envelhecimento: Fisiologia Cardiovascular e Função do LV |

| SEÇÃO | Ciências Clínicas Genéricas: Procedimentos, Métodos, Técnicas de Anestesia |

Laurie Yonemoto e Zhaodi Gong
Editado por Benjamin Sherman

| PONTOS-CHAVE |

1. Conforme as pessoas envelhecem, a fisiologia cardiovascular muda de várias formas, estrutural e funcionalmente.
2. Também ocorrem alterações simpáticas e parassimpáticas, que afetam o sistema cardiovascular.
3. Pode-se esperar hipertrofia do ventrículo esquerdo (LV).
4. Pode-se esperar disfunção diastólica.
5. Há um aumento na rigidez vascular e uma diminuição na complacência dos vasos.
6. Conforme as pessoas envelhecem, há uma diminuição na frequência cardíaca máxima atingível.
7. Os pacientes podem desenvolver defeitos de condução atrioventricular (AV).
8. Anormalidades das válvulas, especificamente calcificação da válvula aórtica, são comuns.

| DISCUSSÃO |

Há muitas alterações fisiológicas associadas ao envelhecimento que afetam cada sistema de órgãos. Algumas das alterações mais importantes incluem aquelas que envolvem o sistema cardiovascular, especialmente em relação à função do LV.

Com o processo normal de envelhecimento, há uma diminuição global de complacência do sistema arterial central, das veias e do miocárdio. A diminuição da elasticidade arterial é secundária à fibrose aumentada da túnica média, que predispõe os pacientes à hipertensão sistólica. O próprio miocárdio também se torna menos complacente com a idade. Essa diminuição da conformidade ocorre por causa da hipertrofia ventricular. O LV deve trabalhar contra altas pressões de pós-carga. Por fim, isso resulta em relaxamento prejudicado e preenchimento diastólico de LV diminuído, aumento na dependência de contração atrial e maior pressão diastólica final esquerda (LVEDP). LVEDP aumentada leva à maior vulnerabilidade de insuficiência cardíaca congestiva e ao desenvolvimento de fibrilação atrial.

Com o envelhecimento, há aumento da incidência de doença cardiovascular aterosclerótica e aumento da incidência de degeneração do sistema de condução cardíaca. Fibrose do sistema de condução cardíaca causa danos ao feixe His, já que ele perfura o trígono fibroso direito. Isso pode levar a defeitos de condução AV e várias arritmias. Fibrose e calcificação das válvulas também aumentam com a idade. Não é incomum encontrar calcificação da válvula aórtica levando à esclerose da válvula aórtica ou estenose em idosos.

Outra consequência do envelhecimento é uma resposta diminuída do coração à estimulação de receptores beta. Isso resulta em uma resposta enfraquecida às catecolaminas e explica a capacidade diminuída de exercício de pacientes idosos. A frequência cardíaca máxima atingível também diminui com o envelhecimento. Portanto, pacientes idosos dependem mais do volume diastólico final do LV e pré-carga para manter o débito cardíaco adequado, de acordo com a relação de Frank-Starling (Fig. 1).

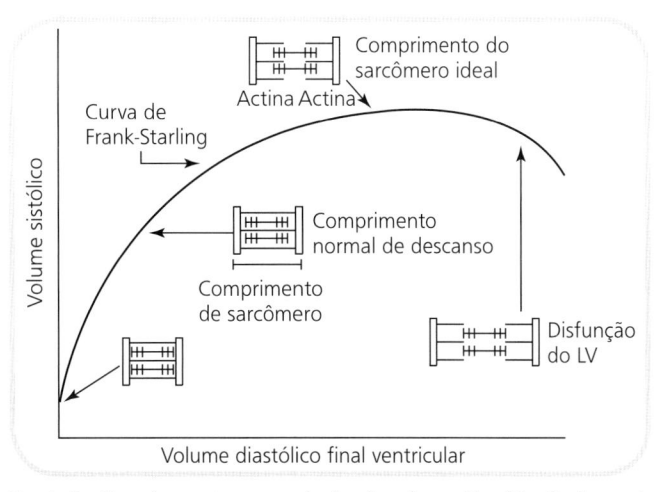

Figura 1. Curva de Frank-Starling. Aumento em resultados de volume diastólico final ventricular, e um aumento no volume sistólico. (Imagem: http://www.ncbi.nlm.nih.gov/bookshelf/br.fcgi?book=cardio&part=A709.)

LEITURA SUGERIDA

Barash PG, Cullen BF, Stoelting RK, *et al. Clinical Anesthesia*. 6th ed. Philadelphia, PA: Lippincott Williams & Wilkins; 2009:882–883.
Cheitlin M. Cardiovascular physiology—changes with aging. *Am J Geriatr Cardiol*. 2003;12:9–13.
Folkow B, Svanborg A. Physiology of cardiovascular aging. *Physiol Rev*. 1993;73:725–764.
Goldberger AL, Amaral LAN, Hausdorff JM, *et al.* Fractal dynamics in physiology: alterations with disease and aging. *Proc Natl Acad Sci U S A*. 2002;99:2466–2472.
Morgan GE, Mikhail MS, Murray MJ. *Clinical Anesthesiology*. 4th ed. New York, NY: McGraw Hill; 2006:952.
Rosenthal R, Zenilman M, Mark K. *Principles and Practice of Geriatric Surgery*. New York, NY: Springer-Verlag Inc; 2001:148–150.

PALAVRA-CHAVE

Envelhecimento: Fisiologia Pulmonar

SEÇÃO

Ciências Clínicas Genéricas: Procedimentos, Métodos, Técnicas de Anestesia

Shaun Gruenbaum
Editado por Shamsuddin Akhtar

PONTOS-CHAVE

1. O envelhecimento está associado à diminuição da complacência da parede torácica, levando ao aumento do volume residual (RV) e maior esforço respiratório. A capacidade residual funcional (FRC) permanece a mesma ou ligeiramente aumentada com a idade.
2. As alterações do pulmão relacionadas com a idade incluem os alvéolos dilatados, aumentos nos espaços aéreos e aumento da resistência das vias respiratórias pequenas, levando à captura de ar e hiperinflação.
3. A força do diafragma e a função pulmonar, incluindo volume expiratório forçado em 1 s (FEV1) e capacidade de difusão do monóxido de carbono (DLCO), diminuem com a idade.
4. O envelhecimento está associado a aumento da inflamação pulmonar.
5. Embora a troca gasosa adequada seja mantida durante toda a vida, a PaO_2 diminui progressivamente com o envelhecimento. Distúrbio de ventilação/perfusão (V/Q) aumenta com o envelhecimento.
6. Idosos são mais vulneráveis à insuficiência respiratória durante estados de alta demanda.

DISCUSSÃO

O envelhecimento está associado a várias alterações na fisiologia respiratória. A complacência da parede torácica diminui significativamente com a idade, principalmente por causa das mudanças estruturais na caixa torácica causada pela diminuição da elasticidade do tecido conectivo e calcificações. Essas alterações reduzem a capacidade de expandir os pulmões durante a inspiração e evitam o esvaziamento completo dos pulmões durante a expiração, levando ao aumento do RV. A FRC pode aumentar em 1 a 3% por década. A redução da complacência da parede torácica resulta em maior esforço respiratório. A força do diafragma também diminui com a idade (em 25%), provavelmente em razão da atrofia muscular e da redução das fibras de contração rápida. Isso predispõe pacientes mais velhos à insuficiência ventilatória, quando a demanda ventilatória é aumentada.

Também existem alterações anatômicas no pulmão que são relacionadas com a idade. Os alvéolos dilatam-se, e os espaços de ar aumentam secundariamente à destruição do parênquima pulmonar ou suas estruturas de suporte. As pequenas vias respiratórias fecham prematuramente durante a respiração normal, o que pode causar resistência das vias respiratórias, deslocamento de ar e hiperinflação (um fenômeno conhecido como "enfisema senil").

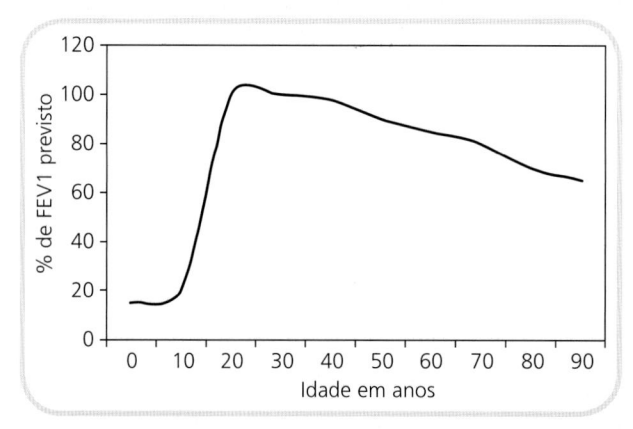

Figura 1. Declínio na % do FEV1 relacionado com a idade. (Adaptada de Ware JH, Dockery DW, Louis TA, *et al.* Longitudinal and cross-sectional estimates of pulmonary function decline in never-smoking adults. *Am J Epidemiol.* 1990;132:685-700, com permissão.)

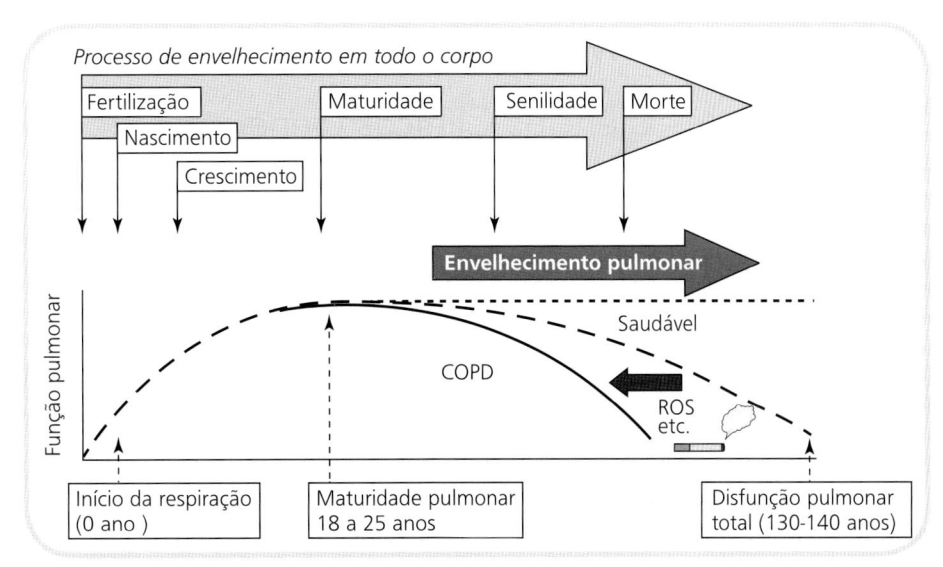

Figura 2. Hipótese de desenvolvimento de COPD acelerada por lesão pulmonar. (Adaptada de Sharma G, Goodwin J. Effect of aging on respiratory system physiology and immunology. *Clin Interv Aging.* 2006;1:253-260, com permissão.)

A função pulmonar começa a declinar de forma progressiva depois de, aproximadamente, 35 anos de idade (Fig. 1). Estudos demonstram que FEV1 e DLCO diminuem com a idade. Ventilação do espaço morto aumenta em cerca de 55%. O envelhecimento está associado a inflamação pulmonar aumentada, e exposição ambiental (isto é, a fumaça de cigarro) pode acelerar o declínio da função pulmonar. Envelhecimento do pulmão pode acelerar o desenvolvimento da doença pulmonar obstrutiva crônica (COPD) (Fig. 2).

Alterações complexas nos pneumócitos alveolares causam uma redução na tensão do oxigênio arterial com a idade. Estima-se que a pressão arterial parcial de oxigênio (PaO_2) diminua em uma taxa média de 0,35 mm Hg por ano. Essas alterações acima mencionadas são causadas por um maior grau de V/Q e, em menor medida, o *shunt* pulmonar. Apesar dessas mudanças, não há alteração na $PaCO_2$. No entanto, a reserva do sistema respiratório diminui com a idade e lá é reduzida a sensibilidade à hipoxemia e hipercapnia. Assim, os idosos são mais vulneráveis à insuficiência respiratória durante estados de alta demanda ventilatória, como insuficiência cardíaca, pneumonia e obstrução das vias respiratórias.

LEITURA SUGERIDA

Barash PG, Cullen BF, Stoelting RK, eds. *Clinical Anesthesia.* 5th ed. Philadelphia, PA: Lippincott Williams & Wilkins; 2005:238.

Ito K, Barnes PJ. COPD as a disease of accelerated lung aging. *Chest.* 2009;135:173–180.

Sharma G, Goodwin J. Effect of aging on respiratory system physiology and immunology. *Clin Interv Aging.* 2006;1:253–260.

Ware JH, Dockery DW, Louis TA, *et al.* Longitudinal and cross-sectional estimates of pulmonary function decline in never-smoking adults. *Am J Epidemiol.* 1990;132:685–700.

PALAVRA-CHAVE	# Envenenamento por Organofosfato: Tratamento
SEÇÃO	Ciências Clínicas Genéricas: Procedimentos, Métodos, Técnicas de Anestesia

Ashley Kelley
Editado por Ala Haddadin

PONTOS-CHAVE

1. Os sintomas do envenenamento por organofosfato (OP) resultam da estimulação de receptores muscarínicos e de acetilcolina nicotínica (ACh) e afetam uma ampla gama de sistemas de órgãos.
2. Tratamento do envenenamento por OP gira em torno da terapia de oxima, tratamento com atropina e prevenção de atividade convulsiva com a utilização de benzodiazepinas.
3. Os pacientes podem necessitar de ventilação mecânica, se os sintomas evoluírem para insuficiência respiratória.
4. Os tratamentos experimentais que têm mostrado grande promessa incluem magnésio, terapia bioscavenger com enzimas colinesterase e hemoperfusão.

DISCUSSÃO

O envenenamento por OP resulta da exposição a pesticidas e agentes de guerra química. Todos os agentes funcionam por inibição da acetilcolinesterase (AChE), propagando, assim, os efeitos da ACh nos receptores muscarínicos e nicotínicos de ACh. Os sintomas resultantes da estimulação dos receptores muscarínicos incluem salivação, lacrimejamento, constrição papilar e diarreia. Os sintomas resultantes da estimulação de receptores nicotínicos incluem fraqueza muscular e podem progredir para fasciculação ou paralisia. Os efeitos sobre o CNS incluem convulsões com possível progressão para coma. Os efeitos sobre o sistema cardiovascular são amplos e podem resultar em hipotensão ou hipertensão e taquicardia ou bradicardia.

O tratamento do envenenamento por OP é uma abordagem em três vertentes: neutralizar a toxina, contrabalançar os efeitos do OP com anticolinérgicos e administrar a profilaxia das convulsões. Medicamentos com oxima (como a pralidoxima) decompõem a ligação entre o OP e a AChE, permitindo, assim, que o OP venha a ser metabolizado. A atropina é administrada para contrabalançar os efeitos hemodinâmicos do envenenamento por OP, a uma dose de 2 a 5 mg a cada de 5 a 10 minutos. Mesmo em doses terapêuticas, no entanto, a atropina pode causar reações adversas que podem limitar a sua utilização. O glicopirrolato, embora mais caro (o custo relativo de 0,2 mg de glicopirrolato para 0,6 mg de atropina é de aproximadamente 2:1), tem significativamente menos efeitos colaterais centrais e pode ser utilizado com eficácia semelhante. A superestimulação dos receptores centrais é uma importante causa de morte prematura no envenenamento por OP. Demonstrou-se que o pré-tratamento com benzodiazepinas aumenta a sobrevivência; assim, a administração do diazepam é considerada a terapia padrão. Se os sintomas evoluírem para insuficiência respiratória, os pacientes podem precisar de intubação e suporte ventilatório.

Alguns medicamentos têm mostrado uma grande promessa no tratamento do envenenamento por OP, mas ainda não são usados rotineiramente por causa das evidências insuficientes quanto à sua eficácia. O magnésio pode ser útil na redução do efeito estimulador da ACh sobre o músculo e pode impedir o *torsade de pointes* induzido por drogas. A terapia bioscavenger com enzimas colinesterase tem mostrado grande promessa como um futuro tratamento potencial para neutralizar o OP não ligado antes que ele chegue a seu local de destino. A hemoperfusão, apesar de cara, pode ser um complemento útil no aumento da eliminação de OP em pessoas que se apresentam logo após a exposição.

LEITURAS SUGERIDAS

Barash PG, Cullen BF, Stoelting RK *et al.*, eds. *Clinical Anesthesia*. 6th ed. Philadelphia, PA: Lippincott Williams & Wilkins; 2009:1573–1574.

Hines RL, Marschall KE, eds. *Stoelting's Anesthesia and Co-existing Disease*. 5th ed. Philadelphia, PA: Churchill Livingstone; 2008:551–552.

Peter JV, Moran JL, Pichamuthu K, *et al*. Adjuncts and alternatives to oxime therapy in organophosphate poisoning—is there evidence of benefit in human poisoning? A review. *Anaesth Intensive Care*. 2008;36:339–350.

PALAVRA-CHAVE	**Envenenamento/Toxicidade de CO: Características Clínicas, Diagnóstico, Tratamento e Tratamento das Queimaduras**
SEÇÃO	Subespecialidades: Cuidados Intensivos e Genéricos, Ciências Clínicas Genéricas: Procedimentos, Métodos, Técnicas de Anestesia

Gregory Albert, Garth Skoropowski, Christian Scheps, Anjali Vira e Chi Wong
Editado por Hossam Tantawy

PONTOS-CHAVE

1. Suspeita-se de envenenamento por monóxido de carbono (CO) em qualquer paciente exposto à fumaça em um espaço fechado.
2. CO provoca hipóxia do tecido por ligação com a hemoglobina e deslocando o oxigênio, bem como interferindo com a liberação de oxigênio da hemoglobina.
3. CO prejudica o metabolismo oxidativo e pode causar acidose metabólica.
4. Oximetria de pulso não faz distinção entre oxi-hemoglobina (HbO_2) e carboxi-hemoglobina (COHb). Oximetria de pulso convencional interpreta a COHb como HbO_2, dando SpO_2 falsamente elevado.
5. Diagnosticado com espectrofotômetro CO-oxímetro usando amostras arteriais ou venosas.
6. A meia-vida do CO está inversamente relacionada com a concentração de oxigênio inspirado (FIO_2).
7. Tratamento da toxicidade de CO é 100% de oxigênio e, possivelmente, câmara hiperbárica.

DISCUSSÃO

Combustão dos compostos contendo carbono produz CO. Envenenamento por CO pode acompanhar exposição à fumaça e ocorre quando o nível de COHb no sangue é superior a 15%.

CO provoca hipóxia do tecido vinculando avidamente a hemoglobina e deslocando o oxigênio, causando uma diminuição na capacidade de transportar oxigênio, bem como anemia funcional. A afinidade de CO com a hemoglobina é mais de 230 vezes maior que a afinidade com o oxigênio. CO também aumenta a afinidade do oxigênio já ligado à hemoglobina, impedindo a dissociação do oxigênio e deslocando a curva de dissociação do oxigênio para a esquerda. Além disso, CO desacopla a fosforilação oxidativa por ligação ao citocromo oxidase mitocondrial e interfere com a produção de ATP, causando acidose metabólica.

Efeitos colaterais de CO são proporcionais ao montante ligado a hemoglobina (Tabela 1). Quando os níveis de COHb se aproximam de 10 a 20% de saturação, ocorrem cefaleias, alterações visuais, dor de cabeça e tonturas. Quando os níveis de COHb se aproximam de 50 a 60%, pode ocorrer coma, convulsões e morte.

Envenenamento por CO pode ser difícil de diagnosticar inicialmente por causa de seus sintomas pouco específicos. O quadro clássico do paciente com lábios vermelho-cereja é raramente visto. Novamente, efeitos neurológicos e cardíacos são mais proeminentes. Na maioria das vezes, os primeiros sinais e sintomas incluem dor de cabeça, náuseas, tonturas, confusão, fraqueza e dificuldade de concentração. Esses sintomas podem levar a angina, disritmias cardíacas e edema pulmonar. Manifestações cardíacas resultam de um aumento no débito cardíaco como um mecanismo compensatório para hipóxia do tecido. Consequências neurológicas adicionais incluem síncope e convulsões, e pode-se observar comprometimento neurológico persistente e tardio. Comprometimentos graves podem incluir perda de memória, disfunção cognitiva, mudez, cegueira, psicose e coma franco. A gravidade e a extensão de apresentar sinais e sintomas parecem estar diretamente correlacionadas com a duração da exposição ao CO.

Intoxicação por CO é detectada com mais confiança pela medida direta dos níveis de COHb via CO-oxímetro de sangue arterial ou venoso. Um espectrofotômetro CO-oxímetro mede HbO_2 e COHb em duas vias leves. Um oxímetro de pulso regular não irá diferenciar entre HbO_2 e COHb e, provavelmente, produzirá uma leitura normal. Oximetria de pulso convencional mede COHb e HbO_2, com o mesmo comprimento de onda de 660 nm e vai superestimar o SpO_2 quando os níveis de COHb estão elevados. Assim, oximetria de pulso é imprecisa na presença de COHb porque a medida é interpretada como hemoglobina saturada, rendendo uma saturação normal de oxigênio. Amostras de gasometria arterial também não vão ajudar a diagnosticar envenenamento por CO, já que a PaO_2 não mede o oxigênio ligado à hemoglobina, mas, em vez disso, mede o oxigênio no plasma que será normal.

A meia-vida do CO está inversamente relacionada com a concentração de oxigênio inspirado (Tabela 2). É de 300 a 360 minutos ao respirar ar de ambiente fechado (FIO_2 = 0,21), 60 a 90 minutos com FIO_2 = 1 e 20 a 30 minutos com 3 atmosferas em uma câmara hiperbárica.

Pacientes com exposição à fumaça em um espaço fechado devem ter colocado uma máscara sem reinalação 100%, até o envenenamento por CO ser descartado pela medida dos níveis de CO na gasometria arterial ou venosa. Níveis de COHb < 20% podem ser tratados com máscara de ventilação 100%, com a expectativa de que as concentrações vão cair para níveis não tóxicos (< 10%) dentro de 60 minutos.

Um nível de COHb > 20% implica uma saturação de oxigênio < 80% e intubação endotraqueal com a entrega de oxigênio a 100%, manter a ventilação adequada deve ser considerado.

Instalações de cuidados especializados, como aquelas com unidades de queimados, podem ter câmaras de oxigenoterapia hiperbárica. Essas câmaras oferecem 100% de oxigênio a uma pressão de até 3 atmosferas. Essa pressão reduz mais a meia-vida do CO e, de acordo com alguns estudos, a gravidade dos danos. A câmara hiperbárica é recomendada em mulheres não grávidas quando os níveis de COHb estão > 30% e em mulheres grávidas quando os níveis de COHb estão > 15%, desde que o tratamento dos problemas que representam risco de vida não seja comprometido. A câmara hiperbárica precoce pode impedir distúrbios neuropsiquiátricos tardios secundários a níveis elevados de COHb. A câmara hiperbárica também é recomendada quando há deficiências neurológicas como tonturas, perda da consciência e coma, e quando não existem anormalidades cardíacas como isquemia, disritmias e insuficiência ventricular.

Tabela 1. Sintomas de toxicidade de CO como nível da função de COHb no sangue

Nível de COHbc no sangue (%)	Sintomas
< 15-20	Cefaleia, tontura, confusão
20-40	Náuseas, vômitos, desorientação, deficiência visual
40-60	Agitação, agressividade, alucinações, coma, choque
> 60	Morte

Referência de Barash PG, Cullen BF, Stoelting RK, et al., eds. Clinical Anesthesia. 6th ed. Philadelphia, PA: Lippincott Williams & Wilkins; 2009:909-910.

Tabela 2. Meia-vida de CO como função de FIO_2

Fração inspirada de oxigênio	Meia-vida de COHb
Ar de ambiente fechado	4 horas
100% de oxigênio inspirado	60-90 minutos
100% de oxigênio inspirado em 3 atmosferas hiperbáricas	20-30 minutos

LEITURA SUGERIDA

Barash PG, Cullen BF, Stoelting RK et al., eds. *Clinical Anesthesia*. 6th ed. Philadelphia, PA: Lippincott Williams & Wilkins; 2009:909–910.

Hines RL, Marschall KE. *Stoelting's Anesthesia and Coexisting Disease*. Philadelphia, PA: Saunders Elsevier; 2008:550–551.

McPhee S, Papadakis M. *Current Medical Diagnosis and Treatment*. New York, NY: The McGraw-Hill Company; 2007:1653.

Miller RD. *Miller's Anesthesia*. 7th ed. Philadelphia, PA: Elsevier, Churchill Livingstone; 2009:2490–2501.

Morgan GE, Mikhail MS, Murray MJ. *Clinical Anesthesiology*. 4th ed. New York, NY: McGraw-Hill; 2006:1044–1045.

PALAVRA-CHAVE	**Epiglotite: Manejo Anestésico e Indução por Inalatório**
SEÇÃO	Subespecialidades: Anestesia Pediátrica

Christina Biello e Michael Archambault
Editado por Mamatha Punjala

PONTOS-CHAVE	1. O achado clássico nos raios X de um paciente com epiglotite é o "sinal de impressão do polegar" visto com alargamento epiglótico. 2. Pacientes com epiglotite apresentam febre alta de início recente, dor de garganta e salivação em virtude da dificuldade de deglutição. 3. Pacientes podem necessitar de intubação secundária à obstrução das vias respiratórias; equipe cirúrgica deve estar preparada para realizar a desobstrução, caso necessário.
DISCUSSÃO	Epiglotite aguda apresenta-se rapidamente, pode causar obstrução das vias respiratórias e, se não for tratada adequadamente, pode ser fatal. É geralmente de natureza infecciosa, e *Haemophilus influenzae* tipo B é o patógeno mais frequente, embora *Streptococcus pneumoniae* e β-estreptococos hemolíticos do grupo A também são conhecidos agentes patogênicos. Epiglotite é mais comum em crianças com idades entre 3-5 anos, mas pode ocorrer em qualquer idade. Em decorrência da imunização de rotina com a vacina com *H. influenzae* B, a incidência de epiglotite diminuiu de 3,47 por 100.000, em 1980, para 0,63 por 100.000, em 1990.

Pacientes com epiglotite apresentam-se com febre alta de início recente, dor de garganta e a salivação por causa da dificuldade de deglutição. Esses pacientes aparecem tóxicos, sentados na posição olfativa para otimizar as vias respiratórias e podem ser muito ansiosos. Conforme a infecção progride, os pacientes podem tornar-se dispneicos e desenvolver estridor inspiratório. Os pacientes podem ficar corados, suados e com taquicardia (Tabela 1).

A progressão rápida da doença torna intervenção rápida obrigatória. Dependendo da aparência da criança, um exame completo pode incluir raios X lateral, MRI ou dados laboratoriais. Os achados clássicos encontrados nos raios X lateral demonstram um "sinal de impressão do polegar" visto com alargamento epiglótico. Isso difere do sinal de torre visto nos raios X de pacientes com crupe decorrente de inflamação de vias respiratórias subglóticas.

Uma vez que o diagnóstico é confirmado ou que a suspeita clínica é alta o suficiente, a criança deve ser trazida para a sala de cirurgia. Antes de prosseguir para a sala de cirurgia, as vias respiratórias não devem ser instrumentadas porque isso pode causar obstrução aguda. Todo o esforço deve ser feito para manter a criança calma, inclusive atrasar uma linha intravenosa até depois de indução. Um dos pais pode acompanhar a criança até a sala de cirurgia para ajudar a aliviar a ansiedade.

Um cirurgião deve estar disponível e pronto para realizar uma via respiratórias cirúrgica caso ocorra obstrução aguda em qualquer momento durante a indução. Monitores-padrão da ASA devem ser aplicados, incluindo um oxímetro de pulso, ECG e manguito de pressão arterial. O paciente deve ser pré-oxigenado com 100% de oxigênio. Indução de inalação com sevoflurano e ventilação espontânea é escolhida em vez de uma indução de sequência rápida. Manter o paciente espontaneamente ventilado ajuda a abrir as vias respiratórias, que podem ser perdidas durante a indução de sequência rápida. Sevoflurano é escolhido como o agente de inalação porque é menos pungente do que outros agentes inalatórios e não está associado a laringospasmo, tosse ou irritação das vias respiratórias. Anteriormente, o halotano era o agente de indução de inalação de escolha, mas não é rotineiramente usado por causa de lesão hepática e da possibilidade de arritmias ventriculares, quando usado com catecolaminas. O agente inalatório deve ser aumentado lentamente enquanto o paciente mantém a ventilação espontânea. Uma vez que o paciente está profundamente anestesiado, o acesso intravenoso é obtido. A intubação é realizada com laringoscopia direta juntamente com tubo endotraqueal oral ou nasal para proteger as vias respiratórias. Vazamento de ar 20 a 25 cm H_2O demonstra um tubo endotraqueal de tamanho adequado.

Se necessário, os pacientes permanecem intubados e sedados por vários dias na unidade de cuidados intensivos com antibióticos por via intravenosa, sucção frequente e paracetamol para febre alta. Após 24 a 48 horas, quando a criança não aparece mais tóxica, pode ser extubada. Existe controvérsias a respeito de o pacientes submeter-se a laringoscopia direta antes da extubação para visualização da laringe.

Epiglotite deve ser diferenciada de laringotraqueobronquite. Consulte a tabela a seguir para comparação das duas doenças:

Tabela 1. Características da epiglotite

	Epiglotite	**Laringotraqueobronquite**
Incidência	Menos comum	Mais comum
Obstrução	Supraglótica	Subglótica
Etiologia	Bacteriana	Viral
Início	Súbito (horas)	Gradual (dias)
Febre	Alta	Baixa
Disfagia/salivação	Presente	Nenhum
Postura	Sentado	Inclinado
Toxemia	Presente	Nenhuma
Tosse	Nenhuma	Aguda
Voz	Limpa ou abafada	Rouca
Frequência respiratória	Lenta	Rápida
Palpação da laringe	Suave	Não suave
Radiografias	Lateral: impressão do polegar	Anteroposterior: torre
Curso clínico	Mais curto	Mais longo
Tratamento primário	Proteger primeiro as vias respiratórias	Tratamento clínico
Oxigênio e umidade	Prejudicial	Essencial
Adrenalina racêmica	Não útil	Útil
Antibióticos	Eficaz	Não indicado
Intubação	Sempre indicada (100%)	Ocasionalmente indicada (3%)

LEITURA SUGERIDA

Cote CJ, Lerman J, Todres ID, eds. *A Practice of Anesthesia for Infants and Children*. 4th ed. Philadelphia, PA: Saunders-Elsevier; 2009:675–677, 772.

Jenkins IA, Saunders M. Infections of the airway. *Paediatr Anaesth*. 2009;19(Suppl 1):118–130.

Verghese ST, Hannallah RS. Pediatric otolaryngologic emergencies. *Anesthesiol Clin North Am*. 2001;19:237–256.

Yao FS. *Yao and Artusio's Anesthesiology: Problem Oriented Patient Management*. 6th ed. Philadelphia, PA: Lippincott Williams & Wilkins; 2008:1038–1048.

PALAVRA-CHAVE	**Ervas: Alho**
SEÇÃO	Farmacologia

Svetlana Sapozhnikova
Editado por Thomas Halaszynski

PONTOS-CHAVE	1. Efeitos colaterais comuns da ingestão de alho incluem desconforto gastrointestinal, reações alérgicas e dermatite. 2. Alho pode inibir a agregação plaquetária de maneira dose-dependente e, portanto, aumenta o risco de sangramento perioperatório. 3. Alho pode potencializar os efeitos da varfarina, da heparina, das drogas anti-inflamatórias não esteroides (NSAIDs) e da aspirina. 4. Alho pode ter propriedades dose-dependentes que diminuem a pressão arterial e frequência cardíaca; no entanto, os estudos não apoiam seu uso no tratamento da hipertensão.

DISCUSSÃO	O alho, cujo nome científico é *Allium sativum*, é por vezes utilizado (sozinho ou em combinação com outros medicamentos) para o tratamento da hipertensão arterial, dislipidemia e doença cardiovascular. O alho também tem sido utilizado para reduzir o estresse oxidativo e a incidência de sepse, para prevenir a formação de trombos e para diminuir a agregação de plaquetas. Alguns efeitos colaterais comuns da ingestão de alho incluem desconforto gastrointestinal, reações alérgicas e dermatite. O cheiro produzido pela ingestão do alho está relacionado com o teor de enxofre de alicina, que é o principal ingrediente ativo do alho. O alho pode inibir a agregação de plaquetas de forma dose-dependente e potencialmente irreversível. Esse efeito inibidor de plaquetas pode aumentar o risco de hemorragia perioperatória. Tem sido sugerido que os suplementos de alho devem ser interrompidos, pelo menos sete dias, antes da cirurgia eletiva. O alho também pode potencializar os efeitos da varfarina, da heparina, dos NSAIDs e da aspirina, o que pode refletir em testes anormais de coagulação e aumento do tempo de sangramento. Há carência de evidências fortes para apoiar a utilização do alho como único tratamento para hipertensão. Estudos em humanos, sobre os efeitos hipotensores do alho, são pequenos e não são muito bem definidos. As dosagens de alho necessárias para diminuir a pressão arterial, em alguns indivíduos do estudo, eram grandes e não foram bem toleradas. Uma metanálise desses estudos demonstrou redução nas pressões arteriais sistólica e diastólica a partir da administração de medicamentos herbários à base de alho. No entanto, atualmente, não é recomendado tratar hipertensão apenas com alho. Os médicos precisam estar cientes das propriedades dose-dependentes do alho sobre a pressão arterial e a frequência cardíaca. Conforme evidenciado a partir de estudos com ratos, o alho pode prevenir o desenvolvimento de cardiotoxicidade aguda associada ao uso de doxorrubicina. Outros estudos em animais sugerem que o alho pode ser um vasodilatador para os vasos pulmonares. Alho pode diminuir a eficácia de drogas inibidoras de protease do HIV, como saquinavir, possivelmente pela indução do sistema do citocromo P450. Estudos em ratos sugerem que o alho pode conferir proteção contra infecção por *Staphylococcus aureus* resistente à meticilina.

LEITURA SUGERIDA	American Society of Anesthesiologists. *What You Should Know about Your Patients' Use of Herbal Medicines and Other Dietary Supplements.* 2003. Barash PG, Cullen BF, Stoelting RK *et al.*, eds. *Clinical Anesthesia.* 6th ed. Philadelphia, PA: Lippincott Williams & Wilkins, a Wolters Kluwer Business; 2009:399, 562. Fleisher LA. *Anesthesia and Uncommon Diseases.* 5th ed. Philadelphia, PA: Saunders, an Imprint of Elsevier; 2005:495, 497–498. Jaffe RA, Samuels SI, eds. *Anesthesiologist's Manual of Surgical Procedures.* 4th ed. Philadelphia, PA: Lippincott Williams & Wilkins, a Wolters Kluwer Business; 2009:Appendix F-11. Miller LG. Herbal medicinals: selected clinical considerations focusing on known or potential drug-herb interactions. *Arch Intern Med.* 1998;158:2200–2211.

Miller RD, Eriksson LI, Fleisher LA, *et al. Miller's Anesthesia.* 7th ed. Philadelphia, PA: Churchill Livingstone, an Imprint of Elsevier; 2010:959–961.

Stoelting RK, Hillier SC. *Pharmacology and Physiology in Anesthetic Practice.* Philadelphia, PA: Lippincott Williams & Wilkins, a Wolters Kluwer Business; 2006:608.

PALAVRA-CHAVE

Escada Analgésica da WHO

SEÇÃO Subespecialidades: Dor

Meredith Brown
Editado por Thomas Halaszynski

PONTOS-CHAVE

1. A escada analgésica da WHO foi criada originalmente como um método para o tratamento da dor oncológica.
2. A escada analgésica da WHO consiste de uma estrutura de três passos e envolve a administração de medicamentos não opioides e opioides, bem como várias outras terapias adjuntas.
3. A etapa 1 da escada inclui a administração de não opioides (p. ex., acetaminofeno e drogas anti-inflamatórias não esteroides [NSAIDs]), a etapa 2 inclui a administração de opioides fracos (codeína) e a etapa 3 envolve a administração de opioides fortes.
4. A terapia adjuvante também deve ser usada quando for o caso, e inclui corticosteroides, antidepressivos, ansiolíticos, gabapentina, pregabalina e carbamazepina.

DISCUSSÃO

A escada analgésica da WHO foi criada originalmente em 1986 como um método para o tratamento da dor oncológica. A escada da WHO consiste de um quadro de três etapas e envolve a administração de medicamentos não opioides e opioides, bem como terapia medicamentosa adjuvante (Fig. 1). O controle eficaz da dor tem sido observado com este método em 75 a 90% dos pacientes com dor relacionada com o câncer.

O primeiro passo envolve a administração de não opioides, o que inclui medicamentos como o acetaminofeno e NSAIDs. Se o alívio da dor não é conseguido com estas classes de medicamentos, deve ocorrer o avanço para a segunda etapa da escada. A segunda etapa inclui opiáceos suaves, como a codeína, para o tratamento da dor fraca a moderada. Se o alívio da dor ainda não ocorre ou é julgado inadequado, a progressão para a fase 3 da escada ocorre, o que inclui a administração de opioides fortes como a morfina para o tratamento da dor moderada a grave.

Ao longo de todas as etapas da escada analgésica da WHO, a terapia adjuvante deve ser sempre considerada, para complementar os medicamentos dentro de cada uma das etapas descritas acima. A terapia adjuvante potencial inclui corticosteroides, antidepressivos, ansiolíticos, gabapentina, pregabalina e carbamazepina. Além disso, os efeitos adversos dos medicamentos analgésicos devem ser gerenciados de forma adequada (p. ex., uso de antieméticos e laxantes) para

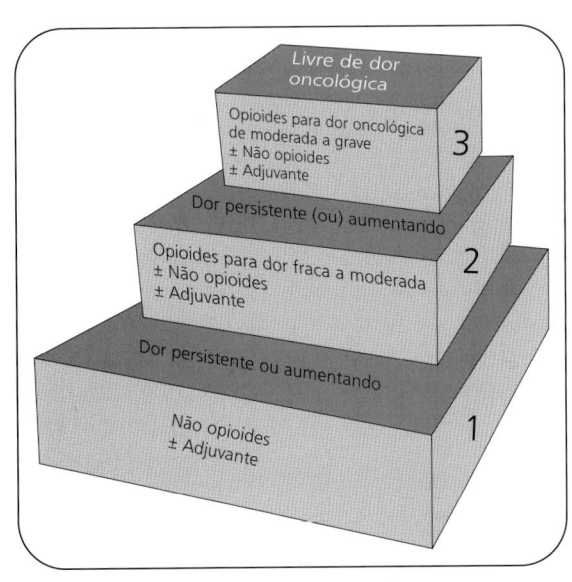

Figura 1. Escada de alívio da dor da WHO. (Cortesia de http://www.who.int/cancer/palliative/painladder/en)

evitar o potencial de falha do tratamento resultante de perfis de efeitos secundários das drogas destacadas dentro de cada etapa da escada.

As formulações orais dos medicamentos têm preferência sobre outras vias de administração. No entanto, no caso de vômitos refratários, disfagia e obstrução do trato gastrointestinal, outras vias podem ser consideradas (incluindo rectal, transdérmica, parentérica e sublingual). Medicamentos analgésicos devem ser administrados ao longo de um cronograma regimental ou em uma base contínua, após o sucesso da titulação adequada da medicação para controlar a dor contínua. Além disso, uma medicação para dor irruptiva também deve ser estabelecida. Mais importante ainda, os planos de tratamento devem ser individualizados com base na evidência das necessidades clínicas e na(s) resposta(s) de cada paciente.

LEITURA SUGERIDA

Barash PG, Cullen BF, Stoelting RK *et al.,* eds. *Clinical Anesthesia.* 6th ed. Philadelphia, PA: Lippincott Williams & Wilkins; 2009:1518.

Fishman SM, Ballantyne JC, Rathmell JP, eds. *Bonica's Management of Pain.* 4th ed. Philadelphia, PA: Lippincott Williams & Wilkins; 2009:586–588.

PALAVRA-CHAVE

Escala de Coma de Glasgow: Definição e Componentes

SEÇÃO

Clínica Baseada em Órgão: Neurológica e Neuromuscular

Frederick Conlin e Tara Paulose

Editado por Ramachandran Ramani

PONTOS-CHAVE

1. A Escala de Coma de Glasgow (GCS) destina-se a ser usada como uma medida padronizada para avaliar o estado neurológico de um paciente.
2. A escala é dividida em três categorias: capacidade de abrir os olhos, resposta verbal e resposta motora.
3. A pontuação varia de 3 a 15, com uma pontuação inferior ou igual a 8 representando traumatismo craniano grave e associado a prognóstico ruim.

DISCUSSÃO

A GCS foi desenvolvida para avaliar o nível de consciência dos pacientes após lesões cerebrais traumáticas. É utilizada para avaliar os pacientes durante a avaliação inicial e acompanhamento. A popularidade da escala pode ser atribuída à sua alta correlação com o resultado, sua simplicidade e forte confiabilidade interobservador.

Os pacientes são pontuados com base nas suas melhores respostas em três categorias: capacidade de abrir os olhos, resposta verbal e resposta motora. A menor pontuação para cada categoria é 1 e, portanto, a menor pontuação possível é 3, com a maior pontuação possível sendo 15. Dos pacientes com pontuação na GCS de 3 a 4, 85% morrerão dentro de 24 horas, apesar de que comorbidades e idade também influenciam no resultado (ver Tabela 1).

Tabela 1. Escala de coma de Glasgow

Sinal	Avaliação	Pontuação
Abertura dos olhos	Espontânea	4
	A fala	3
	A dor	2
	Nenhuma	1
Melhor resposta verbal	Orientada	5
	Confusa	4
	Inapropriada	3
	Incompreensível	2
	Nenhuma	1
Melhor resposta motora	Obedece a comandos	6
	Localiza dor	5
	Retirada à dor	4
	Flexão à dor	3
	Extensão à dor	2
	Nenhuma	1

Apesar da tentativa de fazer uma avaliação objetiva, a eficácia da escala GCS é afetada pela subjetividade do médico, bem como os fatores que diminuem a capacidade do paciente para demonstrar respostas ocular, motora e verbal, ou seja, medicamentos sedativos e intubação. Embora esses fatores sejam limitantes, a GCS ainda representa uma medida organizada e padronizada do estado neurológico.

LEITURA SUGERIDA

Barash PG, Cullen BF, Stoelting RK *et al.,* eds. *Clinical Anesthesia.* 6th ed. Philadelphia, PA: Lippincott Williams & Wilkins; 2009:898–901.

Evans C, Tippans E. *Foundations of Emergency Care.* Berkshire, England: Open University Press; 2006:189–196.

Kasper DL, Braunwald E, Fauci AS, *et al. Harrison's Principles of Internal Medicine.* 16th ed. New York, NY: McGraw-Hill; 2005:2450–2451.

Miller RD, ed. *Miller's Anesthesia.* 7th ed. Philadelphia, PA: Churchill Livingstone; 2009:2068.

Morgan GE, Mikhail MS, Murray MJ. *Clinical Anesthesiology.* 4th ed. New York, NY: McGraw-Hill Medical; 2006:639–641.

PALAVRA-CHAVE	**Esclerose Múltipla: Exacerbação dos Sintomas**
SEÇÃO	Fisiologia

Shaun Gruenbaum
Editado por Thomas Halaszynski

PONTOS-CHAVE

1. Embora o risco da cirurgia e/ou anestesia para a exacerbação da esclerose múltipla (MS) seja controverso, complicações de cirurgias (especialmente hipertermia e infecção) estão associadas a um risco aumentado de exacerbações da MS.
2. A severidade da doença é um importante fator de risco para a exacerbação da MS.
3. A taxa de recaída da MS diminui durante a gravidez, especialmente durante o terceiro trimestre, e aumenta durante os primeiros 3 meses pós-parto.
4. Apesar dos anestésicos locais poderem aumentar ligeiramente o risco de exacerbação da MS, seu uso não é contraindicado em pacientes com MS.
5. A raquianestesia tem sido associada a um maior risco de exacerbação da MS, mas não a anestesia peridural ou bloqueios nervosos periféricos.

DISCUSSÃO

O risco de cirurgia e anestesia criando exacerbação dos sintomas na MS é controverso. Embora tenha havido relatos de casos na literatura descrevendo exacerbação da MS após a anestesia geral e regional, nenhuma correlação foi demonstrada entre a anestesia e o curso da doença da MS. De qualquer modo, antes da cirurgia, os pacientes com MS devem ser orientados sobre o risco potencial de recaída, apesar da anestesia adequada. A exacerbação da MS após a cirurgia, quando realmente acontece, tem mais probabilidade de ocorrer durante o período pós-operatório.

Não existem estudos que demonstrem qualquer agente anestésico individual como a entidade causadora que leva a uma recaída na MS; como um resultado, tanto os anestésicos inalatórios quanto os intravenosos podem ser utilizados na população de pacientes de MS. No entanto, as complicações da cirurgia, principalmente infecção e hipertermia, podem exacerbar a MS. Até mesmo um aumento de 0,5°C na temperatura pode bloquear a condução dos nervos de desmielinizados, o que conduz a deterioração do tecido nervoso no local da desmielinização. Por isso, todos os pacientes com MS submetidos a cirurgias devem ter sua temperatura cuidadosamente monitorada e a hipertermia deve ser evitada.

A resposta de estresse à cirurgia não demonstrou ser algo que exacerba os sintomas da MS e a National Multiple Sclerosis Society (NMSS) ecoa esse sentimento.

A severidade da MS é um importante fator de risco para a exacerbação dos sintomas.

Pacientes gravemente debilitados ou aqueles com comprometimento respiratório significativo podem ter dificuldades em se recuperar da cirurgia, aumentando o risco de recaída pós-operatória. Portanto, um histórico completo e exame físico devem ser realizados em todos os pacientes com MS, com especial atenção para os sistemas neurológico e respiratório. Além disso, comparar as condições/estados de pacientes com MS no pré-operatório e pós-operatório pode ajudar a identificar o potencial de recaída. Pacientes com MS, muitas vezes, recebem esteroides como parte de seu regime de manutenção e/ou para o tratamento de recidivas, e doses de estresse de esteroides podem ser indicadas durante o período perioperatório.

A prevalência de MS é maior em mulheres em idade fértil. Embora a gravidez seja considerada protetora, porque a incidência de recaída da MS diminui durante a gravidez, especialmente durante o terceiro trimestre, o período pós-parto está associado a um aumento da taxa de recaída. Da qualquer modo, há preocupações sobre a gestão anestésica ideal para este grupo populacional com MS. Não se demonstrou que a anestesia epidural aumente ainda mais a taxa de recaída na gravidez. A analgesia e o manejo anestésico para esta população de pacientes devem ser feitas de forma individualizada.

O risco da anestesia regional para a recaída dos sintomas da MS é controverso. Em um estudo pelo NMSS, 98 doentes receberam um total de mais de 1.000 doses de anestésicos locais, e apenas 4 casos de exacerbações da MS aconteceram após a administração de anestésicos locais durante as técnicas regionais. Apesar deste pequeno risco, o NMSS afirma que a utilização de anestésicos locais não precisa ser evitada em pacientes com MS.

Ainda que a anestesia epidural e os bloqueios de nervos periféricos não tenham sido implicados em exacerbações da MS, a utilização de anestesia espinal tem sido associada à recaída da MS.

Embora a fisiopatologia exata seja desconhecida, há a hipótese de que a desmielinização que ocorre com a MS resulta da falta de uma bainha de proteção que envolva a medula espinal, resultando em um risco aumentado de efeitos neurotóxicos dos anestésicos locais. Assim, a anestesia espinal geralmente não é recomendada em pacientes com MS. No entanto, a anestesia epidural tipicamente requer uma concentração mais baixa de anestesia local e pode ser mais bem tolerada por pacientes com MS.

LEITURA SUGERIDA

Barash PG, Cullen BF, Stoelting RK. *Clinical Anesthesia*. 5th ed. Philadelphia, PA: Lippincott Williams & Wilkins; 2009:628–629.

Confavreux C, Hutchinson M, Hours MM, et al. Rate of pregnancy-related relapse in multiple sclerosis. *N Engl J Med*. 1998;339:285–291.

Stoelting RK, Dierdorf SF. *Handbook for Anesthesia and Co-existing Disease*. 2nd ed. New York, NY: Churchill Livingstone; 2002:201.

PALAVRA-CHAVE	**Esclerose Múltipla Avançada: Drogas Anestésicas**
SEÇÃO	Ciências Clínicas Genéricas: Procedimentos, Métodos, Técnicas de Anestesia

Ervin Jakab

Editado por Ramachandran Ramani

PONTOS-CHAVE

1. Os pacientes devem ser aconselhados que, embora controverso, a recaída da esclerose múltipla pode ser precipitada por anestesia. A discussão deve ser documentada no consentimento pré-operatório.
2. A analgesia peridural, especialmente em obstetrícia, parece ser segura, mas devem ser evitadas altas concentrações de bupivacaína.
3. A succinilcolina deve ser evitada no caso de paresia/paralisia (hiperpotassemia).
4. A resposta de relaxantes musculares não despolarizantes pode ser influenciada por baclofen (aumentado) e anticonvulsivantes (diminuídos).
5. O aumento da temperatura corporal deve ser evitado (condução bloqueada).
6. Anestésicos voláteis podem ter um efeito hipotensor exagerado (disfunção autonômica).

DISCUSSÃO

Exacerbação perioperatória da esclerose múltipla pode estar relacionada com infecção, estresse emocional, hiperpirexia ou anestesia. Embora o efeito da anestesia e cirurgia seja controverso, o paciente deve ser alertado de que uma recaída pode ocorrer apesar de um anestésico bem gerenciado, e a discussão deve ser documentada no consentimento pré-operatório. Anestesia geral e regional podem ter efeitos imprevisíveis, e tem sido relatado que elas agravam a esclerose múltipla. Deve-se evitar cirurgia eletiva durante a recaída, independentemente da técnica anestésica usada.

O mecanismo pelo qual a anestesia espinal pode precipitar uma exacerbação da doença não é conhecido, mas tem sido sugerido que áreas desmielinizadas da medula espinal são mais sensíveis aos efeitos do anestésico local, causando neurotoxicidade relativa. Maior concentração de bupivacaína (0,25%), usada para analgesia peridural no trabalho de parto, tem maior probabilidade de causar recaída do que concentrações mais baixas, que podem ser utilizadas com segurança.

Fibras desmielinizadas são extremamente sensíveis ao aumento da temperatura corporal. Independentemente do anestésico usado, um aumento mínimo de até 0,5°C pode bloquear completamente a condução. Os efeitos de relaxantes musculares não despolarizantes são influenciados por alguns dos medicamentos utilizados no tratamento da esclerose múltipla: baclofen aumenta a sensibilidade por causa da ação do agonista ácido gama-aminobutírico (GABA), enquanto que anticonvulsivantes produzem resistência a esses agentes. Teoricamente, a succinilcolina poderia produzir uma liberação exagerada de potássio, mas não existem relatos clínicos descrevendo esse efeito. Em casos de paresia ou paralisia, a succinilcolina deve ser evitada por causa da hiperpotassemia.

Os efeitos hipotensores dos anestésicos voláteis podem ser exagerados por disfunção autonômica presente na esclerose múltipla. Pacientes tratados com corticosteroides podem exigir suplementação esteroide intravenosa.

LEITURA SUGERIDA

Barash PG, Cullen BF, Stoelting RK *et al.*, eds. *Clinical Anesthesia*. 6th ed. Philadelphia, PA: Lippincott Williams & Wilkins; 2009:628–629.

Morgan GE Jr, Mikhail MS, Murray MJ, eds. *Clinical Anesthesiology*. 4th ed. New York, NY: McGraw Hill, Lange Medical Books; 2006:652–653.

PALAVRA-CHAVE

Estatística: Indicações ANOVA

SEÇÃO

Matemática, Estatística, Informática

Soumya Nyshadham
Editado por Raj K. Modak

PONTOS-CHAVE

1. A análise de variância (frequentemente chamada de ANOVA) é um método pelo qual os **meios** podem ser comparados estatisticamente quando **mais do que dois grupos** estão envolvidos.
2. As seguintes premissas são necessárias para a ANOVA:
   a. Cada uma das populações z deve ser amostrada aleatoriamente.
   b. As populações z têm meios que são comparados com as variações das distribuições normais.
3. As estatísticas de teste para a ANOVA são os índices F e seguem as distribuições F quando a hipótese nula é verdadeira. Estes testes estatísticos são usados para determinar se a hipótese nula é mantida ou rejeitada.
4. Existem três classes principais de modelos de ANOVA: modelos de efeitos fixos, modelos de efeitos aleatórios e modelos de efeitos mistos.

DISCUSSÃO

Testes -t pareados são usados frequentemente quando se compara duas populações. Este método mais geralmente envolve a diferença entre as médias e a comparação desses valores com a variabilidade. Se fossem utilizados testes-t (já que eles podem ser para duas populações), isso resultaria em um aumento da possibilidade de erro tipo I (erro de rejeitar a hipótese nula quando ela é verdadeira – um falso-positivo). Se os testes-t pareados fossem usados para comparação de mais de duas populações, numerosas combinações teriam de ser realizadas, resultando em uma taxa de erro tipo I mais elevada que o padrão de 0,05, criando, assim, resultados que são falsamente estatisticamente significativos.

A ANOVA é um método pelo qual os meios podem ser comparados estatisticamente quando **mais do que dois grupos** estão envolvidos.

A ANOVA baseia-se nas seguintes hipóteses: $H_0 = x_1 = x_2 = x_3 = x_z$; $H_1 =$ Nem todos x (y = 1, 2,..., z). Testes estatísticos são usados para determinar se a hipótese nula é mantida ou rejeitada. As seguintes premissas são necessárias para a ANOVA: Cada uma das populações z deve ser amostrada de forma aleatória, as populações z têm meios (x) que são iguais ou não, com variações de distribuições normais. As estatísticas de teste para a ANOVA são os índices F e seguem as distribuições F quando a hipótese nula (H_1) é verdadeira.

Três classes de modelos de ANOVA existem principalmente: modelos de efeitos fixos, modelos de efeitos aleatórios e modelos de efeitos mistos. Modelos de efeitos fixos são aqueles em que os níveis dos tratamentos em análise são fixados de modo que a conclusão é válida apenas para os tratamentos envolvidos. Modelos de efeitos aleatórios são aqueles em que os níveis dos tratamentos em estudo são escolhidos aleatoriamente a partir de uma população, de tal modo que a conclusão é válida para toda a população da qual são escolhidos os tratamentos. Os modelos de efeitos mistos são aqueles que envolvem os dois fatores, fixos e aleatórios.

LEITURA SUGERIDA

Aczel AD, Souderpandian J. *Complete business statistics*. 7th ed. Columbus, OH: McGraw-Hill/Irwin; 2009:349–355, 379.

Barash PG, Cullen BF, Stoelting RK, *et al. Clinical Anesthesia*. 6th ed. Philadelphia, PA: Lippincott Williams & Wilkins; 2009:200–201.

PALAVRA-CHAVE	**Estatística: Mediana**
SEÇÃO	Matemática, Estatística, Informática

Juan Egas
Editado por Raj K. Modak

PONTOS-CHAVE

1. Os três métodos estatísticos de medição da tendência central de uma distribuição são a média, a mediana e a moda.
2. A mediana pode ser encontrada ao se arranjar a lista de valores em uma distribuição de baixo para alto e encontrar o número que se situa exatamente no meio.

DISCUSSÃO

Há três maneiras de medir a tendência central de uma distribuição em estatística inferencial: a média, a mediana e a moda. A mediana é a posição central de uma distribuição e não é afetada por desvios extremos ou grandes da pontuação média. A mediana pode ser encontrada ao se arranjar a lista de valores em uma distribuição do mais baixo para o mais alto e encontrar o número do meio. Se o número de itens de um determinado conjunto é um número ímpar, então o mediano seria o número no meio da distribuição. Por exemplo, o mediano da distribuição mostrada abaixo é 4:

$$1, 2, 3, \mathbf{4}, 5, 6, 7$$

Quando a quantidade total de indivíduos observados é um número par, então a mediana pode ser calculada pela média das duas pontuações do meio da distribuição. Por exemplo, a mediana da distribuição mostrada abaixo seria 4,5:

$$1, 2, 3, 4, 5, 6, 7, 8$$

A moda é o número mais frequente ou valor mais comum em uma distribuição de frequência. A média também é chamada de média aritmética e é a medida mais comumente utilizada da tendência central. Para calcular a média, deve-se adicionar todos os valores dentro da distribuição e, em seguida, dividir o total pelo número de itens na distribuição. Entre todas as medidas da tendência central, a média pode ser a medida mais eficaz para o cálculo da tendência central em um grupo, pois representa todos os valores observados em uma distribuição e também é responsável pela distância deles da tendência central. A média é a medida mais afetada por alguns valores extremos em uma distribuição.

LEITURA SUGERIDA

Barash P, Cullen BF, Stoelting RK, *et al. Clinical Anesthesia.* 6th ed. Philadelphia, PA: Lippincott Williams & Wilkins; 2009:196.

| PALAVRA-CHAVE | **Estenose Espinal: Diagnóstico** |
| SEÇÃO | Subespecialidades: Dor |

Harika Nagavelli
Editado por Thomas Halaszynski

PONTOS-CHAVE

1. A estenose da coluna vertebral é um estreitamento da medula espinal causado por uma ampla variedade de etiologias.
2. O diagnóstico da estenose espinal depende fortemente da gravidade clínica e é secundariamente validado por meio de evidências radiológicas.
3. Os pacientes geralmente apresentam dor na perna e/ou dor lombar associada à atividade, como caminhar, ficar em pé, sentar, e subir e descer escadas ou ladeiras. A dor, em geral, é imediatamente aliviada com a cessação de tal atividade.
4. Uma gestão conservadora da dor com modificações de estilo de vida, medicamentos anti-inflamatórios não esteroides (NSAIDs), e injeções de esteroides epidurais tem provado aliviar muito bem muitos dos sintomas.
5. A MRI é o padrão ouro para o diagnóstico radiológico da estenose espinal.

DISCUSSÃO

A estenose espinal é um estreitamento do canal espinal. O estreitamento que ocorre no canal pode envolver o canal central, o recesso lateral, ou pode envolver o estreitamento dos forames. A estenose espinal também é classificada de acordo com uma estenose congênita ou adquirida. A etiologia direta é predominantemente por causa de protuberâncias amplas de disco, osteófitos ou hipertrofia do ligamento amarelo. No entanto, eventualmente, todos os adultos adquirem, em certa medida, uma estenose espinal em decorrência do processo natural de envelhecimento, que conduz a uma estenose degenerativa com perda da altura do disco.

A apresentação da estenose espinal muitas vezes se correlaciona com o tipo de estreitamento do canal espinal que pode estar envolvido. Por exemplo, uma estenose causada pelo estreitamento dos forames tende a produzir sintomas ao longo de certo dermátomo da raiz nervosa emergente que está sendo comprimido.

Um típico paciente com estenose espinal geralmente se apresenta como uma pessoa idosa com dor lombar e dor progressiva na perna (muitas vezes bilateral) que normalmente é desencadeada por descer escadas ou caminhar, com alívio imediato na cessação dessa atividade. Os pacientes frequentemente experimentam dor associada à claudicação neurogênica, como dormência, formigamento, perda de sensibilidade e dor de ambas as pernas enquanto ativo. Isto se dá em contraste com a dor associada a claudicação do sistema vascular que, muitas vezes, leva um tempo mais longo para o alívio após a cessação da atividade que a incitou e envolve pulsos periféricos diminuídos. Além disso, a inclinação para frente ou as posições que aumentam a flexão lombar aliviam a dor em pacientes com estenose do canal vertebral, porque reduzem o estreitamento da coluna criado por extensão.

O diagnóstico e tratamento da estenose espinal tem se tornado cada vez mais importante na anestesia, com o tratamento cirúrgico aumentando em pelo menos 8 vezes em um período de 20 anos. Além disso, com o aumento da disponibilidade do diagnóstico de estenose espinal por MRI ou CT, juntamente com a associação da dor lombar na população idosa com a estenose degenerativa, também foram enfatizados tratamentos conservadores para qualquer dor radicular associada. Tratamentos com corticosteroides peridurais têm sido utilizados para tratar a exacerbação aguda, e têm provado proporcionar alguns graus de alívio da dor.

O tratamento conservador da estenose espinal envolve uma ampla gama de modalidades de tratamento, desde de mudanças de estilo de vida até narcóticos. A maioria dos pacientes que sofrem de estenose espinal tem limitações moderadas com as tarefas diárias. Programas de exercícios provaram ter melhores resultados do que o repouso para as reduções a longo prazo da dor radicular. Exacerbações agudas podem ser tratadas em uma clínica de dor com injeções periódicas e incrementais de esteroides peridurais. Em particular, com aqueles pacientes que sofrem com o estreitamento do forame, um especialista em dor pode injetar corticosteroides transforaminalmente e atingir a área exata que provoca o desconforto do paciente.

Medicamentos anti-inflamatórios, como NSAIDs e corticosteroides são, muitas vezes, a melhor abordagem quando a estenose espinal se dá por causa da hipertrofia e inflamação dos tecidos moles. Em contraste, o estreitamento ósseo do canal, secundário a osteófitos ou protuberâncias de disco de base ampla é mais bem tratado cirurgicamente.

A dor lombar e a radiculopatia não tem uma correlação direta com a evidência radiológica na medida da extensão da patologia estenótica para um determinado paciente. O tratamento cirúrgico é iniciado e dependente da apresentação clínica, gravidade dos sintomas e da resposta aos tratamentos conservadores. Embora a MRI seja o padrão ouro na visualização do tecido mole e do estreitamento estenótico do canal espinal, a gradação radiológica da estenose é secundária à apresentação clínica e gravidade no diagnóstico da estenose espinal para determinar um plano de tratamento.

Os potenciais evocados somatossensoriais (SSEPs) também podem ser úteis na identificação do nível da raiz nervosa gerando os sintomas; no entanto, eles têm uma alta taxa de falso-positivo, e são, muitas vezes, utilizados em conjunto com as imagens. Os SSEPs são úteis no sentido de que eles testam as colunas vertebrais dorsais envolvidas na captação sensorial da informação de dor, temperatura e pressão. Da mesma forma, a CT reforçada com mielografia de contraste intratecal pode ajudar a delinear a fonte da radiculopatia de um paciente quando a MRI é contraindicada nestes pacientes (aqueles com dispositivos cardíacos implantáveis e outros implantes contendo metal). Em última análise, no entanto, a apresentação clínica triunfa sobre todos no diagnóstico de estenose espinal e, portanto, na gestão do paciente.

LEITURA SUGERIDA

Aebi M, Gunzburg R, Szpalski M, eds. *The Aging Spine.* Berlin, Germany: Springer; 2005:94–98.

Cohen SP, Rowlingson J, Abdi S. Low back pain. In: Warfield CA, Bajwa ZA, eds. *Principles and Practice of Pain Medicine.* 2nd ed. New York, NY: McGraw-Hill; 2004:chap 28: 273–284. http://www.accessanesthesiology.com/content/3412674.

Hurley C. *Spine.* 7th ed. Philadelphia, PA: Lippincott Williams & Wilkins; 2004:105–111.

PALAVRA-CHAVE

Estenose Pilórica: Anormalidade Metabólica

SEÇÃO

Subespecialidades: Anestesia Pediátrica

Martha Zegarra
Editado por Mamatha Punjala

PONTOS-CHAVE

1. A estenose pilórica não é uma emergência cirúrgica; mas sim, é uma emergência médica que requer a normalização de fluidos, eletrólitos e distúrbios ácido-base, antes da intervenção cirúrgica.
2. A êmese progressiva provoca uma alcalose metabólica hipoclorêmica e hipocalêmica com uma acidose respiratória compensatória.
3. A correção dos fluidos e distúrbios eletrolíticos requer hidratação com uma solução contendo cloreto de sódio suplementado com potássio.
4. No pós-operatório, existe um maior risco de atraso no despertar, depressão respiratória e hipoventilação ou apneia periódica por causa de uma alcalose metabólica ou alcalose do líquido cefalorraquidiano (CSF) persistente.

DISCUSSÃO

A estenose pilórica é uma causa comum de obstrução da saída gástrica em crianças, que ocorre quando uma hipertrofia do piloro obstrui a passagem dos alimentos do estômago para o intestino delgado. A estenose pilórica não é uma emergência cirúrgica; mas sim, é uma emergência médica que requer a normalização de fluidos, eletrólitos e distúrbios ácido-base, antes da intervenção cirúrgica.

Os vômitos em jato são patognomônicos para este processo patológico, mas uma manifestação clínica mais comum é o vômito não bilioso crônico após a alimentação. A êmese progressiva resulta em uma perda de sódio, potássio, cloreto e íons de hidrogênio do espaço extracelular. Inicialmente, à medida que os íons de cloreto e hidrogênio são perdidos por causa dos vômitos, o rim tenta manter um pH sérico normal, excretando potássio e bicarbonato de sódio. Com os vômitos persistentes, ocorre uma contração do volume e os rins respondem por meio da conservação do sódio e excreção do hidrogênio, defendendo, assim, o volume extracelular em detrimento do pH sérico. A urina inicialmente alcalina se torna ácida, e esta acidúria paradoxal piora a alcalose metabólica existente. Assim, a marca de apresentação mais frequente é uma alcalose metabólica hipocalêmica e hipoclorêmica com uma acidose respiratória compensatória. No entanto, uma desidratação grave e choque hipovolêmico podem-se apresentar como acidose metabólica com hiperventilação e alcalose respiratória. A hiponatremia, embora presente, pode não ser apreciada por causa da hipovolemia, e uma hipocalcemia associada também pode estar presente.

A correção dos fluidos e distúrbios eletrolíticos requer hidratação com uma solução contendo cloreto de sódio. A suplementação de potássio deve ser iniciada assim que a produção de urina for adequada. As soluções de Ringer com lactato devem ser evitadas, já que o lactato é metabolizado em bicarbonato e pode piorar a alcalose.

O tratamento definitivo da estenose pilórica requer piloromiotomia, que pode ser realizada após a correção do déficit de volume e das alterações eletrolíticas. A anestesia geral é induzida da maneira usual com o prévio esvaziamento completo do estômago com um grande tubo nasogástrico (NG) ou orogástrico (OG). Estas crianças estão em maior risco de atraso no despertar, depressão respiratória e hipoventilação ou apneia periódica na sala de recuperação por causa da alcalose metabólica persistente ou alcalose do CSF.

LEITURA SUGERIDA

Hines RL, Marschall KE. *Stoelting's Anesthesia and Coexisting Disease*. 5th ed. Philadelphia, PA: Churchill Livingstone/Elsevier; 2010:599–600.

Litman RS. *Pediatric Anesthesia: The Requisites in Anesthesiology*. Philadelphia, PA: Elsevier/Mosby; 2004:233.

Morgan GE, Mikhail MS, Murray MJ. *Clinical Anesthesiology*. 4th ed. New York, NY: Lange Medical Books/McGraw Hill; 2006:942–943.

| PALAVRA-CHAVE | **Estimulação Cirúrgica: Efeito na MAC** |
| SEÇÃO | Fisiologia |

K. Karisa Walker
Editado por Raj K. Modak

PONTOS-CHAVE

1. A concentração alveolar mínima (MAC) é definida como a concentração alveolar de um agente anestésico que impede o movimento em resposta a um estímulo cirúrgico em 50% dos pacientes a 1 atm.
2. A MAC pode ser definida com base em outras relações de estímulos-resposta ou de concentração-resposta.
3. Os valores da MAC são aditivos quando vários agentes são usados.
4. A estimulação cirúrgica aumenta os níveis circulantes de catecolaminas e, portanto, aumenta a MAC-BAR.

DISCUSSÃO

A MAC é definida como a concentração alveolar de um agente anestésico que impede o movimento em resposta a um estímulo cirúrgico em 50% dos pacientes a 1 atm. Isso é classicamente determinado por uma incisão na pele do abdome. O conceito de MAC permite a comparação de potência entre os anestésicos e dá uma impressão da pressão parcial do anestésico inalado no seu local de destino, o cérebro. Os investigadores descreveram as concentrações de anestésico volátil necessárias para impedir o movimento em resposta a uma variedade de estímulos nocivos, como descrito a seguir.

A MAC em um sentido literal não define a anestesia adequada para todos os pacientes. A dose descrita de anestésico volátil que impede o movimento em 95% dos pacientes cirúrgicos é aproximadamente 1,3 MAC. Existem outras definições para MAC, dependendo dos critérios que estão sendo utilizados para definir a anestesia. Considera-se que a autoconsciência e a memória sejam prejudicadas em 0,4 a 0,5 MAC. A MAC consciente (MAC associada a um(a) paciente que abre seus olhos sob comando) é de 0,3 a 0,4 MAC, com uma variação de 0,15 a 0,5 MAC, enquanto que a MAC necessária para perder a consciência é muito menos variável em 0,4 a 0,5 MAC. Enquanto a MAC é uma medida da quantidade de um anestésico para impedir a res-

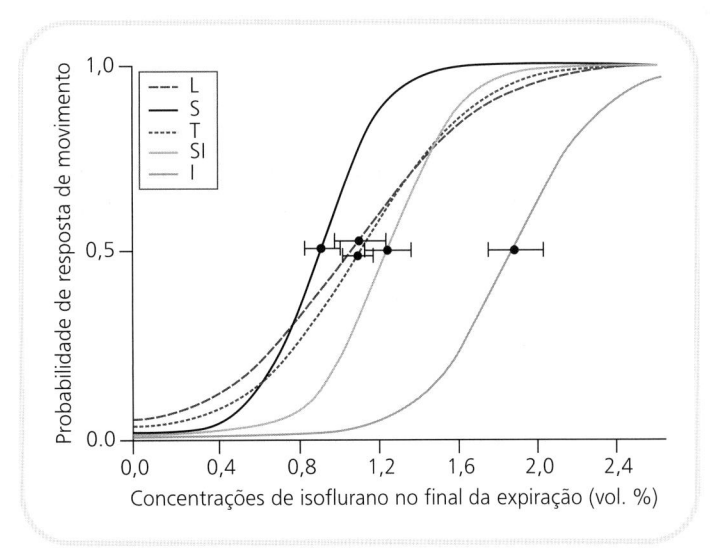

Figura 1. Análise de regressão logística da concentração de isoflurano no fim da expiração em relação à probabilidade prevista de resposta sem movimento para diferentes estímulos nocivos. As barras indicam os intervalos de confiança a 95% da concentração final da expiração com uma probabilidade de 50% de resposta. I = laringoscopia/intubação; L = laringoscopia; S = compressão do músculo trapézio; SI = incisão na pele; T = estimulação do nervo tetânico. (De Miller RD, Eriksson LI, Fleisher LA, *et al. Miller's Anesthesia.* 7th ed. Philadelphia, PA: Churchill Livingstone; 2009:1243, com permissão.)

posta somática à cirurgia, a MAC-BAR é a concentração de anestésico volátil, o que evita uma resposta simpática a um estímulo nocivo, e é de aproximadamente 1,5 MAC. A estimulação cirúrgica aumenta os níveis circulantes de catecolaminas e, portanto, aumenta a MAC-BAR. Outros fatores que aumentam a MAC incluem hipertermia, abuso crônico de etanol, hipernatremia e níveis aumentados de neurotransmissores centrais, como pode ser observado em pacientes que tomam certas drogas, como a cocaína, inibidores da monoamina oxidase (MAOIs), efedrina e levodopa.

Os valores da MAC são aditivos quando mais de um anestésico volátil está em uso. Por exemplo, 0,5 MAC de sevoflurano e 0,5 MAC de óxido nitroso seriam aproximadamente equivalentes, em termos da definição clássica de MAC, para 1 MAC de um único agente.

LEITURA SUGERIDA

Barash PG, Cullen BF, Stoelting RK, et al. *Clinical Anesthesia*. 6th ed. Philadelphia, PA: Lippincott Williams & Wilkins; 2009:424–425.

Miller RD, Eriksson LI, Fleisher LA, et al. *Miller's Anesthesia*. 7th ed. Philadelphia, PA: Churchill Livingstone; 2009:1242–1245.

Morgan GE, Mikhail MS, Murray MJ. *Clinical Anesthesiology*, 4th ed. New York, NY: McGraw-Hill; 2006:163–164.

PALAVRA-CHAVE	**Estimulação da Medula Espinal: Reprogramação**
SEÇÃO	Subespecialidades: Dor

Adnan Malik
Editado por Jodi Sherman

PONTOS-CHAVE

1. A estimulação da medula espinal (SCS) pode ser usada como um meio eficaz de tratamento da dor crônica.
2. A reprogramação envolve ajustes das configurações de eletrodos e mudanças na amplitude, largura e frequência dos impulsos elétricos.
3. Os cátodos são 30 vezes mais eficazes do que os eletrodos ânodos em estimular as fibras da coluna dorsal.
4. As amplitudes entre 2 e 4 V tipicamente resultam em parestesias para a maioria dos pacientes.
5. Quanto maior for a largura do pulso, mais amplo será o efeito da parestesia.
6. A frequência não tem nenhum efeito clínico significativo, e muitas vezes a preferência pessoal determina as configurações utilizadas.

DISCUSSÃO

A SCS tem sido utilizada para tratar pacientes com a Síndrome Dolorosa Pós-Laminectomia (FBBS) e naqueles nos quais o tratamento médico conservador falhou. Embora sejam propostos muitos mecanismos, considera-se que a inibição do fluxo simpático e ativação dos sistemas de modulação descendente desempenham papéis fundamentais no alívio da dor.

A programação de um estimulador da medula espinal envolve a manipulação de configurações de eletrodos, amplitude, largura e frequência de impulsos elétricos. O cátodo é cerca de 30 vezes mais eficaz em estimular as fibras da coluna dorsal que o ânodo. O posicionamento ideal dos eletrodos é mais bem conseguido por meio da estimulação dos cátodos. Os sistemas estimuladores mais recentes permitem uma "direção da corrente", em que várias configurações podem ser alcançadas, permitindo arranjos parciais de cátodos e ânodos em diferentes pares de eletrodos.

A amplitude é medida em volts e é tipicamente ajustada para um intervalo entre 0 e 10 V, dependendo do tipo de eletrodo e os tipos de nervos a serem estimulados. Isto permite o ajuste da intensidade de estimulação. Embora a maioria dos pacientes sinta parestesias entre 2 e 4 V, o limiar pode depender de cicatrizes peridurais prévias, alterações em fibras da coluna dorsal e do espaço CSF posterior.

A largura dos impulsos elétricos varia de 100 a 400 μs. O alargamento da largura do pulso resulta em uma maior área de parestesias invocadas. A frequência pode variar de 20 a 120 Hz e é determinada pela preferência do paciente, com alguns escolhendo a sensação de um batimento de baixa frequência em comparação com outras pessoas que preferem uma agitação de maior frequência. Deve ser mantido em mente, contudo, que não existe qualquer correlação com a frequência e a resposta clínica.

Selecionar as configurações mais baixas que são clinicamente eficazes permite uma maior duração da bateria naqueles estimuladores da medula espinal que não são recarregáveis. Além disso, a ciclagem do estímulo pode também ser utilizada para prolongar a vida da bateria.

LEITURA SUGERIDA

Barash PG, Cullen BF, Stoelting RK *et al.*, eds. *Clinical Anesthesia*. 6th ed. Philadelphia, PA: Lippincott Williams & Wilkins; 2009:1525–1526.

Kunnumpurath S, Srinivasagopalan R, Vadivelu N. Spinal cord stimulation: principles of past, present and future practice: a review. *J Clin Monit Comput*. 2009;23:333–339.

Morgan GE, Mikhail MS, Murray MJ, eds. *Clinical Anesthesiology*. 4th ed. New York, NY: Lange McGraw-Hill; 2006:393.

PALAVRA-CHAVE	**Estimulação do Seio Carotídeo: Pós-Transplante Cardíaco**
SEÇÃO	Fisiologia

Nicholas Dalesio
Editado por Qingbing Zhu

PONTOS-CHAVE

1. O seio carotídeo contém barorreceptores arteriais na bifurcação das carótidas comuns.
2. O sinal aferente é através do nervo glossofaríngeo.
3. O sinal eferente é através do nervo vago.
4. Massagem carotídea em um coração normal provoca estimulação do barorreceptor que leva a um aumento de sinal eferente através do nervo vago para o coração. Isso age indiretamente sobre células marca-passo e vias de condução para desacelerar o coração.
5. Após a cirurgia de transplante de coração, essas inervações são interrompidas e a resposta da manipulação carotídea fica ausente.

DISCUSSÃO

O seio carotídeo contém barorreceptores arteriais na bifurcação das carótidas comuns. Esses receptores têm atividade tônica na linha de base. Com um aumento súbito da pressão arterial, barorreceptores estendem-se e ativam os canais de sódio. A ativação dos canais de sódio envia um sinal aferente através do nervo glossofaríngeo para os núcleos centrais, incluindo o núcleo do trato solitário. A partir do núcleo central, um sinal eferente propaga-se para o coração a partir do nervo vago. O nervo vago envia fibras pré-ganglionares longas para o coração, para fazer sinapse com neurônios pós-ganglionares no tecido do miocárdio. Esses neurônios pós-ganglionares atuam diretamente sobre as células do marca-passo e das vias de condução para desacelerar o coração.

Quando um coração é transplantado, as fibras parassimpáticas pós-ganglionares que passam dentro do nervo vago são cortadas e o coração torna-se desnervado (Fig. 1). O coração

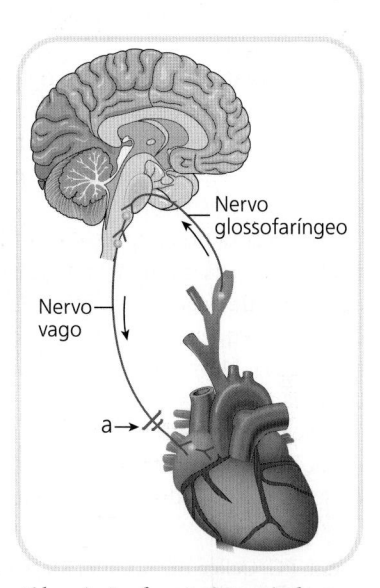

Figura 1. Reflexo barorreceptor carotídeo. A via aferente é através do nervo glossofaríngeo. O sinal eferente é através do nervo vago. Transplante cardíaco (a) interrompe a via eferente através do nervo vago. (Modificada de http://www.mightysworld.com/unity-companies/neural-pathways.html.)

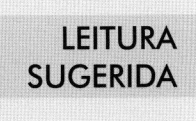

transplantado já não responde aos medicamentos de ação indireta. Além disso, massagem carotídea para simular alongamento dos barorreceptores carotídeos não é mais eficaz. Os neurônios pré-ganglionares do coração estão duros e não enviarão sinal à sua contraparte pós-ganglionar no coração. Da mesma forma, as manobras de Valsalva também são ineficazes.

LEITURA SUGERIDA

Barash PG, Cullen BF, Stoelting RK *et al.*, eds. *Clinical Anesthesia*. 6th ed. Philadelphia, PA: Lippincott Williams & Wilkins; 2009:220–221, 1414.

PALAVRA-CHAVE	# Estruturas de Ultrassom: Ecogenicidade
SEÇÃO	Anatomia

Meredith Brown e Margaret Rose
Editado por Jodi Sherman

PONTOS-CHAVE	1. Tecidos hipoecoicos, como o sangue, têm um elevado teor de água e refletem muito pouco feixe. A imagem resultante é muito escura. 2. Tecidos com baixo teor de água (ossos, tendões) refletem uma grande porção do feixe, e o sinal forte cria um sinal branco brilhante (hiperecoico). 3. De modo semelhante, a ecogenicidade dos órgãos sólidos varia de acordo com o conteúdo de água, que pode ainda variar de acordo com os estados de doença (p. ex., cirrose do fígado). 4. A penetração da onda do ultrassom no ar é ruim. Bolhas de ar ou mau contato do transdutor podem lançar "sombras" sobre as estruturas mais profundas.
DISCUSSÃO	Na imagem por ultrassom, ondas sonoras de alta frequência são projetadas em tecidos, uma parte das quais é refletida, enquanto outra parte é absorvida, dependendo do seu conteúdo de água. O feixe passa facilmente através dos tecidos com elevado teor de água, como sangue, efusões ou cistos, e uma imagem muito escura é criada. Estes tecidos são considerados como tendo baixa ecogenicidade. Tecidos com ecogenicidade elevada refletem uma porcentagem muito elevada do feixe, e o forte sinal cria uma imagem em branco brilhante. Estes tecidos altamente ecogênicos (ossos, tendões, gordura) têm muito pouco teor de água. De modo semelhante, a ecogenicidade dos órgãos sólidos varia de acordo com o conteúdo de água, que pode ainda variar de acordo com os estados de doença (p. ex., cirrose do fígado). O aparelho de ultrassom tem dificuldade em delinear entre tecidos adjacentes de ecogenicidade similar, que, assim, podem aparecer como uma única estrutura. Ondas de ultrassom não são bem transmitidas através do ar. Uma grande bolha de ar, ou mau contato do transdutor, vai obscurecer estruturas mais profundas, refletindo a maior parte do feixe. Pode parecer que essas bolhas lançam "sombras". Em virtude destas propriedades, ultrassom tem grande utilidade na imagiologia de órgãos sólidos, o coração e o útero gravídico com feto. Estruturas abdominais profundas no intestino não podem ser devidamente visualizadas. O comprimento de onda das ondas sonoras projetadas determina a resolução, que aumenta com um comprimento de onda mais curto. Essas ondas sonoras de frequência mais elevada são rapidamente atenuadas, no entanto, limitando a profundidade da penetração.
LEITURA SUGERIDA	Hadzic A, ed. The New York School of Regional Anesthesia Textbook of Regional Anesthesia and Pain Management. New York, NY: McGraw-Hill Medical; 2007:657–664. Magee P, Tooley M. The Physics, Clinical Measurement, and Equipment of Anaesthetic Practice. New York, NY: Oxford University Press; 2005:56–61.

PALAVRA-CHAVE	# Ética: Divulgação de Conflitos de Interesse
SEÇÃO	Ciências Clínicas Genéricas: Procedimentos, Métodos, Técnicas de Anestesia

Mary DiMiceli
Editado por Raj K. Modak

PONTOS-CHAVE

1. Conflitos de interesse (COI) são definidos como "circunstâncias que criam risco em que julgamentos ou ações profissionais, em relação a um interesse primário, serão indevidamente influenciados por um interesse secundário."
2. Muitas recomendações têm sido propostas para limitar a influência e a presença do COI; no entanto, até hoje, não existe nenhum sistema universal.
3. Políticas para COI são regidas por quatro princípios universais: proporcionalidade, transparência, responsabilidade e equidade.
4. Recomenda-se incluir que um formato de declaração universal de divulgação deve ser aplicado não só pelas instituições de pesquisa, mas também por instituições acadêmicas e organizações profissionais médicas para assegurar que a divulgação não é apenas indicada, mas também até onde os COI estão envolvidos na pesquisa, a fim de avaliar com precisão se o viés desempenha um papel potencial.

DISCUSSÃO

O Comitê de Conflitos de Interesse na Pesquisa, Educação e Prática Médicas foi selecionado pelo Instituto de Medicina (IOM), em 2007, para examinar o COI na medicina e para recomendar etapas que seriam capazes de identificar, limitar e gerenciar COI sem impactar negativamente nas associações benéficas e no progresso da ciência e da medicina. No relatório do comitê, COI são definidos como "circunstâncias que criam risco em que julgamentos ou ações profissionais, em relação a um interesse primário, serão indevidamente influenciados por um interesse secundário".

No caso de pesquisas médicas, o interesse principal é avanço do conhecimento médico e a proteção de sua integridade e da segurança dos pacientes sob investigação clínica, e o interesse secundário é tudo o que se pode receber em troca, seja um ganho financeiro ou outros ganhos pessoais. Portanto, a presença de COI não pode ser subestimada, porque não é apenas o fato de estarem presentes que é significativo, mas também em que grau. Dependendo do grau de influência que um COI tem em um investigador particular, a instituição ou fundação determinará quanto o leitor pode confiar nos resultados. No entanto, nem todos os COI resultam em influência. Muitas vezes para realizar certas iniciativas de pesquisa médica, devemos estar equipados com o financiamento. Assim nasce a relação entre cientistas e clínicos com a indústria. Muitos benefícios podem vir do apoio financeiro de pesquisas para a indústria, mas, no fim, muitas influências negativas levam a práticas antiéticas e conclusões tendenciosas.

Em seu relatório, o IOM recomenda que uma política ou estratégia universal seja utilizada para avaliar os COI na pesquisa médica, usando certos critérios para garantir que a referida política seja regida por princípios universais. Esses incluem (1) proporcionalidade – aborda se a política é "eficaz, eficiente e direcionada aos conflitos mais importantes e comuns"; (2) transparência – a política deve ser "compreensível e acessível para todos os indivíduos e instituições" afetados por ela; (3) responsabilidade – a política dos COI deve indicar quem é responsável pelo monitoramento, reforçando e revisando-o; e, por fim, (4) imparcialidade – a política deve ser aplicada igualmente a todos os grupos dentro e fora das instituições. Além disso, recomenda-se incluir que um formato de declaração universal de divulgação deve ser aplicado não só pelas instituições de pesquisa, mas também por instituições acadêmicas e organizações profissionais médicas para assegurar que a divulgação não é apenas indicada, mas também até onde os COI estão envolvidos na pesquisa, a fim de avaliar com precisão se o viés desempenha um papel potencial.

Recentemente, foram propostas recomendações para supervisionar os aspectos legais e morais do COI, incluindo o desenvolvimento de comitês de revisão ética. Esses comitês teriam especialistas, incluindo cientistas; membros "leigos com experiência em direito, ética ou teologia; e representantes subjetivos, isto é, representantes do grupo de indivíduos que podem beneficiar-se da pesquisa de interesse (por exemplo, pacientes com HIV que podem beneficiar-se com um ensaio clínico de fase 4 de uma droga experimental). Cada membro envolvido das partes interessadas em pesquisa representa seus próprios interesses, e é a discussão do comitê que determina se um esforço de investigação particular deve ter permissão para prosseguir. Além disso, esse relatório também delimita que uma comissão separada deve ser criada para determinar financiamento *versus* revisão ética da pesquisa.

Na tentativa de controlar e limitar os COI, a divulgação das relações financeiras é essencial; no entanto, uma avaliação do risco de viés ou resultados influenciados de pesquisa também deve ser concluída para determinar a ética da pesquisa referida. Posteriormente, os comitês de pesquisa devem determinar se é possível ou não prosseguir ou se devem ser tomadas medidas adicionais para melhorar ou limitar a influência do COI na pesquisa e nos resultados, e, assim, melhorar a qualidade e a integridade dos resultados da investigação e os julgamentos de pesquisadores e instituições.

LEITURA SUGERIDA

Kofke WA. Disclosure of industry relationships by anesthesiologist: is the conflict of interest resolved? *Curr Opin Anaesthesiol.* 2010;23:177–183.

Little M. Research, ethics and conflict of interest. *J Med Ethics.* 1999;25:259–262.

Lo B, Field MJ, eds. *Conflict of Interest in Medical Research, Education and Practice.* Washington, DC: National Academies Press, Institute of Medicine (US) Committee on Conflict of Interest in Medical Research, Education and Practice; 2009.

PALAVRA-CHAVE	# ETT sem Balonete: Pressão Máxima de Vazamento
SEÇÃO	Subespecialidades: Anestesia Pediátrica

Bijal Patel
Editado por Mamatha Punjala

PONTOS-CHAVE

1. A parte mais estreita das vias respiratórias na população de pacientes pediátricos é a cartilagem cricoide.
2. O tamanho correto do tubo endotraqueal (ETT), a ser usado em crianças, pode ser aproximado pela fórmula: 4 + (idade/4).
3. A pressão máxima de vazamento em torno do ETT deve ser de aproximadamente 25 a 30 cm de H_2O. Valores maiores do que esses podem resultar em edema subglóptico e crupe pós-extubação.

DISCUSSÃO

Na população de pacientes pediátricos, a porção mais estreita das vias respiratórias é a cartilagem cricoide. Isto está em contraste com os adultos, nos quais as cordas vocais criam o diâmetro mais estreito. Um meticuloso cuidado com a seleção do tamanho do ETT, posicionamento do tubo e estabilização deve ser tomado para evitar lesões das vias respiratórias superiores ou edema das vias respiratórias em crianças. Com isto em mente, ETTs sem balonete são, muitas vezes, selecionados em bebês e crianças com menos de 6 a 8 anos de idade. Os argumentos em defesa de ETTs sem balonete em crianças incluem: (1) a presença de um vazamento, o que garante que o tubo não está comprimindo a mucosa da traqueia contra o anel cricoide não distensível; (2) um suposto cuidado extra necessário para o correto posicionamento de um tubo sem balonete; (3) os balonetes podem causar trauma na traqueia por meio de pressão, e a pressão do balonete deve ser monitorada; (4) a utilização de um tubo sem balonete permite a colocação de um ETT maior e melhora a capacidade de sucção e ventilação. Uma fórmula utilizada para aproximar o tamanho do ETT para crianças é 4 + (idade/4).

Uma vez que o ETT esteja no lugar, o vazamento de pressão em torno do ETT deve ser avaliado. Se um vazamento é encontrado a uma pressão baixa (<10 cm H_2O), então não se pode garantir uma ventilação adequada. A pressão máxima de vazamento é de cerca de 25 a 30 cm de H_2O. Se o vazamento for maior do que este valor, um ETT de tamanho menor deve ser colocado. Em altas pressões de vazamento, a criança está em risco de edema subglóptico e estridor/crupe pós-extubação (até 4,4%). Além disso, demonstrou-se que a intubação de longa duração com um tubo de ajuste apertado aumenta o risco de estenose subglótica.

Outras considerações devem ser mantidas em mente ao escolher, colocar e testar o ETT para vazamentos em crianças muito jovens. A anatomia do lúmen cricoide em crianças é importante: normalmente ele não é circular, mas sim elipsoide. Tubos traqueais arredondados sem balonete inseridos no lúmen cricoide não circular, por conseguinte, têm de ser suficientemente grandes para selar adequadamente as vias respiratórias sem criar vazamentos excessivos. Tubos sem balonete podem, então, criar uma pressão considerável (irregular) nas paredes posterolaterais do cricoide. Assim, o vazamento de ar a uma pressão inspiratória de 25 cm de H_2O, que em teoria evita a pressão excessiva da mucosa, pode realmente surgir apenas a partir da parte anterior do lúmen cricoide. Este fenômeno é denominado de *vedação cricoidal*. Em contraste, ETTs com balonete geralmente são selecionados com um diâmetro menor e não se pressionam contra partes do anel cricoide. Com um ETT com balonete, o balonete cria uma pressão potencialmente mais uniforme, vedando as vias respiratórias. Isso, por sua vez, é denominado *vedação traqueal*. A vedação traqueal com um balonete de alto volume e baixa pressão (HVLP) permite a estimativa mais precisa e mais fácil do ajuste da pressão do balonete, potencialmente diminuindo o risco de danos à mucosa. Em conclusão, embora os tubos sem balonete sejam tradicionalmente preferíveis ao ETT com balonete no tratamento de crianças muito jovens, dados recentes sugerem que o ETT com balonete pode não ser menos eficaz e pode não estar associado a aumento das taxas de complicações pós-extubação em comparação com os tubos sem balonete.

LEITURA SUGERIDA

Barash PG, Cullen BF, Stoelting RK *et al.*, eds. Clinical Anesthesia. 6th ed. Philadelphia, PA: Lippincott Williams & Wilkins; 2009:752, 1215.

Lerman J, Coté CJ, Steward DJ. Manual of Pediatric Anesthesia. 6th ed. Philadelphia, PA: Churchill Livingstone Elsevier; 2010:15, 95.

Stoelting RK, Miller RD, eds. Basics of Anesthesia. 5th ed. Philadelphia, PA: Churchill Livingstone Elsevier; 2007:507.

PALAVRA-CHAVE	**Exacerbação da Esclerose Múltipla**
SEÇÃO	Ciências Clínicas Genéricas: Procedimentos, Métodos, Técnicas de Anestesia

Dallen Mill
Editado por Ramachandran Ramani

PONTOS-CHAVE

1. Existe uma controvérsia sobre o impacto da anestesia geral, neuraxial e regional sobre a história natural da esclerose múltipla (MS).
2. Muitas autoridades não recomendam a raquianestesia em pacientes com MS.
3. Um estudo recente sugere que as complicações da anestesia neuraxial no cenário de desordens preexistentes do sistema nervoso central (CNS) podem não ser tão frequentes quanto se pensava.

DISCUSSÃO

A MS é uma desmielinização dos neurônios mediada pelas células T no sistema nervoso central e no sistema nervoso periférico, o que resulta em uma grande variedade de sintomas neurológicos. O impacto da anestesia sobre a MS é incerto. Isto se dá em parte em decorrência dos efeitos de exacerbação dos problemas geralmente associados a procedimentos cirúrgicos, mas não necessariamente associados à anestesia, incluindo infecção, temperatura elevada, e estresse físico e emocional. A anestesia regional é preferida em pacientes com MS. Alguns destes pacientes podem ter indicações específicas para técnicas de anestesia regional ou neuroaxial, como aqueles com comprometimento respiratório ou disfunção cognitiva. Um recente relato de caso descreveu uma plexopatia braquial grave após bloqueio de injeção única do nervo em um paciente com MS. Uma piora dos sintomas também foi relatada com a anestesia espinal, o que faz com que seu uso não seja tradicionalmente recomendado.

Em um recente estudo retrospectivo compreendendo 139 pacientes com distúrbios preexistentes do CNS que receberam anestesia neuraxial, concluiu-se que os riscos normalmente associados à anestesia neuraxial nesta população podem não ser tão frequentes quanto se pensava.

O estudo não identificou quaisquer pacientes com novos déficits neurológicos pós-operatórios ou piora dos existentes, quando comparados com os achados pré-operatórios, incluindo aqueles pacientes (54%) que receberam anestesia espinal.

Os agentes bloqueadores neuromusculares despolarizantes devem ser evitados em pacientes com MS por causa do potencial para hipercalemia com arritmias cardíacas subsequentes secundárias à regulação positiva dos receptores nicotínicos extrajuncionais. Os agentes não despolarizantes parecem ser seguros.

Os distúrbios neurológicos associados a MS precisam ser considerados antes da administração da anestesia. Por exemplo, uma hipotensão exagerada pode resultar da disfunção autonômica, e uma ventilação mecânica prolongada pode ser necessária como resultado da fraqueza do músculo respiratório.

LEITURA SUGERIDA

Barash PG, Cullen BF, Stoelting RK *et al.*, eds. *Clinical Anesthesia.* 6th ed. Philadelphia, PA: Lippincott Williams & Wilkins; 2009:628–629.

Hebl JR, Horlocker TT, Schroeder DR. Neuraxial anesthesia and analgesia in patients with preexisting central nervous system disorders. *Anesth Analg.* 2006;103:223–228.

Koff M, Cohen J, McIntyre JJ, *et al.* Severe brachial plexopathy after an ultrasound-guided single-injection nerve block for total shoulder arthroplasty in a patient with multiple sclerosis. *Anesthesiology.* 2008;108:325–328.

Miller R. Preoperative evaluation. In: *Miller's Anesthesia.* 7th ed. Philadelphia, PA: Churchill Livingstone; 2009:927–950.

PALAVRA-CHAVE

Fatores que Afetam o Fluxo Turbulento

SEÇÃO

Propriedades Físicas, Monitoramento e Administração de Anestesia

Kimberly Slininger
Editado por Raj K. Modak

PONTOS-CHAVE

1. Fluxo turbulento pode ser antecipado pelo cálculo do número de Reynolds.
2. Fluxo turbulento tende a ocorrer com altas taxas de fluxo, com fluxos de pontos de ramificação, com alterações abruptas no diâmetro das vias respiratórias ou com fluxo através de um tubo irregular, ou seja, um tubo enrolado de um circuito de anestesia.

DISCUSSÃO

O fluxo de gás é definido como laminar ou turbulento. O movimento aleatório de moléculas do gás, neste caso através das vias respiratórias, caracteriza o fluxo turbulento. Predizer o fluxo laminar *versus* o fluxo turbulento é geralmente feito por meio do cálculo do número de Reynolds do gás.

$$\text{Número de Reynolds} = \frac{\text{velocidade} \times \text{diâmetro} \times \text{densidade}}{\text{viscosidade}}$$

Número de Reynolds inferior a 1.000 geralmente significa que o fluxo será laminar, e um número de Reynolds maior que 1.500 indica que o fluxo será turbulento. Valores entre 1.000 e 1.500 significam que não há certeza se o fluxo será laminar ou turbulento.

A velocidade é a taxa de fluxo de gás através do circuito de anestesia. Fluxo elevado de gás resulta em uma transição de fluxo de gás laminar para turbulento. Da mesma forma, qualquer coisa que altere o diâmetro do tubo (incluindo as vias respiratórias), por onde o gás está fluindo, pode fazer com que o fluxo passe de laminar para turbulento. Exemplos de alterações no diâmetro são válvulas, circuitos de tubo endotraqueal para o diâmetro do tubo, irregularidades no tubo e alterações no diâmetro das vias respiratórias do paciente. Fluxo turbulento é, portanto, mais comum em vias respiratórias maiores, enquanto que o fluxo laminar é mais comum nos bronquíolos distal para pequeno. A densidade do gás é relativamente semelhante entre várias misturas de gases que são comumente usadas pelos anestesiologistas. A única exceção são as combinações hélio-oxigênio, que são significativamente menos densas que 100% de oxigênio ou misturas de oxigênio e nitrogênio. Por esse motivo, as misturas de hélio-oxigênio (heliox) são usadas em casos de obstrução grave das vias respiratórias superiores. A viscosidade do gás não varia o suficiente para ser clinicamente significativa.

LEITURA SUGERIDA

Dorsch JA, Dorsch SE. *Understanding Anesthesia Equipment.* 5th ed. Philadelphia, PA: Lippincott Williams & Wilkins; 2008:192–193.

Morgan GE, Mikhail MS, Murray MJ. *Clinical Anesthesiology.* 4th ed. New York, NY: McGraw-Hill; 2006:546–547.

PALAVRA-CHAVE	**Fenoldopam: Efeitos Renais**
SEÇÃO	Clínica Baseada em Órgão: Sistema Renal/Urinário/Eletrólitos

Zhaodi Gong

Editado por Qingbing Zhu

PONTOS-CHAVE

1. Fenoldopam é um fármaco específico para receptores de dopamina-1 nos rins.
2. O fenoldopam apresenta muitos efeitos renais desejáveis que suportam sua utilização para a profilaxia e atenuação da nefropatia induzida por contraste.
3. Em doses elevadas, vasodilatação sistêmica, diminuição da resistência vascular sistêmica e uma redução na pressão arterial sistêmica podem ocorrer de forma dose-dependente.
4. Uma metanálise de ensaios clínicos randomizados mostraram um efeito benéfico do fenoldopam em pacientes criticamente enfermos com insuficiência renal aguda ou com risco de ter a doença.
5. Mais estudos são necessários para avaliar o efeito renoprotetor do fenoldopam.

DISCUSSÃO

Fenoldopam é um agonista seletivo da dopamina-1, produz vasodilatação renal e aumenta o fluxo sanguíneo renal, ao mesmo tempo que mantém uma hemodinâmica normal no corpo em doses mais baixas. Doses mais altas podem afetar sistematicamente a hemodinâmica, mas mantém as pressões de perfusão renal. Em contraste com a dopamina, o fenoldopam não exibe efeitos sobre os receptores alfa ou beta adrenérgico. Em doses elevadas, seletor agonista de receptor de dopamina-1 causa vasodilatação sistêmica, diminuição da resistência vascular sistêmica e uma redução na pressão arterial sistêmica de forma dose-dependente.

Fenoldopam exibe muitos efeitos renais desejáveis que suportam seu uso para profilaxia de nefropatia induzida por contraste, incluindo diminuições na resistência vascular renal, aumentos no fluxo de sangue renal, aumento na filtração glomerular e aumento na eliminação de sódio e de água. Vários relatórios também documentaram um efeito benéfico da administração de fenoldopam na atenuação de nefropatia induzida por contraste.

Em contraste um recente estudo multicentro e randomizado não demonstrou efeito renoprotetor do fenoldopam contra nefropatia induzida por contraste. Contudo, a presença de múltiplas divergências impede uma conclusão definitiva sobre a capacidade do fenoldopam em proteger contra nefropatia induzida por contraste. Estudos adicionais são necessários para avaliar adequadamente o papel do fenoldopam na profilaxia da nefropatia induzida por contraste.

Fenoldopam também foi estudado em pacientes criticamente enfermos com insuficiência renal aguda ou com risco da doença. Em um estudo em pacientes hemodinamicamente estáveis submetidos a cirurgia cardíaca com função renal preservada, fenoldopam demonstrou efeito benéfico de um aumento dose-dependente no fluxo renal, e uma redução nas resistências de circulação renal.

LEITURA SUGERIDA

Landoni G, Biondi-Zoccai GG, Tumlin JA, *et al.* Beneficial impact of fenoldopam in critically ill patients with or at risk for acute renal failure: a meta-analysis of randomized clinical trials. *Am J Kidney Dis.* 2007;49(1):56–68.

Meco M, Cirri S. The effect of various fenoldopam doses on renal perfusion in patients undergoing cardiac surgery. *Ann Thorac Surg.* 2010;89:497–503.

Stoelting RK, Hillier SC. *Pharmacology & Physiology in Anesthetic Practice.* 4th ed. Philadelphia, PA: Lippincott Williams & Wilkins; 2006:495.

PALAVRA-CHAVE	**Feocromocitoma: Marcadores Diagnósticos**
SEÇÃO	Clínica Baseada em Órgão: Endocrinologia/Metabolismo

Laurie Yonemoto
Editado por Mamatha Punjala

PONTOS-CHAVE

1. Os feocromocitomas produzem e secretam as catecolaminas em excesso, independentemente do controle neurogênico.
2. O diagnóstico do feocromocitoma é feito pela concentração de catecolaminas livres e metabólitos de catecolaminas na urina.
3. O nível no sangue de metabólitos da catecolamina é uma função da depuração da creatinina.
4. A concentração dos metabólitos na urina nem sempre é elevada, e o diagnóstico pode depender de uma suspeita clínica e achados não específicos adicionais, como hematócrito elevado, hipertrofia ventricular esquerda (LVH), cardiomegalia e alterações não específicas da onda T no ECG.
5. A cromogranina A (CgA) está ganhando aceitação como um marcador sérico de tumores neuroendócrinos.

DISCUSSÃO

Os feocromocitomas são tumores da medula suprarrenal que produzem, armazenam e secretam quantidades excessivas de catecolaminas (epinefrina e norepinefrina) independentemente do controle neurogênico. Aproximadamente 80 a 90% dos tumores são solitários, confinados a uma única glândula suprarrenal, e 5% dos casos são herdados como uma característica dominante autossômica familiar.

Os feocromocitomas também estão associados a outras síndromes e doenças, como MEN IIA/IIB, neurofibromatose de Von Recklinghausen e doença de Von Hippel-Lindau, e geralmente se apresenta na fase jovem até meados da fase adulta da vida. Os sintomas podem incluir HTN paroxística ou sustentada, palpitações, dor de cabeça, rubor e até mesmo infarto do miocárdio.

O diagnóstico do feocromocitoma é crucial, já que é possível curar 90% dos casos com uma remoção cirúrgica. O diagnóstico é fundamentado na identificação de uma concentração de catecolaminas livres e identificação de metabólitos de catecolaminas na urina. Uma coleta de urina de 24 horas é realizada em um paciente com suspeita de feocromocitoma para avaliar níveis elevados de ácido vanilmandélico urinário (VMA), norepinefrina conjugada e epinefrina (Fig. 1). O VMA é um produto final do metabolismo da catecolamina. Estes níveis são expressos como uma função da depuração da creatinina.

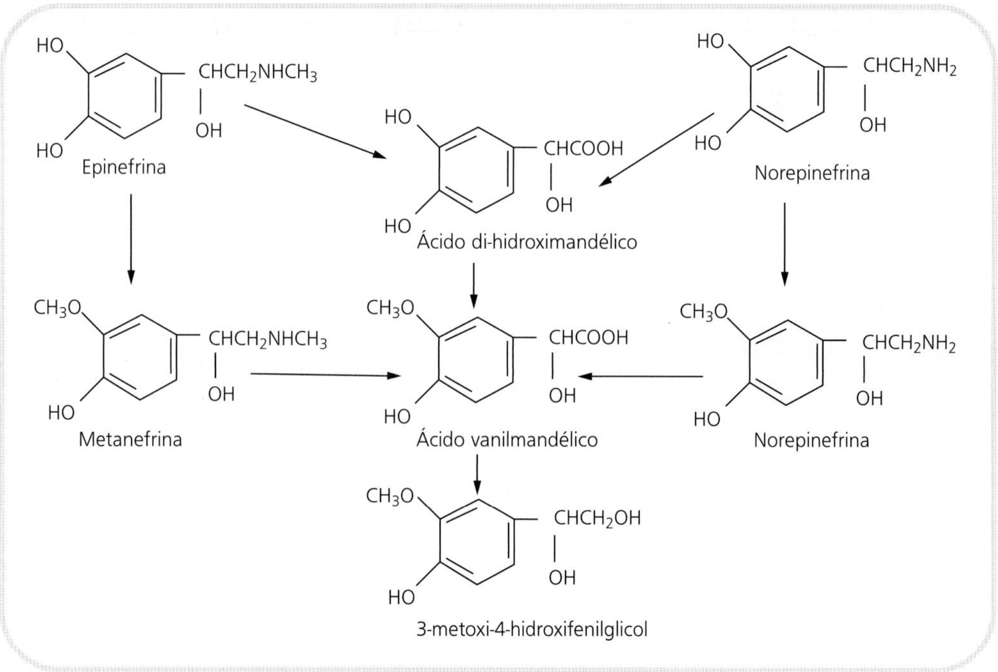

Figura 1. Metabólitos das Catecolaminas. (Redesenhada de Berne RM, Levy MN, eds. *Physiology.* New York, NY: CV Mosby Co.; l983:1062, com permissão.)

Embora a medição dos metabólitos da catecolamina seja o ensaio de diagnóstico mais comum, ela nem sempre é confiável. Os níveis urinários nem sempre são elevados a um grau significativo, e alguns pacientes com HPN paroxística têm valores normais entre os ataques. Outros marcadores diagnósticos úteis incluem alterações no ECG, como mudanças no LVH ou não específicas da onda T, cardiomegalia na radiografia torácica, ou HCT elevado secundário à depleção do volume intravascular: CT e MRI são os métodos de imagem padronizados utilizados para localizar feocromocitomas.

A cromogranina A (CgA) está ganhando aceitação como um marcador sérico de tumores neuroendócrinos. Sua especificidade na diferenciação entre tumores neuroendócrinos e não neuroendócrinos, sua sensibilidade para detectar pequenos tumores e seu valor clínico, em comparação com outros marcadores neuroendócrinos, não foram claramente definidos, no entanto. O CgA sérico estava mais frequentemente aumentado em indivíduos com gastrinomas (100%), feocromocitomas (89%), tumores carcinoides (80%), tumores não funcionantes do pâncreas endócrino (69%) e carcinoma medular de tiroide (50%). Os níveis mais altos foram observados em indivíduos com tumores carcinoides.

LEITURA SUGERIDA

Barash PG, Cullen BF, Stoelting RK, *et al.*, eds. *Clinical Anesthesia*. 6th ed. Philadelphia, PA: Lippincott Williams & Wilkins; 2009:1292–1295.

Morgan GE, Mikhail MS, Murray MJ, eds. *Clinical Anesthesiology*. 4th ed. New York, NY: McGraw Hill; 2006: 253–254, 812–813.

PALAVRA-CHAVE

Feocromocitoma: Preparação Pré-Operatória

SEÇÃO

Clínica Baseada em Órgão: Endocrinologia/Metabolismo

Martha Zegarra

Editado por Mamatha Punjala

PONTOS-CHAVE

1. A preparação pré-operatória de um paciente com feocromocitoma é focada no bloqueio adrenérgico e reposição de volume, bem como em uma avaliação pré-operatória completa dos sintomas.
2. O bloqueio alfa deve ser realizado antes do bloqueio beta; caso contrário, a vasoconstrição sem oposição levará a um aumento da resistência vascular periférica e hipertensão.

DISCUSSÃO

Feocromocitomas são tumores secretores de catecolaminas originários da crista neural embrionária, cujos sinais e sintomas de apresentação incluem hipertensão intermitente, dor de cabeça, diaforese e taquicardia. Os feocromocitomas liberam epinefrina e norepinefrina, o que leva a um aumento da resistência vascular periférica e da pressão arterial. A hipertensão pode conduzir a depleção de volume intravascular, insuficiência renal e hemorragia cerebral. O aumento da resistência vascular periférica aumenta o trabalho do miocárdio, o que leva a isquemia do miocárdio, hipertrofia ventricular esquerda e insuficiência cardíaca congestiva. A exposição prolongada à epinefrina e norepinefrina pode conduzir a uma cardiomiopatia induzida por catecolaminas.

A preparação pré-operatória é focada no bloqueio adrenérgico e reposição de volume, bem como em uma avaliação pré-operatória completa. Especificamente, devem ser avaliadas a pressão arterial em repouso, pressão arterial ortostática, frequência cardíaca, presença de ectopia ventricular, e evidência de ECG da isquemia.

O tratamento pré-operatório com fenoxibenzamina produz o bloqueio alfa e ajuda a corrigir o déficit de volume, além de corrigir a hipertensão e hiperglicemia. A administração de fenoxibenzamina, um antagonista alfa-1, resulta em uma vasodilatação eficaz, levando a uma queda na pressão arterial e um aumento no volume intravascular. Uma diminuição na massa de células vermelhas e no volume do plasma contribui para hipovolemia crônica severa em pacientes com feocromocitoma. O hematócrito pode ser normal ou elevado e não reflete fielmente o *status* do volume. A fenoxibenzamina pode ser administrada oralmente, e sua ação é mais prolongada do que a da fentolamina, outro antagonista do alfa-1. A fentolamina IV pode ser usada no intraoperatório para controlar episódios hipertensivos; no entanto, ela tem um longo tempo de início e duração de ação, e, muitas vezes, uma taquifilaxia desenvolve-se.

O bloqueio beta é recomendado em pacientes com taquicardia ou arritmias ventriculares. O bloqueio alfa deve ser realizado antes do bloqueio beta; caso contrário, uma estimulação alfa sem oposição, causando vasoconstrição, levará a um aumento da resistência vascular periférica e do trabalho do miocárdio. Além disso, sem o efeito inotrópico da estimulação beta-1, o aumento da carga de trabalho pode não ser tolerado pelo coração, o que leva a isquemia, hipertrofia e insuficiência cardíaca.

Há muitas considerações intraoperatórias ao se cuidar de um paciente que se apresenta para ressecção do feocromocitoma. Variações potencialmente fatais na pressão arterial, particularmente durante a indução da anestesia e da manipulação do tumor, indicam a necessidade de monitoramento direto da pressão arterial. Grandes mudanças intraoperatórias de fluidos ressaltam a importância do acesso intravenoso de grande calibre e monitoramento do débito urinário. Pacientes com evidência de cardiomiopatia por catecolamina podem-se beneficiar da colocação de um cateter arterial pulmonar.

LEITURA SUGERIDA

Barash PG, Cullen BF, Stoelting RK *et al.*, eds. *Clinical Anesthesia*. 6th ed. Philadelphia, PA: Lippincott Williams & Wilkins; 2009:1292–1294.

Morgan GE, Mikhail MS, Murray MJ, eds. *Clinical Anesthesiology*. 4th ed. New York, NY: Lange Medical Books/McGraw Hill; 2006:253–254, 812–813.

PALAVRA-CHAVE	**Feocromocitoma: Tratamento da Hipertensão**
SEÇÃO	Clínica Baseada em Órgão: Endocrinologia/Metabolismo

Meredith Brown
Editado por Mamatha Punjala

PONTOS-CHAVE

1. O tratamento de primeira linha para a hipertensão associada a feocromocitoma é a fenoxibenzamina, um pré-sináptico não competitivo (alfa-2) e bloqueador pós-sináptico (alfa-1). A dose inicial é de 10 mg a cada 8 horas, com aumentos incrementais até 80 a 200 mg por dia.
2. O outro tratamento de primeira linha possível é a utilização de bloqueadores seletivos alfa-1, como a prazosina.
3. Se o paciente tiver taquicardia ou arritmias cardíacas, um bloqueio beta-adrenérgico pode ser adicionado ao bloqueio alfa.
4. O tratamento da hipertensão deve ser iniciado de 10 a 14 dias antes da cirurgia.

DISCUSSÃO

A medicação tradicional usada para tratar a hipertensão associada ao feocromocitoma é a fenoxibenzamina. Este medicamento é um bloqueador de longa duração (24 a 48 horas), pré-sináptico não competitivo (alfa-2) e pós-sináptico (alfa-1), com uma dose inicial de 10 mg a cada 8 horas, com aumentos incrementais de até 80 a 200 mg por dia. Os efeitos colaterais da fenoxibenzamina incluem embotamento dos reflexos cardiovasculares e hipotensão postural. Outros medicamentos que têm sido utilizados de forma eficaz incluem bloqueadores alfa-1 seletivos, incluindo a doxazosina, prazosina e terazosina, todos os quais induzem a hipotensão postural. Uma vez que o alfabloqueador tenha sido instituído, o bloqueio beta-adrenérgico pode ser adicionado ao alfabloqueador, se os pacientes estão experimentando taquicardia ou arritmias cardíacas. Os betabloqueadores não devem ser instituídos até que um alfabloqueador adequado tenha sido estabelecido, por causa do risco de vasoconstrição alfamediada sem oposição. Se o feocromocitoma teve metástase ou se a cirurgia não pode ser realizada, pode ocorrer o início da terapia com alfa-metil-tirosina, um inibidor da tirosina hidroxilase. Ao se inibir a tirosina hidroxilase, a biossíntese da catecolamina é limitada.

Intraoperatório, o tratamento da hipertensão associada ao feocromocitoma pode ser realizado com fentolamina, nitroprussiato ou nicardipina. As recomendações para o tratamento da hipertensão associada ao feocromocitoma incluem o início do tratamento de 10 a 14 dias antes da cirurgia, durante o qual a hipovolemia e anemia retornam ao normal e a hipertensão é controlada.

LEITURA SUGERIDA

Barash PG, Cullen BF, Stoelting RK *et al.*, eds. *Clinical Anesthesia*. 6th ed. Philadelphia, PA: Lippincott Williams & Wilkins; 2009:1293–1295.

Morgan GE, Mikhail MS, Murray MJ, eds. *Clinical Anesthesiology*. 4th ed. New York, NY: Lange/McGraw-Hill; 2006:813.

PALAVRA-CHAVE	# Fisiologia Cardíaca Neonatal *vs.* Adulta
SEÇÃO	Subespecialidades: Anestesia Pediátrica

Michael Archambault
Editado por Mamatha Punjala

PONTOS-CHAVE

1. No útero, o feto depende de uma circulação paralela que se converte em um sistema em série após o nascimento.
2. O aumento da pressão no átrio esquerdo causa o fechamento do forame oval e o ducto arterioso fecha-se em virtude da diminuição dos níveis de prostaglandinas e aumento da tensão do oxigênio.
3. Por causa da diminuição da contractilidade, o recém-nascido é incapaz de aumentar o volume sistólico, e o débito cardíaco é dependente da frequência cardíaca.
4. O tecido cardíaco imaturo também lida com períodos de isquemia melhor do que o tecido cardíaco dos adultos.
5. Pensa-se que a inervação simpática do coração neonatal é incompleta e, portanto, o recém-nascido terá uma menor absorção de catecolaminas.

DISCUSSÃO

O coração neonatal e o coração adulto diferem substancialmente. Imediatamente após o nascimento, a circulação neonatal começa sua transição da circulação fetal para a circulação adulta. No útero, o feto depende de uma circulação paralela que se converte em um sistema em série após o nascimento. Com o pinçamento do cordão umbilical, a placenta de baixa resistência é separada da circulação neonatal, e a resistência vascular sistêmica do recém-nascido aumenta. A vasculatura pulmonar muda de alta resistência para baixa resistência com o início da respiração. Isso aumenta o fluxo de sangue através da vasculatura pulmonar e aumenta a pressão atrial esquerda. O aumento da pressão do átrio esquerdo causa o fechamento do forame oval. Após o nascimento, o ducto arterioso fecha-se por causa da diminuição dos níveis de prostaglandinas e aumento da tensão do oxigênio. Embora o forame oval e o canal arterial se fechem funcionalmente, eles não são anatomicamente fechados. Durante as 2 primeiras semanas de vida para o nascido a termo (ou as primeiras várias semanas de vida extrauterina para o recém-nascido prematuro), o recém-nascido pode voltar à circulação fetal durante períodos de hipóxia, acidose ou diminuições de temperatura.

Em adição às diferenças circulatórias, o coração neonatal também tem diferenças estruturais importantes do coração adulto. O coração neonatal tem uma menor massa celular do miocárdio, resultando em diminuição da contratilidade. Além da menor massa de células, as diferenças nas proteínas contráteis no interior da massa celular produzem um ventrículo menos complacente. Em decorrência diminuição da contractilidade, o recém-nascido é incapaz de aumentar o volume sistólico, e o débito cardíaco é dependente da frequência cardíaca.

Quando estressado, o coração neonatal responde de forma diferente do coração adulto. O coração neonatal é mais resistente à hipóxia. A hipóxia diminui marcadamente a contratilidade no coração adulto, enquanto que o coração resiste melhor à hipóxia neonatal. A hipóxia transitória é tolerada porque o miocárdio imaturo tem maiores taxas de glicólise anaeróbia e maiores estoques de glicogênio do miocárdio. Com uma hipóxia prolongada, a contratilidade do miocárdio diminui e o recém-nascido reverte de volta para a circulação fetal.

O tecido cardíaco imaturo também lida com períodos de isquemia melhor do que o tecido cardíaco dos adultos. O coração neonatal, após a inversão da isquemia, pode funcionar quase tão eficientemente, enquanto que o coração adulto geralmente tem sua função comprometida na sequência de um insulto isquêmico. Além disso, o tecido cardíaco neonatal é mais resistente à acidose, com menos depressão da contratilidade do que o coração adulto.

Por último, o recém-nascido reage de maneira diferente às catecolaminas que os adultos. Pensa-se que a inervação simpática do coração neonatal é incompleta e, portanto, o recém-nascido terá uma menor absorção de catecolaminas. Em estudos com animais, infusões de adrenalina causam aumento do débito cardíaco pelo aumento da frequência cardíaca, não aumento da contratilidade.

LEITURA SUGERIDA

Lake CL. *Pediatric Cardiac Anesthesia*. 3rd ed. Stamford, CT: Appleton and Lange; 1998:37–48.

Miller RD, ed. *Miller's Anesthesia*. 6th ed. Philadelphia, PA: Elsevier; 2005:2368–2369.

Motoyama EK, Davis PJ, ed. *Smith's Anesthesia for Infants and Children*. 7th ed. Philadelphia, PA: Mosby Elsevier; 2006:70–86.

PALAVRA-CHAVE	# Fisiologia da SVO_2
SEÇÃO	Fisiologia

Ashley Kelley
Editado por Veronica Matei

PONTOS-CHAVE

1. A saturação venosa mista de oxigênio (SVO_2) é a saturação de oxigênio da hemoglobina no sangue arterial pulmonar (PA).
2. A SVO_2 é utilizada como um substituto clínico para o fluxo de sangue sistêmico.
3. Fatores que afetam o valor da SVO_2 incluem débito cardíaco, concentração de hemoglobina, saturação de oxigênio arterial e consumo de oxigênio por todo o corpo.

DISCUSSÃO

A SVO_2 é a saturação de oxigênio na hemoglobina medida em uma amostra de sangue proveniente da PA. Esta amostra pode ser obtida de forma intermitente a partir de um cateter da PA, ou a SVO_2 pode ser monitorada continuamente por meio de um cateter da PA especializado, usando espectrofotometria de refletância.

A SVO_2 é utilizada como um substituto clínico para o fluxo de sangue sistêmico. A variação normal da SVO_2 é de 70 a 75%. Fatores que afetam o valor da SVO_2 incluem débito cardíaco, concentração de hemoglobina, saturação de oxigênio arterial e consumo de oxigênio por todo o corpo.

Uma diminuição da SVO_2 indica diminuição do fluxo sanguíneo sistêmico, aumento da extração de oxigênio perifericamente, ou fornecimento de O_2 insuficiente para satisfazer as necessidades de consumo. A diminuição do fluxo sanguíneo sistêmico é o resultado de vários eventos fisiopatológicos, por exemplo, uma diminuição do débito cardíaco. O aumento da extração de oxigênio pode ser causado por hipermetabolismo. A diminuição no fornecimento de oxigênio resulta por essas razões em anemia e hipoxemia. A equação que demonstra essas relações é $SVO_2 = DO_2/VO_2$, onde DO_2 é igual ao fornecimento de O_2 e VO_2 é igual ao consumo de O_2. Por sua vez, estes podem ser subdivididos em seus componentes. O DO_2 é igual ao débito cardíaco vezes o teor de O_2 arterial ($Q \times CaO_2$) e o VO_2 é igual ao débito cardíaco vezes o CaO_2 menos o teor de O_2 venoso ($Q \times [CaO_2 - CvO_2]$). O fornecimento normal de oxigênio é de 900 a 1.100 mL por minuto, e o consumo normal de oxigênio é de 200 a 270 mL por minuto.

As causas mais comuns de uma SVO_2 anormalmente baixa são anemia ou estados patológicos que levam a um CO baixo, tais como insuficiência cardíaca, infarto do miocárdio ou hipovolemia, enquanto valores anormalmente elevados de SVO_2 podem ser vistos na sepse, queimaduras, alguns efeitos tóxicos, como o cianeto ou meta-hemoglobinemia, ou com um cateter PA encravado.

LEITURA SUGERIDA

Marino PL. *The ICU Book*. 3rd ed. Philadelphia, PA: Lippincott Williams & Wilkins; 2007:21–24, 199–201, 390–392.
Morgan GE, Mikhail MS, Murray MJ. *Clinical Anesthesiology*. 4th ed. New York, NY: McGraw-Hill; 2006:141.
Stoelting RK, Miller RD, eds. *Basics of Anesthesia*. 5th ed. Philadelphia, PA: Churchill Livingstone; 2007:311.

Fisiopatologia da Morte Cerebral

Subespecialidades: Cuidados Intensivos

Neil Sinha
Editado por Ramachandran Ramani

PONTOS-CHAVE

1. Morte cerebral é a cessação irreversível de todas as funções cerebrais.
2. Os primeiros sinais de morte iminente do cérebro manifestam-se como o reflexo de Cushing e são seguidos pela "tempestade autonômica".
3. O metabolismo anaeróbico é aumentado, conforme evidenciado pela hiperglicemia e níveis aumentados de lactato na circulação.

DISCUSSÃO

Morte cerebral é uma definição legal que se refere à cessação irreversível de toda função cerebral e do tronco encefálico. Os critérios clínicos de morte cerebral incluem:

- Coma, definido como a ausência de resposta a qualquer estímulo, incluindo movimento, retirada, caretas ou piscadelas.
- Um teste negativo para apneia: a ausência de esforços de respiração espontânea quando o paciente é desconectado do ventilador com uma pressão parcial de CO_2 maior que 60 ou 20 mm Hg acima da linha de base. (Esse teste geralmente é feito por último, já que pode aumentar a pressão intracraniana.)
- Pupilas dilatadas e que não respondem à luz.
- Ausência de reflexos de tronco encefálico, incluindo pupilar, oculovestibular, vômito, tosse (em resposta a aspiração traqueal) e reflexos da córnea, bem como perda de respostas calóricas.

Antes de estabelecer o diagnóstico de morte cerebral, condições médicas reversíveis que incluem distúrbios eletrolíticos ou doenças endócrinas graves, hipotermia grave (temperatura de núcleo ≤ 32°C), hipotensão, intoxicação por drogas, envenenamento ou presença de agentes bloqueadores neuromusculares devem ser descartadas. Em pacientes com mais de 18 anos, testes de confirmação (incluindo angiografia cerebral, eletroencefalograma, ultrassonografia Doppler transcraniana e cintilografia cerebral) não são necessários, mas poderiam ser usados para confirmar o diagnóstico.

A fisiopatologia da morte cerebral é um processo complexo, e as mudanças que ocorrem são uma função de tempo. Os primeiros sinais de morte iminente do cérebro manifestam-se como bradicardia, com hipotensão transitória e um padrão respiratório irregular; isso é seguido pela "tempestade autonômica" apresentando-se com taquicardia, hipertensão, vasoconstrição e elevados níveis de catecolaminas no plasma (antes de herniação). Lesão celular direta é resultado de um ciclo de falta de fluxo sanguíneo e hipóxia, resultando na acidose cerebral e edema endotelial do cérebro; em seguida ocorrem herniação e necrose asséptica do cérebro.

Neste ponto, o metabolismo anaeróbico está aumentado, conforme evidenciado pela hiperglicemia e os níveis aumentados de lactato na circulação. Essas alterações afetam, principalmente, as mitocôndrias.

Além disso, há perturbação do eixo hipotálamo-hipófise, resultando em uma queda nos níveis de hormônio antidiurético, insulina, cortisol e hormônios da tireoide. Há também aumento na expressão dos principais antígenos do complexo de histocompatibilidade (MHC) aumento das citocinas e linfocinas e um aumento da expressão de moléculas de adesão celular.

Microscopicamente, há necrose por todo o tecido nervoso, com focos localizados no tronco cerebral e no cerebelo. No exame microscópico, o cérebro revela um córtex cerebral congestionado, edema generalizado, edema da hipófise e um cerebelo macerado.

LEITURA SUGERIDA

Marshall VC. Pathophysiology of brain death: effects on allograft function. *Transplant Proc.* 2001;33(1–2):845–846.

Wijdicks Eelco FM. The diagnosis of brain death. *N Engl J Med.* 2001;344:1215–1221.

PALAVRA-CHAVE	# Fístula Broncopleural: Manejo Ventilatório
SEÇÃO	Clínica Baseada em Órgão: Sistema Respiratório

Dallen Mill
Editado por Veronica Matei

PONTOS-CHAVE

1. Uma fístula broncopleural (BPF) é uma comunicação entre os brônquios principais ou segmentares e o espaço pleural. Causas de BPF incluem trauma, lesão iatrogênica, lesão alveolar por síndrome do estresse respiratório agudo (ARDS) ou erosão de carcinoma ou processo inflamatório.
2. Ventilação de pressão positiva (PPV) deve ser evitada sempre que possível, de forma a minimizar o risco de desenvolver vazamento de ar e pneumotórax hipertensivo e permitir a cicatrização da BPF.
3. Separação de pulmão é indicada para BPFs agudas, grandes ou com infecção associada.
4. A mais baixa ventilação por minuto e pressão intratorácica média tolerada pelo paciente devem ser empregadas quando a ventilação mecânica é necessária.
5. Ventilação oscilatória de alta frequência (HFOV) e ventilação de jato de alta frequência (HFJV) para tratamento de BPF têm sido descritas, mas com questionável benefício, particularmente em pacientes com doença subjacente do pulmão.

DISCUSSÃO

BPF é um vazamento de ar resultante da comunicação direta entre os brônquios principais ou segmentares e o espaço pleural. As causas mais comuns de BPF incluem trauma rombo ou penetrante de tórax, lesão iatrogênica (p. ex., pneumonectomia e barotrauma), lesão alveolar associada à síndrome do estresse respiratório agudo (ARDS) e a erosão dos brônquios secundária a carcinoma ou processos inflamatórios.

Respiração espontânea é o modo preferido de ventilação em pacientes com BPFs. Quando PPV é necessária, a mais baixa ventilação por minuto e pressão intratorácica média tolerada pelo paciente devem ser empregadas. A primeira pode exigir um grau de hipercapnia permissiva e a última, evitar pressão expiratória final positiva (PEEP) administrada por ventilador e PEEP intrínseca. Pressões das vias respiratórias de pico e platô devem ser minimizadas. A Tabela 1 descreve os princípios adicionais de tratamento ventilatório em pacientes com BPF.

Vários riscos estão associados ao uso do PPV no caso de BPF. Pneumotórax hipertensivo constitui o maior desses riscos e exige a colocação do tubo de tórax antes de iniciar a ventilação mecânica. PPV também pode aumentar a quantidade de vazamento de ar a partir do circuito de respiração. Compensar pelo vazamento de ar por meio do aumento da ventilação por minuto deve ser evitado por dois motivos: (1) o volume perdido participa da ventilação e (2) maior ventilação por minuto leva ao aumento do vazamento de ar. Outra implicação significativa de vazamento de ar é interrupção da cura e, assim, perpetuação ou agravamento da fuga de ar.

Em determinados casos, isolamento pulmonar pode ser desejável. Se a BPF é aguda, um tubo de duplo lúmen (DLT) pode ser apropriado, enquanto que para um processo crônico, isolamento pulmonar pode não ser necessário. O tamanho do vazamento de ar também desempenha um papel na seleção do tubo endotraqueal; é mais provável que um vazamento maior exija a colocação de DLT. Se um processo infeccioso como uma empiema está associado à BPF, o DLT pode minimizar o risco de material infeccioso transbordando para o pulmão afetado. Se a reparação cirúrgica de uma BPF é indicada, isolamento pulmonar pode facilitar o procedimento.

HFOV e HFJV para tratamento de BPF têm sido descritos, mas essas modalidades têm caído em desuso. Em princípio, esses tipos de ventilação diminuem vazamento de ar, evitando barotrauma ao pulmão afetado. Apesar de algumas evidências sugerirem benefício no caso de BPF resultante de procedimentos cirúrgicos, pacientes com BPF que ocorre durante doença pulmonar subjacente como a ARDS não se saíram bem com essas modalidades alternativas.

Tabela 1. Princípios do tratamento ventilatório no paciente com fístula broncopleural

- Use o menor número de respirações mecânicas que permitam ventilação alveolar aceitável (reduzir a pressão média das via respiratórias e o número de respirações de alta pressão).
    - Desmame ventilatório do paciente completamente, se possível.
    - Suporte ventilatório parcial pode ser preferível ao suporte ventilatório total (p. ex., ventilação de pressão-apoio).
    - Evite ou corrija a alcalose respiratória (para minimizar a ventilação por minuto).
    - A menos que contraindicado, considere o uso de hipercapnia permissiva para reduzir a ventilação por minuto, permitindo que a pressão parcial de CO_2 suba.
- Limite o volume de corrente eficaz (retornado) para < 6-8 mL/kg.
- Minimize o tempo inspiratório.
    - Mantenha baixa relação inspiração: expiração (p. ex., 1:2).
    - Use fluxo inspiratório alto (p. ex., 70-100 L/min.).
    - Evite pausa inspiratória final e ventilação de proporção inversa.
    - Use o circuito de ventilador de baixo volume compressível para minimizar o volume de corrente fornecida.
- Minimize a pressão expiratória final positiva endógena e ajuste-a manualmente.
- Use a menor quantidade de aspiração de tubo de tórax para manter a inflação pulmonar.
- Explore as diferenças de posição; evite colocar o paciente em posições que exacerbem o vazamento.
- Trate broncospasmo e outras causas de obstrução do fluxo de ar expiratório.
- Considere medidas específicas ou não convencionais (p. ex., ventilação de pulmão independente e medidas endobrônquicas) se o paciente permanecer instável ou desenvolver acidose respiratória clinicamente prejudicial e incorrigível, apesar das medidas acima.
- Trate a causa subjacente da insuficiência respiratória, manutenção nutricional e outro suporte, com o objetivo de descontinuar o mais rapidamente possível a ventilação mecânica.

Reproduzida de Pierson DJ. Barotrauma and bronchopleural fistula. In: Tobin MJ, ed. *Principles and Practice of Mechanical Ventilation*. 2nd ed. New York, NY: McGraw-Hill; 2006:943-963.

LEITURA SUGERIDA

Miller RD, ed. Anesthesia for thoracic surgery. In: *Miller's Anesthesia*. 7th ed. Philadelphia, PA: Elsevier; 2008:1866–1867.

Nicotera SP, Decamp MM. Special situations: air leak after lung volume reduction surgery and in ventilated patients. *Thorac Surg Clin.* 2010;20:427–434.

Pierson DJ. Barotrauma and bronchopleural fistula. In: Tobin MJ, ed. *Principles and Practice of Mechanical Ventilation*. 2nd ed. New York, NY: McGraw-Hill; 2006:943–963.

Tobin MJ. *Principles and Practice of Mechanical Ventilation*. Blacklick, OH: McGraw-Hill Professional Publishing; 2006:958.

| PALAVRA-CHAVE | ***Flutter* Atrial: Tratamento Farmacológico** |

| SEÇÃO | Clínica Baseada em Órgão: Cardiovascular |

Tiffany Denepitiya-Baiicki
Editado por Qingbing Zhu

| PONTOS-CHAVE | 1. *Flutter* atrial é um ritmo com uma taxa atrial de 250 a 350 batidas por minuto (bpm).
2. O padrão é reconhecido pelo padrão característico "serrilhado" da onda P, também conhecido como ondas de *flutter*.
3. O controle farmacológico da taxa ventricular pode ser alcançado com o uso de amiodarona, diltiazem ou verapamil se o paciente está hemodinamicamente estável.
4. Se o paciente estiver hemodinamicamente instável, cardioversão sincronizada deve ser considerada. |

| DISCUSSÃO | *Flutter* atrial é um ritmo com uma taxa atrial de 250 a 350 bpm. Muitas vezes, no entanto, os pacientes apresentarão *flutter* atrial com um bloqueio de condução de 2:1, apresentando, portanto, uma frequência cardíaca de 150 bpm. Essa arritmia é frequentemente associada a fibrilação atrial ou taquicardia.

O diagnóstico baseia-se na análise do eletrocardiograma, conforme descrito acima. O padrão é reconhecido pelo padrão característico "serrilhado" da onda P, também conhecido como ondas de *flutter* (Fig. 1). Conforme dito anteriormente, em geral, metade da excitação atrial é conduzida através do ventrículo, resultando em uma taxa ventricular de 120 a 160 bpm. É importante perceber que a fibrilação atrial e o *flutter* atrial podem converter para a frente e para trás entre um e outro.

Se um paciente com *flutter* atrial está hemodinamicamente instável, a cardioversão é imperativa. Aproximadamente 50 J de energia podem ser suficientes para converter um paciente ao ritmo normal. Para aqueles que estão hemodinamicamente estáveis, o marca-passo é uma opção de tratamento. Além do mais, semelhante aos pacientes com fibrilação atrial, se o paciente estiver em *flutter* atrial por mais de 48 horas, realizar uma TEE para descartar coágulo é importante antes de tentar cardioversão. Esses pacientes podem beneficiar-se da terapia de anticoagulação.

Controle farmacológico da frequência ventricular pode ser alcançado com o uso de amiodarona, diltiazem ou verapamil. Se, no entanto, o ventrículo conduz cada excitação atrial e uma taxa de 300 bpm é alcançada, deve ser considerado um caminho de reentrada e uso de procainamida pode ser útil. É importante lembrar que esses agentes controlarão a frequência ventricular, mas, provavelmente, não converterão o paciente ao ritmo sinusal.

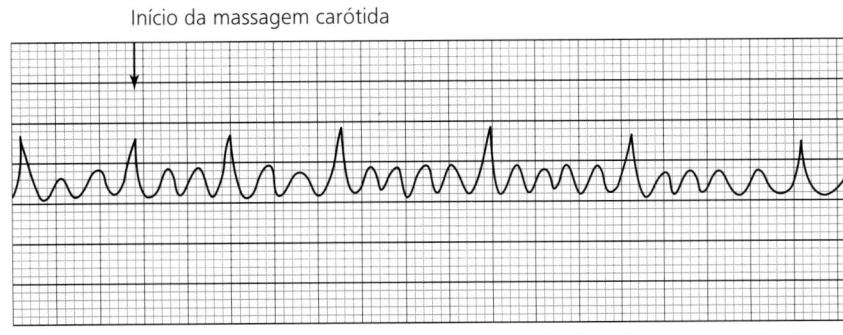

Figura 1. *Flutter* atrial. (De Barash PG, Cullen BF, Stoelting RK, *et al.* Clinical Anesthesia. 6th edition. Philadelphia, PA: Lippincott Williams & Wilkins, 2009:1580, com permissão.)

LEITURA SUGERIDA

Barash PG, Cullen BF, Stoelting RK, *et al. Clinical Anesthesia.* 6th ed. Philadelphia, PA: Lippincott Williams & Wilkins; 2009:1580.

Hines R, Marschall K. *Anesthesia and Co-Existing Disease.* 5th ed. Philadelphia, PA: Churchill Livingstone; 2008:66–68.

PALAVRA-CHAVE	# Fluxo Sanguíneo Cerebral: Efeito Temporário
SEÇÃO	Clínica Baseada em Órgão: Neurológica e Neuromuscular

Anna Clebone
Editado por Ramachandran Ramani

PONTOS-CHAVE

1. "Acoplamento de fluxo metabólico" refere-se ao fato de que o fluxo sanguíneo cerebral (CBF) e a taxa metabólica cerebral ($CMRO_2$) se alteram em paralelo.
2. CBF e $CMRO_2$ diminuem quando diminui a temperatura do cérebro.

DISCUSSÃO

"Acoplamento de fluxo metabólico" refere-se ao fato de que o CBF e a $CMRO_2$ mudam em paralelo. A $CMRO_2$ a 37°C é de aproximadamente 3,5 mL/100 g/min. $CMRO_2$ diminui quando a temperatura do cérebro diminui. Há uma diminuição de 7% no metabolismo para cada queda de 1°C na temperatura. O cérebro diminuiu a exigência de oxigênio durante o resfriamento, refletindo uma diminuição da taxa metabólica cerebral. Normalmente, CBF é de 50 mL/100 g/min, enquanto que pode ser de 20 a 25 mL/100 g/min durante hipotermia moderada (28°C e 30°C).

LEITURA SUGERIDA

Greeley WJ, Ungerleider RM, Kern FH, *et al.* Effects of cardiopulmonary bypass on cerebral blood flow in neonates, infants, and children. *Circulation.* 1989;80(Suppl I):1209–1215.

Schell RM, Kern FH, Greeley WJ, *et al.* Cerebral blood flow and metabolism during cardiopulmonary bypass. *Anesth Analg.* 1993;76:849–865.

Fluxômetro: Propriedades dos Gases

Propriedades Físicas, Monitoramento e Administração de Anestesia

Adnan Malik
Editado por Raj K. Modak

PALAVRA-CHAVE

SEÇÃO

PONTOS-CHAVE

1. Os medidores de vazão de gás são específicos e calibrados com base em diferentes características de um dado gás.
2. Viscosidade e densidade influênciam o fluxo por meio de um medidor de vazão.
3. Quanto maior o número de Reynolds (> 1.500), maior o fluxo turbulento, e, quanto menor o número de Reynolds (< 1.000), menor o fluxo laminar.

DISCUSSÃO

Medidores de fluxo são um componente fundamental para a máquina de anestesia, permitindo o monitoramento da quantidade de fluxo por meio do circuito de um gás específico. O fluxo através do medidor de fluxo afunilado (Tubo Torpe) e a constrição, provocada pelo dispositivo flutuante (bobina), pode ser de natureza laminar ou turbulento (dependendo da taxa de fluxo). Cada medidor de fluxo é, então, calibrado para cada gás por causa de suas diferentes propriedades.

A taxa de fluxo através do medidor de fluxo dependente diretamente da viscosidade do gás específico para baixos fluxos laminares. Alternativamente, durante altos fluxos turbulentos, o fluxo através do medidor é determinado pela densidade do gás.

O grau de fluxo laminar *versus* fluxo turbulento pode ser previsto pela análise do número de Reynolds:

$$Re = \frac{\rho V L}{\mu}$$

ρ representa a densidade, μ é viscosidade, V é velocidade linear e L é comprimento. Quanto maior densidade, maior o número de Reynolds e, assim, maior o fluxo de turbulência. Inversamente, quanto maior for a viscosidade, menor o número de Reynolds e maior o fluxo laminar.

As densidades (massa/volume) dos três gases mais comuns do medidor de fluxo são as seguintes: 1,2 g/L para ar, 1.429 g/L para oxigênio e 1.977 g/L para óxido nitroso.

Clinicamente, o hélio tem uma relação de densidade-viscosidade muito baixa (0,31), tornando-se muito útil durante estados de fluxo turbulento grave (ou seja, a obstrução das vias respiratórias superiores).

LEITURA SUGERIDA

Barash PG, Cullen BF, Stoelting RK, *et al. Clinical Anesthesia*. 6th ed. Philadelphia, PA: Lippincott Williams & Wilkins; 2009:656.

Morgan GE, Mikhail MS, Murray MJ. *Clinical Anesthesiology*. 4th ed. New York, NY: Lange/McGraw-Hill; 2006:58.

PALAVRA-CHAVE	**Forma de Onda Arterial: Periférica *vs.* Central**
SEÇÃO	Propriedades Físicas, Monitoramento e Administração de Anestesia

Caroline Al Haddadin
Editado por Benjamin Sherman

PONTOS-CHAVE

1. Embora o local mais frequentemente utilizado para medição invasiva da pressão arterial seja por meio de cateterização da artéria radial, artérias mais centrais podem ser utilizadas se necessário (femoral, axilar, braquial ou aorta).
2. Dependendo da localização da medida, a forma de onda arterial pode ser diferente na aparência.
3. Quanto mais periférica a medida, maior a pressão sistólica e menor a pressão diastólica, com pressões arteriais médias (MAPs) iguais em todos os pontos.
4. *Bypass* cardiopulmonar (CPB) pode alterar a morfologia da forma de onda, causando pressões sistólicas centrais mais elevadas e pressões sistólicas periféricas baixas por causa da vasodilatação periférica e administração de medicação vasodilatadora concomitante.

DISCUSSÃO

A medição invasiva da pressão arterial geralmente é realizada pela cateterização da artéria radial. Formas de onda arteriais são transmitidas por um cateter cheio de líquido e um tubo, onde a onda é medida por um transdutor. A precisão da medição baseia-se no posicionamento do cateter, do transdutor e a integridade da coluna de fluido dentro do cateter.

Embora a artéria radial seja o local mais comum de medição invasiva da pressão arterial, a pressão arterial pode ser medida em qualquer lugar ao longo do sistema arterial, periférica ou centralmente. Dependendo da localização da medida, a forma de onda arterial pode ser diferente na aparência (Fig. 1). Medições arteriais periféricas terão uma pressão de pulso mais ampla do que as medições centrais, com maior pressão sistólica e baixas leituras diastólicas. A MAP, no entanto, deve permanecer igual em todos os locais. A incisura dicroica, que representa o aumento transitório da pressão correspondente ao fechamento da válvula aórtica, também se torna menos pronunciada, já que a medida é obtida mais longe das artérias centrais em direção à periferia.

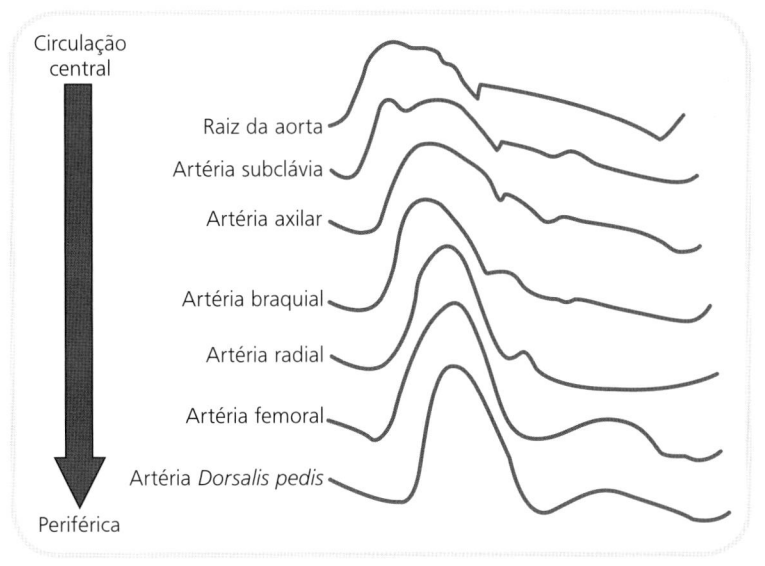

Figura 1. Forma de onda arterial central para distal. De Lake CL, Hines RL, Blitt CD, ed. Clinical Monitoring: Practical Applications in Anesthesia and Critical Care Medicine. Philadelphia, PA: WB Saunders, 2001.

Uma exceção a esse padrão pode ser encontrada em pacientes após CPB hipotérmico para cirurgia cardíaca. Eles tendem a ter altas pressões sistólicas centrais mais altas após CPB, por causa da diminuição da resistência vascular na periferia e dos efeitos dos medicamentos vasodilatadores como nitroglicerina e anestésicos inalatórios.

LEITURA SUGERIDA

Barash PG, Cullen BF, Stoelting RK, et al. *Clinical Anesthesia*. 6th ed. Philadelphia, PA: Lippincott Williams & Wilkins; 2009:702–704.

Lake CL, Hines RL, Blitt CD, ed. *Clinical Monitoring: Practical Applications in Anesthesia and Critical Care Medicine*. Philadelphia, PA: WB Saunders; 2001:182.

Miller RD. *Miller's Anesthesia*. 7th ed. Philadelphia, PA: Elsevier, Churchill, and Livingstone; 2009:308–309.

Morgan GE, Mikhail MS, Murray MJ. *Clinical Anesthesiology*. 4th ed. New York, NY: McGraw-Hill; 2006:119–120.

PALAVRA-CHAVE	**Fratura Cervical: Técnicas de Intubação**
SEÇÃO	Anatomia

Jinlei Li
Editado por Ramachandran Ramani

PONTOS-CHAVE

1. Com uma fratura cervical documentada ou potencial, o pescoço é mantido em posição neutra para evitar tração axial excessiva, extensão, flexão ou rotação. É comprovado que hiperflexão do pescoço é mais prejudicial para a medula espinal do que a hiperextensão do pescoço.
2. Técnicas comumente usadas de estabilização do pescoço incluem estabilização alinhada manual (MILS), tração axial, fita de testa, colar macio e colar rígido.
3. Posicionamento do pescoço tornará a intubação mais difícil. Entre as técnicas utilizadas para manter a posição neutra do pescoço, MILS é o mais eficaz; no entanto, também é aquela que dificulta mais a intubação.
4. Uma variedade de técnicas de intubação tem sido utilizada: oral ou nasal, laringoscopia direta ou cega, acordado ou dormindo, videolaringoscopia ou broncoscopia por fibra óptica, dependendo da situação clínica. Intubação nasal deve ser evitada em pacientes com fraturas no rosto ou de crânio basilar. Em lesão grave, facial ou no pescoço, que se opõe a intubação endotraqueal, traqueostomia será indicada.

DISCUSSÃO

Em pacientes com traumatismo craniano, taxa de instabilidade da coluna cervical é algo em torno de 2 a 10% em função da gravidade do trauma geral. Lesões de cabeça com baixos Escores de Coma de Glasgow e/ou déficits neurológicos focais são mais propensos a ser associados a lesões de coluna cervical. Por outro lado, fratura do colo ou lesão é menos provável em um paciente desperto, alerta, sem dor ou sensibilidade na linha média do pescoço. Taxa de lesão cervical é significativamente maior nos pacientes com lesões cerebrais e vice-versa. Fraturas de colo confirmada ou potencial e lesões demonstradas pela história, exame físico, raios X, CT ou MRI devem ser tratadas com precaução na coluna cervical, como o colar cervical. Fatores adicionais que podem complicar a avaliação clínica de fratura cervical incluem (1) dor no pescoço, na linha média em vez de paramediana; (2) dor distrativa grave, além do pescoço; (3) todos os novos inícios de sinais e sintomas neurológicos; (4) pacientes intoxicados; e (5) perda de consciência atual ou no passado. Qualquer um destes fatores exigirá colar cervical até que a fratura ou lesão cervical esteja conclusivamente descartada por técnicas de imagem. Precauções cervicais também são exercidas em pacientes sem trauma, como pacientes com artrite reumatoide ou trissomia 21.

Quase todas as manobras das vias respiratórias durante a ventilação e intubação, como elevação do queixo, impulso da mandíbula, vias respiratórias orais e inclinação da cabeça, teoricamente, podem resultar no movimento da coluna cervical, embora a evidência clínica deixe a desejar. A prática padrão é manter o pescoço em posição neutra em qualquer paciente agudamente ferido em quem lesão no pescoço não foi descartada ainda.

Entre as várias maneiras de manter a posição neutra do pescoço, MILS é executada pela fixação do occipício (para evitar a rotação da cabeça e do pescoço, hiperflexão ou hiperextensão) por dois ou três operadores. É evidente que o posicionamento do pescoço tornará a intubação mais difícil. Intubação nasal às cegas ou com fibra óptica pode ser usada em circunstâncias quando fraturas da face ou do crânio basilar não estão envolvidas ou suspeitas. Técnicas guiadas por vídeo como videolaringoscopia e broncoscopia por fibra óptica podem minimizar a exigência do movimento de abertura da boca ou movimento de cabeça/pescoço. Em pacientes com trauma, indução de sequência rápida é frequentemente indicada. Quando a intubação é difícil e lesões antecipadas e/ou múltiplas no pescoço estão envolvidas, intubação desperta, intubação retrógrada ou traqueostomia eletiva pode ser garantida. É importante documentar as lesões neurológicas existentes na avaliação pré-operatória, antes de quaisquer manobras da cabeça e do pescoço.

LEITURA SUGERIDA

Capan LM, Miller SM. Anesthesia for trauma and burn patients. In: Barash PG, Cullen BF, Stoelting RK *et al.*, eds. *Clinical Anesthesia*. 6th ed. Philadelphia, PA: Lippincott Williams & Wilkins; 2009:890–903.

Morgan GE, Mikhail MS, Murray M. *Clinical Anesthesiology*. 4th ed. New York, NY: McGraw-Hill; 2005:860–863.

PALAVRA-CHAVE	**Frequência Cardíaca Fetal: Hipotensão Materna**
SEÇÃO	Subespecialidades: Anestesia Obstétrica

Christina Mack
Editado por Lars Helgeson

PONTOS-CHAVE

1. Monitoramento eletrônico da frequência cardíaca fetal (FHR) é padrão para a prática obstétrica.
2. Desacelerações tardias são indicativas de hipotensão materna.
3. As causas da hipotensão materna incluem compressão da veia cava inferior (IVC) e anestesia regional.

DISCUSSÃO

O monitoramento eletrônico contínuo da FHR passou a fazer parte da rotina de cuidados obstétricos na década de 1970 para auxiliar no reconhecimento da hipóxia fetal durante o parto. Monitoramento eletrônico da FHR pode ser obtido por monitoramento interno (eletrodo de couro cabeludo) ou externo (Doppler).

A FHR basal normal varia de 110 a 160 batimentos por minuto. Para que ocorra uma alteração na linha base estabelecida, a alteração na FHR deve ocorrer durante, pelo menos, 10 minutos. Alterações periódicas na FHR são interpretadas com relação às contrações maternas e encaixam-se nas seguintes categorias: acelerações, desacelerações precoces, desacelerações variáveis e desacelerações tardias.

Acelerações são aumentos abruptos na FHR. Elas geralmente ocorrem em decorrência do movimento fetal ou do estímulo, e indicam bem-estar fetal. Desacelerações precoces são diminuições graduais na FHR que refletem as contrações uterinas. Elas geralmente são benignas e indicam compressão da cabeça do feto. Desacelerações variáveis são uma queda abrupta da FHR, que dura entre 15 segundos e 2 minutos. Variam na duração, forma e profundidade com relação às contrações uterinas, e geralmente indicam compressão da medula espinal. Desacelerações variáveis atípicas podem ser indicativas de hipóxia fetal. Desacelerações tardias são diminuições graduais na FHR que ocorrem durante o pico das contrações uterinas ou depois delas. Desacelerações tardias são indicativas de hipóxia fetal por qualquer causa, incluindo hipotensão materna ou qualquer outra causa de má perfusão placentária (Figs. 1 e 2).

É importante identificar as causas da hipotensão materna, porque, muitas vezes, ela é causa evitável de sofrimento fetal. Síndrome da hipotensão supina resulta da compressão da IVC pelo útero grávido, o que diminui o retorno venoso ao coração. Essa síndrome é vista em até 20% das mulheres a termo. Além da hipotensão, as pacientes podem apresentar sintomas de tontura leve, palidez, diaforese, náusea e vômito. A compressão da IVC é exacerbada pela posição de Trendelenburg, e é aliviada pelo posicionamento de deslocamento uterino para a esquerda.

A aorta também pode ser comprimida pelo útero grávido, o que reduzirá o fluxo de sangue para o útero e para as extremidades inferiores. A contração do útero alivia a compressão da IVC; contudo, piora a compressão da aorta. Mulheres que estão com 28 semanas de gestação ou mais devem ter deslocamento uterino para a esquerda ao serem colocadas na posição de decúbito dorsal. Isso pode ser obtido por meio da colocação de uma cunha, com pelo menos 15° de elevação, sob o quadril direito.

Alterações fisiológicas que ocorrem com anestesia regional são outra causa de hipotensão em parturientes. Hipotensão é o efeito colateral mais comum da anestesia epidural e espinal. Por essa razão, muitas vezes as pacientes recebem um *bolus* de fluidos antes de a anestesia regional ser iniciada, e a pressão arterial é monitorada a cada 2 a 3 minutos depois que essas técnicas são empregadas. *Bolus* de efedrina (5 a 15 mg) ou de fenilefrina (25 a 50 μg) podem ser usadas para tratar a hipotensão materna.

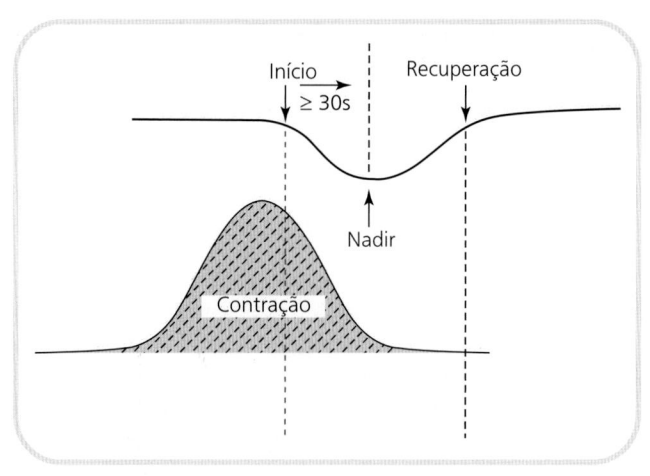

Figura 1. Esquematização da desaceleração tardia. (Fonte: Cunningham FG, Leveno KJ, Bloom SL, *et al*. *Williams Obstetrics*. 23rd ed. New York, NY: McGraw-Hill. http://www.accessmedicine.com.)

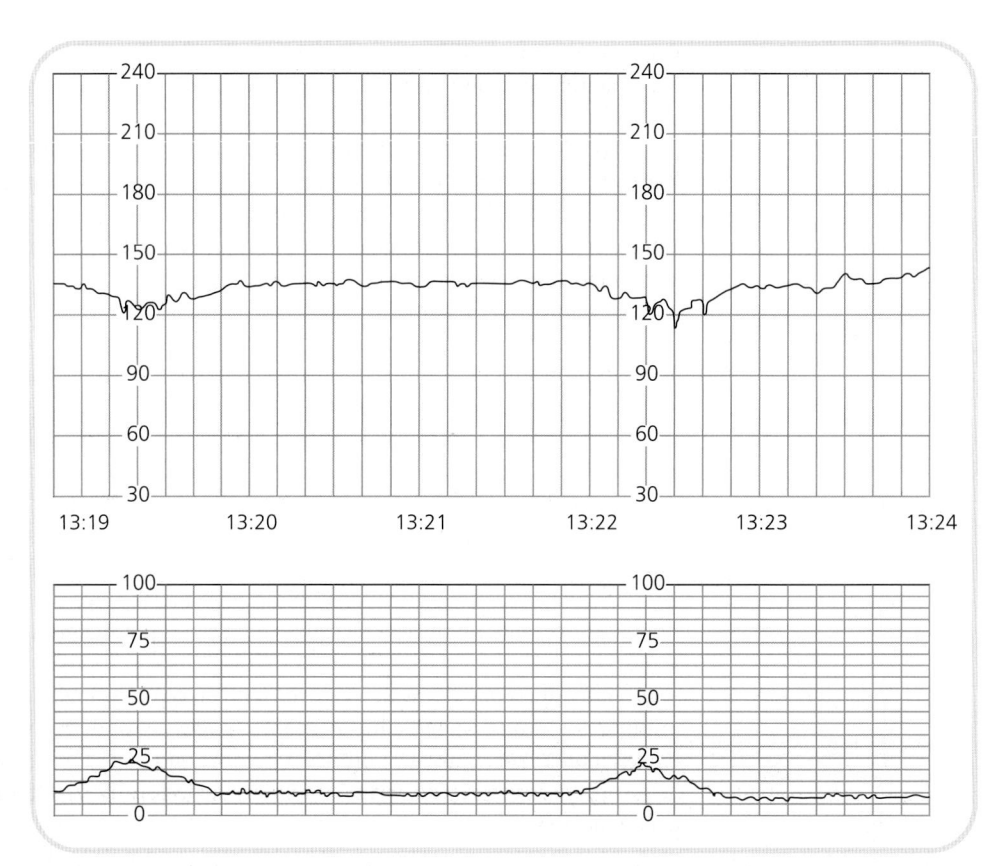

Figura 2. Exemplo de desaceleração tardia ocorrendo a partir da insuficiência uteroplacentária. O gráfico superior indica a FHR, e o gráfico inferior indica as contrações uterinas. (Fonte: Cunningham FG, Leveno KJ, Bloom SL, *et al*. *Williams Obstetrics*. 23rd ed. New York, NY: McGraw-Hill, http://www.accessmedicine.com.)

LEITURA SUGERIDA

Bailey RE. Intrapartum fetal monitoring. *Am Fam Physician*. 2009;80(12):1388–1396.

Cunningham FG, Leveno KJ, Bloom SL, *et al*. Intrapartum assessment. In: *Williams Obstetrics*. 23rd ed. New York, NY: McGraw-Hill; 2010:chap 18. http://www.accessmedicine.com/content.aspx?aID56024243. Accessed on 31st September 2012.

Morgan GE, Mikhail MS, Murray MJ. Maternal & fetal physiology & anesthesia. *Clinical Anesthesiology*. 4th ed. New York, NY: McGraw-Hill; 2006:chap 42:876–883.

PALAVRA-CHAVE	**Função Renal: Preservação Perioperatória**
SEÇÃO	Clínica Baseada em Órgão: Sistema Renal/Urinário/Eletrólitos

Gabriel Pitta
Editado por Hossam Tantawy

PONTOS-CHAVE

1. A prevenção da insuficiência renal perioperatória depende da identificação de um paciente de alto risco, otimização da função renal global e evitação de nefrotoxinas.
2. Estratégias preventivas, bem como intervenções ativas por parte do anestesiologista são fundamentais na preservação da função renal perioperatória.

DISCUSSÃO

A insuficiência renal é uma fonte de grande morbidade e mortalidade no período perioperatório. Os anestesiologistas devem reconhecer os pacientes de alto risco para essa insuficiência, otimizar a função renal global e evitar nefrotoxinas, se possível, para promover a preservação perioperatória da função renal.

Estratégias preventivas, bem como intervenções ativas por parte do anestesiologista são fundamentais na preservação da função renal perioperatória. As estratégias preventivas incluem a otimização do volume intravascular, o controle adequado da pressão arterial para evitar hipotensão e hipertensão, e avaliação para a otimização de todas as condições pré-renais, renais ou pós-renais preexistentes, que podem antagonizar preservação renal perioperatória.

As intervenções devem ser destinadas a manter a oferta de oxigênio e o fluxo sanguíneo tubular. No intraoperatório, o fluxo de urina deve ser mantido igual ou superior a 0,5 mL/kg/h.

A prevenção de hipoxemia, hipercarbia e do débito cardíaco impróprio vai ajudar na manutenção da oferta de oxigênio para os rins. Deve-se notar que os pacientes hipertensos crônicos podem precisar de pressões de perfusão mais elevadas do que aqueles com pressão arterial normal, e este fato deve ser levado em consideração quando se pretende otimizar a perfusão renal no perioperatório.

Os procedimentos com maior risco de disfunção renal incluem os seguintes: procedimentos onde a pressão intra-abdominal sobe acima de 18 mm Hg, o uso de circulação extracorpórea e oclusão da aorta.

A utilização de diuréticos de alça, manitol, bloqueadores dos canais de cálcio, dopamina, fenoldopam, N-acetilcisteína e peptídeo natriurético atrial (PNA) foi estudada na preservação da função renal no período perioperatório. Embora alguns estudos se tenham mostrado promissores, nenhuma das drogas acima foi comprovada para prevenir o desenvolvimento da insuficiência renal. A preservação da função renal no perioperatório pode ser mais bem realizada por meio de estratégias e intervenções preventivas projetadas para otimizar o volume, o débito cardíaco e a perfusão renal.

LEITURA SUGERIDA

Agarwal RC, Jain RK, Yadava A. Prevention of perioperative renal failure. *Indian J Anaesth*. 2008;52(1):38–43.

PALAVRA-CHAVE	# FV: Mecanismo da Adrenalina
SEÇÃO	## Clínica Baseada em Órgão: Cardiovascular

Trevor Banack

Editado por Benjamin Sherman

PONTOS-CHAVE

1. Os efeitos cardiovasculares da adrenalina resultam da estimulação direta dos receptores alfa e beta-adrenérgicos.
2. Numerosos estudos discutem o efeito da adrenalina na hemodinâmica pelo aumento da resistência vascular sistêmica (SVR).
3. Considera-se que a adrenalina desempenha um papel no tratamento da fibrilação ventricular, uma vez que tem sido relatado que ela reduz a dispersão e melhora a sincronização da repolarização, resultando em uma recuperação mais homogênea do miocárdio.
4. A melhoria da sincronização da repolarização com o uso da adrenalina pode igualmente facilitar a desfibrilação.

DISCUSSÃO

A adrenalina é secretada pela medula suprarrenal, com efeitos sobre o tônus brônquico e vascular do músculo liso, as secreções glandulares, a glicogenólise, a frequência cardíaca, a lipólise e contratilidade do miocárdio. Os efeitos cardiovasculares da adrenalina resultam da estimulação direta dos receptores alfa e beta-adrenérgicos. A dose de adrenalina determina qual tipo de receptor é estimulado mais do que o outro. Por exemplo, os receptores beta-2 são predominantemente estimulados com doses de adrenalina intravenosa de 1 a 2 μg por minuto, enquanto a ativação dos receptores beta-1 predomina em doses de 4 μg por minuto. Doses maiores (10 a 20 μg por minuto) estimulam tanto os receptores alfa quanto os beta, com a estimulação do receptor alfa predominante na maioria dos leitos vasculares.

A adrenalina está listada como um dos medicamentos integrais para tratar a fibrilação ventricular no protocolo de suporte cardiovascular avançado à vida. Numerosos estudos discutem o efeito da adrenalina na hemodinâmica pelo aumento da SVR. Acredita-se que o aumento na SVR resulta em um aumento do fluxo sanguíneo coronário, levando a uma melhoria nas propriedades elétricas do coração, e pode facilitar a reanimação. Além disso, considera-se que a adrenalina desempenha um papel no tratamento da fibrilação ventricular, uma vez que tem sido relatado que ela reduz a dispersão e melhora a sincronização da repolarização, resultando em uma recuperação mais homogênea do miocárdio. A melhoria da sincronização da repolarização com o uso da adrenalina pode também facilitar a desfibrilação. Com base nestes diferentes estudos, a adrenalina tem múltiplas funções no tratamento da fibrilação ventricular.

LEITURA SUGERIDA

Michael JR, Guerci AD, Koehler RC, et al. Mechanisms by which epinephrine augments cerebral and myocardial perfusions during cardiopulmonary bypass in dogs. *Circulation*. 1984;69:822–835.

Stoetling RK, Hiller SC. *Pharmacology and Physiology in Anesthetic Practice*. 4th ed. Philadelphia, PA: Lippincott Williams & Wilkins; 2006:259–277.

Suddath WO, Deychak Y, Varghese PJ. Electrophysiologic basis by which epinephrine facilitates defibrillation after prolonged episodes of ventricular fibrillation. *Ann Emerg Med*. 2001;38(3):201–206.

PALAVRA-CHAVE

Gasometria Arterial (ABG): Acidose Respiratória/Alcalose Metabólica

SEÇÃO Subespecialidades: Cuidados Intensivos

Stephanie Cheng
Editado por Ala Haddadin

PONTOS-CHAVE

1. Acidose respiratória pode ser o resultado de vários processos fisiopatológicos da doença.
2. Alcalose metabólica é o mecanismo de compensação para acidose respiratória prolongada.
3. Acidose respiratória aguda *versus* crônica resulta em diferentes estimativas de compensação no bicarbonato e pH séricos.

DISCUSSÃO

A acidose respiratória ($PaCO_2 \geq 45$ mm Hg) pode ser resultado de vários processos de doença fisiopatológica. Esses processos podem ser geralmente classificados como uma diminuição na eliminação de CO_2. O aumento de $PaCO_2$, por sua vez, diminui a relação $HCO_3^-/PaCO_2$ e o pH. A hipoventilação pode ser causada por vias respiratórias doentes (asma, doença pulmonar obstrutiva crônica, apneia do sono, tumores/corpos estranhos), depressão do sistema nervoso central (déficits farmacologicamente induzidos ou neurológicos), diminuição da força da parede torácica (drogas de bloqueio neuromuscular, neuropatia, miopatia) ou estados de doença pulmonar (edema pulmonar, fibrose, sarcoidose, pneumonia). O aumento global de CO_2 pode ser causado pelo aumento da produção (hipertireoidismo materno, hipertireoidismo, ingestão rica em carboidratos), respiração ou absorção de CO_2 (cirurgia laparoscópica). Ambos os mecanismos de aumento de $PaCO_2$ levarão ao aumento dos íons H^+ e, assim, à diminuição do pH.

Alcalose metabólica é o mecanismo de compensação para acidose respiratória prolongada. Em resposta a um pH reduzido, os rins aumentarão a reabsorção e produção de HCO_3^-. Ao mesmo tempo, haverá um aumento na secreção de íons hidrogênio. Se a acidose persistir por dias ou mais, esses mecanismos aumentarão o pH do corpo próximo do normal mesmo diante do aumento de $PaCO_2$.

Com compensação renal, o bicarbonato plasmático deve subir 3,5 mEq por L para cada aumento de 10 mm Hg de $PaCO_2$.

A mudança na concentração sérica de bicarbonato pode ser estimada com as seguintes diretrizes:

1. Em uma acidose respiratória aguda, HCO_3^- vai aumentar 1 mEq por L para cada aumento de 10 mm Hg em $PaCO_2$.
2. Com uma acidose respiratória crônica, HCO_3^- deve aumentar 3,5 mEq por L para cada aumento de 10 mm Hg de $PaCO_2$.

As mudanças esperadas no pH com acidose respiratória podem ser estimados com o seguinte:

3. Em uma acidose respiratória aguda: mudança no pH = $0,008 \times (40 - PaCO_2)$.
4. Em uma acidose respiratória crônica: mudança no pH = $0,003 \times (40 - PaCO_2)$.

O tratamento da acidose respiratória grave (pH < 7,1) geralmente é suporte ventilatório por meio de intubação endotraqueal. KCl e/ou acetazolamida pode ser coadministrado na tentativa de impedir uma alcalose metabólica concomitante que pode ocorrer com excesso de ventilação. HCO_3^- também pode ser usado para dosagem.

LEITURA SUGERIDA

Barash PG, Cullen BF, Stoelting RK *et al.*, eds. *Clinical Anesthesia*. 6th ed. Philadelphia, PA: Lippincott Williams & Wilkins; 2009:290–296.

Miller RD, Stoelting RK. *Basics of Anesthesia*. 5th ed. Philadelphia, PA: Churchill Livingstone; 2007:317–323.

PALAVRA-CHAVE

Gasometria Arterial (ABG): Doença Pulmonar Obstrutiva Crônica (COPD)

SEÇÃO

Clínica Baseada em Órgão: Sistema Respiratório

Jammie Ferrara
Editado por Shamsuddin Akhtar

PONTOS-CHAVE

1. Doença pulmonar obstrutiva crônica (COPD) caracteriza-se pelo aumento progressivo da resistência ao fluxo de ar resultando no aprisionamento de gás.
2. Distúrbios dos gases sanguíneos arteriais em pacientes com COPD são secundários à hipoventilação e retenção de dióxido de carbono. O distúrbio ácido-base primário é acidose respiratória.
3. Na bronquite crônica, os níveis cronicamente elevados de CO_2 redefinem os quimiorreceptores respiratórios medulares, resultando em *drive* ventilatório reduzido.
4. Em pacientes enfisematosos, embora valores de gases sanguíneos arteriais possam parecer essencialmente normais, esses pacientes geralmente exigem um aumento da ventilação por minuto para manter uma pressão parcial de CO_2 normal.

DISCUSSÃO

A COPD inclui enfisema, bronquite crônica e bronquite asmática crônica. A COPD caracteriza-se pelo aprisionamento secundário de gás para aumentar a resistência das pequenas vias respiratórias de condução. Funcionalmente, caracteriza-se pela limitação irreversível do fluxo de ar medido durante a expiração forçada. Essa limitação é causada por um aumento da resistência das pequenas vias respiratórias de condução, um aumento da complacência pulmonar em decorrência da destruição do pulmão enfisematoso ou ambos. Captura de gás leva ao aumento do espaço morto, eliminação insuficiente de dióxido de carbono e distúrbio da relação ventilação/perfusão (V/Q). A mistura venosa de distúrbio de perfusão de ventilação também pode resultar em hipoxemia. Distúrbios dos gases sanguíneos em pacientes com COPD refletem hipoventilação e retenção de dióxido de carbono. A COPD é uma doença lentamente progressiva que causa acidose respiratória primária com alcalose metabólica compensatória. Uma acidose respiratória crônica agudizada também pode ser vista em pacientes com COPD apresentando exacerbações agudas.

Em pacientes com bronquite crônica, dióxido de carbono cronicamente elevado resulta no aumento das concentrações séricas de bicarbonato. O nível elevado de bicarbonato no líquido cefalorraquidiano (CSF) durante longos períodos de tempo faz com que os quimiorreceptores medulares "redefinam" seu nível normal percebido de bicarbonato do CSF. Portanto, esses cianóticos pletóricos, muitas vezes, apresentam um *drive* ventilatório ruim nos casos de níveis elevados de pressão parcial de CO_2.

Em pacientes com enfisema, a queixa principal é, muitas vezes, aumento no esforço da respiração, já que esses pacientes têm de aumentar sua ventilação por minuto para manter uma pressão parcial de CO_2. Portanto, esses sopradores rosados estão, frequentemente, finos e visivelmente dispneicos.

LEITURA SUGERIDA

Barash PG, Cullen BF, Stoelting RK *et al.*, eds. *Clinical Anesthesia*. 6th ed. Philadelphia, PA: Lippincott Williams & Wilkins; 2009:252, 1034.

Longnecker DE, Brown DL, Newman MF *et al.*, eds. *Anesthesiology*. 1st ed. New York: McGraw-Hill; 2008:137–140, 349.

PALAVRA-CHAVE

Gasometria Arterial (ABG): Efeito Opioide

SEÇÃO

Farmacologia

Tiffany Denepitiya-Balicki
Editado por Jodi Sherman

PONTOS-CHAVE

1. Os opioides são analgésicos que funcionam por meio de receptores específicos (mu, kappa, delta e sigma) para diminuir a dor.
2. A depressão respiratória é um efeito colateral bem conhecido, resultante da ativação dos receptores mu-2.
3. Os opioides desviam a curva de resposta do dióxido de carbono (CO_2) para a direita, diminuindo, assim, a frequência respiratória até CO_2 se acumular. A gasometria arterial (ABG) resultante irá demonstrar um aumento da pressão parcial de CO_2 e uma diminuição do pH.

DISCUSSÃO

Os opioides são analgésicos que funcionam primeiramente por meio de receptores específicos (mu, kappa, delta e sigma) para diminuir a dor. Depressão respiratória é uma consequência comum da administração de opioides. Esses efeitos ocorrem, principalmente, por causa da ativação dos receptores mu-2. Opioides causam depressão respiratória pelo aumento do limiar apneico de CO_2 na medula. O limiar apneico é definido como apneia que ocorre quando CO_2 está no nível mais alto no sangue arterial. As mulheres parecem ser mais propensas à depressão respiratória do que os homens.

Rigidez da parede torácica é outra potencial consequência dos opioides. Nesse caso, a parede torácica torna-se tão rígida que fica difícil manter a ventilação. Os agentes mais comuns conhecidos por produzir esse fenômeno são alfentanil, sufentanil e fentanil.

Fisiologicamente, em doses baixas, os opioides alteram o padrão respiratório e podem diminuir o volume de corrente em doses mais elevadas. Em última análise, sob a influência de opioides, a frequência respiratória diminui, permitindo que CO_2 se acumule gradualmente conforme a curva de resposta de CO_2 desloca-se para a direita (Fig. 1). Acompanhando a mudança na frequência respiratória, hipóxia é muitas vezes observada. Essas alterações respiratórias podem refletir-se na análise arterial. Como tal, o CO_2 arterial aumentará, e o pH arterial diminuirá,

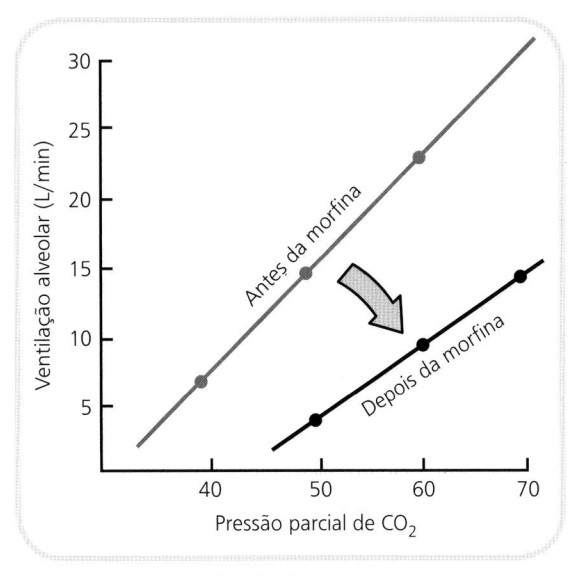

Figura 1. Ventilação alveolar de acordo com a função da pressão parcial de CO_2 antes e depois da administração de morfina. (De Morgan G, Mikhail M, Murray M. *Clinical Anesthesiology*. 4th ed. New York, NY: McGraw-Hill Medical; 2005:194-195.)

refletindo um ambiente mais ácido. O PO_2 arterial diminui à medida que o paciente se torna mais hipóxico.

LEITURA SUGERIDA

Barash PG, Cullen BF, Stoelting RK *et al.*, eds. *Clinical Anesthesia*. 6th ed. Philadelphia, PA: Lippincott Williams & Wilkins; 2009.
Morgan G, Mikhail M, Murray M. *Clinical Anesthesiology*. 4th ed. New York, NY: McGraw-Hill Medical; 2005:194–195.
Pattinson KTS. Opioids and the control of respiration. *Br J Anaesth*. 2008;100(6):747–758.

PALAVRA-CHAVE	**Gasometria Arterial (ABG): Embolia Pulmonar**
SEÇÃO	Ciências Clínicas Genéricas: Procedimentos, Métodos, Técnicas de Anestesia

Jennifer Dominguez
Editado por Ala Haddadin

PONTOS-CHAVE

1. A embolia pulmonar (PE) pode ser marcada por hipocapnia, hipoxemia e/ou um gradiente de oxigênio alveolar-arterial ampliado ([A-a] PO_2); no entanto, a gasometria arterial (ABG) também pode ser normal.
2. A PE resulta em ventilação de áreas do pulmão sem perfusão ou ventilação de espaço alveolar morto, que pode resultar em hipocapnia e hipoxemia.
3. O diagnóstico de PE não pode ser excluído com base em gasometria arterial normal ou gradiente A-a.

DISCUSSÃO

Embora a PE produza alterações patológicas na troca gasosa, a análise de gasometria arterial em paciente com PE pode ser normal. No entanto, a PE pode ser marcada por hipocapnia, hipoxemia e um gradiente de oxigênio alveolar-arterial ampliado ([A-a] PO_2).
Gradiente de oxigênio alveolar-arterial ou PO_2 (A-a) Grad.

$$PO_2, \text{Grad (A-a)} = PO_2 \text{ gás alveolar} - \text{gás arterial } PO_2 = PAO_2 - PaO_2.$$
Gás alveolar PO_2 (PAO_2) é derivado da Equação do gás alveolar (AGE):
$$PAO_2 = FIO_2(PB-PH_2O) - (PACO_2/0,8)$$

onde:

FIO_2 = fração de oxigênio inspirado; PB = pressão barométrica; PH_2O = pressão de vapor de água a 37°C; $PACO_2$ = pressão alveolar CO_2, (a maioria substitui a pressão parcial arterial de CO_2 = $PaCO_2$, uma vez que eles geralmente são muito próximos em valor).
O gás arterial PO_2 (PaO_2) é medido pela análise de gás arterial.

A PE resulta em ventilação de áreas do pulmão sem perfusão ou ventilação do espaço alveolar morto. O pulmão funcional restante deve, agora, eliminar a mesma quantidade de dióxido de carbono. Isso requer um aumento na ventilação por minuto e geralmente resulta em uma redução eficaz de $PaCO_2$ que pode ser vista na ABG. No entanto, se um paciente está com os músculos relaxados e mecanicamente ventilado, a ventilação por minuto não pode aumentar e a $PaCO_2$ aumentará. Em um estado fisiológico normal, a corrente final de CO_2 ($ETCO_2$) deve aproximar-se da $PaCO_2$. A criação de um espaço alveolar morto por uma PE produz áreas no pulmão em que a $PACO_2$ é quase zero. O ar expirado a partir da mistura de espaço alveolar morto com ar de áreas de perfusão dos pulmões resulta em uma diminuição global da $ETCO_2$. Alguns sugeriram que uma queda na $ETCO_2$ está associada à oclusão de mais de 25% da vasculatura pulmonar.

A ventilação aumentada do espaço alveolar morto, além de vários outros mecanismos, deve resultar em hipoxemia (diminuição de PaO_2). Essa alta relação V/Q também é caracterizada por um aumento de PO_2 (A-a). No entanto, como descrito acima, se a PE produz um aumento na ventilação por minuto, então a PaO_2 pode ser normal ou perto do normal, particularmente em pacientes com nenhuma doença cardiopulmonar subjacente. Existem outros mecanismos que também contribuem para a hipóxia em PE, incluindo *shunt* intracardíaco através de um forame oval patente com altas pressões cardíacas do lado direito, *shunt* intrapulmonar de manobra através de áreas de atelectasia e uma diminuição no débito cardíaco, levando a uma diminuição da saturação venosa mista de oxigênio. O Estudo Prospectivo de Investigação de Diagnóstico de Embolia Pulmonar (PIOPED) observou um subgrupo de pacientes saudáveis com suspeita de PE e foi incapaz de distinguir os pacientes com e sem PE confirmada com base em PO_2 (A-a) ou PaO_2. Outro estudo retrospectivo de pacientes hospitalizados com PE constatou que todos os pacientes tinham um PO_2 (A-a) elevado, e que PaO_2 foi superior a 80 mm Hg em 29% dos pacientes com menos de 40 anos, em comparação com apenas 3% daqueles com mais de 40 anos.

O diagnóstico de PE aguda não pode ser excluído com base em uma ABG normal. Embora a diferença alveolar-arterial geralmente seja elevada, ela pode, ocasionalmente, ser normal em pacientes sem doença cardiopulmonar preexistente. Uma $PaCO_2$ elevada, (que pode ser causada por outros fatores, como doença preexistente de pulmão ou alcalose metabólica) não descarta a possibilidade de PE aguda.

LEITURA SUGERIDA

Crapo JD, Glassroth J, Karlinsky JB, et al. *Baum's Textbook of Pulmonary Disease*. 7th ed. Philadelphia, PA: Lippincott Williams & Wilkins; 2004:736.

Green RM, Meyer TJ, Dunn M, et al. Pulmonary embolism in younger adults. *Chest*. 1992;101(6):1507–1511.

Hall JB, Schmidt GA, Wood LDH. *Principles of Critical Care*. New York, NY: McGraw-Hill; 2005:347–355.

Hines RL, Marschall K. *Anesthesia and Co-existing Disease*. 5th ed. Philadelphia, PA: Churchill Livingstone; 2008:191–193.

Parrillo JE, Dellinger RP. *Critical Care Medicine*. 3rd ed. St Louis, MO: Mosby Elsevier; 2005:895–904.

Stein PD, Goldhaber SZ, Henry JW. Alveolar-arterial oxygen gradient in the assessment of acute pulmonary embolism. *Chest*. 1995;107(1):139–143.

PALAVRA-CHAVE	# Gasometria Arterial (ABG): Gravidez
SEÇÃO	Subespecialidades: Obstetrícia

Caroline Al Haddadin
Editado por Lars Helgeson

PONTOS-CHAVE

1. A gravidez tem efeitos importantes sobre quase todos os sistemas de órgãos, incluindo os pulmões.
2. As mudanças anatômicas e hormonais são responsáveis pelas alterações pulmonares vistas na gravidez.
3. Essas alterações pulmonares impactam na gasometria arterial (ABG), que é parcialmente compensada pela regulação metabólica.

DISCUSSÃO

Na gravidez, o diafragma é mecanicamente deslocado para cima como consequência do tamanho uterino crescente. A capacidade pulmonar total (TLC), no entanto, fica significativamente reduzida, por causa do crescente volume compensatório da caixa torácica, particularmente o aumento dos diâmetros anteroposterior e transversal da caixa torácica. Durante a segunda metade da gravidez, há uma diminuição do volume de reserva expiratória (ERV), do volume residual (RV) e da capacidade residual funcional (FRC). Por outro lado, o volume de reserva inspiratória (IRV) e a ventilação por minuto podem aumentar em até 50% (um aumento de 40% no volume de corrente) e um aumento de 15% na frequência respiratória. Além disso, a ventilação alveolar aumenta em 70%, por um processo mediado pela progesterona. O consumo de oxigênio aumenta em 20%.

A tensão arterial de CO_2 diminui em 10 mm Hg em consequência da taxa de ventilação elevada, e a tensão de oxigênio arterial aumenta em 10 mm Hg. O pH resultante torna-se ligeiramente alcalótico (7,4 a 7,45). Essa alcalose respiratória é compensada metabolicamente pela excreção aumentada de bicarbonato renal.

LEITURA SUGERIDA

Barash PG, Cullen BF, Stoelting RK *et al.,* eds. *Clinical Anesthesia.* 6th ed. Philadelphia, PA: Lippincott Williams & Wilkins; 2009:910.

Prowse CM, Gaensler EA. Respiratory and acid-base changes during pregnancy. *Anesthesiology.* 1965;26(1):381.

PALAVRA-CHAVE	# Gasometria Arterial (ABG): Obesidade Mórbida e Vômitos
SEÇÃO	Ciências Clínicas Genéricas: Procedimentos, Métodos, Técnicas de Anestesia

Lisbeysi Calo
Editado por Lars Helgeson

PONTOS-CHAVE

1. A gasometria arterial (ABG) é uma ferramenta útil para diagnosticar possíveis desequilíbrios ácido-base em obesos e outros pacientes cirúrgicos.
2. Determinadas condições predisponentes ou apresentações clínicas como vômitos e hipopneia devem alertar o anestesiologista a um possível desequilíbrio ácido-base.
3. Complacência diminuída da parede torácica, aumento da resistência elástica e diminuição da capacidade residual funcional (FRC), muitas vezes estão presentes em pacientes com obesidade mórbida.
4. Apneia obstrutiva do sono (OSA) patológica ocorre em 5% dos pacientes obesos e pode levar a períodos repetidos de apneia durante o sono. Um dos critérios diagnósticos para apneia patológica inclui períodos de acidose respiratória.
5. Anormalidades fisiológicas resultantes de OSA incluem hipoxemia, hipercarbia e hipertensão pulmonar e sistêmica.
6. A síndrome de hipoventilação da obesidade (OHS, também conhecida como síndrome de Pickwick) caracteriza-se por pressão parcial de CO_2 cronicamente elevada, pressão parcial de O_2 diminuída, hipertensão pulmonar e índice de massa corporal (BMI) ≥ 30 kg por m^2. ABG é o teste padrão ouro para determinar hipercarbia diurna.
7. Vômito resulta em perda de ácido, causando alcalose metabólica.

DISCUSSÃO

A acidose respiratória pode ser aguda ou crônica com compensação renal parcial. Hipercarbia significativa pode resultar de FRC diminuído em obesos, que deve ser corrigida ajustando o ventilador, aumentando, especificamente, o volume de corrente, a frequência respiratória e o uso de pressão expiratória final positiva (PEEP). Também é útil mudar para ventilação de controle de pressão em vez de controle de volume. Um paciente com hipercarbia metabolicamente compensada não deve ser hiperventilado para manter o pH dentro dos limites normais.

Vômito e aspiração nasogástrica podem resultar em alcalose metabólica, hipocalemia, hipocloremia e hipovolemia. Embora o tratamento da causa do vômito seja necessário, cuidados de suporte para corrigir o desequilíbrio eletrolítico secundário também é necessário. Isso pode incluir a infusão intravenosa de solução salina para aumentar o cloreto e diminuir o bicarbonato sérico. Inibidores da anidrase carbônica como acetazolamida podem ser dados para aumentar a excreção renal de bicarbonato. Cloreto de amônio pode ser dado para aumentar a concentração de íons de hidrogênio. A administração de 0,1 N de ácido clorídrico pode corrigir a alcalose metabólica fatal.

Pacientes obesos podem ter fraqueza muscular respiratória. Consequentemente, diminuição da complacência pulmonar da parede torácica resulta em diminuição da FRC e do volume de reserva expiratória (ERV). Isso resulta em fechamento de pequenas vias respiratórias, distúrbio da ventilação de perfusão, *shunt* pulmonar direito-esquerdo e hipoxemia arterial. Anestesia geral ainda pode piorar esse quadro respiratório por meio da redução da FRC em até 50% em pacientes obesos (em comparação com 20% em pessoas não obesas). Pacientes com OSA irão exibir as anormalidades respiratórias de hipoxemia, hipercarbia e hipertensão pulmonar e sistêmica e terão acidose respiratória durante os períodos de sono.

Por fim, OHS resultará em *cor pulmonale*. O principal fator que afeta pacientes com OHS é a hipoventilação alveolar. Esses pacientes são mais suscetíveis aos efeitos depressores respiratórios dos anestésicos.

Posicionamento em decúbito dorsal para pacientes obesos com respiração espontânea pode diminuir a pressão parcial de O_2 e levar a parada cardíaca. Ventilação artificial pós-operatória tem maior probabilidade de ser necessária em pacientes obesos com retenção coexistentes de dióxido de carbono e que foram submetidos à cirurgia prolongada, especialmente operações abdominais. A posição semissentado é usada frequentemente no pós-operatório para evitar a hipoxemia arterial. A diminuição máxima de pressão parcial de O_2 no pós-operatório geralmente ocorre 2 a 3 dias após a cirurgia.

LEITURA SUGERIDA

Barash PG, Cullen BF, Stoelting RK *et al.*, eds. *Clinical Anesthesia*. 6th ed. Philadelphia, PA: Lippincott Williams & Wilkins; 2009:1230–1233.

Hines RL, Marschall K. *Anesthesia and Co-existing Disease*. 5th ed. New York, NY: Churchill Livingstone; 2008:302–306.

Kessler R, Chaouat A, Schinkewitch P, *et al.* The obesity hypoventilation syndrome revisited: a prospective study of 34 consecutive cases. *Chest*. 2001;120(2):369–376.

Olson AL, Zwillich C. The obesity hypoventilation syndrome. *Am J Med*. 2005;118(9):948.

PALAVRA-CHAVE	# Gasometria Arterial (ABG): Toxicidade por Salicilato
SEÇÃO	Subespecialidades: Cuidados Intensivos e Farmacologia

Juan Egas
Editado por Hossam Tantawy

PONTOS-CHAVE	1. A intoxicação por salicilato pode produzir uma ampla gama de sintomas, incluindo tremores, diaforese, hipertermia, náuseas, vômitos, hiperventilação e alterações de audição, como hipoacusia e zumbido. 2. Os pacientes com intoxicação por salicilato podem desenvolver dois distúrbios ácido-base primários que podem ocorrer juntos ou independentemente. 3. Uma síndrome de hiperventilação secundária a uma estimulação direta do centro respiratório resulta em alcalose respiratória. O desacoplamento da fosforilação oxidativa e a subsequente incapacidade para produzir efetivamente ATP pela mitocôndria podem resultar em uma grave acidose metabólica com *anion gap* aumentado.
DISCUSSÃO	O ácido acetilsalicílico (ASA) é um ácido fraco (pKa 3,5) com propriedades anti-inflamatórias e antiplaquetárias. Em pH ácido gástrico, está presente, em grande parte, na forma não ionizada, facilitando a absorção por difusão passiva. Apesar das mudanças de pH de um ambiente ácido gástrico para um alcalino no duodeno (com uma alteração subsequente da forma não ionizada para uma forma ionizada não lipídica e solúvel), a maioria do ASA ingerido será absorvida no jejuno por causa de sua grande superfície de absorção. *Overdose* de salicilato pode produzir espasmo pilórico e atraso no esvaziamento gástrico. Além disso, os salicilatos têm tendência a se acumular (concreções de ASA), o que pode retardar sua absorção, atingindo concentrações plasmáticas de pico mais de 4 horas após a ingestão. Essa absorção tardia permitirá o uso de intervenções terapêuticas tardias como esvaziamento gástrico tardio (até 4 horas após a ingestão) e doses repetidas de carvão ativado. Em doses terapêuticas normais, o ASA é desacetilado por esterase plasmática e eliminado por conjugação. No pH fisiológico, salicilatos são altamente ionizados (99%), levando a um baixo volume de distribuição, que aumenta uma vez que a acidose metabólica aparece. Durante a intoxicação por salicilato, o percurso de conjugação torna-se rapidamente saturado. O ASA não conjugado é excretado pelos rins. Excreção urinária de ASA inalterado pode ser reforçada pela alcalinização da urina, aumentando a sua fração solúvel em água. O ASA tem alta solubilidade em água, baixo peso molecular, com baixa V_d. A maioria dos medicamentos permanecerá no compartimento central, e sua eliminação pode ser reforçada com técnicas de eliminação extracorpórea como a hemodiálise. A intoxicação por salicilato pode produzir uma ampla gama de sintomas, incluindo tremores, diaforese, hipertermia, náuseas, vômitos, hiperventilação e alterações de audição, como hipoacusia e zumbido. Além disso, *overdose* de salicilato pode resultar em uma acidose metabólica com *anion gap* aumentado e, caso não tratada, pode levar a edema cerebral, síndrome do estresse respiratório agudo, insuficiência renal, hipoprotrombinemia e/ou trombocitopenia que, em conjunto, podem levar à morte. Os pacientes com intoxicação por salicilato podem desenvolver dois distúrbios ácido-base primários que podem ocorrer juntos ou independentemente. Uma síndrome de hiperventilação secundária por estimulação direta do centro respiratório resulta em alcalose respiratória com perda secundária de bicarbonato na urina e perda da capacidade de tamponamento do corpo. Além disso, o desacoplamento da fosforilação oxidativa e a incapacidade subsequente para produzir efetivamente ATP pela mitocôndria podem resultar em uma grave acidose metabólica de lacuna com *anion gap* aumentado.

LEITURA SUGERIDA

Collee GG. The management of acute poisoning. *Br J Anaesth*. 1993;70(5):562–573.

Shannon MW, Borron SW, Burns M, *et al. Haddad and Winchester's Clinical Management of Poisoning and Drug Overdose*. 4th ed. Philadelphia, PA: Saunders; 2007:Chapter 48: Salicylates.

PALAVRA-CHAVE

Gasometria Fetal: Valores

SEÇÃO

Subespecialidades: Obstetrícia

Trevor Banack

Editado por Lars Helgeson

PONTOS-CHAVE

1. O P_{50} da hemoglobina de lactentes a termo varia entre 19 e 24 mm Hg em oposição a 26 mm Hg na hemoglobina adulta.
2. O pH normal da veia umbilical é 7,3 a 7,35.
3. O pH normal da artéria umbilical é 7,24 a 7,29.
4. Um corte de pH de menos de 7,00 está associado a aumento significativo da frequência de baixos índices de Apgar, convulsões neonatais precoces e morte neonatal.

DISCUSSÃO

A placenta é o local das trocas gasosas entre o feto e a mãe. A veia umbilical carrega a maior saturação de oxigênio, que pode fornecer 50% de sua circulação para a veia cava inferior e 50% para o sistema hepatoportal. A partir da veia cava inferior, o fluxo sanguíneo é dividido em duas correntes distintas: sangue oxigenado entra no átrio esquerdo através do forame oval, e sangue desoxigenado entra no átrio direito. O suprimento de sangue cardíaco esquerdo é oxigenado para o cérebro, e o sangue desoxigenado do átrio direito retorna para a placenta, através da artéria umbilical. A Tabela 1 mostra o gás de sangue fetal e os valores de ácido-base entre a artéria umbilical e a veia umbilical.

Tabela 1. Gás no sangue fetal e valores ácido-base

	PO_2	PCO_2	Saturação (%)	pH
Veia umbilical	30	40	70	7,3-7,35
Artéria umbilical	20	50	28	7,24-7,29

Adaptada de Andres RL, Saade G, Gilstrap LC, *et al.* Association between umbilical blood gas parameter and neonatal morbidity and death in neonates with pathologic fetal acidemia. *Am J Obstet Gynecol.* 1999;181:867-871.

Em virtude da baixa afinidade de 2,3-difosfoglicerato na hemoglobina fetal, há maior saturação de oxigênio de hemoglobina no sangue fetal em comparação com o sangue adulto na mesma tensão de oxigênio. O P_{50} da hemoglobina de lactentes a termo varia entre 19 e 24 mm Hg em oposição a 26 mm Hg na hemoglobina adulta.

Durante o trabalho de parto, eventos como as contrações uterinas repetidas, a compressão do cordão umbilical, a compressão aortocava e a hipotensão materna podem diminuir o fluxo sanguíneo uteroplacentário o suficiente para produzir hipóxia fetal e acidose. Acidose respiratória com um acúmulo de dióxido de carbono ocorre com hipoperfusão placentária. Se a asfixia for prolongada, a acidose metabólica pode resultar do metabolismo metabólico. Tradicionalmente, anemia do recém-nascido é definida como um pH da artéria umbilical inferior a 7,20.

Estudos recentes têm demonstrado que o corte tradicional de pH de 7,20 pode ser demasiado elevado. Um corte de pH de menos de 7,00 está associado a aumento significativo da frequência de baixos índices de Apgar, convulsões neonatais precoces e morte neonatal. Outros estudos demonstraram que o componente metabólico da acidemia aumenta a incidência de morte ou morbidade significativa. Andres *et al.* descobriu que o déficit médio base em neonatos que morreram ou apresentaram qualquer morbidade foi de 19 mmol/L.

LEITURA SUGERIDA

Andres RL, Saade G, Gilstrap LC, *et al.* Association between umbilical blood gas parameter and neonatal morbidity and death in neonates with pathologic fetal acidemia. *Am J Obstet Gynecol.* 1999;181:867–871.
Barash PG, Cullen BF, Stoelting RK *et al.*, eds. *Clinical Anesthesia.* 6th ed. Philadelphia, PA: Lippincott Williams & Wilkins; 2009:1160.
Goldaber KG, Gilstrap LC III, Leveno KJ, *et al.* Pathologic fetal acidemia. *Obstet Gynecol.* 1991;78:1103–1107.
Sanjay D. *Obstetric Anesthesia Handbook.* 4th ed. New York, NY: Springer; 2006:87.

PALAVRA-CHAVE	# Gravidez: Alterações Hematológicas
SEÇÃO	Subespecialidades: Anestesia Obstétrica

Garth Skoropowski
Editado por Lars Helgeson

PONTOS-CHAVE

1. O volume plasmático aumenta entre 45 e 50% até a 34ª semana de gestação e permanece nesse nível até o termo.
2. O volume de hemácias só aumenta em 30% relativamente aos níveis pré-gravidez, resultando em uma anemia de diluição da gravidez.
3. A gravidez é um estado de hipercoagulabilidade com um aumento no fibrinogênio (dobra em massa), e fatores de coagulação VII, VIII, IX, X e XII. Apenas os níveis do fator XI e XIII são diminuídos.
4. A trombocitopenia com contagens de plaquetas abaixo de 150.000 pode ser vista no terceiro trimestre em cerca de 8% das mulheres grávidas.

DISCUSSÃO

A gravidez tem múltiplos efeitos sobre o sistema hematológico. O volume plasmático aumenta entre 45 e 50 até a 34ª semana de gestação e permanece nesse nível até o termo. Níveis elevados de estrogênio e progesterona durante a gravidez aumentam a renina plasmática e a aldosterona, resultando em maior retenção de sódio e água, contribuindo, assim, para o aumento do volume plasmático. A massa de células vermelhas inicialmente diminui e, em seguida, começa a aumentar após a oitava semana de gravidez e continua a aumentar até o termo, quando ela está 30% acima dos valores pré-gravidez. Volume total de sangue no termo é de cerca de 90 cc por kg em comparação com 65 cc por kg na mulher adulta média. No entanto, uma vez que o volume do plasma aumenta mais do que a massa de glóbulos vermelhos do sangue, há uma relativa anemia da gravidez. Para manter a distribuição de oxigênio durante a gravidez, o débito cardíaco é aumentado, a pressão parcial arterial de oxigênio é aumentada e há um deslocamento para a direita da curva de dissociação da oxi-hemoglobina.

Apesar do aumento global na quantidade total de proteínas do plasma durante a gravidez, a concentração de proteína plasmática na verdade diminui para valores inferiores a 6 g por dL. Isto também é decorrente do efeito de diluição do volume plasmático aumentado. Esta diminuição da concentração de proteínas resulta no aumento da forma ativa das drogas ligadas às proteínas. Além disso, há uma redução de 25% no nível de colinesterase.

A gravidez é um estado de hipercoagulabilidade. O tempo de protrombina e o tempo parcial de tromboplastina são reduzidos. O fibrinogênio (dobra em massa), e a maioria dos fatores, incluindo VII, VIII, IX, X e XII são aumentados. Apenas os níveis do fator XI e XIII são diminuídos. Entretanto, há uma diminuição na concentração de proteína S e resistência à proteína C ativada, resultando em uma diminuição da atividade anticoagulante.

A trombocitopenia com contagens de plaquetas abaixo de 150.000 pode ser vista no terceiro trimestre em cerca de 8% das mulheres grávidas. A contagem de células brancas do sangue permanece, geralmente, entre 8.000 e 10.000 durante a gravidez.

LEITURA SUGERIDA

Barash PG, Cullen BF, Stoelting RK *et al.*, eds. *Clinical Anesthesia.* 6th ed. Philadelphia, PA: Lippincott Williams & Wilkins; 2009:1138.
Chestnut DH, Polley LS, Tsen LC, *et al. Chestnut's Obstetric Anesthesia Principles and Practice.* 4th ed. Philadelphia, PA: Mosby Elsevier; 2009:21–23.
Miller RD. *Miller's Anesthesia.* 6th ed. Philadelphia, PA: Elsevier Churchill Livingstone; 2005:2309–2310.
Morgan GE, Mikhail MS, Murray MJ. *Clinical Anesthesiology.* 4th ed. New York, NY: McGraw-Hill; 2006:696, 876–877.

PALAVRA-CHAVE

Gravidez: Mecanismo de Refluxo GE

SEÇÃO

Subespecialidades: Anestesia Obstétrica

Neil Sinha
Editado por Lars Helgeson

PONTOS-CHAVE

1. A prevalência da doença de refluxo gastroesofágico (GERD) na população grávida é estimada em 22, 39 e 72% para o primeiro, segundo e terceiro trimestres, respectivamente. A gravidade dos sintomas é paralela à progressão da gravidez.
2. As manifestações clínicas da GERD na gravidez são semelhantes às da população em geral.
3. A causa do aumento da incidência de GERD na gravidez é multifatorial – uma diminuição do tônus do esfíncter esofágico inferior (LES), o esvaziamento gástrico retardado e um aumento da pressão intragástrica (como uma consequência do útero grávido), todos contribuem.

DISCUSSÃO

A GERD é uma das condições clínicas mais comuns encontradas durante a gravidez. A prevalência da GERD na população grávida é estimada em 22, 39 e 72% para o primeiro, segundo e terceiro trimestres, respectivamente. A gravidade dos sintomas é paralela à progressão da gravidez. A maioria das mulheres tem uma redução significativa ou resolução completa dos sintomas logo após o parto. As manifestações clínicas da GERD na gravidez são semelhantes às da população em geral, sendo a azia a queixa mais comum. A azia é geralmente agravada pela posição de decúbito dorsal, grandes refeições gordurosas e bebidas cítricas. As características extraintestinais da GERD, como asma, rouquidão e tosse, também são comuns na população grávida.

A causa do aumento da incidência de GERD na gravidez é multifatorial.

1. Avaliação manométrica revela que a gravidez resulta em um declínio constante no tônus do LES, que retorna rapidamente aos níveis normais após o parto. A pressão do LES na gravidez mostra uma resposta atenuada a pentagastrina, metacolina, edrofônio e uma refeição rica em proteína. Na população geral, estes agentes aumentam significativamente a pressão do LES. Estrogênio e progesterona diminuem individualmente a pressão do LES. A diminuição acentuada durante a gravidez é atribuída à combinação de ambos. Mulheres que tomam contraceptivos orais apenas de estrogênio, ou sequenciais de estrogênio e progesterona, não têm uma alteração na pressão LES na linha de base. Elas mostram uma marcada redução na pressão do LES, enquanto os dois hormônios sexuais são tomados em conjunto. Esta é provavelmente a causa primária da GERD durante a gravidez.
2. O tempo de esvaziamento gástrico (tempo de trânsito da boca ao ceco) é significativamente reduzido no terceiro trimestre da gravidez (quando comparado com os controles quatro semanas após o parto). O impacto do tempo de esvaziamento gástrico retardado na GERD é incerto.
3. Como consequência do útero gravídico, a pressão intragástrica na gravidez a termo é quase o dobro dos controles. Após o parto, a pressão intragástrica retorna aos níveis basais. Surpreendentemente, não existe uma correlação direta entre o tamanho do útero grávido e a gravidade dos sintomas. Por conseguinte, o aumento das pressões intragástricas tem pouco impacto no desenvolvimento de GERD durante a gravidez. Alternativamente, a alteração mecânica do ângulo na junção gastroesofágica desempenha um papel significativo.

LEITURA SUGERIDA

Charan M, Katz P. Gastroesophageal reflux disease in pregnancy. *Curr Treat Options Gastroenterol.* 2001;3(1):73–81.

Katz PO, Castell DO. Gastroesophageal reflux disease during pregnancy. *Gastroenterol Clin North Am.* 1998;27(1):153–167.

PALAVRA-CHAVE	# Gravidez: Riscos da Cirurgia Não Obstétrica
SEÇÃO	Subespecialidades: Obstetrícia

Glenn Dizon
Editado por Lars Helgeson

PONTOS-CHAVE

1. Operações eletivas devem ser adiadas até aproximadamente 6 semanas ou mais tarde, após o parto. As emergências mais comuns que exigem cirurgia imediata incluem trauma, torção do ovário ou cisto rompido, colecistite aguda e apendicite aguda.
2. As considerações anestésicas são relacionadas com as mudanças fisiológicas associadas à gravidez, a possível teratogenicidade das drogas anestésicas, o potencial de aborto ou parto prematuro, e os efeitos indiretos da anestesia sobre a circulação uteroplacentária.

DISCUSSÃO

Cerca de 1 a 2% das mulheres grávidas necessitam de cirurgia durante a gravidez. Todas as operações eletivas devem ser adiadas até 6 semanas ou mais tarde, após o parto. Apenas situações que exijam cirurgia imediata devem ser realizadas.

As emergências mais comuns incluem trauma, torção do ovário ou ruptura de cisto ovariano, colecistite aguda e apendicite aguda.

Quando é necessária uma intervenção cirúrgica, as considerações anestésicas são essencialmente relacionadas com as alterações fisiológicas associadas à gravidez. Considerações adicionais incluem potencial teratogenicidade farmacológica, o potencial de aborto ou parto prematuro e os efeitos indiretos da anestesia sobre a circulação uteroplacentária.

1. Fisiologicamente, há uma redução da motilidade gástrica, diminuição do tônus do esfíncter esofágico inferior e hipersecreção de ácidos gástricos. Todas estas mudanças aumentam o risco de aspiração pulmonar e lesão pulmonar. Outras mudanças fisiológicas incluem a diminuição da FRC e aumento do consumo de oxigênio, os dois promovendo a rápida dessaturação de oxigênio durante a apneia. Combinando isto com congestão capilar da mucosa respiratória (predispondo as vias respiratórias superiores a traumas, hemorragias e obstrução), existe um risco aumentado de forma significativa de falha na intubação.
2. Influências teratogênicas no feto são outra consideração. Nas primeiras duas semanas, os teratógenos têm um efeito de tudo ou nada, sendo igualmente letais ou não letais para o feto. Em 3 a 8 semanas a organogênese ocorre, e a exposição a anestésicos pode causar grandes anormalidades do desenvolvimento. Após a oitava semana, a exposição a drogas tem menos efeito sobre a morfologia e mais efeito sobre o crescimento e fisiologia do feto. Portanto, deve ser utilizado o menor número possível de medicamentos, com alguns sendo totalmente evitados (benzodiazepinas). O potencial de aborto espontâneo é maior em mulheres que receberam anestesia geral durante o primeiro ou segundo trimestres. Não está claro o quanto a anestesia, comparada ao estresse do procedimento e do processo da doença subjacente pode precipitar um aborto ou trabalho de parto prematuro (especialmente após uma cirurgia intra-abdominal próxima ao útero).
3. A adequação da circulação uteroplacentária é facilmente afetada pela anestesia. Hipoxemia, hipotensão, hipovolemia, anemia grave e aumento do tônus simpático podem causar estresse e hipóxia fetal pela inibição da transferência de oxigênio e nutrientes através da placenta. Uma hiperventilação grave da mãe e o aumento da atividade uterina também podem reduzir o fluxo sanguíneo uterino.

LEITURA SUGERIDA

Barash PG, Cullen BF, Stoelting RK. *Clinical Anesthesia.* 5th ed. Philadelphia, PA: Lippincott Williams & Wilkins; 2006:1175–1178.

Morgan GE, Mikhail MS, Murray MJ. *Clinical Anesthesiology.* 4th ed. New York, NY: McGraw-Hill; 2005:876–877, 919–920.

PALAVRA-CHAVE

Gravidez: SVT – Tratamento

SEÇÃO

Farmacologia

Dan Froicu
Editado por Lars Helgeson

PONTOS-CHAVE

1. A gravidez é um fator de risco para taquicardia supraventricular (SVT).
2. A adenosina é a droga mais indicada para a interrupção da SVT.
3. Evite a hipotensão durante a anestesia regional na gravidez.
4. O tratamento deve levar em conta a gravidade da condição, o momento da gravidez, e possíveis efeitos prejudiciais da terapia medicamentosa para o feto.

DISCUSSÃO

Uma SVT é qualquer arritmia com uma frequência cardíaca acima de 120 batimentos por minuto, com uma origem juncional atrial ou atrioventricular (AV). É a arritmia mais frequente em mulheres em idade reprodutiva. A incidência relatada varia de 1 em 1.000 a 1 em 8.000 mulheres grávidas, com metade sendo sintomáticas.

A gravidez está associada a um aumento nos complexos atriais prematuros e nos complexos ventriculares prematuros, o que é considerado um fator de risco para a SVT. O aumento do volume circulante, frequência cardíaca e tônus simpático, e o aumento dos níveis de estrogênio são alguns dos fatores que favorecem o desenvolvimento da SVT. Alguns dos medicamentos usados na gravidez, como os tocolíticos, podem também predispor à SVT. A vasodilatação causada pela anestesia regional diminui enchimento atrial, o que é arritmogênico em si mesmo. Além disso, a efedrina utilizada para corrigir a hipotensão subsequente pode levar a uma taquiarritmia.

A segurança do feto deve ser considerada na escolha das opções de tratamento. A adenosina deprime temporariamente a atividade nodal sinoatrial e diminui a condução AV. Ela tem um tempo de meia-vida de 8 a 10 segundos, e tem excelentes resultados no término da SVT (a dosagem é de 6 a 12 mg IV). Os betabloqueadores são agentes indicados na síndrome de Wolff-Parkinson-White, mas a sua utilização pode ser limitada ao terceiro trimestre (o atenolol não deve ser utilizado; ele é uma droga da classe "D"). Bloqueadores do canal de cálcio como o verapamil são eficazes na terminação da SVT, mas o seu efeito inotrópico negativo deve ser levado em consideração. A cardioversão sincronizada é uma forma segura para o tratamento sintomático da SVT, que é refratária a drogas. A frequência cardíaca fetal deve ser monitorada em todos os momentos durante o tratamento farmacológico e elétrico da SVT. Uma SVT persistente pode também ser tratada cirurgicamente com ablação do percurso acessório. Raramente, a ablação do próprio nó AV é possível, o que exigiria a inserção de um marca-passo permanente. Uma terapia de ablação pode ser realizada durante o segundo trimestre.

LEITURA SUGERIDA

Barash PG, Cullen BF, Stoelting RK *et al. Clinical Anesthesia.* 6th ed. Philadelphia: Lippincott Williams & Wilkins, 2009.

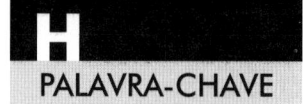

PALAVRA-CHAVE	# Hemólise: Níveis de Bilirrubina
SEÇÃO	Clínica Baseada em Órgão: Hematologia

Archer Martin
Editado por Hossam Tantawy

PONTOS-CHAVE

1. Níveis normais de bilirrubina no corpo variam de 0,5 a 1,0 mg/dL.
2. Hemólise resulta na destruição das hemácias, no interior dos compartimentos extravasculares ou intravasculares, e tem muitas causas (por exemplo, anemia falciforme, autoimunidade, coagulação intravascular disseminada, púrpura trombótica trombocitopênica, hemólise valvular, infecções, drogas).
3. Outros testes de hemólise incluem haptoglobina, esfregaço de sangue periférico, contagem de reticulócitos, lactato desidrogenase.

DISCUSSÃO

A bilirrubina é um produto do metabolismo da heme, com 80% da produção diária sendo derivada da decomposição da heme. O resto da bilirrubina vem do catabolismo de proteínas da heme e eritropoiese ineficaz. Causas de hiperbilirrubinemia não conjugada incluem o excesso de produção, captação hepática comprometida e deficiência na conjugação. Excesso de produção resulta de hemólise. A reação de produção de bilirrubina envolve a clivagem do anel de heme para a biliverdina por meio da heme oxigenase, seguida pela produção de bilirrubina a partir da biliverdina pela enzima biliverdina redutase. A bilirrubina não conjugada é altamente ligada a proteínas (albumina) e é lipossolúvel, por isso pode atravessar a barreira hematoencefálica.

A bilirrubina é absorvida por hepatócitos (fase 1 da absorção), conjugada de modo intra-hepático (fase 2 da conjugação) e, então, é excretada (fase 3 da excreção). A etapa final da excreção de bilirrubina envolve a conversão bacteriana no intestino. Portanto, os níveis de bilirrubina no caso de hemólise são muito dependentes da função hepática. A bilirrubina sérica raramente será superior a 5 mg/dL em pacientes com função hepática normal; contudo, mesmo no quadro de disfunção hepática leve, hiperbilirrubinemia grave pode ser vista.

LEITURA SUGERIDA

Andreoli TE, Carpenter CCJ, Griggs RC *et al.*, eds. *Andreoli and Carpenter's Cecil Essentials of Medicine.* 7th ed. Philadelphia, PA: Saunders; 2007:chap 41:437–439.

PALAVRA-CHAVE

Hemorragia Subaracnoide: Efeitos do ECG

SEÇÃO

Clínica Baseada em Órgão: Cardiovascular

Hyacinth Ruiter

Editado por Ramachandran Ramani

PONTOS-CHAVE

1. Os efeitos do ECG em pacientes com hemorragia subaracnoide podem-se assemelhar com mudanças associadas a isquemia coronariana, infarto do miocárdio ou arritmias.
2. Os pacientes experimentam alterações significativas no ECG durante as primeiras 48 a 72 horas após a hemorragia subaracnoide.
3. As mudanças no ECG associadas à hemorragia subaracnoide sugerem alterações de repolarização envolvendo o intervalo QT, segmento ST, onda T e onda U.
4. As alterações eletrocardiográficas e arritmias resolvem-se dentro de 12 dias.

DISCUSSÃO

A hemorragia subaracnoide é mais frequentemente causada pela ruptura de um aneurisma sacular na base do cérebro. Os sinais e sintomas clássicos de uma hemorragia subaracnoide incluem dor de cabeça súbita e intensa, náuseas, vômitos e perda transitória da consciência. A presença de alterações no ECG inexplicáveis por fatores preexistentes de risco cardíaco muitas vezes não é reconhecida, potencialmente colocando pacientes em risco pelo tratamento inadequado.

Os efeitos do ECG em pacientes com hemorragia subaracnoide podem-se assemelhar a mudanças associadas a isquemia coronariana, infarto do miocárdio ou arritmias. Uma explicação plausível tem sido a lesão miocárdica reversível causada por hipertensão grave e descarga autônoma com liberação de catecolaminas. Estudos têm demonstrado que os pacientes com hemorragia subaracnoide estão em maior risco de arritmias ventriculares, incluindo taquicardia ventricular, *torsades de pointes* e fibrilação ventricular. Os pacientes experimentam alterações significativas no ECG durante as primeiras 48 a 72 horas após a hemorragia subaracnoide, o que sugere a importância de um acompanhamento precoce.

As mudanças no ECG associadas à hemorragia subaracnoide sugerem alterações de repolarização envolvendo o intervalo QT, segmento ST, onda T e onda U. Ondas canônicas T anormais e mudanças de elevação ou depressão do segmento ST em pacientes com hemorragia subaracnoide geralmente aumentam a suspeita de isquemia ou infarto do miocárdio. ECGS repetidos refletem a resolução de todas as alterações no ECG e arritmias dentro de 12 dias. A elevação do segmento ST normaliza-se dentro de uma semana, mas as alterações da onda T podem persistir por meses. A morbidade e mortalidade associadas à hemorragia subaracnoide não parecem ter sido contribuídas por anormalidades cardíacas.

LEITURA SUGERIDA

Miller RD, ed. *Miller's Anesthesia*. 6th ed. Philadelphia, PA: Churchill Livingstone; 2005:2148–2149.

Sommargren CE. Electrocardiographic abnormalities in patients with subarachnoid hemorrhage. *Am J Crit Care*. 2002;11:48–56.

Hemorragia Subaracnoide: Nimodipina

Clínica Baseada em Órgão: Neurológica e Neuromuscular e Subespecialidades: Cuidados Intensivos

Ervin Jakab

Editado por Ramachandran Ramani

PALAVRA-CHAVE

SEÇÃO

PONTOS-CHAVE

1. A nimodipina é aprovada pelo FDA (EUA *Food and Drug Administration*) para a melhoria do resultado neurológico em pacientes com hemorragia subaracnoide (SAH) de aneurismas intracranianos rompidos.
2. Ela é administrada por via oral, 60 mg a cada 4 horas, durante 21 dias. Esta dose deve ser ajustada com base na interação com os indutores/inibidores do CYP 3A4.
3. Ela tem os efeitos secundários típicos das di-hidropiridinas, necessitando de monitoramento da pressão arterial. Esta é uma droga de classe C para a gravidez.

DISCUSSÃO

A nimodipina é uma di-hidropiridina que bloqueia os canais de cálcio dependentes de voltagem do "tipo L", diminuindo, assim, a concentração de cálcio intracelular no músculo cardíaco e liso. Ela é atualmente aprovada para o manejo do vasospasmo após SAH secundário à hemorragia por aneurisma intracraniano. O vasospasmo é a principal causa de mortalidade e morbidade no aneurisma por SAH. A nimodipina foi inicialmente comercializada para esse mecanismo.

Estudos posteriores mostraram que, embora a nimodipina não diminua significativamente o vasospasmo, ela melhora as chances de um bom resultado, especialmente em pacientes com quadro clínico bom ou razoavelmente bom. O mecanismo de ação exato é desconhecido; estudos arteriográficos não conseguiram demonstrar a prevenção ou alívio do vasospasmo pela nimodipina. O outro mecanismo possível é a reversão da cascata isquêmica induzida pelo vasospasmo.

A nimodipina é tipicamente administrada em doses de 60 mg a cada 4 horas, durante 21 dias após uma SAH. Ela deve ser sempre administrada por uma via enteral (por via oral ou através de um tubo de alimentação). A administração intravenosa ou outra parenteral tem sido associada a efeitos colaterais potencialmente fatais e mortes. Se a administração oral não for possível, ela deve ser substituída com uma hidropiridina intravenosa, tal como a nicardipina.

A nimodipina é metabolizada no fígado pelo sistema do citocromo P450 e, portanto, a dose deve ser reduzida em pacientes com doença hepática avançada. Os inibidores do CYP 3A4 (p. ex., o cetoconazol, eritromicina, ácido valproico, cimetidina, ritonavir e o sumo de toranja) aumentam a concentração plasmática de nimodipina, enquanto os indutores (p. ex., fenitoína, carbamazepina e fenobarbital) a diminuem.

Além disso, a rifampina acelera o metabolismo da nimodipina por meio de um mecanismo diferente.

Os efeitos colaterais mais frequentes são hipotensão (13%), anormalidade reversível do fígado/sistema biliar (12%) e anormalidades gastrointestinais (11%).

A nimodipina é uma droga da categoria C para a gravidez (ou seja, estudos em animais revelaram efeitos adversos sobre o feto e ainda não existem estudos adequados e bem controlados em seres humanos, mas os benefícios potenciais superam os riscos em mulheres grávidas).

LEITURA SUGERIDA

Feigin VL, Rinkel GJ, Algra A, *et al*. Calcium antagonists in patients with aneurysmal subarachnoid hemorrhage: a systematic review. *Neurology*. 1998;50:876–883.

Nimotop Labeling Sheet, approved by FDA, retrieved on October 15, 2009 from http://www.accessdata.fda.gov/drugsatfda_docs/label/2006/018869s014 Lbl.pdf.

PALAVRA-CHAVE	# Hepatite B: Tratamento em Acidentes por Perfuração
SEÇÃO	Ciências Clínicas Genéricas: Procedimentos, Métodos, Técnicas de Anestesia

Lisbeysi Calo
Editado por Hossam Tantawy

PONTOS-CHAVE	1. Risco de transmissão do vírus da hepatite B (HBV) aumenta com o tipo de exposição, por exemplo, picada de agulha por agulha de ponta oca *versus* agulha de punção com agulha sólida, e com o tipo de fluido contaminado com que a pessoa entra em contato, por exemplo, sangue *versus* fluido cerebrospinal. 2. Risco de transmissão do HBV aumenta com a exposição ao antígeno de superfície da hepatite B (HBsAg) e sangue positivo para antígeno "e" da hepatite B (HBeAg) quando comparado com o sangue HBsAg-positivo e HBeAg-negativo. 3. Imunoglobulina hepatite B (HBIG) iniciada até uma semana após a exposição percutânea ao sangue HBeAg-positivo fornece cerca de 75% de proteção contra a infecção por HBV. 4. Como os profissionais de saúde estão em maior risco de exposição ao HBV, todos devem receber a vacina contra HBV.
DISCUSSÃO	HBV é um risco ocupacional bem reconhecido pelos prestadores de cuidados de saúde. Felizmente, nos Estados Unidos, a maioria da população geral e da comunidade médica está profilaticamente vacinada contra esta doença. O risco de infecção está essencialmente relacionado com o grau de contato com os fluidos corporais infectados, com o estado HBeAg da pessoa de origem e, evidentemente, com o estado de vacinação da pessoa exposta.

Exposições que coloquem os profissionais de saúde (HCP) em risco para HBV incluem (1) lesão percutânea (por exemplo, lesão com agulha ou corte com um objeto pontiagudo) e (2) contaminação/contato das mucosas com fluidos infectados. Fluidos cefalorraquidiano, pleural, amniótico, pericardíaco, sinovial e peritoneal são potencialmente infecciosos, mas o risco de transmissão a partir desses fluidos é desconhecido e não foi avaliado em estudos epidemiológicos. O risco de transmissão pelo contato com fezes, secreções nasais, saliva e escarro é baixo. HBV tem demonstrado sobreviver em sangue seco à temperatura ambiente em superfícies ambientais durante pelo menos uma semana.

Recomendações para tratamento pós-exposição ao HBV incluem início da série de vacinas contra hepatite B para qualquer pessoa não vacinada que sustente uma exposição ocupacional a sangue ou fluidos corporais. Profilaxia pós-exposição (PEP) com HBIG e/ou série de vacinas contra hepatite B deve ser considerada para exposições ocupacionais após a avaliação do estado HBeAg da pessoa de origem e do estado vacinal da pessoa exposta.

Em estudos de HCP não vacinados que sofreram acidentes com agulhas contaminadas com sangue contendo o HBV, o risco de desenvolvimento de hepatite clínica se o sangue era HBsAg- e HBeAg-positivo foi de 22 para 31%. O risco de desenvolver evidência sorológica de infecção por HBV, com ou sem evidência clínica de hepatite, foi mais elevado na faixa de 37 a 62%. O risco de desenvolver hepatite clínica a partir de uma agulha contaminada com sangue HBsAg-positivo e HBeAg-negativo foi inferior a 1 a 6%, mas o risco de desenvolver evidência sorológica de infecção pelo HBV ainda era de 23 para 37%.

No cenário ocupacional, doses múltiplas de HBIG iniciadas até uma semana após a exposição percutânea ao sangue HBeAg-positivo forneceram uma estimativa de proteção de 75% contra a infecção pelo HBV. Embora a eficácia pós-exposição da HBIG combinada e da série de vacinas contra hepatite B não foi avaliada no contexto ocupacional, a crescente eficácia desse regime nos casos perinatais, comparados com HBIG sozinha, provavelmente se aplica também ao cenário ocupacional. Como os HCP estão em maior risco de exposição ao HBV, todos devem receber a vacina contra HBV de forma profilática.

Os efeitos colaterais mais comuns da vacina contra a HBV são dor no local da injeção e febre. Angioedema e anafilaxia são raros. Os efeitos colaterais mais comuns não são maiores em pacientes que receberam a vacina em comparação com placebo. A vacina é contraindicada em pacientes com histórico de anafilaxia à vacina contra HBV.

HBIG é preparada a partir de plasma humano, conhecido por conter elevada titulação de anticorpos contra HBsAg. Não existe evidência de que HBV, HCV ou HIV tenha sido transmitido pela administração de HBIG nos Estados Unidos. Efeitos graves de HBIG, quando administrado conforme recomendado, são raros.

LEITURA SUGERIDA

Barash P, Cullen BF, Stoelting RK, *et al. Clinical Anesthesia*. 6th ed. Philadelphia, PA: Lippincott Williams & Wilkins; 2009:70–71.

Bartlett J. Updated U.S. Public Health Service Guidelines for the management of occupational exposures to HVB, HVC, and HIV and recommendations for post-exposure prophylaxis. *Infect Dis Clin Pract.* 2001;10(6):338–340.

| PALAVRA-CHAVE | **Hetastarch®: Função Plaquetária** |

| SEÇÃO | Ciências Clínicas Genéricas: Procedimentos, Métodos, Técnicas de Anestesia |

Neil Sinha
Editado por Benjamin Sherman

PONTOS-CHAVE

1. Hetastarch® consiste em 6% de amido de hidroxietil em meio fisiológico de eletrólitos, glicose e lactato.
2. Hetastarch® demonstrou diminuir a disponibilidade do complexo de glicoproteína (GP) IIb-IIIa nas plaquetas ativadas em estudos *in vivo* e *in vitro*, possivelmente levando a disfunção plaquetária.
3. O grau de disfunção plaquetária causado pelo hetamido em situações clínicas relevantes ainda permanece incerto.

DISCUSSÃO

Hetastarch® é um coloide artificial criado pela adição de grupos éter hidroxietil em soluções contendo amilopectina. Hetastarch® (Hespan and Hextend) consiste em 6% de amido de hidroxietil em meio fisiológico de eletrólitos, glicose e lactato. Em geral, Hetastarch® é um expansor de plasma fisiologicamente equilibrado, reservado para ressuscitação de grande volume e cirurgia de grande porte. A administração de 500 mL de Hetastarch® a 6% expandirá o volume intravascular em 800 mL e será sustentado por até oito horas. Comparativamente, 1.500 mL de cristaloide teriam de ser administrados para um efeito semelhante.

Hetastarch® demonstrou diminuir a disponibilidade do complexo GP IIb-IIIa sem plaquetas ativadas *in vivo* e *in vitro*. Essa diminuição da disponibilidade do complexo GP IIb-IIIa resulta na incapacidade das plaquetas de atingir um estado conformacional apto a ligação do fibrinogênio e, por fim, agregação plaquetária. O mecanismo suspeito para esse fenômeno é por meio de um efeito direto de inibição de plaquetas do hetamido ou uma modificação direta da estrutura da membrana citoplasmática das plaquetas. DDAVP demonstrou inverter esse fenômeno.

O grau de disfunção plaquetária causado pelo hetamido em situações clínicas relevantes ainda permanece incerto. Fatores como hemodiluição e alterações sistêmicas como choque são fatores confusos que podem distorcer o quadro geral. No entanto, a disfunção plaquetária deve ser considerada quando Hetastarch® é utilizado.

LEITURA SUGERIDA

Stogermuller B, Stark J, Willschke H, *et al*. The effect of hydroxyethyl starch 200 kD on platelet function. *Anesth Analg*. 2000;91:823–882.

Strauss RG, Stansfield C, Henriksen RA, *et al*. Pentastarch may cause fewer effects on coagulation than hetastarch. *Transfusion*. 1988;28(3):257–260.

PALAVRA-CHAVE	# Hidroclorotiazida: Efeito Químico no Sangue
SEÇÃO	Farmacologia

Tiffany Denepitiya-Balicki
Editado por Benjamin Sherman

PONTOS-CHAVE

1. Hidroclorotiazida (HCTZ) é um agente cujo mecanismo de ação está, em grande parte, focado no túbulo distal do néfron.
2. Como diuréticos tiazida inibem a reabsorção de sódio, uma carga de sódio aumentada atinge o túbulo coletor, causando, assim, aumento na reabsorção de sódio, com o subsequente aumento da excreção de potássio. Como resultado, os pacientes que tomam diuréticos tiazida podem desenvolver *hipocalemia*.
3. Outros mecanismos de transporte no ducto coletor também podem aumentar a secreção de H^+ (compensatório quando sódio está sendo reabsorvido), e os pacientes também podem desenvolver alcalose metabólica.

DISCUSSÃO

HCTZ é um agente diurético comumente utilizado no tratamento da hipertensão. A ação fisiológica da HCTZ ocorre em grande parte dentro do túbulo distal do néfron (Fig. 1). HCTZ inibe sua proteína transportadora de cloreto de sódio na membrana apical e, portanto, inibe a reabsorção de sódio com o efeito em rede do aumento da concentração de sódio no filtrado no túbulo distal. Como essa parte do nefrón é impermeável à água, reabsorção da urina torna-se mais diluída. Quando usada como um agente único, a HCTZ aumenta a excreção de sódio em cerca de 3 a 5%. Além disso, com o aumento da concentração de sódio alcançando o túbulo distal, mais potássio é trocado por sódio, resultando no aumento da perda de potássio e *hipocalemia*.

Além disso, uma vez que a reabsorção de sódio é inibida, ocorre um aumento na carga de sódio no duto coletor, o que resulta em uma reabsorção compensatória de sódio. Como resultado, outros mecanismos de transporte no interior do duto coletor aumentam a secreção de H^+ em resposta a essa reabsorção compensatória, e os pacientes também podem desenvolver *alcalose metabólica*.

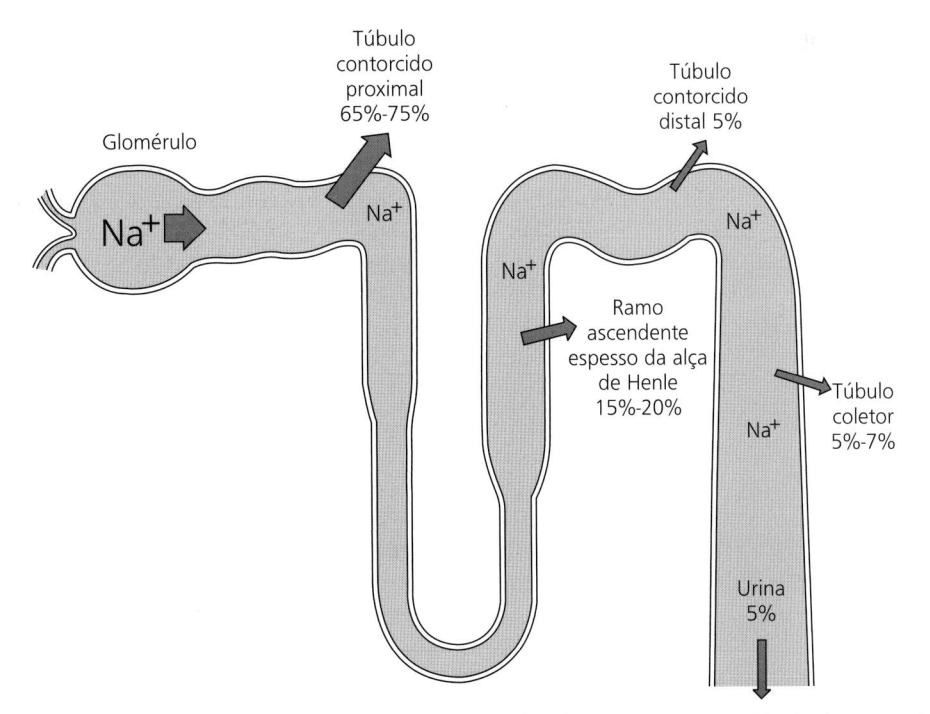

Figura 1. O néfron e a reabsorção associada de sódio. (Reproduzida de Morgan GE, Mikhail MS, Murray MJ. *Clinical Anesthesiology*. 4th ed. http://www.accessmedicine.com)

Lembre-se de que o túbulo distal é um importante local de ação para reabsorção de cálcio induzida por vitamina D e paratormônio. Os diuréticos tiazida, incluindo HCTZ, também causam reabsorção do cálcio nos túbulos distais, resultando, assim, na diminuição do cálcio urinário, com a possibilidade de causar *hipercalcemia* e, consequentemente, não devem ser usados, ou utilizados com cautela, em pacientes com hiperparatiroidismo. (Os diuréticos de alça causam aumento da concentração de cálcio na urina e, portanto, são úteis para o tratamento emergente da hipercalcemia.) Também pode ocorrer hipomagnesemia.

Além de anormalidades de eletrólitos, icterícia, diarreia, pancreatite e anemia aplásica foram relatados com a administração de HCTZ.

LEITURA SUGERIDA

Barash P, Cullen B, Stoelting R *et al.*, eds. *Clinical Anesthesia*. 6th ed. Philadelphia, PA: Lippincott Williams & Wilkins; 2009:1359–1360.
Harvey RA, Champe PC, Howland RD, *et al. Pharmacology*. 3rd ed. Philadelphia, PA: Lippincott Williams & Wilkins; 2006:217–218.
Morgan GE, Mikhail MS, Murray MJ. *Clinical Anesthesiology*. 4th ed. New York, NY: McGraw-Hill; 2006:726–728, 738.

Hipercalcemia: Tratamento Agudo

Clínica Baseada em Órgão: Endocrinologia/Metabolismo

Juan Egas

Editado por Mamatha Punjala

PONTOS-CHAVE

1. Cerca de 70% dos casos de crise de hipercalcemia são causados por malignidade e 20% são secundários ao hiperparatireoidismo primário.
2. Crise hipercalcêmica é uma emergência médica fatal e deve ser tratada rapidamente com reidratação seguida por diurese agressiva, especialmente com diuréticos de alça, pois ajuda na excreção de cálcio.
3. Os bisfosfonatos também podem ajudar a longo prazo na redução dos níveis séricos de cálcio, pois eles têm ação de maior duração.

DISCUSSÃO

Íons cálcio estão envolvidos em muitos processos fisiológicos, como função cardíaca, reações enzimáticas, coagulação e uma resistência mecânica esquelética. Homeostase/equilíbrio do cálcio é mantido por mecanismos hormonais, renais e dietéticos. Até 40% do fluido extracelular do cálcio está ligado às proteínas; o restante do total de cálcio está ligado ao fosfato ou existe na forma ionizada. Apenas o cálcio ionizado não ligado é biologicamente ativo e está prontamente disponível para as reações fisiológicas. O cálcio é adquirido por meio da dieta, e a sua absorção intestinal é mediada pela forma ativa da vitamina D (calcitriol). Enquanto o calcitriol aumenta a absorção óssea de cálcio, os ossos funcionam como os principais reservatórios de cálcio no nosso sistema. Além disso, o hormônio da paratireoide aumenta a atividade dos osteoclastos, induzindo a reabsorção óssea, liberando cálcio e sua absorção renal, aumentando a excreção de fosfato. Hormônio da paratireoide também irá estimular a atividade da vitamina D por meio da ativação de 1 alfa hidroxilase.

Crise hipercalcêmica é causada principalmente por malignidade (até 70% dos casos) e hiperparatiroidismo primário (até 20% dos casos). Na hipercalcemia de malignidade, vários mecanismos podem estar envolvidos, incluindo a libertação de hormônio paratiroide relacionado com proteína (PTHrP) e aumento da produção de calcitriol ou citoquinas hipercalcêmicas como interleucina 1 (IL-1), IL-6, fator de necrose tumoral alfa e prostaglandinas. Outras causas importantes são a sarcoidose e a toxicose por vitamina D. Os achados clínicos são considerados em conjunto como uma síndrome hipercalcêmica, e a gravidade é proporcional aos níveis de cálcio. Os pacientes podem estar gravemente desidratados, com progressão para insuficiência renal aguda apresentando-se como oligúria/anúria e azotemia. Outros sintomas são náuseas e vômitos, com perda de apetite, alterações do estado mental que vão desde a perda de iniciativa a sonolência e coma, arritmias cardíacas, hipotensão com tempo QT encurtado, parada cardíaca.

Independentemente da causa, a crise hipercalcêmica é uma emergência médica fatal e o tratamento imediato deve ser instituído o quanto antes. A primeira coisa a determinar o tratamento é a função renal, se o paciente é capaz de realizar diurese de forma eficaz. A hipercalcemia está sempre acompanhada de hipercalciúria, que produz a diurese osmótica, que leva à desidratação e hipovolemia. O tratamento da hipercalcemia deve concentrar-se na correção da hipovolemia e em facilitar a excreção urinária de cálcio. A administração de fluidos por via intravenosa não corrige a hipercalcemia por si só e deve ser seguida por diuréticos de alça intravenosa, como furosemida. Furosemida aumenta a excreção urinária de cálcio, mas pode ser contraproducente em um paciente que está gravemente desidratado, e por isso uma atenção especial deve ser dada ao estado do volume intravascular. É pertinente que se evite o uso de diuréticos tiazida e digitalina em pacientes hipercalcêmicos, visto que estão associados a níveis elevados de cálcio sérico.

Embora o fluido de repleção com diurese eficaz para promover a excreção de cálcio seja a primeira linha de tratamento para o tratamento imediato da hipercalcemia, ela não trata a causa subjacente. Calcitonina, que inibe a reabsorção de cálcio, conforme mencionado anteriormente, deve ser utilizada e tem uma resposta muito rápida, apesar de não ser muito eficiente na redução dos níveis séricos de cálcio. Para hipercalcemia de malignidade, também foram utilizados corticosteroides. Além disso, bisfosfonatos, fortes inibidores da reabsorção óssea, devem ser administrados para a regulação dos níveis de cálcio a longo prazo porque têm maior duração de ação, embora não possam ser utilizadas em pacientes com insuficiência renal. Por fim, em pacientes com insuficiência renal, diálise é a primeira linha de tratamento.

LEITURA SUGERIDA

Corvilain J. Calcium homeostasis and pathogenesis of hypercalcemia. *Horm Res*. 1984;20:8–12.
Costanzo L. *BRS Physiology*. 5th ed. Philadelphia, PA: Lippincott Williams & Wilkins; 2010.
Marino P. *The ICU Book*. 3rd ed. Philadelphia, PA: Lippincott Williams & Wilkins; 2006:644–647.

PALAVRA-CHAVE	**Hipercarbia: Equação de Gás Alveolar**
SEÇÃO	Ciências Clínicas Genéricas: Procedimentos, Métodos, Técnicas de Anestesia

Jammie Ferrara

Editado por Shamsuddin Akhtar

PONTOS-CHAVE

1. A equação do gás alveolar relaciona a concentração alveolar de oxigênio (PAO_2) com a tensão de oxigênio inspirado (FIO_2), tensão arterial CO_2 ($PaCO_2$) e quociente respiratório (RQ).
2. Tensão alveolar de CO_2 ($PaCO_2$) é o equilíbrio entre a produção total de CO_2 (VCO_2) e ventilação alveolar (VA).
3. Tensão alveolar de CO_2 está mais relacionada com a eliminação de CO_2 do que com a produção de CO_2.

DISCUSSÃO

Na avaliação do paciente com hipoxemia e hipercapnia, a utilização da equação do gás alveolar pode ajudar a determinar a etiologia anormal primária da troca gasosa. Tal anormalidade pode resultar secundária à hipoventilação, hipoperfusão, aumento do espaço morto (por exemplo, embolia pulmonar) ou aumento do desvio intrapulmonar (por exemplo, atelectasia). A fim de entender onde o distúrbio primário reside, é preciso primeiro compreender a relação entre cada variável, conforme descrito pela equação de gás alveolar.

Resumidamente, a tensão inspirada de oxigênio (P_IO_2) no ar no nível do mar é um produto da pressão barométrica (P_B) e a fração de oxigênio inspirado (F_IO_2) ou a concentração de oxigênio no ar (ou seja, 760 mm Hg × 0,21). No entanto, quando se determina a tensão de oxigênio inspirado no ar umidificado, deve-se levar em consideração a pressão de vapor da água (PH_2O = 47 mm Hg a 37°C). Portanto,

$$P_IO_2 = (P_B - PH_2O) \times F_IO_2$$

Além disso, a tensão de oxigênio alveolar depende da tensão alveolar de CO_2 e, como ocorre com cada respiração, gases inspirados são misturados nos alvéolos a partir das respirações previamente inspiradas, em que o oxigênio é absorvido e o dióxido de carbono é libertado. Tensões arteriais e alveolares de CO_2 são essencialmente as mesmas e, assim, $PaCO_2$ pode ser substituída. Portanto, a equação final de gás alveolar é

$$PAO_2 = P_IO_2 - PaCO_2/RQ$$

Ou

$$[(P_B - PH_2O) \times F_IO_2] - PaCO_2/RQ$$

onde PAO_2 é a concentração alveolar de oxigênio, P_IO_2 é a tensão de oxigênio inspirado (P_IO_2), $PaCO_2$ é a tensão arterial CO_2, e RQ é o quociente respiratório. O RQ é a razão de oxigênio consumido (VO_2) para CO_2 produzido (VCO_2);

$$RQ = \dot{V}CO_2/\dot{V}O_2 = 200 \text{ mL/min}/250 \text{ mL/min} = 0,8$$

Portanto, situações clínicas de hipercarbia ($PaCO_2$ > 75 mm Hg) resultarão em hipóxia (PaO_2 < 60 mm Hg), em particular no ar ambiente, de acordo com a equação. Tensão alveolar de CO_2 ($PaCO_2$) relaciona o equilíbrio entre a produção total de CO_2 (VCO_2) e a ventilação alveolar (VA).

$$PaCO_2 = \dot{V}CO_2/VA$$

$PaCO_2$ está mais relacionada com eliminação/ventilação de CO_2 do que com sua produção. Isso fica evidente durante os períodos de hipoventilação ou hipoperfusão, quando o excesso de CO_2 aumenta o conteúdo de CO_2 total no corpo. A produção real de CO_2, no entanto, não se altera significativamente na maioria das circunstâncias. Além disso, o corpo tem uma grande capacidade para armazenar CO_2, consequentemente, fazendo tamponamento das alterações agudas na produção de CO_2 (VCO_2). Por equação, se a ventilação alveolar diminui, é esperado que $PaCO_2$ aumente na mesma proporção. Durante episódios de apneia, $PaCO_2$, pode subir rapidamente, cerca de 6 mm Hg no primeiro minuto, depois mais lentamente, cerca de 3 mm Hg por minuto. Assim, hipercapnia pode ser superada pela ventilação crescente, melhorando a tensão alveolar de CO_2 e O_2.

LEITURA SUGERIDA

Barash PG, Cullen BF, Stoelting RK *et al.*, eds. *Clinical Anesthesia*. 6th ed. Philadelphia, PA: Lippincott Williams & Wilkins; 2009:246.

Morgan GE, Mikhail MS, Murray MJ. *Clinical Anesthesiology*. 4th ed. New York, NY: McGraw Hill; 2006:558–561.

Stoelting RK, Miller RD. *Basics of Anesthesia*. 5th ed. Philadelphia, PA: Churchill Livingstone Elsevier; 2007:56–59.

PALAVRA-CHAVE

Hipercarbia: Liberação de O_2 nos Tecidos

SEÇÃO

Fisiologia

Laurie Yonemoto
Editado por Hossam Tantawy

PONTOS-CHAVE

1. A relação entre a saturação de oxigênio e a pressão parcial de oxigênio no sangue é descrita pela curva de dissociação oxigênio-hemoglobina.
2. P50 é a pressão parcial de oxigênio para a qual 50% da hemoglobina é saturada e normalmente é de 26 mm Hg.
3. Fatores que deslocam a curva de dissociação oxigênio-hemoglobina para a esquerda incluem hipotermia, alcalose e diminuição de 2,3-difosfoglicerato (DPG).
4. Fatores que deslocam a curva de dissociação oxigênio-hemoglobina para a direita incluem hipertermia, acidose e aumento de 2,3-DPG.
5. Hipercarbia desloca a curva de dissociação oxigênio-hemoglobina para a direita, aumentando a concentração de íons de hidrogênio.

DISCUSSÃO

A curva de dissociação oxigênio-hemoglobina é uma curva em formato sigmoide que relaciona a saturação de oxigênio e a pressão parcial de oxigênio no sangue, e é uma ferramenta importante para compreender os fatores que influenciam a capacidade da hemoglobina de reter ou liberar oxigênio para os tecidos. A forma da curva sigmoide é decorrente da maior capacidade da hemoglobina de ligar-se ao oxigênio à medida que mais e mais moléculas de oxigênio se ligam. Cada molécula de hemoglobina pode ligar até quatro moléculas de oxigênio. À medida que a pressão parcial do oxigênio aumenta, mais moléculas de oxigênio se ligam a um ponto em que as moléculas de hemoglobina estão completamente saturadas, dando à curva a sua forma sigmoide característica.

A pressão parcial de oxigênio no sangue, em que 50% da hemoglobina está saturada, ou a P50, é uma medida convencional da afinidade da hemoglobina com o oxigênio, e é de 26 mm de Hg em uma pessoa saudável. Muitos fatores influenciam a P50 da hemoglobina e, posteriormente, mudam a curva de dissociação oxigênio-hemoglobina para a esquerda ou para a direita, aumentando ou diminuindo a afinidade da hemoglobina com o oxigênio, respectivamente.

Fatores que deslocam a curva de dissociação oxigênio-hemoglobina para a esquerda incluem hipotermia, alcalose e diminuição de 2,3-DPG. Fatores que deslocam a curva de dissociação oxigênio-hemoglobina para a direita, diminuindo, assim, a afinidade da hemoglobina com o oxi-

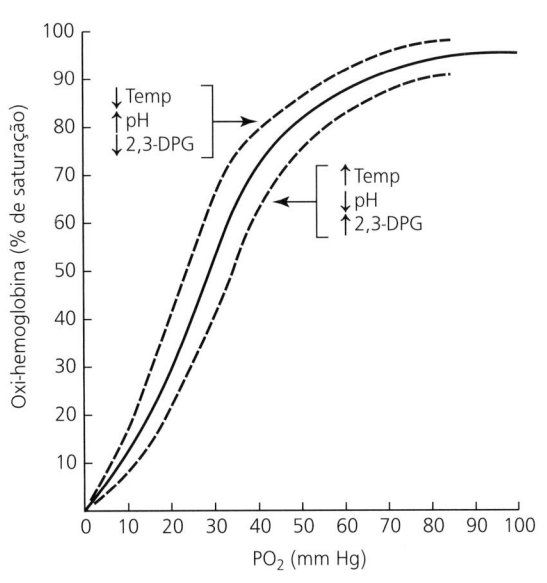

Figura 1. Curva de dissociação oxigênio-hemoglobina (Imagens: www.rtmagazine.com.).

gênio, incluem acidose, hipertermia e aumento de 2,3-DPG. Essas condições permitem um aumento da quantidade de liberação de oxigênio para os tecidos (Fig. 1). Hipercarbia também resulta em mudança para a direita da curva de dissociação oxigênio-hemoglobina, secundária ao aumento associado na concentração de íons hidrogênio. Isso é chamado de efeito Bohr. Oitenta por cento a 90% de dióxido de carbono produzido pelo metabolismo é transportado como íons bicarbonato e íons hidrogênio no sangue por anidrase carbônica. O aumento nos íons hidrogênio resulta na acidose respiratória e na diminuição do pH, deslocando, assim, a curva e a P50 para a direita. Isso, por fim, torna mais oxigênio disponível para os tecidos para acomodar o aumento do metabolismo.

LEITURA SUGERIDA

Barash PG, Cullen BF, Stoelting RK et al., eds. *Clinical Anesthesia*. 6th ed. Philadelphia, PA: Lippincott Williams & Wilkins; 2009:246.

Morgan GE, Mikhail MS, Murray MJ. *Clinical Anesthesiology*. 4th ed. New York, NY: McGraw Hill; 2006:558–561.

Stoelting RK, Miller RD. *Basics of Anesthesia*. 5th ed. Philadelphia, PA: Churchill Livingstone Elsevier; 2007:56–59.

PALAVRA-CHAVE

Hiperglicemia: Complicações

SEÇÃO

Clínica Baseada em Órgão: Endocrinologia/Metabolismo

Martha Zegarra

Editado por Mamatha Punjala

PONTOS-CHAVE

1. A hiperglicemia é comumente encontrada em pacientes durante o período perioperatório e ocorre em diabéticos e não diabéticos.
2. Estresse cirúrgico, trauma e infecção conduzem a um aumento na produção de glicose e resistência à insulina.
3. A hiperglicemia leva a resultados ruins em pacientes com infarto agudo do miocárdio, doença grave, acidente vascular cerebral e traumatismo craniano.

DISCUSSÃO

A hiperglicemia é comumente encontrada em pacientes durante o período perioperatório e ocorre em diabéticos e não diabéticos. Muitos fatores influenciam os níveis de glicose nesses pacientes, incluindo estresse cirúrgico, trauma e infecção que podem levar a uma libertação de mediadores inflamatórios e hormonais. A libertação desses mediadores aumenta a produção de glicose e resistência à insulina. Além disso, a hiperglicemia pode ser causada ou agravada por intervenções terapêuticas, como a administração de corticosteroides e nutrição parenteral total.

As complicações da hiperglicemia no período perioperatório são muitas e incluem cetoacidose diabética e coma hiperosmolar não cetótico. Além disso, pacientes diabéticos e não diabéticos têm maior risco de infecções pós-operatórias, supressão do sistema imunológico e má cicatrização. Além disso, pacientes com infarto agudo do miocárdio, acidente vascular cerebral e traumatismo craniano demonstraram resultados ruins quando eram simultaneamente hiperglicêmicos. Alguns estudos têm demonstrado resultados positivos com diminuição da mortalidade em pacientes de ICU cujos níveis de glicose foram agressivamente tratados; no entanto, isso também leva a uma incidência aumentada de hipoglicemia, que pode ser grave. Tratamento de glicose no período perioperatório permanece controverso.

LEITURA SUGERIDA

Barash PG, Cullen BF, Stoelting RK *et al.*, eds. *Clinical Anesthesia*. 6th ed. Philadelphia, PA: Lippincott Williams & Wilkins; 2009:1016, 1460–1461.

Marino PL. *The ICU Book*. 3rd ed. Philadelphia, PA: Lippincott Williams & Wilkins; 2007:239–240.

PALAVRA-CHAVE

Hiperglicemia: Tratamento Pré-Operatório

SEÇÃO

Clínica Baseada em Órgão: Endocrinologia/Metabolismo

Gabriel Jacobs
Editado por Mamatha Punjala

PONTOS-CHAVE

1. A maioria das recomendações inclui diminuir a dose da terapia de insulina administrada antes da cirurgia; no entanto, a maioria dos estudos apoia a meta de controle glicêmico rigoroso para reduzir o risco de complicações pós-operatórias secundárias à hiperglicemia.
2. Hemoglobina A1C é um bom indicador para o controle glicêmico a longo prazo. Hiperglicemia pré-operatória tem sido associada a resultados perioperatórios ruins.
3. Hipoglicêmico oral deve ser mantido no dia da cirurgia e até 24 horas antes do procedimento previsto, dado o risco de hipoglicemia.
4. A metformina deve ser mantida por pelo menos 24 horas antes da cirurgia, em virtude da sua meia-vida longa e propensão à acidose láctica grave quando associada a condições de criar má perfusão tecidual.

DISCUSSÃO

Testes pré-operatórios

Avaliação de risco pré-operatório do paciente diabético deve incluir um histórico completo e avaliação física para complicações do *diabetes mellitus*, incluindo disfunção autonômica, dismotilidade gastrointestinal (GI) e doença cardiovascular. ECG, eletrólitos, creatinina e hemoglobina A1C são utilizados para estratificar e avaliar a adesão do paciente com o controle diabético. Embora a avaliação da glicemia pré-operatória seja importante, hemoglobina A1C pode dar dicas sobre o controle glicêmico do paciente ao longo dos últimos meses. A meta de hemoglobina A1C para pacientes com menos de 5 anos de idade é de 7 a 9%, enquanto a meta de hemoglobina A1C para pacientes com mais de 5 anos de idade é de 6 a 8%. Níveis mais elevados sugerem hiperglicemia mal controlada. Muitas vezes, os pacientes com diabetes descontrolada apresentam hiperglicemia no dia da cirurgia. Se os níveis de glicose no sangue são maiores do que 270 mg/dL, pode ser necessário adiar a cirurgia até que um controle rígido seja atingido com insulina intravenosa (IV). Com glicemia inferior a 400 mg/dL, a cirurgia deve ser adiada até que o controle adequado seja alcançado.

Gestão medicamentosa pré-operatória da diabetes

Hipoglicemiante oral deve ser realizado na manhã da cirurgia para evitar a hipoglicemia em pacientes em jejum. A metformina deve ser mantida por pelo menos 24 horas antes da cirurgia, em decorrência de sua meia-vida longa e propensão à acidose láctica grave quando associada a condições de criar má perfusão tecidual. A insulina deve ser continuada no período perioperatório com diferentes recomendações dependendo do tipo de insulina usada. Abaixo estão algumas sugestões para o uso de insulina pré-operatória.

Regular → 2/3 da noite, dose da noite anterior, segurar a dose matinal.

NPH → 2/3 da noite, dose da noite anterior, dose de 1/2 da manhã.

Bomba de insulina → Diminuir taxa de insulina da noite para 70% da taxa basal. Na manhã do dia da cirurgia, a taxa basal pode ser restabelecida. Pacientes em bombas de insulina podem continuar a usá-la durante o período perioperatório para pequenas cirurgias; no entanto, as bombas devem ser desconectadas e os pacientes devem ser colocados em uma infusão IV contínua de insulina para a cirurgia moderada/grande.

Lispro e aspart → Completar a dose noturna na noite anterior e segurar a dose matinal.

Glargina → 2/3 da noite, dose da noite anterior, segurar a dose matinal.

Os pacientes devem ser informados sobre usar líquidos/sucos ou um comprimido de glicose em caso de hipoglicemia, antes de ir para a cirurgia. Se possível, coordenar com a equipe cirúrgica para agendar pacientes com hiperglicemia para os primeiros casos do dia. Seja qual for a recomendação seguida, é imperativo monitorar a glicose sanguínea do paciente para mantê-la próxima dos níveis euglicêmicos.

Muitos estudos em pacientes criticamente doentes foram realizados pela observação do potencial papel do controle glicêmico no perioperatório. Verificou-se que a morbidade, incluindo a disfunção renal e necessidade de diálise, e a mortalidade diminuíram com os níveis de glicose controlados entre 180 e 210 mg/dL. Outros estudos realizados em pacientes de cirurgia pós-cardíaca confirmaram que a mortalidade aumentou em pacientes com níveis superiores a 175 mg/dL. No entanto, os resultados sobre o controle intraoperatório são muito menos claros, com muitos, de fato, mostrando significativa morbidade, incluindo acidentes vasculares cerebrais e mortalidade em pacientes bem controlados.

Considerações anestésicas

Pacientes com hiperglicemia de longa data apresentam uma série de considerações anestésicas especiais. A diabetes pode afetar o transporte de oxigênio. A hiperglicemia prolongada pode promover a ligação covalente de glicose com as cadeias beta da hemoglobina, afetando deleteriamente a ligação do oxigênio. Além disso, a diabetes pode provocar alterações da motilidade GI por meio de danos nas células ganglionares do trato GI. Isso pode aumentar o risco de aspiração em pacientes diabéticos. Disfunção autonômica pode estar presente em pacientes diabéticos e pode afetar a habilidade do corpo para regular o ritmo cardíaco e a pressão arterial. Disfunção autonômica pode levar ao aumento do risco de hipotermia intraoperatória, em virtude da desregulação circulatória. Disfunção autonômica também pode afetar a escolha do agente de indução. Por exemplo, etomidato pode ser uma escolha melhor do que propofol ou tiopental, dada a sua menor incidência de efeitos colaterais cardiovasculares. Por fim, os pacientes diabéticos têm maior risco de doença cardiovascular, o que pode influenciar na avaliação e testes de risco cardiovascular perioperatório.

LEITURA SUGERIDA

Barash PG, Cullen BF, Stoelting RK *et al.*, eds. *Clinical Anesthesia*. 6th ed. Philadelphia, PA: Lippincott Williams & Wilkins; 2009:1296–1299.
Hines R. *Stoelting's Anesthesia and Co-existing Disease*. 5th ed. Philadelphia, PA: Saunders; 2008:375–376.
Miller RD. *Miller's Anesthesia*. 7th ed. Philadelphia, PA: Elsevier Churchill Livingstone; 2009.
Morgan GE Jr. *Clinical Anesthesiology*. 4th ed. New York, NY: McGraw Hill; 804–805.

PALAVRA-CHAVE

Hipermagnesemia: Tratamento

SEÇÃO

Ciências Clínicas Genéricas: Procedimentos, Métodos, Técnicas de Anestesia

Rongjie Jiang
Editado por Lars Helgeson

PONTOS-CHAVE

1. Hipermagnesemia (> 2,5 mEq/L) ocorre, principalmente, de modo iatrogênico e raramente como resultado de insuficiência renal.
2. Os sinais e sintomas estão diretamente relacionados com o nível de Mg^{2+} medido no sangue e manifesta-se principalmente como depressão dos sistemas nervoso, cardiovascular e respiratório.
3. Equilíbrio normal do magnésio inclui eliminação principalmente através dos rins, e a regulação é influenciada por outros fatores, incluindo os níveis e volume de cálcio no plasma e o estado ácido-base.
4. O tratamento da hipermagnesemia inclui a administração de fluidos, seguida por diérese (especialmente com diuréticos em alça) e diálise para pacientes com insuficiência renal. A utilização de cálcio por via intravenosa (IV) diminui o nível de Mg^{2+} no soro de forma rápida, porém temporária.

DISCUSSÃO

Hipermagnesemia (níveis plasmáticos > 2,5 mg/dL) ocorre, principalmente, como resultado de superdosagem iatrogênica, como nutrição parenteral, durante o tratamento de *torsade de pointes* e em obstetrícia. O magnésio é utilizado no tratamento do trabalho de parto prematuro e na prevenção de crises em pacientes com pré-eclâmpsia. O alvo de nível de Mg^{2+} na prática obstétrica é de 5 a 7 mg/dL. É ocasionalmente visto com o uso crônico de antiácidos, laxantes e enemas.

O equilíbrio do magnésio normal é mantido principalmente através dos rins, com 25% sendo reabsorvido no túbulo proximal e aproximadamente 50% na espessa alça ascendente de Henle. Reabsorção renal de Mg^{2+} é aumentada com hipocalcemia, hipomagnesemia, alcalose metabólica, depleção de volume e aumento dos níveis de hormônio da paratireoide. O aumento da excreção renal ocorre com hipercalcemia, hipermagnesemia, expansão de volume, uso de diuréticos, depleção de fosfato, cetoacidose e hiperaldosteronismo. Os sinais e sintomas de hipermagnesemia estão diretamente relacionados com os níveis séricos de Mg^{2+} e estão resumidos na Tabela 1. Uma vez que níveis elevados de magnésio prejudicam a libertação de acetilcolina e o seu efeito na junção neuromuscular, eles podem resultar em fraqueza muscular e, consequentemente, potenciar o efeito dos bloqueadores neuromusculares. Doses de bloqueadores neuromusculares devem ser reduzidas em 25 a 50%, se os níveis elevados de magnésio são conhecidos.

Tabela 1. Sinais e sintoma de hipermagnesemia

Sintomas	Nível de magnésio (mg/dL)
QRS ampliado, P-R prolongado, náusea	5-10 (suprafisiológico)
Bloqueio cardíaco completo	> 15 (hipermagnesemia grave)
Sedação, hipoventilação, diminuição dos reflexos do tendão profundo, fraqueza muscular	20-34
Hipotensão, bradicardia	24-48
Arreflexia, coma, paralisia respiratória	48-72

O tratamento da hipermagnesemia normalmente começa com expansão de volume com a administração de fluidos IV, seguida por diurese. O tratamento definitivo é a diálise, particularmente em pacientes com insuficiência renal. Inversão temporária dos efeitos da hipermagnesemia pode ser obtida com terapia de cálcio (1 g ou 5 a 10 mEq de gluconato de cálcio ou cloreto de cálcio a 10%, 20 mg/kg IV [0,2 mL por quilo – dosagem pediátrica, 5 a 10 mL – dosagem adulta]). Hipermagnesemia neonatal pode ocorrer imediatamente após o parto, tipicamente por causa da terapia materna com Mg^{2+}. Sintomas respondem à expansão de volume intravascular, dopamina e gluconato de cálcio de 100 a 200 mg/kg administrado ao longo de um período de 5 minutos.

LEITURA SUGERIDA

Barash P, Cullen BF, Stoelting RK, *et al. Clinical Anesthesia*. 6th ed. Philadelphia, PA: Lippincott Williams & Wilkins; 2009:14, 322.

Miller RD. *Miller's Anesthesia*. 7th ed. Philadelphia, PA: Elsevier, Churchill, and Livingstone; 2009:1713–1714, 2695, 2996.

Morgan GE Jr, Mikhail MS, Murray MJ. *Clinical Anesthesiology*. 4th ed. New York, NY: Lange Medical Books/McGraw Hill; 2006:chap 28:686–687.

Hiperparatireoidismo: Sinais e Sintomas

Clínica Baseada em Órgão: Endocrinologia/Metabolismo

Ashley Kelley e Kellie Park
Editado por Mamatha Punjala

PONTOS-CHAVE

1. Sintomas do hiperparatireoidismo são secundários à hipercalcemia resultante.
2. Os primeiros sinais de hipercalcemia incluem vômitos e dor abdominal e sedação/sonolência, que podem evoluir para sintomas como fraqueza muscular esquelética.
3. Pacientes com hipercalcemia podem ter poliúria e, se os níveis permanecem persistentemente elevados, são predispostos para a formação de pedras nos rins.

DISCUSSÃO

As glândulas paratireoides secretam hormônio paratireoide (PTH), que é o principal responsável pela regulação do cálcio. Normalmente, PTH funciona promovendo a reabsorção óssea, limitando a eliminação pelos rins e, indiretamente, aumentando a absorção de cálcio a partir do trato gastrointestinal (GI), secundária ao seu efeito sobre a vitamina D. Como resultado, os níveis de cálcio no plasma são aumentados e, por isso, em situações clínicas de excesso de PTH, ocorrerá hipercalcemia por causa dos sintomas em sua maioria associados ao hiperparatireoidismo. Hiperparatireoidismo primário pode ser causado por carcinoma paratireóideo, adenoma ou hiperplasia, enquanto que hiperparatireoidismo secundário é uma superprodução reacionária de PTH em resposta à hipocalcemia.

Hipercalcemia, definida como concentração de cálcio no soro superior a 5,5 mEq/L (ionizado [Ca^{2+}] > 2,5 mEq/L), tem uma vasta gama de efeitos sobre vários sistemas de órgãos. Os primeiros sinais de hipercalcemia incluem sintomas GI, como vômitos e dor abdominal, e disfunção do sistema nervoso central, como sedação/sonolência. Além disso, sequelas neurológicas incluem o desenvolvimento de psicose e diminuição da sensação de dor. Outros sintomas GI incluem o desenvolvimento de úlceras pépticas secundárias ao aumento da secreção de ácido gástrico e pancreatite. Um sintoma neuromuscular comum é fraqueza do músculo esquelético, que deverá ser avaliada no pré-operatório, porque a resposta à administração de fármacos bloqueadores neuromusculares (NMBDs) pode estar alterada.

Hipercalcemia pode levar ao desenvolvimento de poliúria e desidratação, e níveis persistentemente elevados de cálcio no soro podem resultar na formação de cálculos renais e anemia. Secundária ao aumento da reabsorção óssea, os pacientes podem experimentar dor óssea e desenvolver osteopenia, com possível aumento do risco de compressão vertebral osteoporose e fraturas. A hipercalcemia também pode resultar em hipertensão e alterações do ECG, incluindo encurtamento do intervalo QT e intervalo PR prolongado, o que pode aumentar o risco de desenvolvimento de arritmias.

Ao avaliar um paciente no pré-operatório, atenção especial deve ser dada ao estado do volume intravascular do paciente, uma vez que pode ficar hipotenso na indução, secundário à desidratação e depleção de volume. Se os níveis de cálcio são muito altos, os pacientes devem ser tratados com reposição agressiva de fluidos e diurese com diuréticos em alça, já que ajudam a aumentar a excreção de cálcio na alça ascendente de Henle e no túbulo contorcido distal.

LEITURA SUGERIDA

Barash PG, Cullen BF, Stoelting RK et al., eds. *Clinical Anesthesia.* 6th ed. Philadelphia, PA: Lippincott Williams & Wilkins; 2009:1284–1286.

Hines RL, Marschall KE. *Stoelting's Anesthesia and Co-existing Disease.* 5th ed. Philadelphia, PA: Churchill Livingstone; 2008:398–401.

Morgan GE Jr, Mikhail MS, Murray MJ. *Clinical Anesthesiology.* 4th ed. New York, NY: Lange Medical Books/McGraw Hill; 2006:809–810.

PALAVRA-CHAVE

SEÇÃO

Hiperpotassemia Aguda: Tratamento

Farmacologia e Fisiologia

Mary DiMiceli e Ervin Jakab
Editado por Qingbing Zhu

PONTOS-CHAVE

1. Hiperpotassemia (P_k > 5,5 mEq por L) pode ser uma condição fatal causada pela ingestão excessiva, excreção inadequada ou trocas extracelulares.
2. A hiperpotassemia pode ser manifestada por fraqueza muscular ou mudanças no ECG; no entanto, até 50% dos pacientes podem ter hiperpotassemia fatal sem quaisquer manifestações no ECG.
3. Hiperpotassemia com alterações de ECG (altas ondas T, prolongamento do intervalo PR e da duração do QRS, bloqueio cardíaco, fibrilação ventricular) ou comprometimento circulatório, ou níveis superiores a 7,0 mEq por L precisa de intervenção rápida com cálcio intravenoso (IV) ou insulina mais dextrose.
4. Conhecimento básico de fisiologia de potássio é pertinente no processo por meio do tratamento de hiperpotassemia.
5. Objetivos do tratamento incluem estabilização/antagonismo de potássio nas membranas celulares, redistribuição de potássio intracelular e remoção permanente do corpo obtido por secreção, excreção ou hemodiálise.

DISCUSSÃO

Distúrbios de eletrólitos, níveis particularmente elevados de potássio, têm o potencial de algumas complicações muito graves. Embora hiperpotassemia, definida como nível de potássio plasmático superior a 5,5 mEq por L, possa ser desejada na administração local da cardioplegia durante cirurgia cardíaca com o efeito global para ajudar a reduzir o consumo de oxigênio e a parada cardíaca, muitas vezes não é desejável e pode ser uma condição com risco de vida. A hiperpotassemia pode resultar de (a) consumo em excesso, como o que ocorre com a transfusão maciça de sangue e cardioplegia, excreção secundária inadequada à insuficiência renal, diuréticos poupadores de potássio ou enzimas conversoras dos inibidores de angiotensina (ACE) e (b) trocas extracelulares que podem ocorrer com os danos extensos ao tecido, queimaduras, grandes traumas, transplante de órgãos, acidose respiratória ou metabólica, paralisia periódica hipercalêmica, *overdose* de digitálicos, hipertermia maligna e administração de sucinilcolina. Particularmente pertinente ao campo da anestesia é a hiperpotassemia resultante da sucinilcolina, uma vez que é conhecida por aumentar os níveis de plasma em 0,5 mEq por L em pacientes normais. Como anestesiologistas, devemos estar conscientes de outras circunstâncias e situações cirúrgicas que possam predispor um paciente a desenvolver hiperpotassemia após ter recebido o relaxante muscular despolarizante. Pacientes também podem ter pseudo-hiperpotassemia secundária a hemólise de hemácias ou trombocitose/leucocitose. Além disso, conforme discutido em um relato de caso recente, rebote da hiperpotassemia pode resultar em coma terapêutico por barbitúrico, já que barbitúricos, particularmente o tiopental, são conhecidos por causar hipocalemia transitória secundária a uma troca intracelular seguida por hiperpotassemia de rebote, já que o potássio muda extracelularmente.

A hiperpotassemia manifesta-se por fraqueza muscular (> 8 mEq por L) e as mudanças gráficas de eletrocardiograma, que podem ser vistas nas concentrações de potássio plasmático (P_k) começando em torno de 6,5 a 7,0 mEq por L. No entanto, ter níveis de potássio elevados não garante alterações de ECG clinicamente evidentes. Na verdade, muitos estudos têm demonstrado hiperpotassemia significativa (> 7,0 mEq por L) sem alterações no ECG, e outros relatórios apenas 46% a 55% de pacientes com P_k > 6,0 com alterações de ECG. Portanto, a menos que se tenha um índice clínico de suspeita, diagnosticar hiperpotassemia pode realmente vir a ser difícil e/ou tardio. A hiperpotassemia também tem o efeito de potencializar os efeitos dos agentes de bloqueio neuromuscular e, assim, os pacientes devem ser monitorados de perto no intraoperatório.

Para entender o tratamento da hiperpotassemia, um conhecimento básico da fisiologia de potássio é pertinente, especificamente como quando aplicado aos miócitos. O potássio é o cátion intracelular dominante, enquanto que o sódio é o cátion extracelular dominante. P_k também é determinado pela regulação renal, com secreção e reabsorção ocorrendo no túbulo distal no néfron, e um equilíbrio ainda é mantido pela insulina, catecolaminas e equilíbrio ácido-base. O gradiente de concentração entre o sódio e o potássio, mantido pelas bombas de sódio-potássio ATPase, é o que determina o potencial de membrana da membrana em repouso de uma célula, que é normalmente de –90 mV. O gradiente de íons de potássio é o fator mais importante na determinação do potencial de membrana e, assim, quando a concentração extracelular aumenta, o gradiente de concentração diminui e, consequentemente, também diminui o potencial de membrana em repouso (p. ex., de –90 a –80 mV). O potencial de limite normal é –75 mV; portanto, fazendo o potencial de membrana de repouso menos negativo (isto é, mais perto de –75 mV), a membrana celular é mais excitável.

Essas alterações manifestam-se clinicamente como um pico de ondas T, intervalo PR prolongado e QRS ampliado. A fase 1 é decorrente do efluxo de íons de potássio, que, eventualmente, é compensado pelo influxo de cálcio, manifestado na fase 2, resultando em uma fase de platô. A fase 3 é o resultado do fechamento de canais de cálcio e o efluxo continuado de potássio das células levando à repolarização celular. No entanto, com altos níveis extracelulares de potássio, os canais de íon potássio têm maior condutância através da membrana celular (por motivos desconhecidos), resultando em maior efluxo de íons para fora e, assim, uma inclinação mais acentuada nas fases 2 e 3 e, portanto, reduzindo o tempo de repolarização. Isso também se manifesta clinicamente como depressão do segmento ST e um intervalo Q-T reduzido. Com níveis crescentes de potássio, o nodo sinoatrial (SA) está cada vez mais sensível e começa a exibir aumento da atividade elétrica sem despolarização atrial real, resultando na perda de ondas P. Finalmente, com níveis de agravamento (> 10 mEq por L), o nodo SA não é mais o foco da despolarização, e o impulso elétrico começa nos marca-passos de junção, resultando em complexos QRS aumentados, eventualmente ao ponto onde as ondas QRS e T ocorrem simultaneamente, levando, por fim, à fibrilação ventricular e à assistolia.

Nesse sentido, o tratamento nos casos agudos é direcionado para minimizar e eliminar os efeitos eletrofisiológicos adversos sobre o miocárdio. Modos adicionais de tratamento, então, podem ser direcionados para aumentar o fluxo de íons potássio intracelulares e pela crescente eliminação de potássio ou secreção/excreção renal. A estabilização da membrana é alcançada com cloreto de cálcio ou gluconato de cálcio, que atua reduzindo o limiar potencial de miócitos cardíacos. Em outras palavras, o limiar potencial normal é de –75 mV, e, com hiperpotassemia, o potencial de membrana de repouso é menos negativo (–90 a –80 mV) com consequente aumento da excitabilidade, mas, com aumento do cálcio extracelular, o limiar de potencial é reduzido para –60 mV e, consequentemente, a capacidade de excitação da membrana é reduzida juntamente com o potencial para arritmias. Além disso, com a administração de cálcio, o influxo de cálcio nas células (especialmente células cálcio-dependente, como SA e nodos atrioventriculares) aumenta a taxa de ascensão da fase 0 no potencial de ação; portanto, neutraliza os efeitos depressores da hiperpotassemia, como evidenciado em uma inclinação de diminuição da fase 0 (Fig. 1). Gluconato de cálcio é a solução preferida, já que o cloreto de cálcio tem o efeito colateral desagradável de necrose tecidual, se ele extravasasse, e é administrado como 10 a 30 mL de gluconato de cálcio IV a 10%. A hiperpotassemia também se agravou por perturbações simultâneas de eletrólito (hiponatremia, hipocalcemia, acidemia); assim, em pacientes com hiponatremia, a administração IV de solução salina hipertônica pode também ajudar a reverter alterações ECG e estabilização de membrana.

Também se pode tentar impedir a ocorrência de hiperpotassemia secundária à ingestão excessiva, que pode ocorrer com transfusões maciças. Com armazenamento prolongado de sangue total, a concentração plasmática de potássio pode aumentar para 30 mEq por L. Em um relato de caso, foram utilizados dispositivos de autotransfusão contínua (CAT), em que 1 mL de sangue "velho" (> 4 semanas) foi lavado com 2 mL de solução salina. O sangue tinha um nível de potássio de 39,6 mmol por L, e o sangue processado final usando CATs resultou em um nível de 2,3 mmol por L, que foi administrado no intraoperatório em um paciente com doença renal de estágio final (ESRD), que finalmente, teve um curso de pós-operatório sem intercorrências. Embora não haja muito na literatura sobre esse método, é definitivamente algo a se considerar, especialmente em pacientes com trauma e pacientes que exigirão grande transfusão de sangue com insuficiência renal.

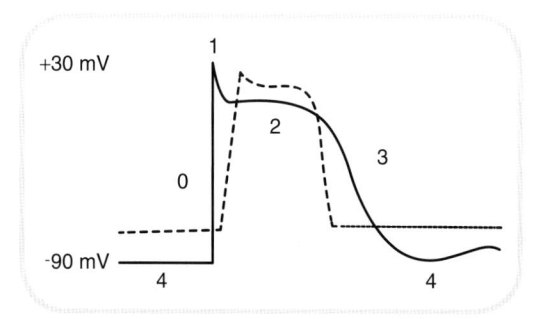

Figura 1. O potencial de ação de um miócito cardíaco. Ativação de canais de íon Na voltagem-dependentes resulta em fase 0 do potencial de ação. A taxa de aumento dessa fase é determinada pelo potencial de membrana no início da despolarização, que determina o número de canais de sódio ativado. Com hiperpotassemia (linha pontilhada), o potencial de membrana em repouso é menos negativo, resultando em canais de sódio menos ativos e, portanto, uma taxa mais lenta em crescente correlação com condução mais lenta através do miocárdio e prolongando a despolarização. (Reutilizada de Parham WA, Mehdirad AA, Biermann KM, et al. Hyperkalemia revisited. *Tex Heart Inst J* 2006;33(l):40-47.)

O segundo objetivo da terapia, redistribuição intracelular de potássio, pode ser alcançado pela estimulação das bombas de Na-K ATPase normalmente com uma injeção de 10 unidades de insulina regular, seguida por um *bolus* de dextrose a 50%, contribuindo, assim, para o movimento de potássio dentro da célula e de sódio fora dela. Catecolaminas e beta-agonistas também demonstraram ajudar a direcionar o potássio no sentido intracelular pelo mesmo processo. Em pacientes selecionados, especialmente aqueles que são significativamente acidóticos, bicarbonato de sódio pode ser dado para ajudar na troca de potássio no interior das células pelo crescente pH do plasma. Em pacientes com um pH normal, pode não ser útil, já que pode ter um efeito transitório com o potencial de recuperação para hipercalcemia. Por fim, secreção/excreção de potássio pode ser reforçada por medicamentos particulares, embora não em casos agudos de hiperpotassemia grave. Lasix ajudará a promover a eliminação de potássio pela inibição do transportador de cloreto-sódio-potássio no ramo ascendente da alça de Henle, em pacientes com função renal normal. No entanto, em pacientes com insuficiência renal, resinas de polistireno de sódio (Kayexalate) sob forma oral ou retal ajudam a promover a excreção intestinal. Infelizmente, ele tem um efeito de início lento e tem o potencial para necrose do intestino; portanto, não é particularmente uma medicação favorável. Diálise também demonstrou ser um método eficaz, particularmente em pacientes com insuficiência renal, mas pode resultar em hiperpotassemia de repercussão em alguns pacientes.

LEITURA SUGERIDA

Gaba DM, Fish KJ, Howard SK. *Crisis Management in Anesthesiology*. Philadelphia, PA: Churchill Livingstone; 1994:153–155.

Knichwitz G, Zahl M, Van Aken H, et al. Intraoperative washing of long-stored packed red cells using an auto-transfusion device prevents hyperkalemia. *Anesth Analg*. 2002;95:324–325.

Morgan GE, Mikhail MS, Murray MJ. *Clinical Anesthesiology*. 4th ed. New York, NY: Lange Medical Books/McGraw Hill; 2006:680–682.

Neil MJ, Dale MC. Hypokalaemia with severe rebound hyperkalemia after therapeutic barbiturate coma. *Anesth Analg*. 2009;108(6):1867–1868.

Weisberg LS. Management of severe hyperkalemia. *Crit Care Med*. 2008;36(12):3246–3251.

PALAVRA-CHAVE	# Hiperpotassemia Induzida por Drogas
SEÇÃO	Farmacologia

Gregory Albert
Editado por Ala Haddadin

PONTOS-CHAVE

1. Administração inadequada de medicamentos é uma causa frequente de hiperpotassemia.
2. Drogas que aumentam os níveis séricos de potássio podem ser divididas naquelas que trocam o potássio para o compartimento extracelular, aquelas que reduzem a eliminação renal e aquelas que contêm potássio.

DISCUSSÃO

Hiperpotassemia iatrogênica pela administração inadequada de medicamentos é uma das principais causas de morbidade e mortalidade nos pacientes. Conhecimento de medicamentos que aumentam o potássio sérico é vital para qualquer profissional competente, pois reduzirá a incidência de arritmias cardíacas fatais, como fibrilação ventricular e assistolia.

Os medicamentos que estimulam a libertação do potássio intracelular na corrente sanguínea são utilizados ubiquamente na medicina. Os betabloqueadores, como metoprolol, estimulam a liberação de potássio. Succinilcolina, manitol e digoxina também causam aumento do potássio sérico. Medicamentos que reduzem a eliminação renal de potássio também aumentam os níveis séricos de potássio. Exemplos desses medicamentos incluem inibidores da ACE, heparina, drogas anti-inflamatórias não esteroides, amilorida, triantereno, espironolactona, trimetoprima, pentamidina e inibidores da calcineurina. Alguns medicamentos incluem potássio em suas formulações e, quando administrados, podem aumentar diretamente o potássio sérico. Esses incluem certas penicilinas e soluções de cardioplegia.

LEITURA SUGERIDA

Reilly R, Perazella M. *Nephrology in 30 Days*. Philadelphia, PA: McGraw-Hill Company; 2005:90–92.

PALAVRA-CHAVE	# Hiper-Reflexia Autonômica: Sinais e Paraplegia
SEÇÃO	Clínica Baseada em Órgão: Ciências Clínicas Neurológicas, Neuromusculares e Genéricas: Procedimentos, Métodos, Técnicas de Anestesia *Kimberly Slininger, Holly Barth e Meredith Brown* *Editado por Ramachandran Ramani*
PONTOS-CHAVE	1. Pacientes com lesões na medula espinal acima do nível de T7 estão em alto risco de hiper-reflexia autonômica, caracterizada por uma descarga simpatorreflexa em resposta a um estímulo nocivo. 2. Hiper-reflexia autonômica geralmente apresenta-se como hipertensão e bradicardia repentina. 3. Hiper-reflexia autonômica deve ser primeiramente tratada pela retirada do estímulo precipitante; em seguida, pelo aumento da profundidade anestésica e, por fim, pelo tratamento da hipertensão com vasodilatadores de ação direta. 4. Bloqueando os reflexos autônomos na medula espinal, a anestesia neuraxial é uma boa alternativa para anestesia geral em pacientes com risco de desenvolver hiper-reflexia autonômica.
DISCUSSÃO	Normalmente, a hiper-reflexia autonômica ocorre em resposta a um estímulo nocivo em pacientes com lesões crônicas na medula espinal acima do nível de T7. Como resultado da lesão da medula espinal, o sistema nervoso central é incapaz de modular a resposta aos estímulos do sistema nervoso simpático. Sessenta a 70% dos pacientes com lesões na medula espinal acima T7 podem vivenciar instabilidade do tônus vascular como resultado, e os relatos mostram mortalidade perioperatória de aproximadamente 20% em pacientes com transecção da medula espinal. O estímulo desencadeante pode ser o estímulo proprioceptivo, cutâneo ou visceral (ou seja, bexiga ou reto superestendido). O resultado é a ativação de um reflexo da medula espinal que deixa de ser inibido pelo sistema nervoso central. Elevação da pressão arterial é detectada pelos barorreceptores no seio carotídeo e na aorta e, assim, ativa a hiperatividade parassimpática por meio do nervo vago que pode resultar em bradicardia, bloqueio cardíaco, ectopia ventricular e vasodilatação reflexa acima do nível da lesão da medula espinal que é manifestada por rubor e sudorese. Os sintomas da hiper-reflexia autonômica refletem a descarga simpática abaixo do nível da lesão, causando vasoconstrição grave, que é parcialmente compensada por vasodilatação acima do nível da lesão. Estímulos capazes de induzir este reflexo incluem distensão da bexiga, estimulação retal e estimulação cirúrgica. A incidência é maior nos homens do que nas mulheres. Quando ocorre hiper-reflexia autonômica durante a cirurgia, as alterações de hipertensos podem levar a perda sanguínea aumentada, convulsões, hemorragia subaracnoide, cerebral e retiniana, acidente vascular cerebral ou até a morte. Além de hipertensão e bradicardia, outras alterações cardíacas comumente observadas incluem insuficiência cardíaca, taquicardia em lesões altas da medula espinal cervical e isquemia miocárdica. Indução da anestesia geral em pacientes com hiper-reflexia autonômica deve ser feita com muito cuidado. Pouca anestesia pode induzir uma crise hipertensiva, enquanto que muita anestesia pode induzir hipotensão profunda. Succinilcolina deve ser evitada por causa de sua propensão em causar hiperpotassemia em pacientes paraplégicos. Quando ocorrer hiper-reflexia autonômica, ela deve ser tratada imediatamente, para evitar as consequências de crise hipertensiva. O primeiro passo é remover o estímulo nocivo, e a profundidade anestésica deve ser imediatamente aprofundada. Hipertensão deve ser tratada com vasodilatadores de ação direta. Se o paciente já não tiver um cateter de Foley no lugar, um deve ser colocado, para garantir que a distensão da bexiga não seja a causa. O risco de hiper-reflexia autonômica persiste no período pós-operatório, e deve-se tomar muito cuidado para preveni-la.

Anestesia neuraxial é uma boa alternativa para anestesia geral em procedimentos urológicos. Anestesia espinal é particularmente eficaz na prevenção da hiper-reflexia autonômica por bloqueio das vias aferentes na medula espinal. Da mesma forma, há evidências de que opioides epidurais também bloqueiam os reflexos autônomos. No entanto, como esses pacientes têm um déficit sensorial abaixo do nível da lesão, o nível de anestesia em um bloqueio neuraxial é difícil de testar.

LEITURA SUGERIDA

Barash PG, Cullen BF, Stoelting RK. *Clinical Anesthesia*. 5th ed. Philadelphia, PA: Lippincott Williams & Wilkins; 2009:1052.

Miller RD, Eriksson LI, Fleisher LA, et al. *Miller's Anesthesia*. 7th ed. Philadelphia, PA: Elsevier Churchill Livingston; 2009:1085.

Ruskin KJ, Rosenbaum S. *Anesthesia Emergencies*. 1st ed. New York, NY: Oxford University Press; 2011:144–145.

PALAVRA-CHAVE	# Hipertermia Maligna: Distúrbios Associados
SEÇÃO	Farmacologia

Martha Zegarra
Editado por Thomas Halaszynski

PONTOS-CHAVE

1. Os distúrbios associados à hipertermia maligna (MH) incluem os seguintes:
   a) Distrofia muscular de Duchenne.
   b) Doença do núcleo central.
   c) Osteogênese imperfeita.
   d) Miopatia de Evans.
   e) Síndrome de King-Denborough.
2. Apenas a doença do núcleo central, um distúrbio inato que causa fraqueza muscular crônica, parece estar verdadeiramente ligada à MH.
3. O efeito de anestésicos inalatórios em pacientes com distrofia muscular de Duchenne é agora considerado uma forma de rabdomiólise induzida pela anestesia.
4. Mais de 80% dos pacientes com trismo, juntamente com flacidez de outros músculos, não demonstram ser sensíveis à MH pelo teste muscular.

DISCUSSÃO

A MH é uma miopatia rara caracterizada por um estado hipermetabólico agudo no tecido muscular. Assim, não é inesperado que pacientes com MH possam reagir adversamente a condições que alterem a permeabilidade muscular ou o metabolismo. Inversamente, várias outras doenças que afetam o tecido muscular mostram uma incidência associada relativamente alta de MH. Desses distúrbios, a distrofia muscular de Duchenne, a doença do núcleo central, a osteogênese imperfeita, a miopatia de Evan e a síndrome de King-Denborough são os mais comumente citados.

Uma clara ligação ou associação da MH a outros processos de doença tem sido um pouco confusa e problemática. Apenas a doença do núcleo central, um distúrbio inato que causa fraqueza muscular crônica, parece estar verdadeiramente ligada à MH. A maioria das famílias com a doença do núcleo central têm uma mutação no canal de liberação de cálcio do *locus* do músculo esquelético (*ryr 1*). O efeito de anestésicos inalatórios em pacientes com distrofia muscular de Duchenne é agora considerado uma forma de rabdomiólise induzida pela anestesia. Ele ainda compartilha características clínicas e bioquímicas comuns, mas o mecanismo subjacente à rabdomiólise é diferente. Além disso, o dantroleno não trata a rabdomiólise induzida por anestesia. Os efeitos colaterais do dantrolene (fraqueza muscular) são indesejáveis nesta população de pacientes e podem prejudicar uma gestão adequada.

O espasmo do masseter, outra condição normalmente associada à MH, é definido como a rigidez muscular da mandíbula em conjunto com fraqueza muscular do membro após a administração da succinilcolina. Se houver rigidez de outros músculos além do trismo, a associação com MH é absoluta, e os anestésicos inalatórios devem ser interrompidos tão cedo quanto possível e o tratamento da MH iniciado. No entanto, mais de 80% dos pacientes com trismo, juntamente com flacidez de outros músculos, não demonstram ser sensíveis à MH pelo teste muscular. Finalmente, fenômenos extremamente raros de MH induzida por estresse têm sido descritos. Eles não requerem exposição a agentes anestésicos, mas considera-se que são desencadeados por trauma, exercício vigoroso ou ambiente de alta temperatura.

LEITURA SUGERIDA

Hines RL, Marschall KE, eds. *Stoelting's Anesthesia and Coexisting Disease*. 5th ed. Philadelphia, PA: Churchill Livingstone/Elsevier; 2010:623–624.

Miller RD, Eriksson LI, Fleisher LA, *et al. Miller's Anesthesia*. 7th ed. Philadelphia, PA: Churchill-Livingstone/Elsevier; 2010:1182, 1188–1189.

Morgan GE, Mikhail MS, Murray MJ. *Clinical Anesthesiology*. 4th ed. New York, NY: Lange Medical Books/McGraw Hill; 2006:170–171, 945, 948.

PALAVRA-CHAVE	**Hipertireoidismo: Sinais**
SEÇÃO	Clínica Baseada em Órgão: Endocrinologia/Metabolismo

Terrence Coffey
Editado por Mamatha Punjala

PONTOS-CHAVE

1. Doença de Graves (bócio difuso tóxico) é a causa mais comum de hipertireoidismo.
2. Doença de Graves, bócio multinodular tóxico e adenoma tóxico são responsáveis por 99% dos casos de hipertireoidismo.
3. Hipertireoidismo é caracterizado por um estado hipermetabólico.
4. Sinais e sintomas do hipertireoidismo incluem fadiga, ansiedade, perda de peso, diarreia, intolerância ao calor, fraqueza, pele quente e úmida, taquicardia e exoftalmia.
5. Tempestade tireoideana é uma exacerbação fatal de hipertireoidismo, e sua apresentação no intraoperatório pode ser muito semelhante a outras crises fatais, como hipertermia maligna e feocromocitoma.

DISCUSSÃO

O hipertireoidismo é caracterizado pelo aumento dos níveis de T_4 e T_3, e níveis normais ou abaixo do normal de hormônio tireoestimulante (TSH). A doença de Graves, bócio multinodular tóxico, e adenoma tóxico são responsáveis por 99% dos casos de hipertireoidismo. O hipertireoidismo é caracterizado por um estado hipermetabólico. Sinais e sintomas incluem fadiga, ansiedade, perda de peso, diarreia, intolerância ao calor, pele quente e úmida, fraqueza musculoesquelética, taquicardia e agitação. A doença de Graves é comumente associada a bócio, exoftalmia e tremores finos. Fraqueza e fadiga são comuns. Os pacientes também podem ter aumento da remodelação óssea secundária ao estado hipermetabólico, o que pode levar à osteoporose. Hipertireoidismo pode resultar em elevação da pressão arterial sistólica e diminuição da pressão arterial diastólica. Além disso, hipocalcemia, trombocitopenia e anemia leve podem estar presentes. Os pacientes idosos podem apresentar-se com fibrilação atrial, insuficiência cardíaca e outras arritmias cardíacas.

É desejável tornar eutiroide o paciente hipertireoide antes da cirurgia. Monitoração intraoperatória de pacientes com hipertireoidismo deve ser direcionada para o reconhecimento de sinais clínicos de aumento da atividade da tireoide. Isso pode incluir taquicardia, taquidisritmias e hipertensão.

Tempestade tireoideana é uma condição com risco de vida, por vezes, reconhecida no intraoperatório, muitas vezes em pacientes com hipertireoidismo não diagnosticado ou não tratado. Tempestade tireoideana pode manifestar-se no intraoperatório como hipertermia, taquicardia, disritmias, infarto do miocárdio ou insuficiência cardíaca congestiva. Pode também manifestar-se no pós-operatório com os mesmos sinais, mas também pode incluir confusão e agitação. Pode ser difícil identificar tempestade tireoideana a partir de outras condições fatais, como hipertermia e feocromocitoma maligno. Os níveis de T_4 livre estarão muito elevados, mas não são diagnósticos.

LEITURA SUGERIDA

Barash PG, Cullen BF, Stoelting RK et al., eds. *Clinical Anesthesia*. 6th ed. Philadelphia, PA: Lippincott Williams & Wilkins; 2009:1131–1133.

Hines R, Marschall K. *Stoelting's Anesthesia and Co-existing Disease*. 5th ed. Philadelphia, PA: Churchill Livingstone; 2008:381–383.

Morgan GE, Mikhail MS, Murray MJ. *Clinical Anesthesiology*. 4th ed. New York, NY: McGraw-Hill; 2005:807–808.

PALAVRA-CHAVE	**Hipocalcemia: Efeitos no Eletrocardiograma**
SEÇÃO	Farmacologia

Dallen Mill
Editado por Qingbing Zhu

PONTOS-CHAVE

1. Influxo de cálcio é responsável pela fase 2, ou fase platô, do potencial de ação do miocárdio.
2. Hipocalcemia resulta em atraso do influxo de cálcio e, portanto, fase platô prolongada, resultando em repolarização prolongada.
3. Hipocalcemia manifesta-se mais comumente como prolongamento do intervalo QT no ECG.
4. Inversões da onda T podem, ocasionalmente, ser associados à hipocalcemia.

DISCUSSÃO

Como mostra a Figura 1, a fase 1 do potencial de ação do miocárdio ocorre em virtude do efluxo de íons de potássio, que, eventualmente, é compensado pelo influxo de cálcio, conforme manifestado na fase 2, resultando em uma fase de platô. A fase 3 é o resultado do fechamento de canais de cálcio e o efluxo continuado de potássio para fora das células, levando a repolarização celular.

Uma diminuição da concentração de cálcio, portanto, significa um fluxo mais lento, o que iria atrasar a formação do platô, resultando em um potencial de ação prolongado pelo prolongamento da fase 2. Isso atrasaria a repolarização, ou fase 3, que se manifesta pela onda T em um traçado de ECG. Portanto, hipocalcemia produz principalmente um prolongamento do intervalo QT no ECG.

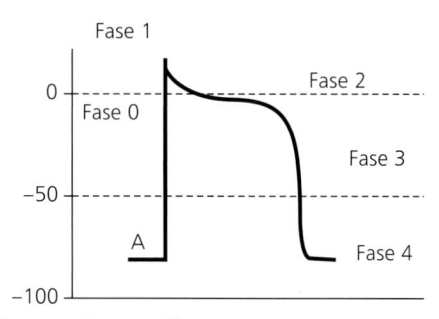

Figura 1. O potencial de ação de um miócito cardíaco.

Como acontece com outras causas de prolongamento do intervalo QT, a hipocalcemia pode aumentar o risco de fenômeno R-sobre-T e o desenvolvimento de arritmias ventriculares, como *torsade de pointes*. Ocasionalmente, inversões da onda T também são vistas em pacientes com essa anormalidade de eletrólitos.

Homeostase do cálcio é mantida pela absorção intestinal, que está intricadamente relacionada com o metabolismo da vitamina D, e a reabsorção e excreção renal, que são altamente dependentes da função do paratormônio (PTH), que também serve para aumentar a concentração de cálcio no plasma por meio do aumento da reabsorção óssea. Por outro lado, a calcitonina trabalha para aumentar a deposição de cálcio nos ossos. A quantidade de cálcio biologicamente disponível (ionizado) é determinada por essa interação e pela porcentagem de cálcio ligado às proteínas, principalmente albumina.

A hipocalcemia pode ser causada por hipomagnesemia (inibição de PTH e resposta dos tecidos ao PTH), sepse, múltiplas transfusões de sangue, alcalose, pancreatite, deficiências nutricionais, má absorção, deficiência de vitamina D, doença inflamatória do intestino, síndrome do intestino curto e hipoparatiroidismo. Portanto, é um risco após a tireoidectomia, com remoção inadvertida de algumas ou todas as glândulas paratireoides, e os pacientes devem ser monitorados após a cirurgia para um ou todos os sinais e sintomas, incluindo parestesias, confusão, estridor laríngeo ou laringospasmo, sinal de Trousseau (espasmo carpopedal), sinal de Chvostek (espasmo do masseter), convulsões e arritmias cardíacas. Diminuição da contratilidade cardíaca, resultando em hipotensão ou insuficiência cardíaca, também pode ocorrer, e, se ocorre no intraoperatório, pode potenciar os efeitos de determinados anestésicos e adjuvantes anestésicos, como anestésicos voláteis e barbitúricos, resultando em inotropia negativa.

O tratamento da hipocalcemia, particularmente após a cirurgia da tireoide, é mais dirigido para a prevenção com a terapia de reposição oral; no entanto, se o paciente começa a apresentar sintomas, a terapia de reposição intravenosa deve ser instituída imediatamente e com base nos níveis de cálcio ionizado (biologicamente ativo). A substituição é particularmente importante para evitar os efeitos cardíacos secundários negativos, como mencionado anteriormente. Pode ser necessária vigilância de pacientes monitorados em uma unidade de telemetria, já que existem alterações que podem ser vistas no ECG antes do desenvolvimento de quaisquer consequências nocivas.

LEITURA SUGERIDA

Foster DB. *Twelve-Lead Electrocardiology Theory and Interpretation*. New York, NY: Springer; 2007:11, 119.
Marino PL. *The ICU Book*. 3rd ed. Philadelphia, PA: Lippincott Williams & Wilkins; 2007:641–644.
Miller RD. Electrocardiography. In: *Miller's Anesthesia*. 7th ed. Philadelphia, PA: Elsevier; 2008:1362.
Morgan GE, Mikhail MS, Murray MJ. *Clinical Anesthesiology*. 4th ed. New York, NY: Lange Medical Books/McGraw Hill; 2006:684–685.
Rosendorff C. *Essential Cardiology Principles and Practice*. Totowa, NJ: Humana Press; 2006:135.

PALAVRA-CHAVE	# Hipotensão Espinal: Tratamento
SEÇÃO	Subespecialidades: Anestesia Regional

Jordan Martin
Editado por Thomas Halaszynski

PONTOS-CHAVE

1. A hipotensão é, muitas vezes, comum após a anestesia espinal, e o tratamento deve ser rotineiramente iniciado quando a pressão arterial for de 25 a 30% abaixo do valor basal ou a pressão arterial sistólica for inferior a 90 mm Hg.
2. O pré-tratamento com um *bolus* cristaloide pode diminuir a gravidade, mas não impede a hipotensão após um anestésico espinal.
3. Em teoria, a efedrina (tanto alfa-agonista quanto beta-agonista), é preferível à fenilefrina (alfa-agonista apenas) no tratamento da hipotensão espinal porque a efedrina é mais eficaz no aumento do tônus venoso (aumentando, assim, a pré-carga), que é a principal causa da hipotensão espinal, e também pode aumentar a taxa cardíaca.
4. Colocar o paciente na posição de cabeça para baixo também é eficaz como parte da estratégia de tratamento para a hipotensão espinal após a anestesia espinal.

DISCUSSÃO

A anestesia neuraxial pode ser uma técnica útil para muitas cirurgias, bem como na área de trabalho de parto e parto para pacientes grávidas. Tal como acontece com todos os tipos de anestesia, a anestesia neuraxial não é livre de ter suas próprias complicações. A hipotensão arterial é o efeito colateral mais comum após a anestesia espinal, com uma incidência que varia de 0 a 50% em pacientes não grávidas e pode ser tão elevada quanto de 50 a 90% em pacientes grávidas. Os fatores de risco para o desenvolvimento de hipotensão incluem aspectos como hipovolemia, idade maior que 40 anos, obesidade, uso concomitante de anestesia geral, e um nível anestésico chegando tão alto quanto a vértebra torácica-5 (T5) ou acima. O risco de desenvolver hipotensão aumenta com a elevação da altura do bloqueio espinal; no entanto, a gravidade dos efeitos cardiovasculares nem sempre tem sido demonstrada como tendo correlação com o nível de bloqueio espinal. Não há diretrizes estabelecidas quanto ao momento de iniciar o tratamento para a hipotensão, mas os parâmetros comumente aceitos incluem uma pressão arterial de 25 a 30% abaixo do valor basal ou uma pressão arterial sistólica inferior a 90 mm Hg em pacientes previamente normotensos.

A hipotensão que pode resultar quando da realização da anestesia espinal é criada por meio do bloqueio de eferentes simpáticos (simpatectomia), que, muitas vezes, leva a uma vasodilatação venosa e arterial. A vasodilatação venosa diminui a pré-carga que leva à diminuição do débito cardíaco e a dilatação arterial provoca uma diminuição da resistência vascular sistêmica. O objetivo de tratar a hipotensão em decorrência de uma simpatectomia criada durante a anestesia espinal é neutralizar esses efeitos fisiológicos. A terapia de primeira linha para o tratamento da hipotensão após anestesia espinal muitas vezes inclui a administração de soluções cristaloides; no entanto, isso pode ser ineficaz em pacientes normovolêmicos. O pré-tratamento com cristaloides antes de realizar a anestesia espinal pode também diminuir a incidência de hipotensão, mas não impede completamente que a hipotensão ocorra.

Uma solução mais confiável para o tratamento da hipotensão que muitas vezes resulta de um anestésico espinal é com a administração de vasopressores. A hipotensão causada pela anestesia espinal se dá por uma diminuição na pré-carga mais extensivamente e em maior grau do que por uma diminuição na pós-carga. Portanto, um conjunto alfa e beta-agonista (efedrina) que aumenta o tônus venoso e arterial é preferível e, geralmente, mais eficaz do que um agonista alfa puro, como a fenilefrina, que se demonstra menos eficaz em aumentar o tônus venoso. No entanto, doses de baixas a moderadas de dopamina podem também ser utilizadas para evitar a taquifilaxia por vezes associada à utilização prolongada de efedrina. Se estas medidas não forem suficientes para tratar adequadamente a hipotensão criada durante a anestesia espinal, a epinefrina pode ser outra medicação de escolha. Em conjunto com medicamentos e fluidos, posicionar o paciente de cabeça para baixo pode permitir que a gravidade alivie um pouco a hipotensão criada durante anestesia espinhal.

Em pacientes grávidas, a adição de compressão venocaval inferior secundária ao útero grávido pode aumentar e piorar o efeito hipotensor da anestesia neuraxial. Por causa dste potencial efeito deletério, medidas preventivas, como enfaixamento da perna, deslocamento do útero para a esquerda, e/ou administração de cristaloide de bloqueio pré-espinal são utilizados com mais frequência. Mais uma vez, a efedrina é mais comumente usada, pois ajuda a manter o fluxo sanguíneo uterino. No entanto, a fenilefrina pode também ser usada com segurança, especialmente quando um aumento na frequência cardíaca materna não seria tolerado ou se uma acidose fetal é motivo de preocupação.

LEITURA SUGERIDA

Barash PG, Cullen BF, Stoelting RK *et al.*, eds. *Clinical Anesthesia*. 6th ed. Philadelphia, PA: Lippincott Williams & Wilkins; 2009:945–947.
Finucane BT. *Complications of Regional Anesthesia*. 2nd ed. New York, NY: Springer; 2007:149–151.
Lobato EB, Gravenstein N, Kirby RR, eds. *Complications of Anesthesia*. 3rd ed. Philadelphia, PA: Lippincott Williams & Wilkins; 2008:675–676.
Morgan GE, Mikhail MS, Murray MJ, eds. *Clinical Anesthesiology*. 4th ed. New York, NY: Lange McGraw-Hill; 2006:316–318.

PALAVRA-CHAVE	# Hipotermia: Criança *vs.* Bebê
SEÇÃO	Subespecialidades: Anestesia Pediátrica

Kellie Park
Editado por Mamatha Punjala

PONTOS-CHAVE

1. A temperatura central em humanos é fortemente regulada. A hipotermia é normalmente considerada uma temperatura central inferior a 36,1°C.
2. Em recém-nascidos/lactentes e, em menor grau, em crianças, a área da superfície da pele em relação à massa corporal é grande, e todas as formas de perda de calor, incluindo radiação, convecção, condução e os mecanismos de evaporação, contribuem fortemente para o desenvolvimento de hipotermia.
3. A termogênese sem tremores é o principal meio pelo qual a criança gera calor para evitar a hipotermia.
4. A termogênese com tremores não é eficaz em recém-nascidos e na primeira infância, mas torna-se mais importante conforme o sistema musculoesquelético se desenvolve.

DISCUSSÃO

A temperatura central em humanos é fortemente regulada. A temperatura geralmente é preservada dentro de ±0,2°C. A hipotermia é normalmente considerada uma temperatura central inferior a 36,1°C. A hipotermia é adicionalmente classificada como "leve (33,9°C a 36,0°C), moderada (32,2°C a 33,8°C) ou grave (abaixo de 32,2°C)." Embora o ponto para medir a temperatura central seja amplamente debatido, tipicamente, temperaturas esofágicas ou da bexiga são aceitas como indicadores confiáveis da temperatura central.

Em bebês, a área da superfície da pele relativa à massa corporal é maior do que o dobro em comparação com os adultos. Assim, aquecedores convectivos de ar forçado são mais eficazes na manutenção da normotermia, já que a maioria do corpo dos bebês está em contato com o aquecedor. Por outro lado, esse método é essencialmente ineficaz, já que apenas uma pequena porção do corpo das crianças, ou dos adultos, está em contato com o aquecedor. Embora a área de superfície diminua de recém-nascidos para crianças, todas as formas de perda de calor, radiação, por convecção, condução e mecanismos de evaporação são muito maiores e contribuem mais fortemente para o desenvolvimento de hipotermia. Também, em comparação com crianças, recém-nascidos e bebês têm menos gordura subcutânea e uma pele menos queratinizada. A cabeça da criança é proporcionalmente grande em comparação com o corpo. Os ossos do crânio são mais finos em comparação com as crianças, por isso a perda de calor é muito maior a partir da cabeça.

A termogênese sem tremores é o principal meio pelo qual a criança gera calor para evitar a hipotermia. Neonatos e lactentes contam, principalmente, com o metabolismo da gordura marrom para aumentar a temperatura do corpo. A gordura marrom tem maior concentração de mitocôndrias. As mitocôndrias da gordura marrom têm uma cadeia respiratória desacoplada, e usam fosforilação oxidativa para criar calor em vez de ATP. Conforme o sangue flui para a gordura marrom metabolicamente ativa, ele é aquecido, já que retorna à circulação e regula efetivamente a temperatura do corpo. Os agentes anestésicos, incluindo gases inalados, fentanil e propofol, inibem o metabolismo da gordura marrom e, portanto, inibem a termogênese em maior grau no lactante.

Não está claro em que idade a termogênese muda de sem tremores para com tremores, mas isso parece ocorrer mais tarde na infância, quando o sistema musculoesquelético amadurece e a massa muscular aumenta para um grau eficaz na termorregulação. Está claro, porém, que a termogênese com tremor não é eficaz em recém-nascidos e na primeira infância.

LEITURA SUGERIDA

Cote CJ, Lerman J, Todres ID. *A Practice of Anesthesia for Infants and Children*. 4th ed. Philadelphia, PA: Saunders; 2009:25:557–564.
Ellis J. Neonatal hypothermia. *J Neonatal Nurs*. 2005;11(2):76–82.
Kurz A. Thermal care in the perioperative period. *Best Pract Res Clin Anaesthesiol*. 2008;22(1):39–48.

Hipotermia: Manejo de Estado do pH

Subespecialidades: Cuidados Intensivos

Thomas Gallen
Editado por Qingbing Zhu

PONTOS-CHAVE

1. Solubilidade de oxigênio e dióxido de carbono é dependente da temperatura. Quando a temperatura diminui, aumenta a solubilidade.
2. Manejo do estado do pH utiliza medidas de gás sanguíneo arterial (ABG) corrigido para a temperatura real do paciente e utiliza o acréscimo de dióxido de carbono para o circuito para manter um pH constante.
3. Na estratégia do estado alfa, as medidas do gás sanguíneo não são corrigidas à temperatura.
4. Em adultos submetidos ao desvio cardiopulmonar hipotérmico moderado, o estado alfa é a estratégia preferida, pois pode conferir resultados neurológicos um pouco melhores.
5. Na parada circulatória hipotérmica profunda (DHCA) com hipotermia profunda, o estado do pH é a estratégia preferida, já que parece fornecer melhor proteção contra a isquemia cerebral.

DISCUSSÃO

O estado de pH-*stat* e o estado alfa referem-se a métodos de interpretação do gás sanguíneo, e relacionam-se com o fato de a solubilidade do oxigênio e o dióxido de carbono serem dependentes da temperatura, e podem alterar a interpretação do gás sanguíneo. A quantidade total de moléculas de oxigênio ou dióxido de carbono é a soma do número de moléculas na fase gasosa e o número de moléculas na fase líquida; no entanto, a pressão parcial mede apenas essas moléculas na fase gasosa. Em temperaturas mais baixas, há relativamente poucas moléculas na fase gasosa e, portanto, uma diminuição da pressão parcial é medida. Um exemplo disso é que enquanto a água ferve, ela começa a borbulhar conforme o gás dissolvido/líquido muda para o estado gasoso.

Quando uma gasometria arterial é executada no laboratório, é aquecida até 37°C para análise. Se a temperatura do paciente for inferior a 37°C, uma segunda leitura de "temperatura corrigida" pode ser calculada a partir de um nomograma, que corrige as alterações relacionadas com a temperatura.

Na estratégia de estado alfa, a medição do gás sanguíneo não é corrigida à temperatura (ou seja, valores laboratoriais assumem uma temperatura do paciente de 37°C, independentemente da temperatura real, e esses são os valores relatados e utilizados para tratamento). Isso difere da estratégia de estado do pH, na qual as medições da gasometria arterial são relatadas com a correção da temperatura ou utilizando a temperatura real do corpo (por meio da utilização de um nomograma). Para manter um pH constante, o dióxido de carbono pode ser adicionado ao sistema. Nesse caso, o nível total de dióxido de carbono do corpo é aumentado, e o pH microcirculatório torna-se cada vez mais ácido.

A hipotermia é um dos pilares do tratamento cirúrgico no perioperatório em pacientes submetidos à cirurgia cardíaca, suprimindo o metabolismo cerebral 6 a 7% por 1°C de declínio na temperatura. Assim, é importante entender suas ramificações. Em adultos submetidos à circulação extracorpórea hipotérmica moderada, o estado alfa é a estratégia preferida, pois pode conferir resultados neurológicos um pouco melhores. A estratégia do estado alfa baseia-se na premissa de que mantendo um pH neutro em relação à temperatura, a função celular é melhor. Isso significa que o pH, a 37°C é de 7,4 e o pH a 20°C é de cerca de 7,70. A teoria é de que a histidina é um componente essencial do sistema de tampão de proteína, e na estratégia estado alfa há uma razão constante (alfa) de grupos imidazol dissociados a não dissociados de histidina, produzindo melhor ação enzimática. A desvantagem dessa estratégia é que ela cria um deslocamento para a esquerda da curva de dissociação oxigênio-hemoglobina, restringindo a extração de tecido em um tempo potencialmente crítico. O estado do pH usa os valores do gás sanguíneo para orientar o acréscimo de dióxido de carbono para manter um pH de temperatura corrigida de 7,4. Maiores fluxos sanguíneos resultantes são vistos, o que pode não só melhorar a perfusão por meio da vasodilatação cerebral, mas também colocar o paciente em maior risco de edema cerebral, microembolia e aumento da pressão intracraniana. Além disso, estado do pH pode promover um fenômeno de "roubo" em pacientes com doença vascular cerebral, permitindo que o sangue seja direcionado para longe das áreas marginalmente difundidas. O estado do pH pode melhorar o resfriamento cerebral, com o aumento do fluxo de sangue cerebral para estruturas profundas do cérebro, como o tronco cerebral, o cerebelo e o tálamo. Ao realizar DHCA, o estado do pH é preferível. A proteção cerebral melhorada vista pode ser multifatorial e inclui melhoras no fornecimento de oxigênio a partir da curva de dissociação oxigênio-hemoglobina deslocada para a direita, melhora da homogeneidade de resfriamento cerebral, diminuição da lesão de reperfusão em decorrência de sangue mais ácido e uma recuperação mais rápida de armazenamento cerebral de fosfato de alta energia. Portanto, a estratégia de estado de pH durante e imediatamente após DHCA com hipotermia profunda provavelmente proporciona melhor proteção do que estado alfa.

LEITURA SUGERIDA

Estafanous F. *Cardiac Anesthesia: Principles and Clinical Practice*. 2nd ed. Philadelphia, PA: Lippincott Williams & Wilkins; 2001:808–811.

Hensley FA, Martin DE, Gravlee GP. *A Practical Approach to Cardiac Anesthesia*. 4th ed. Philadelphia, PA: Lippincott Williams & Wilkins; 2008:393–394.

Kaplan JA, Grocott HP, Stafford-Smith M. *Kaplan's Cardiac Anesthesia*. 5th ed. Philadelphia, PA: Elsevier Saunders; 2006:991–992.

Hipoxemia: Tratamento Ventilatório

Subespecialidades: Cuidados Intensivos

Nicholas Dalesio
Editado por Veronica Matei

PONTOS-CHAVE

1. Hipoxemia durante a ventilação mecânica é tratada pelo aumento da FIO_2, aumentando a pressão média das vias respiratórias e reduzindo o distúrbio V/Q.
2. Um aumento na FIO_2 aumenta a concentração de oxigênio para os alvéolos, conforme determinado pela equação do gás alveolar.
3. O aumento da pressão média das vias respiratórias pode ser obtido por meio de pressão expiratória final positiva (PEEP), aumentando a pressão inspiratória, ou aumentando o tempo de inspiração, alterando a proporção inspiratória para expiratória.
4. Melhora na oxigenação pode ser o resultado de um distúrbio V/Q reduzido como uma função de redução no *shunt*, ou redução do espaço morto de ventilação de uma melhor ventilação alveolar.
5. Distúrbio V/Q a partir de atelectasia, pneumonia e edema pulmonar são causas de desvio.

DISCUSSÃO

Hipoxemia ocorre quando as demandas metabólicas do paciente começam a superar a oferta de oxigênio. Hipoventilação, desvio cardíaco da direita para a esquerda e processos que causam um deslocamento para a esquerda na curva de dissociação oxigênio-hemoglobina podem levar a hipoxemia. Várias doenças pulmonares, incluindo lesão pulmonar aguda (ALI), síndrome do desconforto respiratório agudo (ARDS), doença pulmonar obstrutiva crônica, distúrbio V/Q (atelectasia, pneumonia e edema pulmonar) podem levar à hipoxemia.

A ventilação mecânica é muitas vezes realizada concomitantemente quando ocorre hipoxemia; caso contrário, a intubação endotraqueal deve ser considerada.

Para o tratamento inicial de hipoxemia, o paciente deve ser colocado em FIO_2 a 100%. Pacientes que continuaram em 100% por períodos prolongados podem ter lesão pulmonar, e outros métodos para melhorar a hipoxemia devem ser utilizados. Hipoxemia relacionada com certas condições médicas, como ARDS, ALI e *shunts* intracardíacos da direita para a esquerda podem não melhorar com essa manobra.

A ventilação mecânica pode ser administrada com ou sem intubação endotraqueal. Pressão positiva contínua das vias respiratórias (CPAP), que pode ser útil em hipoventilação pós-operatória, insuficiência cardíaca congestiva aguda e pacientes pós-pneumonectomia, atua para recrutar alvéolos por intermédio do aumento da pressão da via respiratória superior acima da capacidade de fechamento. CPAP difere da PEEP em que a PEEP é somente pressão assistida após o vencimento. Em pacientes sob ventilação com pressão positiva, PEEP é muitas vezes usada para recrutar alvéolos colapsados, levando à diminuição do espaço morto. A hipoxemia é melhorada secundária ao aumento da área de superfície disponível para a troca gasosa. Quando a hipoxemia está relacionada com a hipoventilação, aumentar o volume corrente vai melhorar a hipoxemia. Isso também permite recrutamento dos alvéolos da mesma maneira que tratamentos CPAP e PEEP.

Outras manobras para melhorar a hipoxemia e recrutar alvéolos incluem ventilação com pressão de alto nível (como a ventilação de liberação de pressão das vias respiratórias [APRV]), ventilação de proporção inversa (permitindo períodos inspiratórios mais longos) e posição de decúbito ventral. Estudos que avaliaram esses procedimentos têm sugerido melhora na hipoxemia; no entanto, nenhum deles demonstrou ter diferenças significativas de resultado, quando comparados com as terapias convencionais. Se hipoxemia está relacionada com processos patológicos que conduzem a um aumento líquido no interior do pulmão, o tratamento com diuréticos e restrição hídrica têm-se mostrado útil.

Melhorar o fluxo de sangue para as áreas que são efetivamente ventiladas pode diminuir o V/Q, e pode possibilitar mais trocas gasosas. Óxido nítrico é uma manobra que aumenta o fluxo de sangue dentro do pulmão e melhora a hipoxemia.

LEITURA SUGERIDA

Barash P, Cullen B, Stoelting R *et al.,* eds. *Clinical Anesthesia*. 6th ed. Philadelphia, PA: Lippincott Williams & Wilkins; 2009:1458–1459.

Dunn P. *Clinical Anesthesia Procedures of the Massachusetts General Hospital*. 7th ed. Philadelphia, PA: Lippincott Williams & Wilkins; 2007:311–312, 650.

PALAVRA-CHAVE	# Hipoxemia durante Pneumonectomia: Tratamento
SEÇÃO	## Clínica Baseada em Órgão: Sistema Respiratório

Kimberly Slininger
Editado por Shamsuddin Akhtar

PONTOS-CHAVE

1. Em caso de ataque grave ou início abrupto de hipóxia, notificar o cirurgião e iniciar as ventilações dos dois pulmões.
2. Depois de confirmar a posição correta do tubo endotraqueal (ETT), várias manobras, incluindo o aumento da fração inspirada de oxigênio e manobras de recrutamento pulmonar (pressão expiratória final positiva [PEEP] e pressão positiva contínua das vias respiratórias [CPAP]), podem ser aplicadas para melhorar a oxigenação quando a hipóxia é menos grave ou mais gradual no início.
3. Clampeamento/ligadura precoce da artéria pulmonar é um tratamento de hipóxia durante a ventilação de um pulmão (OLV), que é exclusivo para pneumectomias.

DISCUSSÃO

A incidência de hipóxia (saturação de O_2 < 90%) durante a cirurgia torácica é inferior a 1%. Parte do manuseio anestésico de pacientes submetidos à pneumonectomia é determinar quais desses pacientes estão em maior risco para o desenvolvimento de hipóxia intraoperatória. Pacientes submetidos a procedimentos do lado direito são mais propensos a desenvolver hipóxia porque o pulmão direito recebe uma porcentagem maior do débito cardíaco e, portanto, cria um desvio maior durante uma ventilação do pulmão esquerdo. Função pulmonar do paciente parece ser paradoxal e inversamente correlacionada com a probabilidade de desenvolver hipóxia durante OLV. Pacientes submetidos a procedimentos na posição de decúbito dorsal estão em maior risco de hipóxia do que pacientes submetidos a procedimentos na posição lateral. Pacientes submetidos à toracotomia na posição de decúbito lateral necessitarão de oxigênio complementar, já que cerca de 20 a 30% de *shunt* é criado. Na posição de decúbito lateral, uma vez que o pulmão não dependente é isolado na preparação para a intervenção cirúrgica, um *shunt* é criado à medida que continua a receber um grau de perfusão, que não é acompanhado por meio de ventilação.

Tratamento intraoperatório de hipóxia durante pneumonectomia deve ser direcionado não apenas ao tratamento, mas em determinar a causa que auxilia na gestão e na resolução definitiva da referida causa. Em caso de ataque grave ou início abrupto de hipóxia, o cirurgião deve ser notificado da situação, e ventilação de ambos os pulmões deve ser iniciada, se possível. Inícios menos graves e graduais de hipóxia podem ser tratados por de uma série de manobras. Em primeiro lugar, FIO_2 pode ser aumentada para 1,0 (100%). Em segundo lugar, a colocação do ETT deve ser verificada por meio de fibrobroncoscopia para confirmar a posição correta do tubo de duplo lúmen. Além disso, deve-se auscultar os pulmões para avaliar se existe chiado, já que o broncospasmo pode agravar/iniciar hipóxia.

O pulmão dependente na posição de decúbito lateral, infelizmente, tem conformidade diminuída com atelectasia subsequente, espaço morto e áreas de *shunt*. Teoricamente, a vasoconstrição pulmonar hipóxica vai ajudar a diminuir a quantidade de *shunt* no pulmão não dependente. Levando em conta as alterações fisiológicas, uma vez que um paciente se torna hipóxico, as manobras de recrutamento do pulmão podem ser aplicadas para o pulmão ventilado para recrutar regiões atelectásicas. A aplicação de 5 a 10 cm H_2O de PEEP para o pulmão ventilado pode melhorar a oxigenação do pulmão ventilado. Em pacientes com doença pulmonar obstrutiva crônica (COPD) subjacente e outras doenças pulmonares que envolvem o pulmão ventilado, PEEP deve ser aplicada criteriosamente, para evitar desvio de sangue para longe das áreas ventiladas. Por fim, se a hipóxia persistir apesar do recrutamento das regiões atelectásicas do pulmão dependente, pode-se aplicar 2 a 5 cm H_2O de CPAP com oxigênio a 100%. Por conseguinte, a combinação da aplicação de PEEP no pulmão dependente com CPAP no pulmão não ventilado poderia ser extremamente bem-sucedida em melhorar a oxigenação arterial.

Por fim, em pacientes submetidos à pneumectomia, a artéria pulmonar ipsolateral pode ser clampeada ou ligada no início do procedimento, já que isso vai eliminar o desvio através do pulmão não ventilado/operado. No entanto, isso realmente deve ser reservado apenas para os pacientes que são submetidos à pneumonectomia total.

LEITURA SUGERIDA

Barash P, Cullen B, Stoelting RK *et al.*, eds. *Clinical Anesthesia*. 6th ed. Philadelphia, PA: Lippincott Wilkins & Williams; 2009:chap 40:1052.

Hogue CW Jr. Effectiveness of low levels of non-ventilated lung continuous positive airway pressure in improving arterial oxygenation in one lung ventilation. *Anesth Analg*. 1994;79(2):364–367.

Miller RD, Eriksson LI, Fleisher LA *et al.*, eds. *Miller's Anesthesia*. 7th ed. Philadelphia, PA: Churchill Livingstone; 2009:1849–1853.

Rosenbaum SH, Ruskin KJ, eds. *Emergencies in Anesthesia*. 1st ed. New York, NY: Oxford University Press; 2011:378–380.

Slinger P, Suissa S, Adam J, *et al.* Predicting arterial oxygenation during one-lung ventilation with continuous positive airway pressure to the non-ventilated lung. *J Cardiothorac Anesth*. 1990;4(4):436–440.

Stoelting RK, Miller RD, eds. *Basics of Anesthesia*. 5th ed. Philadelphia, PA: Churchill Livingstone Elsevier; 2007:422–423.

PALAVRA-CHAVE	# Homeostase Eletrolítica: Hormônios
SEÇÃO	Fisiologia

Dallen Mill
Editado por Ala Haddadin

PONTOS-CHAVE

1. Sódio, potássio e cálcio constituem os eletrólitos-chave regulados por hormônios.
2. A homeostase do sódio é regulada principalmente pela aldosterona e pela vasopressina.
3. A homeostase do potássio é regulada principalmente pela aldosterona.
4. A homeostase do cálcio é regulada principalmente pelo paratormônio (PTH) e, possivelmente, pela calcitonina.

DISCUSSÃO

Vários hormônios são fundamentais na manutenção da homeostase eletrolítica. Sódio, potássio e cálcio constituem os eletrólitos-chave regulados por hormônios.

Homeostase do sódio

Aldosterona

Em resposta a uma diminuição no volume intravascular ou aumento do tônus simpático, renina é liberada a partir do aparelho justaglomerular do rim. Renina converte angiotensinogênio em angiotensina I. No pulmão e em outros tecidos, a enzima conversora de angiotensina converte angiotensina I em angiotensina II, resultando na síntese e liberação de aldosterona a partir da zona glomerulosa do córtex suprarrenal. Aldosterona modifica os canais de sódio no túbulo distal contorcido e no duto coletor do rim. Como resultado, o transporte de sódio através das membranas celulares é reforçado, levando à retenção de sódio.

Vasopressina

Osmorreceptores no hipotálamo e em outros lugares no cérebro direcionam a liberação de vasopressina a partir da hipófise posterior. Aumento na pressão osmótica de até 1% resultará na liberação de vasopressina. Esse hormônio, também conhecido como hormônio antidiurético, age no duto coletor do rim para promover a reabsorção de água livre em soluto. Conforme o rim absorve a água livre em soluto, a concentração de sódio no plasma e, por fim, a osmolalidade do plasma declinam.

Homeostase do potássio

Aldosterona

Conforme descrito acima, a aldosterona favorece a reabsorção de sódio a partir do túbulo contorcido distal e do duto coletor. A saída de íons de sódio positivamente carregados a partir do lúmen dessas estruturas renais resulta em um ambiente negativamente carregado, favorecendo a secreção de potássio positivamente carregado. Aldosterona participa, portanto, na redução da concentração plasmática de potássio.

Homeostase do cálcio

Paratormônio

Hipocalcemia provoca a liberação de PTH a partir das células-chefe das glândulas paratireoides. PTH aumenta a absorção de cálcio a partir do trato gastrointestinal e a reabsorção dos túbulos renais. A conversão de 25-hidroxivitamina D em 1,25-di-hidroxivitamina D também é estimulada pelo PTH. Atividade do osteoblasto e do osteoclasto é estimulada pela liberação de PTH; contudo, sob condições fisiológicas normais, a liberação de PTH favorece a atividade osteoblástica e, portanto, a formação óssea. Em contraste, os níveis patológicos de PTH vistos no hiperparatireoidismo normalmente resultam em diminuição da densidade mineral óssea.

Calcitonina
A calcitonina é liberada das células C da glândula tireoide em resposta as elevadas concentrações plasmáticas de cálcio. Calcitonina tem demonstrado diminuir a reabsorção renal tubular de cálcio e a reabsorção óssea por meio da inibição direta de osteoclastos. Ainda não está muito clara a importância da calcitonina na regulação da homeostase do cálcio em humanos.

LEITURA SUGERIDA

Barash PG, Cullen BF, Stoelting RK *et al.*, eds. *Clinical Anesthesia*. 6th ed. Philadelphia, PA: Lippincott Williams & Wilkins; 2009:1301.

Behrman R, Jenson H, Kliegman R, *et al.* Physiology of the adrenal glands. *Nelson Textbook of Pediatrics*. 18th ed. Philadelphia, PA: Saunders Elsevier; 2007:575.

Chambers TJ, McSheehy PM, Thomason BM, *et al.* The effect of calcium-regulating hormones and prostaglandins on bone resorption by osteoclasts disaggregated from neonatal rabbit bones. *Endocrinology*. 1985;116(1):234–239.

Hamann KL, Lane NE. Parathyroid hormone update. *Rheum Dis Clin North Am*. 2006;32:703–719.

Kronenberg H, Larsen P, Melmed S, *et al.* Posterior pituitary and in hormones and disorders of mineral metabolism. *Williams Textbook of Endocrinology*. 11th ed. Philadelphia, PA: Saunders Elsevier; 2008:263–286, 1203–1224.

PALAVRA-CHAVE	**Icterícia Pós-Operatória: Diagnóstico**
SEÇÃO	Ciências Clínicas Genéricas: Procedimentos, Métodos, Técnicas de Anestesia

Jinlei Li
Editado por Hossam Tantawy

PONTOS-CHAVE

1. A icterícia é causada por hiperbilirrubinemia e pode aparecer em até 20% dos pacientes após uma grande cirurgia.
2. A causa mais comum de icterícia no pós-operatório é pré-hepática em sua natureza e inclui a reabsorção de um grande hematoma ou uma reação à transfusão resultando no colapso das células vermelhas do sangue.
3. A disfunção hepatocelular pode também resultar em icterícia, e a pós-operatória pode ser desencadeada por doenças do fígado (hepatite, doença congênita, carcinoma hepatocelular [HCC], esteatose hepática), hipotensão/hipóxia intraoperatória, estimulação simpática cirúrgica e toxicidade por fármacos.
4. As causas pós-hepáticas da icterícia no pós-operatório incluem colestase, que pode ser observada em pacientes crônicos e gravemente doentes e pacientes grávidas. Colecistite e pancreatite pós-operatória, lesão da via biliar e obstrução extra-hepática de cálculos, estreitamento ou neoplasia também devem ser considerados no diagnóstico diferencial.

DISCUSSÃO

A icterícia é causada por hiperbilirrubinemia e pode aparecer em até 20% dos pacientes após uma grande cirurgia. As causas da icterícia no pós-operatório geralmente se enquadram em uma de três categorias: pré-hepática (aumento da produção de bilirrubina), hepática (disfunção hepatocelular), ou pós-hepática (obstrução biliar). A causa mais comum de icterícia no pós-operatório é pré-hepática em sua natureza e inclui a reabsorção de um grande hematoma ou uma reação à transfusão resultando no colapso das células vermelhas do sangue. Outras causas pré-hepáticas incluem o colapso dos glóbulos vermelhos senescentes (velhos) e outros tipos de reações hemolíticas (induzidas por drogas, relacionadas com doenças etc.) Reações hemolíticas relacionadas com a doença incluem anemia falciforme e deficiência de G6PD.

A disfunção hepatocelular também pode resultar em icterícia pós-operatória. É possível que os sinais de disfunção do fígado no pós-operatório ocorram horas após a cirurgia, ou mesmo dias ou semanas mais tarde, dependendo da causa. Por exemplo, lesões hepáticas hipóxicas geralmente podem-se manifestar dentro de horas, enquanto a hepatite induzida por anestesia pode levar semanas para se apresentar. A icterícia pós-operatória pode ser também o resultado de uma doença hepática subjacente, às vezes desconhecida do paciente e do médico. Doenças preexistentes incluem hepatite viral, hepatite alcoólica, esteatose hepática, cirrose, doença congênita e HCC. Uma doença congênita, a síndrome de Gilbert, apresenta-se como hiperbilirrubinemia não conjugada e é uma doença benigna. Neste caso, a icterícia pós-operatória pode ser desencadeada pelo *stress* da cirurgia, febre, infecção ou ser NPO.

Outras doenças congênitas que resultam em hiperbilirrubinemia incluem as síndromes de Crigler-Najjar, Dubin-Johnson e a síndrome de rotor.

A anestesia e o estresse cirúrgico podem induzir um funcionamento hepático ainda pior. A hipotensão intraoperatória pode resultar em diminuição do fluxo sanguíneo hepático e lesão celular. O isoflurano é o agente inalatório que causa a menor diminuição do fluxo sanguíneo hepático. No intraoperatório, uma lesão cirúrgica hepática, bem como uma doença sistêmica, como sepse e choque, pode contribuir para uma lesão hepática pela hipotensão.

A ativação cirúrgica do sistema nervoso simpático resulta em vasoconstrição da vasculatura esplâncnica e da artéria hepática e resulta na diminuição do fluxo portal, o que pode levar a uma possível lesão.

A toxicidade de drogas é uma possível causa de lesão hepática e icterícia no pós-operatório. A hepatite induzida por halotano foi bem estabelecida. Antibióticos e cetamina também estão entre os fármacos mencionados por causar toxicidade hepática. O óxido nitroso inibe a sintase da metionina e, portanto, em teoria, pode afetar adversamente a função do fígado, embora nenhuma evidência clínica suporte isso no uso agudo do óxido nitroso.

As causas pós-hepáticas da icterícia no pós-operatório incluem colestase, que pode ser observada em pacientes crônicos e gravemente doentes e pacientes grávidas. Colecistite e pancreatite pós-operatória, lesão da via biliar e obstrução extra-hepática de cálculos, estreitamento ou neoplasia também devem ser considerados no diagnóstico diferencial.

A bateria de exames para icterícia no pós-operatório inclui um histórico detalhado e um exame físico; exames laboratoriais; de imagem, como ultrassom, tomografia computadorizada, e colangiopancreatografia retrógrada endoscópica; e intervenções como a biópsia hepática. Os estudos laboratoriais incluem, mas não estão limitados a, hemograma completo, testes de função hepática, perfil metabólico completo, haptoglobina, lactato desidrogenase, tempo de protrombina, tempo parcial de protrombina e proporção normalizada internacional. Em termos de gestão, é fundamental a prevenção com um planejamento anestésico cuidadoso no pré-operatório. No pós-operatório, o principal é tratar a doença subjacente e a causa reversível da lesão e tratamento de suporte. A insuficiência hepática fulminante é tratada pela terapia de apoio, e, se não melhorar, se procederia ao transplante de fígado.

LEITURA SUGERIDA

Barash PG, Cullen BF, Stoelting RK *et al.*, eds. *Clinical Anesthesia*. 6th ed. Philadelphia, PA: Lippincott Williams & Wilkins; 2009:1247–1276.

Morgan GE, Mikhail MS, Murray MJ. *Clinical Anesthesiology*. 4th ed. New York, NY: McGraw Hill; 2006:773–780.

PALAVRA-CHAVE

Impedimento do Médico: Encaminhamento

SEÇÃO

Ciências Clínicas Genéricas: Procedimentos, Métodos, Técnicas de Anestesia

Anna Clebone
Editado por Raj K. Modak

PONTOS-CHAVE

1. Um sistema nacional de Programas de Saúde para Médicos (PHPs) existe para os médicos com problemas de dependência.
2. Os PHPs têm uma boa taxa de sucesso de 5 anos em fazer retornar médicos (todas as especialidades) à prática.
3. A taxa de transtornos de abuso de substâncias é mais alta para os anestesiologistas do que para outras especialidades médicas.
4. A anestesiologia apresenta preocupações exclusivas com a dependência de drogas.

DISCUSSÃO

Médicos com problemas de dependência são, muitas vezes, encaminhados a um sistema nacional de PHPs. O abuso de substâncias não deve ser tolerado em nenhum médico. No entanto, um sistema que é apenas punitivo (p. ex., revogar permanentemente o registro) poderia levar a hesitação em procurar ajuda ou atrasos na denúncia de colegas. O Programa de Saúde para Médicos procura abordar estas preocupações, defendendo a detecção precoce e, em seguida, fornecendo um tratamento abrangente, a longo prazo. O programa envolve uma instalação residencial para estadias mais longas do que 1 mês. Os médicos neste programa recebem cuidados de acompanhamento por mais de 5 anos, incluindo exames aleatórios de drogas na urina. Setenta e oito por cento deles permanecem livres de drogas durante os primeiros 5 anos do programa, como medido pelo exame de urina aleatório. Setenta e um por cento mantêm sua licença e continuam praticando após os 5 anos. Estas estatísticas, no entanto, incluem todas as especialidades.

A anestesiologia apresenta várias preocupações exclusivas para o paciente e o médico. Em primeiro lugar, o acesso a substâncias potencialmente viciantes faz parte da prática cotidiana da anestesiologia, levando a muitas situações potenciais de recaída. Em segundo lugar, a anestesiologia exige atenção constante, enquanto de plantão, e ação rápida quando surgem problemas. A margem de erro é muito menor em virtude do imediatismo da especialidade. O anestesiologista é, muitas vezes, o único que está tomando decisões críticas para o bem-estar do paciente. Compare isso com um médico que trabalha em uma clínica. O médico decide dar uma receita que muitas vezes é escrita por uma enfermeira, sempre preenchida por um farmacêutico, e frequentemente verificada para interações pelo computador da farmácia. Um médico com dependência poderia ser mais facilmente detectado antes que um erro fatal ocorra.

A taxa de transtornos de abuso de substâncias é mais alta para os anestesiologistas do que para outras especialidades médicas. Em decorrência da natureza única da anestesiologia, alguns defendem uma política de tolerância zero para os anestesiologistas dependentes. Apesar de demorada, a reciclagem em uma especialidade diferente pode ser a melhor opção para anestesiologistas anteriormente viciados em drogas.

LEITURA SUGERIDA

DuPont RL, McLellan AT, Carr G, *et al.* How are addicted physicians treated? A national survey of Physician Health Programs. *J Subst Abuse Treat.* 2009;37(1):1–7.

Skipper GE, Campbell MD, Dupont RL. Anesthesiologists with substance use disorders: a 5-year outcome study from 16 state physician health programs. *Anesth Analg.* 2009;109(3):891–896.

PALAVRA-CHAVE	**Indicações de Bloqueio Simpático**
SEÇÃO	Subespecialidades: Dor

Dallen Mill
Editado por Thomas Halaszynski

PONTOS-CHAVE

1. As indicações para o bloqueio simpático incluem tratamento de dor e de alguns distúrbios vasculares, distrofia simpatorreflexa, nevralgia herpética, doença vascular periférica e dor visceral.
2. O bloqueio simpático pode ser realizado de várias maneiras e é capaz de tratar várias etiologias da dor. Isso inclui bloqueios gerais de bloqueio subaracnoide, epidural ou paravertebral. Técnicas mais específicas incluem: bloqueio estrelado, bloqueio da cadeia torácica, bloqueio do plexo celíaco, bloqueio do nervo esplâncnico, bloqueio do plexo hipogástrico, bloqueio do gânglio e bloqueio intravenoso simpático regional, todos os quais têm indicações específicas.

DISCUSSÃO

A indicação principal para o bloqueio simpático é o tratamento da dor, mas ele também pode ser indicado para o tratamento de distúrbios vasculares. O bloqueio do gânglio estrelado (também chamado de *bloqueio simpático cervicotorácico*) é usado principalmente para tratar a síndrome de dor regional complexa (CRPS), mas também tem sido usado para tratar angina refratária, dor do membro fantasma, insuficiência vascular (como a doença de Raynaud ou ulceração produzida por congelamento), hiperidrose e outros distúrbios.

Bloqueios simpáticos lombares (realizados no segundo nível lombar) têm sido utilizados para CRPS, bem como para insuficiência vascular (p. ex., na isquemia diabética dos membros inferiores).

Dor:

- CRPS I e II (também chamada de distrofia simpatorreflexa).
- Nevralgia herpética e pós-herpética aguda.
- Dor visceral (tipicamente associada a malignidade).
- Dor pélvica maligna e não maligna.
- Dor do membro fantasma.
- Ulceração produzida por congelamento.
- Dor crônica no local doador.
- Síndrome de dor pós-toracotomia.

Dor vascular:

- Doença vascular periférica.
- Doença de Raynaud.

O bloqueio epidural, espinal, dos nervos periféricos e bloqueios paravertebrais podem resultar em bloqueio simpático; no entanto, eles também podem resultar em bloqueio das fibras somáticas. Nos diagnósticos específicos acima, bloqueio simpático pode ser realizado por uma variedade de técnicas, tal como indicado e discutido abaixo:

- *Bloqueio cérvico torácico (estrelado).* Este bloqueio normalmente bloqueia todos os gânglios torácicos cervicais e superiores, e é útil em pacientes com dor na cabeça, pescoço, braços, e peito superior, bem como distúrbios vasoespásticos da extremidade superior.
- *Bloqueio da cadeia simpática torácica.* Embora esta técnica seja muito raramente utilizada em virtude do risco de pneumotórax, as indicações para este bloqueio são o tratamento de CRPS I ou II, dor neuropática na parede do tórax ou no peito, herpes-zóster, nevralgia pós-herpética e dor fantasma após uma mastectomia. Uma lesão vascular ou vasospasmo da extremidade superior também pode responder a este bloqueio. Neoplasia ou outra pa-

tologia dolorosa das vísceras intratorácicas, como câncer do esôfago, do coração, da traqueia ou pulmonar, também podem responder bem a este tipo de bloqueio.

- *Bloqueio do plexo celíaco.* O bloqueio celíaco é indicado para dor visceral na região abdominal, especialmente em pacientes com malignidade relacionada com a parede ou musculatura abdominal.
- *Bloqueio do nervo esplâncnico.* Semelhante ao bloqueio do plexo celíaco, mas sem o bloqueio adicional da cadeia simpática lombar, bloqueio do nervo esplâncnico resulta em hipotensão postural.
- *Bloqueio simpático lombar.* Este bloqueio está indicado em pacientes com dor envolvendo a região pélvica ou extremidades inferiores. Alguns pacientes com doença vascular periférica, envolvendo os membros inferiores e levando a dor de claudicação, também podem-se beneficiar deste bloqueio.
- *Bloqueio do plexo hipogástrico.* Com fibras sensoriais que desviam da medula espinal inferior, este bloqueio é indicado em pacientes com dor de câncer da bexiga, próstata, colo do útero, útero, ou reto, principalmente em pessoas com dor na pelve nas quais os bloqueios peridurais foram malsucedidos.
- *Bloqueio do gânglio ímpar.* Um bloqueio específico para pacientes com dor na região perineal, seja simpática ou visceral.
- *Bloqueio simpático regional intravenoso.* Um bloqueio de Bier usando especificamente a guanetidina pode interromper a inervação simpática a uma extremidade por 3 a 7 dias e é indicado em pacientes com dor nas extremidades com comprometimento hemostático.

LEITURA SUGERIDA

Morgan GE, Mikhail MS, Murray MJ. *Clinical Anesthesiology.* 4th ed. New York, NY: McGraw-Hill; 2006:383–387.

PALAVRA-CHAVE

Indicações de Fentanil Transdérmico

SEÇÃO

Subespecialidades: Dor

Ira Whitten

Editado por Jodi Sherman

PONTOS-CHAVE

1. O fentanil transdérmico é indicado para o tratamento de estados de dor crônica de moderada a grave, como a dor neuropática crônica ou dor relacionada ao câncer.
2. Ele deve ser evitado em pacientes sem experiência com opioides por causa dos efeitos depressores respiratórios da droga.
3. Ele não é adequado para dor aguda ou estados de dor instável que necessitam de titulação rápida da dose.

DISCUSSÃO

O fentanil transdérmico é indicado para o tratamento de estados de dor crônica como a dor neuropática ou dor relacionada com o câncer. Ele fornece uma taxa basal de administração de fentanil ao longo de 48 a 72 horas, com as concentrações plasmáticas máximas atingidas no prazo de 17 a 48 horas. Este método de administração da droga pode oferecer algumas vantagens sobre as formulações opioides orais ou parenterais, como a facilidade de administração e as concentrações mais consistentes da droga no plasma. O fentanil transdérmico pode também ser utilizado para fazer a transição da morfina por via oral, uma vez que tem um melhor perfil de efeitos secundários, incluindo uma menor incidência de prisão de ventre, náusea e sonolência diurna. Os ajustes de dose para o adesivo devem ser feitos lentamente para evitar efeitos depressores respiratórios.

Os adesivos de fentanil transdérmico por si só não são suficientes para controlar as exacerbações agudas de dor crônica, e, nestes casos, devem ser adicionados opioides de ação curta ou terapias farmacológicas alternativas. O sistema do fentanil transdérmico não deve ser utilizado em estados de dor aguda ou instável, porque este sistema de entrega não permite a titulação rápida e porque a droga permanece na dose de depósito subcutâneo durante várias horas após a remoção do adesivo.

LEITURA SUGERIDA

Loeser JD, Butler SH, Chapman CR, et al. *Bonica's Management of Pain*. Philadelphia, PA: Lippincott Williams & Wilkins; 2001:1701.
Miller RD. *Miller's Anesthesia*. 7th ed. Philadelphia, PA: Elsevier; 2009:769–824.
Walsh D. *Palliative Medicine*. 1st ed. Philadelphia, PA: Saunders; 2008:554–570.
Warfield CA. *Principles and Practice of Pain Medicine*. 2nd ed. New York, NY: McGraw-Hill; 2004:583–601.

PALAVRA-CHAVE	**Indicações de Marca-Passo Cardíaco**
SEÇÃO	Clínica Baseada em Órgão: Cardiovascular

Ira Whitten
Editado por Qingbing Zhu

PONTOS-CHAVE

1. Marca-passos cardíacos permanentes são indicados para um número de arritmias, incluindo bloqueio cardíaco completo, bloqueio bifascicular/trifascicular, disfunção do nodo sinusal, cardiomiopatias e insuficiência cardíaca III/IV.
2. As diretrizes do ACC/AHA/HRS são usadas para orientar a terapia de marca-passo e dividir indicações em três classes: classe I – benefício definitivo, classe II – benefício possível e classe III – nenhum benefício ou evidência de dano.
3. O grau ao qual o paciente é sintomático, além da condição médica específica que indica um marca-passo, em última análise determina se a estimulação cardíaca permanente é indicada

DISCUSSÃO

As indicações para a colocação de marca-passo mudaram desde o advento de marca-passos cardíacos implantáveis há mais de 60 anos. As primeiras investigações e o desenvolvimento de marca-passos cardíacos examinaram seu uso em bloqueio cardíaco completo e bradicardia. Ao longo dos anos, com o desenvolvimento de novas tecnologias, o papel de marca-passos cardíacos expandiu-se dramaticamente para incluir várias arritmias, bem como insuficiência cardíaca.

Os dois fatores mais importantes em determinar se um marca-passo é necessário são (1) se o paciente está sintomático (como avaliado pela pouca tolerância ao exercício, fadiga, tontura ou síncope) e (2) arritmia subjacente específica. Marca-passos cardíacos permanentes são indicados para o seguinte: bloqueio atrioventricular (AV), bloqueio bifascicular/trifascicular, bloqueio AV após infarto do miocárdio, disfunção do nodo sinusal, síndrome de taquicardia-bradicardia, síndrome do seio carotídeo hipersensível, uso antecipado de betabloqueadores em pacientes pediátricos com síndromes congênitas de QT longos, cardiomiopatia hipertrófica obstrutiva, cardiomiopatia dilatada, taquicardias reentrantes e insuficiência cardíaca refratária classe III/IV.

Bloqueio AV, categorizado como bloqueio AV de primeiro, segundo e terceiro grau, com base nos padrões de ECG, é uma indicação para estimulação com exceção do bloqueio AV de primeiro grau. Estimulação permanente é recomendada para bloqueio AV de segundo ou terceiro grau que é congênito ou associado a MI. Síncope como um sintoma de bloqueio AV ou bloqueio bifascicular/trifascicular é também uma indicação para estimulação permanente, dada a alta incidência associada de lesão ou morte súbita. Disfunção do nodo sinusal inclui síndrome sinusal ou taquicardia-bradicardia, parada sinusal, pausa sinusal e qualquer bradicardia sintomática ou síncope sem relação sinusal.

Qualquer bradicardia que consistentemente provoca frequência cardíaca (HR) inferior a 40 batimentos por minuto (bpm) e resulta em sintomas deve ser tratada com estimulação cardíaca permanente. Disfunção sintomática induzida por medicação, em que a medicação não pode ser alterada ou interrompida, também exige a colocação de um marca-passo permanente.

Dadas as muitas condições para as quais os marca-passos permanentes desempenham uma função importante no tratamento médico, o *American College of Cardiology*, a *American Heart Association* e a *Heart Rhythm Society* (ACC/AHA/HRS) publicaram um conjunto de diretrizes para orientar a terapia com marca-passo. Indicações são divididas em três classes: classe I – benefício definitivo, classe II – benefício possível e classe III – nenhum benefício ou evidência de dano. Classe I inclui condições que claramente se beneficiam da terapia com marca-passo. Indicações de classe II são condições onde estimulação permanente pode ser benéfica, mas a evidência não é clara a favor ou contra a estimulação. A classe II é dividida em condições de classe IIA, onde a maioria das evidências é a favor da estimulação; e condições de classe IIB, onde a evidência para a eficácia da estimulação não está bem estabelecida. Condições de classe III são aquelas onde a estimulação não é indicada ou pode ser prejudicial.

A tabela a seguir é um resumo das condições comuns onde estimulação cardíaca permanente pode ser indicada, juntamente com a designação de classe da ACC/AHA/HRS suportando estimulação cardíaca permanente nessas condições:

Indicações para classe I	• Bradicardia sinusal sintomática
	• Bloqueio cardíaco completo (HR sintomático < 40 bpm ou a função ventricular esquerda anormal)
	• Bloqueio AV de segundo grau avançado
	• Mobitz I ou Mobitz II sintomático
	• Bloqueio Mobitz II com atraso de condução intraventricular ou bloqueio bifascicular
	• Bloqueio AV induzido por exercício de 2º ou 3º grau
	• Ressincronização cardíaca na fibrilação atrial, falha cardíaca classe III/IV
Indicações de classe IIA	• Disfunção de nodo sinusal com HR de < 40 bpm com possível ligação com sintomas ou síncope
	• Síncope inexplicável com possível patologia do nodo sinusal
	• Síndrome congênita de QT longo
Indicações de classe IIB	• Cardiomiopatia hipertrófica obstrutiva (HOCM)
	• AV refratária SVT reentrante
Indicações para classe III	• Anormalidades de condução transitória por causa de infecção, drogas etc.
	• Bloqueio AV assintomático de 1º grau
	• Bloqueio AV assintomático Mobitz tipo I
	• Bradicardia sinusal assintomática

Adaptada de Libby P. *Braunwald's Heart Disease: A Textbook of Cardiovascular Medicine*. 8th ed. Philadelphia, PA: Elsevier; 2007:34, 831-841.

LEITURA SUGERIDA

Epstein AE, Di Marco JP, Ellenbogen KA, et al. ACC/AHA/HRS 2008 guidelines for device-based therapy of cardiac rhythm abnormalities: a report of the American College of Cardiology/American Heart Association task force on practice guidelines. *Circulation*. 2008;117:350–408.

Kaplan JA. *Essentials of Cardiac Anesthesia*. Philadelphia, PA: Elsevier; 2008:19, 445–447.

Libby P. *Braunwald's Heart Disease: A Textbook of Cardiovascular Medicine*. 8th ed. Philadelphia, PA: Elsevier; 2007:34, 831–841.

Indicações para Injeções em *Trigger Point*

Subespecialidades: Dor

Trevor Banack

Editado por Jodi Sherman

PALAVRA-CHAVE

SEÇÃO

PONTOS-CHAVE

1. Um *trigger point* é uma área focal hiper irritável localizada dentro de uma faixa tensa do músculo esquelético.
2. Injeções no *trigger point* são usadas para auxiliar no tratamento de várias condições, incluindo dor crônica, dor lombar, síndrome de dor miofascial, dor nas articulações temporomandibulares, dores de cabeça tensionais e lesões cervicais.
3. As indicações para a injeção no *trigger point* incluem dor musculoesquelética e subsequente diminuição da amplitude de movimento.
4. As contraindicações para injeções no *trigger point* devem incluir infecção local ou sistêmica, recusa do paciente e estado mental alterado.

DISCUSSÃO

Um *trigger point* é uma área focal hiper irritável localizada dentro de uma faixa tensa do músculo esquelético. A área é dolorosa na compressão e pode produzir dor referida, sensibilidade referida, disfunção motora e fenômenos autonômicos. Uma injeção no *trigger point* consiste na inserção de uma agulha no ponto de disparo e injeção de uma solução que pode conter anestésico local, solução salina, ou toxina botulínica. Acredita-se que os mecanismos de ação de uma injeção no ponto de disparo são mecânicos, com a agulha perturbando os elementos contráteis patológicos no músculo, assim como a solução diluindo as toxinas acumuladas que precipitariam a resposta do ponto de disparo. O anestésico local pode causar uma vasodilatação local, o que melhora o fluxo de sangue anormalmente reduzido e ainda ajuda a eliminar as toxinas na área sensibilizada.

Injeções no *trigger point* são usadas para auxiliar no tratamento de várias condições, incluindo dor crônica, dor lombar, síndrome de dor miofascial, dor nas articulações temporomandibulares, dores de cabeça tensionais e lesões cervicais. As indicações para a injeção no *trigger point* incluem dor musculoesquelética e subsequente diminuição da amplitude de movimento. As contraindicações para injeções no *trigger point* devem incluir infecção local ou sistêmica, recusa do paciente e estado mental alterado.

LEITURA SUGERIDA

Alvarez DJ, Rockwell PG. Trigger points diagnosis and management. *Am Fam Physician*. 2002;65:653–660.
Ashburn MA, Rice LJ, eds. *The Management of Pain*. New York, NY: Churchill Livingstone Inc; 1998:685.
Simons DG, Travell JG, Simons LS. *Travell & Simons' Myofascial Pain and Dysfunction: The Trigger Point Manual*. 2nd ed. Baltimore, MD: Williams & Wilkins; 1999:5.

PALAVRA-CHAVE	**Indicações para Profilaxia de Esteroides**
SEÇÃO	Clínica Baseada em Órgão: Endocrinologia/Metabolismo

Gabriel Jacobs
Editado por Mamatha Punjala

PONTOS-CHAVE

1. O uso crônico de esteroides pode causar supressão do eixo hipófise-suprarrenal, e o paciente pode ser incapaz de responder ao estresse perioperatório.
2. Pacientes com insuficiência suprarrenal e supressão do eixo hipófise-suprarrenal devem receber profilaxia de esteroides.
3. Existem vários riscos possíveis associados à profilaxia de esteroides, mas os dados são muito limitados.
4. A hidrocortisona intravenosa (IV), de 100 a 200 mg pode ser dada como profilaxia, dependendo da natureza da cirurgia e do paciente.

DISCUSSÃO

Pacientes com insuficiência suprarrenal e supressão do eixo hipotálamo-hipófise-suprarrenal (HPA) precisarão de cobertura esteroide adicional para atenuar a resposta normal de estresse à cirurgia. A administração de esteroides exógenos pode causar supressão do eixo hipófise-suprarrenal, e muitas vezes é impossível prever o grau de supressão sem um teste provocador caro com estimulação do hormônio adrenocorticotrófico.

Em decorrência do baixo risco de efeitos deletérios, geralmente os pacientes que receberam o tratamento com esteroides nos últimos 9 a 12 meses antes da cirurgia podem receber esteroides suplementares profiláticos. Os pacientes que estão recebendo esteroides crônicos devem receber suplementação por causa do aumento do estresse da cirurgia e anestesia. O estresse perioperatório inclui a profundidade da anestesia, juntamente com o grau de trauma. Além disso, a anestesia geral profunda e a anestesia regional podem atrasar a liberação normal de glicocorticoides endógenos. Casos de distúrbios cardiovasculares perioperatórios foram relatados em pacientes com supressão suprarrenal crônica. Pacientes com insuficiência suprarrenal conhecida devem receber profilaxia de esteroides. Além disso, uma única dose de corticosteroides em pacientes com doença pulmonar obstrutiva crônica ou asma pode ajudar a melhorar o aumento na resistência das vias respiratórias no pós-operatório.

Para os pacientes que estão em terapia esteroide crônica, pode-se administrar hidrocortisona IV. A dose administrada é dependente da natureza da cirurgia. Para pequenos procedimentos cirúrgicos, 100 mg de hidrocortisona IV é uma dose apropriada. Grandes procedimentos cirúrgicos podem justificar 200 mg IV de hidrocortisona para um homem de 70 kg. A dose IV pode, então, ser reduzida em 25% a cada dia até que o paciente possa retomar a ingestão oral de esteroides, enquanto não houver nenhuma contraindicação à continuação dos esteroides IV (p. ex., infecção pós-operatória).

Possíveis riscos da terapia com esteroides incluem cicatrização anormal de feridas, infecção, exacerbação de hipertensão preexistente, formação de úlceras de estresse, psicose e retenção de fluidos.

Cicatrização anormal de feridas e infecções no pós-operatório são as duas complicações que têm sido estudadas intensamente sem nenhuma evidência definitiva de qualquer maneira.

LEITURA SUGERIDA

Barash PG, Cullen BF, Stoelting RK, *et al.*, eds. *Clinical Anesthesia*. 6th ed. Philadelphia, PA: Lippincott Williams & Wilkins; 2009:251.

Miller RD, Ericksson LI, Fleisher LA, eds. *Miller's Anesthesia*. 7th ed. Philadelphia, PA: Churchill Livingstone; 2009:1082–1083.

PALAVRA-CHAVE	**Indicadores Pré-Operatórios de Insuficiência Renal**
SEÇÃO	Clínica Baseada em Órgão: Sistema Renal/Urinário/Eletrólitos

Anjali Vira
Editado por Ala Haddadin

PONTOS-CHAVE

1. Doença renal preexistente, idade avançada, grande trauma, certos tipos de procedimentos cirúrgicos (circulação extracorpórea [CPB] e cirurgia da aorta), insuficiência cardíaca congestiva (CHF) e exposição a drogas nefrotóxicas são alguns dos fatores indicadores do desenvolvimento de insuficiência renal aguda.
2. Os pacientes que já estão esgotados intravascularmente ou recebem uma reposição intraoperatória inadequada de fluidos também têm demonstrado ser de alto risco para o desenvolvimento de uma insuficiência renal.
3. Uma produção de urina maior ou igual a 0,5 mL/kg/h, a manutenção do débito cardíaco e evitar grandes variações na pressão arterial sistêmica podem ajudar a manter uma perfusão e função renal adequada.

DISCUSSÃO

Há muitos indicadores e fatores contribuintes que podem ser relacionados com o desenvolvimento de insuficiência renal aguda perioperatória. Doença renal preexistente, idade avançada, certos tipos de procedimentos cirúrgicos e exposição a drogas nefrotóxicas são apenas alguns desses indicadores. Além disso, pacientes com doenças específicas, como CHF ou outras doenças cardiovasculares que podem ser ligadas a doenças renovasculares estão em risco aumentado para insuficiência renal.

Considera-se que pacientes que passaram por um grande trauma, como lesões por esmagamento, grandes reações hemolíticas e rabdomiólise sejam de alto risco para o desenvolvimento de insuficiência renal aguda. O trauma que leva a uma disfunção sistêmica de múltiplos órgãos também coloca o paciente em maior risco de insuficiência. Os pacientes que já estão esgotados intravascularmente ou recebem uma reposição intraoperatória inadequada de fluidos também têm demonstrado ser de alto risco. A sepse e o tratamento retardado da sepse podem levar à insuficiência renal aguda. Além destes, a exposição recente a agentes nefrotóxicos como corante de contraste intravenoso, antibióticos aminoglicosídeos, medicamentos anti-inflamatórios não esteroides e inibidores da enzima conversora de angiotensina também é um fator de risco importante.

Pacientes com insulto renal preexistente e aqueles que estão em risco para o desenvolvimento de insuficiência renal aguda perioperatória requerem um acompanhamento atento para sinais de deterioração da função renal e uma gestão cuidadosa do estado do volume intravascular. O monitoramento de hora em hora da produção de urina intraoperatória e do volume intravascular é importante em todos os procedimentos cirúrgicos, especialmente em pacientes que estão em alto risco para o desenvolvimento de insuficiência renal perioperatória aguda. Uma produção de urina maior ou igual a 0,5 mL/kg/h, a manutenção do débito cardíaco e evitar grandes variações na pressão arterial sistêmica podem ajudar a manter uma perfusão e função renal adequada.

Certos procedimentos cirúrgicos, como cirurgia cardíaca e cirurgia de aneurisma, estão associados a uma incidência suficientemente elevada de insuficiência renal perioperatória aguda para a qual a profilaxia com generosa hidratação intravenosa com cristaloide e diurese pode ser indicada. O manitol a 0,5 g por kg pode ser iniciado durante ou mesmo antes da indução e pensa-se que ele funciona por meio da manutenção do fluxo sanguíneo renal adequado, impedindo a obstrução dos túbulos e preservando a arquitetura celular dentro dos túbulos renais.

LEITURA SUGERIDA

Hines RL, Marschall KE. *Stoelting's Anesthesia and Co-existing Disease*. 5th ed. Philadelphia, PA: Churchill Livingstone; 2008:327.

Morgan GE, Mikhail MS, Murray MJ. *Clinical Anesthesiology*. 4th ed. New York, NY: McGraw Hill; 2006:736, 751, 754.

PALAVRA-CHAVE	# Inervação Autonômica: Extremidade Superior
SEÇÃO	## Anatomia

Anna Clebone
Editado por Jodi Sherman

PONTOS-CHAVE	1. A inervação autonômica das extremidades superiores é exclusivamente simpática, com a maioria dos neurônios pré-gangliônicos provenientes da coluna intermediolateral dos segmentos espinais T3 a T6. 2. Neurônios pós-ganglionares juntam-se ao plexo braquial a partir do gânglio cervical e estrelado. Inervação simpática para a extremidade superior também pode sair através dos gânglios paravertebrais T2 e T3. 3. Os órgãos-alvo de inervações simpáticas das extremidades superiores incluem os vasos sanguíneos, os folículos pilosos e as glândulas sudoríparas. A dor de mediação simpática pode perturbar o regulamento normal desses órgãos. 4. Desnervação simpática completa de uma extremidade superior pode exigir bloqueio dos gânglios T3 e T4, além do gânglio estrelado.
DISCUSSÃO	O sistema nervoso autônomo é dividido nos sistemas simpático e parassimpático. Os corpos celulares dos neurônios simpáticos pré-gangliônicos residem nos segmentos espinais de T1 a L2 na coluna de células intermediolateral da medula espinal. Os corpos celulares dos neurônios parassimpáticos pré-gangliônicos residem no tronco cerebral, bem como os segmentos espinais S2 a S4.

Os axônios dos neurônios simpáticos pré-gangliônicos saem da coluna vertebral via raízes ventrais de gânglios paravertebrais (também chamados de cadeia simpática), gânglios autonômicos que residem nas vértebras adjacentes (Fig. 1). Muitas dessas sinapses de neurônios pré-ganglionares para os corpos celulares dos neurônios pós-ganglionares dentro dos gânglios adjacentes viajam dentro da cadeia simpática para cima ou para baixo vários níveis da coluna vertebral antes de fazer sinapse nos neurônios pós-ganglionares. Alguns axônios pré-ganglionares passam pelos gânglios sem fazer sinapse.

A inervação autonômica para as extremidades superiores é exclusivamente simpática e inclui neurônios originários principalmente dos segmentos espinais T3 a T6, mas também inclui aqueles originários dos segmentos espinais T2 a T8. Os neurônios pré-ganglionares fazem sinapse em neurônios pós-ganglionares que incluem os gânglios estrelado e cervical médio e o gânglio paravertebral torácico superior. A partir desses gânglios, os neurônios pós-ganglionares juntam-se às raízes nervosas do plexo braquial e também podem viajar ao longo dos vasos sanguíneos. Variantes anatômicas são comuns, ocorrendo em mais da metade da população.

Inervações simpáticas das extremidades superiores funcionam, principalmente, para regular a temperatura e a pressão arterial. Os órgãos-alvo dos neurônios pós-ganglionares são os vasos sanguíneos, os folículos pilosos e as glândulas sudoríparas. Essas inervações específicas explicam os sintomas característicos das síndromes de dor mediadas simpaticamente: mudanças de temperatura e da cor da pele, edema e alterações no crescimento do cabelo ao longo de áreas afetadas.

Por causa da ampla propagação dos neurônios simpáticos dentro da cadeia simpática, pode ser difícil atingir bloqueio simpático completo para as extremidades superiores. Desnervação simpática completa de uma extremidade superior pode exigir bloqueio dos gânglios T2 e T3, além do gânglio estrelado. |

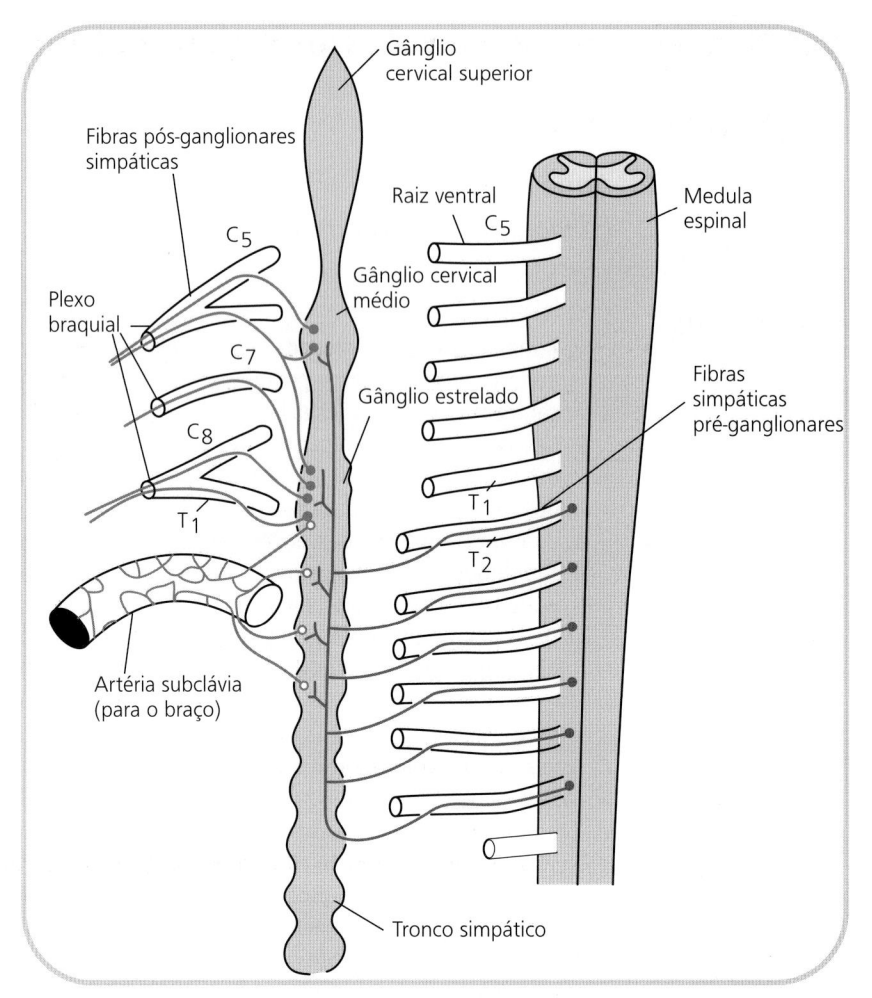

Figura 1. Inervação simpática da extremidade superior. As fibras pré-ganglionares provêm dos segmentos torácicos superiores da medula e fazem sinapse nos gânglios do tronco simpático até o gânglio cervical médio. As fibras pós-ganglionares seguem parcialmente os nervos espinais e a artéria subclávia até o braço. (De Brodal P. *The Central Nervous System: Structure and Function.* New York, NY: Oxford University Press; 2004:371-379 com permissão.)

LEITURA SUGERIDA

Brodal P. *The Central Nervous System: Structure and Function.* New York, NY: Oxford University Press; 2004:371–379.
Fishman SM, Ballantyne JC, Rathmell JP. *Bonica's Management of Pain.* 4th ed. Philadelphia, PA: Lippincott Williams & Wilkins; 2009.
Schiller Y. The anatomy and physiology of the sympathetic innervations to the upper limbs. *Clin Auton Res.* 2003;13(Suppl 1):I2–I5.

PALAVRA-CHAVE	**Infecção por *Clostridium Tetani***
SEÇÃO	Subespecialidades: Cuidados Intensivos

Margaret Rose
Editado por Hossam Tantawy

PONTOS-CHAVE

1. Clostridium tetani é um bacilo anaeróbio que produz tetanospasmina, que impede a liberação de neurotransmissores inibitórios GABA e glicina, levando a espasmos musculares generalizados e um estado hipersimpático. Sua ligação nos terminais sinápticos é irreversível, e a recuperação requer a geração de novas sinapses.
2. Tétano é caracterizado por rigidez muscular decrescente, "mandíbula travada", espasmos musculares e excesso de catecolaminas circulantes (causando instabilidade da pressão arterial e arritmias cardíacas).
3. As complicações incluem o comprometimento respiratório em decorrência de laringospasmo ou contração tetânica do diafragma, articulações deslocadas, ossos longos ou vértebras quebradas, rabdomiólise, convulsões, arritmias cardíacas e infecções nosocomiais.
4. O tratamento recomendado inclui a estabilização das vias respiratórias, ventilação mecânica, imunoglobulina intratecal, benzodiazepínicos, bloqueio neuromuscular não despolarizante, antibióticos (metronidazol ou clindamicina), Labetolol e prevenção do complicações metabólicas e infecções nosocomiais.

DISCUSSÃO

Clostridium tetani é um bacilo Gram-positivo formador de esporos anaeróbico obrigatório, comumente encontrado no solo. O estado de doença do tétano permanece generalizado nos países em desenvolvimento em virtude da falta de vacinação ou de vacinas inadequadas, mais de 50% das mortes ocorrem em recém-nascidos. Em países desenvolvidos, as infecções tornaram-se raras em virtude da imunização generalizada desde 1924. No entanto, têm sido relatadas infecções nos Estados Unidos, geralmente após trauma agudo (mais de 80% por perfurações ou lacerações), mais comumente em pacientes que são diabéticos, idosos ou hispânicos.

Bactérias de *clostridium tetani* produzem tetanospasmina, uma das toxinas conhecidas mais potentes, e estima-se que a dose letal para uma pessoa de 70 kg seja de cerca de 175 ng. O principal efeito da tetanospasmina é bloquear a liberação de neurotransmissores inibidores glicina e GABA, impedindo a fusão da vesícula do neurotransmissor com a membrana pré-sináptica do neurônio, levando a excitação neuronal generalizada. Além dos conhecidos efeitos musculoesqueléticos, também é de grande importância o estado hipersimpático resultante da liberação excessiva de catecolaminas (desinibida).

O período de incubação é entre 3 e 21 dias, com a duração da incubação sendo relacionada com a distância do local do sistema nervoso central, e também se correlaciona inversamente com a gravidade da doença. Os nervos eferentes mais curtos são afetados primeiro representando o início característico com "mandíbula travada" e rigidez do pescoço. Em uma progressão descendente, causa dificuldade de deglutição e rigidez abdominal. Comumente, espasmos resultam em flexão do braço e extensão da perna, e podem incluir laringospasmo e contração tetânica do diafragma, causando comprometimento respiratório. Os espasmos podem ser tão graves que causam deslocamento das articulações, rabdomiólise e até mesmo fratura de ossos longos e das vértebras. Esses espasmos são extremamente dolorosos, principalmente se o paciente permanecer consciente. Liberação excessiva de catecolaminas provoca extremos de pressão arterial, bem como arritmias cardíacas, incluindo parada cardíaca.

Como nenhum teste laboratorial está atualmente disponível, o tétano permanece um diagnóstico de exclusão. O simples "teste de espátula", realizado no leito, relatou especificidade e sensibilidade superiores a 90% para tétano: a inserção de uma espátula na boca do paciente com tétano resultará em espasmo do masseter (em vez de ânsia de vômito), fazendo com que o paciente morda a espátula. Os diagnósticos diferenciais são limitados, mas incluem envenenamento por estricnina, hipocalcemia, toxicidade por droga neuroléptica e reações distônicas de antagonista da dopamina central.

TRATAMENTO

Pacientes com suspeita de tétano devem ser monitorados em um ambiente de cuidados intensivos com estimulação mínima. Tratamento é direcionado para os espasmos musculares, suporte respiratório e prevenção de complicações decorrentes da disfunção autonômica, comprometimento respiratório, transtornos metabólicos e infecções nosocomiais.

Estabilização precoce das vias respiratórias é crucial, e traqueostomia pode muito bem ser necessária (em decorrência de laringospasmo). Com o curso da doença sendo previsivelmente de duas semanas, devem ser instituídos ventilação mecânica e suporte nutricional. Como agonistas GABA, os benzodiazepínicos são uma intervenção importante, ajudando a reduzir a rigidez muscular e evitar o espasmo, bem como convulsões. Se a dose adequada não está controlando efetivamente o espasmo muscular, pode-se adicionar um bloqueador neuromuscular não despolarizante. Instabilidade autonômica decorrente do excesso de catecolaminas circulantes deve ser tratada com bloqueio alfa e beta (ou seja, Labetolol). A infecção por *C. tetani* em si deve ser tratada com metronidazol ou clindamicina, antibióticos com atividade contra organismos anaeróbicos. Qualquer ferimento com suspeita de ser a porta de entrada deve ser limpo.

Como a toxina parece afetar irreversivelmente terminais nervosos, e a recuperação depende da formação de novas sinapses, um componente crucial da terapia é a proteção dos neurônios não afetados. Portanto, terapia antitoxina deve ser instituída cedo, com administração intratecal sendo a via preferencial, por causa de uma redução relativa na taxa de complicações respiratórias e diminuição da duração do espasmo, quando comparada com a administração intravenosa.

Prevenção e tratamento de complicações metabólicas e infecções nosocomiais são uma importante faceta do cuidado desses pacientes. Em particular, eles têm um risco aumentado de pneumonia hospitalar e rabdomiólise.

LEITURA SUGERIDA

Irwin RS, Rippe JM, eds. *Irwin and Rippe's Intensive Care Medicine*. Philadelphia, PA: Lippincott Williams & Wilkins; 2008:chap 89:1139–1141.

PALAVRA-CHAVE	**Infecções do Acesso Venoso Central: Prevenção**
SEÇÃO	Subespecialidades: Cuidados Intensivos

Xing Fu
Editado por Ala Haddadin

PONTOS-CHAVE

1. Foi estimado que existem cerca de 250.000 casos de bacteremia associados a acessos venosos centrais nos Estados Unidos a cada ano.
2. Em 2000, foi montado um comitê consultivo de controle de infecções, logo depois estabeleceu-se uma intervenção multifacetada que visa eliminar infecções associadas a cateter venoso central, que incluiu o uso das precauções máximas de barreira estéril durante a inserção, evitando o local da veia femoral, o uso de clorexidina para limpar pele antes da inserção do cateter e remoção do cateter quando não necessário e bandagem adequada no local do cateter.
3. Cateteres com cobertura antimicrobiana também têm demonstrado benefício na prevenção de infecções associadas à linha central, com a combinação de minociclina e rifampicina exibindo até quatro semanas de atividade antimicrobiana.

DISCUSSÃO

Estima-se que existem cerca de 250.000 casos de bacteremia associados a acessos venosos centrais nos Estados Unidos a cada ano. A mortalidade por essas infecções é estimada em 12 a 15% para cada infecção. Tendo em vista esses números, muita atenção foi dada à prevenção de infecções associadas aos acessos centrais. Em 2000, foi montado um comitê consultivo de controle de infecção, e logo depois estabeleceu-se uma intervenção multifacetada visando eliminar infecções associadas a cateter venoso central. Essas intervenções incluíam práticas de inserção do cateter baseadas em evidências, como precauções de barreira estéril máxima durante a inserção, evitando o local da veia femoral, o uso de clorexidina para limpar a pele antes da inserção do cateter e a remoção do cateter, quando não necessário, e a bandagem adequada no local do cateter.

Intervenções adicionais mencionadas pelo comitê foram um módulo fornecendo informação sobre infecções associadas ao acesso central e como evitá-las, um modo de padronizar os registros de aderência a estas práticas de controle de infecção, uma lista padronizada de suprimentos necessários para seguir práticas baseadas em evidências e medição de taxas de infecção de linha central e distribuição de dados. De acordo com um estudo, essas intervenções resultaram na redução da taxa média da pesquisa de bacteremia associada ao acesso central de 68%.

Um método adicional usado para prevenir infecções associadas ao acesso central é por meio do uso de cateteres com revestimento antimicrobiano. Dois tipos de cateteres revestidos são um com a combinação de clorexidina e sulfadiazina de prata, e outro revestido com rifampicina e minociclina. Foi relatado que o primeiro apresentou atividade antimicrobiana em uma semana, enquanto que o último tem mostrado essa atividade em quatro semanas.

LEITURA SUGERIDA

Marino PL. *The ICU Book*. 3rd ed. Philadelphia, PA: Lippincott Williams & Wilkins; 2007:114.

Muto C, Herbert C, Harrison E, *et al.* Reduction in central line–associated bloodstream infections among patients in intensive care units—Pennsylvania, April 2001–March 2005. *JAMA*. 2006;295:269–270.

PALAVRA-CHAVE

Inibidores da MAO: Toxicidade da Meperidina

SEÇÃO

Farmacologia

Dmitri Souzdalnitski
Editado por Jodi Sherman

PONTOS-CHAVE

1. O excesso potencialmente fatal de serotonina nas sinapses do sistema nervoso central (CNS) pode ser produzida por uma combinação de inibidores de oxidase de meperidina e monoamina (MAOIs).
2. A condição denominada *síndrome serotoninérgica* (SS) manifesta-se como uma tríade de distúrbios somáticos, autônomos e neuropsiquiátricos. Ela não deve ser confundida com a toxicidade por meperidina.
3. O tratamento da SS é sintomático. Em casos desta síndrome ou neurotoxicidade por meperidina, a naloxona não deve ser utilizada.

DISCUSSÃO

A meperidina foi descrita pela primeira vez em 1939 e é atualmente usada extensivamente para o controle da dor aguda e tremores pós-operatórios. As interações da meperidina com MAOIs e vários outros medicamentos SSRI pode causar SS. A meperidina pertence a um grupo de derivados da fenilpiperidina, um dos quatro grupos de opioides sintéticos. Outros opioides sintéticos semelhantes não são conhecidos por causar SS, a menos que eles também sejam membros do grupo fenilpiperidina, como o tramadol e a metadona.

A meperidina bloqueia os receptores de opioides, bem como os canais de sódio, de uma forma semelhante à lidocaína, e é, adicionalmente, um fraco inibidor da recaptação da serotonina. Quando combinada com MAOIs ou outros medicamentos que aumentam os níveis de serotonina no CNS, pensa-se que a meperidina produza a SS, aumentando a disponibilidade da serotonina no receptor 5-HTIA.

A SS é caracterizada por distúrbios somáticos, autonômicos e neuropsiquiátricos, incluindo hiper-reflexia e hipertonia, e é mais pronunciada nas extremidades inferiores, em comparação com as superiores. Finalmente, midríase e sudorese acentuada também são vistas. O desenvolvimento desta síndrome é dependente da dose nas diferentes drogas etiológicas, mas pode também ser facilitado por fatores dos pacientes, incluindo déficits herdados e adquiridos no metabolismo da serotonina periférica, hipertensão, aterosclerose e dislipidemias.

Estes processos de doença estão associados a uma redução da atividade da monoamina oxidase endotelial, e, portanto, com uma reduzida capacidade de metabolizar a serotonina.

Finalmente, a SS não deve ser confundida com a toxicidade por meperidina. A toxicidade por meperidina provoca excitação do CNS, em grande parte causada pela normeperidina, um metabólito principal do medicamento. Esta toxicidade é caracterizada por alterações do estado mental e convulsões, e é vista frequentemente em pacientes com doença renal subjacente e cirrose hepática. O tratamento destes distúrbios deve incluir a interrupção imediata do fármaco agressor, bem como a terapia de suporte para os diversos sintomas que surgem desse distúrbio.

LEITURA SUGERIDA

Boyer EW, Shannon M. The serotonin syndrome. *N Engl J Med*. 2005;352:1112–1120.
Guo SL, Wu TJ, Liu CC, et al. Meperidine-induced serotonin syndrome in a susceptible patient. *Br J Anaesth*. 2009;103(3):369–370.
Latta KS, Ginsberg BS, Barkin RL. Meperidine, a critical review. *Am J Ther*. 2002;9:53–68.
Morgan GE, Maged SM, Murray MJ. *Clinical Anesthesiology*. 4th ed. New York, NY: McGraw-Hill; 2006:745.
Rosow C, Dershwitz M. Pharmacology of opioid analgesics. In: Longnecker DE, Brown DL, Newman MF et al., eds. *Anesthesiology*. New York, NY: McGraw-Hill Companies; 2008:869–897.

PALAVRA-CHAVE	# Instabilidade Atlantoaxial: Causas
SEÇÃO	Clínica Baseada em Órgão: Neurológica e Neuromuscular

Ira Whitten
Editado por Ramachandran Ramani

PONTOS-CHAVE

1. A instabilidade atlantoaxial (AAI) pode complicar o manejo das vias respiratórias.
2. A AAI pode resultar de trauma, infecção, doença sistêmica, anomalias congênitas ou condições genéticas.
3. O exame para AAI pode ser obtido por radiografias simples de flexão e extensão, considerando que a CT e/ou MRI pode determinar o grau de envolvimento do canal espinal.
4. Incapacidade para reconhecer possível AAI e tomar precauções amplas pode ter consequências devastadoras.

DISCUSSÃO

A AAI é definida como frouxidão excessiva dos ligamentos entre a articulação de C1 e C2, e esta condição pode levar a subluxação na articulação atlantoaxial, resultando em lesão neurológica devastadora. Subluxação na articulação atlantoaxial pode forçar o processo odontoide do canal vertebral e resultar em sintomas variando de dor e mielopatia, em casos de trauma menor à medula, até tetraplegia completa, em casos de compressão severa da medula espinal (Fig. 1). A instabilidade atlantoaxial pode ser diagnosticada na radiografia simples, por medida do espaço do intervalo atlantodental superior a 3 mm em adultos e 5 mm em crianças.

Etiologias comumente encontradas na AAI incluem trauma rombo, espondilite anquilosante, artrite reumatoide e síndrome de Down, considerando que malignidade, nanismo, síndrome de Grisel, malformação de Chiari e anomalias congênitas da coluna cervical são as causas menos comuns desta condição. Pacientes de trauma rombo têm uma incidência de lesão da coluna cervical de 2 a 4%, com ferimentos na cabeça apresentando uma incidência de lesões cervicais associadas na ordem de 2 a 10%. Entre 50 e 80% dos pacientes com artrite reumatoide terão envolvimento da coluna cervical durante o curso da sua doença, e isso pode resultar em subluxação atlantoaxial ou formação de pano, que então resulta em compressão da medula espinal. Espondilite anquilosante também está associada à AAI por causa de alterações inflamatórias e frouxidão dos ligamentos cervicais, e esse transtorno tem uma incidência de subluxação de 21%. A AAI é comumente vista na síndrome de Down, e a população pediátrica tem uma incidência de 15%. Malignidade pode resultar em instabilidade cervical por invasão direta ou metástases, embora a coluna cervical raramente seja um local de doença metastática. Síndrome de Grisel é subluxação atlantoaxial em virtude de inflamação ou infecção da orofaringe e pode ocorrer em cirurgia de otorrinolaringologia.

A AAI é especialmente importante para o anestesiologista, pois essa condição impede que o profissional manobre corretamente a cabeça e o pescoço do paciente para obter um alinhamento dos eixos laríngeo, oral e faríngeo. Pacientes com AAI devem ser tratados com cuidado e podem exigir imobilização do pescoço em um colar cervical e intubação com fibra óptica acordada para segurança do paciente e manejo das vias respiratórias.

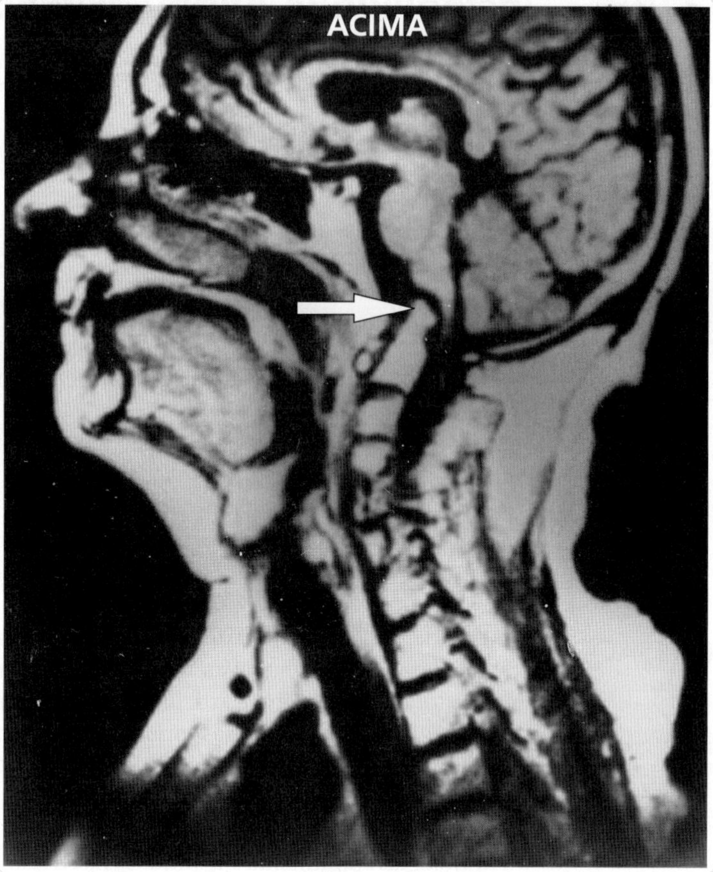

Figura 1. MRI de um paciente com artrite reumatoide avançada mostra invaginação do processo odontoide de C2 (*seta*) através do forame magno, comprimindo o tronco encefálico. Observe a degeneração de C4 e C5, um problema comum na artrite reumatoide. (De Miller RD, Eriksson LI, Fleisher LA, *et al.* Miller's Anesthesia. 7th ed. Philadelphia: Elsevier, Churchill-Livingstone, 2009: Chapter 70, com permissão.)

LEITURA SUGERIDA

Barash PG, Cullen BF, Stoelting RK, eds. *Clinical Anesthesia*. 6th ed. Philadelphia, PA: Lippincott; 2009:636–637, 892.
Canale TS. *Campbell's Operative Orthopaedics*. 11th ed. Philadelphia, PA: Mosby Elsevier; 2007:1150–1155.
Crosby ET. Considerations for airway management for cervical spine surgery in adults. *Anesthesiol Clin.* 2007;25:511–533.
Meleger AL, Krivickas LS. Neck and back pain: musculoskeletal disorders. *Neurol Clin.* 2007;25:419–438.
Miller RD, Eriksson LI, Fleisher LA, *et al. Miller's Anesthesia*. 7th ed. Philadelphia, PA: Elsevier, Churchill and Livingstone; 2009:2409–2420.

PALAVRA-CHAVE	# Insuficiência Aórtica: Tratamento Hemodinâmico
SEÇÃO	Clínica Baseada em Órgão: Cardiovascular

Suzana Zorca
Editado por Benjamin Sherman

PONTOS-CHAVE

1. Insuficiência aórtica (AI) é a incompetência da válvula aórtica que resulta em fluxo de sangue regurgitante para o ventrículo esquerdo (LV) durante a diástole.
2. AI aguda grave está associada a rápido aumento da pressão diastólica final do ventrículo esquerdo (LVEDP), edema pulmonar grave, taquicardia compensatória e vasoconstrição sistêmica.
3. Insuficiência crônica leva a hipertrofia excêntrica do LV com aumento do volume diastólico final, LVEDP relativamente normal, volume diastólico aumentado e uma taquicardia compensatória relativa. Essas adaptações crônicas às vezes podem restaurar a hemodinâmica para valores quase normais.
4. Objetivos hemodinâmicos para o tratamento de AI são os seguintes:
   a) Manter HR alta-normal.
   b) Reduzir a pós-carga para ajudar o fluxo a ir para a frente e diminuir a fração de regurgitação.
   c) Manter pré-carga adequada pela administração adequada de fluido.

DISCUSSÃO

Incompetência da valva aórtica provoca fluxo regurgitante de sangue para o LV durante a diástole. Isso leva a uma diminuição do débito cardíaco eficaz para determinado volume sistólico, e uma queda na pressão arterial diastólica. A pressão de pulso ampliada resultante tem um efeito negativo na perfusão da artéria coronária.

Etiologias comuns para AI crônica incluem distúrbios que causam a dilatação da raiz aórtica (aneurismas da aorta ascendente, sífilis, Marfan, síndrome de Ehlers-Danlos), malformações congênitas, endocardite bacteriana subaguda ou calcificações valvares prejudicando o fechamento da válvula. Em contraste, AI aguda é uma condição rara que geralmente é causada por trauma, aneurisma dissecante agudo ou endocardite aguda grave.

Os sintomas de AI crônica incluem dispneia ao esforço, ortopneia, dispneia noturna paroxística, palpitações e, menos frequentemente, angina. Tolerância ao exercício é geralmente bem preservada até o final do processo da doença. No teste de ECG, hipertrofia do LV, força do LV e, ocasionalmente, sinais de isquemia podem ser vistos; o ritmo é geralmente sinusal. Em AI crônica, o aumento do preenchimento diastólico do LV provoca dilatação do LV e hipertrofia excêntrica (Fig. 1). Isso atua predominantemente para aumentar a conformidade do LV, evitando aumento significativo na pressão de preenchimento do LV. Débito cardíaco é preservado apesar do fluxo regurgitante por causa do volume sistólico profundamente aumentado do ventrículo dilatado. Em face da incompetência grave da válvula, o débito cardíaco pode ser aumentado ainda mais por uma frequência cardíaca alta-normal.

Enquanto a incompetência da válvula se agrava, a pressão diastólica continua a cair, levando a pressões de perfusão coronariana progressivamente menores. Além disso, as dimensões geometricamente desfavoráveis do LV e a remodelação esférica da hipertrofia excêntrica prejudicam ainda mais a fração de ejeção ventricular esquerda. Dilatação excêntrica provoca um aumento no estresse da parede, conforme previsto pela lei de LaPlace: $T = PR/2h$, ou tensão da parede (T) = diferença de pressão através da parede (P) × raio do cilindro (R)/2 × espessura da Parede (h). Estresse de parede aumentado leva a aumento do trabalho do miocárdio e da utilização de oxigênio. Os pacientes podem relatar dor anginal, mesmo na ausência de doença arterial coronariana por causa do aumento do estresse de parede, queda da perfusão coronariana e diminuição da fração de ejeção (EF). Isso é, no entanto, muito menos comum do que com estenose aórtica (AS), onde a hipertrofia concêntrica do LV faz com que a demanda de O_2 seja muito maior. Como o remodelamento tão grave e hemodinâmica prejudicada são difíceis de reverter, os resultados da substituição de válvula na AI crônica é melhor em pacientes com doença menos avançada, ou seja, com EF normal (> 55%) e diâmetros do LV menor de 55 mm.

Na AI aguda, as pressões diastólicas finais da aorta e do LV equilibram-se sem qualquer aumento compensatório na conformidade do LV, resultando LVEDP altamente elevada. Isso geralmente leva a grave insuficiência cardíaca e contratilidade ruim, o que pode precipitar edema pulmonar. Digno de nota, pressão capilar de encunhamento pulmonar (PCWP) pode subestimar a verdadeira LVEDP nessas condições (Jaffe *et al.*, p. 352). Compensação de taquicardia e vasoconstrição periférica segue-se rapidamente. Objetivos terapêuticos para AI aguda, portanto, incluem redução da pós-carga, suporte inotrópico e substituição valvar aguda.

Considerações hemodinâmicas. O objetivo essencial da terapia hemodinâmica é diminuir o fluxo regurgitante e evitar o agravamento de estresse da parede do LV e, portanto, é desejável diminuir a pós-carga, mantendo a taquicardia compensatória e permitindo volumes sistólicos plenos (um coração "completo, levemente vasodilatado e modestamente taquicárdico", Barash *et al.*, p. 1082) (Tabela 1). Diminuir a pós-carga com vasodilatação suave cria um gradiente de pressão mais favorável que diminui a fração regurgitante. Vasodilatadores arteriais (nicardipina ou nitroprusside) permitem aumento de fluxo. No momento da vasodilatação, volume suficiente deve ser administrado para manter a pré-carga adequada. Em geral, a contratilidade é geralmente adequada, então inotrópicos (dopamina *vs.* adrenalina) podem não ser necessários. Taquicardia relativa evita excesso de dilatação do LV, diminuindo a congestão pulmonar, o estresse da parede e as exigências de oxigênio do miocárdio. Ele também serve para diminuir o tempo de escoamento diastólico, diminuir a fração regurgitante, manter a pressão arterial diastólica e aumentar a perfusão coronariana.

Pacientes que necessitam de substituição da válvula aórtica com desvio cardiopulmonar (CPB) necessitam de atenção especial com relação ao monitoramento da frequência cardíaca, do ritmo e das pressões de preenchimento do LV. Após a iniciação do CPB, a AI pode causar grave distensão do LV com subsequentes isquemia miocárdica e edema pulmonar. Isso pode ser evitado se o coração mantiver um ritmo sinusal normal com uma frequência cardíaca adequada. Se o coração fibrila ou se ocorrer bradicardia e o LV distender, inserção de um cateter *vent* no LV ou clampeamento da aorta pode ser necessário para superar esse problema (Jaffe *et al.*, p. 350). Além disso, proteção miocárdica com cardioplegia deve ser dada de forma retrógrada, através do seio coronariano, ou diretamente nos óstios coronarianos, e não na raiz da aorta. Cardioplegia ante-

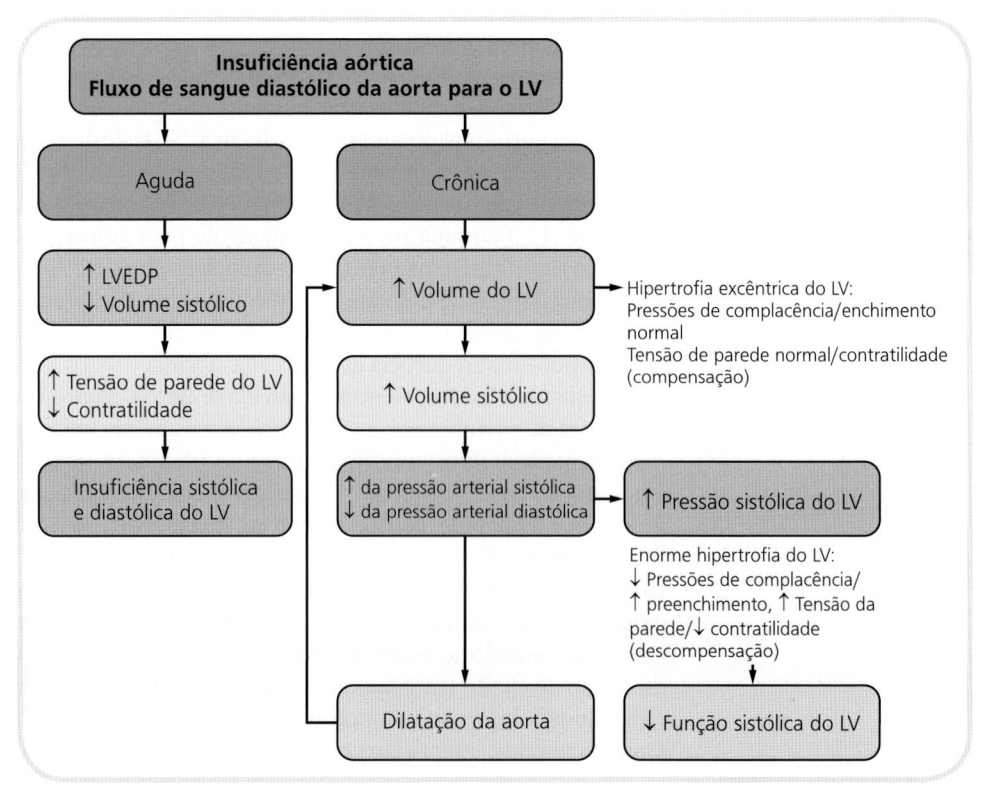

Figura 1. Fisiopatologia da AI.

rógrada não fluirá através da circulação coronária se ocorrer distensão do LV a partir de regurgitação aórtica da solução. Proteção miocárdica adequada só pode ocorrer se a pressão de preenchimento da raiz com cardioplegia for maior do que a pressão da cavidade do LV (LVEDP), assim, promovendo o fluxo abaixo do gradiente de pressão.

Em resumo, pacientes com AI beneficiam-se da frequência cardíaca alta-normal, da redução da pós-carga para auxiliar o fluxo e da administração de fluido para manter a pré-carga adequada. Essas intervenções hemodinâmicas ajudam a manter o débito cardíaco. Após o *shunt*, os pacientes com AI podem precisar de suporte inotrópico e atenção cuidadosa para manter o preenchimento do LV (Jaffe *et al.*, p. 351-352).

Tabela 1. Objetivos hemodinâmicos em AI

Pré-carga	Normal a ligeiramente ↑
Pós-carga	↓: com anestésicos ou vasodilatadores (para diminuir a fração regurgitante)
Contratilidade	Geralmente adequada
Taxa	↑: reduz o volume ventricular e eleva a pressão diastólica aórtica
Ritmo	Geralmente sinusal; não é um problema
MVO_2	Geralmente não é um problema
CPB	Cuidado (e observe) com distensão ventricular (pré- e pós-AXC: fluxo regurgitante aumenta se ↓ HR ou coração não bate)

↑, aumento; ↓, diminuição; MVO_2, consumo de oxigênio do miocárdio; CPB, desvio cardiopulmonar; AXC, clampeamento da aorta; HR, frequência cardíaca.
De Skubas NJ, Lichtman AD, Sharma A, *et al.* Anesthesia for cardiac surgery. In: Barash PG, Cullen BF, Stoelting RK, *et al.*, eds. Clinical Anesthesia. 6th edition. Philadelphia, PA: Lippincott Williams & Wilkins, 2009:1082.

LEITURA SUGERIDA

Barash PG, Cullen BF, Stoelting RK *et al.*, eds. *Clinical Anesthesia*. 6th ed. Philadelphia, PA: Lippincott Williams & Wilkins; 2009:1081.

Herrera A. Valvular heart disease. In: Hines RL, Marshall KE, eds. *Stoelting's Anesthesia and Co-Existing Disease*. 5th ed. Philadelphia, PA: Saunders; 2008:38–40.

Jaffe RA, Samuels SI, Schmiesing CA *et al.*, eds. *Anesthesiologist's Manual of Surgical Procedures*. 4th ed. Philadelphia, PA: Lippincott Williams & Wilkins; 2009:351–352.

Skubas NJ, Lichtman AD, Sharma A, *et al.* Anesthesia for cardiac surgery. In: Barash PG, Cullen BF, Stoelting RK *et al.*, eds. *Clinical Anesthesia*. 6th ed. Philadelphia, PA: Lippincott Williams & Wilkins; 2009:1082.

PALAVRA-CHAVE

Insuficiência Cardíaca Aguda: Tratamento

SEÇÃO

Clínica Baseada em Órgão: Cardiovascular

Christian Scheps
Editado por Qingbing Zhu

PONTOS-CHAVE

1. Insuficiência cardíaca aguda pode, etiologicamente, surgir a partir de exacerbação de insuficiência crônica ou disfunção valvular, infarto do miocárdio ou ruptura do músculo papilar.
2. Insuficiência cardíaca aguda é inicialmente tratada por meios farmacológicos, incluindo diuréticos, inotrópicos, vasodilatadores e peptídeo natriurético cerebral (BNP) exógeno.
3. Se o tratamento farmacológico falhar, dispositivos mecânicos, como bombas de balão intra-aórtico, dispositivo ventricular assistente e mesmo transplante cardíaco são as opções disponíveis.

DISCUSSÃO

Insuficiência cardíaca aguda pode manifestar-se como uma doença cardíaca primária ou ser o resultado de uma exacerbação na insuficiência crônica. Quando não relacionada a uma condição crônica, a insuficiência cardíaca aguda pode ser consequência de grande infarto do miocárdio, início abrupto de disfunção valvular ou outros defeitos estruturais como ruptura da parede do músculo ou ruptura papilar. Qualquer que seja a etiologia, ocorre baixo débito cardíaco, juntamente com altas pressões de enchimento ventricular e hiper/hipotensão. Fisiopatologia lembra o choque cardiogênico, em vez de insuficiência cardíaca congestiva crônica.

Situações que requerem o manejo da insuficiência cardíaca aguda podem ocorrer no intraoperatório. Insuficiência cardíaca aguda é mais comumente vista durante cirurgia cardíaca enquanto se recupera o *bypass* cardiopulmonar. Inicialmente, o tratamento se concentra em manter e/ou aumentar o débito cardíaco por diferentes intervenções farmacológicas. Além disso, se o episódio é refratário à administração de medicamentos, existem dispositivos mecânicos que podem ser implantados para o alívio temporário de insuficiência aguda. Transplante cardíaco é uma opção incomum para os episódios que têm um prognóstico sombrio e irrecuperável. A terapia farmacológica clássica é focada em vasodilatadores e inotrópicos; embora sejam novas opções, incluem sensibilizadores de cálcio e peptídeo natriurético exógeno do tipo B.

Diuréticos de alça como furosemida são comumente usados no tratamento inicial e podem proporcionar alívio sintomático rápido, reduzindo a quantidade de sobrecarga de volume resultante de uma bomba falha. Além disso, executar um ciclo de diuréticos oferece benefício pelas propriedades vasodilatadoras intrínsecas, que reduzem a pré-carga. Contudo, vasodilatadores-alvo como a nitroglicerina e nitroprussiato são mais comumente usados para essa finalidade. A vasodilatação sistêmica eficaz ajuda o coração insuficiente, diminuindo a pressão de enchimento do ventrículo esquerdo e a resistência vascular sistêmica e aumentando o volume sistólico.

Dependendo da gravidade da insuficiência, inotrópicos podem ser necessários para manter um débito cardíaco viável. Os inotrópicos trabalham melhorando a relação concentração-excitação pelo aumento intracelular das concentrações de cálcio por meio do aumento dos níveis de cAMP. Inotrópicos como milrinona fazem isso pela inibição indireta da degradação de cAMP. Outros inotrópicos como dobutamina, dopamina e adrenalina fazem isso pela estimulação de receptores beta diretos. Todos os inotrópicos aumentam o risco de disritmias e podem ter os efeitos deletérios do aumento da frequência cardíaca e a demanda miocárdica de oxigênio e consumo de oxigênio. Assim, o uso a curto prazo é melhor.

Tratamentos farmacológicos mais recentes incluem sensibilizadores de cálcio como levosimendana, que é amplamente utilizada na Europa, mas ainda não foi aprovada para uso nos Estados Unidos. Esse medicamento aumenta a contratilidade sem aumentar os níveis de cálcio intracelular e, portanto, teoricamente não aumenta o risco de taquicardia, aumenta a demanda miocárdica de oxigênio e propensão para disritmias que limitam o uso de outros inotrópicos. Peptídeo natriurético exógeno do tipo B também é uma ajuda alternativa. Funciona promovendo a vasodilatação arterial, venosa e coronariana.

Se o tratamento farmacológico da insuficiência cardíaca aguda não é eficaz, vários dispositivos mecânicos estão disponíveis para diminuir a carga de trabalho do coração com insuficiência. Tal dispositivo é a bomba de balão intra-aórtico, que, normalmente, é inserida quando a etiologia da insuficiência cardíaca é o infarto do miocárdio. Esse dispositivo é introduzido por via percutânea através da artéria femoral e é colocado distal à artéria subclávia esquerda. Ele funciona por expansão durante a diástole, o que aumenta a pressão arterial diastólica e, assim, aumenta a pressão de perfusão coronariana e entrega de oxigênio. Durante a sístole, o dispositivo desinfla e, essencialmente, ajuda a puxar o sangue através da pressão negativa com melhora no consumo de oxigênio, diminuindo o esforço cardíaco.

Além das bombas de balão, dispositivos de assistência ventricular esquerda e direita foram desenvolvidos e podem ser inseridos durante a cirurgia de coração aberto e por via percutânea. Esses dispositivos funcionam para descarregar a pré-carga do coração e distribuir o sangue distalmente no sistema, diminuindo, assim, o trabalho do coração. Em algumas circunstâncias, os dispositivos de assistência podem ser muito eficazes, permitindo que o coração descanse agudamente. Esses dispositivos podem ser explantados quando o coração assumir uma função satisfatória.

LEITURA SUGERIDA

Hines RL, Marschall KE. *Stoelting's Anesthesia and Co-existing Disease*. 5th ed. Philadelphia, PA: Saunders Elsevier; 2008:112–114.

PALAVRA-CHAVE	**Insuficiência de O₂ na Parede: Sinais**
SEÇÃO	Propriedades Físicas, Monitoramento e Administração de Anestesia

Holly Barth
Editado por Raj K. Modak

PONTOS-CHAVE

1. O ducto (a partir de uma fonte de fornecimento central) é a fonte primária de oxigênio para a máquina de anestesia, enquanto o cilindro fornece um suporte, se o ducto falhar.
2. As máquinas de anestesia têm um sensor de baixa pressão que vai acionar um alarme elétrico ou apito a gás, se a pressão do oxigênio cair abaixo de um valor definido, geralmente variando entre 20 e 35 psig.
3. Se o cilindro for deixado aberto, o equipamento de anestesia irá preferencialmente escolher o fornecimento por cilindro quando o fornecimento central cair abaixo de 45 psig.
4. No caso em que a pressão de fornecimento de oxigênio diminui, as válvulas de corte de insuficiência de oxigênio (válvulas à prova de falhas) para outros gases serão proporcionalmente diminuídas ou desligadas para limitar o seu fornecimento.
5. Pode haver a mistura acidental de óxido nitroso e oxigênio a partir do fornecimento central. Neste caso, o cilindro de oxigênio localizado na parte de trás da máquina de anestesia deve ser ligado e o ducto central de oxigênio deve ser desligado.

DISCUSSÃO

O oxigênio, óxido nitroso e, muitas vezes, o ar têm duas fontes de fornecimento: ducto e cilindro. O ducto (a partir de uma fonte de fornecimento central) é a fonte primária de gases para a máquina de anestesia, enquanto o cilindro fornece um suporte, se o ducto falhar. Geralmente, a maioria das máquinas têm dois medidores de pressão para cada gás fornecido (para ducto e cilindro).

O oxigênio do ducto é geralmente administrado a uma pressão constante de 50 psig. É possível que haja uma falha na entrega do fornecimento central de oxigênio. As máquinas de anestesia têm um sensor de baixa pressão que vai acionar um alarme elétrico ou apito a gás, se a pressão do oxigênio cair abaixo de um valor definido, geralmente variando entre 20 e 35 psig. A fonte do cilindro é regida por um regulador de pressão que reduz a pressão do gás para cerca de 45 psig. Normalmente, a fonte do cilindro é fechada e precisa ser aberta em caso de falha no fornecimento central de gás. No entanto, se o cilindro é deixado aberto, a máquina de anestesia irá preferencialmente escolher o fornecimento por cilindro quando o fornecimento central cai abaixo de 45 psig. Portanto, no caso de o cilindro estar aberto e estar sendo utilizado, isso pode ser um sinal de um problema de distribuição central de oxigênio.

Um dispositivo de segurança conhecido como válvula de corte de insuficiência de oxigênio (também chamada de válvula de segurança à prova de falha) está localizado abaixo de cada um dos fluxômetros de fornecimento de gás, exceto para o oxigênio. No caso em que a pressão de fornecimento de oxigênio diminui, as válvulas para esses gases serão proporcionalmente diminuídas ou desligadas para limitar o seu fornecimento. No entanto, isso não necessariamente previne contra o suprimento de misturas hipóxicas, o que é ainda controlado por um sistema de dosagem de fluxo.

Existem diferentes tipos de válvulas à prova de falhas. Alguns aparelhos de anestesia tem uma válvula de corte do sensor de pressão. Se a pressão de fornecimento de oxigênio cair abaixo de um determinado valor limite, a válvula fecha-se e impede a passagem de outros gases. Outras máquinas usam um sistema de dosagem, em vez de um valor limite definido, que irá permitir que as pressões de outros gáses diminuam de acordo com as pressões do oxigênio.

O gás do fornecimento central entra através de conexões de entrada específicas, conhecidas como Sistema de Segurança de Índice de Diâmetro. Ele fornece conexões não intercambiáveis, o que minimiza erros. No entanto, pode haver a mistura acidental de óxido nitroso e oxigênio. Se o anestesiologista suspeitar de um cruzamento, duas ações devem ser feitas. O cilindro de oxigênio localizado na parte de trás da máquina de anestesia deve ser ligado e o ducto central de oxigênio deve ser desligado. Este segundo passo é obrigatório porque a máquina preferencialmente utiliza o ducto por causa da sua baixa pressão, como discutido acima.

LEITURA SUGERIDA

Barash PG, Cullen BF, Stoelting RK *et al.,* eds. *Clinical Anesthesia.* 6th ed. Philadelphia, PA: Lippincott Williams and Wilkins; 2009:653–655.

Morgan GE, Mikhail MS, Murray MJ. *Clinical Anesthesiology.* 4th ed. New York, NY: McGraw-Hill; 2006:47–54.

PALAVRA-CHAVE	# Insuficiência Renal: Cirurgia com CPB
SEÇÃO	Clínica Baseada em Órgão: Cardiovascular

Veronica Matei
Editado por Oingbing Zhu

PONTOS-CHAVE

1. A disfunção renal é uma complicação frequente de operações cardíacas que usam circulação extracorpórea (CPB).
2. A etiologia da lesão renal induzida pela CPB é multifatorial e inclui resposta inflamatória sistêmica e hipoperfusão renal.
3. O tratamento da disfunção renal, induzida pela CPB, é em grande parte de suporte, apesar de que o reconhecimento precoce é importante.

DISCUSSÃO

A disfunção renal é uma complicação frequente de operações cardíacas que usam CPB. A extensão das disfunções renais induzidas pela CEC varia de lesão subclínica a insuficiência renal estabelecida com necessidade de diálise. A incidência de disfunção renal varia consideravelmente, dependendo da definição e dos critérios utilizados nos vários estudos. A insuficiência renal aguda ocorre em 8 a 20% destes pacientes, dependendo dos critérios de diagnóstico utilizados, e de 1 a 5% dos pacientes que necessitam de diálise no pós-operatório. As comorbidades, incluindo diabetes, insuficiência da função ventricular esquerda e idade avançada, são fatores predisponentes reconhecidos.

A fisiopatologia é multifatorial e pensa-se que seja relacionada com a resposta inflamatória sistêmica e hipoperfusão renal secundárias à circulação extracorpórea.

O fluxo não pulsátil durante a CPB é considerado como sendo um importante fator etiológico, resultando em vasoconstrição renal e lesão renal isquêmica. No entanto, os estudos avaliando o fluxo sanguíneo pulsátil e os resultados renais não apresentaram resultados definitivos.

As estratégias para a prevenção da lesão renal induzida pela CPB incluíram manipulação da pressão de perfusão, procedimentos fora da bomba para preservar o fluxo pulsátil, e promoção de vasodilatação renal por agentes farmacológicos. O tratamento da insuficiência renal aguda é em grande parte de suporte. O reconhecimento precoce é importante porque o momento do tratamento pode ser crucial para assegurar o melhor resultado possível.

LEITURA SUGERIDA

Barash PG, Cullen BF, Stoelting RK *et al.*, eds. *Clinical Anesthesia*. 6th ed. Philadelphia, PA: Lippincott Williams & Wilkins; 2009.

PALAVRA-CHAVE

Insuficiência Renal: Diagnóstico

SEÇÃO

Clínica Baseada em Órgão: Sistema Renal/Urinário/Eletrólitos

Margaret Rose

Editado por Ala Haddadin

PONTOS-CHAVE

1. A lesão renal aguda (AKI) e a doença renal crônica (CKD) têm sido associadas a aumento da morbidade e mortalidade.
2. A AKI é caracterizada por um aumento abrupto da creatinina sérica superior ou igual à de 1,5 a 2 vezes o valor basal, com uma diminuição na produção de urina, para menos do que 0,5 mL/kg/h durante mais de 6 horas.
3. A CKD é diagnosticada por uma diminuição da taxa de filtração glomerular (GFR), que persiste por mais de 3 meses.
4. Outros marcadores de lesão renal são importantes, podem ocorrer dentro do quadro de uma GFR normal ou creatinina, e incluem produtos químicos de urina anormais ou sedimentos e anormalidades encontrados na imagiologia. Estes devem ser investigados, de modo que os danos permanentes nos rins possam ser minimizados.

DISCUSSÃO

A insuficiência renal ou falência renal pode ser separada em *aguda* ou *crônica*.

Lesão renal aguda

A AKI ocorre em pacientes tanto aguda quanto cronicamente doentes, em uma variedade de quadros clínicos, resultante de uma grande variedade de etiologias. Até mesmo pequenas mudanças a curto prazo na creatinina sérica foram associadas ao aumento da morbidade e mortalidade.

A *Acute Kidney Injury Network* (AKIN) define a AKI como:

> Uma abrupta (dentro de 48 horas) redução da função renal atualmente definida como um aumento absoluto na creatinina sérica > 0,3 mg/dL (> 25 micromol/L), um aumento porcentual de 50% ou uma redução na produção de urina (oligúria documentada < 0,5 mL/kg/h durante > 6 horas).

A AKIN ainda classificou a AKI em fases, tal como explicado na Tabela 1. A AKI frequentemente ocorre em um quadro de CKD, e o médico precisa considerar a porcentagem de aumento da creatinina sérica de linha de base, em vez de valores absolutos.

Tabela 1. Sistema de estadiamento para AKI

Estágio	Critérios de creatinina	Critérios de produção de urina
1	Aumento da creatinina sérica ≥ 0,3 mg/dL (≥ 26,4 μmol/L) ou aumento ≥ 150%-200% (1,5 a 2 vezes), acima da linha de base	< 0,5 mL/kg/h por > 6 h
2	Aumento da creatinina sérica > 200%-300% (> 2 a 3 vezes), acima da linha de base	< 0,5 mL/kg/h por > 12 h
3	Aumento da creatinina sérica > 300% (> 3 vezes) acima da linha de base ou aumento da creatinina sérica ≥ 4,0 mg/dL (≥ 354 μmol/L), com um aumento agudo de ≥ 0,5 mg/dL (≥ 44 μmol/L)	< 0,3 mL/kg/h × 24 h ou anúria × 12 h

De Levin A, Warnock DG, Mehta RL, *et al*. Improving outcomes from acute kidney injury: report of an initiative. *Am J Kidney Dis*. 2007;50(1):1-4.

Doença renal crônica

A CKD é mais vagamente definida como "um dano renal ou diminuição da função renal (diminuição da GFR) durante 3 meses ou mais".

A National Kidney Foundation recomenda que o uso da creatinina sérica não seja exclusivamente utilizado para estimar a função renal, porque, em um quadro de diminuição de massa muscular (idosos, doentes crônicos), não se pode representar com precisão a função renal.

Mais especificamente, a GFR é considerada como sendo a melhor medida da função do rim, apesar do estado da doença. A GFR, no entanto, varia de acordo com idade, sexo, raça e tamanho do corpo, e deve ser calculada usando essas variáveis do paciente e da creatinina sérica medida. A fórmula de Cockcroft-Gault para a depuração da creatinina é geralmente usada:

$$\text{Cr Cl} = \frac{(140 - \text{idade}) \times \text{peso} \times (0{,}85 \text{ se do sexo feminino})}{72 \times P_{Cr}}$$

Idade em anos, peso em kg; P_{Cr} em mg por dL; Cr Cl em mL por minuto.

A GFR normal para um jovem adulto é de 120 a 130 mL/min/1,73 m^2. Este "normal" entra em declínio com a idade. Embora este declínio com a idade ocorra normalmente, uma diminuição da GFR em idosos não deve ser atribuída apenas à idade. A diminuição da GFR é um previsor independente de resultados adversos.

Uma GFR inferior a 60 mL/min/1,73 m^2 representa uma perda de metade da função renal normal. Abaixo disso, as complicações da doença renal aumentam. A falência renal ocorre quando a GFR diminui abaixo de 15 mL/min/1,73 m^2 com sinais de uremia, quando a diálise é necessária.

Outros marcadores de lesão renal são importantes e podem ocorrer dentro do quadro de uma GFR normal. Isso inclui produtos químicos de urina anormais ou sedimentos e anormalidades encontrados na imagiologia. Estes resultados estão associados a resultados adversos e progressão da doença renal, apesar de uma GFR normal. Portanto, uma avaliação mais aprofundada é um requisito, uma vez que a descoberta pode representar uma doença progressiva que causa danos nos rins.

LEITURA SUGERIDA

Levey AS, Coresh J, Balk E, et al. National Kidney Foundation practice guidelines for chronic kidney disease: evaluation, classification, and stratification. *Ann Intern Med.* 2003;139(2):137–149.

Levin A, Warnock DG, Mehta RL, et al. Improving outcomes from acute kidney injury: report of an initiative. *Am J Kidney Dis.* 2007;50(1):1–4.

---

*Outra fórmula da MDRD (Modificação da Dieta na Doença Renal) adiciona um ajuste de 1,2 para Africanos americanos.

PALAVRA-CHAVE	**Insuficiência Renal: Eletrólitos**
SEÇÃO	Ciências Clínicas Genéricas: Procedimentos, Métodos, Técnicas de Anestesia, e Clínica Baseada em Órgão: Sistema Renal/Urinário/Eletrólitos

Tori Myslajek
Editado por Ala Haddadin

PONTOS-CHAVE

1. A insuficiência renal pode levar a anomalias nos eletrólitos, como hiponatremia, hiperpotassemia, hiperfosfatemia, hipermagnesemia e hipocalcemia.
2. A hiponatremia é o resultado quando o aumento da água excede o aumento de sódio, tal como pode ocorrer com a insuficiência renal.
3. Pensa-se que a hipocalcemia ocorre como resultado da deposição de cálcio nos ossos, secundária a hiperfosfatemia, resistência ao hormônio da paratireoide (PTH), e uma baixa absorção intestinal secundária à redução da síntese de 1,25-di-hidroxicolecalciferol pelos rins.

DISCUSSÃO

A insuficiência renal crônica é uma doença progressiva que resulta na diminuição irreversível da função renal. A manifestação completa, conhecida como uremia, é vista quando a taxa de filtração glomerular diminui abaixo de 25 mL por minuto. Muitos pacientes com descompensação metabólica manifestam a insuficiência renal na forma de acidose metabólica, hiperpotassemia, hiponatremia, hipermagnesemia, hiperfosfatemia, hipocalcemia e hiperuricemia. A gestão anestésica de pacientes com insuficiência renal pode ser complexa e deve levar vários fatores em consideração.

A hiperpotassemia geralmente ocorre quando a remoção de creatinina é inferior a 5 mL por minuto, mas pode ocorrer em outros pacientes com insuficiência renal, quando grandes cargas de potássio são encontrados. O efeito mais significativo da hiperpotassemia é no coração e no seu sistema de condução. Níveis elevados de potássio podem resultar em picos de ondas T, prolongamento do intervalo P-R, elevação do segmento ST e arritmias.

As condições que contribuem para a acidose, como hipoventilação, contribuirão para a hiperpotassemia por meio de uma mudança nos compartimentos, de intracelular para extracelular. A administração de succinilcolina contribuirá também para hiperpotassemia em quantidades até 0,5 mEq por L nos pacientes, independentemente da insuficiência renal. Pacientes que podem ter uma liberação exagerada de potássio incluem aqueles com queimaduras, doenças do neurônio motor superior e inferior, lesões de contusão na cabeça e imobilização prolongada. Geralmente, as cirurgias eletivas são adiadas até que os pacientes dialíticos sejam dialisados e os valores de laboratório sejam relativamente normalizados, como potássio inferior a 5,5 mEq por L. Se a cirurgia for realmente uma emergência e a hiperpotassemia for motivo de preocupação, pode-se tratar um paciente por via intravenosa com glicose e insulina, bem como por meio de hiperventilação, para dirigir o potássio para dentro da célula. Além disso, o cálcio pode ser utilizado para estabilizar o miocárdio durante um quadro de hiperpotassemia.

Existem várias doenças que provocam edema e são caracterizadas por um aumento no sódio corporal total e também no conteúdo de água. A hiponatremia é o resultado quando o aumento da água excede o aumento de sódio, tal como pode ocorrer com a insuficiência renal, insuficiência cardíaca congestiva, cirrose e síndrome nefrótica. Na insuficiência renal, a água e a retenção de sódio resultam na hiponatremia em um quadro de sobrecarga do fluido extracelular. A hiponatremia pode causar alterações do estado mental, letargia, convulsões e mudanças nos reflexos profundos. A correção do sódio no intraoperatório raramente é um problema. No entanto, em um quadro de hiponatremia grave, valores inferiores a 120 mEq por L, a correção rápida pode resultar em mielinólise pontina central.

A hiperfosfatemia não tem praticamente sintoma nenhum, e a hipermagnesemia é geralmente leve, com sintomas principalmente neurológicos e cardiovasculares em sua natureza. Restrições alimentares devem ser aplicadas, e, se for grave, a diálise pode ser indicada para a eliminação.

Pensa-se que a hipocalcemia ocorre como resultado da deposição de cálcio nos ossos, secundária a hiperfosfatemia, resistência ao PTH, e uma baixa absorção intestinal secundária à redução da síntese de 1,25-di-hidroxicolecalciferol pelos rins. Ela é geralmente assintomática, mas, se for grave, pode ter efeitos cardiovasculares e neurológicos. O objetivo do tratamento em casos agudos é eliminar os sintomas e não necessariamente retornar os valores ao normal.

LEITURA SUGERIDA

Morgan GE, Mikhail MS, Murray MJ. *Clinical Anesthesiology*. 4th ed. Philadelphia, PA: McGraw-Hill Professional; 2005:597–623, 669–673.

Rose BD, Rennke HG. *Renal Pathophysiology*. Baltimore, MD: Lippincott Williams & Wilkins; 1994:176–184, 280, 288–290.

Stoelting RK, Miller RD. *Basics of Anesthesia*. 5th ed. Philadelphia, PA: Churchill Livingstone; 2007:429–430.

PALAVRA-CHAVE	**Insuficiência Renal: Função Plaquetária**
SEÇÃO	Clínica Baseada em Órgão: Sistema Renal/Urinário/Eletrólitos

Donald Neirink
Editado por Hossam Tantawy

PONTOS-CHAVE

1. A insuficiência renal resulta em um declínio na produção de urina e na filtração glomerular, causando um acúmulo de resíduos nitrogenados, levando à uremia.
2. A uremia predispõe os pacientes a hemorragias pela inibição da ADP, interferindo com a produção do fator de von Willebrand (vWF), e interferindo com a ligação das plaquetas ao receptor GPIIb-IIIa.
3. A diminuição da fibrinólise e aumento da coagulação são outros efeitos resultantes da uremia, levando à trombogênese.

DISCUSSÃO

A insuficiência renal resulta em um declínio na produção de urina e na filtração glomerular. Os pacientes podem acumular resíduos nitrogenados, como ureia no sangue, levando a uma uremia. A uremia tem um efeito deletério sobre a função das plaquetas. A uremia pode predispor os pacientes com insuficiência renal a sangramento por meio de uma variedade de mecanismos. A ADP é necessária para a agregação plaquetária. No entanto, os pacientes urêmicos acumulam ácido guanidinosucínico, que é um inibidor direto da ADP, resultando, assim, na diminuição da agregação plaquetária. Os metabólitos acumulados também podem interferir com a produção do vWF.

A diminuição dos níveis de vWF levam à diminuição da adesividade plaquetária. Estes metabólitos podem também interferir com a ligação das plaquetas ao receptor GPIIb-IIIa, novamente conduzindo a uma diminuição da agregação plaquetária.

O DDAVP pode ser utilizado em doentes urêmicos para aumentar a agregação plaquetária e a adesividade. A administração de DDAVP causa a liberação do vWF das células endoteliais, o que pode melhorar rapidamente a função plaquetária.

Os pacientes com insuficiência renal também demonstraram estar em um estado pró-trombótico. Isto é por causa de uma diminuição da fibrinólise e aumento da coagulação em pacientes com uremia. As plaquetas ativadas também liberam pequenas vesículas, com atividade pró-coagulante, o que contribui para este estado global e pode estar envolvido na trombogênese clínica.

LEITURA SUGERIDA

Barash PG, Cullen BF, Stoelting RK *et al.*, eds. *Clinical Anesthesia*. 6th ed. Philadelphia, PA: Lippincott Williams & Wilkins; 2009:401–402.

Miller RD. *Miller's Anesthesia*. 6th ed. Philadelphia, PA: Elsevier, Churchill, and Livingstone; 2006:2238–2239.

PALAVRA CHAVE

Insuficiência Renal: Hiperpotassemia

SEÇÃO

Clínica Baseada em Órgão: Sistema Renal/Urinário/Eletrólitos

Christian Scheps
Editado por Hossam Tantawy

PONTOS-CHAVE

1. A hiperpotassemia é uma complicação comum em pacientes com uma função renal prejudicada, que pode levar a morbidade e até mesmo mortalidade, em casos extremos.
2. A hiperpotassemia tem muitas etiologias e pode resultar em doentes com insuficiência renal secundária a alterações da ingestão de potássio, liberação intracelular e excreção.

DISCUSSÃO

A hiperpotassemia é uma causa comum e grave de morbidade em pacientes com insuficiência renal crônica secundária a uma incapacidade em eliminar o potássio da circulação a uma taxa normal. Níveis perigosos e até mesmo fatais de potássio podem, assim, acumular-se, levando a muitos efeitos indesejáveis, como arritmia e parada cardíaca. O anestesiologista deve estar muito ciente dessa possível complicação no atendimento a essa população crescente, já que alguns adjuntos anestésicos comumente utilizados desorganizam os níveis de potássio normais do corpo.

Por exemplo, deve-se ter muito cuidado quando se administra succinilcolina em pacientes com insuficiência renal, pois isso pode levar ao aumento dos níveis séricos de potássio pela liberação intracelular.

Muitos outros fatores podem contribuir para um aumento do potássio sérico, e é melhor organizá-los como aspectos da *ingestão*, *liberação* e *excreção* de potássio.

- *Ingestão*. Pacientes com insuficiência renal crônica devem ter muito cuidado com relação à ingestão de potássio. Certos alimentos, como bananas, espinafre e substitutos do sal contêm elevados níveis de potássio, e o consumo excessivo desses alimentos pode conduzir a um aumento dos níveis de potássio. No paciente internado, cuidado deve ser novamente tomado pelo paciente e a equipe, já que a ingestão exógena de potássio, na forma de uma solução intravenosa, sais de potássio e transfusão de sangue podem ter efeitos deletérios.
- *Liberação intracelular*. Muitos fatores podem contribuir para o aumento da liberação intracelular de potássio. Distúrbios metabólicos, como sepse e acidose metabólica, podem levar a aumentos graves do potássio sérico. Medicamentos como betabloqueadores, digoxina e succinilcolina podem incentivar a liberação.
- *Excreção*. Pacientes com insuficiência renal crônica excretam potássio a uma taxa reduzida, e fatores externos podem contribuir para isso e transformar a condição em fatal. Por exemplo, uma rápida queda na taxa de filtração glomerular de um paciente com uma taxa já reduzida pode fazer com que os níveis de potássio subam. Portanto, é importante manter a função renal inicial em pacientes nos quais a filtração já é prejudicada. Os medicamentos também podem levar a um aumento na diminuição da excreção de potássio. Por exemplo, os inibidores da enzima de conversão da angiotensina, diuréticos poupadores de potássio e a heparina podem levar à hiperpotassemia, quando administrados a um paciente com insuficiência renal crônica.

LEITURA SUGERIDA

Barash PG, Cullen BF, Stoelting RK *et al.*, eds. *Clinical Anesthesia*. 6th ed. Philadelphia, PA: Lippincott Williams & Wilkins; 2009:1019–1020.

PALAVRA CHAVE	# Insuficiência Renal: Relaxantes
SEÇÃO	Clínica Baseada em Órgão: Sistema Renal/Urinário/Eletrólitos

Adrianna Oprea

Editado por Ala Haddadin

PONTOS-CHAVE

1. A succinilcolina é usada de forma segura em doentes com insuficiência renal, enquanto o potássio for inferior a 5 no momento da indução.
2. Os relaxantes musculares não despolarizantes que podem ser usados com segurança na insuficiência renal são o atracúrio, cisatracúrio mivacúrio e rocurônio.
3. O atracúrio e o cisatracúrio sofrem degradação de Hofmann, um processo de ruptura espontânea à temperatura e pH corporal, bem como pelo metabolismo por esterases não específicas no plasma.

DISCUSSÃO

Na doença renal, há uma série de fatores que alteram a farmacocinética e farmacodinâmica dos fármacos bloqueadores neuromusculares. Estes fatores incluem a redução da eliminação da droga, a acumulação de metabólitos ativos, alteração do tamanho do compartimento de fluido, e perturbações do equilíbrio ácido-base/eletrólito.

Bloqueio neuromuscular despolarizante

Na insuficiência renal, há uma redução na atividade da colinesterase plasmática e um bloqueio neuromuscular prolongado após a succinilcolina é possível. A administração de succinilcolina resulta em um aumento ligeiro e transitório na concentração sérica de potássio. Em pessoas com função renal normal, o potássio sérico aumenta em 0,5 a 1 mmol por L dentro de 3 a 5 minutos de uma dose e retorna ao normal após 10 a 15 minutos. Pacientes com doença renal crônica não demonstram uma resposta hipercalêmica exagerada, e a succinilcolina (1,5 mg por kg) pode ser usada com segurança se a concentração de potássio sérico for menor do que 5 mEq por L no momento da indução.

Bloqueio neuromuscular não despolarizante

Em pacientes com doença renal crônica, a dose inicial de um medicamento bloqueador neuromuscular não despolarizante é maior do que em pessoas normais.

Benzilisoquinolínicos

Os benzilisoquinolínicos de longa duração, D-tubocurarina, metocurine e doxacúrio, são dependentes da excreção renal para a sua eliminação.

Quando administrados a pacientes com insuficiência renal, eles têm uma duração de ação que não só é prolongada, mas que também é consideravelmente menos previsível do que em pacientes saudáveis. O atracúrio, cisatracúrio e mivacúrio são metabolizados no plasma e podem ser utilizados com segurança na insuficiência renal.

A farmacocinética e farmacodinâmica do atracúrio não são alteradas pela doença renal crônica. O atracúrio sofre a degradação Hofmann, um processo de metabolismo espontâneo à temperatura e pH do corpo (45%), bem como o metabolismo por esterases não específicas no plasma (45%); apenas cerca de 10% de uma dose de *bolus* é excretada na urina ao longo de 24 horas em pacientes saudáveis.

Em decorrência de sua estereoquímica, o cisatracúrio é metabolizado principalmente por degradação de Hofmann (80%) e menos por hidrólise do éster. Cerca de 15% de uma dose de *bolus* é excretado na urina ao longo de 24 horas em pacientes saudáveis. Em pacientes com insuficiência renal, a depuração do cisatracúrio é reduzida em 13% e a meia-vida terminal de eliminação é prolongada em 4,2 minutos.

O mivacúrio é metabolizado pela colinesterase no plasma e pode-se acumular na insuficiência renal, mas é geralmente considerado seguro.

Aminoesteroides

O pancurônio é excretado principalmente na urina (70%), embora 35% sofram metabolização hepática com excreção biliar dos metabólitos. A depuração do pancurônio é reduzida e a meia-vida prolongada em pacientes com doença renal crônica.

O vecurônio sofre excreção predominantemente biliar, embora até 30% possam ser excretados na urina. Apenas uma pequena fração da droga sofre metabolismo hepático para 3-hidroxivecurônio, que atua na junção neuromuscular. Em doentes com insuficiência renal, a meia-vida de eliminação é aumentada e a duração da ação é prolongada.

A eliminação do rocurônio depende principalmente da excreção biliar da droga inalterada, mas até 33% é excretado na urina dentro de 24 horas. Uma pequena fração é metabolizada no fígado, produzindo um metabólito com atividade de bloqueio neuromuscular insignificante. Embora a depuração do rocurônio seja reduzida em 39% na insuficiência renal, ele é um agente adequado para uso, especialmente no contexto da intubação de sequência rápida em pacientes com hiperpotassemia.

LEITURA SUGERIDA

Barash PG, Cullen BF, Stoelting RK. *Clinical Anesthesia.* 5th ed. Philadelphia, PA: Lippincott Williams & Wilkins; 2006:426–436.

Morgan GE, Mikhail MS, Murray MJ. *Clinical Anesthesiology.* 4th ed. New York, NY: McGraw-Hill; 2005:205–226.

PALAVRA-CHAVE

Intervalo QT Longo Congênito: Tratamento

SEÇÃO

Clínica Baseada em Órgão: Cardiovascular e Subespecialidades: Pediatria

Michael Tom

Editado por Mamatha Punjala

PONTOS-CHAVE

1. Síncope é o sintoma mais comum, que pode ser desencadeado durante os períodos de estimulação simpática.
2. O ritmo mais comum visto durante os episódios de síncope é a taquicardia ventricular polimórfica (*torsade de pointes*).
3. O tratamento inclui normalização dos eletrólitos, betabloqueadores, marca-passo/desfibriladores e evitar drogas que prolonguem o intervalo QT.

DISCUSSÃO

Síndrome de QT longo é um grupo de distúrbios caracterizados por síncope e morte súbita em virtude de arritmias cardíacas episódicas, particularmente de *torsade de pointes*. A maioria dos indivíduos com síndrome do QT longo não mostra nenhuma manifestação da doença, e arritmias são relativamente raras, exceto em casos graves. Síndromes do QT longo podem ser congênitas ou adquiridas. Jarvell e Lange-Nielsen descreveram a síndrome familial em associação com surdez congênita e síndrome de Romano-Ward, sem surdez associada.

Eventos de síncope geralmente ocorrem durante os períodos de estimulação simpática, como estresse, emoção intensa ou exercício. No ECG, QT prolongado é definido como QTc maior que 460 a 480 milissegundos. O achado mais comum no ECG durante um episódio de síncope é taquicardia ventricular polimórfica. A manifestação de taquicardia ventricular polimórfica resulta de uma anormalidade na repolarização em pacientes com síndrome do QT longo. Essa anormalidade aparece após despolarizações para desencadear um complexo ventricular prematuro (PVC), que pode iniciar um ritmo de reentrada ventricular, criando taquicardia polimórfica ventricular.

O tratamento da síndrome do QT longo começa com a correção das anormalidades eletrolíticas, especialmente transtornos de magnésio e potássio. Medicamentos que podem prolongar o intervalo QT também devem ser evitados. Tratamento farmacológico inclui betabloqueadores, que têm demonstrado diminuir a incidência de disritmias ventriculares associadas à síndrome do QT longo. Outra opção de tratamento é ritmo cardíaco, já que a taquicardia ventricular polimórfica geralmente ocorre após um episódio de bradicardia, que pode evitar o marca-passo.

Tratamento anestésico de pacientes com síndrome do QT prolongado inclui evitar medicamentos que possam prolongar o intervalo QT. Droperidol e outras drogas antieméticas podem aumentar o intervalo QT. Eventos conhecidos para aumentar o intervalo QT, como aumento abrupto da estimulação simpática e hipocalemia associada a hiperventilação, devem ser evitados. Um desfibrilador deve estar disponível no caso de o paciente entrar em ritmo ventricular instável durante a cirurgia.

LEITURA SUGERIDA

Hines RL, Marschall KE, eds. *Stoelting's Anesthesia and Co-existing Disease*. 5th ed. Philadelphia, PA: Churchill Livingstone; 2008:73.

PALAVRA-CHAVE	# Intravascular: Relação de Volume Extracelular
SEÇÃO	Fisiologia

Jorge Galvez
Editado por Ala Haddadin

PONTOS-CHAVE	1. Água corporal total é distribuída entre três compartimentos: intravascular, intersticial e intracelular. 2. Volume intravascular representa apenas 4 a 6% de água corporal total. 3. Gradientes de pressão osmótica influenciam na distribuição de água corporal total.
DISCUSSÃO	Água corporal total é distribuída entre dois compartimentos: intracelular e extracelular, o último é subdividido em intravascular e intersticial. A distribuição de água entre os três compartimentos é influenciada por forças osmóticas, concentração de soluto e permeabilidade das membranas entre os compartimentos para os solutos presentes. A relação entre os três compartimentos também varia de acordo com a idade e o sexo (Tabela 1).

Tabela 1. Distribuição da água corporal relativa ao peso corporal magro

	Homens (%)	Mulheres (%)	Bebê a termo (%)
Compartimento intracelular	40	33	50
Compartimento extracelular	20	17	25
Espaço intravascular	5	4	6
Espaço intersticial	15	12	19
Água corporal total	60	50	70-75

O volume intravascular efetivo está sujeito à regulamentação por:

- Barorreceptores no arco aórtico e no seio carotídeo, que regulam a atividade simpática.
- Átrios e ventrículos, que liberam peptídeos natriuréticos se o aumento da tensão da parede for detectado.
- Barorreceptores no aparelho justaglomerular, que regulam a via renina-angiotensina.
- Hipotálamo, que regula a osmolaridade do soro (275-295 mOsm/kg), estimulando a sede ou extração para regular a concentração de plasma de Na^+.

Na avaliação do equilíbrio dos fluidos deve-se levar em conta todos os fatores, incluindo a história médica, história perioperatória, estado do volume pré-operatório, perda de líquido (por evaporação, perda de sangue, de urina, sondagem gástrica), perdas do terceiro espaço, duração da cirurgia, tipo de anestesia e terapia de reposição de fluidos (cristaloides, coloides, produtos hemoderivados).

Monitoramento do volume intravascular pode ser obtido com os monitores não invasivos ou invasivos. Monitoramento não invasivo inclui achados do exame físico, como preenchimento da veia jugular, hipotensão ortostática, taquicardia, turgor da pele e aparência das membranas mucosas. Hipovolemia conduz a uma redução da perfusão dos tecidos, o que resulta na redução do débito urinário, confusão e sonolência/coma. Hipervolemia resulta em hipertensão, edema pulmonar, arritmias (fibrilação secundária ao estiramento atrial), aumento do débito urinário, distensão venosa jugular. Monitores hemodinâmicos e invasivos avançados incluem pressão arterial, gasometria, pressão venosa central, pressão de encunhamento da artéria pulmonar, índice cardíaco, resistência vascular sistêmica, volume sistólico, saturação venosa mista de oxigênio e ecocardiograma (transtorácico ou transesofágico).

LEITURA SUGERIDA

Miller RD. *Miller's Anesthesia*. 7th ed. (online edition). Philadelphia, PA: Churchill Livingstone Elsevier; 2009:2783–2804.

Intubação na Síndrome de Pierre-Robin

Subespecialidades: Pediatria

Christina Biello
Editado por Mamatha Punjala

PALAVRA-CHAVE

SEÇÃO

PONTOS-CHAVE

1. Síndrome de Pierre-Robin é caracterizada por micrognatia, uma mandíbula hipoplásica e pseudomacroglossia.
2. O manuseio anestésico envolve a preparação para uma via respiratória difícil.
3. Dificuldade em intubar esses pacientes com uma laringoscopia direta padrão é decorrente de mandíbula hipoplásica e de dificuldade de empurrar a língua, posteriormente localizada, e outro tecido para dentro desse espaço limitado.

DISCUSSÃO

A sequência de Pierre-Robin é definida como micrognatia, em virtude de uma mandíbula hipoplásica, glossoptose com a inserção da língua caudalmente deslocada e, portanto, uma pseudomacroglossia. Pacientes com sequência de Pierre-Robin também podem ter lábio leporino de arco elevado. A patologia começa na nona semana de desenvolvimento no útero, quando a hipoplasia mandibular provoca uma língua posteriormente localizada e comprometimento do fechamento do palato mole posterior.

A abordagem mais segura para a gestão da via respiratória difícil de Pierre-Robin ou de qualquer outra via respiratória conhecida difícil ou desafiadora é ter um plano de formulação das etapas e ter equipamento especial prontamente disponível em caso de falha da ventilação com máscara ou da intubação traqueal. É aconselhável ter presente colegas cirurgiões qualificados em broncoscopia e traqueostomia. Algumas etapas que precisam ser realizadas para aliviar a obstrução das vias respiratórias incluem posição de decúbito ventral, via respiratória faríngea nasal, sutura da língua no lábio inferior e elevação da mandíbula. Se essas manobras não conseguem aliviar a obstrução e a entubação endotraqueal é impossível, deve-se realizar uma traqueostomia.

LEITURA SUGERIDA

Cote CJ, Lerman J, Todres ID. *A Practice of Anesthesia for Infants and Children*. 4th ed. Philadelphia, PA: Saunders-Elsevier; 2009:276, 709.

Smith D. *Smith's Recognizable Patterns of Human Malformation*. 4th ed. Philadelphia, PA: Saunders-Elsevier; 2006:262.

PALAVRA-CHAVE	**Intubação por Nasofibroscopia**
SEÇÃO	Ciências Clínicas Genéricas: Procedimentos, Métodos, Técnicas de Anestesia

Kimberly Slininger
Editado por Lars Helgeson

PONTOS-CHAVE

1. As indicações para intubação nasal incluem cirurgias de fibra óptica nas quais ter um tubo endotraqueal oral (ETT) poderia interferir com o procedimento cirúrgico realizado ou casos em que haja obstrução mecânica da orofaringe.
2. A técnica para a colocação do ETT nasal com fibras ópticas é similar à técnica de intubação oral com fibra óptica.

DISCUSSÃO

As indicações específicas para intubação nasal incluem cirurgias orais, mandibulares ou faciais, onde um tubo endotraqueal (ETT) oral possa interferir com o campo cirúrgico. Outras indicações incluem os casos em que existe uma obstrução mecânica na orofaringe que impediria a colocação de um tubo por via oral. Por último, qualquer condição que torna o paciente incapaz de abrir a boca, o que inclui fraturas graves da articulação temporomandibular (TMJ) ou mandibulares, também exige intubação nasal.

As contraindicações para a intubação nasal com fibra óptica são as mesmas para a intubação nasal regular, e incluem fraturas basilares do crânio, coagulopatias e obstrução mecânica.

As fraturas basilares do crânio apresentam o risco de entrada acidental no crânio. As intubações nasais têm um alto risco de epistaxe, que pode ser agravada por coagulopatias. Parar o sangramento é difícil por causa da incapacidade de se comprimir diretamente o local do sangramento.

A técnica para fazer uma intubação nasal com fibra óptica é semelhante à de uma intubação com fibra óptica via oral padrão. O ETT deve ser grande o suficiente para deslizar facilmente sobre o broncoscópio de fibra óptica. Isto significa que o diâmetro interior do ETT deve ser pelo menos 1,5 mm superior ao diâmetro do broncoscópio. É importante escolher cuidadosamente o tamanho do tubo endotraqueal com antecedência para garantir que ele vai passar através da passagem nasal. Ambas as narinas devem ser preparadas com anestesia tópica e um vasoconstritor. Aquecer o ETT para amaciá-lo e lubrificá-lo vai ajudar a sua passagem através da nasofaringe. Uma vez que o ETT esteja colocado na nasofaringe, o broncoscópio pode ser introduzido pelo ETT. A passagem nasal tende a manter a sonda de fibras ópticas em uma posição mediana e tende a orientar o aparelho para a traqueia. O broncoscópio e o ETT podem ser manipulados como necessário para dirigir o broncoscópio na traqueia. Uma vez que a traqueia tenha sido adentrada com sucesso, o tubo endotraqueal pode ser introduzido cuidadosamente ao longo do broncoscópio e colocado na traqueia. A posição final do ETT deve ser confirmada por meio da visualização da carina e anéis traqueais com o tubo nasotraqueal no local, usando o broncoscópio de fibra óptica.

LEITURA SUGERIDA

Dorsch JA, Dorsch SA. *Understanding Anesthesia Equipment.* 5th ed. Philadelphia, PA: Lippincott Williams & Wilkins; 2008:585–586.

Stoelting RK, Miller RD. *Basics of Anesthesia.* 5th ed. Philadelphia, PA: Churchill Livingstone; 2005:224.

PALAVRA-CHAVE

Isoflurano: Efeito de $CMRO_2$

SEÇÃO

Farmacologia

Amit Mirchandani
Editado por Ramachandran Ramani

PONTOS-CHAVE

1. Em concentrações maiores que 1 MAC, isoflurano é um cerebrovasodilator que aumenta o fluxo sanguíneo cerebral (CBF) e a pressão intracraniana (ICP).
2. Entre os anestésicos voláteis, o isoflurano é o cerebrovasodilator menos potente, mas o mais potente depressor de $CMRO_2$.

DISCUSSÃO

Halotano, enflurano, sevoflurano, desflurano e isoflurano, todos têm efeitos vasodilatadores diretos, que aumentam o CBF. Em potência anestésica igualada, o isoflurano causa o menor aumento no CBF. A significância do CBF aumentado entra em ação em um paciente que tem ICP aumentada. Já que os anestésicos voláteis aumentam o CBF, eles aumentariam, posteriormente, a ICP em condições de elastância intracraniana anormal. Assim, no caso de um paciente com ICP elevada, seria importante usar o agente volátil, que teria o menor aumento no CBF, como isoflurano.

Embora o isoflurano seja um dos vasodilatadores menos potentes, ele é o mais poderoso depressor de exigência metabólica cerebral de consumo de oxigênio ($CMRO_2$). O isoflurano diminui a necessidade metabólica de oxigênio cerebral de uma forma dose-dependente, e, em 2 MAC, pode produzir um eletroencefalograma eletricamente silencioso (EEG). Não há decréscimo adicional na taxa metabólica cerebral uma vez que um EEG isoelétrico é alcançado. Esse efeito metabólico de isoflurano ajuda a minimizar seu efeito sobre o CBF.

LEITURA SUGERIDA

Barash PG, Cullen BF, Stoelting RK, eds. *Clinical Anesthesia*. 5th ed. Philadelphia, PA: Lippincott Williams & Wilkins; 2006:752.

Morgan GE, Mikhail MS, Murray MJ. *Clinical Anesthesiology*. 4th ed. Philadelphia, PA: McGraw-Hill Professional; 2005:169.

Newfield P, Cottrell JE, eds. *Handbook of Neuroanesthesia*. 4th ed. Philadelphia, PA: Lippincott Williams and Wilkins; 2007:30–31.

PALAVRA-CHAVE	**Isquemia Cerebral: Hipotermia Profunda**
SEÇÃO	Clínica Baseada em Órgão: Neurológica e Neuromuscular

Amit Mirchandani

Editado por Ramachandran Ramani

PONTOS-CHAVE

1. Hipotermia poderia potencialmente ser protetora para o cérebro, particularmente em pacientes submetidos a operações que coloquem o paciente de alto risco para isquemia cerebral focal ou global.
2. Hipotermia otimiza a relação de oferta e demanda de oxigênio, diminuindo a taxa metabólica cerebral ($CMRO_2$).
3. Evidências recentes demonstram potencial benefício de proteção cerebral de reduções ainda mais suaves da temperatura.

DISCUSSÃO

Embora o valor da hipotermia intraoperatória permaneça não comprovado, muitos praticantes instituem a hipotermia para proteção cerebral durante determinadas operações. O objetivo da proteção cerebral clínica contra a isquemia é maximizar a entrega de oxigênio cerebral e preservar o fluxo sanguíneo cerebral ao diminuir a demanda de oxigênio.

Candidatos para hipotermia profunda são aqueles que estão agendados para procedimentos vasculares intracranianos, incluindo aneurisma cerebral de bobinamento/clampeamento. Pacientes submetidos a desvio cardíaco que podem estar em risco para isquemia focal ou global secundária a estados de baixo fluxo ou pequenos êmbolos também podem ser candidatos para hipotermia profunda.

Hipotermia é benéfica porque diminui as atividades metabólicas e funcionais do cérebro. Hipotermia diminui a $CMRO_2$ por cerca de 7% para cada grau Celsius de diminuição da temperatura, mas essa correlação não é definitivamente linear. Reduções na temperatura correlacionam-se com um eletroencefalograma isoelétrico, entre 18 e 21°C, perda paralela da função neuronal e a capacidade para o cérebro tolerar uma isquemia mais prolongada.

Embora parada circulatória total hipotérmica (DHCA) com hipotermia profunda entre 15 e 18°C tenha demonstrado efeito cerebral protetor contra isquemia, evidências recentes apontam para o fato de que mesmo diminuições mais leves de temperatura (25 e 32°C) oferecem proteção cerebral durante a isquemia global e focal.

Além de reduzir a estrutura funcional e celular do metabolismo cerebral, o mecanismo de ação de proteção cerebral, no caso de hipotermia, potencialmente envolve diminuir os radicais livres e aumentar a estabilidade da barreira hematoencefálica. Com base em estudos de resultado, as únicas duas indicações clínicas para hipotermia são encontradas em sobreviventes de pós-parada cardíaca e em hipóxia cerebral neonatal.

LEITURA SUGERIDA

Barash PG, Cullen BF, Stoelting RK, eds. *Clinical Anesthesia*. 5th ed. Philadelphia, PA: Lippincott Williams & Wilkins; 2006:780.
Newfield P. *Handbook of Neuroanesthesia*. 4th ed. Philadelphia, PA: Lippincott Williams & Wilkins; 2007:60–62.

PALAVRA-CHAVE	**Isquemia do Miocárdio: MR Aguda**
SEÇÃO	Clínica Baseada em Órgão: Cardiovascular

Adnan Malik
Editado por Benjamin Sherman

PONTOS-CHAVE

1. A isquemia miocárdica pode causar insuficiência mitral (MR) aguda secundária à disfunção do músculo papilar, com tração da válvula mitral (repuxamento) da válvula mitral na posição aberta ou em decorrência da ruptura do músculo papilar ou cordas tendíneas com malho ou prolapso do folheto.
2. A endocardite bacteriana e o trauma do tórax são duas outras causas de MR aguda.
3. A MR aguda provoca uma elevação na pressão do átrio esquerdo e edema pulmonar.
4. A forma de onda em cunha capilar pulmonar demonstrará uma grande onda *v* na MR aguda.
5. A gestão intraoperatória da MR aguda envolve a redução da pós-carga com agentes anestésicos e vasodilatadores, a redução da pré-carga com diuréticos e utilização de inotrópicos para aumentar a contratilidade e a frequência cardíaca.

DISCUSSÃO

A MR aguda é geralmente causada pela isquemia miocárdica, levando à disfunção do músculo papilar com subsequente encurtamento e repuxamento da válvula na posição aberta. O infarto do miocárdio pode causar ruptura do músculo papilar ou cordas tendíneas com malho ou prolapso dos folhetos mitrais. Outras causas de MR aguda são infecção do folheto com a destruição/perfuração da válvula ou trauma possivelmente agudo do tórax.

A isquemia miocárdica com MR resulta em um murmúrio holossistólico com irradiação para a axila. Aproximadamente 40% dos pacientes que sofrem um infarto do miocárdio posterior-septal, e 20% dos que sofrem um infarto anterosseptal desenvolvem disfunção do músculo papilar. O músculo papilar posteromedial é mais propenso a isquemia, porque geralmente é perfundido por um vaso arterial coronário, enquanto o músculo papilar anterolateral é perfundido por dois.

A MR aguda pode provocar um aumento no volume e pressão do átrio esquerdo, que, por sua vez, é transmitido para a circulação pulmonar, resultando em edema pulmonar. Como um mecanismo compensatório para uma diminuição aguda do débito cardíaco, o sistema nervoso simpático responde com taquicardia e aumento da contratilidade. Essa resposta, no entanto, requer um aumento na demanda de oxigênio do miocárdio em um miocárdio já isquêmico, potencialmente aumentando a gravidade da isquemia.

O ecocardiograma é o método diagnóstico de escolha na detecção de MR aguda. Além de classificar a gravidade da MR, a ecocardiografia com frequência pode diferenciar a etiologia da MR e dirigir o tratamento adequado (isquemia induzida, endocardite bacteriana, ruptura papilar ou das cordas). Traçados capilares pulmonares em cunha também são úteis no diagnóstico de MR aguda. Na MR aguda, um átrio esquerdo relativamente não complacente muitas vezes resultará em grandes ondas *v*, também conhecidas como ondas *v* em canhão (veja a Fig. 1).

A gestão intraoperatória depende da etiologia. Se houver suspeita de disfunção papilar, o tratamento da isquemia pode melhorar a função valvular. Se houver suspeita de endocardite bacteriana, a antibioticoterapia adequada pode interromper o processo destrutivo, mas a reparação cirúrgica é provavelmente necessária se uma regurgitação sintomática estiver presente. Se a MR é causada pela ruptura do aparelho papilar, redução da pós-carga com agentes anestésicos e vasodilatadores, redução da pré-carga com diuréticos e utilização de inotrópicos para aumentar a contratilidade, o planejamento da reparação cirúrgica é justificado.

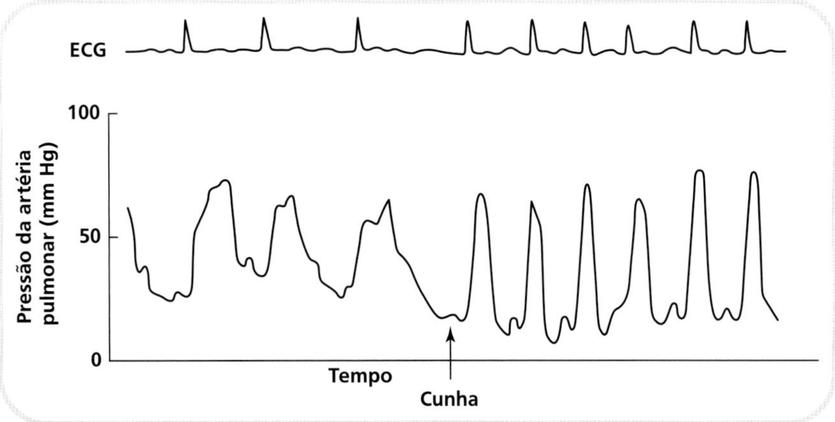

Figura 1. Traçado da artéria pulmonar na insuficiência mitral aguda. (De Morgan GE, Mikhail MS, Murray MJ. *Clinical Anesthesiology.* 4th ed. New York, NY: McGraw-Hill http://www.accessmedicine.com, com permissão.)

LEITURA SUGERIDA

Barash PG, Cullen BF, Stoelting RK *et al.,* eds. *Clinical Anesthesia.* 6th ed. Philadelphia, PA: Lippincott Williams & Wilkins; 2009:1084–1085.

Hensley FA, Martin DE. *A Practical Approach to Cardiac Anesthesia.* 2nd ed. Boston, MA: Little, Brown and Company; 1995:311–315.

Morgan GE, Mikhail MS, Murray MJ. *Clinical Anesthesiology.* 4th ed. New York, NY: Lange McGraw-Hill; 2006:469–471.

Voci P, Bilotta F, Caretta Q, *et al.* Papillary muscle perfusion pattern. A hypothesis for ischemic papillary muscle dysfunction. *Circulation.* 1995;91(6):1714–1718.

PALAVRA-CHAVE	**Laparoscopia: Aumento de Pressão Parcial de CO_2**
SEÇÃO	Ciências Clínicas Genéricas: Procedimentos, Métodos, Técnicas de Anestesia

Adrianna Oprea
Editado por Lars Helgeson

PONTOS-CHAVE

1. Durante a laparoscopia, o aumento de $PaCO_2$ é decorrente da absorção de dióxido de carbono (CO_2) através da mucosa peritoneal.
2. Pressão intra-abdominal elevada e duração do procedimento aumentam a taxa de absorção de CO_2.
3. Hipoventilação em virtude de menores volumes corrente, juntamente com a diminuição da mobilidade do diafragma, piora a relação ventilação-perfusão (V/Q), o que contribui para o aumento de $PaCO_2$.

DISCUSSÃO

Pneumoperitônio laparoscópico é realizado com CO_2 pressurizado. Essa insuflação resulta em alterações fisiopatológicas pulmonares, renais, esplâncnicas e endócrinas, sendo que a maioria não é clinicamente significativa. Em algumas situações, podem aparecer complicações, dependendo da pressão intra-abdominal, da quantidade de CO_2 absorvido, do volume circulatório do paciente, da técnica de ventilação utilizada, das condições patológicas subjacentes e do tipo de anestesia.

Hipercarbia ocorre quando a produção e absorção de CO_2 excede a sua eliminação. CO_2 é altamente solúvel e muito rapidamente absorvido a partir da cavidade peritoneal para a circulação. Essa absorção, combinada com o menor volume corrente e com aumento do distúrbio V/Q, leva a um aumento nos níveis arteriais de CO_2 e diminuição do pH. A quantidade de CO_2 absorvido a partir da cavidade peritoneal durante o pneumoperitônio em pressões típicas é equivalente à adição de 5 a 25% da produção metabólica basal de CO_2 no corpo. Enfisema subcutâneo, pressão intra-abdominal elevada e aumento na duração da insuflação aumentam a quantidade de CO_2 absorvido.

Hipercarbia pode desenvolver-se como resultado do aumento da absorção peritoneal de CO_2 e/ou diminuição da eliminação de CO_2. Absorção de CO_2 está aumentada, em particular durante uma cirurgia prolongada utilizando alta pressão intra-abdominal. Eliminação de CO_2 está reduzida em pacientes com função cardiopulmonar comprometida e diminuição da ventilação minuto. Além disso, a ventilação é impedida pela posição de Trendelenburg e pela alta pressão intra-abdominal, o que provoca deslocamento cefálico do diafragma e piora a relação V/Q. Hipercapnia grave pode desenvolver-se, apesar da hiperventilação agressiva.

Hipercapnia moderada tem um efeito estimulante pela ação direta sobre o sistema cardiovascular e pela ação indireta por meio da estimulação simpatosuprarrenal. No entanto, quando $PaCO_2$ excede 60 mm Hg, desenvolvem-se efeitos cardiodepressores, resultando em diminuição da contratilidade cardíaca, aumento da sensibilidade do miocárdio aos efeitos arritmogênicos das catecolaminas e vasodilatação sistêmica. Podem ocorrer colapso cardiovascular, acidose e disritmias fatais.

$PaCO_2$ é estimado no intraoperatório pela medida capnográfica da pressão parcial da corrente final de CO_2, que geralmente é de 3 a 5 mm Hg abaixo do $PaCO_2$ durante a anestesia geral. Como o CO_2 absorvido pode ser eficazmente eliminado apenas através dos pulmões, hipercarbia pode ser minimizada, ajustando-se as configurações de ventilação (hiperventilação, pressão expiratória final positiva [PEEP]).

LEITURA SUGERIDA

Barash PG, Cullen BF, Stoelting RK. *Clinical Anesthesia*. 5th ed. Philadelphia, PA: Lippincott Williams & Wilkins; 2006:1064–1068.

Morgan GE, Mikhail MS, Murray MJ. *Clinical Anesthesiology*. 4th ed. New York, NY: McGraw-Hill; 2005:582–583.

PALAVRA-CHAVE	**Laringospasmo: Mecanismo**
SEÇÃO	Anatomia

Anna Clebone
Editado por Jodi Sherman

PONTOS-CHAVE

1. Qualquer estimulação das vias respiratórias pode causar laringospasmo, um fechamento involuntário e súbito das cordas vocais.
2. Inervação sensitiva da faringe é fornecida pelo nervo glossofaríngeo (CN IX) e inervação sensitiva da laringe é fornecida por ramos do nervo vago (CN X).
3. Inervação motora para a maior parte da faringe e da laringe, incluindo os músculos responsáveis pelo laringospasmo, é através do nervo acessório (CN XI).
4. O tratamento inicial do laringospasmo é realizado por meio da aplicação de pressão positiva nas vias respiratórias, com 100% de oxigênio.

DISCUSSÃO

Laringospasmo é um fechamento repentino das cordas vocais, resultando na incapacidade para ventilar. A pressão intratorácica negativa gerada pelo paciente durante a tentativa de respirar contra as cordas vocais fechadas pode causar edema pulmonar por pressão negativa. Qualquer estimulação das vias respiratórias acima das cordas vocais, ou incluindo-as, pode causar laringospasmo.

Inervação sensorial da faringe é fornecida pelo nervo glossofaríngeo (CN IX), e a inervação sensorial da laringe é fornecida por ramos do nervo vago (CN X). (Fig. 1). Acima das cordas vocais, o ramo interno do nervo laríngeo superior inerva a laringe, enquanto que abaixo (e incluindo) das cordas vocais, o nervo laríngeo recorrente inerva a laringe. O nervo laríngeo superior

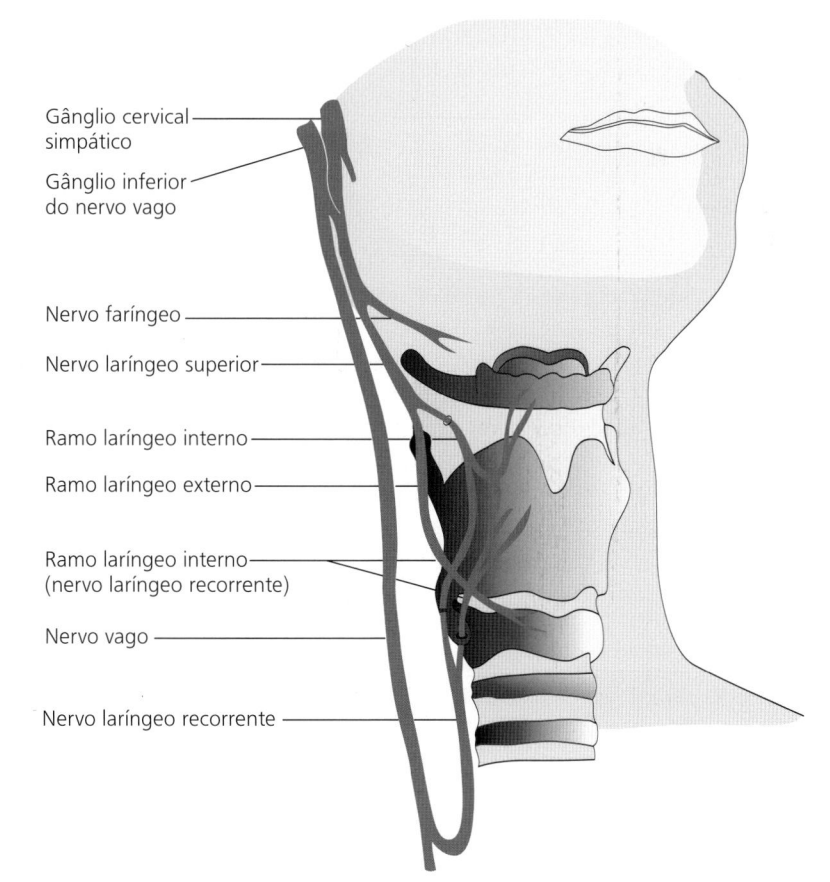

Figura 1. Inervação da laringe. (Cortesia de http://www.nysora.com/peripheral_nerve_blocks/head_and_neck_block/3049-regional-topical-anesthesia-endotracheal-intubation.html.)

(um ramo do CN X) divide-se em nervo laríngeo externo e nervo laríngeo interno. O nervo laríngeo inferior também é conhecido como o nervo laríngeo recorrente.

Potenciais investigadores de laringospasmo durante a indução e emergência de anestesia incluem sangue, secreções, dispositivos das vias respiratórias *in situ* ou manipulações, como aspiração orofaríngea e deflação-inflação do balonete do tubo endotraqueal. Isso pode desencadear a ativação motora dos cricoaritenoides laterais, os tireoaritenoideos e os músculos cricotireóideos, fechando as cordas vocais. A inervação motora da maior parte da faringe e da laringe, incluindo os músculos responsáveis pelo laringospasmo, é através do CN XI, o nervo acessório. A exceção à inervação motora da faringe e da laringe por CN XI é o músculo estilofaríngeo, que é inervado pelo nervo glossofaríngeo. Anestesiologistas podem tentar impedir laringospasmo realizando extubações quando os pacientes estão profundamente anestesiados ou totalmente despertos; contudo, ainda pode ocorrer. O tratamento do laringospasmo é realizado pela aplicação de pressão positiva nas vias respiratórias, com 100% de oxigênio. Se isso não for capaz de acabar com o laringospasmo, o paciente pode ser tratado com lidocaína intravenosa ou propofol para aprofundar a sedação, ou com succinilcolina para relaxar os músculos rapidamente.

LEITURA SUGERIDA

Barash PG, Cullen BF, Stoelting RK *et al.*, eds. *Clinical Anesthesia*. 6th ed. Philadelphia, PA: Lippincott Williams & Wilkins; 2009:669–770, 1428–1429.

Moore K, Agur AMR. *Essential Clinical Anatomy*. 2nd ed. Philadelphia, PA: Lippincott Williams & Wilkins; 2002:606–642.

Morgan GE, Mikhail MS, Murray MJ. *Clinical Anesthesiology*. 4th ed. New York, NY: Lange/McGraw-Hill; 2006:111.

	Laringospasmo: Opções de Tratamento
PALAVRA-CHAVE	
SEÇÃO	Ciências Clínicas Genéricas: Procedimentos, Métodos, Técnicas de Anestesia
	Frederick Conlin
	Editado por Mamatha Punjala

PONTOS-CHAVE

1. Laringospasmo é uma complicação potencialmente desastrosa da anestesia geral a qual o médico deve estar preparado para diagnosticar e tratar rapidamente.
2. A tentativa de interromper o laringospasmo com ventilação com pressão positiva contínua com 10 a 20 cm de H_2O geralmente é o primeiro passo no tratamento.
3. Laringospasmo que não responde a ventilação com pressão positiva contínua pode ser tratado com succinilcolina subcutânea ou intravenosa, lidocaína intravenosa, aumento da profundidade da anestesia ou reintubação traqueal (para abrir as cordas vocais).

DISCUSSÃO

Laringospasmo é um breve espasmo das cordas vocais que dificulta temporariamente a fala ou a respiração. Laringospasmo é uma complicação potencialmente desastrosa da anestesia geral, visto no período perioperatório, especialmente durante intubação e extubação. O médico deve antecipar e estar preparado para diagnosticar e tratar rapidamente. Ocorre quando o nervo laríngeo superior está irritado pela presença de sangue, saliva, corpo estranho ou de vias respiratórias reativas, como pode ser visto em casos de infecção do trato respiratório superior, enquanto o paciente está na segunda fase da anestesia; contudo, existem relatos de casos de laringospasmo ocorrendo em pacientes despertos, geralmente associado a doença de refluxo gastroesofágico. A estimulação resulta em espasmo e fechamento da glote, proibindo a circulação do ar e as trocas gasosas. Possíveis sequelas incluem edema por pressão pulmonar negativa, hipóxia e parada cardíaca. Por essa razão, os pacientes devem ser extubados depois de comprovar que estão completamente despertos ou enquanto estão profundamente anestesiados.

A primeira etapa no tratamento do laringospasmo é pressão de ventilação suave, positiva e contínua com 100% de oxigênio. Isso pode ser intensificado com a elevação do queixo, pressão da mandíbula e uma via respiratória nasal ou oral, caso necessário. Se a ventilação com pressão positiva não proporcionar circulação de ar, então, lidocaína ou succinilcolina intravenosa (intramuscular ou intravenosa) pode ser administrada. Além disso, estabelecer um nível mais profundo de anestesia com agentes indutores intravenosos ou agentes inalatórios também pode ser útil para aliviar o laringospasmo. O tratamento definitivo é a reintubação e a extubação com o paciente completamente desperto. Por fim, relatos de casos de bloqueios de nervos laríngeos bilaterais para laringospasmo refratário existem na literatura.

LEITURA SUGERIDA

Barash PG, Cullen BF, Stoelting RK. *Clinical Anesthesia.* 6th ed. Philadelphia, PA: Lippincott Williams & Wilkins; 2009:1428–1429.

Mevorach DL. The management and treatment of recurrent postoperative laryngospasm. *Anesth Analg.* 1996;83(5):1110–1111.

Morgan GE, Mikhail MS, Murray MJ. *Clinical Anesthesiology.* 4th ed. New York, NY: McGraw Hill; 2005:938–939.

PALAVRA-CHAVE

Leis dos Gases: Mudanças de Pressão/Temperatura

SEÇÃO

Propriedades Físicas, Monitoramento e Administração de Anestesia

Anna Clebone
Editado por Raj K. Modak

PONTOS-CHAVE

1. A equação do gás ideal *(PV = nRT)* define a relação entre pressão, volume e temperatura de gases.
2. A lei de Boyle demonstra uma relação inversa entre a pressão e volume de um gás.
3. A lei de Gay-Lussac demonstra uma relação direta entre a pressão e a temperatura de um gás.
4. Lei de Charles descreve uma relação direta entre o volume e a temperatura de um gás.
5. Essas leis de gás se aplicam aos gases ideais, e umidade ou pressões extremas vão afetar a precisão.

DISCUSSÃO

A *equação do gás ideal* define a relação entre pressão, volume e temperatura de gases ideais.

$$PV = nRT$$

onde P = pressão, R = constante, V = volume, T = temperatura e n = moles.

Para esclarecer as relações, simplificar a equação omitindo a constante e assumindo um número constante de moles:

$$PV = T$$

A equação do gás ideal foi desenvolvida por meio da combinação das relações descritas pelas três leis seguintes:

Lei de Boyle: Um gás a uma temperatura constante irá apresentar uma relação inversa entre a pressão e o volume. Mais pressão = menos volume.

Lei de Gay-Lussac: Um gás com volume constante exibirá uma relação inversa entre a pressão e a temperatura. Uma pressão mais elevada = temperatura mais elevada.

Lei de Charles: Um gás mantido em uma pressão constante exibirá uma relação direta entre o volume e a temperatura. Aumento da temperatura = aumento do volume.

Densidade de gás é calculada dividindo a massa por seu volume. A densidade de um gás varia diretamente com a pressão e inversamente com a temperatura. Mais pressão = mais densidade. Maior temperatura = menor densidade.

LEITURA SUGERIDA

Kotz JC, Treichel PM, Townsend JM. *Chemistry and Chemical Reactivity*. Belmont, CA: ThompsonBrooks/Cole; 2009:517–531.

Walker J. *Introduction to Physical Chemistry*. London, UK: MacMillan; 1907:26–28.

Leucodepleção na Transmissão Viral

Clínica Baseada em Órgão: Hematologia

Jinlei Li
Editado por Ala Haddadin

PALAVRA-CHAVE

SEÇÃO

PONTOS-CHAVE

1. Leucodepleção tem apresentado redução, mas não elimina a transmissão de vírus que são transmitidos quase exclusivamente pelos leucócitos, como o citomegalovírus (CMV), vírus da leucemia de células T humanas (HTLV-I/II) e vírus Epstein-Barr (EBV).
2. Os leucócitos podem estar envolvidos na disseminação e reativação de outros vírus que não são transmitidos exclusivamente por leucócitos.
3. Leucodepleção pode ser realizada por centros de sangue, antes ou depois do armazenamento, antes da administração do hemoderivado.

DISCUSSÃO

Leucodepleção tem apresentado redução, mas não se descarta a transmissão de vírus que são transmitidos quase exclusivamente pelos leucócitos, como CMV, HTLV-I/II e EBV. Os doadores de sangue são testados primeiro para excluir doenças médicas transmissíveis e preexistentes que podem ser exacerbadas pela doação de sangue. Uma vez que o sangue é coletado, ele é rotineiramente testado para hepatite B, hepatite C, sífilis, HTLV-I/II e HIV-1 e HIV-2. A maioria dos centros emprega teste de ácido nucleico extremamente sensível para RNA viral de acordo com as exigências da U.S. Food and Drug Administration. Isso reduziu de forma significativa a janela imunológica, e a atual taxa de falso-negativo é extremamente baixa.

As atuais taxas estimadas de transmissão de doenças virais comuns na América do Norte são as seguintes: hepatite B, 1 em 269.000; hepatite C, 1 em 1.600.000; HIV, 1 em 1.781.000; HTLV, 1 em 2.900.000; e vírus do Nilo Ocidental, intermediária/muito baixa. A taxa de transmissão de CMV varia; por exemplo, no doador de sangue sem leucodepleção, a taxa é de 7%; em doador de sangue com leucodepleção, é de 2 a 4%; e em doadores de sangue soronegativos, é de 1 a 2%. A taxa de transmissão de EBV é de 0% a 5%. As taxas de transmissão caíram significativamente desde a aplicação de técnicas de análise molecular. Leucodepleção pode ser realizada pelos centros de sangue, antes ou após o armazenamento, antes da administração do hemoderivado.

CMV, HTLV-I/II e EBV são transmitidas quase que exclusivamente pelos leucócitos. CMV normalmente provoca doenças sistêmicas assintomáticas ou leves; no entanto, em pacientes imunocomprometidos, pode causar infecções graves. Nesses pacientes, a transfusão de hemoderivado soronegativo seria o ideal. A prevalência da soropositividade para CMV entre doadores de sangue é de cerca de 40% a 60%. Testes de triagem atuais não podem detectar doadores recém-infectados durante o período de janela imunológica; no entanto, os estudos demonstraram que o risco de transmissão de CMV com leucócitos depletados e hemoderivados negativos para CMV são comparáveis. Os leucócitos também podem estar envolvidos na disseminação de reativação de outros vírus que não são transmitidos exclusivamente por leucócitos. Outro benefício comprovado da leucodepleção é a prevenção de reações febris à transfusão de sangue.

LEITURA SUGERIDA

Blaichman MA. The clinical benefits of the leukoreduction of blood products. *J Trauma.* 2006;60 (6 Suppl):S83–S90.

Drummond JC, Petrovitch CT, Lane TA. *Clinical Anesthesia.* 6th ed. Philadelphia, PA: Lippincott Williams & Wilkins; 2009:369–376.

Morgan GE, Mikhail MS, Murray M. *Clinical Anesthesiology.* 4th ed. New York, NY: Lange/McGraw-Hill; 2006:697–703.

PALAVRA-CHAVE

Liberação de O₂

SEÇÃO

Fisiologia

Jammie Ferrara
Editado por Hossam Tantawy

PONTOS-CHAVE

1. O oxigênio é transportado no sangue de duas formas: dissolvido e ligado à hemoglobina.
2. A curva de dissociação oxigênio-hemoglobina descreve a relação entre a saturação do oxigênio (SO_2) e a pressão parcial do oxigênio no sangue (PO_2).
3. O P50, ou a tensão do oxigênio na qual a hemoglobina está 50% saturada, é de 26 mm Hg.
4. Fatores que deslocam a curva para a direita (aumento da temperatura, acidez e aumento de 2,3-difosfoglicerato [2,3-DPG]) diminuem a afinidade ao oxigênio e deslocam o oxigênio da hemoglobina, tornando o oxigênio mais prontamente disponível para se ligar aos tecidos.
5. Fatores que deslocam a curva para a esquerda (diminuição da temperatura, alcalose e diminuição do 2,3-DPG) aumentam a afinidade da hemoglobina ao oxigênio, diminuindo, assim, a sua disponibilidade para os tecidos.

DISCUSSÃO

O oxigênio é transportado no corpo tanto por dissolução no sangue como por ligação à hemoglobina. A Lei de Henry descreve a concentração de gás como proporcional à sua pressão parcial.

Lei de Henry: Concentração de gás = α × Pressão parcial

Pela lei de Henry, α é o coeficiente de solubilidade do gás para uma determinada solução, a uma dada temperatura. No corpo humano, com uma PaO_2 de 100 mm Hg, a quantidade de O_2 dissolvido no sangue é muito pequena em comparação com a que se liga à hemoglobina. Cada proteína de hemoglobina pode ligar até quatro moléculas de oxigênio. A curva de dissociação oxigênio-hemoglobina descreve a relação entre a saturação do oxigênio e a pressão parcial do

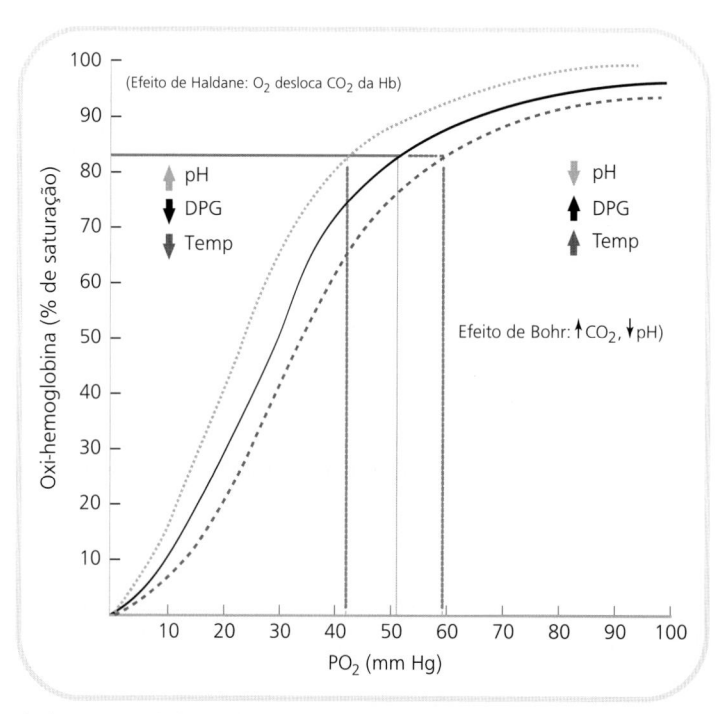

Figura 1. Curva de dissociação da hemoglobina.

oxigênio. À medida que a pressão parcial do oxigênio aumenta, a saturação de oxigênio da molécula de hemoglobina aumenta até um ponto em que ela está completamente saturada, dando à curva sua forma sigmoide característica.

A P50 em adultos, ou pressão parcial de oxigênio na qual 50% da hemoglobina é saturada, é de 26 mm de Hg. A P50 é afetada por íons de hidrogênio, pela temperatura, e pelo 2,3-DPG. Estes fatores deslocam a curva para a esquerda ou para a direita, aumentando ou diminuindo assim a afinidade da hemoglobina ao oxigênio, respectivamente. A hipertermia, acidose e aumento do 2,3-DPG deslocam a curva para a direita, portanto diminuindo a afinidade ao oxigênio e deslocando o oxigênio da hemoglobina, tornando o oxigênio mais prontamente disponível para se ligar aos tecidos. A hipotermia, alcalose e diminuição do 2,3-DPG deslocam a curva para a esquerda e aumentam a afinidade da hemoglobina ao oxigênio, diminuindo, assim, a sua disponibilidade para os tecidos.

O íon de hidrogênio reduz a ligação do oxigênio à hemoglobina, o que é denominado efeito de Bohr. À medida que aumenta a tensão de CO_2, existe um aumento associado na concentração de íons de hidrogênio, deslocando, assim, a curva para a direita. Portanto, capilares ricos em CO_2 ajudam a facilitar a liberação de oxigênio para os tecidos, diminuindo a afinidade da hemoglobina pelo oxigênio. O CO_2 mais baixo nos capilares pulmonares ajuda a facilitar a absorção de oxigênio do alvéolo para a hemoglobina.

LEITURA SUGERIDA

Barash PG, Cullen BF, Stoelting RK *et al.*, eds. *Clinical Anesthesia*. 6th ed. Philadelphia, PA: Lippincott Williams & Wilkins; 2009:701–702.

Morgan GE, Mikhail MS, Murray MJ. *Clinical Anesthesiology*. 4th ed. New York, NY: McGraw Hill; 2006:561–563.

Stoelting RK, Miller RD. *Basics of Anesthesia*. 5th ed. Philadelphia, PA: Elsevier; 2007:55–56.

PALAVRA-CHAVE	# Lipoaspiração Tumescente: Dose da Lidocaína
SEÇÃO	Ciências Clínicas Genéricas: Procedimentos, Métodos, Técnicas de Anestesia

Holly Barth
Editado por Lars Helgeson

PONTOS-CHAVE

1. A lidocaína com epinefrina é usada como parte de uma solução de infiltração durante uma remoção de gordura.
2. As grandes quantidades de anestésico local usadas podem resultar em toxicidade da lidocaína.
3. Embora se pense que a toxicidade lidocaína seja 7 mg por kg, de 35 a 55 mg por kg de lidocaína tem sido utilizado de forma segura em lipoaspiração.
4. A lidocaína administrada desta forma se comporta de forma semelhante aos medicamentos de liberação sustentada, e os níveis séricos de pico, portanto, não podem ter lugar de 12 a 14 horas após a injeção.

DISCUSSÃO

A lipoaspiração é a segunda operação plástica mais comum realizada por cirurgiões plásticos e dermatologistas. A lipoaspiração tumescente é uma cirurgia popular que requer o uso de tubos inseridos em pequenas incisões na pele e a aspiração da gordura subcutânea. Grandes volumes (de 1 a 4 mL) de solução infiltrada para cada 1 cm^3 de gordura removida.

Esta solução infiltrada pode ser composta de solução salina normal ou lactato de Ringer, com lidocaína de 0,025 a 0,1% com 1:100.000 de epinefrina. Ela é colocada sob a pele, no local onde a gordura será removida. Quanto mais gordura for removida, maiores quantidades de solução infiltrada serão necessárias. Portanto, o grande volume de anestésico local é um risco potencial para a toxicidade da lidocaína.

A toxicidade do anestésico local pode-se manifestar com alterações do estado mental, tais como confusão, delírio ou convulsões. A toxicidade cardiovascular inclui hipotensão, bradicardia ou arritmias, como a fibrilação ventricular.

A dose tóxica de lidocaína é de 7 mg por kg. No entanto, doses de 35 a 55 mg por kg têm sido utilizadas com segurança porque a técnica tumescente permite a liberação de um único compartimento semelhante a uma medicação de liberação sustentada. Os níveis séricos de pico da lidocaína ocorrem de 12 a 14 horas após a injeção.

LEITURA SUGERIDA

Barash PG, Cullen BF, Stoelting RK et al., eds. *Clinical Anesthesia*. 6th ed. Philadelphia, PA: Lippincott Williams & Wilkins; 2009:854.

PALAVRA-CHAVE

Magnésio: Complicações

SEÇÃO

Farmacologia

Margaret Rose
Editado por Lars Helgeson

PONTOS-CHAVE

1. O magnésio é um componente essencial da homeostase do cálcio e do potássio, bem como um cofator para muitas bombas iônicas membranosas e reações enzimáticas.
2. Ele ajuda a manter o tônus vascular normal e a estabilizar as membranas cardíacas e neuronais.
3. Além de hipomagnesemia e hipopotassemia, as indicações terapêuticas para o magnésio incluem arritmias cardíacas (especialmente *torsade de pointes*), trabalho de parto prematuro, pré-eclâmpsia e eclâmpsia.
4. Os sintomas da toxicidade incluem depressão do sistema nervoso central (CNS), diminuição do tônus muscular e alterações no ECG. A toxicidade grave pode resultar em apneia, paralisia, coma, bloqueio cardíaco completo e parada cardíaca.
5. As intervenções para hipermagnesemia incluem a administração de soro fisiológico para aumentar o volume extracelular, diurese, administração de cálcio (medida contemporizadora) e hemodiálise.

DISCUSSÃO

O magnésio é encontrado principalmente intracelularmente, com menos de 1% localizado no soro. Desta parcela, 50% é o cátion bivalente ionizado ativo, com o restante vinculado à proteína ou quelado. O magnésio ionizado é um cofator essencial para muitas reações enzimáticas (isto é, síntese de DNA, utilização da glucose e adenilciclase) e ajuda a regular várias bombas membranosas de íons (isto é, bomba de Na-K ATPase, bomba de Ca-ATPase, canais lentos de cálcio).

Clinicamente, a importância do magnésio muitas vezes diz respeito ao seu papel na homeostase de cálcio e potássio, bem como à sua propriedade de estabilizar as membranas celulares. Sua regulação dos canais lentos de cálcio ajuda a manter o tônus vascular normal e evitar o vasospasmo. Ele também interage com o sistema de regulação hormonal da paratireoide, e, assim, níveis anormais de magnésio podem conduzir a um metabolismo anormal do cálcio. Por meio da regulação da Na-K ATPase e da reabsorção do potássio pelo túbulo renal, os níveis de magnésio também podem afetar os níveis plasmáticos de potássio. Além disso, o magnésio estabiliza as membranas celulares dos axônios e células do miocárdio e pode influenciar a liberação de neurotransmissores na junção neuromuscular, bem como a taxa de liberação de cálcio pelo retículo sarcoplasmático.

Além de hipomagnesemia e hipopotassemia, as indicações terapêuticas para o magnésio incluem arritmias cardíacas (especialmente *torsade de pointes*), trabalho de parto prematuro, pré-eclâmpsia e eclâmpsia. Ele também tem sido utilizado clinicamente para o tratamento de doentes com tétano e feocromocitoma. Na anestesia cardíaca, ele é um adjuvante comum, administrado quando saindo da circulação extracorpórea. Ele não apenas estabiliza as membranas celulares do miocárdio, mas também melhora a relação oferta/demanda de oxigênio do miocárdio, impedindo vasospasmo, e antagoniza a atividade da catecolamina. Além disso, ele pode atenuar o aumento da duração do potencial de ação e da repolarização da membrana associada à isquemia do miocárdio. O magnésio também é um componente comum de antiácidos e enemas vendidos sem receita.

Complicações

O magnésio pode prolongar a ação de bloqueadores musculares não despolarizantes. Ele pode também reduzir os níveis de tetraciclina e doxiciclina.

A hipermagnesemia é tipicamente iatrogênica, resultante do excesso de antiácidos ou enemas, mas também pode ocorrer durante a utilização da nutrição parenteral ou tocólise em pacientes obstétricas, especialmente no contexto da diminuição da função renal. Ela tem sido raramente associada a hipotireoidismo, doença de Addison e toxicidade por lítio.

Clinicamente, a hipermagnesemia é caracterizada por piora progressiva da depressão do CNS e diminuição do tônus muscular. A hipermagnesemia grave pode resultar em diminuição da ventilação, apneia, paralisia, coma, bloqueio cardíaco completo e parada cardíaca (ver Tabela 1).

Tabela 1. Manifestações da elevada concentração de magnésio

Nível de magnésio (mg/dL)	Manifestação
2,5-5,0	Tipicamente assintomático
5,0-7,0	Letargia
	Torpor
	Rubor
	Náuseas e vômitos
	Reflexo diminuído do tendão profundo
7,0-12	Sonolência
	Perda de reflexos do tendão profundo
	Hipotensão
	Alterações no ECG
> 12	Bloqueio cardíaco completo
	Parada cardíaca
	Apneia
	Paralisia
	Coma

Adaptada de Barash PG, Cullen BF, Stoelting RK, *et al.*, eds. *Clinical Anesthesia*. Philadelphia, PA: Lippincott Williams & Wilkins; 2006:202-204, com permissão.

O uso de infusões de magnésio para pré-eclâmpsia e tocólise em obstetrícia é comum, e é geralmente considerado seguro para o feto. Os recém-nascidos destas gravidezes são frequentemente um pouco hipermagnesêmicos, o que pode durar vários dias, geralmente não necessitando de intervenção específica, no entanto. Apesar da hipotonia neonatal e depressão terem sido relatadas após a terapia materna com magnésio, a hipóxia intrauterina e outros fatores podem provavelmente ter contribuído.

Tratamento

A hipermagnesemia sintomática é difícil de tratar. Qualquer terapêutica contendo magnésio deve ser interrompida. A expansão aguda do volume extracelular com a administração de soro fisiológico por via intravenosa pode ajudar a diluir a concentração de magnésio, bem como aumentar a produção de urina, que deve ser aumentada com furosemida. A administração de cálcio por via intravenosa pode transitoriamente antagonizar a toxicidade cardíaca, enquanto outras intervenções são iniciadas. Em situações de urgência ou em pacientes com insuficiência renal, a hemodiálise pode ser necessária.

LEITURA SUGERIDA

Barash PG, Cullen BF, Stoelting RK *et al.*, eds. *Clinical Anesthesia*. Philadelphia, PA: Lippincott Williams & Wilkins; 2006:202–204.
Briggs GG, Freeman RK, Yaffe SJ. *Drugs in Pregnancy and Lactation*. Philadelphia, PA: Lippincott Williams & Wilkins; 2005:956–961.

PALAVRA-CHAVE

Manejo da Dor: Fratura de Costela

SEÇÃO Subespecialidades: Dor

Jodi Sherman
Editado por Jodi Sherman

PONTOS-CHAVE

1. Fraturas múltiplas de costelas (MRFs) causam dor severa, que pode comprometer seriamente a mecânica respiratória e agravar a lesão pulmonar subjacente, predispondo à insuficiência respiratória.
2. Existem muitas abordagens para o controle da dor para MRF, incluindo opioides sistêmicos, técnicas regionais e drogas anti-inflamatórias não esteroides (NSAIDs) adjuvantes.
3. As abordagens regionais mais benéficas incluem cateteres paravertebral e epidural, mas as técnicas intercostal, interpleural ou intratecal podem também desempenhar um papel útil.
4. A toxicidade do anestésico local é mais alta com as técnicas próximas aos vasos intercostais, onde a absorção é maior e agravada pelas fraturas de costelas.
5. Nenhum método em particular pode ser utilizado com segurança e eficácia em todos os casos de MRP, e uma abordagem multimodal é mais bem aplicada depois de se pesar os riscos e benefícios de cada técnica.

DISCUSSÃO

As MRFs causam dor severa, que pode comprometer seriamente a mecânica respiratória e agravar a lesão pulmonar subjacente, predispondo à insuficiência respiratória. A instituição precoce de um controle eficaz da dor é, portanto, essencial. Existem muitas abordagens para o controle da dor para MRF, incluindo opioides sistêmicos, técnicas regionais e NSAID adjuvantes. As abordagens regionais mais benéficas incluem cateteres paravertebral e epidural, mas as técnicas intercostal, interpleural ou intratecal podem também desempenhar um papel útil. Nenhum método em particular pode ser utilizado com segurança e eficácia em todos os casos de MRF, e uma abordagem multimodal é mais bem aplicada depois de se pesar os riscos e benefícios de cada técnica.

Os traumas da parede torácica representam 8% de todas as admissões por trauma, e as fraturas de costelas são os mais comuns. Elas contribuem significativamente para a morbidade e mortalidade, principalmente em idosos e naqueles com reserva respiratória reduzida. As fraturas de costelas, muitas vezes, coincidem com contusões pulmonares e afundamentos do tórax que comprometem ainda mais a função respiratória. A dor de MRF é, muitas vezes, mais prejudicial do que a própria lesão, já que a dor limita a respiração profunda e a tosse. Um esforço pulmonar ruim leva à atelectasia, incompatibilidade entre ventilação e perfusão, hipoxemia, desconforto respiratório e até mesmo insuficiência respiratória. Um controle precoce e eficaz da dor da MRF maximiza a função pulmonar, permite uma toalete pulmonar agressiva, ajuda na mobilização precoce, e é, portanto, essencial para minimizar as complicações pulmonares.

Opioides sistêmicos são, muitas vezes, a primeira abordagem para aliviar a dor da MRF. Eles podem ser administrados IV por médicos ou por analgesia controlada pelo paciente (PCA). Opioides IV melhoram a pontuação visual analógica da dor e a capacidade vital, mas também causam sedação, depressão respiratória e supressão da tosse. Os opioides sistêmicos servem melhor como adjuvantes às técnicas regionais, completando blocos incompletos ou cobrindo a dor causada por lesões traumáticas concomitantes.

O *bloqueio do nervo intercostal* (ICNB) implica a colocação de anestésico local no nervo intercostal proximal ao local da lesão de uma única costela. Porque a inervação sensitiva envolve contribuições de segmentos acima e abaixo de cada nível afetado, bloqueios em vários níveis são normalmente necessários para tratar adequadamente até mesmo a dor da fratura de uma única costela. Isso pode ser demorado e doloroso para executar, e também predispõe os pacientes à toxicidade do anestésico local, por causa de injeções múltiplas e da elevada taxa de absorção dos vasos intercostais. Injeções múltiplas aumentam ainda mais o risco de pneumotórax iatrogênico. ICNBs bem-sucedidos podem resultar em melhoria da função pulmonar; no entanto, o efeito desaparece com a dose do anestésico local. Um único cateter contínuo do ICN pode ser colocado, mas não é prudente, dada a sobreposição das contribuições sensoriais.

Um *cateter intrapleural* pode ser colocado percutaneamente. Ele tem a vantagem sobre os ICNBs de abranger vários níveis sensoriais. No entanto, eles são tecnicamente difíceis de executar, com uma elevada taxa de insucesso, têm maior risco de lesão pulmonar e são de eficácia limitada e variável, já que a dispersão do anestésico local é dependente da gravidade e, portanto, difícil de prever. Além disso, existe um risco de anestesia do nervo frênico.

O *cateter peridural torácico* (TEC) em pacientes com MFR que têm mais de 60 anos é um previsor independente tanto da diminuição da mortalidade como da diminuição da incidência de complicações pulmonares. Um cateter epidural para o controle da dor na MFR é superior aos opioides sistêmicos.

Os pacientes com TEC estão alertas e capazes de respirar, tossir profundamente, e tolerar a fisioterapia respiratória (PT). Os resultados são o aumento da capacidade residual funcional e da capacidade vital, PaO_2 significativamente aumentado, passagem mais breve pela unidade de terapia intensiva, e estadias hospitalares com custos reduzidos. Os TECs podem ser tecnicamente desafiadores para colocar e normalmente resultam em hipotensão significativa. Com qualquer técnica de agulha há risco de infecção, hemorragia e bloqueio falho ou incompleto, e, com TECs, existe um risco maior de lesão grave da medula espinal. Um anestésico local é tipicamente usado, embora opioides também possam servir como um adjuvante neuraxial. Os opioides também podem ser utilizados como o agente primário para eliminar a hipotensão secundária, mas com efeito inferior quando comparados com o anestésico local. Quaisquer opioides aumentam o risco de sedação, depressão respiratória, bem como náuseas e vômitos, retenção urinária e prurido.

Cateter paravertebral. Uma recente metanálise demonstrou que os bloqueios peridurais torácicos e paravertebrais forneceram alívio da dor comparável e foram superiores à PCA apenas. Além disso, os bloqueios paravertebrais tiveram um melhor perfil de efeitos colaterais (sem retenção urinária e incidência de hipotensão muito reduzida), bem como reduções das complicações pulmonares. Os cateteres paravertebral e epidural demonstram testes de função pulmonar (PFT) superiores às técnicas de PCA, intercostal e intrapleural. Bloqueios paravertebrais tiveram os maiores PFTs no geral, mesmo acima dos epidurais, presumivelmente por causa da anestesia unilateral em oposição à bilateral dos músculos acessórios intercostais. Para fraturas de costelas bilaterais, cateteres bilaterais paravertebrais ou epidurais podem ser usados; no entanto, a hipotensão pode ser vista com qualquer um deles, e os cateteres bilaterais paravertebrais carregam o risco de pneumotórax bilateral.

As *NSAIDs*, administradas por via oral ou IV servem como adjuvantes úteis em uma abordagem multimodal para o manejo da dor da MRF. As vantagens incluem o controle da dor a partir de uma via alternativa do que mecanismos regionais ou opioides, e mais importante, sem depressão respiratória ou sedação. As desvantagens incluem o aumento da disfunção plaquetária, lesão renal e distúrbios gastrointestinais (p. ex., por cetorolaco), ou lesão hepática (p. ex., por acetaminofeno).

Um controle precoce e eficaz da dor da MRF maximiza a função pulmonar, permite uma toalete pulmonar agressiva, ajuda na mobilização precoce, e é, portanto, essencial para minimizar as complicações pulmonares. A abordagem ideal para o manejo da dor da MRF é segura, de fácil execução e de duração adequada, permite a respiração profunda e eliminação de secreções e facilita a PT torácica e mobilização precoce, com sedação mínima. Nenhum método em particular pode ser utilizado com segurança e eficácia em todos os casos de MRF, e uma abordagem multimodal é mais bem aplicada depois de se pesar os riscos e benefícios de cada técnica.

LEITURA SUGERIDA

Carrier FM, Turgeon AF, Nicole PC, et al. Effect of epidural analgesia in patients with traumatic rib fractures: a systematic review and meta-analysis of randomized controlled trials. *Can J Anaesth*. 2009;56(3):230–242.

Davies RG, Myles PS, Graham JM. A comparison of the analgesic efficacy and side-effects of paravertebral vs epidural blockade for thoracotomy—a systemic review and meta-analysis of randomized trials. *Br J Anaesth*. 2006;96(4):418–426.

Karmakar MK, Ho AM. Acute pain management of patients with multiple fractured ribs. *J Trauma*. 2003;54: 615–625.

PALAVRA-CHAVE

Manejo de Circulação Extracorpórea

SEÇÃO

Clínica Baseada em Órgão: Cardiovascular

Veronica Matei
Editado por Qingbing Zhu

PONTOS-CHAVE

1. Circulação extracorpórea (CPB) substitui a função cardíaca e pulmonar durante o período de parada cardiorrespiratória.
2. Manejo da CPB envolve várias etapas, as mais críticas são a iniciação da CPB e o término.
3. O primeiro passo antes do início da CPB é a administração de heparina por uma linha central.
4. Iniciação da CPB requer inserção de duas cânulas: uma cânula venosa e uma cânula arterial.
5. Durante a inserção da cânula arterial (ocorrendo principalmente na aorta ascendente), hipotensão controlada é usada para evitar a ruptura da aorta.
6. Preparação para retirada do desvio começa durante a CPB, e listas de verificação antes da separação de desvio são muito úteis (ver a seguir).

DISCUSSÃO

Iniciação da CPB envolve as seguintes etapas:

- O primeiro passo antes do início da CPB é a administração de heparina por uma linha central. Anticoagulação sistêmica é realizada e trombose da CPB é evitada. A dose de heparina varia entre 300 e 400 U/kg. Atividade anticoagulante da heparina é verificada por medidas do tempo de coagulação ativada (ACT). A maioria dos ACTs maiores que 450 são aceitáveis para a iniciação da CPB. Medidas em série de ACTs são necessárias não só para a iniciação da CPB, mas também para todo o período da CPB e repetição da dose de heparina talvez necessária para manter o ACT.
- Iniciação da CPB requer a inserção das duas cânulas básicas, criando o circuito da CPB: uma cânula venosa e uma cânula arterial. Cânulas adicionais podem ser inseridas para otimizar o circuito da CPB.
- Durante a inserção da cânula arterial, hipotensão controlada é usada para evitar a ruptura da aorta. Durante a cateterização venosa, arritmias devem ser antecipadas e prontamente tratadas, caso hemodinamicamente significativas.

Após início da CPB, os seguintes aspectos são monitorados:

- Oxigenação/ventilação pelas gasometrias arteriais (ABGs).
- Perfusão pela manutenção da Pressão Arterial Média (MAP), ABGs em série e monitoramento saturação venosa mista.
- Estado de eletrólito/ácido-base por ABGs em série.
- Anticoagulação sistêmica por ACTs em série.
- Manutenção de hipotermia leve a moderada.
- Manutenção de hemodiluição moderada por níveis de hematócrito em série.
- Manutenção da profundidade anestésica.

Preparação para retirada do desvio começa durante a CPB, e listas de verificação antes da separação de desvio são muito úteis. As seguintes condições precisam ser realizadas antes da separação da CPB:

- Via respiratória é confirmada.
- Respiração é retomada com ventilação mecânica.
- Parâmetros de circulação estão em escala normal, incluindo frequência cardíaca, ritmo, contratilidade, pré-carga e pós-carga.
- Hematócrito (Hct), eletrólito e estado ácido-base são aceitáveis.
- Temperatura é normal.
- Coração com ausência de bolhas de ar.
- Nenhum sangramento importante no campo.

LEITURA SUGERIDA

Barash PG, Cullen BF, Stoelting RK *et al.*, eds. *Clinical Anesthesia*. 6th ed. Philadelphia, PA: Lippincott Williams & Wilkins; 2009.

Yao FS. *Yao & Artusio's Anesthesiology*. 7th ed. Philadelphia, PA. Lippincott Williams & Wilkins; 2011.

PALAVRA-CHAVE	# Manitol: Efeitos da Osmolaridade
SEÇÃO	Farmacologia

James Shull
Editado por Ramachandran Ramani

PONTOS-CHAVE

1. O manitol é um diurético osmótico.
2. O principal local de ação é o túbulo contorcido proximal.
3. O efeito osmótico do manitol provoca um fluxo urinário elevado, que tem várias aplicações clínicas úteis.

DISCUSSÃO

O manitol é um diurético osmótico. Como um açúcar de seis carbonos, ele é facilmente filtrado no glomérulo, mas não é reabsorvido no túbulo. Esta fraca reabsorção do túbulo é o que permite ao manitol ter um efeito diurético. Como o manitol permanece no túbulo, ele retém a água por meio de um efeito osmótico que, em seguida, faz com que a água retida seja excretada.

O principal local de ação é o túbulo contorcido proximal, onde a maior parte da reabsorção dos isotônicos ocorre. O manitol também causa, em menor grau, a retenção de água no ramo descendente da alça de Henle e nos túbulos coletores.

O efeito diurético osmótico do manitol provoca um elevado débito urinário, o que o torna útil para várias aplicações clínicas, incluindo a diluição de substâncias nefrotóxicas dentro do túbulo para evitar lesões nos rins, redução da pressão intraocular durante cirurgias oftálmicas, conversão da insuficiência renal oligúrica em insuficiência renal não oligúrica e redução da pressão intracraniana.

LEITURA SUGERIDA

Morgan GE, Mikhail MS, Murray MJ, eds. Renal physiology & anesthesia. In: *Clinical Anesthesiology.* 4th ed. New York, NY: McGraw-Hill; 2005:736–737.

PALAVRA-CHAVE
Mapleson D: Reinalação

SEÇÃO
Subespecialidades: Anestesia Pediátrica

Michael Archambault
Editado por Mamatha Punjala

PONTOS-CHAVE

1. A classificação de Mapleson dos sistemas de respiração distinguia cada um dos sistemas com base na localização da entrada de gás fresco e válvulas ajustáveis limitadoras de pressão(APL) em relação ao paciente.
2. Durante a ventilação espontânea, o Mapleson D requer um alto fluxo de gás fresco para impedir a reinalação.
3. Quando são usados altos fluxos de gás fresco (> 100 mL/kg/min), a ventilação minuto melhor determina o dióxido de carbono alveolar. Com baixos fluxos de gás fresco, os níveis de dióxido de carbono alveolar são dependentes do fluxo de gás fresco e são independentes da ventilação minuto.
4. A modificação de Bain tem as mesmas características de reinalação que o circuito de Mapleson D.

DISCUSSÃO

Em 1954, Mapleson classificou uma série de aparelhos de respiração que podem ser usados para ventilação. Suas classificações distinguiam cada um dos sistemas com base na localização da entrada de gás fresco e válvula APL em relação ao paciente. Mapleson classificou seis configurações diferentes (ver Tabela 1). O fluxo de gás fresco para o Mapleson D está localizado proximal com uma válvula APL distal. Durante a ventilação espontânea, o Mapleson D requer um alto fluxo de gás fresco para impedir a reinalação. A reinalação pode ser quase eliminada se o fluxo de gás fresco é igual ao valor médio do fluxo inspiratório. Usando uma razão de inspiração para expiração de 1:1 ou 1:2, a taxa média de fluxo inspiratório é de duas a três vezes a ventilação minuto.

Tabela 1. Classificação e características dos circuitos de Mapleson

Classe Mapleson	Outros nomes	Configuração	Fluxos necessários de gás fresco	
			Espontâneo	Controlado
A	Anexo de Magill		Igual à ventilação minuto (≈ 80 mL/kg/min)	Muito elevado e difícil de prever
B			2 × ventilação minuto	2-2 ½ × ventilação minuto
C	Absorvedor de CO_2 de Waters		2 × ventilação minuto	2-2 ½ × ventilação minuto

Tabela 1. Classificação e características dos circuitos de Mapleson *(Cont.)*

Classe Mapleson	Outros nomes	Configuração	Fluxos necessários de gás fresco	
			Espontâneo	Controlado
D	Circuito de Bain		2-3 × ventilação minuto	1-2 × ventilação minuto
E	Peça em T de Ayres		2-3 × ventilação minuto	3 × ventilação minuto (I:E = 1:2)
F	Modificação de Jackson-Rees		2-3 × ventilação minuto	2 × ventilação minuto

FGI, fluxo de gás fresco; APL, (válvula) ajustável limitadora de pressão.
Modificada de Morgan GE, Mikhail MS, Murray MJ. *Clinical Anesthesiology*. 4th ed. New York, NY: Lange/McGraw-Hill; 2006:35, com permissão.

Quando são usados altos fluxos de gás fresco (> 100 mL/kg/min), a ventilação minuto melhor determina o dióxido de carbono alveolar. Com baixos fluxos de gás fresco, os níveis de dióxido de carbono alveolar são dependentes do fluxo de gás fresco e são independentes da ventilação minuto. Com um tempo inspiratório lento ou baixo fluxo inspiratório, o fluxo de gás fresco pode perfazer maior porcentagem da mistura de ar inspirada, reduzindo, assim, a reinalação. Com longas pausas expiratórias ou uma taxa respiratória lenta, existe um maior tempo para a mistura de ar expirado com gás fresco, limitando ainda mais a reinalação.

Em 1972, Bain e Spoerel propuseram uma modificação do circuito Mapleson D. Eles incorporaram o fluxo de gás fresco em uma configuração coaxial dentro do circuito. Esta configuração permite aquecer o gás fresco pela contracorrente de ar expirado aquecido. A modificação de Bain tem as mesmas características de reinalação que o circuito de Mapleson D.

LEITURA SUGERIDA

Morgan GE, Mikhail MS, Murray MJ. *Clinical Anesthesiology*. 4th ed. New York, NY: Lange/McGraw-Hill; 2006:35.

Motoyama EK, Davis PJ, eds. *Smith's Anesthesia for Infants and Children*. 7th ed. Philadelphia, PA: Mosby Elsevier; 2006:276–278.

Máscara de CPAP: Efeito Fisiológico

Clínica Baseada em Órgão: Sistema Respiratório

Suzana Zorca
Editado por Veronica Matei

PALAVRA-CHAVE

SEÇÃO

PONTOS-CHAVE

1. A máscara de pressão positiva contínua nas vias aéreas (CPAP) atua como um *stent* pneumático para as vias respiratórias superiores, impedindo colapso das estruturas flexíveis da faringe, especialmente durante o sono. Para as vias respiratórias inferiores, a CPAP fornece pressão contínua para ajudar a recrutar pequenas vias propensas à atelectasia/colapso.
2. A CPAP é indicada para o tratamento da apneia obstrutiva do sono (OSA) e insuficiência respiratória hipoxêmica aguda, em pacientes com bom estado mental e poucas secreções, e durante tentativas de desmame após uma intubação prolongada.
3. As contraindicações para o uso da CPAP incluem estado mental alterado, incapacidade de cooperar com o tratamento, falta de ajuste anatômico, secreção abundante e ventilação deficiente.

DISCUSSÃO

A máscara de CPAP foi inicialmente descrita no início dos anos 1980 por Colin Sullivan como uma "tala pneumática" para as vias respiratórias superiores. Desde então, tem sido demonstrado que a CPAP atua como uma coluna pneumática de ar que mantém as vias respiratórias faríngeas flexíveis abertas e ao mesmo tempo proporciona uma pressão contínua para vias respiratórias menores propensas ao colapso. Um efeito mecânico de tração na traqueia ocorre quando as vias respiratórias menores se colapsam e o volume pulmonar diminui. Isso tende a aumentar a resistência e o colapso das vias respiratórias superiores, contribuindo para a obstrução noturna das vias respiratórias em pacientes com OSA. Ao abrir alvéolos colapsados e aumentar o volume funcional do pulmão, a CPAP fornece suporte adicional para as vias respiratórias superiores, aliviando a tração caudal na traqueia. A CPAP, assim, melhora de forma robusta a permeabilidade das vias respiratórias superiores e é o tratamento de escolha para a OSA.

A CPAP é também útil no tratamento de outras desordens respiratórias agudas. Ao fornecer pressão positiva para recrutar alvéolos nas vias respiratórias inferiores, ela melhora significativamente a oxigenação em condições de grave atelectasia ou colapso das vias respiratórias inferiores. Ao abrir com *stent* as pequenas vias respiratórias, a CPAP também comprime o interstício pulmonar, o que pode ajudar a forçar o fluido para dentro dos vasos linfáticos de pressão negativa e diminuir o edema pulmonar. Vale a pena mencionar que a CPAP deve ser distinguida da ventilação não invasiva de pressão positiva (PAP de dois níveis), que pode proporcionar um diferencial de pressão para ajudar na ventilação e aliviar o trabalho de respiração.

A pressão contínua nas vias respiratórias não fornece suporte ventilatório e, portanto, não é útil em condições de hipoventilação ou fadiga muscular respiratória. Além disso, embora o recrutamento dos alvéolos colapsados geralmente melhore a oxigenação, esta manobra de recrutamento pode ter efeitos adversos se for utilizada CPAP demais; a compressão dos capilares alveolares e o aumento da fisiologia do *shunt* que se segue podem, paradoxalmente, piorar a oxigenação em pacientes com distúrbio V/Q significativo.

Em termos de efeitos cardiovasculares, a CPAP diminui a pré-carga por meio da compressão da veia cava inferior e da veia cava superior, o que dificulta o retorno venoso. O aumento da pressão intratorácica também reduz efetivamente a pós-carga cardíaca. Por causa desses efeitos, pacientes relativamente hipovolêmicos podem sofrer de hipotensão no início da CPAP, enquanto pacientes em insuficiência cardíaca muitas vezes têm uma melhora do débito cardíaco. Em pacientes com hipertensão arterial pulmonar, o aumento da oxigenação alivia a vasoconstrição hipóxica, diminuindo as pressões PA. Isso alivia o RV, melhorando a contratilidade.

Em resumo, dadas estas considerações fisiológicas, as indicações para CPAP incluem o seguinte:

1. OSA-CPAP é o tratamento de escolha para o alívio do colapso das vias respiratórias superiores durante o sono.
2. Uso da CPAP de curto prazo no edema pulmonar agudo pode ter um excelente efeito na oxigenação e melhorar o débito cardíaco.
3. A hipoxemia da atelectasia-CPAP pode ser usada como uma medida de contemporização em pacientes com oxigenação inadequada em virtude das efusões bilaterais, insuflações cirúrgicas, ou talas/dor incisional, desde que o paciente tenha um bom estado mental e *drive* respiratório adequado.
4. Síndrome do desconforto respiratório agudo leve (ARDS)/lesão pulmonar aguda relacionada com a transfusão (TRALI) – o uso temporário da CPAP pode melhorar a oxigenação e evitar a ventilação mecânica em pacientes nos quais se espera que a doença vá se reverter em menos de 48 horas.
5. A periextubação-CPAP pode ser usada para impedir o colapso das vias respiratórias em pacientes submetidos à remoção dos aparelhos ou no período imediatamente pós-extubação.

Por outro lado, as contraindicações à CPAP incluem o seguinte:

1. Estado mental ruim, em virtude da incapacidade de proteger vias respiratórias/diminuição dos reflexos das vias respiratórias, ou incapacidade de cumprir com o tratamento.
2. Ajuste anatômico ruim/pelos faciais/trauma facial/cirurgia otorrinolaringológica/cirurgia nas vias respiratórias superiores ou do esôfago.
3. Secreções e risco crônico da aspiração – preocupação com a aspiração na pneumonia ou refluxo decorrente da deficiência dos mecanismos de proteção do pulmão em eliminar secreções.
4. Fadiga muscular iminente ou preocupação com insuficiência respiratória, caso em que, BiPAP ou ventilação mecânica invasiva seria necessária.

LEITURA SUGERIDA

Sullivan CE. Remission of severe obesity-hypoventilation syndrome after short-term treatment during sleep with nasal continuous positive airway pressure. *Am Rev Respir Dis.* 1983;128(1):177–81.

Barash PG, Cullen BF, Stoelting RK *et al.,* eds. Anesthesia for cardiac surgery. In: *Clinical Anesthesia.* 6th ed. Philadelphia, PA: Lippincott Williams & Wilkins; 2009:237.

Liesching T, Kwok H, Hill NS. Acute applications of noninvasive positive pressure ventilation. *Chest.* 2003;124(2):699–713.

Randerath WJ, Sanner BM, Somers VK, eds. CPAP: sleep apnea: current diagnosis and treatment. In: *Progress of Respiratory Research.* Vol 35. Basel, Switzerland: S. Karger AG; 2006:126–139.

PALAVRA-CHAVE

Mecanismo de Terminação Nervosa do AP

SEÇÃO

Fisiologia

K. Karisa Walker
Editado por Ramachandran Ramani

PONTOS-CHAVE

1. Os potenciais de ação (APs) são transmitidos ao longo dos axônios pela despolarização dos canais de íons dependentes de voltagem.
2. Os APs se propagarão até alcançar uma sinapse ou junção neuromuscular, ou serem parados.
3. Os anestésicos locais (LAs) ligam-se a canais de sódio dependentes de voltagem, tornando-os não funcionais e bloqueando a transmissão do AP.
4. Um comprimento suficiente do nervo deve ser afetado pelo LA para bloquear a transmissão do AP.

DISCUSSÃO

Os APs originam-se de impulsos nervosos pré-sinápticos e se propagam ao longo do comprimento do nervo por despolarização sequencial da membrana da célula por abertura e fechamento de canais de sódio e de potássio dependentes de voltagem (veja Fig. 1). O término da transmissão do PA ocorre quando um terminal (sinapse ou junção neuromuscular) é atingido ou terminado por uma outra influência, como um LA.

Os LAs funcionam ligando-se aos canais de sódio dependentes de voltagem. O canal de sódio é uma proteína transmembranar que consiste em uma subunidade alfa e duas subunidades beta. A subunidade alfa é ao mesmo tempo o local de condução do íon e a ligação com o LA. A ligação reversível do fármaco ao receptor ocorre na superfície axoplasmática, impedindo o influxo de íons de sódio na célula nervosa.

Para que a terminação do potencial de ação e o efeito clínico do LA ocorram, um comprimento definido de nervo precisa ser tornado não excitável, impedindo o impulso de ignorar o pequeno segmento bloqueado para continuar a transmissão. Previsivelmente, esse comprimento é reduzido com elevada concentração de LA ou mielinização do nervo. O comprimento do nervo afetado pelo LA é determinado pelo volume administrado. Em um axônio mielinado, 84% da condutância de sódio em três nós sucessivos de Ranvier deve ser bloqueada para terminar com sucesso a transmissão do AP.

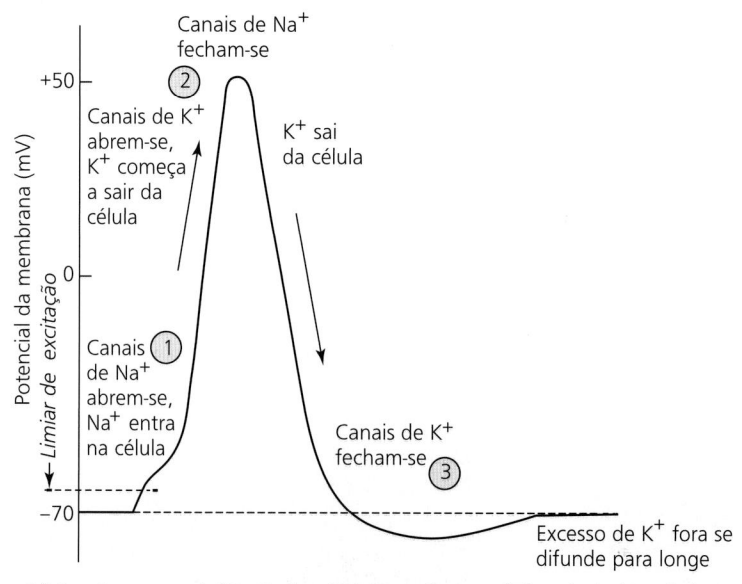

Figura 1. Potencial de ação neuronal. (De Carlson NA. *Foundations of Physiological Psychology*. Needham Heights, MA: Simon & Schuster; 1992:53.)

LEITURA SUGERIDA

Barash PG, Cullen BF, Stoelting RK *et al.*, eds. *Clinical Anesthesia*. 6th ed. Philadelphia, PA: Lippincott Williams & Wilkins; 2009:534–535.

Carlson NA. *Foundations of Physiological Psychology*. Needham Heights, MA: Simon & Schuster; 1992:53.

Hadzic A. *The Textbook of Regional Anesthesia and Acute Pain Management*. New York, NY: McGraw-Hill Medical; 2007:chap 6.

PALAVRA-CHAVE

Mecônio: Aspiração Traqueal

SEÇÃO

Subespecialidades: Anestesia Obstétrica

Sharif Al-Ruzzeh
Editado por Lars Helgeson

PONTOS-CHAVE

1. A intubação traqueal em recém-nascidos com coloração por mecônio é recomendada e praticada, mas não melhorou o resultado.
2. A aspiração e limpeza vigilante e contínua das vias respiratórias em bebês meconiais parece fornecer um melhor resultado, sem a necessidade de intubação.
3. A intubação endotraqueal de rotina no nascimento, em bebês meconiais vigorosos nascidos a termo, não tem se mostrado superior à reanimação de rotina, incluindo a aspiração orofaríngea.
4. A intubação endotraqueal de rotina em bebês com aspiração de mecônio pode estar associada a aumento da mortalidade.

DISCUSSÃO

Em virtude dos riscos associados à aspiração de mecônio, anestesiologistas, pediatras e obstetras têm recomendado a intubação traqueal imediata em todos os recém-nascidos deprimidos com manchas de mecônio. O tubo endotraqueal facilita a ventilação e também o acesso direto para aspiração traqueal e brônquica. Os defensores desta técnica a defendem com razão, porque o mecônio contém material particulado que não é passível de aspiração orofaríngea, mesmo com os mais largos cateteres de sucção disponíveis.

Com base na evidência de estudos não randomizados, foi recomendado que todos os bebês nascidos através de mecônio espesso devem ter suas traqueias intubadas, para que a aspiração das vias respiratórias possa ser realizada. O objetivo é reduzir a incidência e a gravidade da síndrome de aspiração do mecônio. No entanto, para bebês nascidos a termo que são vigorosos no momento do nascimento, a intubação traqueal pode ser difícil e desnecessária.

Vários ensaios clínicos randomizados de intubação traqueal no momento do nascimento, em bebês meconiais vigorosos nascidos a termo, não apoiam o uso rotineiro de intubação endotraqueal ao nascer neste subconjunto. A intubação endotraqueal não reduziu a mortalidade, a síndrome de aspiração de mecônio, outros sintomas e distúrbios respiratórios, pneumotórax, necessidade de oxigênio, estridor ou convulsões. Ela não se tem mostrado superior à reanimação de rotina, incluindo a aspiração orofaríngea. Curiosamente, há alguma evidência que indica aumento da mortalidade com a intubação de rotina desse subconjunto.

No entanto, a intubação de bebês deprimidos nascidos através de mecônio continua a ser a intervenção de escolha.

LEITURA SUGERIDA

Al Takroni AM, Parvathi CK, Mendis KB, *et al.* Selective tracheal suctioning to prevent meconium aspiration syndrome. *Int J Gynaecol Obstet.* 1998;63(3):259–263.

Halliday HL, Sweet DG. Endotracheal intubation at birth for preventing morbidity and mortality in vigorous, meconium-stained infants born at term. *Cochrane Database of Systematic Reviews.* 2001;(1):CD000500. doi:10.1002/14651858.

Stoelting R, Miller R. *Basics of Anesthesia.* 5th ed. Philadelphia, PA: Churchill Livingstone; 2007:502.

PALAVRA-CHAVE — Mediastinoscopia: Compressão Vascular

SEÇÃO — Clínica Baseada em Órgão: Cardiovascular

Francis vanWisse
Editado por Veronica Matei

PONTOS-CHAVE

1. A mediastinoscopia é normalmente realizada para o diagnóstico do tecido e possível ressecção de massas mediastinais.
2. Em virtude das muitas estruturas dentro do mediastino, existe um potencial para hemorragia, dano nervoso e compressão vascular.
3. A outra complicação principal é o colapso cardiovascular secundário à compressão do coração ou grandes vasos.

DISCUSSÃO

O mediastino é dividido em três compartimentos: anterior, médio e posterior. O compartimento anterior contém o timo, o pericárdio, linfonodos e extensões das glândulas tireoide e paratireoide. O compartimento do meio contém o coração, grandes vasos, traqueia, principais brônquios, gânglios e os nervos frênico e vago. O compartimento posterior contém a aorta descendente, esôfago, duto torácico, veias ázigo e hemiázigo, parte do nervo vago, cadeias simpáticas e gânglios linfáticos. Os tumores geralmente são um dos quatro T's (**t**imomas, **t**erríveis linfomas, **t**eratomas ou massas de **t**ireoide).

As massas mediastinais podem causar a obstrução das principais vias respiratórias, principais artérias pulmonares, átrios e da veia cava superior. A outra complicação principal é o colapso cardiovascular secundário à compressão do coração ou grandes vasos. Os sintomas de pré-síncope supina sugerem compressão vascular. A ecocardiografia transtorácica é indicada para pacientes com sintomas de compressão vascular.

A mediastinoscopia é normalmente realizada para o diagnóstico do tecido e possível ressecção da massa. Durante o procedimento, uma compressão vascular poderia ser resultado de massa mediastinal ou manipulação cirúrgica. A pressão arterial deve ser medida no braço esquerdo, já que as artérias carótida direita e subclávia direita podem ser comprimidas durante este procedimento. A oximetria de pulso nas extremidades bilaterais pode ser utilizada para efeitos de comparação e detecção de comprometimento vascular.

A compressão vascular intraoperatória causada pela massa mediastinal normalmente responde ao reposicionamento do paciente. Antes da indução deve-se determinar se há uma posição que provoca uma compressão menor e menos sintomas. Em casos graves, a canulação bifemoral antes da indução em preparação à circulação extracorpórea pode ser considerada. Se a compressão vascular for resultado da manipulação cirúrgica, a retração da sonda/instrumento cirúrgico alivia a compressão.

LEITURA SUGERIDA

Miller RD. *Miller's Anesthesia*. 7th ed. Orlando, FL: Churchill Livingstone; 2009: chap59:1874–1876.

PALAVRA-CHAVE	**Metadona: Manejo Clínico**
SEÇÃO	Farmacologia

Caroline Al Haddadin
Editado por Thomas Halaszynski

PONTOS-CHAVE

1. A metadona é um agonista sintético do receptor mu- e delta-opioide com propriedades semelhantes às da morfina.
2. A metadona liga-se aos receptores de N-metil-D-aspartato (NMDA) glutamatérgico, resultando em antagonismo com o glutamato, e causa a inibição da absorção de monoamina.
3. A metadona é mais frequentemente usada para controle da dor a longo prazo e para o tratamento da síndrome de abstinência de opioides por causa de sua meia-vida longa.
4. A metadona (dolofina) tem um tempo de meia-vida de 15 a 30 horas (média de 24 horas), um início de 0,5 a 1 hora, e uma duração de ação de 4 a 6 horas (meia-vida do analgésico), e a sua biodisponibilidade é de 90% após a administração oral.

DISCUSSÃO

A metadona (dolofina) é um opioide sintético utilizado na prática clínica para analgesia, tem um efeito antitussígeno e é utilizada para o tratamento da abstinência de opioides. A metadona (dolofina) tem um tempo de meia-vida de 15 a 30 horas, um início de 0,5 a 1 hora e uma duração de ação de 4 a 6 horas, e a sua biodisponibilidade é de 90% após a administração oral.

Os efeitos secundários da metadona incluem náuseas e vômitos (que podem ser tratados com antieméticos), depressão respiratória e diminuição da motilidade intestinal. Além disso, a metadona pode afetar o sistema cardíaco, causando arritmias (associadas a bloqueio do canal de potássio retificador tardio e prolongando a repolarização), bradicardia, síncope, rubor e prolongamento do intervalo QT.

Antes do início do tratamento com metadona, os médicos devem obter um ECG para medir o intervalo QT e um ECG subsequente deve ser verificado dentro de 30 dias de terapia continuada com metadona (o ECG deve ser verificado anualmente se a terapia com metadona continuar).

Se o QTc for maior do que ou igual a 500 milissegundos, o médico deverá considerar a descontinuação do fármaco, redução da dose ou uma mudança para outro narcótico para o controle da dor.

Durante a administração de anestesia para o paciente que nunca recebeu opioides anteriormente, a dose inicial de metadona deve ser de 20 mg (tipicamente, em doses divididas), o que normalmente não produz depressão respiratória. Inicialmente, de 8 a 12 mg de metadona devem ser administrados antes da indução da anestesia geral (ajustada por uma frequência respiratória de 6 a 8 por minuto), e a porção restante da dose inicial pode ser administrada imediatamente antes da incisão cirúrgica.

No pós-operatório, as doses de metadona devem ser administradas em intervalos menores (ao longo de vários intervalos), juntamente com o monitoramento contínuo do estado respiratório, escores de dor e estado mental.

Gráfico 1. Conversão de morfina oral para metadona oral.
- Para uma dose total de morfina oral < 100 mg/24 h, a dose diária estimada de metadona por via oral é de 20 a 30% da dose de morfina.
- Para uma dose total de morfina oral de 100-300 mg/24 h, a dose diária estimada de metadona por via oral é de 10 a 20% da dose de morfina.
- Para uma dose total de morfina oral de 300-600 mg/24 h, a dose diária estimada de metadona por via oral é de 8 a 12% da dose de morfina.
- Para uma dose total de morfina oral de 600-1.000 mg/24 h, a dose diária estimada de metadona por via oral é de 5 a 10% da dose de morfina.
- Para uma dose total de morfina oral > 1.000 mg/24 h, a dose diária estimada de metadona por via oral é de 5% da dose de morfina.

LEITURA SUGERIDA

Do National Comprehensive Cancer Network, Practice Guidelines; Adult Cancer Pain; e Lexi-comp Drug Database (23 de Janeiro de 2008).

Barash PG, Cullen BF, Stoelting RK *et al.,* eds. Opioids. In: *Clinical Anesthesia*. 6th ed. Philadelphia, PA: Lippincott Williams & Wilkins; 2009:chap 14.

Krantz MJ, Martin J, Stimmel B, *et al.* QTc interval screening in methadone treatment. *Ann Intern Med.* 2009;150(6):387–395.

Morgan GE Jr, Mikhail MS, Murray MJ. Nonvolatile anesthetic agents. In: *Clinical Anesthesiology*. 4th ed. New York, NY: McGraw-Hill Medical; 2005:chap 8.

PALAVRA-CHAVE	**Metemoglobinemia: Efeitos na SpO$_2$ e Tratamento**
SEÇÃO	Ciências Clínicas Genéricas: Procedimentos, Métodos, Técnicas de Anestesia

Lisbeysi Calo e Mary DiMiceli
Editado por Ala Haddadin

PONTOS-CHAVE

1. A metemoglobina é formada pela oxidação do ferro ferroso (Fe^{2+}) em ferro férrico (Fe^{3+}).
2. A etemoglobinemia pode ser adquirida ou congênita.
3. A metemoglobina tem uma maior afinidade pelo oxigênio do que a Hb normal, evitando, assim, liberação de oxigênio para os tecidos, e também não é capaz de ligar o oxigênio, diminuindo, assim, a capacidade de transporte de oxigênio.
4. A presença de MetHb pode ser detectada por meio da oximetria de pulso.
5. O objetivo do tratamento da MetHb é a redução do ferro férrico de volta para ferro ferroso, o que pode ser realizado utilizando azul de metileno (1 mg por kg).

DISCUSSÃO

A metemoglobinemia pode ser tanto congênita quanto adquirida. A metemoglobina é formada quando a forma do ferro ferroso (Fe^{2+}) é oxidado em ferro férrico (Fe^{3+}), o que pode ocorrer naturalmente em pequenas quantidades *in vivo*. Este processo é regulado pela NADH MetHb redutase (ou NADPH MetHb redutase, que é via de menor importância), que ajuda na doação de um elétron para a forma de ferro férrico, reduzindo-o, assim, a ferro ferroso e restabelecendo a Hb normal. Assim, a metemoglobinemia congênita é o resultado de baixos níveis de MetHb NADH redutase ou uma variante anormal da hemoglobina (HgM), que não é passível de redução, apesar de níveis adequados da enzima. A metemoglobinemia adquirida pode ser um resultado direto de certos medicamentos, dos quais os anestésicos locais têm sido implicados em muitos estudos de caso, particularmente a benzocaína.

No estado oxidado, a MetHb tem uma maior afinidade para o oxigênio, assim deslocando a curva de dissociação da hemoglobina-oxigênio para a esquerda e tornando o oxigênio incapaz de ser liberado para os tecidos. Além disso, o oxigênio não pode ser absorvido pela MetHb, diminuindo, assim, a capacidade de transporte de oxigênio.

A presença de MetHb pode ser detectada pela diminuição da saturação de oxigênio arterial conforme medido pela oximetria de pulso; no entanto, ela nem sempre é sensível. A oximetria de pulso convencional baseia-se no fato de que a absorção de luz vermelha e infravermelha difere entre Hb oxigenada e reduzida. Além disso, ela utiliza pletismografia para identificar as pulsações arteriais, porque é a proporção de absorção de ambos os espectros de luz durante a pulsação arterial que é calculada como sendo a saturação de oxigênio arterial. A Hb Oxigenada (HbO$_2$) absorve mais luz infravermelha, enquanto a deoxi-hemoglobina absorve mais luz vermelha. A carboxi-hemoglobina, em decorrênia de sua elevada afinidade com o oxigênio, absorve a luz de forma idêntica à HbO$_2$, causando uma saturação de oxigênio falsamente elevada. A MetHb tem alta absorvência de luz vermelha e infravermelha, o que resulta na absorção de uma proporção de 1:1 e uma SpO$_2$ de 85%, independentemente da porcentagem de MetHb. Em outras palavras, a oximetria de pulso é falsamente baixa quando os pacientes realmente têm saturações de oxigênio superiores a 85% e é falsamente elevada em pacientes com saturações reais de oxigênio inferiores a 85%. Relatos de casos têm documentado uma tensão normal de oxigênio medida na gasometria arterial em pacientes com SpO$_2$ de 85%, mas com o aumento dos níveis de MetHb. Porque isso é difícil de detectar por meio do oxímetro de pulso convencional de dois comprimentos de onda, um estudo de caso propõe a utilização de oxímetros mais discriminantes, que utilizam oito comprimentos de onda de luz. Neste estudo, eles foram capazes de diagnosticar a metemoglobinemia mais de uma hora antes que os resultados de uma amostra de sangue e análise de CO-oximetria estivessem disponíveis.

O objetivo do tratamento consiste em reduzir o ferro férrico a ferroso, o que pode ser conseguido através da administração intravenosa de azul de metileno (1 mg por kg, como uma solução a 1%).

O azul de metileno age como um cofator para NADPH MetHb redutase. Uma vez que a hemoglobina M não responde aos níveis normais de enzimas redutase, a administração de azul de metileno não vai ajudar no tratamento desta forma de metemoglobinemia congênita.

Em 2005, o rad 57 de tecnologia Rainbow (C) e o rad 7 Masimo (C) foram introduzidos. O dispositivo rad 57 utiliza oito comprimentos de onda de luz para medir a SpO_2 e a $SpCO_2$. Estes dispositivos são utilizados de forma não invasiva para medir o nível de metemoglobina por meio de um sensor no dedo juntamente com a leitura do oxímetro de pulso. Eles também podem fornecer outros dados fisiológicos. Um algoritmo integrado permite que estes dispositivos controlem automaticamente as variações respiratórias da curva do oxímetro de pulso.

LEITURA SUGERIDA

Anderson S, Hajduczek J, Barker S. Benzocaine-induced methemoglobinemia in an adult: accuracy of pulse oximetry with methemoglobinemia. *Anesth Analg.* 1988;67:1099–1101.

Annabi EH, Barker SJ. Severe methemoglobinemia detected by pulse oximetry. *Anesth Analg.* 2009;108:898–899.

Morgan GE Jr, Mikhail MS, Murray MJ. *Clinical Anesthesiology.* 4th ed. New York, NY: Lange Medical Books/McGraw Hill; 2006:140–141.

PALAVRA-CHAVE

Metformina: Interação com o Contraste

SEÇÃO

Farmacologia

Jeffrey Widelitz
Editado por Mamatha Punjala

PONTOS-CHAVE

1. A metformina é um fármaco da classe da biguanida para o tratamento da diabetes melito tipo II.
2. Um efeito colateral grave da metformina é a acidose láctica, que ocorre mais comumente em pacientes com alguma disfunção renal ou hepática.
3. O corante de contraste pode causar nefropatia induzida por contraste (CIN), prejudicando a liberação de metformina e colocando pacientes em um risco aumentado de desenvolvimento de acidose láctica.

DISCUSSÃO

A metformina pertence à classe de medicamentos antidiabéticos biguanida. O seu papel principal é no tratamento da diabetes melito tipo II, especialmente quando acompanhada de obesidade e resistência à insulina. A complicação mais grave associada ao seu uso é a acidose láctica.

Esta complicação é vista na maioria das pessoas com insuficiência hepática ou renal. Pacientes submetidos a tratamentos radiológicos que exigem corantes de contraste estão em risco de desenvolver CIN.

A CIN pode prejudicar temporariamente a depuração renal da metformina, colocando esses pacientes em um risco muito maior de desenvolver acidose láctica. Portanto, recomenda-se que os pacientes com função renal normal parem temporariamente de tomar metformina antes desses procedimentos e retornem ao tratamento com metformina 2 dias após o teste.

LEITURA SUGERIDA

Parra D, Legreid AM, Beckey NP, *et al.* Metformin monitoring and change in serum creatinine levels in patients undergoing radiologic procedures involving administration of intravenous contrast media. *Pharmacotherapy.* 2004;24(8):987–993.

PALAVRA-CHAVE	**Metoclopramida: Efeitos Gástricos**
SEÇÃO	Farmacologia

Jennifer Dominguez
Editado por Lars Helgeson

PONTOS-CHAVE

1. A metoclopramida é um antagonista do receptor da dopamina que tem uma complexa variedade de efeitos periféricos e centrais.
2. É utilizada, principalmente, na prática clínica em virtude dos seus efeitos pró-cinéticos no sistema gastrointestinal superior e como antiemético.
3. A metoclopramida estimula o peristaltismo e contratilidade do fundo gástrico e do antro, relaxa o esfíncter pilórico e aumenta o tônus do esfíncter esofágico inferior.
4. A metoclopramida pode produzir efeitos colaterais extrapiramidais e distonias, em particular com a administração rápida ou em extremos de idade.

DISCUSSÃO

A metoclopramida é usada para a prevenção e tratamento da náusea e vômito no pós-operatório, assim como para melhorar a motilidade gástrica e promover o esvaziamento no período pré-operatório. Ela foi desenvolvida há quase 50 anos como um derivado do ácido paraminobenzoico. Estruturalmente, assemelha-se à procainamida.

O mecanismo subjacente pelo qual a metoclopramida estimula a motilidade gástrica e o esvaziamento está relacionado com o seu antagonismo da dopamina nos receptores D_2 no trato gastrointestinal superior. A dopamina é um neuroquímico inibidor no trato gastrointestinal. Ela pode diminuir a liberação de acetilcolina a partir das sinapses dos neurônios motores mientéricos por ligação a receptores D_2 no intestino. Assim, interferindo com a ligação da dopamina aos receptores D_2, a metoclopramida estimula o peristaltismo e contratilidade do fundo gástrico e do antro, relaxa o esfíncter pilórico, e aumenta o tônus do esfíncter esofágico inferior. Embora os receptores D_2 sejam encontrados por todo o trato gastrointestinal, verificou-se que eles têm pouco efeito clínico sobre a motilidade do intestino grosso.

Como um antiemético, a metoclopramida pode ser mais útil no tratamento da náusea e vômitos associados a dismotilidade gástrica, como a gastroparesia diabética. Ela não deve ser usada em pacientes com obstrução intestinal. Em geral, os antieméticos mais recentes são mais eficazes e têm menos efeitos colaterais. A metoclopramida tem sido também usada na prática clínica como um adjuvante na prevenção de pneumonia por aspiração com bloqueadores de H_2. Alguns estudos não demonstraram qualquer benefício adicional comparado com a monoterapia por bloqueador de H_2. Em teoria, ela pode ser benéfica, ao aumentar o tônus do esfíncter gastro-esofágico.

A metoclopramida tem várias ações complexas sobre o sistema nervoso central que não são completamente compreendidas. Ela funciona centralmente para tratar/prevenir náuseas e vômitos por meio da inibição da dopamina na zona de gatilho quimiorreceptora do quarto ventrículo. O fármaco também antagoniza os receptores $5-HT_4$ e os receptores $5-HT_3$ vagal e central. A metoclopramida pode produzir efeitos extrapiramidais, particularmente em crianças, jovens e idosos. Distonias podem ocorrer de forma aguda após a administração intravenosa rápida, e os pacientes podem desenvolver sintomas parkinsonianos após várias semanas de terapia. Esses efeitos adversos são geralmente reversíveis com a descontinuação do fármaco, e podem ser tratados com medicamentos anticolinérgicos ou anti-histamínicos.

A metoclopramida é geralmente administrada em doses de 10 mg, por via intravenosa ou intramuscular.

Os efeitos adversos tendem a ser vistos nas doses mais elevadas. Seu início de ação se dá em 1 a 3 minutos, e sua duração de ação é de 1 a 2 horas. Ela tem uma meia-vida de 4-6 horas. Com a administração oral, a metoclopramida é absorvida rapidamente e atinge o pico de concentração em cerca de 1 hora.

LEITURA SUGERIDA

Brunton LL, Lazo JS, Parker KL, eds. *Goodman and Gilman's: The Pharmacological Basis of Therapeutics*. 11th ed. New York, NY: McGraw-Hill; 2006:985–986.

Calvey N, Williams N, eds. *Principles and Practice of Pharmacology for Anaesthetists*. 5th ed. New York, NY: Blackwell Publishing; 2008:240–241.

Miller RD, ed. *Miller's Anesthesia*. 6th ed. Philadelphia, PA: Churchill Livingstone; 2004:2598.

PALAVRA-CHAVE	# Metoclopramida: Tônus do Esfíncter Esofágico
SEÇÃO	Farmacologia

Tiffany Denepitiya-Balicki
Editado por Lars Helgeson

PONTOS-CHAVE

1. A metoclopramida é um antagonista do receptor de dopamina que é tanto um antiemético fraco quanto um agente procinético.
2. O mecanismo de ação da metoclopramida é multifatorial, consistindo em
   - antagonismo vagal, antagonismo central 5-hidroxitriptamina tipo 3 ($5HT_3$) e antagonismo do receptor de dopamina
   - agonismo $5HT_4$
3. A maior parte do seu efeito é na parte superior do trato gastrointestinal (GI), o que resulta em aumento de tônus do esfíncter esofágico inferior e motilidade gástrica.

DISCUSSÃO

A metoclopramida é um antagonista do receptor de dopamina que serve como um antiemético fraco e um agente procinético. A dopamina atua como um inibidor do trato GI, reduzindo tanto a pressão intragástrica quanto o tônus do esfíncter pilórico. A ativação do receptor de dopamina D_2 no tracto GI impede a liberação de acetilcolina (que é em grande parte responsável pela motilidade no trato GI), diminuindo, assim, a motilidade. A metoclopramida permite a liberação de acetilcolina no trato GI, aumentando, assim, a motilidade GI. A metoclopramida pode também atuar sobre o sistema vagal como um antagonista $5HT_3$ central e como um agonista $5HT_4$, que aumentará o tom do esfíncter esofágico inferior e induz a contração do intestino delgado.

Embora a metoclopramida esteja disponível em formulação oral, no pré-operatório e intraoperatório, ela é, muitas vezes, administrada por via intravenosa ou por via intramuscular (IM). O início da ação de uma dose IM se dá em aproximadamente 15 minutos, enquanto o início da ação IV se dá em aproximadamente 3 minutos. Quando dada IV, ela deve ser administrada lentamente ao longo de 5 a 10 minutos ou mais, a fim de evitar efeitos colaterais extrapiramidais.

Agudamente, os pacientes podem apresentar clinicamente ansiedade, disforia e distonia (contração muscular contínua), ou subagudamente podem demonstrar sintomas do tipo parkinsoniano.

Estes efeitos colaterais são geralmente reversíveis por meio do tratamento com anti-histamínicos e/ou anticolinérgicos. Em raras ocasiões, a metoclopramida pode estar associada a galactorreia e metemoglobinemia.

A fraca propriedade antiemética da metoclopramida resulta de sua influência na zona do gatilho quimiorreceptor.

LEITURA SUGERIDA

Pasricha PJ. Treatment of disorder of bowel motility and water flux; antiemetics; agents used in biliary and pancreatic disease. In: Brunton LL, Lazo J, Parker K, eds. *Goodman and Gilman's Pharmacological Basis of Therapeutics*. 11th ed. New York, NY: McGraw-Hill; 2006:chap 37.

PALAVRA-CHAVE

MI Antigo: Avaliação do Risco Pré-Operatório

SEÇÃO

Ciências Clínicas Genéricas: Procedimentos, Métodos, Técnicas de Anestesia

Gabriel Jacobs
Editado por Qingbing Zhu

PONTOS-CHAVE

1. Estudos têm demonstrado que, após um infarto do miocárdio (MI), o maior risco de eventos perioperatórios está dentro dos 30 dias subsequentes; no entanto, com o advento da angioplastia coronária transluminal percutânea (PTCA), cirurgia de revascularização do miocárdio (CABG) e trombólise, o período de tempo é agora provavelmente menos significativo.
2. Dependendo do tratamento do MI anterior, cirurgias eletivas podem ter de ser adiadas em 4 a 6 semanas (após a angioplastia ou *stents* metálicos), ou por até 12 meses (após *stents* farmacológicos).
3. É importante considerar o tipo de procedimento na determinação do risco perioperatório de um paciente com histórico de MI.
4. Alguns resultados do exame físico e má tolerância ao exercício podem sugerir sequelas de um MI anterior ou isquemia em curso, respectivamente, e podem ajudar a determinar o risco perioperatório.

DISCUSSÃO

Considerações especiais são levadas em conta ao se fornecer anestesia para pacientes com histórico conhecido ou suspeita de MI anterior. Os objetivos da avaliação pré-operatória para estes pacientes incluem a avaliação do risco, a determinação de se os pacientes irão se beneficiar de exames pré-operatórios adicionais e a formação de um plano adequado de anestesia.

O tempo desde o MI, intervenções e tratamentos posteriores, e do estado funcional do paciente devem ser considerados ao se determinar o risco dos pacientes com histórico de MI. Vários estudos epidemiológicos têm demonstrado que os pacientes que se submetem a uma cirurgia dentro de 6 meses após sofrer um MI têm uma taxa variável de eventos perioperatórios, variando de 5 a 86%. De acordo com a American Heart Association/Força Tarefa do *American College of Cardiology* para a Avaliação Perioperatória do Paciente Cardíaco Submetido a Cirurgia Não Cardíaca, um MI em 30 dias coloca pacientes no grupo de maior risco, enquanto que após 30 dias os pacientes estão no grupo de risco intermediário. Isso enfatiza a importância de uma avaliação criteriosa do risco perioperatório nesta população específica de pacientes. Nos últimos anos, com a utilização rotineira da PTCA, CABG e trombólise, o período de tempo é provavelmente menos significativo do que no passado.

Procedimentos cirúrgicos eletivos devem ser adiados em diferentes graus, dependendo do tratamento do MI anterior. Por exemplo, pacientes tratados com angioplastia só deverão adiar a cirurgia eletiva por 4 a 6 semanas após a intervenção, por causa de um aumento do risco de complicações isquêmicas. Da mesma forma, pacientes tratados com um *stent* metálico devem adiar a cirurgia eletiva por 4 a 6 semanas. Os pacientes tratados com um *stent* farmacológico devem ter as cirurgias eletivas adiadas por até 12 meses para permitir uma endotelização adequada.

Em um paciente com um MI passado, o tipo de cirurgia à qual o paciente será submetido é um importante previsor de risco. As diretrizes de estratificação de risco para cirurgia não cardíaca da American Heart Association/American College of Cardiology são exibidas na Tabela 1. Cirurgias com risco cardíaco elevado (risco relatado tão frequentemente quanto > 5%) incluem cirurgia prolongada com grandes deslocamentos de fluidos e perda de sangue, cirurgia de emergência, grande cirurgia vascular e cirurgia torácica. Cirurgias com risco cardíaco intermediário (risco geralmente em torno de 1 a 5%) incluem endarterectomia carótida, cirurgia ortopédica, cirurgia da próstata, cirurgia intraperitoneal e intratorácica, e cirurgia da cabeça e pescoço. Procedimentos endoscópicos, procedimentos superficiais, cirurgia de catarata e cirurgia de mama representam risco cardíaco baixo (risco < 1%).

Tabela 1. Estratificação de risco cardíaco[a] para procedimentos cirúrgicos não cardíacos em pacientes com doença coronariana conhecida

Alto	Risco cardíaco relatado muitas vezes > 5%
	• Grandes operações emergentes, particularmente em idosos
	• Aorta e outras vasculares grandes
	• Vascular periférica
	• Procedimentos cirúrgicos prolongados antecipados associados a grandes deslocamentos de fluidos e/ou perda de sangue
Intermediário	Risco cardíaco relatado muitas vezes < 5%
	• Endarterectomia carotídea
	• Cabeça e pescoço
	• Intraperitoneal e intratorácico
	• Ortopédico
	• Próstata
Baixo[b]	Risco cardíaco relatado muitas vezes < 1%
	• Procedimentos endoscópicos
	• Procedimentos superficiais
	• Catarata
	• Mama

[a]Incidência combinada de morte cardíaca e MI não fatal.
[b]Geralmente não requer testes cardíacos ainda no pré-operatório.
Adaptada de Barash PG, Cullen BF, Stoelting RK, *et al.*, eds. *Clinical Anesthesia*. 5th ed. Philadelphia, PA: Lippincott Williams & Wilkins; 2009:573-575, com permissão.

Embora o exame físico em pacientes com doença isquêmica do coração possa ser normal, existem vários resultados que podem ajudar o anestesista a determinar se são necessários mais testes. Em pacientes com MI anterior, o aumento da distensão venosa jugular (JVD) e edema periférico podem apontar para a insuficiência cardíaca do lado direito, e estertores e um galope S3 podem indicar disfunção ventricular esquerda. A importância de um histórico detalhado não pode ser subestimada, já que a tolerância ao exercício físico (especialmente a capacidade de andar quatro quadras planas e subir dois lances de escadas) é um importante previsor de isquemia contínua e de alto risco perioperatório.

LEITURA SUGERIDA

Barash PG, Cullen BF, Stoelting RK et al., eds. *Clinical Anesthesia*. 5th ed. Philadelphia, PA: Lippincott Williams & Wilkins; 2009:573–575.
Hines RL, Marschall KE, eds. *Stoelting's Anesthesia and Co-existing Disease*. 5th ed. Philadelphia, PA: Saunders Elsevier; 2008:11–13.
Miller RD, Fleisher LA, Johns RA, *et al. Miller's Anesthesia*. 6th ed. New York, NY: Elsevier Churchill Livingstone; 2005:1061–1062, 1071.

PALAVRA-CHAVE	# Miastenia: Efeitos do Relaxamento Muscular
SEÇÃO	Fisiologia

Christina Mack
Editado por Jodi Sherman

PONTOS-CHAVE

1. A miastenia grave (MG) é uma doença autoimune que resulta em uma diminuição nos receptores funcionais de acetilcolina.
2. O principal sintoma deste distúrbio é a fadiga muscular que piora com o uso repetitivo e melhora com o repouso.
3. Os pacientes com MG são resistentes aos efeitos dos bloqueadores neuromusculares despolarizantes e extremamente sensíveis aos efeitos dos bloqueadores neuromusculares não despolarizantes.
4. Os pacientes com MG são comumente tratados com inibidores da colinesterase para o alívio dos sintomas de fadiga muscular.

DISCUSSÃO

A MG é uma doença autoimune na qual os anticorpos circulantes para receptores nicotínicos de acetilcolina e outras proteínas da membrana muscular resultam em uma diminuição do número de receptores pós-sinápticos e do número de pregas na membrana pós-sináptica.

O principal sintoma deste distúrbio é a fadiga muscular que piora com o uso repetitivo e melhora com o repouso. A MG afeta os músculos esqueléticos e é classificada em função do tipo e da gravidade dos músculos envolvidos (veja Tabela 1).

Tabela 1. Classificação da gravidade da MG

Classe	Descrição
I	Fraqueza da musculatura ocular
II	Fraqueza muscular não ocular leve ± fraqueza muscular ocular
III	Fraqueza muscular não ocular moderada (exceto no período perioperatório)
IV	Fraqueza muscular não ocular grave ± fraqueza muscular ocular
V	Intubação traqueal (exceto no período perioperatório) ou traqueostomia para proteger as vias respiratórias com ou sem ventilação mecânica

Adaptada de Morgan E, *et al*. Anesthesia for patients with neuromuscular disease – myasthenia gravis. In: *Clinical Anesthesiology*. 4th ed. New York, NY: McGraw-Hill; 2006:818.

A MG afeta as ações de agentes bloqueadores neuromusculares despolarizantes e não despolarizantes. Estes pacientes são tipicamente resistentes aos efeitos da succinilcolina e têm um aumento da sensibilidade aos efeitos de bloqueadores neuromusculares não despolarizantes. A dose de succinilcolina pode ter de ser aumentada para 2 mg por kg para atingir o relaxamento muscular adequado para a laringoscopia direta; com esta dose, no entanto, um bloqueio de fase II pode ocorrer. Os bloqueadores neuromusculares não despolarizantes terão um início mais rápido e duração mais prolongada da ação em pacientes com MG. Agentes não despolarizantes de ação curta ou intermédia são preferidos, iniciando com um décimo da dose padrão e lentamente titulando até que o efeito desejado seja observado.

Os pacientes com MG são comumente tratados com inibidores da colinesterase para o alívio dos sintomas de fadiga muscular. Estes fármacos devem ser suspensos no dia da cirurgia, para evitar a interferência com agentes bloqueadores neuromusculares. A exceção a esta precaução são os pacientes de classe IV (doença grave), já que eles se deterioram significativamente sem um tratamento inibidor de colinesterase. O monitoramento da função neuromuscular é fundamental para pacientes com MG. O efeito dos agentes de reversão pode ser menor do que o previsto para pacientes que já tomam inibidores de anticolinesterase. Consequentemente, as ventilações mecânicas devem ser continuadas até que a função neuromuscular se tenha recuperado espontaneamente.

LEITURA SUGERIDA

Dierdorf S, Walton S. Rare and coexisting diseases—myasthenia gravis. In: Barash PG, Cullen BF, Stoelting RK, et al., eds. *Clinical Anesthesia*. 6th ed. Philadelphia, PA: Lippincott Williams & Williams; 2009:626–627.

Neustein S, *et al.* Anesthesia for thoracic surgery—myasthenia gravis. In: Barash PG, Cullen BF, Stoelting RK et al., eds. *Clinical Anesthesia*. 6th ed. Philadelphia, PA: Lippincott Williams & Williams; 2009:1064–1066.

PALAVRA-CHAVE	# Miastenia Grave: Manejo no Pós-Operatório
SEÇÃO	Ciências Clínicas Genéricas: Procedimentos, Métodos, Técnicas de Anestesia

Bijal Patel e Kellie Park
Editado por Ramachandran Ramani

PONTOS-CHAVE

1. A miastenia grave (MG) é uma doença autoimune na qual os receptores de acetilcolina na junção neuromuscular são o local da patologia, resultando em fraqueza muscular.
2. Os pacientes com MG têm maior risco de insuficiência respiratória pós-operatória.
3. Uma duração da MG maior que 6 anos, um histórico de doença respiratória crônica não relacionada com a MG, uma dose de piridostigmina superior a 750 mg por dia, e uma capacidade vital pré-operatória menor do que 2,9 L podem indicar a necessidade de ventilação no pós-operatório em pacientes submetidos a timectomia transesternal.
4. As doses pós-operatórias de opioides devem ser reduzidas em 33% para pacientes que tomam medicamentos anticolinesterase, pois se acredita que eles aumentam o efeito analgésico dos opioides.

DISCUSSÃO

A MG é uma doença autoimune na qual os receptores de acetilcolina na junção neuromuscular são o alvo, resultando em fraqueza muscular. Os pacientes com esta condição têm um risco aumentado de insuficiência respiratória pós-operatória. Mesmo que um paciente possa parecer ter respiração adequada imediatamente após a cirurgia, a sua condição pode deteriorar-se várias horas mais tarde. Existem alguns critérios que podem indicar a necessidade de ventilação mecânica prolongada após a cirurgia, especificamente após uma timectomia transesternal. Eles incluem duração da MG maior que 6 anos, um histórico de doença respiratória crônica não relacionada com a MG, uma dose de piridostigmina superior a 750 mg por dia e uma capacidade vital pré-operatória menor do que 2,9 L. O valor preditivo destes critérios não se aplica necessariamente à timectomia transcervical ou outros procedimentos cirúrgicos. O tratamento com anticolinesterase ou plasmaférese oral antes da cirurgia ou com esteroides perioperatórios pode diminuir a incidência de insuficiência respiratória pós-operatória.

O monitoramento de pacientes para insuficiência respiratória é de extrema preocupação, com o oxímetro de pulso muitas vezes não sendo o suficiente, mas, em vez disso, as medições regulares da capacidade vital, volume corrente e força inspiratória negativa são benéficas.

Os opioides são utilizados para a gestão da dor pós-operatória, mas é importante notar que doses reduzidas devem ser utilizadas em pacientes que tomam anticolinesterases. Acredita-se que estes medicamentos aumentam o efeito analgésico dos opioides e, como tal, as doses devem ser reduzidas em cerca de 33%.

Uma parte importante da gestão dos pacientes com MG no pós-operatório é procurar por uma crise miastênica e crise colinérgica. Quando um paciente foi doseado com anticolinesterases, especialmente se um bloqueio neuromuscular foi utilizado, a subdosagem da colinesterase pode levar a uma crise miastênica. Estes pacientes estarão muito fracos e, muitas vezes, incapazes de respirar, e suas pupilas vão parecer estar grandes. Estes pacientes podem ser tratados com edrofônio. Se anticolinesterase demais é administrada no intraoperatório, a fraqueza pode acontecer novamente em uma crise colinérgica. Estes pacientes estarão fracos e terão pupilas contraídas. A atropina pode ser usada para tratar estes pacientes. O reconhecimento e tratamento imediato são importantes para evitar a insuficiência respiratória.

LEITURA SUGERIDA

Barash PG, Cullen BF, Stoelting RK *et al.*, eds. *Clinical Anesthesia*. 6th ed. New York, NY: Lippincott Williams & Wilkins; 2009:1064–1067.

Hines RL, Marschall KE. *Anesthesia and Co-existing Disease*. 5th ed. Philadelphia, PA: Churchill Livingstone; 2008:450–454.

Kumar V, Abbas AK, Fausto N. *Robbins and Cotran Pathologic Basis of Disease*. 7th ed. Philadelphia, PA: Elsevier Saunders; 2005:1344.

Midazolam: Biodisponibilidade e Via de Administração

Subespecialidades: Anestesia Pediátrica

Alexey Dyachkov
Editado por Mamatha Punjala

PONTOS-CHAVE

1. A biodisponibilidade do midazolam depende da sua via de administração.
2. A biodisponibilidade é definida como a fração de um fármaco administrado que atinge a circulação sistêmica.
3. A dose oral de midazolam deve ser de cerca de duas vezes tão elevada quanto a dose intravenosa (IV), para se conseguir efeitos clínicos semelhantes secundários a um grau elevado de metabolismo de primeira passagem.
4. A taxa de eliminação do midazolam, quando comparado com a sua biodisponibilidade, é independente da via de administração.

DISCUSSÃO

O midazolam é um medicamento da classe das benzodiazepinas de curta duração, produzindo efeitos ansiolíticos dose-dependentes, amnésicos anterógrados, sedativos, hipnóticos, anticonvulsivantes e relaxantes musculares mediados no espaço subaracnoide.

A *biodisponibilidade* é a fração de um fármaco administrado que atinge a circulação sistêmica. Por definição, quando um medicamento é administrado IV, a sua biodisponibilidade é de 100%; no entanto, quando o medicamento é administrado por outras vias, a sua biodisponibilidade diminui (em virtude de uma *absorção* incompleta e do *metabolismo de primeira passagem*).

A *absorção* é a taxa na qual um fármaco deixa o seu local de administração.

Fatores que aumentam a absorção: partícula grande, alta solubilidade lipídica (baixa ionização), alta concentração, estado (líquido, cristaloide), alta área de absorção, bom suprimento de sangue, aplicação de calor ou vasodilatação local.

Metabolismo de primeira passagem do midazolam: oxidação microsomal hepática do anel imidazol, com formação de 1-hidroximidazolam (metabólito principal), 4-hidroximidazolam (quantidades menores) e 1,4-di-hidroximidazolam (quantidades ainda menores). Dois metabólitos do midazolam, o 1-hidroximidazolam e o 4-hidroximidazolam, têm a sua própria atividade farmacológica.

Possíveis vias de administração de midazolam e biodisponibilidade:

- IV: 100%.
- IM: 85%.
- SQ: 96%.
- PO: Somente de 36% a 52%, em virtude da elevada depuração hepática. Assim, a dose oral deve ser de cerca de duas vezes tão elevada quanto a IV, para se conseguir efeitos clínicos comparáveis. A meia-vida de eliminação do midazolam oral, por outro lado, é similar ou idêntica à observada após a administração por via intravenosa, o que indica que a taxa de eliminação é independente da via de administração.
- Intranasal: 78%. A dose recomendada é de 0,2 mg por kg. Embora possa ser adequado para crianças, não é conveniente em adultos porque esta dose se traduz em 3 mL de solução. Outros dados relatam uma variação de 50 a 83%.
- Retal: 52%.
- Bucal: 74,5%. 0,5 mL (2,5 mg) foi aplicado à mucosa bucal direita e esquerda (total de 5 mg). Pode-se supor que a aceitação pelo paciente do modo bucal de administração de midazolam será maior do que a via intranasal. Após o midazolam intranasal, em decorrência de seu sabor amargo, as crianças desenvolvem uma desconfiança da continuação de seu uso.

LEITURA SUGERIDA

Allonen H, Ziegler G, Klotz U. Midazolam kinetics. *Clin Pharmacol Ther.* 1981;30:653–661.

Björkman S, Rigemar G, Idvall J. Pharmacokinetics of midazolam given as an intranasal spray to adult surgical patients. *Br J Anaesth.* 1997;79:575–580.

Burstein AH, Modica R, Hatton M, et al. Pharmacokinetics and pharmacodynamics of midazolam after intranasal administration. *J Clin Pharmacol.* 1997;37:711–718.

Clausen TG, Wolff J, Hansen PB, et al. Pharmacokinetics of midazolam and alpha-hydroxy-midazolam following rectal and intravenous administration. *Br J Clin Pharmacol.* 1988;25:457–463.

Crevoisier C, Eckert M, Heizmann P, et al. Relation entre l'effet clinique et la pharmacocinétique du midazolam aprés administration i.v. et i.m. 2ème communcation: Aspects pharmacocinétiques. *Arzneimittelforschung.* 1981;31:2211–2215.

Greenblatt DJ, Abernethy DR, Locniskar A, et al. Effects of age, gender and obesity on midazolam kinetics. *Anesthesiology.* 1984;61:27–35.

Heizmann P, Eckert M, Ziegler WH. Pharmacokinetics and bioavailability of midazolam in man. *Br J Clin Pharmacol.* 1983;16:43s–49s.

Klotz U, Ziegler G. Physiologic and temporal variation in hepatic elimination of midazolam. *Clin Pharmacol Ther.* 1982;32:107–112.

Pecking M, Montestruc F, Marquet P, et al. Absolute bioavailability of midazolam after subcutaneous administration to healthy volunteers. *Br J Clin Pharmacol.* 2002;54(4):357–362.

Reves JG, Fragen RJ, Vinik HR, et al. Midazolam: pharmacology and uses. *Anesthesiology.* 1985;62:310–324.

Schwagmeier R, Alincic S, Striebel HW. Midazolam pharmacokinetics following intravenous and buccal administration. *Br J Clin Pharmacol.* 1998;46:203–206.

Smith MT, Eadie MJ, Brophy TO. The pharmacokinetics of midazolam in man. *Eur J Clin Pharmacol.* 1981;19:271–278.

Tolksdorf W, Eick C. Rektale, orale and nasale pramedikation mit Midazolambei Kindernim Alter von 1–6 Jahren. *Anaesthesist.* 1991;40:661–667.

Walberg EJ, Wills RJ, Eckhert J. Plasma concentrations of midazolam in children following intranasal administration. *Anesthesiology.* 1991;74:233–235.

PALAVRA-CHAVE	# Milrinona: Farmacologia e Efeitos CV
SEÇÃO	Farmacologia

Juan Egas e Johnny Garriga
Editado por Qingbing Zhu

PONTOS-CHAVE

1. A milrinona é um análogo da amrinona.
2. Ela exerce os seus efeitos por inibição da fosfodiesterase III, o que leva ao aumento dos níveis de AMP cíclico.
3. Ela aumenta a eficácia dinâmica da concentração de cálcio citoplasmático.
4. Ela indiretamente aumenta a contratilidade miocárdica e a aceleração do relaxamento do miocárdio.
5. Ela pode causar efeito vasodilatador no músculo liso vascular mediado pela fosforilação da miosina quinase de cadeia leve ou ativação dos canais de KATP.
6. Ela tem efeitos colaterais potencialmente fatais, incluindo arritmias ventriculares e aumento do consumo de oxigênio do miocárdio.
7. Ela tem sido associada ao aumento da mortalidade quando usada como tratamento crônico, mas não no caso de tratamento a curto prazo após uma cirurgia cardíaca.
8. Ela não provoca trombocitopenia e toxicidade do fígado, que podem ser vistas com a utilização da amrinona.

DISCUSSÃO

A milrinona é uma bipiridina metil carbonitrilo análoga à amrinona que exibe atividade proeminente inotrópica e vasodilatadora desprovida dos efeitos adversos da amrinona, como trombocitopenia e toxicidade hepática.

Para entender a farmacodinâmica da milrinona, temos que rever a via de transdução de sinal das catecolaminas. Ela começa com a liberação de noradrenalina (NE) dos terminais nervosos autonômicos simpáticos. A NE interage com os receptores beta sobre a superfície celular e induz uma alteração conformacional no receptor. A mudança conformacional permite uma interação entre o receptor beta e a proteína G (proteína de ligação de nucleótidos de guanina) subtipo S (S indica que ela provoca a estimulação e não a inibição da adenilil ciclase). A proteína Gs transduz o sinal para um terceiro componente deste sistema, isto é, a enzima adenilil ciclase, que funciona como amplificador do sinal. A adenilil ciclase converte o ATP intracelular para o segundo mensageiro cAMP (aumentando a concentração intracelular), que, por sua vez, ativa a proteína cinase A, que fosforila enzimas, levando à responsividade celular. O sinal biológico produzido pelo cAMP é terminada pela atividade da enzima fosfodiesterase, fazendo a clivagem da forma cíclica para um 5-AMP linear, que é desprovida de atividade biológica.

A milrinona inibe seletivamente a fosfodiesterase de pico III, que é a forma predominante desta enzima no coração e no músculo liso vascular e, portanto, conduz a níveis elevados de cAMP.

No coração, os níveis aumentados de cAMP aumentam a condutância de Ca^{2+} para dentro através de canais dependentes da tensão durante a despolarização, e isto resulta em maior força contrátil (inotropismo aumenta, dp/dt, EF, CI). Durante a diástole, níveis mais altos de cAMP levam ao aumento da recaptação de Ca^{2+} citosólico, que permite um maior relaxamento celular do miocárdio.

No músculo liso vascular, o efeito vasodilatador é independente do endotélio e é presumivelmente mediado pela fosforilação da miosina-quinase de cadeia leve ou ativação dos canais KATP.

Os efeitos hemodinâmicos da milrinona foram estudados extensivamente. O inotropismo positivo e a diminuição da resistência vascular são refletidos no aumento do volume sistólico, trabalho sistólico, e CI e diminuição da pressão diastólica final do ventrículo esquerdo (LVEDP), pós-carga (resistência vascular sistêmica), e resistência vascular pulmonar. Em comparação com a dobutamina, a milrinona não aumenta o consumo de oxigênio do miocárdio e pode ser mais bem tolerada em pacientes com insuficiência cardíaca congestiva (CHF) nos quais a terapia de redução da pós-carga pode ser limitada pela hipotensão, principalmente 48 horas após a cirurgia cardíaca. Ambas as drogas aumentam a CI na mesma medida, mas milrinona provoca uma redução significativamente maior na pressão atrial direita, pressão capilar pulmonar e LVEDP. A milrinona é também menos arritmogênica e não está associada a tolerância ou taquifilaxia após um uso prolongado. Infusões de milrinona podem estar ligadas a uma diminuição global na pressão arterial média, mas esta diminuição não foi associada a uma deterioração clínica do estado hemodinâmico. A milrinona tem sido associada a aumento da mortalidade, quando utilizada como tratamento crônico para os pacientes de Classe IV da New York Heart Association (NYHA IV), mas não no caso da utilização pós-operatória de curto prazo no tratamento de CHF após a cirurgia cardíaca.

A insuficiência cardíaca é a principal causa de internação hospitalar em pessoas com mais de 65 anos. Agentes farmacológicos, como diuréticos de alça oral, betabloqueadores, inibidores de ACE, bloqueadores do receptor da angiotensina, vasodilatadores e antagonistas do receptor de aldosterona têm sido utilizados no tratamento da insuficiência cardíaca. Na insuficiência cardíaca descompensada, o tratamento com estes medicamentos pode não estabilizar o paciente. A milrinona pode ser utilizada como um dos últimos agentes farmacológicos no tratamento da insuficiência cardíaca descompensada, em particular na insuficiência cardíaca diastólica.

A insuficiência cardíaca diastólica ocorre como uma consequência da pré-carga (isto é, insuficiência renal), pós-carga excessiva (isto é, hipertensão), ou de anomalias estruturais e funcionais do ventrículo. Além disso, a insuficiência diastólica do coração resulta em relaxamento ventricular prejudicado e conformidade prejudicada com aumento da rigidez da câmara. Esta disfunção manifesta um aumento da pressão do ventrículo esquerdo para um dado volume durante a diástole (veja a Fig. 1). Como uma consequência do relaxamento prejudicado, o ventrículo esquerdo não é capaz de se encher a um volume suficiente para suportar o débito cardíaco normal. A milrinona é usada no tratamento da insuficiência cardíaca apenas quando o tratamento convencional com vasodilatadores e diuréticos revela-se insuficiente.

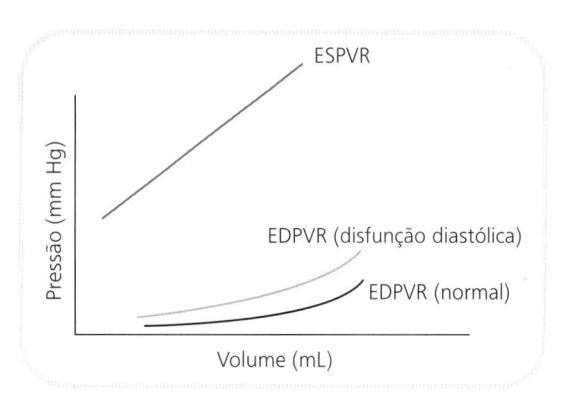

Figura 1. Relação pressão-volume diastólica final na disfunção diastólica.

Uma infusão de milrinona é geralmente iniciada com uma dose inicial de 50 μg por kg, seguida por uma perfusão contínua de 0,25 a 1,0 μg/kg/minuto. A meia-vida de eliminação da milrinona é de 0,5 a 1 hora; por causa dessa meia-vida curta, parar a milrinona rapidamente pode resultar em efeitos adversos.

A milrinona é, muitas vezes, reservada como um dos agentes de último recurso no tratamento da insuficiência cardíaca em decorrência de potenciais efeitos colaterais fatais, incluindo arritmias ventriculares e aumento do consumo de oxigênio do miocárdio. Múltiplos estudos, contudo, têm demonstrado que a terapia com milrinona diminuiu significativamente o estado da classe funcional NYHA em pacientes com insuficiência cardíaca (veja a Fig. 2).

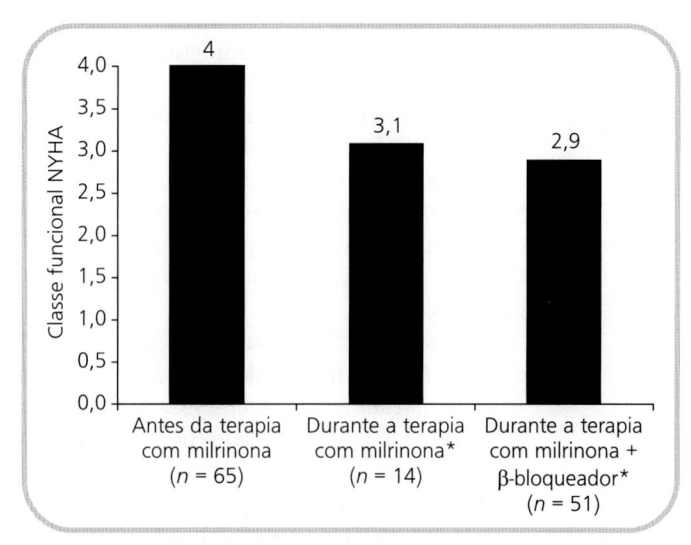

Figura 2. O efeito da terapia com milrinona na classe funcional NYHA.

LEITURA SUGERIDA

Colucci WS, Wright RF, Braunwald E. New positive inotropic agents in the treatment of congestive heart failure. Mechanisms of action and recent clinical developments. *N Engl J Med.* 1986;314:290–299.

Colucci WS. Myocardial and vascular actions of milrinone. *Eur Heart J.* 1989;10(Suppl C):32–38.

Lambert DG. Signal transduction: G proteins and second messengers. *Br J Anaesth.* 1993;71(1):86–95.

Liu JJ, Doolan LA, Xie B, *et al.* Direct vasodilator effect of milrinone, an inotropic drug, on arterial coronary bypass grafts. *J Thorac Cardiovasc Surg.* 1997;113(1):108–113.

McMurray JJ, Pfeffer MA. Heart failure. *Lancet.* 2005;365:1877–1889.

Rettig GF, Schieffer HJ. Acute effects of intravenous milrinone in heart failure. *Eur Heart J.* 1989;10(suppl C):39–43.

Vroom MB, Pfaffendorf M, van Wezel HB, *et al.* Effect of phosphodiesterase inhibitors on human arteries in vitro. *Br J Anaesth.* 1996;76:122–129.

Wright EM, Sherry KM. Clinical and haemodynamic effects of milrinone in the treatment of low cardiac output after cardiac surgery. *Br J Anaesth.* 1991;67:585–590.

PALAVRA-CHAVE	**Modos de Ventilação: Onda de Pressão**
SEÇÃO	Clínica Baseada em Órgão: Sistema Respiratório

Brooke Albright
Editado por Veronica Matei

PONTOS-CHAVE

1. Vários modos de ventilação estão em uso clínico atualmente, e cada um tem um padrão de onda de pressão distinto.
2. A análise da onda de pressão fornece informações valiosas sobre a mecânica pulmonar, especificamente a resistência das vias respiratórias.
3. Os modos de ventilação por disparo resultam em uma deformação negativa da forma de onda de pressão, antes da respiração fornecida.
4. A ventilação mandatória intermitente sincronizada usa uma janela de observação para fornecer uma respiração mandatória no início ou no final de um intervalo de respiração para evitar a respiração de empilhamento.

DISCUSSÃO

1. Ventilação Mecânica Controlada (CMV) *versus* Ventilação por Controle de Pressão (PCV)

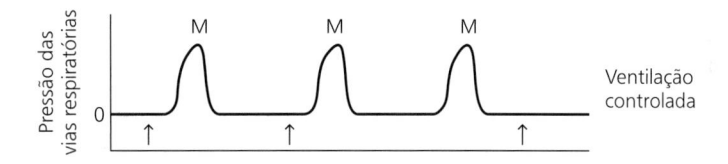

Na CMV, todas as respirações são respirações mandatórias de volume fixo. O paciente não pode desencadear uma respiração. A PVC é semelhante à CMV em que a taxa é fixa e as respirações são controladas; no entanto, na PCV a pressão inspiratória de pico é definida em vez de um volume corrente de modo que a tanto ventilação de volume corrente e quanto a minuto pode variar se a complacência pulmonar-torácica ou a resistência das vias respiratórias do paciente mudar. Note-se que na onda de pressão vista acima, a pressão das vias respiratórias é de 0 até que o ventilador inicia a respiração, que é representada pelo aumento acentuado da pressão das vias respiratórias. Uma vez que a respiração estiver concluída, a pressão das vias respiratórias retorna a 0.

2. Ventilação de Suporte por Pressão (PVS)

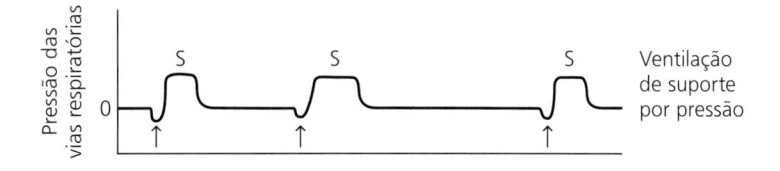

A PSV ajuda a aumentar cada respiração durante a ventilação espontânea, mantendo uma pressão positiva predefinida durante a inspiração. Ela é essencialmente a respiração espontânea, com um impulso em cada inspiração. As vantagens da PSV incluem diminuição do trabalho respiratório, melhora da sincronização entre o paciente e o ventilador, redução da pressão inspiratória e facilitação da interrupção da ventilação. A desvantagem é que, se ocorrer uma apneia, então o paciente não recebe nenhuma ventilação. A PSV é considerada em um mínimo quando o nível de suporte é < 8 cm de H_2O. Na Figura 2, note o desvio negativo do traçado da pressão das vias respiratórias, significando que o paciente está provocando uma respiração, seguido do aumento abrupto e rápido no fluxo do traçado, representando o suporte de pressão positiva fornecido pela máquina.

3. Ventilação Espontânea Mandatória Intermitente (SIMV)

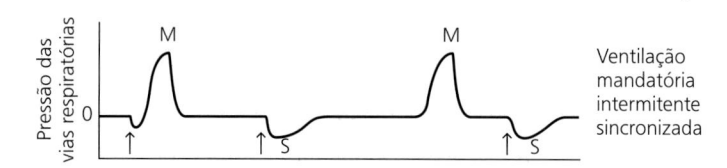

Ventilação mandatória intermitente sincronizada

Na SIMV, o ventilador sincroniza as respirações programadas obrigatórias de um volume corrente fixo e a taxa em torno da própria ventilação espontânea do paciente. A ventilação minuto adicional é determinada pelo próprio esforço respiratório do paciente. Se nenhum esforço inspiratório é detectado dentro de um prazo definido, então o ventilador fornece uma respiração mandatória no horário agendado. Dependendo dos próprios esforços respiratórios do paciente, o ventilador é capaz de variar ligeiramente os tempos de ciclo da máquina. A PSV pode ser definida em conjunto com a SIMV para diminuir o trabalho respiratório quando o paciente inicia a respiração. A IMV é considerada em um mínimo quando a taxa é de não mais do que 4-6 respirações por minuto.

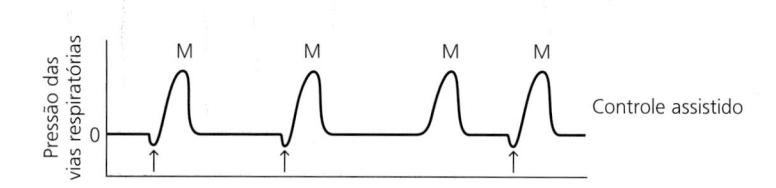

Controle assistido

4. Ventilação Assistida Controlada (ACV)

Na ACV, o paciente pode acionar as respirações do ventilador de volume fixo a uma taxa mais rápida do que a taxa respiratória mandatória controlada. Na Figura 5 à esquerda, observe o ligeiro desvio negativo do traçado da pressão das vias respiratórias à medida que o paciente desencadeia a respiração.

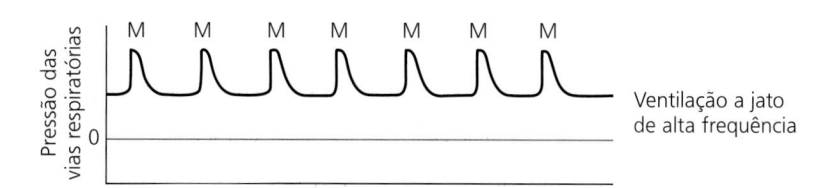

Ventilação a jato de alta frequência

5. Ventilação de Alta Frequência (HFV)

HFV é um termo genérico que descreve a ventilação mecânica que opera a uma frequência pelo menos quatro vezes maior do que a frequência natural de respiração do paciente. A HFV na maioria das vezes usa uma pequena cânula para entregar uma corrente de jato de fluxo para os pulmões durante a inspiração. A expiração é normalmente passiva, exceto na ventilação oscilatória de alta frequência (HFOV), onde o ventilador aciona ativamente os fluxos expiratórios por um pistão rotativo que produz movimentos para a frente e para trás de gás nas vias respiratórias. A HFV é caracterizada por um baixo pico e uma pressão média das vias respiratórias.

A HFV é indicada nas seguintes situações:

- Nos procedimentos especiais que necessitam de visualização adequada para os cirurgiões operarem, como broncoscopia, laringoscopia e reconstrução traqueal.
- Insuficiência respiratória em pacientes com fístulas broncopleurais, fístulas traqueoesofágicas, barotraumas, fibrose pulmonar, síndrome da angústia respiratória aguda, hemorragia pulmonar e circulação fetal persistente no recém-nascido para melhorar a eliminação de CO_2.

Frequência:
O aumento da frequência pode, paradoxalmente, levar à diminuição da remoção de CO_2, aumentando a impedância do pulmão e a resistência das vias respiratórias, diminuindo o volume corrente dos alvéolos

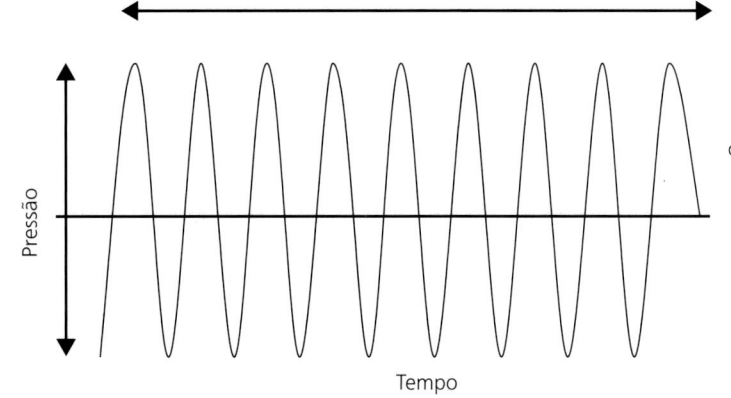

Amplitude:
O aumento da amplitude aumentará o volume corrente e melhorará o CO_2. Cuidado deve ser tomado para evitar o excesso de inflação, o que comprometeria a circulação sistêmica.

Um tipo de HFV, a ventilação a jato de alta frequência, exibe um efeito PEEP intrínseco no tempo inspiratório superior a 40% e pressões elevadas de ativação. Note, que na onda de pressão, a pressão nas vias respiratórias é sempre maior que 0.

As precauções com o uso da HFV incluem o seguinte:

- O tempo expiratório adequado deve ser sempre considerado para prevenir o barotrauma.
- Uma humidificação adequada deve ser sempre utilizada para prevenir lesões traqueais.
- Mecanismos de desligamento automático devem estar funcionando corretamente para permitir a parada da ventilação em situações de sobrepressão.

LEITURA SUGERIDA

Froese AB. *High Frequency Ventilation: Uses and Abuses* (ASA refresher courses in anesthesiology). Park Ridge, IL: American Society of Anesthesiologists; 1986:127–138.

Morgan GE, Mikhail MS, Murray MJ. *Clinical Anesthesiology*. 4th ed. New York, NY: McGraw Hill; 2006:1032–1035.

Pierson D. *A Primer on Mechanical Ventilation* (Clinical Respiratory Diseases & Critical Care Medicine). Seattle, WA: University of Washington School of Medicine 4th year Curriculum Guide; 2008:1–12.

Robertson K, Lubarsky D, Sudharma R. *Anesthesiology Board Review*. 2nd ed. New York, NY: McGraw Hill; 2006:202, 372.

Yao F, Fontes M, Malhotra V. *Anesthesiology Problem-Oriented Patient Management*. 6th ed. Philadelphia, PA: Lippincott Williams & Wilkins; 2008:77–80.

PALAVRA-CHAVE	**Monitoramento para NMB Residual**
SEÇÃO	Ciências Clínicas Genéricas: Procedimentos, Métodos, Técnicas de Anestesia

Gabriel Jacobs
Editado por Raj K. Modak

PONTOS-CHAVE

1. A estimulação do nervo periférico é um método muito comum de monitorar a profundidade do bloqueio neuromuscular (NMB).
2. Sustentar a cabeça levantada por cinco segundos e o aperto de mão são alguns dos sinais clínicos que se pode usar para avaliar a recuperação neuromuscular.
3. O relaxamento ideal do paciente deve ser mantido ao nível de uma a duas contrações, com os agentes de reversão dados somente quando pelo menos dois (de preferência três ou quatro) contrações são observadas com o monitoramento de sequência de quatro estímulos (TOF).

DISCUSSÃO

Embora a melhor maneira de monitorar a força muscular de um paciente seja por meio da contração muscular voluntária, isto não é possível no paciente anestesiado. Estimulação elétrica e mecânica são os principais meios para avaliar o grau de relaxamento muscular no paciente anestesiado. A estimulação elétrica dos nervos é a prática mais comum na anestesia clínica. Contração única, TOF, estimulação tetânica, estimulação de contagem pós tetânica e estimulação em *double burst* são apenas alguns dos diferentes tipos de monitoramento por estimulação elétrica.

Um estimulador do nervo periférico deve ser usado em todos os pacientes que recebem agentes NMB de ação intermediária ou longa. A estimulação do nervo ulnar (adutor do polegar) e do nervo facial são os locais mais comuns de monitoramento.

O TOF é um dos métodos mais comuns de monitoramento por estimulação elétrica. O TOF envolve quatro estímulos supramaximais dados em intervalos de 0,5 segundo. O TOF é mais bem usado para monitorar o bloqueio não despolarizante, e é menos doloroso do que outros métodos de monitoramento elétrico (tetânico) e, geralmente, não afeta o grau de NMB do grupo muscular a ser testado. Em um paciente não paralisado, podem-se observar quatro contrações musculares de igual força. Em um paciente que recebeu NMB não despolarizante, de zero a quatro contrações musculares podem ser observadas com diminuição da intensidade. A perda da quarta contração representa um bloqueio de 75%, a perda da terceira contração reflete um bloqueio de 80% e a perda da segunda contração reflete um bloqueio de 90%.

Tetania é uma estimulação elétrica muito rápida de um grupo de músculos (geralmente 50 Hz) aplicada durante 5 segundos. Tal como acontece com o TOF, uma degradação pode ser observada na tetania. A degradação se dá pela depleção de acetilcolina pré-sináptica. No início da tetania, grandes quantidades de acetilcolina são liberadas. À medida que as reservas se extinguem, a degradação acontece. A contração do músculo é sustentada em um músculo não bloqueado de forma neuromuscular, pois apesar de muito da acetilcolina do terminal pré-sináptico estar extinta, há ainda o suficiente para evocar uma resposta muscular. Em pacientes que receberam relaxantes musculares não despolarizantes, a quantidade de acetilcolina necessária é aumentada em virtude de uma diminuição do número de receptores pós-sinápticos eficazes da acetilcolina, levando, assim, à degradação. A tetania pode ser muito dolorosa, e não deve ser utilizada com o paciente desperto.

Grupos musculares diferentes têm diferentes sensibilidades para paralíticos. O diafragma, músculo reto abdominal, adutores da laringe e músculos orbiculares recuperam-se do bloqueio mais rápido que o adutor do polegar. O diafragma é muito resistente a agentes bloqueadores neuromusculares despolarizantes e não despolarizantes, mas o tempo de início é muito rápido em comparação com outros grupos musculares. O diafragma exige 1,4 a 2 vezes mais relaxamento muscular para ter a mesma resposta que pode ser vista no adutor do polegar.

A *Contagem de estimulação pós-tetânica* é um método de estimulação elétrica que pode ser usado para avaliar a profundidade do NMB intenso, quando NMBs não despolarizantes são utilizados. Neste método, é aplicado um estímulo tetânico de 50 Hz durante 5 segundos, uma única contração é induzida após 3 segundos a 1 Hz.

Alguns sinais clínicos mais comuns de recuperação do NMB incluem aperto de mão de 5 segundos, sustentar a cabeça levantada por 5 segundos, sustentar a perna levantada por 5 segundos, e uma pressão inspiratória máxima de 40 a 50 cc de H_2O ou superior.

LEITURA SUGERIDA

Barash PG, Cullen BF, Stoelting RK *et al.,* eds. *Clinical Anesthesia.* 6th ed. Philadelphia, PA: Lippincott Williams & Wilkins; 2009:1301–1302.

Miller RD, Ericksson LI, Fleisher LA *et al.,* eds. *Miller's Anesthesia.* 7th ed. Philadelphia, PA: Churchill Livingstone; 2010:861–862.

Morgan GE Jr, Mikhail MS, Murray MJ. *Lange Clinical Anesthesiology.* 4th ed. New York, NY: Lange Medical Books/McGraw-Hill; 2006:670.

PALAVRA-CHAVE

Morbidade Cardíaca: Fatores Pré-Operatórios

SEÇÃO

Clínica Baseada em Órgão: Cardiovascular

Alexander Timchenko
Editado por Benjamin Sherman

PONTOS-CHAVE

1. Fatores de risco cardiovascular, de acordo com as diretrizes da AHA/ACC são divididos em preditores de morbidade cardiovascular maiores, intermediárias e menores, incluindo cirurgia de emergência e cirurgia de urgência/eletiva.
2. Principais fatores clínicos incluem síndrome coronariana instável, insuficiência cardíaca congestiva (CHF), doença valvular grave, arritmias significativas e arritmias supraventriculares com frequência ventricular descontrolada.
3. Preditores clínicos intermediários incluem angina leve, CHF prévia ou compensada, prévio MI, diabetes ou insuficiência renal com creatinina maior que ou igual a 2,0 mg/dL.
4. O índice de risco cardíaco revisado é uma ferramenta clínica baseada em um sistema de ponto para estimar o risco de complicações cardíacas durante o curso perioperatório.

DISCUSSÃO

Complicações cardiovasculares são responsáveis por 25 a 50% das mortes após cirurgia não cardíaca. Infarto perioperatório do miocárdio, edema pulmonar, CHF, arritmias e tromboembolismo são vistos mais comumente em pacientes com doença cardiovascular preexistente.

Fatores de risco cardiovascular, de acordo com as diretrizes da AHA/ACC são divididos em preditores de morbidade cardiovascular maiores, intermediárias e menores. As diretrizes também descrevem as seguintes situações específicas:

- Cirurgia de emergência – deve-se prosseguir com a cirurgia com tratamento médico ideal. Estratificação de risco não é executada.
- Cirurgia eletiva/urgente com história de revascularização coronária no prazo de 5 anos – se não há sintomas ou sinais recorrentes – prosseguir com a cirurgia. Se sintomas recorrentes ou sinais estão presentes, mas o teste de estresse ou cateterismo é favorável – prosseguir com a cirurgia.
- Para todos os outros casos – estratificação de risco é realizada por preditores clínicos (fatores dos pacientes), risco cirúrgico e capacidade funcional, como mostrado a seguir:

Principais preditores clínicos:

• Síndromes coronárias instáveis	• Considerar cancelar ou adiar a cirurgia
• CHF descompensada	• Otimizar tratamento médico
• Doença valvular grave	• Considerar exames adicionais – p. ex., avaliação cardiológica ou cateterismo
• Arritmias significativas: (a) Bloqueio AV de alto grau (b) Arritmias sintomáticas na presença de doença cardíaca subjacente (c) Arritmias supraventriculares com frequência ventricular não controlada	

Preditores clínicos intermediários:

	Capacidade funcional < 4 METS		Capacidade funcional > 4 METS	
• Angina leve • CHF prévia ou compensada • MI prévio • Diabetes melito • Insuficiência renal com creatinina ≥ 2,0 mg/dL	• Risco cirúrgico: baixo • Seguir para OR	• Risco cirúrgico: intermediário/alto • Teste não invasivo	• Risco cirúrgico: baixo/intermediário • Seguir para OR	• Risco cirúrgico: alto • Teste não invasivo

Preditores clínicos menores:

	Capacidade funcional < 4 METS		Capacidade funcional > 4 METS
• Idade avançada • Ritmo diferente do sinusal • ECG anormal (anormalidades LVH, LBBB, ST-T) • Baixa capacidade funcional • Histórico de acidente vascular cerebral • HTN hipertensão arterial sistêmica não controlada	• Risco cirúrgico: baixo/intermediário • Seguir para OR	• Risco cirúrgico: alto • Teste não invasivo	• Qualquer risco cirúrgico • Seguir para OR

LVH, hipertensão ventricular esquerda; LBBB, bloqueio de ramo esquerdo.

Ao mesmo tempo, o risco cirúrgico pode ser dividido em:

Baixo	Intermediário	Alto
• Endoscópico • Superficial • Mama • Catarata	• Endarterectomia carotídea • Intraperitoneal • Intratorácico • Cabeça e pescoço • Ortopédico • Próstata	• Cirurgias emergentes • Grandes cirurgias vasculares • Procedimentos prolongado com extensas trocas de fluidos ou perda de sangue

Existem muitas ferramentas clínicas para avaliar o risco. O índice de risco cardíaco revisado é simples e bem validado e fornece uma estimativa razoável para complicações cardíacas.

Cada um dos fatores de risco abaixo representa 1 ponto:

- Cirurgia de alto-risco (intraperitoneal, intratorácica, suprainguinal vascular).
- Histórico de doença isquêmica do coração.
- Histórico de CHF.
- Doença cerebrovascular.
- Uso pré-operatório de insulina.
- Creatinina superior a 2,0 mg/dL.

Número de fatores de risco	Classe de risco	% de principais complicações cardíacas
0	I	0,4
1	II	0,9
2	III	6,6
3 ou mais	IV	11

Principais complicações cardíacas: MI, edema pulmonar, parada cardíaca, bloqueio cardíaco completo.

LEITURA SUGERIDA

Fleisher LA, Beckman JA, Brown KA, et al. ACC/AHA 2006 Guideline update on perioperative cardiovascular evaluation. *Circulation*. 2006;113:2662–2674.

Hines RL, Marschall KE, eds. *Anesthesia and Co-existing Disease*. 5th ed. Philadelphia, PA: Saunders Elsevier; 2008:13–16.

Lee TH, Marcantonio ER, Mangione CM, et al. Derivation and prospective validation of a simple index for prediction of cardiac risk of major cardiac surgery. *Circulation*. 1999;100(10):1043–1049.

PALAVRA-CHAVE

Mortalidade Materna: Causas

SEÇÃO

Subespecialidades: Obstetrícia

Michael Tom
Editado por Lars Helgeson

PONTOS-CHAVE

1. A mortalidade materna é de cerca de 11,8 mortes por 100 mil nascidos vivos nos Estados Unidos.
2. As taxas de mortalidade são mais elevadas em pacientes com mais de 35 anos, pacientes afro-americanas e os pacientes sem atendimento pré-natal.
3. As principais causas de morte incluem embolia pulmonar e hipertensão induzida pela gravidez (PIH).
4. 2-3% das mortes maternas são por causas relacionadas com a anestesia.

DISCUSSÃO

A morte relacionada com a gravidez é calculada como o número de mortes relacionadas com a gravidez dividido pelo número de nascidos vivos. No período entre 1991 e 1999, a mortalidade foi de 11,8 mortes por 100 mil nascidos vivos nos Estados Unidos. A mortalidade foi mais elevada em pacientes com mais de 35 anos, pacientes afro-americanas e pacientes sem atendimento pré-natal. A embolia pulmonar e PIH foram as principais causas de mortalidade materna associadas a nascidos vivos, enquanto a hemorragia, PIH e sepse foram as principais causas de morte associadas a natimortos. Outras causas importantes de morte foram a embolia do líquido amniótico e a hemorragia intracraniana. Mais de 50% das mortes de pacientes ocorreram entre 1 e 42 dias pós-parto, e um terço morreu dentro de 24 horas.

A mortalidade materna relacionada com a anestesia é de 2 a 3% (Fig. 1). Entre 1985 e 1990, a mortalidade materna foi de 32 mortes por 1.000.000 nascidos vivos por causa da anestesia geral e 1,9 mortes por 1.000.000 de nascidos vivos por causa da anestesia regional. A maioria das mortes ocorre durante ou após a cesariana de emergência e raramente durante a cesariana eletiva.

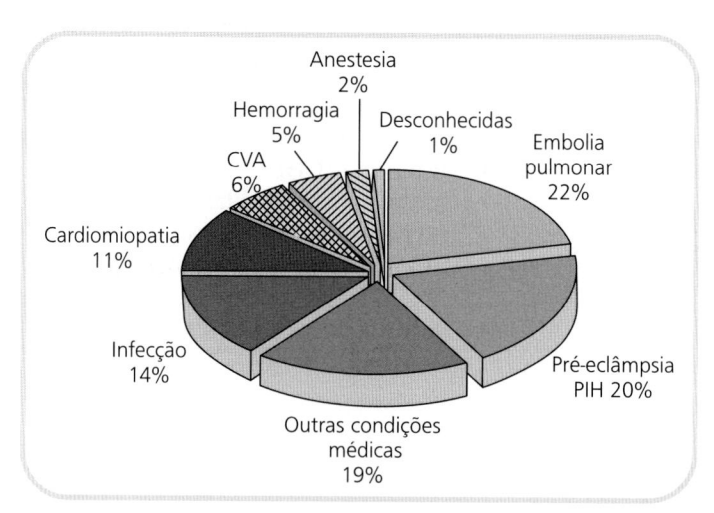

Figura 1. Causas de mortalidade relacionada com a gravidez, com base em dados dos Centros de Controle e Prevenção de Doenças (mortes associadas a gravidezes sem parto, ectópicas e molares, bem como abortos são excluídas). (Extraída de Morgan G, Mikhail M, Murray M. *Clinical Anesthesiology*. 4th ed. New York, NY: McGraw Hill; 2006:892 com permissão.)

LEITURA SUGERIDA

Morgan G, Mikhail M, Murray M. *Clinical Anesthesiology*. 4th ed. New York, NY: McGraw-Hill; 2006:891–893.

PALAVRA-CHAVE	**Mortalidade por Transfusão: Causas**
SEÇÃO	Clínica Baseada em Órgão: Hematologia

Ervin Jakab
Editado por Ala Haddadin

PONTOS-CHAVE

1. Reações transfusionais agudas apresentam-se dentro de 24 horas de uma transfusão de sangue e podem incluir graves, mas raros, eventos, como uma lesão aguda do pulmão relacionada com a transfusão (TRALI), sepse, anafilaxia, ou reações hemolíticas agudas imunomediadas (não imunomediadas sendo geralmente benignas).
2. Os eventos mais frequentes são as reações alérgicas ou febris não hemolíticas, que normalmente se resolvem rapidamente sem tratamento específico ou complicações.

DISCUSSÃO

1. *Lesão pulmonar aguda relacionada com a transfusão (TRALI)*
   a. Manifesta-se como edema pulmonar não cardiogênico.
   b. É a mais frequente complicação fatal da transfusão de sangue relatada nos Estados Unidos.
   c. É mais comumente associada a componentes sanguíneos que contém plasma, como plaquetas ou plasma fresco congelado.
   d. Estima-se que ocorre em 0,014 a 0,08% das transfusões de componentes de sangue ou em 0,04 a 0,16% dos pacientes que recebem transfusões.
   e. Mecanismos patofisiológicos propostos: (a) *a hipótese do anticorpo* (um anticorpo de antígeno de leucócitos humanos [HLA de classe I, HLA de classe II] ou antígeno de neutrófilos humanos [HNA] no componente transfundido reage com antígenos de neutrófilos no receptor; os neutrófilos do receptor alojam-se nos capilares pulmonares e liberam mediadores que causam vazamento capilar pulmonar) e (b) a *hipótese do priming de neutrófilos* (certas condições clínicas, como infecção, cirurgia ou inflamação, predispõem ao *priming* de neutrófilos e ativação endotelial; substâncias bioativas no componente transfundido ativam os neutrófilos sequestrados e preparados, causando dano endotelial pulmonar).
2. *Contaminação bacteriana/endotoxemia*
   a. Reações sépticas: cerca de 1/700 em *pool* de concentrados de plaquetas de doadores aleatórios, cerca de 1/4.000 produtos de plaquetas de um único doador (aférese), cerca de 1/250.000 hemácias.
   b. Taxa de mortalidade: aproximadamente 1/50.000 unidades de plaquetas.
   c. Causada por uma preparação estéril inadequada do local da flebotomia, a abertura do recipiente de sangue em um ambiente não estéril ou a presença de bactérias na circulação do doador quando da coleta de sangue.
3. *Reação hemolítica aguda, imunomediada*
   a. Taxa de mortalidade: aproximadamente 1/250.000 a 600.000 da população.
   b. Causada por imunoglobulina M (IgM), anti-A, anti-B ou anti-A/B, o que resulta em grave hemólise intravascular mediada pelo complemento; as reações mais graves resultam da transfusão inadvertida de células vermelhas do grupo AB ou grupo A para um receptor do grupo O.
   c. Insuficiência renal e coagulação intravascular disseminada são potenciais complicações para os pacientes que sobrevivem à reação aguda inicial; a mortalidade aumenta diretamente com o volume do sangue incompatível que foi transfundido.
   d. Reações hemolíticas imunomediadas causadas por IgG, Rh, Kell, Duffy ou outros anticorpos não ABO normalmente resultam em sequestro extravascular e a sobrevivência reduzida de glóbulos vermelhos transfundidos e produzem reações clínicas relativamente suaves.

4. *Anafilaxia*
    a. Estimada em aproximadamente 1 em 20.000 a 1 em 47.000 componentes do sangue transfundido.
    b. A taxa de mortalidade por anafilaxia é estimada em cerca de 1 por ano.
    c. Frequentemente associada a anti-IgA em receptores com deficiência de IgA ou em pacientes com deficiência congênita de haptoglobina.

LEITURA SUGERIDA

Davenport RD. Pathophysiology of hemolytic transfusion reactions. *Semin Hematol.* 2005;42(3):165–168.

Hillyer CD, Josephson CD, Blajchman MA, *et al.* Bacterial contamination of blood components: risks, strategies, and regulation: joint ASH and AABB educational session in transfusion medicine. *Hematology Am Soc Hematol Educ Program.* 2003;575–589.

Sazama K, DeChristopher PJ, Dodd R, *et al.* Practice parameter for the recognition, management, and prevention of adverse consequences of blood transfusion. College of American Pathologists. *Arch Pathol Lab Med.* 2000;124(1):61–70.

Silliman CC, Boshkov LK, Mehdizadehkashi Z, *et al.* Transfusion-related acute lung injury: epidemiology and a prospective analysis of etiologic factors. *Blood.* 2003;101(2):454–462.

Toy P, Popovsky MA, Abraham E, *et al.* Transfusion-related acute lung injury: definition and review. *Crit Care Med.* 2005;33(4):721–726.

PALAVRA-CHAVE	# N_2O: CBF e $CMRO_2$
SEÇÃO	Clínica Baseada em Órgão: Neurológica e Neuromuscular

Harika Nagavelli
Editado por Ramachandran Ramani

PONTOS-CHAVE

1. O fluxo sanguíneo cerebral (CBF) é dependente da tensão arterial de CO_2, da autorregulação cerebral da pressão de perfusão cerebral (CPP) e da atividade metabólica do cérebro.
2. A taxa metabólica cerebral (CMR) é frequentemente medida como a taxa metabólica cerebral de consumo de oxigênio ($CMRO_2$).
3. Os anestésicos voláteis diminuem o CBF em doses baixas e aumentam o CBF em doses mais elevadas.
4. Embora o óxido nitroso possa aumentar o CBF em um menor grau quando comparado com outros tipos de anestésicos voláteis, ele não tem propriedades prejudiciais à proteção do cérebro.

DISCUSSÃO

Os anestésicos inalatórios possuem um efeito dose-dependente no CBF. Em doses mais baixas, os anestésicos voláteis, como halotano, desflurano, sevoflurano e isoflurano induzem uma diminuição no CBF mediada pela $CMRO_2$ (a diminuição da $CMRO_2$ provoca uma diminuição do CBF); em doses mais elevadas, no entanto, os efeitos vasodilatadores do anestésico por inalação superam a diminuição mediada pela $CMRO_2$, causando um aumento no CBF. A autorregulação cerebral da pressão sanguínea envolve ajustes feitos pela resistência cerebral para manter um CBF estável.

Estes efeitos são vistos com as alterações na pressão arterial média (MAP) e pressão intracraniana (ICP), para manter uma CPP estável.

O óxido nitroso causa um aumento no CBF, mas não afeta o volume sanguíneo cerebral (CBV). O efeito líquido do aumento do CBF é ampliado quando o óxido nitroso é utilizado em conjunto com agentes anestésicos voláteis a mais do que 1 MAC. Em contraste, o CBF permanece praticamente inalterado quando o óxido nitroso é administrado com anestésicos intravenosos (IV), como opioides, benzodiazepínicos, barbitúricos, propofol ou etomidato. Estes anestésicos IV, em geral, parecem causar vasoconstrição e uma diminuição na $CMRO_2$. Atualmente, não há consenso sobre o efeito do óxido nitroso na $CMRO_2$. Por si só, ele pode causar um aumento na $CMRO_2$. Na prática clínica, o N_2O é sempre administrado em combinação com outros anestésicos. O impacto da tensão do dióxido de carbono arterial no CBF permanece inalterado sob o efeito de anestésicos, incluindo o óxido nitroso, enquanto a autorregulação da resistência cerebral a mudanças na MAP é perdida com a utilização de anestésicos voláteis.

Embora não haja nenhuma contraindicação absoluta à utilização de óxido nitroso em pacientes de neurocirurgia, na situação clínica de uma ICP não resolvida e elevada, o óxido nitroso pode não ser a melhor escolha para agente anestésico volátil. Além disso, o óxido nitroso é contraindicado quando pode ser capaz de entrar em um espaço de gás fechado, potencialmente causando pneumoencéfalo ou mesmo pneumoencéfalo de tensão.

LEITURA SUGERIDA

Barash PG, Cullen BF, Stoelting RK et al., eds. *Clinical Anesthesia*. 6th ed. Philadelphia, PA: Lippincott Williams & Wilkins; 2009:423, 1005–1009.

Miller RD, Eriksson LI, Fleisher LA et al., eds. *Miller's Anesthesia*. 7th ed. Philadelphia, PA: Elsevier, Churchill Livingstone; 2009:chap 13:320–321.

PALAVRA-CHAVE

Nalbufina: Mecanismo do Efeito Platô

SEÇÃO Farmacologia

Soumya Nyshadham
Editado por Jodi Sherman

PONTOS-CHAVE

1. A nalbufina é um agonista-antagonista parcial, afetando os receptores de opioides mu e kappa.
2. Os agonistas parciais de um medicamento específico têm afinidade com um sítio receptor, mas com eficácia reduzida, em comparação com um fármaco agonista total. Na presença de níveis crescentes de um agonista total, um agonista parcial pode servir como um antagonista, e é, portanto, denominado agonista-antagonista parcial.
3. A nalbufina, tal como outros agonistas-antagonistas dos opioides, apresenta um efeito platô, no qual dar doses mais elevadas além de um ponto fixo não produzirá mais efeitos.
4. Tal como acontece com outros agonistas dos opioides, a nalbufina pode causar depressão respiratória. No entanto, ela apresenta um efeito platô, que é mais ou menos igual ao que é produzido por 0,4 mg por kg de morfina.
5. Os efeitos antagonistas parciais da nalbufina podem atenuar a depressão respiratória produzida pelos agonistas mu totais; ao contrário da naloxona, ela não reverte totalmente a analgesia.

DISCUSSÃO

Um agonista é um fármaco que produz um efeito particular no local receptor com afinidade e eficácia associadas. Os antagonistas, por outro lado, ligam-se ao mesmo local que os agonistas com afinidade semelhante, mas fraca eficácia. Um agonista parcial liga-se com uma afinidade semelhante ou inferior à de um agonista total, mas com menor eficácia. Na presença de um antagonista, os agonistas totais devem estar em dosagens mais elevadas para alcançar a máxima eficácia (veja Fig. 1). Na presença de níveis crescentes de um agonista total, um agonista parcial pode servir como um antagonista em seu local receptor.

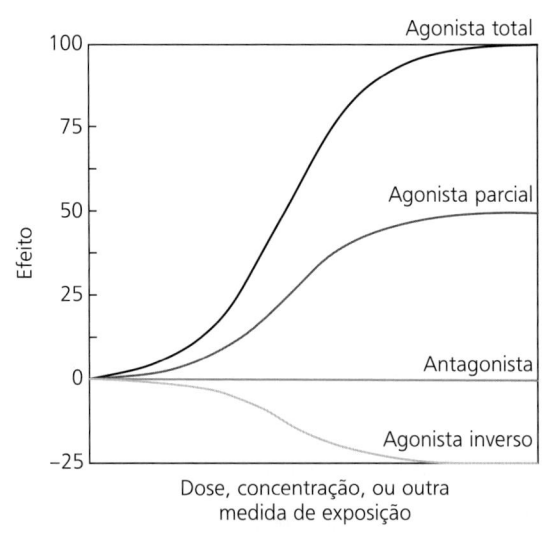

Figura 1. O efeito dependente da dose do agonista, agonista parcial, antagonista e agonista inverso. (De Miller RD, Stoelting RK. *Basics of Anesthesia*. 5th ed. Philadelphia, PA: Churchill Livingstone; 2007:45.)

Opioides agonistas-antagonistas ligam-se a receptores mu como agonistas parciais ou antagonistas. Estes fármacos também funcionam, muitas vezes, como agonistas parciais nos receptores kappa e delta. A função principal destes fármacos tem sido a de moderar a analgesia pós-operatória, mas, às vezes, eles podem ser utilizados no intraoperatório como adjuntos à sedação. A nalbufina é um agonista parcial de receptores mu e kappa, e, como a maioria dos opioides, resulta em depressão respiratória. No entanto, este efeito da nalbufina apresenta um efeito platô, que é mais ou menos igual ao que é produzido por 0,4 mg por kg de morfina. Consequentemente, além desta "dose limite" específica, a depressão respiratória resultante da nalbufina atingirá um distinto ponto final. Esse efeito máximo de pico é secundário ao agonismo e antagonismo parcial nos sítios dos receptores. Assim, na presença de um agonista puro, a nalbufina é um antagonista dos agonistas totais nos receptores de opioides, atenuando a depressão respiratória; ao contrário da naloxona, a nalbufina não reverte totalmente a analgesia. Isto é particularmente útil no trabalho de parto e no parto, quando comparada com o fentanil, cuja depressão respiratória supera seu período relativamente curto de efeito analgésico (aproximadamente 60 minutos).

LEITURA SUGERIDA

Barash PG, Cullen BF, Stoelting RK *et al.*, eds. *Clinical Anesthesia*. 6th ed. New York, NY: Lippincott Williams & Wilkins; 2009:488–489.
Miller RD, Stoelting RK. *Basics of Anesthesia*. 5th ed. Philadelphia, PA: Churchill Livingstone; 2007:44–46, 120.
Morgan GE, Mikhail MS, Murray MJ. *Clinical Anesthesiology*. 4th ed. Philadelphia, PA: McGraw-Hill Professional; 2006:894–895.

Nervos Periféricos: Sensoriais *versus* Motores

Subespecialidades: Dor

Anjali Vira
Editado por Thomas Halaszynski

PONTOS-CHAVE

1. Os nervos periféricos podem ser classificados de vários modos, incluindo por função, velocidade de condução, tamanho do nervo, sensorial *versus* motor, tipo de fibra do nervo (A, B e C) etc.
2. As fibras A, grandes e mielinizadas, conduzem tanto a transmissão sensorial quanto a motora muito rapidamente.
3. As grandes e mielinizadas fibras A são tipicamente algumas das últimas fibras nervosas a serem bloqueadas pela administração de um anestésico local.
4. As fibras C, pequenas e não mielinizadas lentamente transmitem uma série de informações sensoriais, como dor e temperatura.
5. As pequenas e não mielinizadas fibras C são um dos primeiros tipos de fibras nervosas a serem bloqueados pelos anestésicos locais.

DISCUSSÃO

Tipo de fibra nervosa A tem funções de propriocepção e ampla função motora. Além disso, os nervos do tipo A também funcionam na função motora pequena, toque, pressão, e são responsáveis pelo tônus muscular, temperatura e dor aguda. As fibras nervosas do tipo B funcionam em uma capacidade pré-ganglionar autonômica. As fibras nervosas do tipo C são não mielinizadas e funcionam na dor incômoda, temperatura e sensações de toque. Os nervos periféricos são frequentemente classificados por suas propriedades físicas, incluindo o diâmetro da fibra nervosa e se os nervos são mielinizados. Esta diferenciação é importante porque estas duas propriedades afetam a velocidade da condução e a função de cada tipo de nervo. A mielinização e as fibras nervosas de diâmetro grande favorecem uma velocidade de condução rápida. Nervos de diâmetros grandes são intrinsecamente melhores condutores, e a mielinização aumenta a velocidade de condução por condução saltatória, e também proporciona isolamento elétrico.

A diferenciação do nervo sensorial motor baseia-se nos diferentes tamanhos de nervos e em provas de mielinização das fibras nervosas envolvidas na condução da dor (fibras Aα e C), em comparação com aqueles que estão envolvidos na função motora (fibras Aα).

As fibras A, de grande diâmetro e mielinizadas, estão localizadas nos músculos e nas articulações e são capazes de transmitir sinais proprioceptivos e motores a uma alta velocidade (5 a 100 m por segundo). Por outro lado, as pequenas fibras C não mielinizadas localizadas nos nervos aferentes sensoriais e no plexo simpático conduzem sinais autonômicos, de dor e de temperatura mais lentamente (1,2 m por segundo). Intermediárias na velocidade de condução são as fibras B nervosas pré-ganglionares autonômicas (3 a 14 m por segundo).

O efeito dos anestésicos locais é outra maneira de ajudar a entender a diferenciação entre os nervos periféricos sensoriais e motores. Cada anestésico local tem uma concentração mínima necessária para bloquear completamente uma fibra nervosa, dependendo de se é o nervo sensorial ou motor. A concentração do anestésico local depende não apenas da potência, mas também das propriedades físicas intrínsecas das fibras nervosas sobre as quais ele atua. Em geral, as fibras nervosas de maior diâmetro são mais resistentes a bloqueio do que as fibras nervosas de menor diâmetro. No entanto, a condutividade intrínseca das fibras individuais também afeta suscetibilidade ao bloqueio de modo que nem todas as fibras de pequeno diâmetro são bloqueadas antes de todas as fibras de grande diâmetro. Isto leva a um bloqueio diferencial da sensação de temperatura e propriocepção antes do bloqueio motor, seguido de perda de sensação de dor aguda e toque leve.

LEITURA SUGERIDA

Barash PG, Cullen BF, Stoelting RK, *et al.*, eds. *Clinical Anesthesia*. 6th ed. Philadelphia, PA: Lippincott Williams & Wilkins; 2009:532–535.

Morgan GE, Mikhael MS, Murray MJ, eds. *Clinical Anesthesiology*. 4th ed. New York, NY: Lange McGraw-Hill; 2006:266.

Neuralgia do Trigêmeo: Tratamento

Subespecialidades: Dor

Emilio Andrade
Editado por Thomas Halaszynski

PONTOS-CHAVE

1. A neuralgia do trigêmeo, também conhecida como *tic doloroso*, é uma doença do nervo trigêmeo, que pode ser caracterizada por dor súbita "parecida com um choque" limitada à distribuição de uma ou mais divisões do nervo trigêmeo.
2. A neuralgia do trigêmeo é geralmente tratada de forma eficaz com medicamentos como a carbamazepina.
3. O clonazepam e a gabapentina com baclofen também têm sido utilizados no tratamento da neuralgia trigeminal.
4. Para alívio imediato da neuralgia do trigêmeo, a lidocaína ou fenitoína pode ser usada por via intravenosa (IV) até que os pacientes sejam capazes de tolerar a medicação oral.
5. Casos refratários ao tratamento clínico podem-se beneficiar de procedimentos cirúrgicos, como rizólise com glicerol, rizotomia por radiofrequência ou terapia de Faca Gama (gamma knife).

DISCUSSÃO

A neuralgia do trigêmeo é caracterizada por uma dor semelhante a um choque elétrico breve que segue a distribuição de um ou mais ramos do nervo trigêmeo. Ela é mais comumente unilateral e raramente bilateral. A duração dos sintomas pode ser de alguns segundos a 2 minutos. Agravantes associados à neuralgia do trigêmeo podem ser mastigar, falar, escovar os dentes, o ar frio ou sorrir. Zonas desencadeadoras também podem estar presentes, e, na maioria dos casos, começam na meia-idade e na velhice.

O tratamento inicial é médico, e a escolha de primeira linha é a carbamazepina. A dose inicial é de 50 mg duas vezes por dia. Se isso não for suficiente, o baclofen pode ser adicionado. Em situações onde o alívio imediato da dor é necessário, a fenitoína IV é eficaz. Outros medicamentos usados no tratamento desta doença são oxcarbazepina, valproato, clonazepam, pimozida, gabapentina, lamotrigina, topiramato, perfenazina, olanzapina e tizanidina.

Modalidades de tratamento adicionais incluem modificações comportamentais e mudanças de estilo de vida para evitar os desencadeadores conhecidos, como certos movimentos faciais, brisas frias, mastigação agressiva e outras ações, e estas podem ajudar a reduzir a exacerbação dos sintomas. Terapias alternativas, como *biofeedback*, terapia de relaxamento e acupuntura são algumas técnicas adicionais a serem utilizadas antes da implementação de terapias intervencionistas.

Quando o tratamento médico falha, o tratamento cirúrgico pode ser realizado. A ablação do nervo trigêmeo pode ser realizada por injeção de glicerol no nervo. A taxa de sucesso do tratamento de ablação é perto de 90% e tem muito poucos efeitos colaterais. Durante os 18 meses seguintes, aproximadamente 20% dos pacientes irão retornar para uma segunda injeção. Uma alternativa para a injeção de glicerol é a gangliólise por radiofrequência (RFL) ou termocoagulação do gânglio trigeminal. A RFL alivia os sintomas em 80% a 85% dos casos, mas a injeção de glicerol é mais bem tolerada e tem menos complicações que a GRF para a maioria dos pacientes. Outras alternativas de intervenção incluem a cirurgia de descompressão microvascular, a estimulação estereotáxica do tálamo, e o bloqueio do nervo trigeminal ou do gânglio de Gasser, realizadas, utilizando uma combinação de anestésico local e corticosteroide.

LEITURA SUGERIDA

Warfield C, Bajwa Z, eds. *Principles and Practice of Pain Medicine*. 2nd ed. New York, NY: McGraw-Hill Professional; 2004:650, 1420.

Longnecker D, Brown D, Newman M *et al.*, eds. *Longnecker's Anesthesiology*. New York, NY: McGraw-Hill Professional; 2007:1521–1530.

Neurotoxicidade Opioide: Tratamento

Subespecialidades: Dor

Ervin Jakab

Editado por Thomas Halaszynski

PONTOS-CHAVE

1. A neurotoxicidade induzida por opioides é frequentemente observada em pacientes que recebem doses elevadas de opiatos durante períodos longos, especialmente após a acumulação no corpo, secundária à desidratação, diminuição do metabolismo ou excreção reduzida.
2. A rotação de opioides, substituindo o opioide atual por um fármaco diferente e reduzindo a dose equianalgésica em 20 a 50%, é um método seguro e confiável de diminuir a incidência de toxicidade enquanto retém a analgesia.
3. Os sintomas da neurotoxicidade podem-se resolver dentro de alguns dias de interrupção ou redução do opioide, mas isso deve ser feito com cuidado e não geralmente à custa de se alcançar uma analgesia adequada.
4. Modulação circadiana, hidratação e outros medicamentos (anfetaminas, naloxona, neurolépticos, corticosteroides, benzodiazepinas e clonidina) podem ser adjuntos úteis no tratamento da neurotoxicidade por opioides.

DISCUSSÃO

A neurotoxicidade induzida por opioides (OIN) é uma síndrome recentemente reconhecida que se dá após longos períodos de administração de opioides em altas doses. Estudos têm sugerido que a OIN ocorre pela ativação do receptor de N-metil-D-aspartato e subsequente ativação dos reguladores da apoptose intracelular positiva, como Bax e caspases.

A OIN é uma síndrome multifatorial que causa uma gama de sintomas como confusão ou sonolência, déficit cognitivo, sedação grave, alucinose, delírio, mioclonia, convulsões, hiperalgesia e alodinia. A OIN é frequentemente associada a medicamentos psicoativos e depleção de líquidos, e uma insuficiência renal frequente também pode estar presente. A OIN pode ocorrer com qualquer opioide, mas é mais provável que ocorra quando se utiliza opioides com metabólitos ativos, como a meperidina, codeína, morfina e (em menor grau) a hidromorfona. A oxicodona tem metabólitos ativos, mas é discutível se eles são clinicamente significativos; no entanto não há metabólitos ativos de fentanil ou metadona.

A OIN desenvolve-se tipicamente dentro de alguns dias a uma semana após o início de um opioide ou ao se atingir a dose de opioide que provoca a formação de metabólito. Várias estratégias têm sido propostas e utilizadas com sucesso no tratamento da OIN. Se os sintomas forem suaves e não forem particularmente incômodos para o paciente, pode ser apropriado simplesmente monitorar à procura de sinais de progressão da OIN. A modulação circadiana da administração de opioides pode ser útil no tratamento da OIN. Fatores como a desidratação, infecção, ou a adição de drogas que deprimem o sistema nervoso central podem levar um idoso frágil a uma toxicidade de opioides. Em adultos frágeis mais velhos que têm quaisquer sinais de OIN, é melhor substituir por outro opioide, de preferência sem metabólitos ativos. Pacientes que sofrem de insuficiência renal grave ou que estão frágeis devem começar com um opioide que tem pouco ou nenhum metabólito ativo.

A rotação de opioides pode ser um método seguro e confiável para diminuir a toxicidade, mas pode manter a analgesia. O opioide alternativo ideal ainda precisa ser determinado. Se um paciente desenvolver OIN enquanto estiver recebendo morfina, um ensaio de hidromorfona ou oxicodona é geralmente eficaz, e vice-versa. É geralmente recomendado diminuir o novo opioide em pelo menos 20% a 50% da dose equianalgésica. Se a OIN se desenvolve após a rotação de agonistas de primeira linha, metadona ou fentanil parenteral podem ser utilizados.

Os sintomas da OIN podem-se resolver dentro de alguns dias após a diminuição da dose, o que por si só demonstra que os opioides desempenham um papel causador na síndrome de neurotoxicidade. A redução da dose ou a descontinuação dos opioides deve ser feita de forma gradual para evitar sintomas de abstinência de opioides. Dado o perfil do paciente típico de dor crônica, a redução da dose é, muitas vezes, difícil e não deve ser feita à custa de alcançar o controle adequado da dor durante as situações indutoras de dor aguda.

Os metabólitos ativos de agonistas opioides são solúveis em água e tendem a acumular-se em pacientes com insuficiência renal ou depleção de volume. Por conseguinte, uma hidratação adequada é, muitas vezes, um auxiliar útil no tratamento da OIN.

Em alguns pacientes, até mesmo uma dose mínima de analgésico pode produzir uma sedação significativa. Esses pacientes podem beneficiar-se do tratamento estimulante com anfetamina e seus derivados. Além disso, esses medicamentos de anfetamina podem ter múltiplos efeitos como drogas adjuvantes para a gestão da dor.

A naloxona pode ser usada em casos de grande *overdose* de opioides, mas com extrema cautela, pois pode precipitar uma síndrome de abstinência de opioides ou produzir convulsões tônico-clônicas. Neurolépticos, como o haloperidol, podem ser utilizados para o tratamento temporário de alucinações e delírio agitado, enquanto as estratégias de longo prazo previamente discutidas tomam efeito. Vários outros medicamentos, como corticosteroides, barbitúricos, benzodiazepinas e a clonidina, foram sugeridos para o tratamento sintomático da OIN. Embora os medicamentos acima possam ajudar a reduzir os sintomas ou permitir a rotação de opioides, é importante notar que eles não tratam a causa subjacente.

LEITURA SUGERIDA

Broadbent A, Glare P. Neurotoxicity from chronic opioid therapy after successful palliative treatment for painful bone metastases. *J Pain Symptom Manage*. 2005;29:520–524.

Daeninck PJ, Bruera E. Opioid use in cancer pain. Is a more liberal approach enhancing toxicity? *Acta Anaesthesiol Scand*. 1999;43:924–938.

Sweeny C, Bogan C. *Textbook of Palliative Medicine*. London, UK: Hodder Arnold; 2006:390–401.

PALAVRA-CHAVE	**Neurotransmissores Autonômicos**
SEÇÃO	Fisiologia

Frederick Conlin
Editado por Qingbing Zhu

PONTOS-CHAVE

1. O sistema nervoso autônomo (ANS) é composto do sistema nervoso simpático (SNS) e do sistema nervoso parassimpático (PNS).
2. Todos os neurônios pré-ganglionares do ANS liberam acetilcolina (ACh) para ativar os neurônios pós-ganglionares.
3. Os neurônios pós-ganglionares do PNS liberam ACh, ativando os receptores muscarínicos da ACh em órgãos-alvo, causando a diminuição da frequência cardíaca, broncoconstrição e ativação gastrointestinal geral.
4. Todos os outros neurônios pós-ganglionares do SNS liberam noradrenalina em órgãos-alvo, enquanto que a ativação da medula suprarrenal libera adrenalina e noradrenalina na corrente sanguínea, causando efeitos sistêmicos.
5. Quatro subtipos de receptores adrenérgicos têm afinidades diferentes de adrenalina e noradrenalina; portanto, o efeito predominante com diferentes taxas de infusão pode ser significativamente distinto.

DISCUSSÃO

O ANS regula muitas das atividades fisiológicas involuntárias, permitindo que o corpo se adapte a estressores e condições variáveis. O ANS compreende o SNS e PNS. O ANS exerce sua influência sobre os órgãos-alvo com apenas alguns neurotransmissores, incluindo ACh, noradrenalina, adrenalina e dopamina.

Todos os neurônios pré-ganglionares do ANS liberam ACh para ativar os neurônios pós-ganglionares. ACh também é liberada por neurônios pós-ganglionares do PNS para afetar órgãos-alvo, bem como os neurônios pós-ganglionares do SNS que inervam as glândulas sudoríparas. Todos os outros neurônios pós-ganglionares do SNS influenciam seus órgãos-alvo com neurotransmissor noradrenalina. Também um membro do SNS, a medula suprarrenal é inervada por ACh liberada de neurônios pré-ganglionares e isso, quando ativado, libera noradrenalina e adrenalina na corrente sanguínea para criar um efeito sistêmico em vários órgãos-alvo (ver Fig. 1).

Acetilcolina: Dois tipos de receptores de ACh mediam respostas do neurônio pós-sináptico. Receptores nicotínicos mediam respostas na junção neuromuscular no PNS e também estão presentes em sinapses ganglionares. Receptores muscarínicos mediam o efeito do PNS em órgãos-alvo. A ativação de receptores muscarínicos cardíacos leva a uma diminuição da contratilidade do miocárdio, bem como uma diminuição da frequência cardíaca pela diminuição da velocidade de atividade e condução do marca-passo. Ativação dos receptores muscarínicos do músculo liso provoca contração, com o efeito particular dependente do órgão-alvo: constrição brônquica e, dentro do trato GI, peristaltismo, secreções glandulares (mas também relaxamento do esfíncter). O efeito da ACh nos vasos sanguíneos é, em última análise, dilatação, por meio da liberação de óxido nítrico.

Receptores adrenérgicos: Esses receptores mediam a atividade do SNS em órgãos-alvo. Quatro subtipos de receptores adrenérgicos mediam o SNS: alfa-1, alfa-2, beta-1 e beta-2. O principal papel dos receptores alfa-1 é a constrição arterial; outras ações incluem glicogenólise hepática, piloereção e contração uterina. Receptores alfa-2 são pré-sinápticos e respondem à noradrenalina na fenda sináptica inibindo o neurônio pré-sináptico (efeito de modulação). Receptores beta-1 responderam à ativação, aumentando a força e a taxa de contração cardíaca e estimulando a lipólise e a liberação de insulina e renina. Ativação do receptor beta-2 leva à broncodilatação e vasodilatação dos vasos sanguíneos musculoesqueléticos.

Noradrenalina: Esse neurotransmissor tem a mais forte afinidade com os receptores alfa, com muito pouca atividade beta-2. Noradrenalina pode influenciar seletivamente os órgãos-alvo, pela ativação pós-sináptica de órgãos-alvo ou, sistemicamente, pela liberação suprarrenal, na corrente sanguínea. Noradrenalina lançada sistemicamente ou infundida causa

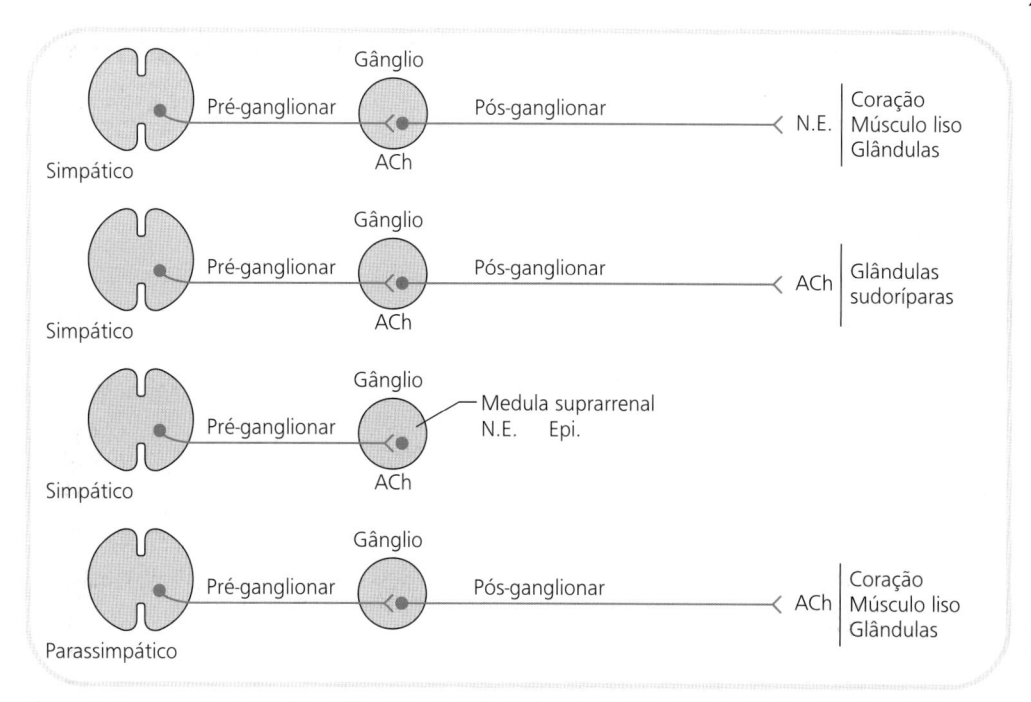

Figura 1. Esquema do ANS. (De Miller RD, ed. *Miller's Anesthesia*. 7th ed. Philadelphia, PA: Churchill Livingston; 2009:261-304 com permissão.)

vasoconstrição arterial intensa para aumentar a pressão arterial média e resistência vascular sistêmica (alfa-1) e aumento do inotropismo (beta-1), apesar de que o aumento da frequência cardíaca é moderado pela bradicardia reflexiva. Disritmias também podem ocorrer secundárias à influência sobre as células marca-passos cardíacas e vias de condução.

Adrenalina: Lançada pela medula suprarrenal na estimulação simpática, a adrenalina exerce atividade em receptores alfa e beta. Por causa das diferenças de afinidade do subtipo de receptor, a taxa de infusão de adrenalina determina o efeito predominante. Doses mais baixas de adrenalina estimulam principalmente os receptores beta-2, levando a um relaxamento dos músculos lisos brônquicos, bem como dilatação do sistema vascular musculoesquelético, diminuindo a resistência vascular sistêmica. Doses intermediárias de adrenalina também ativam beta-1, causando aumento significativo do cronotropismo e contratilidade cardíaca. Com doses elevadas de adrenalina, a ativação de alfa-1 causa intensa vasoconstrição arterial, causando hipertensão grave. Com doses elevadas e intermediárias de adrenalina, ocorrem disritmias cardíacas, como a isquemia miocárdica em pacientes suscetíveis, por causa da demanda de oxigênio aumentada com constrição da artéria cardíaca.

Dopamina: Apesar de um neurotransmissor que tem atividade adrenérgica, a dopamina endógena dentro do SNS é principalmente um precursor da adrenalina e noradrenalina nos neurônios pós-sinápticos terminais. Dopamina exógena pode ter efeitos variáveis, dependendo da taxa de infusão por causa de afinidades diferentes do receptor. Anteriormente, acreditava-se que a baixa dose "renal" causava vasodilatação das artérias renais e mesentéricas via receptores 1 de dopamina, uma premissa já não considerada válida. A dose de infusão intermediária promove atividade beta-1, enquanto doses mais elevadas ativam receptores alfa-1 e levam à vasoconstrição.

LEITURA SUGERIDA

Barash PG, Cullen BF, Stoelting RK, eds. *Clinical Anesthesia*. 6th ed. Philadelphia, PA: Lippincott Williams & Wilkins; 2006:275–294.
Miller RD, ed. *Miller's Anesthesia*. 7th ed. Philadelphia, PA: Churchill Livingstone; 2009:261–304.
Stoelting RK, Miller RD. *Basics of Anesthesia*. 5th ed. Philadelphia, PA: Churchill Livingstone; 2007:64–69.

PALAVRA-CHAVE	# Nitroglicerina: Relaxamento Uterino
SEÇÃO	Subespecialidades: Anestesia Obstétrica

Lisbeysi Calo
Editado por Lars Helgeson

PONTOS-CHAVE

1. A segurança, previsibilidade e uso conveniente da nitroglicerina (NTG) intravenosa (IV) faz dela um agente útil para a produção do relaxamento uterino.
2. A NTG pode ser usada com segurança em pacientes acordados, oferecendo vantagens sobre os métodos tradicionais de relaxamento uterino que requerem anestesia geral.
3. A NTG afeta rapidamente a hemodinâmica e só deve ser usada quando o monitoramento hemodinâmico, fluidos IV e vasopressores estiverem prontamente disponíveis.
4. A NTG pode ser útil quando um relaxamento uterino rápido e transiente é emergencialmente necessário durante o parto vaginal e cesarianas para a extração de uma placenta retida e para ajudar na substituição de um prolapso uterino ou inversão uterina.

DISCUSSÃO

A NTG foi sintetizada pela primeira vez em 1846, e tem muitas utilizações em medicina. Sua segurança, previsibilidade e uso conveniente fazem dela um agente útil para a produção do relaxamento uterino.

A NTG intravenosa, em uma dose de 50 a 100 µg, é um relaxante eficaz do músculo liso com uma duração muito curta de ação. A NTG relaxa o músculo liso do útero, aumentando a produção intracelular de monosfosfato de guanosina cíclico (cGMP), que atua como um mediador para a desfosforilação da cadeia leve de miosina. A NTG é metabolizada no útero no seu composto ativo, o óxido nítrico (NO). A NTG é também útil com o espasmo cervical; o músculo liso constitui aproximadamente 10 a 15% do tecido do colo do útero.

Apesar da possibilidade de proporcionar relaxamento uterino por meio do uso da anestesia geral, a NTG pode ser usada com a paciente acordada, oferecendo, assim, vantagens na população obstétrica de estômago cheio. Da mesma forma, relaxamento uterino com NTG evita uma potencial depressão cardiovascular associada a agentes anestésicos inalatórios. No entanto, a NTG IV pode afetar a hemodinâmica e também é contraindicada em pacientes com hipovolemia. Monitoramento hemodinâmico, fluidos IV e vasopressores devem estar prontamente disponíveis ao se usar a NTG. Tipicamente, uma infusão de fenilefrina é iniciada ao mesmo tempo que a NTG e é titulada até a pressão sanguínea adequada.

Durante emergências obstétricas, existe, muitas vezes, a necessidade de relaxamento rápido e transiente do colo do útero para permitir manobras obstétricas durante partos vaginais e cesarianas (como partos difíceis de apresentação pélvica e de gêmeos). O manejo anestésico tradicional neste contexto tem sido indução de sequência rápida de anestesia geral e manutenção com um agente halogenado, o que pode ser demorado e tem várias complicações potenciais. A NTG intravenosa é útil neste cenário.

Além disso, a NTG pode ser útil para provocar o relaxamento uterino necessário para a extração de uma placenta retida. Ela também pode ser utilizada para ajudar na recolocação de um prolapso uterino ou útero invertido após o parto normal.

LEITURA SUGERIDA

Alfabet KM, Spencer JT, Zinberg S. Intravenous nitroglycerin for uterine relaxation for an inverted uterus. *Am J Obstet Gynecol.* 1992;166:1237–1238.

Chestnut D, Polley LS, Tsen LC, et al. *Chestnut's Obstetric Anesthesia, Principles and Practice.* 4th ed. Philadelphia, PA: Mosby Elsevier; 2009:368.

Peng ATC, Gorman RS, Shulman SM, et al. Intravenous nitroglycerin for uterine relaxation in the postpartum patient with retained placenta. *Anesthesiology.* 1989;71:172–173.

PALAVRA-CHAVE	# Nível da Anestesia Espinal: Fatores
SEÇÃO	Anestesia Regional

Christina Mack
Editado por Jodi Sherman

PONTOS-CHAVE

1. A baricidade e a posição do paciente são os dois fatores mais importantes que afetam a propagação do anestésico local na anestesia espinal.
2. A gravidade faz com que as soluções hiperbáricas se movam para baixo no líquido cefalorraquidiano (CSF).
3. As soluções hipobáricas movem-se na direção oposta da gravidade no CSF.
4. Outros fatores que afetam a propagação da solução anestésica no espaço subaracnoide incluem a velocidade da injeção, a direção da abertura de agulha, a natureza hidrofílica/lipofílica do anestésico e a dose do anestésico local.

DISCUSSÃO

Na anestesia espinal, anestésico local pode ser injetado diretamente no espaço subaracnoide para fornecer um denso bloqueio motor e sensorial. Os opioides também podem ser administrados desta forma, seja como um adjuvante para anestesia local ou como um agente único. Vários fatores que afetam o nível da anestesia espinal são discutidos abaixo.

As características da solução de injeção podem influenciar a propagação cefálica dos anestésicos locais no CSF. O principal fator com a maior influência é a baricidade. A baricidade do CSF é $1,0003 \pm 0,0003$ g por mL, a 37°C. As soluções cuja baricidade é inferior a 0,9990 são hipobáricas e irão fluir para cima no CSF; aquelas cuja baricidade é maior do que 1,0015 são hiperbáricas e irão fluir para baixo no CSF por causa da influência da gravidade. Soluções cuja baricidade cai entre esses dois valores são isobáricas, e a gravidade não terá nenhuma influência sobre o seu fluxo no CSF. A mistura de anestésicos locais com dextrose, tipicamente de 5 a 8%, pode criar soluções hiperbáricas. A mistura de anestésicos locais em água destilada cria soluções hipobáricas. Soluções isobáricas são preparadas em soro fisiológico normal ou com CSF aspirado. Outros fatores que podem afetar a disseminação das drogas espinais incluem volume, concentração, temperatura, lipofilicidade e viscosidade.

O outro fator importante que influencia o nível da anestesia espinal é o posicionamento do paciente. Por exemplo, um bloqueio em sela, que se limita às regiões lombar e sacral inferior, pode ser conseguido pela injeção de uma solução hiperbárica enquanto o paciente está na posição sentada, ou por injeção de uma solução hipobárica com o paciente na posição de Kraske prona. A manipulação da posição do paciente é especialmente útil em situações onde a cirurgia é realizada em um lado do corpo. Para proporcionar anestesia para uma cirurgia do joelho direito, por exemplo, uma solução hiperbárica pode ser injetada enquanto o paciente está na posição de decúbito lateral direito ou uma solução hipobárica pode ser injetada enquanto o paciente está na posição de decúbito lateral esquerdo.

As características do paciente, como idade, peso, altura, sexo, anatomia da coluna vertebral, e um aumento da pressão intra-abdominal, têm alguns efeitos na propagação do anestésico local. Pacientes grávidas, obesos e pacientes com ascites podem ter níveis alterados de propagação espinal, já que o aumento da pressão abdominal pode absorver veias epidurais e, assim, comprimir o espaço do CSF. O efeito final pode resultar em um aumento da propagação cefálica em doses e volumes normalizados.

Os opioides também podem ser administrados na anestesia espinal, seja como um adjuvante para anestesia local ou como um agente único. Opioides hidrofílicos como a morfina demoram mais tempo a penetrar nos tecidos e, por conseguinte, têm um início mais lento e duração mais longa de ação do que os agentes lipofílicos como fentanil e sufentanil. A penetração lenta nos tecidos também permite mais tempo para a disseminação cefálica do agente, aumentando as chances de depressão respiratória. Em contraste os opioides lipofílicos, como o fentanil e sufentanil, têm penetração mais rápida no tecido, permitindo um início mais rápido e duração de ação mais curta.

LEITURA SUGERIDA

Bernards C. Epidural and spinal anesthesia. In: Barash PG, Cullen BF, Stoelting RK *et al.*, eds. *Clinical Anesthesia*. 6th ed. Philadelphia, PA: Lippincott Williams & Wilkins; 2009:932–940.

Hocking G, Wildsmith JA. Intrathecal drug spread. *Br J Anaesth*. 2004;93(4):568–578.

PALAVRA-CHAVE	# NMB: Interação com Agente Volátil
SEÇÃO	Farmacologia

Holly Barth
Editado por Jodi Sherman

PONTOS-CHAVE

1. O bloqueio neuromuscular é reforçado pelos anestésicos voláteis.
2. Diminuir a concentração alveolar mínima do anestésico volátil leva a uma maior recuperação do bloqueio neuromuscular.
3. Em níveis profundos de anestesia, a duração da ação e a recuperação do bloqueio neuromuscular podem ser prolongadas.
4. O mecanismo de ação proposto é a transmissão sináptica reduzida na junção neuromuscular em níveis de anestesia profunda.

DISCUSSÃO

Os anestésicos voláteis aumentam a atividade dos fármacos bloqueadores neuromusculares de uma maneira dose-dependente. No entanto, nem todos os agentes anestésicos voláteis são iguais quanto aos seus efeitos. A ordem da potenciação do bloqueio neuromuscular pelos anestésicos é como se segue:

Desflurano > Sevoflurano > Isoflurano > Halotano > Barbitúricos-opioides ou anestesia por Propofol. O óxido nitroso não tem efeito algum.

Induzir uma anestesia profunda com agentes voláteis pode resultar em uma redução da transmissão sináptica na junção neuromuscular, potenciando, assim, o efeito antagonista do bloqueio neuromuscular não despolarizante. Este efeito resulta em ação prolongada do bloqueio neuromuscular na anestesia profunda, bem como a recuperação do bloqueio neuromuscular. Os mecanismos propostos são (a) o efeito do agente volátil sobre as sinapses centrais interneurônios e os neurônios motores alfa, (b) a inibição de receptores pós-sinápticos de acetilcolina nicotínica, e (c) aumento da ligação do receptor pelo bloqueio neuromuscular no local do receptor.

Porque todos os anestésicos voláteis aumentam a atividade dos fármacos neuromusculares, é importante lembrar que a profundidade decrescente conduz a uma maior recuperação do bloqueio neuromuscular.

LEITURA SUGERIDA

Barash PG, Cullen BF, Stoelting RK *et al.*, eds. *Clinical Anesthesia*. 6th ed. Philadelphia, PA: Lippincott Williams & Wilkins; 2009:514.

Miller RD, Fleisher LA, Johns RA, *et al. Miller's Anesthesia*. 6th ed. Philadelphia, PA: Elsevier, Churchill and Livingstone; 2005:515–516.

PALAVRA-CHAVE

NMB: Interações Medicamentosas

SEÇÃO

Farmacologia

Trevor Banack

Editado por Thomas Halaszynski

PONTOS-CHAVE

1. Os anestésicos voláteis produzem um aumento dose-dependente da magnitude e duração do bloqueio neuromuscular produzido pelos fármacos não despolarizantes para bloqueio neuromuscular.
2. Os antibióticos aminoglicosídeos são bem conhecidos por aumentar o bloqueio neuromuscular produzido pelos fármacos não despolarizantes.
3. Os anestésicos locais, em pequenas doses, podem aumentar o bloqueio neuromuscular produzido pelos fármacos não despolarizantes para bloqueio neuromuscular.
4. A furosemida, a 1 mg por kg por via intravenosa (IV), aumenta o bloqueio neuromuscular produzido pelos fármacos não despolarizantes.
5. O magnésio aumenta bloqueio neuromuscular produzido pelos fármacos não despolarizantes, e, em menor medida, aumenta o bloqueio neuromuscular induzido pela succinilcolina.
6. Pacientes crônicos que tomam fenitoína e carbamazepina são relativamente resistentes aos fármacos não despolarizantes: pancurônio, cisatracúrio, rocurônio, vecurônio, pipecurônio, mas não ao mivacúrio e atracúrio.

DISCUSSÃO

Existem muitas drogas que interagem com o bloqueio neuromuscular não despolarizante. Os anestésicos voláteis produzem um aumento dose-dependente da magnitude e duração do bloqueio neuromuscular produzido pelos fármacos não despolarizantes.

O maior aumento do bloqueio neuromuscular foi observado com desflurano, enflurano, isoflurano e sevoflurano, e pelo menos com a combinação de óxido nitroso e opioides. Curiosamente, a diminuição das necessidades de dosagem como resultado de anestésicos voláteis é menor para fármacos bloqueadores neuromusculares não despolarizantes de ação intermédia do que para os de longa ação.

Os antibióticos aminoglicosídeos são bem conhecidos por aumentar o bloqueio neuromuscular produzido pelos fármacos não despolarizantes. Os antibióticos podem exercer sobre as membranas prejuncionais efeitos semelhantes aos exercidos pelo magnésio, resultando em diminuição da liberação de acetilcolina.

Os anestésicos locais, em pequenas doses, podem aumentar o bloqueio neuromuscular. Grandes doses de anestésicos locais podem bloquear a transmissão neuromuscular. Os anestésicos locais ésteres competem com outras drogas para colinesterase no plasma, o que pode prolongar o efeito da succinilcolina.

A quinidina potencializa o bloqueio neuromuscular induzido por fármacos bloqueadores neuromusculares despolarizantes e não despolarizantes, presumivelmente por interferir com a liberação de acetilcolina prejuncional.

A furosemida, a 1 mg por kg por via intravenosa IV, aumenta o bloqueio neuromuscular produzido pelos fármacos não despolarizantes. Este efeito provavelmente reflete a inibição induzida pela furosemida da produção de cAMP, conduzindo a uma diminuição da produção prejuncional da acetilcolina. Um dos efeitos colaterais do uso de diuréticos é a hipocalemia crônica, que diminui a quantidade necessária de pancurônio e aumenta a dose necessária de neostigmina necessária para reversão.

O magnésio aumenta bloqueio neuromuscular produzido pelos fármacos não despolarizantes para bloqueio neuromuscular, e, em menor medida, aumenta o bloqueio neuromuscular produzido pela succinilcolina. Considerava-se que o efeito do magnésio seria resultado da diminuição da liberação prejuncional de acetilcolina e diminuição da estabilização das membranas pós-juncionais à acetilcolina.

O lítio pode aumentar os efeitos bloqueadores neuromusculares dos fármacos despolarizantes e não despolarizantes.

Pacientes crônicos que tomam fenitoína e carbamazepina são relativamente resistentes aos fármacos não despolarizantes como pancurônio, cisatracúrio, rocurônio, vecurônio, pipecurônio, mas não ao mivacúrio e atracúrio. O possível mecanismo para a resistência é um aumento da depuração hepática e diminuição do intervalo de eliminação. No entanto, o tratamento agudo com fenitoína resultou no aumento do bloqueio neuromuscular induzido pelo rocurônio.

LEITURA SUGERIDA

Caldwell JE, Laster MJ, Magorian T, et al. The neuromuscular effects of desflurane, alone and combined with pancuronium or succinylcholine in humans. *Anesthesiology.* 1991;74:412–418.

Chapple DJ, Clark JS, Hughes R. Interaction between atracurium and drugs used in anaesthesia. *Br J Anaesth.* 1983;55:S17–S22.

Dotan ZA, Hana R, Simon D, et al. The effect of vecuronium is enhanced by a large rather than a modest dose of gentamicin as compared with no preoperative gentamicin. *Anesth Analg.* 2003;96:750–754.

Fogdall RP, Miller RD. Neuromuscular effects of enflurane, alone and combined with d-tubocurarine, pancuronium, and succinylcholine, in man. *Anesthesiology.* 1975;42:173–177.

Ghoneim MM, Long JP. The interaction between magnesium and other neuromuscular blocking agents. *Anesthesiology.* 1970;32:23–27.

Havdala HS, Borison RL, Diamond BI. Potential hazards and applications of lithium in anesthesiology. *Anesthesiology.* 1979;50:535–537.

Miller RD, Roderick LL. Diuretic-induced hypokalaemia, pancuronium neuromuscular blockade and its antagonism by neostigmine. *Br J Anaesth.* 1978;50:541–544.

Miller RD, Sohn YJ, Matteo RS. Enhancement of d-tubocurarine neuromuscular blockade by diuretics in man. *Anesthesiology.* 1976;45:442–445.

Miller RD, Way WL, Dolan WM, et al. Comparative neuromuscular effects of pancuronium, gallamine, and succinylcholine during forane and halothane anesthesia in man. *Anesthesiology.* 1971;35:509–514.

Miller RD, Way WL, Katzung BG. The potentiation of neuromuscular blocking agents by quinidine. *Anesthesiology.* 1967;28:1036–1041.

Richard A, Girard F, Girard DC, et al. Cisatracurium-induced neuromuscular blockade is affected by chronic phenytoin or carbamazepine treatment in neurosurgical patients. *Anesth Analg.* 2005;100:538–544.

Rupp SM, McChristian JW, Miller RD. Neuromuscular effects of atracurium during halothane-nitrous oxide and enflurane-nitrous oxide anesthesia in humans. *Anesthesiology.* 1985;63:16–19.

Rupp SM, Miller RD, Gencarelli PJ. Vecuronium-induced neuromuscular blockade during enflurane, isoflurane, and halothane anesthesia in humans. *Anesthesiology.* 1984;60:102–105.

Sokoll MD, Gergis SD. Antibiotics and neuromuscular function. *Anesthesiology.* 1981;55:148–159.

Soriano SG, Sullivan LJ, Venkatakrishnan K, et al. Pharmacokinetics and pharmacodynamics of vecuronium in children receiving phenytoin or carbamazepine for chronic anticonvulsant therapy. *Br J Anaesth.* 2001;86:223–229.

Spacek A, Nickl S, Neiger FX, et al. Augmentation of the rocuronium-induced neuromuscular block by the acutely administered phenytoin. *Anesthesiology.* 1999;90:1551–1555.

Stoelting RK, Hillier SC. *Pharmacology and Physiology in Anesthetic Practice.* 4th ed. Philadelphia, PA: Lippincott Williams & Wilkins; 2006:224–227.

PALAVRA-CHAVE

Obesidade: Avaliação das Vias Respiratórias

SEÇÃO

Ciências Clínicas Genéricas:
Procedimentos, Métodos, Técnicas de Anestesia

Anna Clebone
Editado por Lars Helgeson

PONTOS-CHAVE

1. Um exame minucioso das vias respiratórias é necessário em todos os pacientes, incluindo pacientes obesos. Uma intubação com o paciente desperto deve ser considerada em qualquer paciente que está sujeito a apresentar dificuldades com a ventilação com máscara e/ou intubação.
2. Uma circunferência do pescoço de pelo menos 40 cm é preditiva de uma intubação difícil; no entanto, a obesidade, por si só, é um fator de risco independente para a dificuldade de intubação.
3. Um índice de massa corporal (BMI) superior a 30 kg por m^2 está associado a uma ventilação com máscara difícil.
4. O posicionamento correto é mais importante em pacientes obesos. A utilização de uma rampa para o posicionamento deve ser considerada. Deve-se colocar o paciente em uma posição de "inspirar o ar da manhã" *(sniffing)* ideal antes da indução.

DISCUSSÃO

Um exame minucioso das vias respiratórias é necessário em todos os pacientes, incluindo os obesos. Isto inclui o Escore de Mallampati, a distância tireomentoniana, a amplitude de movimento cervical, a avaliação da dentição e o teste da mordida no lábio superior. O algoritmo da via respiratória difícil da Sociedade Americana de Anestesiologia (ASA) oferece orientação pré-operatória sobre como abordar uma potencial intubação difícil (veja Fig. 1).

Um fator demonstrado como sendo preditivo de intubação difícil em pacientes obesos é a circunferência do pescoço. No estudo de Brodsky *et al.*, pacientes com um BMI de 40 ou superior, a circunferência do pescoço provou ser um fator estatisticamente significativo na previsão de uma intubação "problemática" (definida como: vista graduada da laringoscopia × número de tentativas de intubação ≥ 3). A probabilidade de uma intubação difícil por laringoscopia direta

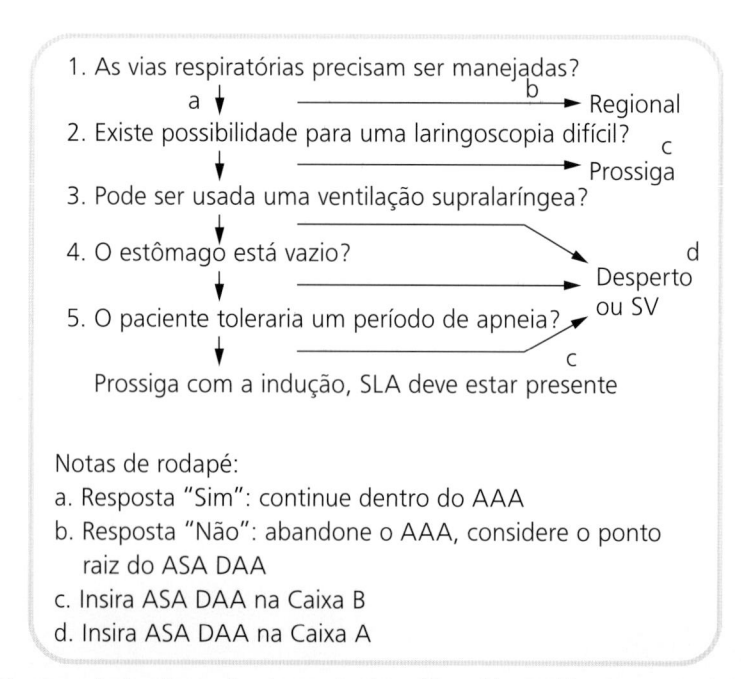

1. As vias respiratórias precisam ser manejadas?
   a ↓ b → Regional
2. Existe possibilidade para uma laringoscopia difícil?
   ↓ c → Prossiga
3. Pode ser usada uma ventilação supralaríngea?
   ↓
4. O estômago está vazio?
   ↓ d → Desperto ou SV
5. O paciente toleraria um período de apneia?
   ↓ c
   Prossiga com a indução, SLA deve estar presente

Notas de rodapé:
a. Resposta "Sim": continue dentro do AAA
b. Resposta "Não": abandone o AAA, considere o ponto raiz do ASA DAA
c. Insira ASA DAA na Caixa B
d. Insira ASA DAA na Caixa A

Figura 1. O Algoritmo de abordagem das vias respiratórias. (Rosenblatt W. The Airway Approach Algorithm: a decision tree for organizing preoperative airway information. *J Clin Anesth*. 2004;16(4):312-316.)

foi de 5% em pacientes com circunferência do pescoço de 40 cm e 35% em pacientes com circunferência do pescoço de 60 cm.

Kheterpal *et al.* examinaram os fatores preditivos de ventilação com máscara (MV) difícil. Um BMI maior ou igual a 30 kg por m^2 foi um previsor independente de ventilação com máscara que era insuficiente, instável ou exigia dois provedores. Outros previsores independentes de ventilação com máscara de grau 3 foram a classificação de Mallampati III ou IV, idade de aos 57 anos ou mais, a presença de uma barba, protrusão grave limitada da mandíbula e ronco. Os previsores independentes de ventilação com máscara de grau 4, classificados nesse estudo como "impossível ventilar" (que ocorreu em 0,16% dos casos) foram ronco e uma distância tireomentoniana de menos de 6 cm.

Qualquer que seja a decisão tomada para uma intubação acordada ou dormindo em um paciente obeso em particular, um cuidado especial deve ser tomado para colocar o paciente na posição ideal antes da indução. Em pacientes obesos, elevar o peito e ombros com uma rampa é útil para alcançar o alinhamento adequado das vias respiratórias.

LEITURA SUGERIDA

Barash PG, Cullen BF, Stoelting RK, ed. *Clinical Anesthesia*. 6th ed. Philadelphia, PA: Lippincott Williams & Wilkins; 2009:1230-1245.

Brodsky JB, Lemmens HJM, Brock-Utne JG, *et al.* Morbid obesity and tracheal intubation. *Anesth Analg.* 2002;94(3):732-736.

Kheterpal S, Han R, Tremper K, *et al.* Incidence and predictors of difficult and impossible mask ventilation. *Anesthesiology.* 2006;105(5):885-891.

Practice guidelines for the management of the difficult airway: an updated report by the American Society of Anesthesiologists Task Force on Management of the Difficult Airway. *Anesthesiology.* 2003;98:1269-1277.

Rosenblatt W. The Airway Approach Algorithm: a decision tree for organizing preoperative airway information. *J Clin Anesth.* 2004;16(4):312-316.

PALAVRA-CHAVE

Obesidade Mórbida: Complicações no Pós-Operatório

SEÇÃO

Ciências Clínicas Genéricas: Procedimentos, Métodos, Técnicas de Anestesia

Ervin Jakab

Editado por Lars Helgeson

PONTOS-CHAVE

1. Pacientes com obesidade mórbida têm comorbidades com efeito significativo sobre as complicações pós-operatórias.
2. A hipóxia pós-operatória é a complicação pós-operatória mais frequente, e muitas vezes se dá em decorrência de hipoventilação, episódios de apneia e incompatibilidade de ventilação/perfusão (V-Q) resultante da atelectasia. O acompanhamento adequado, a gestão da apneia do sono, da dor no pós-operatório, o momento da extubação, o oxigênio suplementar e a toalete pulmonar são de suma importância.
3. Uma morte súbita pode ocorrer a partir de uma embolia pulmonar aguda pós-operatória ou arritmias no contexto da relação hipóxia/descarga simpática relacionada com episódios apneicos.
4. A trombose venosa profunda e embolia pulmonar são mais frequentes em pacientes com obesidade mórbida, especialmente no contexto de estase venosa crônica. A profilaxia das complicações trombóticas deve ser instituída em todos os pacientes com obesidade mórbida.
5. Outras considerações pós-operatórias em pacientes com obesidade mórbida estão relacionadas com dificuldades durante a reanimação cardiopulmonar, infecções de feridas, complicações específicas da cirurgia bariátrica e problemas de posicionamento (p. ex., lesão do nervo periférico e rabdomiólise).

DISCUSSÃO

No contexto da atual epidemia de obesidade, os anestesiologistas enfrentam desafios difíceis em termos de cuidados perioperatórios a pacientes com obesidade mórbida. Muitos destes pacientes são submetidos a toda uma gama de procedimentos cirúrgicos relacionados com o tratamento de complicações da obesidade (p. ex., ortopédico, doença de artéria coronária, doença vascular periférica, veias varicosas e colelitíase), bem como situações independentes (gravidez, câncer, traumas etc.)

A obesidade é definida como um índice de massa corporal (BMI) superior a 30, e é classificada em três níveis: obesidade de classe I (BMI 30 a 34,9), obesidade de classe II (BMI 35 a 39,9) e obesidade de classe III ou obesidade mórbida (BMI > 40). As complicações pós-operatórias, nesses pacientes, são influenciadas pelas consequências médicas da obesidade (veja a Tabela I). Além disso, a experiência cirúrgica, de enfermagem e hospitalar no atendimento a pacientes com obesidade mórbida tem um efeito considerável na morbidade e mortalidade pós-operatória.

Tabela 1. Consequências médicas da obesidade com impacto no tratamento perioperatório

Sistema	Patologia
Respiratório	OSA, hipoventilação, asma, hipertensão pulmonar
Cardiovascular	Aterosclerose, doença arterial coronária, arritmias, morte cardíaca súbita, insuficiência cardíaca, hipertensão arterial sistêmica, doença vascular periférica, tromboembolismo
Gastrointestinal	Doença do refluxo gastroesofágico, doença da vesícula biliar, doença hepática gordurosa não alcoólica, hérnias
Metabólico	Diabetes melito, hipotireoidismo

Tabela 1. Consequências médicas da obesidade com impacto no tratamento perioperatório (*Cont.*)

Sistema	Patologia
Renal	Doença renal em estágio terminal
Neurológico	CVA (acidente vascular cerebral)
Hematológico	Hipercoagulabilidade, policitemia

Adaptada de Barash PG, Cullen BF, Stoelting RK, *et al.*, eds. *Clinical Anesthesia*. 6th ed. Philadelphia, PA: Lippincott Williams & Wilkins; 2009:1230-1245.

Há várias considerações respiratórias que são específicas para pacientes com obesidade mórbida. A hipóxia pré-operatória e a cirurgia envolvendo o tórax ou abdome superior (incisões verticais) aumentam o risco de hipóxia pós-operatória. Este risco adicional estende-se por vários dias no período pós-operatório. Os pacientes obesos devem ser monitorados com oximetria de pulso e, possivelmente, com gasometria arterial. Oxigênio suplementar deve ser rotineiramente fornecido. Uma posição sentada modificada de 45° irá aliviar o diafragma, resultando na diminuição da pressão intratorácica e melhor relação V-Q.

A incidência de atelectasia é aumentada após a anestesia geral e agravada pela dor pós-operatória. Consequentemente, uma analgesia adequada, o uso de faixas para apoio abdominal, deambulação precoce, exercícios de respiração profunda e espirometria de incentivo devem ser implementados. A pressão positiva contínua nas vias respiratórias ou pressão positiva de dois níveis tem sido defendida.

Durante períodos de apneia, a hipoxemia arterial pode ser rápida e profunda. Despertar em resposta à apneia está associado a uma descarga simpática significativa, o que, na presença de hipoxemia, pode induzir arritmias letais e morte na ausência de doença arterial coronariana. Dada a alta incidência de apneia obstrutiva do sono (OSA) em pacientes obesos mórbidos, a avaliação pré-operatória de risco de OSA e implementação da terapêutica adequada são de extrema importância, especialmente quando narcóticos intravenosos são usados.

A extubação imediata em pacientes com doença cardiopulmonar subjacente reduz o risco de dependência do ventilador. Isto requer a reversão completa dos agentes bloqueadores neuromusculares e um paciente completamente acordado para assegurar que um volume corrente adequado das vias respiratórias pode ser mantido.

Há várias considerações cardíacas que são específicas para pacientes com obesidade mórbida. Arritmias podem estar mais relacionadas com episódios de apneia, mais do que com isquemia (veja anteriormente).

Embora haja uma maior prevalência de doença arterial coronariana em pacientes com obesidade mórbida, a mortalidade pós-operatória relacionada com o infarto do miocárdio é baixa. Durante a reanimação cardíaca, a maior impedância transtorácica da gordura pode obrigar a várias tentativas de choque elétrico; compressões torácicas podem não ser eficazes e dispositivos mecânicos de compressão podem ser necessários. Complicações trombóticas, tais como trombose venosa profunda e embolia pulmonar, são aumentadas em pacientes com um histórico de doença de estase venosa (edema crônico da perna, insuficiência venosa, dermatite de estase). Dispositivos mecânicos (dispositivos de compressão sequencial alternada nas extremidades inferiores), terapia de anticoagulação de baixa dose (heparina não fracionada ou de baixo peso molecular) e deambulação precoce devem todos ser utilizados. A colocação de um filtro da veia cava antes da cirurgia pode ser também considerada em pacientes de alto risco.

Outra complicação importante vista nessa população é a cicatrização deficiente e aumento da incidência de infecção da ferida. Uma grande gordura subcutânea com pobre suprimento de sangue predispõe a infecções em feridas que podem levar a hérnia incisional e deiscência fascial com considerável morbidade. Lesões nervosas também são mais comuns em pacientes obesos. Descobriu-se que a neuropatia ulnar relacionada com ao posicionamento intraoperatório ocorre com mais frequência em pacientes obesos do sexo masculino. Por outro lado, polineuropatias pós-operatórias podem estar relacionadas com desnutrição e deficiências vitamínicas. A rabdomiólise pode ser vista em pacientes obesos mórbidos submetidos a procedimentos cirúrgicos prolongados. Ela se manifesta como mialgias no pós-operatório e elevação da creatina fosfoquinase (CPK).

A morte súbita pode ocorrer secundária a arritmias (veja acima) ou embolia pulmonar aguda pós-operatória.

LEITURA SUGERIDA

Barash PG, Cullen BF, Stoelting RK *et al.*, eds. *Clinical Anesthesia*. 6th ed. Philadelphia, PA: Lippincott Williams & Wilkins; 2009:1230–1245.

McGlinch BP, Que FG, Nelson JL, *et al.* Perioperative care of patients undergoing bariatric surgery [review]. *Mayo Clin Proc*. 2006;81(10)(Suppl):S25–S33. PMID: 17036576.

Morgan GE Jr, Mikhail MS, Murray MJ. *Clinical Anesthesiology*. 4th ed. New York, NY: McGraw Hill, Lange Medical Books; 2006:813–815.

PALAVRA-CHAVE	# Obesidade Mórbida: Dessaturação Rápida e Fisiologia da Hipoxemia
SEÇÃO	Ciências Clínicas Genéricas: Procedimentos, Métodos, Técnicas de Anestesia

Zhaodi Gong e Rongjie Jiang
Editado por Lars Helgeson

PONTOS-CHAVE	1. Pacientes obesos mórbidos dessaturam mais rapidamente do que os pacientes com índice de massa corporal (BMI) normal. 2. A principal causa para a rápida dessaturação de oxigênio em pacientes com obesidade mórbida é a reduzida capacidade residual funcional (FRC). 3. Algum grau de hipoxemia é comum na obesidade mórbida; testes convencionais de função respiratória são apenas levemente afetados pela obesidade, mas muito mais na obesidade mórbida. 4. A obesidade mórbida resulta em FRC e volume de reserva expiratório diminuídos, e em um aumento no volume de fechamento em relação à FRC. Isto está associado ao fechamento de alvéolos pulmonares periféricos, distúrbio na ventilação/perfusão (V/Q) e hipoxemia. Isto é acentuado nas posições supina e, especialmente, de Trendelenburg. 5. As mudanças fisiológicas responsáveis pela hipoxemia na população com obesidade mórbida incluem redução dos volumes pulmonares com complacência pulmonar normal, diminuição da complacência da parede torácica, um aumento da demanda para a ventilação, trabalho elevado de respiração, ineficiência muscular respiratória e aumento da resistência respiratória. 6. A aplicação de pressão positiva contínua nas vias respiratórias (CPAP) durante a pré-oxigenação ajuda a diminuir a dessaturação rápida associada a pacientes obesos.
DISCUSSÃO	As complicações respiratórias da obesidade impactam a saúde em geral, qualidade de vida e longevidade. Considerando que os doentes com obesidade mórbida são em geral ligeiramente hipoxêmicos, os pacientes com obesidade leve têm a capacidade de manter a SpO_2 e eliminar os crescentes níveis de CO_2 no sangue, aumentando a ventilação minuto. No entanto, os pacientes com obesidade mórbida são geralmente incapazes de aumentar adequadamente a sua ventilação minuto quando estão estressados, resultando agudamente em significativa hipercapnia e hipoxemia. É um fenômeno bem conhecido que os pacientes obesos tornam-se hipoxêmicos muito mais rápido do que os adultos normais. Isto é principalmente decorrente da diminuição da FRC e do resultante distúrbio de ventilação/perfusão (V/Q). O tecido adiposo excessivo sobre o tórax diminui a complacência da parede torácica, com a complacência pulmonar permanecendo normal. Além disso, o aumento da massa abdominal força o deslocamento cefálico do diafragma, resultando em um padrão de doença pulmonar restritiva. A FRC pode cair abaixo de sua capacidade de fechar, fazendo com que alguns alvéolos se fechem durante a ventilação volume corrente normal, resultando em um significativo distúrbio V/Q. As posições supina e de Trendelenburg acentuam a redução do volume pulmonar. A apneia noturna do sono geralmente se desenvolve em pacientes com obesidade, levando à remodelação e reestruturação das paredes da árvore pulmonar, incluindo as arteríolas. Raramente, isto pode levar à hipertensão pulmonar. Posteriormente, os pacientes podem desenvolver hipóxia de descanso, hipercarbia, policitemia e insuficiência cardíaca – a síndrome de hipoventilação da obesidade (OHS). Estas anomalias foram inicialmente atribuídas a limitações mecânicas e diminuição da complacência da parede torácica, impedindo a ventilação adequada. No entanto, a diminuição da complacência torácica não melhorou em pacientes com OHS submetidos a uma redução de peso significativa, sugerindo arquitetura pulmonar e mecânica anormais.

Fraqueza muscular respiratória, comando central da respiração deficiente, aumento do limiar inspiratório ou compensação de carga ventilatória anormal, e aumento do trabalho respiratório também podem contribuir para o desenvolvimento de hipoxemia em pacientes com obesidade mórbida.

A utilização de CPAP antes da indução recruta os alvéolos colapsados, melhorando, assim, a relação V/Q, a qual, por sua vez, prolonga o tempo até que comece a dessaturação.

LEITURA SUGERIDA

Bady E, Achkar A, Pascal S, et al. Pulmonary arterial hypertension in patients with sleep apnoea syndrome. *Thorax*. 2000;55(11):934–939.

Koenig SM. Pulmonary complications of obesity. *Am J Med Sci*. 2001;321(4):249–279.

Miller RD. *Miller's Anesthesia*. 7th ed. Philadelphia, PA: Elsevier, Churchill, and Livingstone; 2009:386, 2092, 2098.

Sharp JT, Henry JP, Sweany SK, et al. The total work of breathing in normal and obese men. *J Clin Invest*. 1964;43(4):728–739.

PALAVRA-CHAVE	**Oligúria Pré-Renal: Diagnóstico**
SEÇÃO	Clínica Baseada em Órgão: Sistema Renal/Urinário/Eletrólitos

Xing Fu

Editado por Hossam Tantawy

PONTOS-CHAVE

1. A oligúria é definida como o débito urinário inadequado, muitas vezes considerado como sendo menos de 400 cc por dia ou qualquer coisa menos do que 0,5 mL/kg/h.
2. As causas da oligúria pré-renal incluem hipovolemia, ventilação mecânica, cardiomiopatia, estenose aórtica e medicamentos que prejudicam a autorregulação renal (ou seja, os medicamentos anti-inflamatórios não esteroides [NSAIDs], inibidores da enzima conversora de angiotensina [ACE], bloqueadores dos receptores da angiotensina [ARBs]).
3. A oligúria pré-renal resulta em hipoperfusão renal, o que provoca a ativação de respostas sistêmicas e renais compensatórias que aumentem a reabsorção tubular de sódio e água, resultando em baixo débito urinário.
4. Os índices urinários para oligúria pré-renal são uma gravidade específica superior a 1.018, uma pressão osmótica maior do que 500 mmol por kg, relação do nitrogênio ureico na urina/plasma superior a 8, taxa de creatinina na urina/plasma superior a 40, sódio na urina inferior a 10 mEq por L, fração de excreção de sódio (FENa) inferior a 1% e índice de insuficiência renal inferior a 1.

DISCUSSÃO

A oligúria é definida como o débito urinário inadequado, muitas vezes considerado como sendo menos de 400 mL por dia ou qualquer coisa menos do que 0,5 mL/kg/h. As causas da oligúria são geralmente classificadas como pré-renal, renal ou pós-renal em sua natureza. As causas pré-renais incluem hipovolemia, ventilação mecânica, cardiomiopatia, estenose aórtica e medicamentos que prejudicam a autorregulação renal (ou seja, NSAIDs, inibidores da ACE, ARBs). As causas renais da oligúria geralmente são a necrose tubular aguda ou nefrite intersticial aguda. Algumas das possíveis causas da oligúria pós-renal são uma massa retroperitoneal, hipertrofia prostática, necrose papilar e estenose uretral.

A oligúria pré-renal resulta em hipoperfusão renal, o que provoca a ativação de respostas sistêmicas e renais compensatórias que aumentem a reabsorção tubular de sódio e água, resultando em baixo débito urinário. O diagnóstico da oligúria pré-renal pode ser feito utilizando diversos históricos e achados físicos e laboratoriais. A hipotensão ortostática, uma baixa pressão venosa central (CVP), perda de elasticidade da pele e mucosas secas podem apontar para a hipovolemia como causa. Além disso, a diminuição da pressão sanguínea após a inflação do pulmão em um paciente ventilado mecanicamente pode sugerir uma pré-carga inadequada e hipovolemia.

Os índices urinários para oligúria pré-renal são uma gravidade específica superior a 1.018, uma pressão osmótica maior do que 500 mmol por kg, relação do nitrogênio ureico na urina/plasma superior a 8, taxa de creatinina na urina/plasma superior a 40, sódio na urina inferior a 10 mEq por L, EF_{Na} inferior a 1% e índice de insuficiência renal inferior a 1. Dos vários índices urinários, o EF_{Na} é considerado um dos mais confiáveis na diferenciação entre oligúria pré-renal e renal.

LEITURA SUGERIDA

Marino PL. *The ICU Book*. 3rd ed. Philadelphia, PA: Lippincott Williams & Wilkins; 2007:579–584.

Morgan GE, Mikhail MS, Murray MJ. *Clinical Anesthesiology*. 4th ed. New York, NY: McGraw-Hill; 2005:151, 1046–1047.

PALAVRA-CHAVE

Opioides Crônicos: Efeitos Colaterais

SEÇÃO

Subespecialidades: Dor

Adrianna Oprea
Editado por Thomas Halaszynski

PONTOS-CHAVE

1. Os opioides são os analgésicos mais comumente utilizados no período pós-operatório, incluindo pacientes com uso crônico de opioide.
2. Efeitos colaterais de altas doses e uso crônico podem limitar a utilização bem-sucedida desses medicamentos no tratamento da dor.
3. Os efeitos adversos associados ao uso crônico de opioide podem predominar sobre as propriedades terapêuticas de aliviar a dor de tais drogas e causar sedação, depressão respiratória, cognição prejudicada, náuseas e vômitos, perda de apetite, prurido, retenção urinária, tolerância ortostática prejudicada, e íleo e constipação.
4. Pacientes podem desenvolver tolerância a alguns dos efeitos adversos de opioides, mas não para outros, como prisão de ventre.

DISCUSSÃO

Analgésicos opioides podem gerar inúmeros efeitos colaterais que complicam a sua utilização nos cuidados pós-operatórios, no tratamento da dor associada a câncer avançado, para pacientes com dor crônica e em vários outros usos e doenças. Efeitos colaterais desses medicamentos estão entre os motivos mais comuns citados para o fracasso de opioides em aliviar a dor em pacientes que tomam opioides cronicamente. Preocupações do médico sobre o risco de certos efeitos colaterais, como depressão respiratória, podem dissuadir a prescrição de opioides ou podem levar a dosagem subótima. A incidência e a gravidade dos efeitos colaterais da administração de opioides podem ser um fator importante para o sucesso ou fracasso da gerência da dor em pacientes que tomam opioides cronicamente. Esses efeitos colaterais incluem sedação, depressão respiratória, cognição prejudicada, náuseas e vômitos, perda do apetite, prurido, retenção urinária, tolerância ortostática prejudicada, e íleo e constipação.

A constipação é um efeito adverso comum associado à administração de opioide. Embora os pacientes possam desenvolver tolerância a alguns dos efeitos colaterais associados aos opioides, isso geralmente não é verdadeiro no caso de uso crônico de opioide. Náuseas e vômitos, algumas vezes vistos com administração de opioides, também podem estar associados a constipação. Constipação é mais bem tratada profilaticamente no início da terapia com opioide.

Náuseas podem ocorrer com ou sem vômitos. Tolerância à náusea geralmente se desenvolve após vários dias de terapia com opioide. Vômitos acompanhados de náuseas são mais frequentes quando a complicação não é bem controlada. Qualquer queixa de náuseas ou vômitos garante uma avaliação completa do intestino. Pode ser necessário usar terapia antiemética de maneira programada para a primeira semana de terapia com opioide, após a qual ele pode ser descontinuado se a náusea desaparece ou opioides são usados em uma base conforme necessário.

Sedação pode ocorrer no início da terapia com opioide, mas, geralmente, desaparece após alguns dias. O paciente pode queixar-se de sentir-se sonolento. Pacientes e suas famílias devem ser advertidos para esperar por isso e ter confiança de que, se o problema persistir, geralmente pode ser tratado sem sacrificar o controle da dor por meio da redução gradual da dose ou alterando o opioide. Ocasionalmente, a sedação continua a ser um problema; no entanto, isso pode ser gerido de forma eficaz com o uso prudente de estimulantes do sistema nervoso central, como metilfenidato (Ritalina) ou dexamfetamina (Dexedrine).

Depressão respiratória é talvez o efeito colateral mais grave da administração de opioides. Usuários crônicos de opioides geralmente são tolerantes para esse efeito. A dor é um antagonista natural aos efeitos depressores respiratórios de opioides; portanto, enquanto o paciente estiver sentindo dor, é menos provável que ocorrerá depressão respiratória.

Acompanhamento de perto é garantido em pacientes tomando opioides crônicos ou quando outra intervenção da dor, como um bloqueio anestésico, tira efetivamente o estímulo de dor. Deve-se ter cuidado nessas situações para titular a dose de opioide para baixo sem precipitar uma reação de abstinência de opioides. Retirada pode ser evitada pela administração de aproximadamente 33% da dose de opioide anterior.

Mioclonia é um efeito colateral bastante comum, visto mais frequentemente com o uso crônico de opioide ou administração de doses elevadas de opioides. O paciente pode sentir espasmos musculares leves a moderados, mais comumente durante o sono, mas, ocasionalmente, durante todo o dia. Se persistentes, baixas doses de um benzodiazepínico ou relaxantes musculares podem ajudar.

Outros efeitos colaterais do uso crônico de opioides incluem confusão, alucinações e tontura. Como sedação, esses geralmente são temporários e tolerância frequentemente se desenvolve. No entanto, agravamento progressivo desses sintomas na dosagem de opioides estável geralmente indica causa alternativa e deve ser avaliado.

LEITURA SUGERIDA

Barash PG, Cullen BF, Stoelting RK. *Clinical Anesthesia*. 5th ed. Philadelphia, PA: Lippincott Williams & Wilkins; 2006:353–379.

Morgan GE, Mikhail MS, Murray MJ. *Clinical Anesthesiology*. 4th ed. New York, NY: McGraw-Hill; 2005:195–196.

PALAVRA-CHAVE

Opioides Neuraxiais: Local de Ação

SEÇÃO

Subespecialidades: Dor

Suzana Zorca
Editado por Jodi Sherman

PONTOS-CHAVE

1. Os opioides neuraxiais, como a morfina, o fentanil e o sufentanil agem diretamente nos receptores mu (MOR ou OPR1) na substância gelatinosa da medula espinal. Eles também atingem receptores cerebrais de opioides por meio da dispersão cefálica pelo líquido cefalorraquidiano (CSF), bem como os alvos efetores central e periférico após a absorção local através da vasculatura.
2. O início e duração da ação, bem como a propagação da analgesia segmentar e propensão para efeitos colaterais retardados, depende das propriedades físico-químicas do opioide, especialmente seu peso molecular e solubilidade lipídica.
3. Os opioides neuraxiais, ao contrário dos anestésicos locais, geralmente não causam denervação simpática, perda motora ou perda de propriocepção. Seus efeitos colaterais mais comumente encontrados, incluindo depressão respiratória, náuseas e vômitos (N/V), prurido e retenção urinária, são causados, principalmente, pela migração rostral via CSF.

DISCUSSÃO

Os opioides são o segundo grupo de fármacos mais comumente administrado depois dos anestésicos locais para a anestesia neuraxial. Eles podem ser usados isoladamente ou em combinação com anestésicos locais para técnicas espinais, epidurais, ou espinais-epidurais combinadas, para proporcionar analgesia intra ou pós-operatória. Os opioides neuraxiais podem reduzir as necessidades de anestésicos locais e seus efeitos colaterais posteriores, como o bloqueio motor. Os efeitos dos opioides neuraxiais são complexos e ocorrem em pelo menos três mecanismos diferentes, a seguir:

1. Efeito regional direto nos receptores de opioides na substância gelatinosa do corno dorsal da medula espinal.
2. Efeitos sobre os receptores opioides cerebrais após o alastramento cefálico pelo CSF.
3. Efeitos centrais e periféricos após a absorção vascular.

A analgesia opioide neuraxial envolve pelo menos três áreas anatômicas distintas do sistema nervoso central (CNS): a substância gelatinosa da medula espinal (axônios terminais dos aferentes primários dentro das lâminas I e II, os quais inibem os estímulos nociceptivos das fibras C e A delta), a medula ventromedial, e a matéria cinzenta periaquedutal-periventricular. A contribuição relativa de cada um destes mecanismos depende das propriedades físico-químicas do opioide e da dose administrada.

Opiáceos hidrofílicos como a morfina demoram mais tempo a penetrar nos tecidos e, por conseguinte, têm um início mais lento e duração mais longa de ação do que os agentes lipofílicos como fentanil e sufentanil. A penetração lenta nos tecidos também permite mais tempo para a disseminação cefálica do agente, aumentando a analgesia segmentar. É, portanto, possível que compostos hidrofílicos como a morfina e a hidromorfona tenham contribuições de todos os três mecanismos acima. Em contraste, os opioides lipofílicos, como o fentanilo e sufentanilo, têm penetração mais rápida no tecido, permitindo um início mais rápido e duração de ação mais curta. Além disso, isso diminui a propagação cefálica e potencial para efeitos colaterais retardados, como depressão respiratória.

A um nível molecular, os opioides neuraxiais ligam-se a receptores opioides (receptores acoplados a proteínas G moduladoras do efeito de inibidores de proteínas G) pré e pós-sinapticamente sobre as células nociceptivas presentes. Eles reduzem a excitação neuronal e diminuem a liberação de neurotransmissores nociceptivos. Receptores Mu, delta e kappa estão presentes no corno dorsal da medula espinal. As ativações dos receptores Mu-1 e delta diminuem a dor somática; a ativação Mu-2 do receptor resulta em efeitos colaterais comumente vistos como depressão respiratória, bradicardia, euforia e íleo. Os receptores Mu-1 e kappa inibem a dor visceral. Os opioides neuraxiais são agonistas relativamente específicos dos receptores Mu (também conhecido como OPR1). Isso explica o bloqueio "seletivo" da sensação de dor, sem a consequente perda da função motora, sensorial e simpática.

Os principais efeitos colaterais dos opioides neuraxiais são semelhantes aos encontrados após a administração sistêmica: prurido (mais comum em pacientes obstétricas, resultante da interação com os receptores mu no núcleo trigeminal e um postulado de reatividade cruzada dos opioides nos receptores de estrogênio), depressão respiratória N/V (bifásica precoce e tardia, especialmente com o aumento da absorção sistêmica dos opioides solúveis em lipídios, a ativação de receptores na medula ventral após a propagação rostral através do CSF). A naloxona é eficaz no alívio do prurido, a partir principalmente de seus efeitos sedativos, e não em virtude da inibição da liberação pela histamina de anti-histamínicos diretos. A retenção urinária também é vista, e postula-se que ela ocorre como um resultado da ativação de receptores de opioides na medula espinal sacral que inibe a saída parassimpática sacral. Isto aumenta o relaxamento do músculo detrusor e a capacidade da bexiga, e pode, previsivelmente, ser revertido com naloxona.

Outros efeitos colaterais dos opioides neuraxiais incluem a sedação dependente da dose (especialmente com o sufentanil neuroaxial), ou, alternativamente, excitação do CNS, isto é, rigidez muscular tônica em virtude da migração cefálica e ação nos receptores não opioides no tronco cerebral ou gânglios basais. A reativação viral pode ocorrer (p. ex., vírus labial herpes simples por causa da ação de opioides nos receptores neuraxiais no núcleo trigeminal). Disfunção ocular (miose, nistagmo, vertigens), esvaziamento gástrico retardado, disfunção da termorregulação e oligúria secundária a liberação de hormônio antidiurético estimulada pela migração cefálica de opioides podem também ser vistos.

LEITURA SUGERIDA

Axelsson K, Gupta A. Local anaesthetic adjuvants: neuraxial versus peripheral nerve block. *Curr Opin Anaesthesiol.* 2009;22(5):649–654.

Coda BA. Opioids. In: Barash PG, Cullen BF, Stoelting RK *et al.*, eds. *Clinical Anesthesia.* 6th ed. Philadelphia, PA: Lippincott Williams & Wilkins; 2009:465–492.

Sinatra RS. Opioids and opioid receptors. In: Sinatra RS, Jahr JS, Watkins-Pitchford JM, eds. *The Essence of Analgesia and Analgesics.* Cambridge: Cambridge University Press; 2011:73–81.

Yaksh TL, Wallace MS. Opioids, analgesia, and pain management. In: Brunton L, Chabner B, Knollman B, eds. *Goodman & Gilman's the Pharmacological Basis of Therapeutics.* 12th ed. New York, NY: McGraw-Hill; 2011:481–526.

PALAVRA-CHAVE

Oxigênio Hiperbárico: Indicações

SEÇÃO

Ciências Clínicas Genéricas: Procedimentos, Métodos, Técnicas de Anestesia

Chi Wong
Editado por Ala Haddadin

PONTOS-CHAVE

1. Terapia de oxigênio hiperbárico (HBO) aumenta a quantidade de oxigênio dissolvido no plasma por meio do aumento da pressão ambiente do oxigênio para 2-3 atmosferas absolutas (ATA).
2. A terapia de HBO é indicada no envenenamento grave por monóxido de carbono (CO) (carboxi-hemoglobina [COHb] > 30%) e em pacientes grávidas com COHb superior a 15%.
3. A meia-vida do CO está inversamente relacionada com a concentração de oxigênio inspirado.
4. Terapia de HBO é o tratamento padrão para doença da descompressão e é o tratamento de escolha para embolia por ar ou gasosa.
5. Terapia de HBO é recomendada como terapia adjuvante para infecções necrotizantes de tecidos moles, como mionecrose clostridial e prevenção de osteorradionecrose.
6. Terapia de HBO fornece suporte temporário no tratamento de anemia por perda excepcional de sangue.

DISCUSSÃO

Terapia de HBO aumenta a quantidade de oxigênio (O_2) dissolvido no plasma por meio do aumento da pressão ambiente do oxigênio para 2 a 3 ATA. Os efeitos fisiológicos do O_2 sob pressão aumentarão o conteúdo de O_2 no sangue, o que é útil para o tratamento de condições isquêmicas. Outro efeito fisiológico é a vasoconstrição que aumenta diretamente a resistência vascular sistêmica (SVR) e causa hipertensão, bradicardia e diminuição do débito cardíaco. Apesar da diminuição do fluxo sanguíneo para a periferia, a entrega total de oxigênio é aumentada, porque a difusão do oxigênio para longe a partir do leito vascular fica aumentada. Terapia de HBO também provoca inibição da adesão de neutrófilos endoteliais no tecido lesionado, permitindo maior mobilização de leucócitos.

A terapia de HBO é indicada no envenenamento grave por CO, quando COHb é maior que 30%, e em pacientes grávidas com COHb superior a 15%. Melhora a oxigenação dos tecidos, diminuindo a meia-vida da COHb, aumentando a quantidade de O_2 dissolvido no plasma e aumentando a taxa de libertação de CO a partir de citocromo-oxidase. A meia-vida do CO está inversamente relacionada com a concentração de oxigênio inspirado. O tratamento é orientado pela gravidade dos sintomas e pela resposta à terapia. As indicações clínicas incluem um paciente com um histórico de comprometimento neurológico (tontura, obtundação, desmaio) e evidência de anormalidade cardíaca (depressão do segmento ST no ECG e insuficiência ventricular).

Doenças de bolha de gás, como embolia gasosa e doença de descompressão, respondem bem à terapia de HBO. Tais doenças podem ocorrer em pilotos de avião, mergulhadores, pacientes com desvio cardiopulmonar e pacientes submetidos a procedimentos neurocirúrgicos em posição sentada, que desenvolvem embolia gasosa venosa. Terapia de HBO aumenta a perfusão tecidual e a tensão de O_2 tecidual, e é o tratamento de escolha para embolia gasosa ou de ar. O rápido aumento da pressão ambiente diminui o volume da bolha e melhora imediatamente o fluxo sanguíneo. O padrão de tratamento para a doença da descompressão é a terapia de HBO.

Terapia de HBO é recomendada como terapia adjuvante durante o tratamento antibiótico antes de desbridamento cirúrgico de emergência para o tratamento de infecções necrotizantes dos tecidos moles, como mionecrose clostridial. *Clostridium perfringens* é a causa mais comum de gangrena gasosa mediada por alfa-toxina, uma lecitinase que prejudica as membranas celulares, causando a lise de RBC e danos ao músculo e túbulos renais. Bactérias anaeróbicas são sensíveis ao aumento tecidual de PO_2 porque carecem de enzimas antioxidantes, como a superóxido dismutase e catalase. Altas tensões de O_2 também inibem a produção de alfatoxina *clostridium*. Outros mecanismos incluem reversão da disfunção de neutrófilos induzida por hipóxia, o melhoramento da expressão dos macrófagos interleucina-10 e os efeitos anti-inflamatórios. Terapia de HBO induz vasoconstrição hiperóxica que diminui o edema e melhora a perfusão para o tecido isquêmico tumefado. Também aumenta a tensão tecidual de oxigênio e melhora a sobrevivência dos tecidos marginalmente viáveis.

Abscessos intracranianos geralmente são causados por bactérias anaeróbias. O modo de ação da terapia de HBO é por meio do aprimoramento da destruição dos leucócitos.

Isquemia crônica e necrose por radiação ocorrem após 6 a 18 meses, quando os vasos sanguíneos na área irradiada começam a sofrer esclerose progressivamente, com resultante diminuição no fluxo sanguíneo. O tratamento com terapia de HBO irá estimular a neovascularização do tecido irradiado, permitindo subsequente enxerto de osso ou tecidos. Terapia de HBO é indicada para necrose por irradiação de tecidos moles, cistite por irradiação e prevenção de osteorradionecrose.

Terapia de HBO fornece um apoio temporário no tratamento de anemia por perda de sangue excepcional quando a transfusão de sangue não estiver disponível, ou quando uma Testemunha de Jeová recusa sangue. A vida pode ser mantida apenas pelo aumento do teor de O_2 por meio de oxigênio dissolvido no plasma em FIO_2 a 100% e 3 atm, mesmo com uma hemoglobina de 1 g/dL. Ao mesmo tempo, os pacientes devem receber epoetina alfa, ferro e ácido fólico para maximizar a produção de medula. Terapia de HBO é continuada até a obtenção de uma hemoglobina de 7 g/dL.

Contraindicações absolutas à terapia de HBO incluem a administração concomitante de agentes quimioterápicos (doxorrubicina, bleomicina e cisplatina), a terapia dissulfiram (bloqueio de superóxido dismutase que protege contra toxicidade do oxigênio), pneumotórax não tratado e prematuros suscetíveis à fibroplasia retrolental. Contraindicações relativas incluem uma história de pneumotórax espontâneo, enfisema grave com intoxicação por CO_2 que aumenta o risco de pneumotórax e esferocitose congênita, onde PO_2 elevado pode causar hemólise grave nas hemácias frágeis.

Efeitos adversos incluem convulsão induzida por oxigênio quando o tratamento é dado a mais de 2 ATA, toxicidade pulmonar do oxigênio, parestesia transitória do quarto e quinto dedo da distribuição do nervo ulnar, otite serosa média e miopia progressiva. Maiores complicações são extremamente raras, apesar dos potenciais efeitos adversos da terapia de HBO.

LEITURA SUGERIDA

Miller RD. *Miller's Anesthesia*. 7th ed. Philadelphia, PA: Elsevier, Churchill Livingstone; 2009:2485–2497.
Morgan GE, Mikhail MS, Murray MJ. *Clinical Anesthesiology*. 4th ed. New York, NY: McGraw-Hill; 2006:1028–1029.
Mortensen CR. Hyperbaric oxygen therapy. *Curr Anaesth Crit Care*. 2008;19:333–337.

Oxitocina: Efeitos nos Eletrólitos

Subespecialidades: Anestesia Obstétrica

Dallen Mill
Editado por Lars Helgeson

PALAVRA-CHAVE

SEÇÃO

PONTOS-CHAVE

1. A oxitocina, um hormônio estruturalmente semelhante à vasopressina, é liberada pela hipófise posterior.
2. Em doses elevadas, a oxitocina pode induzir hiponatremia em decorrência dos efeitos antidiuréticos, semelhantes aos da vasopressina.
3. O rápido metabolismo da dextrose em soluções transportadoras contendo dextrose pode levar à hiponatremia de diluição, agravando, assim, a hiponatremia induzida pela oxitocina.
4. O risco de hiponatremia pode ser minimizado pela administração de oxitocina usando protocolos de taxa baixa, e com soluções transportadoras isotônicas.

DISCUSSÃO

A oxitocina é um dos dois hormônios sintetizados no hipotálamo, e liberado pela glândula hipofisária posterior. A oxitocina é um nonapeptídeo cíclico, diferindo da vasopressina (hormônio antidiurético), o outro hormônio liberado pela glândula hipofisária posterior, por dois aminoácidos. Postula-se que esta semelhança estrutural contribui para o efeito de eletrólitos clinicamente mais significativo de hiponatremia da oxitocina. A oxitocina liga-se aos receptores de vasopressina nos rins, causando um efeito antidiurético, particularmente em níveis suprafisiológicos iatrogênicos encontrados no periparto. Dados de estudos em animais e humanos sugerem que os receptores V_2 e aquaporina-2 renal (AQP2) podem mediar a ação antidiurética da oxitocina.

O risco de hiponatremia induzida pela oxitocina é especialmente elevado quando infundido rapidamente (20 mU por minuto) com soluções contendo dextrose. O D5W é uma solução transportadora problemática, em virtude da hiponatremia de diluição resultante do metabolismo rápido da dextrose. A hiponatremia induzida por esta combinação pode ser profunda. Quando infundida a taxas elevadas, a oxitocina no D5W tem sido implicada no desenvolvimento de hiponatremia aguda, convulsões e coma, na situação de hemorragia pós-parto. Assim, a administração de protocolos de oxitocina de baixa taxa usando soluções de transporte isotônicas, como soro fisiológico, tem sido defendida por quase duas décadas. Estudos têm demonstrado que, quando misturada com soluções isotônicas, o risco de hiponatremia é extremamente pequeno (mesmo quando administrada em doses elevadas de até 300 mU por minuto).

A hiponatremia assintomática muitas vezes pode ser tratada com restrição de água ou a administração de solução salina isotônica. Se o paciente apresentar sinais de hiponatremia, como confusão, coma e convulsões, a oxitocina deve ser suspensa, e a hiponatremia deve ser corrigida. Cuidados devem ser tomados para corrigir a hipernatremia lentamente; se corrigida muito rapidamente, uma síndrome de desmielinização osmótica (CPM) pode ocorrer.

LEITURA SUGERIDA

Bergum D, Lonnée H, Hakli TF. Oxytocin infusion: acute hyponatraemia, seizures and coma. *Acta Anaesthesiol Scand*. 2009;53:826–827.
Joo KW, Jeon US, Kim GH, et al. Antidiuretic action of oxytocin is associated with increased urinary excretion of aquaporin-2. *Nephrol Dial Transplant*. 2004;19:2480–2486.
Ophir E, Solt I, Odeh M, et al. Water intoxication—a dangerous condition in labor and delivery rooms. *Obstet Gynecol Surv*. 2007;62:731–738.
Smith JG, Merrill DC. Oxytocin for induction of labor. *Clin Obstet Gynecol*. 2006;49:594–608.

PALAVRA-CHAVE

P50 Relacionado com a Idade

SEÇÃO

Clínica Baseada em Órgão: Sistema Respiratório

Rongjie Jiang

Editado por Veronica Matei

PONTOS-CHAVE

1. O P50 da hemoglobina é definido como a pressão parcial de oxigênio (PO_2) no sangue onde a hemoglobina está 50% saturada com oxigênio, em 37°C e pH de 7,4.
2. P50 é o método usual de comunicação de qualquer mudança na curva de dissociação oxigênio-hemoglobina.
3. Existem três fatores principais que afetam a troca do P50:
   - 2,3-difosfoglicerato (DPG).
   - pH.
   - Temperatura.
4. Hemoglobina fetal tem P50 muito mais baixo (18 mm Hg) do que em adultos (27 mm Hg). Hemácias fetais têm menor nível de 2,3-DPG, que também pode contribuir para essa troca.

DISCUSSÃO

Adultos normais têm um P50 de 27 mm Hg. A curva clássica de dissociação de oxigênio é mostrada na Figura 1. Um P50 baixo indica um deslocamento à esquerda da curva, o que significa maior afinidade da hemoglobina com o oxigênio. Uma baixa de 2,3-DPG, pH aumentado e temperatura baixa deslocam a curva para a esquerda, como faz a hemoglobina fetal. O deslocamento para a direita é exatamente o oposto.

O P50 mais baixo de hemoglobina fetal (18 mm Hg) facilita a ligação do oxigênio a partir da circulação placentária materna. No entanto, dificulta a liberação de oxigênio no tecido.

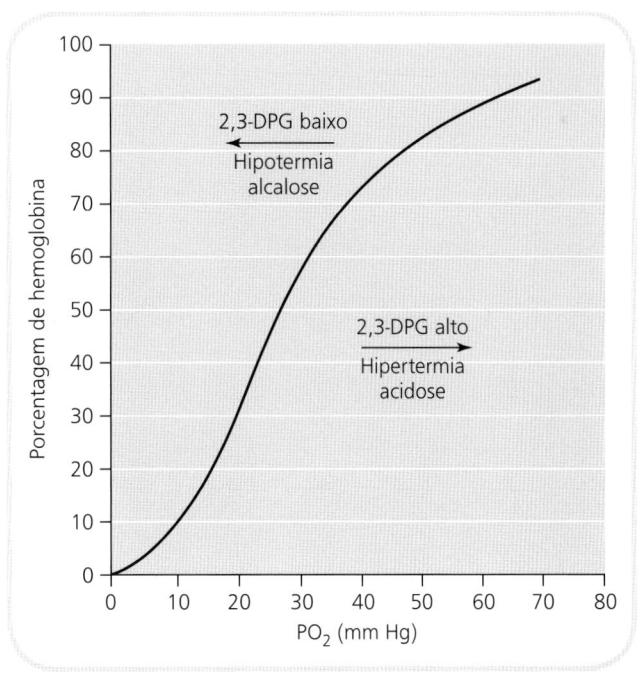

Figura 1. A curva de dissociação do oxigênio. (Reproduzida com a permissão de Miller RD. Miller's Anesthesia. 7th Edition. Philadelphia, PA: Elsevier, Churchill and Livingstone, 2009: 2663.)

A transição para a hemoglobina adulta é completada seis meses após o nascimento. Detalhes das mudanças são mostrados na tabela a seguir:

Idade	Consumo de oxigênio (mL/kg/min)	Concentração de hemoglobina (g/dL)	P50 (mm Hg)
Recém-nascidos a termo	6,0 ± 1,0	16,5 ± 1,5	18
6 meses	5,0 ± 0,9	11,5 ± 1,0	24
12 meses	5,2 ± 0,9	12,0 ± 0,75	–
2 anos	6,4 ± 1,2	12,5 ± 0,5	27
5 anos	6,0 ± 1,1	12,5 ± 0,5	–
12 anos	3,3 ± 0,6	13,5 ± 1,0	–
Adulto	3,4 ± 0,6	14,0 ± 1,0	27

LEITURA SUGERIDA

Crone PK. *Pediatric Intensive Care.* Philadelphia, PA: JB Lippincott; 1981. *ASA Refresher Courses in Anesthesiology*, Vol 9.

Miller RD. *Miller's Anesthesia*. 7th ed. Philadelphia, PA: Elsevier, Churchill, and Livingstone; 2009:2663, 1746.

PALAVRA-CHAVE	# PACU Evitada: *Fast-Tracking* em Anestesia
SEÇÃO	Ciências Clínicas Genéricas: Procedimentos, Métodos, Técnicas de Anestesia

Bijal Patel

Editado por Hossam Tantawy

PONTOS-CHAVE

1. A área de recuperação de Fase I refere-se à unidade na qual os pacientes se recuperam imediatamente após a conclusão de um procedimento cirúrgico, onde se espera que o paciente recupere as principais funções fisiológicas, incluindo a estabilidade hemodinâmica, a função pulmonar e das vias respiratórias.
2. A área de recuperação de Fase II é considerada uma unidade de curta duração à qual os pacientes vão depois de receber alta da área de Fase I, onde o paciente ganha maiores funções cognitivas ao ponto em que ele ou ela seria capaz de participar efetivamente nas atividades da vida diária em casa.
3. *Fast-tracking* é o processo de ir diretamente da sala de cirurgia (OR) para a recuperação de Fase II, ignorando a Fase I.
4. As possíveis vantagens do *fast-tracking* incluem redução de custos, tempos de alta médica mais rápidos, e o paciente pode ficar mais confortável, mais rápido do que em uma situação de Fase I, uma vez que precisará de monitoramento e cuidados menos invasivos e menos frequentes.

DISCUSSÃO

O processo de recuperação após a anestesia ambulatorial pode ser dividido em três fases. A Fase I refere-se à sala de recuperação pós-anestésica (PACU), na qual os pacientes se recuperam imediatamente após a conclusão de um procedimento cirúrgico. Durante esta fase, espera-se que o paciente recupere as principais funções fisiológicas, incluindo a estabilidade hemodinâmica, a função pulmonar e das vias respiratórias. A Fase I exige um alto nível de cuidados, geralmente com uma relação entre paciente e enfermagem de 2:1.

A área de recuperação de Fase II é considerada uma unidade de curta permanência para a qual os pacientes vão depois de receber alta da área de Fase I. Durante a recuperação de fase II, o paciente ganha um maior funcionamento cognitivo, até o ponto onde ele ou ela seria capaz de participar efetivamente nas atividades da vida diária em casa. O nível de cuidado é menor do que o exigido na área de Fase I, e é necessário um acompanhamento menos frequente. Geralmente, uma avaliação chamada de pontuação da Aldrete modificada é usada para mover os pacientes da Fase I para a Fase II do processo de recuperação. O sistema de pontuação avalia a atividade, a respiração, a circulação, a consciência e a saturação de oxigênio, com cada categoria valendo dois pontos. Uma pontuação aceitável para transferir os pacientes da Fase I à Fase II da recuperação é de 8 a 10, com pelo menos um ponto em cada uma das cinco categorias.

Às vezes, os pacientes também podem ser enviados diretamente da OR para a área da Fase II, o que também se chama de *fast-tracking*. Semelhante à pontuação modificada de Aldrete, o sistema de pontuação de White e Song é frequentemente utilizado como um critério aceitável para o *fast-tracking*. O nível de consciência, atividade física, estabilidade hemodinâmica, estabilidade respiratória, saturação de oxigênio, o estado da dor pós-operatória e os sintomas eméticos pós-operatórios são avaliadas sob este sistema. Mais uma vez, cada categoria vale dois pontos, com um mínimo de 12 pontos necessários, e pelo menos um ponto em cada categoria.

Algumas das possíveis vantagens do *fast-tracking* incluem redução de custos e tempos mais rápidos até a alta médica, com uma menor taxa de internações não planejadas. Além disso, o paciente pode ficar mais confortável, mais rápido do que em uma situação de Fase I, uma vez que precisará de monitoramento e cuidados menos invasivos e menos frequentes. Geralmente, um número limitado de familiares e amigos são permitidos na área da Fase II. A ingestão oral é geralmente introduzida neste ponto, e o paciente é colocado na posição sentada, se for tolerado. Com o advento das técnicas cirúrgicas minimamente invasivas, agentes anestésicos de curta duração e técnicas multimodais para a dor (incluindo o uso de bloqueios regionais e limitação de opioides de ação central) e controle de vômitos, o *fast-tracking* pode ser uma opção para um número maior de pacientes.

As possíveis desvantagens relacionadas com o *fast-tracking* incluem o aumento das necessidades de pessoal e de treinamento cruzado do pessoal, e perda de receita associada à recuperação de Fase I. Além disso, há alguma evidência de que os pacientes que utilizam a PACU podem ter uma taxa mais elevada de intervenções de enfermeiros por sintomas como náuseas ou dor.

A Fase III do processo de recuperação normalmente ocorre em casa. Aqui, o paciente retorna ao nível de atividade inicial que estava presente antes do procedimento.

LEITURA SUGERIDA

Springman SR, ed. *Ambulatory Anesthesia: The Requisites in Anesthesiology*. Philadelphia, PA: Mosby Elsevier; 2006:109–116.

Twersky RS, Philip BK, eds. *Handbook of Ambulatory Anesthesia*. 2nd ed. New York, NY: Springer Science and Business Media; 2008:326.

Williams BA, Kentor ML, Williams JP, *et al*. PACU bypass after outpatient knee surgery is associated with fewer unplanned hospital admissions but more Phase II nursing interventions. *Anesthesiology*. 2002;97:981–988.

PALAVRA-CHAVE	**Padrão de Frequência Cardíaca Fetal: Trabalho de Parto Normal**
SEÇÃO	Subespecialidades: Anestesia Obstétrica

Shaun Gruenbaum
Editado por Lars Helgeson

PONTOS-CHAVE

1. A abordagem dos padrões da frequência cardíaca fetal (FHR) deve ser sistemática para evitar erros de interpretação. A frequência cardíaca base, a presença de variabilidade e padrões periódicos devem sempre ser avaliados.
2. Alterações na FHR base são determinadas pelo sistema nervoso autônomo e podem refletir fontes internas ou externas.
3. Perda da variabilidade batimento a batimento reflete depressão do sistema nervoso central (CNS) por asfixia e pode, portanto, ser um mau sinal.
4. Desacelerações precoces e desacelerações variáveis, dois padrões da FHR com um resultado favorável, refletem compressão da cabeça do feto durante as contrações maternas e compressão do cordão umbilical, respectivamente.
5. Desacelerações tardias e padrão sinusoidal, dois padrões ameaçadores na FHR, refletem isquemia miocárdica causada por insuficiência uteroplacentária e anemia grave ou hipóxia, respectivamente.

DISCUSSÃO

Monitoramento da FHR é comumente usado para avaliar o bem-estar fetal durante o trabalho de parto. Garantir um bom traçado na FHR está relacionado com bom resultado fetal e inclui boa variabilidade batimento a batimento sem desacelerações. Um traçado não confiável da FHR correlaciona-se com um resultado fetal ruim e inclui falta de variabilidade e desacelerações persistentes, graves ou prolongadas. Outros padrões de FHR podem ser difíceis de interpretar. Assim, a abordagem de padrões de FHR deve ser sistemática para evitar erros de interpretação.

A frequência cardíaca base, a presença de variabilidade e padrões periódicos devem sempre ser avaliados.

A variação normal da FHR é de 120-160 batimentos por minuto, o que é determinado pelo sistema nervoso autônomo. A linha de base da FHR é considerada alterada se uma alteração na frequência persistir durante mais de 15 minutos. Alterações na FHR refletem fontes internas ou externas. Taquicardia fetal está associada a prematuridade, ansiedade materna, febre materna e administração de medicamentos, como atropina ou efedrina.

Bradicardia fetal pode estar associada a bloqueio cardíaco congênito, hipóxia fetal ou acidose.

A variabilidade batimento a batimento da FHR reflete um sistema nervoso saudável, que é mediado pelo CNS, pelo sistema nervoso periférico (PNS) e pelo sistema de condução cardíaca. Perda da variabilidade pode refletir depressão do CNS por asfixia e pode, portanto, ser um mau sinal.

Outras causas de diminuição da variabilidade incluem um estado calmo ou sonolento (geralmente transitório, com a variabilidade aumentando dentro de 30 a 40 minutos) e administração de depressores do CNS (ou seja, barbitúricos e opioides), agentes parassimpatolíticos (ou seja, atropina) ou agentes adrenérgicos de ação central (ou seja, metildopa). A administração de efedrina pode aumentar a variabilidade.

Padrões periódicos importantes da FHR incluem desacelerações precoces, tardias e variáveis e padrão sinusoidal. Desacelerações precoces refletem compressão da cabeça fetal durante as contrações maternas. Desacelerações precoces aparecem em forma de U, começando no início de uma contração e retornando à linha de base no final dela. Assim, elas são, por características, uma "imagem espelhada" da contração traçada (Fig. 1). Esse padrão de FHR geralmente é transitório, não indica sofrimento fetal e é bem tolerado pelo feto.

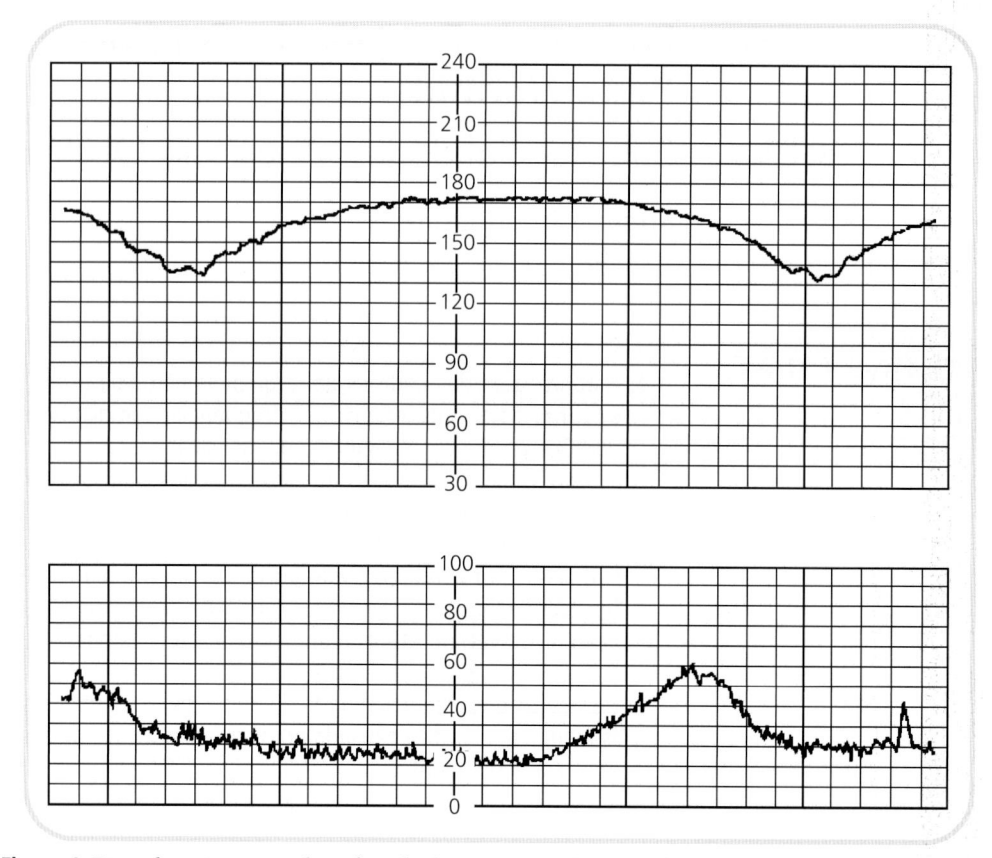

Figura 1. Desaceleração precoce do padrão da FHR, o que geralmente reflete compressão da cabeça do feto durante as contrações maternas. (Adaptada de Sweha A, Hacker TW, Nuovo J. Interpretation of the electronic fetal heart rate during labor. *Am Fam Physician*. 1999;59:2487-2500.)

Desacelerações tardias refletem isquemia miocárdica causada pela insuficiência uteroplacentária e são provocadas pelas contrações maternas. Desacelerações tardias podem ser resultado de disfunção placentária ou diminuição do fluxo sanguíneo do útero. Desacelerações tardias têm formato de U e começam no pico da contração uterina ou depois dela e retornam para a linha base quando a contração termina (Fig. 2). Desacelerações tardias são preocupantes e são um mau sinal, principalmente se forem persistentes e apresentarem variabilidade batimento a batimento diminuída.

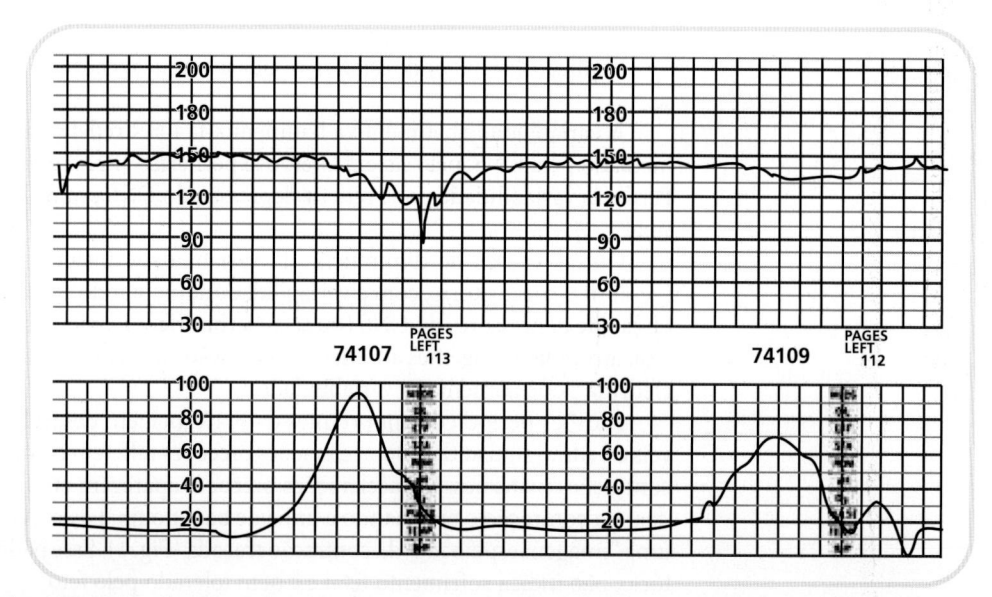

Figura 2. Padrão de FHR de desaceleração tardia, que geralmente reflete insuficiência uteroplacentária. (Adaptada de Sweha A, Hacker TW, Nuovo J. Interpretation of the electronic fetal heart rate during labor. *Am Fam Physician*. 1999;59:2487-2500.)

Desacelerações variáveis são o padrão mais comum de FHR periódica. Tipicamente, elas variam na duração, na intensidade e no ritmo, e podem ter formato de U ou V (Fig. 3). Desacelerações variáveis refletem compressão do cordão umbilical, e podem ou não estar associadas a contrações maternas. Elas estão associadas a resultados favoráveis.

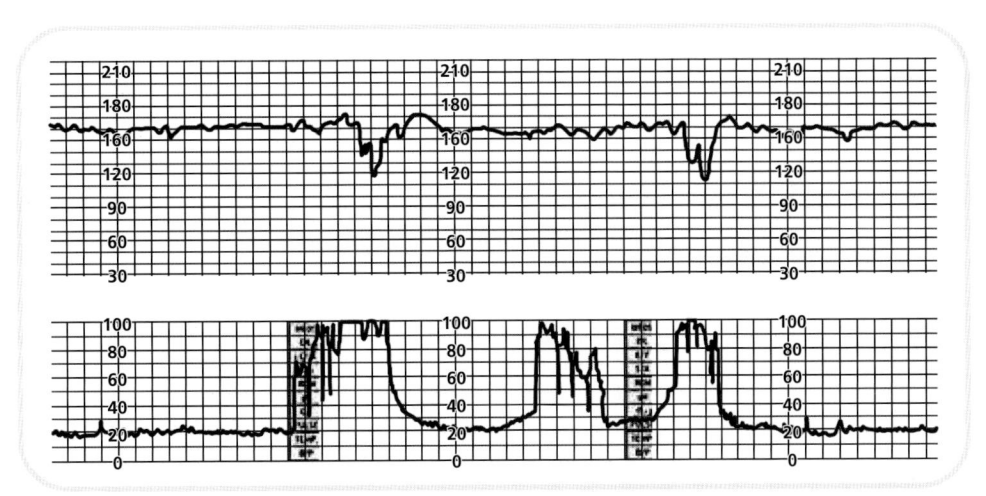

Figura 3. Desaceleração variável na FHR, o que geralmente reflete compressão do cordão umbilical durante as contrações maternas. (Adaptada de Sweha A, Hacker TW, Nuovo J. Interpretation of the electronic fetal heart rate during labor. *Am Fam Physician*. 1999;59:2487-2500.)

Um padrão de FHR sinusoidal é um sinal raro, mas ameaçador. O padrão é uma onda senoidal suave e regular, com uma frequência de 2 a 5 ciclos por minuto, amplitude de cerca de 15 batimentos por minuto e variabilidade batimento a batimento ausente (Fig. 4). Esse padrão reflete anemia grave ou hipóxia, que não estão associadas a contrações maternas.

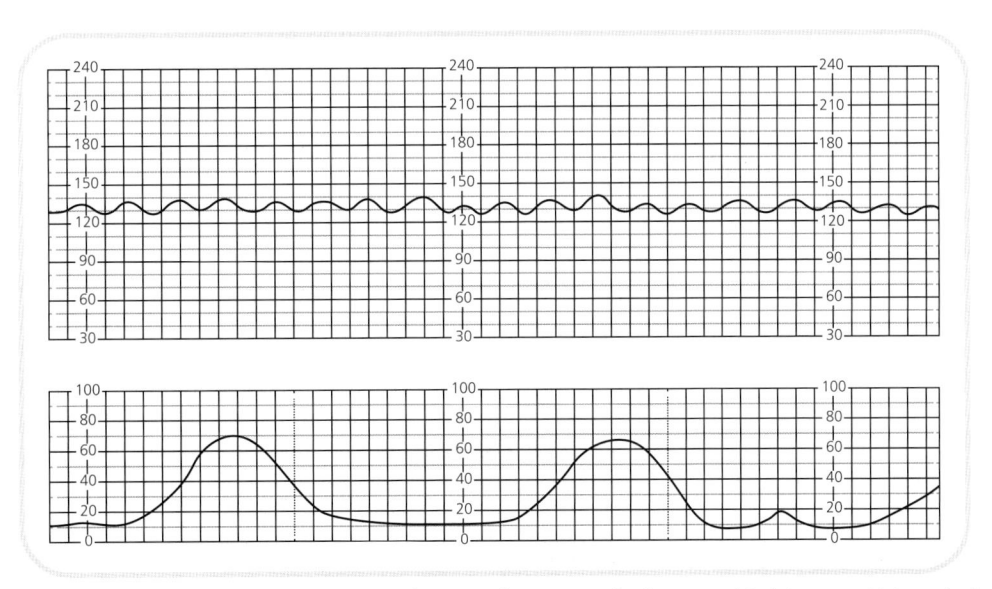

Figura 4. Padrão sinusoidal da FHR, que geralmente reflete anemia fetal grave ou hipóxia grave. (Adaptada de Sweha A, Hacker TW, Nuovo J. Interpretation of the electronic fetal heart rate during labor. *Am Fam Physician*. 1999;59:2487-2500.)

LEITURA SUGERIDA

Barash PG, Cullen BF, Stoelting RK. *Clinical Anesthesia*. 5th ed. Philadelphia, PA: Lippincott Williams & Wilkins; 2009:1160–1161.

Sweha A, Hacker TW, Nuovo J. Interpretation of the electronic fetal heart rate during labor. *Am Fam Physician*. 1999;59:2487–2500.

Parada Cardíaca: Hipotermia Induzida

Ciências Clínicas Genéricas: Procedimentos, Métodos, Técnicas de Anestesia

Kimberly Slininger
Editado por Qingbing Zhu

PONTOS-CHAVE

1. Hipotermia induzida (32°C a 34°C) pode melhorar os resultados neurológicos após a fibrilação ventricular sem pulso (fibrilação-v) ou parada por taquicardia ventricular (taquicardia-v).
2. Durante a cirurgia cardíaca, hipotermia sistêmica pode ser dada para reduzir as necessidades de oxigênio e diminuir a taxa metabólica, ambos servindo como esforços cardioprotetores.
3. A duração da hipotermia deve estar entre 12 e 24 horas.
4. Reaquecimento deve ser passivo para diminuir o risco de liberar produtos metabólicos acumulados em circulação, depressão miocárdica adicional, hipotensão e acidose.

DISCUSSÃO

Vários estudos demonstraram que a hipotermia induzida após uma parada por fibrilação-v pode melhorar o resultado neurológico do paciente. Os pacientes são considerados elegíveis para essa terapia, se eles sofreram uma fibrilação-v sem pulso fora do hospital ou parada cardíaca ventricular e permanecem sem resposta após ressuscitação bem-sucedida. Idealmente, a indução de hipotermia (temperatura de objetivo central de 32°C a 34°C) deve ser iniciada dentro de 1 a 2 horas, se os pacientes estão intubados e hemodinamicamente estáveis depois que a ressuscitação cardiopulmonar foi iniciada.

Hipotermia sistêmica também é usada para a proteção do miocárdio durante cirurgia cardíaca. Hipotermia pode reduzir as necessidades de oxigênio do miocárdio e taxa metabólica. Também diminui a liberação de neurotransmissores excitatórios e diminui a fosforilação oxidativa. Para cada 1°C de redução na temperatura do corpo, há uma diminuição correspondente de 8% na taxa metabólica.

Hipotermia pode ser alcançada por meio de meios ativos ou passivos. Hipotermia passiva permite que o corpo equilibre-se com o ambiente. A velocidade em que isso ocorre depende da área de superfície corporal exposta e da temperatura ambiente. A maioria dos pacientes durante a cirurgia cardíaca, no entanto, necessitará de resfriamento ativo. Isso pode ser feito com refrigeração cobertores ou outros dispositivos projetados para esta finalidade.

A duração da hipotermia induzida deve estar entre 12 e 24 horas. Pacientes devem ser sedados e receber agentes de bloqueio neuromuscular para evitar tremores. Hipotermia pode causar distúrbios metabólicos e eletrolíticos, que devem ser monitorados. Reaquecer o paciente deve ocorrer passivamente depois que acabar a duração terapêutica da hipotermia. Reaquecimento diminui o risco de liberar produtos metabólicos acumulados em circulação, depressão miocárdica adicional, hipotensão e acidose.

LEITURA SUGERIDA

Barash PG, Cullen BC, Stoelting RK et al., eds. *Clinical Anesthesia*. 6th ed. Philadelphia, PA: Lippincott Williams & Wilkins; 2009:919, 1089–1090, 1555.
Marino PL. *The ICU Book*. 3rd ed. Philadelphia, PA: Lippincott Williams & Wilkins; 2007:290–291.
Miller RD, Eriksson LI, Fleisher LA et al., eds. *Miller's Anesthesia*. 7th ed. Philadelphia, PA: Churchill Livingstone Elsevier; 2010:2914.

PALAVRA-CHAVE	**Parada Circulatória: Implicações do Estado do pH**
SEÇÃO	Subespecialidades: Cuidados Intensivos

Roberto Rappa

Editado por Benjamin Sherman

PONTOS-CHAVE

1. Durante condições hipotérmicas, aumenta a solubilidade de CO_2 no plasma, resultando em uma menor $PaCO_2$ e um pH mais elevado do plasma.
2. Hipocarbia hipotérmica causa vasoconstrição cerebral e diminuição do fluxo sanguíneo para o cérebro.
3. Gestão do estado do pH promove a manutenção de um pH sanguíneo constante e CO_2 durante hipotermia com valores *corrigidos* da temperatura do gás sanguíneo.
4. Gestão do estado alfa promove a manutenção da neutralidade eletroquímica, mantendo uma constante relação OH^-/H^+ e usa valores *não corrigidos* de temperatura de gases sanguíneos.
5. Em adultos, a gestão do estado alfa, durante a hipotermia moderada, produz melhores resultados neurológicos.
6. Em lactentes, a gestão do estado do pH pode ser mais benéfica do que a gestão do estado alfa por causa do resfriamento mais homogêneo do cérebro, menos consumo de oxigênio e melhor recuperação metabólica cerebral.

DISCUSSÃO

O estado alfa e o estado do pH são modalidades de gestão de gás sanguíneo usadas quando os pacientes são submetidos à circulação extracorpórea hipotérmica ou parada circulatória total com hipotermia profunda. Existe alguma controvérsia em relação à qual gestão estratégica é melhor sob condições de hipotermia profunda. A discussão a seguir ilustrará as diferenças de estratégias de gestão do estado alfa e do estado de pH, apresentando vantagens e desvantagens de cada um.

A temperatura tem um profundo impacto sobre a solubilidade de gases na solução. Em geral, conforme a temperatura diminui, aumenta a solubilidade dos gases na solução (ou seja, plasma). O efeito mais notável desse fenômeno é visto com tensões de gás de dióxido de carbono sob circulação extracorpórea hipotérmica ou hipotérmica profunda e/ou parada circulatória. Existe um debate considerável se valores de temperatura corrigida ou temperatura não corrigida de gases sanguíneos devem ser usados para gerenciar o paciente durante a cirurgia cardíaca.

Sob condições de hipotermia, aumenta a solubilidade do CO_2 no plasma, resultando em menor pressão parcial de CO_2, ($PaCO_2$). As concentrações de bicarbonato plasmático, no entanto, permanecem inalteradas. Portanto, conforme a $PaCO_2$ diminui, o pH tende a aumentar. Por exemplo, sangue com uma tensão de CO_2 de 40 mm Hg e o pH de 7,40 a 37°C terá uma tensão de CO_2 de 23 mm Hg e o pH de 7,60 quando resfriado a 25°C.

É útil rever brevemente a definição de temperatura *corrigida* quando discutir análise de gás sanguíneo arterial. Todas as máquinas de análise de gás sanguíneo aquecem a amostra de sangue a 37°C, independentemente de qual seja a temperatura real do paciente. Como resultado, o nível medido pCO_2 não reflete os verdadeiros níveis de pCO_2 no paciente hipotérmico. Essas máquinas podem *corrigir* essa medição se o técnico registra na máquina a temperatura real do paciente (ou seja, 25°C). A máquina de gás sanguíneo irá, então, corrigir a temperatura por intermédio da subtração da quantidade de pCO_2; isso ocorre em virtude do aquecimento da amostra e a leitura seguinte que corresponde à verdadeira temperatura do paciente e hipotérmico pCO_2.

A estratégia de gestão do estado do pH promove a manutenção de um pH sanguíneo e CO_2 constantes, apesar das mudanças na temperatura corporal. Envolve o gerenciamento de parâmetros de gás sanguíneos com valores de temperatura corrigidos. Como resultado, gestão de estado de pH requer que o perfusionista adicione CO_2 a entrada de gás do oxigenador conforme a temperatura corporal e $PaCO_2$ diminuem. Posteriormente, o conteúdo total de CO_2 no sangue do paciente aumenta. Vantagens teóricas incluem resfriamento mais homogêneo do cérebro e a redução do consumo de O_2 no cérebro. Isso é obtido porque o aumento no conteúdo de CO_2

durante a gestão do estado de pH desacopla autorregulação cerebral. CO_2 é um potente vasodilatador cerebral e, portanto, aumenta o fluxo sanguíneo cerebral apesar de consumo diminuído de O_2 durante a anestesia geral e a hipotermia. Acredita-se que o fluxo aumentado do sangue cerebral confere neuroproteção para crianças mantidas em circulação extracorpórea (CPB) e promove a fundo homogêneo de resfriamento do cérebro antes de parada circulatória. A desvantagem desta técnica, no entanto, é que o maior fluxo sanguíneo cerebral durante o reaquecimento pode aumentar a carga embólica enviada para o cérebro.

A estratégia de gestão do estado alfa tenta atingir a neutralidade eletroquímica, mantendo um constante OH^-/OH^+. Envolve o gerenciamento de parâmetros de gás sanguíneo com valores *não corrigidos* de temperatura. Não exige a adição de CO_2 para o oxigenador e, consequentemente, não altera o teor total de CO_2 no sangue. Vantagens teóricas incluem a preservação da função enzimática e a manutenção de autorregulação cerebral.

Apesar dos supostos benefícios do gerenciamento de estado de pH, vários ensaios prospectivos randomizados têm demonstrado que a gestão do estado alfa durante a hipotermia moderada produz melhores resultados neurológicos. As recomendações atuais, portanto, promovem o uso de gestão do estado alfa em adultos submetidos à CPB com hipotermia moderada. Não está claro qual estratégia é melhor quando a hipotermia profunda é usada com ou sem parada circulatória.

Na literatura pediátrica, um único ensaio prospectivo randomizado não mostrou nenhum resultado neurológico significativo que beneficie a gestão do estado do pH. Contudo, outros estudos sugerem que a gestão do estado do pH pode ser mais benéfica do que a gestão do estado alfa para crianças por causa do resfriamento mais homogêneo do cérebro, menos consumo de oxigênio e melhor recuperação metabólica cerebral. A tendência atual em CPB pediátrica é usar o estado do pH sozinho ou em combinação com o estado alfa, quando é usada hipotermia profunda.

LEITURA SUGERIDA

Morgan GE, Mikhail MS, Murray MJ. *Clinical Anesthesiology*. 4th ed. New York, NY: Lange Medical Books/McGraw-Hill; 2005:chap 21:514–515.

Nussmeier NA, Hauser MC, Sarwar MF, *et al. Miller's Anesthesia*. 7th ed. Philadelphia, PA: Churchill Livingstone; 2009:chap 60.

PALAVRA-CHAVE	# PEEP: Efeito do Volume Pulmonar
SEÇÃO	Clínica Baseada em Órgão: Sistema Respiratório

Emilio Andrade
Editado por Veronica Matei

PONTOS-CHAVE

1. A pressão expiratória final positiva (PEEP) é a pressão positiva aplicada durante a fase expiratória do ciclo respiratório.
2. A capacidade residual funcional (FRC) é o volume de ar no final de uma expiração normal.
3. Os pacientes em ventilação mecânica têm colapso dos espaços aéreos distais ao final da expiração, resultando em redução da FRC, atelectasia e comprometimento das trocas gasosas.
4. A PEEP é adicionada para contrabalançar este colapso alveolar e melhorar as trocas gasosas, aumentando o arejamento do pulmão.

DISCUSSÃO

A FRC é o volume de ar no final de uma expiração normal. A capacidade de fechamento é o volume no qual as vias respiratórias começam a se fechar na parte dependente dos pulmões. A FRC é normalmente maior do que a capacidade de fechamento, mas com o envelhecimento e a anestesia, a capacidade de fechamento pode ser maior do que a FRC. Isso causa anormalidades na ventilação/perfusão.

A PEEP é aplicada no final da expiração para evitar o colapso das vias respiratórias distais, o que é uma ocorrência comum em pacientes dependentes de ventilador. A PEEP mantém as vias respiratórias abertas, opondo-se ao recolhimento elástico dos pulmões. A PEEP pode abrir alvéolos colapsados e reverter a atelectasia (recrutamento do pulmão). As áreas de parênquima colapsado são vistas em tanto quanto 90% dos pacientes anestesiados intubados.

Durante a ventilação mecânica, o uso de PEEP aumenta a FRC para além da capacidade de fechamento, melhorando a oxigenação arterial. O efeito da PEEP aplicada às vias respiratórias pode ser acompanhado pela relação PaO_2/FIO_2. Se a PEEP for eficaz, esta relação aumentará. Se for prejudicial, a relação diminuirá. A PEEP pode aumentar o espaço morto por hiperdistensão dos alvéolos normais. A PEEP também pode comprimir os capilares circundantes e aumentar a pressão intrapleural, diminuindo, assim, o débito cardíaco. O barotrauma pode ser visto com níveis de PEEP maiores do que 20 cm de H_2O.

LEITURA SUGERIDA

Chomka C. Cardiopulmonary effects of positive end expiratory pressure. In: *Anesthesiology Clinics of North America*. Vol 5(4). Philadelphia, PA: WB Saunders Company; 1987:778–780.

Marino PL. Modes of assisted ventilation. *The ICU Book*. 3rd ed. Philadelphia, PA: Lippincott Williams & Wilkins; 2007:481–485.

Morgan G, Mikhail M, Murray M. *Clinical Anesthesiology*. 4th ed. New York, NY: Lange Medical Books/McGraw-Hill; 2006:1038–1039, 544–546.

PALAVRA-CHAVE

PEEP: Efeito sobre a PAOP

SEÇÃO

Clínica Baseada em Órgão: Sistema Respiratório

Brooke Albright
Editado por Shamsuddin Akhtar

PONTOS-CHAVE

1. A pressão expiratória final positiva (PEEP) mantém os alvéolos abertos na expiração final, aumentando, assim, os volumes pulmonares (especialmente a capacidade residual funcional [FRC]), diminuindo a tensão de cisalhamento associada a abertura e fechamento dos alvéolos, melhorando o distúrbio V/Q, e diminuindo a magnitude do *shunt* intrapulmonar da direita para a esquerda.
2. O nível ideal de PEEP correlaciona-se com a mais alta complacência respiratória total, a mais alta tensão de oxigênio no sangue venoso misto, e o mais baixo V_D/V_T.
3. A PEEP pode causar um efeito incorreto sobre a pressão de oclusão da artéria pulmonar (PAOP), em virtude da transmissão de uma pressão intra-alveolar aumentada para os capilares pulmonares.
4. Os efeitos cardiovasculares adversos da PEEP dependem da gravidade da insuficiência respiratória, do nível de PEEP, da contratilidade do coração e da vasculatura pulmonar.

DISCUSSÃO

A pressão expiratória final positiva (PEEP) mantém os alvéolos abertos na expiração final, aumentando, assim, os volumes pulmonares (especialmente a FRC), diminuindo a tensão de cisalhamento associada a abertura e fechamento dos alvéolos, melhorando o distúrbio V/Q, e diminuindo a magnitude do *shunt* intrapulmonar da direita para a esquerda. A PEEP é indicada quando são necessárias concentrações elevadas de oxigênio inspirado ($FIO_2 > 0,5$) durante períodos prolongados de tempo para manter a PaO_2 adequada. A PEEP é geralmente adicionada em incrementos de 2,5 a 5,0 cm de H_2O até a que PaO_2 seja de pelo menos de 60 mm Hg com uma FIO_2 maior que 0,5. A maioria dos pacientes apresenta melhora máxima no transporte de oxigênio e na complacência pulmonar com níveis de PEEP maiores que 15 cm de H_2O. O nível ideal de PEEP correlaciona-se com a mais alta complacência respiratória total, a mais alta tensão de oxigênio no sangue venoso misto, e o mais baixo V_D/V_T.

Um efeito adverso importante da PEEP é diminuição do débito cardíaco em decorrência do aumento da pressão intratorácica, que interfere com o retorno venoso (diminuição da pré-carga). Níveis excessivos de PEEP podem diminuir a PaO_2, ao superdistender os alvéolos e comprimir os capilares pulmonares. Portanto, a PEEP pode causar um efeito errôneo sobre a PAOP. Altos níveis de PEEP também podem aumentar a pressão e a resistência pulmonar ao ponto de dilatação do ventrículo direito, resultando em deslocamento para a esquerda do septo interventricular, causando uma restrição do enchimento do ventrículo esquerdo. Além disso, a hiperinflação pulmonar unilateral pode causar diminuição da frequência cardíaca e do débito cardíaco do reflexo neural. Finalmente, altos níveis de PEEP podem aumentar a incidência de barotrauma. Os efeitos cardiovasculares adversos da PEEP dependem da gravidade do nível de PEEP da insuficiência respiratória, da contratilidade do coração e da vasculatura pulmonar. Eles são exagerados na presença de hipovolemia.

LEITURA SUGERIDA

Hines RL, Marschall K. *Stoelting's Anesthesia and Co-existing Disease*. 5th ed. Philadelphia, PA: Saunders Elsevier; 2002:127–128.

Yao F, Fontes M, Malhotra V. *Anesthesiology Problem Oriented Patient Management*. 6th ed. Philadelphia, PA: Lippincott Williams & Wilkins; 2008:69.

PEEP: Efeitos no LV

Clínica Baseada em Órgão: Sistema Respiratório

Trevor Banack
Editado por Shamsuddin Akhtar

PALAVRA-CHAVE

SEÇÃO

PONTOS-CHAVE

1. A pressão expiratória final positiva (PEEP) refere-se à utilização de uma pressão positiva durante o ciclo respiratório. A pressão no final da fase expiratória é maior do que a pressão ambiente, o que aumenta a capacidade residual funcional (FRC).
2. Em geral, a PEEP aumenta as pressões intratorácicas e prejudica o retorno venoso.
3. A causa mais provável do débito cardíaco diminuído com a PEEP é o menor retorno venoso ou pré-carga do ventrículo esquerdo.
4. Outra explicação fisiológica para a diminuição da função do ventrículo esquerdo é o aumento da carga do volume do ventrículo direito.

DISCUSSÃO

A PEEP refere-se à utilização de uma pressão positiva durante o ciclo respiratório. A pressão no final da fase expiratória é maior do que a pressão ambiente, o que aumenta a FRC. Este aumento da FRC leva ao recrutamento de alvéolos durante a inspiração e evita o colapso dos alvéolos durante a expiração. Em geral, o objetivo é melhorar a V/Q combinando com o uso de PEEP, porque isso diminui o *shunt* intrapulmonar de sangue.

No entanto, a aplicação de PEEP também tem efeitos colaterais cardiopulmonares. Em geral, a PEEP aumenta as pressões intratorácicas e prejudica o retorno venoso. Especificamente, no que diz respeito ao coração, à medida que a PEEP é aumentada, há uma redução simultânea do débito cardíaco. A causa mais provável do débito cardíaco diminuído é o menor retorno venoso ou pré-carga do ventrículo esquerdo. Com o aumento da pressão no parênquima pulmonar, os pequenos capilares dentro desse tecido são comprimidos. Isto aumenta a resistência vascular pulmonar, e, subsequentemente, há um menor volume de sangue fornecido ao átrio esquerdo.

Outra explicação fisiológica para a diminuição da função do ventrículo esquerdo é o aumento da carga do volume do ventrículo direito. À medida que os capilares são comprimidos como consequência da PEEP, menos volume de sangue deixa o ventrículo direito. O ventrículo direito hiperdistendido distorce o septo intraventricular e prejudica o enchimento diastólico do coração esquerdo. Subsequentemente, o débito cardíaco é prejudicado.

LEITURA SUGERIDA

Barbas CS, de Matos GF, Pincelli MP, *et al*. Mechanical ventilation in acute respiratory failure: recruitment and high positive end-expiratory pressure are necessary. *Curr Opin Crit Care*. 2005;11:18–28.

Marini JJ, Wheeler AP. *Critical Care Medicine: The Essentials*. 3rd ed. Lippincot Williams & Wilkins; 2006:167–169.

Morgan GE, Mikhail MS, Murray MJ, eds. *Clinical Anesthesiology*. 4th ed. New York, NY: Lange/McGraw-Hill; 2006:1039.

PEEP para Tratamento de Hipóxia

Subespecialidades: Cuidados Intensivos

Garth Skoropowski
Editado por Veronica Matei

PALAVRA-CHAVE

SEÇÃO

PONTOS-CHAVE

1. A pressão expiratória final positiva (PEEP) aumenta a capacidade residual funcional (FRC) e impede o colapso alveolar.
2. A PEEP diminui o *shunt* intrapulmonar e melhora a oxigenação arterial. A eficácia da PEEP pode ser avaliada pelo aumento da relação PaO_2/FIO_2.
3. Por meio do aumento da pressão intratorácica, a PEEP pode diminuir o débito cardíaco, e pode aumentar a pressão intracraniana (ICP).

DISCUSSÃO

A PEEP pode ser um método eficaz para melhorar a oxigenação e tratar a hipóxia em pacientes sob ventilação mecânica. A diminuição da complacência pulmonar contribui para atelectasia em pacientes que recebem ventilação mecânica, e a PEEP serve para neutralizar as forças de colapso por meio da estabilização e expansão dos alvéolos. A PEEP também pode reverter a atelectasia em alvéolos colapsados em um efeito conhecido como recrutamento. A PEEP, portanto, aumenta a área da superfície do pulmão que está disponível para a troca de gases. Isso melhora o distúrbio ventilação/perfusão e pode diminuir o *shunt* intrapulmonar, resultando em melhora da oxigenação arterial. A PEEP também aumenta a FRC.

Ao exercer uma pressão positiva, a PEEP aumenta a pressão intratorácica, o que resulta na diminuição do retorno venoso, ou em uma redução da pré-carga provocando uma queda no débito cardíaco. Através da diminuição do retorno venoso e essencialmente do aumento da pressão venosa central, a complacência dos ventrículos intracranianos é diminuída, causando um aumento da ICP. Portanto, a PEEP é contraindicada em pacientes com embolia pulmonar, pneumotórax, fístulas broncopleurais, cirurgia pulmonar recente, e os pacientes com anormalidades intracranianas. Uma PEEP excessiva também pode causar hiperdistensão dos alvéolos e barotrauma, que normalmente é visto em níveis de PEEP maiores que 20 cm de H_2O. Se não há áreas atelectásicas dentro dos pulmões, a PEEP pode causar hiperdistensão e danos nos pulmões.

A eficácia da PEEP pode ser avaliada pelo exame da relação PaO_2/FIO_2. Se a adição de PEEP aumentar a relação, isso indica que as áreas atelectásicas dos pulmões foram recrutadas e estão agora sendo aeradas e contribuindo para a troca gasosa. No entanto, se a relação piorar, a PEEP provoca hiperdistensão pulmonar e possível lesão pulmonar. Neste caso, pode não haver áreas atelectásicas disponíveis para recrutamento nos pulmões.

LEITURA SUGERIDA

Acosta P, Santisbon E, Varon J. The use of positive end-expiratory pressure in mechanical ventilation. *Crit Care Clin.* 2007;23:251–261.

Marino PL. *The ICU Book.* 3rd ed. Philadelphia, PA: Lippincott Williams & Wilkins; 2007:481–486.

Morgan GE, Mikhail MS, Murray MJ. *Clinical Anesthesiology.* 4th ed. New York, NY: Lange Medical Books/McGraw-Hill; 2005:1037–1039.

Roberts JR, Hedges JR, Custalow C, eds. Mechanical ventilation. In: *Clinical Procedures in Emergency Medicine.* 4th ed. Philadelphia, PA: Saunders; 2004:139–141.

PALAVRA-CHAVE: **Pericardite Constritiva: Forma de Onda Venosa**

SEÇÃO: Clínica Baseada em Órgão: Cardiovascular

Francis vanWisse
Editado por Benjamin Sherman

PONTOS-CHAVE

1. Pericardite constritiva está presente quando um pericárdio fibrótico restringe o enchimento diastólico do coração.
2. A forma de onda característica da pressão venosa central (CVP) na constrição pericárdica (configuração de M ou W) contém proeminentes ondas *a* e *v*, quedas *x* e descidas *y* e uma onda platô diastólica média ou onda *h*.
3. O efeito simétrico de constrição do pericárdio resulta na elevação e no equilíbrio da pressão diastólica em todas as quatro câmaras cardíacas.

DISCUSSÃO

Pericardite constritiva está presente quando um pericárdio fibrótico restringe o enchimento diastólico do coração. Ela geralmente começa com um episódio inicial de pericardite aguda, que lentamente progride para uma fase subaguda da organização e da reabsorção de efusão, seguida por uma fase crônica que consiste de cicatriz fibrosa e espessamento do pericárdio com obliteração do espaço pericárdico, produzindo restrição uniforme ao enchimento de todas as câmaras cardíacas.

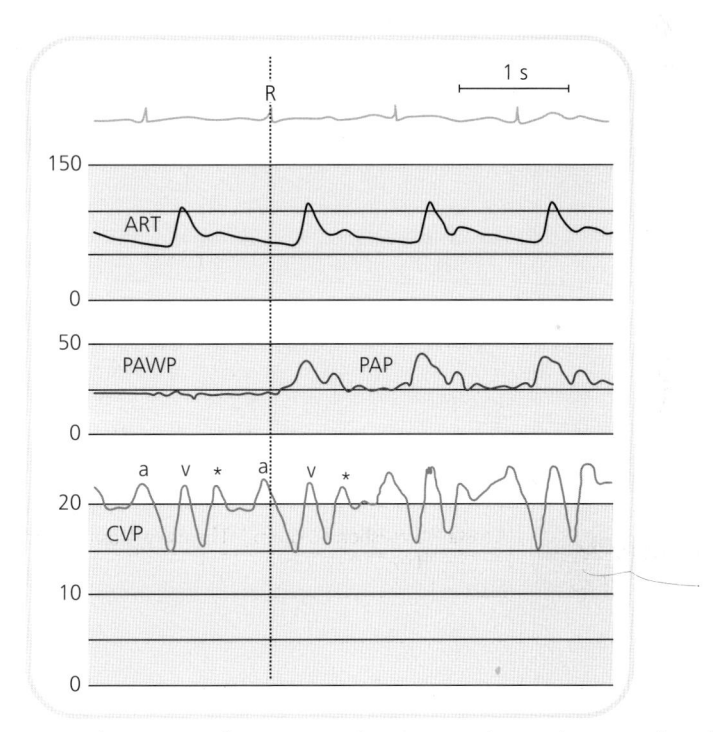

Figura 1. Constrição pericárdica. Essa condição provoca elevação e equalização da pressão de enchimento diastólico em traços PAP, PAWP e CVP. A forma de onda CVP revela ondas *a* e *v* altas, com declive de *x* e *y* descendente e uma onda de platô diastólico médio (estrela) ou onda *h*. ART, pressão arterial; PAP, pressão da artéria pulmonar; PAWP, pressão arterial de encunhamento pulmonar. (De Mark JB. *Atlas of Cardiovascular Monitoring*. New York, NY: Churchill Livingstone; 1998: Figura 18-1.)

O efeito simétrico de constrição do pericárdio resulta na elevação e no equilíbrio da pressão diastólica em todas as quatro câmaras cardíacas, bem como na pressão capilar de encunhamento pulmonar. Na diástole precoce, quando o volume intracardíaco é menor do que o definido pelo pericárdio rígido, o enchimento diastólico está desimpedido, e o enchimento diastólico precoce é mais rápido do que o normal, porque a pressão venosa está elevada. Preenchimento diastólico precoce rápido é interrompido abruptamente quando o volume intracardíaco atinge o limite definido pelo pericárdio não compatível.

A forma de onda CVP característico na constrição pericárdica (configuração de M ou W) contém proeminentes ondas a e v, quedas x e descidas y e uma onda platô diastólica média ou onda h. Retorno venoso prejudicado diminui o volume diastólico final, o volume sistólico e o débito cardíaco (Fig. 1).

A depressão diastólica precoce corresponde ao período de enchimento excessivamente rápido, enquanto que o platô corresponde ao período da diástole média e final, quando há pouca expansão do volume ventricular adicional. Como os átrios são equilibrados pelos ventrículos em diástole precoces, a forma de onda venosa jugular e as formas de onda atrial direita e esquerda mostram uma descida *y* proeminente e profunda.

LEITURA SUGERIDA

Miller R. *Miller's Anesthesia*. 7th ed. Orlando, FL: Churchill Livingston; 2009:1307–1308, 1951.

Placenta Acreta: Fatores de Risco

Subespecialidades: Anestesia Obstétrica

Frederick Conlin
Editado por Lars Helgeson

PALAVRA-CHAVE

SEÇÃO

PONTOS-CHAVE

1. A placenta que se fixou ao miométrio é conhecida como uma placenta acreta.
2. Placenta increta é uma variante de uma placenta acreta, onde a placenta cresceu para dentro do miométrio. Placenta percreta é aquela que penetrou a serosa uterina.
3. Os fatores de risco incluem cirurgia uterina anterior, placenta prévia, idade materna avançada e uma camada decidual fina.
4. A hemorragia profunda é uma complicação provável, muitas vezes exigindo uma histerectomia cesariana para controlar o sangramento.

DISCUSSÃO

Placentas normais fixam-se à camada decidual do útero, o que permite uma fácil separação do útero após a expulsão do feto. A placenta acreta é uma condição na qual a placenta se fixou ao miométrio, resultando em sangramento excessivo após a sua remoção. A placenta increta é uma variante de uma placenta acreta, onde a placenta penetrou o miométrio. Placenta percreta é aquela que penetrou a serosa uterina. A placenta percreta é a mais grave e pode aderir sobre ou dentro de órgãos vizinhos ou vasos sanguíneos, levando a uma hemorragia e lesão mais extensa dos órgãos envolvidos.

A placenta acreta ocorre em cerca de 1 em 2.500 gestações. Os fatores de risco incluem cirurgia uterina anterior (como cesariana, remoção de miomas, ou dilatação e curetagem), placenta prévia, uma camada decidual fina e idade materna avançada. Os fatores de risco mais significativos são cicatriz uterina e placenta prévia. O risco de placenta acreta com placenta prévia aumenta significativamente com o número de cesarianas. O risco de placenta acreta é de 1% sem cicatriz uterina e sem placenta prévia. Esse risco aumenta para 4%, com placenta prévia, 10% a 25%, com placenta prévia mais uma cesariana anterior, e 67% com placenta prévia e várias cesarianas anteriores.

A cesariana eletiva com histerectomia é a gestão padrão da placenta percreta, increta e muitas placentas acretas conhecidas. Além disso, a embolização eletiva dos vasos uterinos que abastecem a área pode ser benéfica na redução da perda de sangue em algumas pacientes. Um acesso venoso de grande calibre e hemoderivados facilmente acessíveis são obrigatórios. Infelizmente, a presença de uma placenta acreta, muitas vezes, não é conhecida antes do parto.

LEITURA SUGERIDA

Datta S, ed. *Anesthetic and Obstetric Management of High-Risk Pregnancy.* 3rd ed. New York, NY: Springer; 2004:121.
Hines RL, Marschall KE, eds. *Anesthesia and Coexisting Disease.* 5th ed. Philadelphia, PA: Churchill Livingstone; 2008:567.
Morgan GE, Mikhail MS, Murray MJ, eds. *Clinical Anesthesiology.* 4th ed. New York, NY: McGraw-Hill; 2005:908.

PALAVRA-CHAVE	**Plasma Fresco Congelado: Indicações e seu Uso na Reversão da Varfarina**
SEÇÃO	Clínica Baseada em Órgão: Hematologia

Holly Barth e Soumya Nyshadham
Editado por Qingbing Zhu

PONTOS-CHAVE

1. Plasma fresco congelado (FFP) é um tipo de produto hemoderivado que é o componente fluido de uma unidade de sangue total, e é congelado nas primeiras 6 horas após a separação. É constituído por proteínas de plasma e todos os fatores de coagulação com exceção das plaquetas.
2. Indicações para FFP incluem tratamento de deficiências específicas de fatores de coagulação; terapia de reversão da varfarina; coagulopatias relacionadas com insuficiência hepática; pacientes que recebem grandes quantidades de transfusões de sangue em que as transfusões das plaquetas não são bem-sucedidas em desacelerar o sangramento; púrpura trombocitopênica trombótica; e resistência à heparina, os dois últimos resultantes da deficiência de antitrombina III.
3. Uma unidade de FFP essencialmente eleva cada nível de fator de coagulação por cerca de 2 a 3% em adultos, com a dose terapêutica sendo 10 a 15 mL/kg.
4. O objetivo da terapia é chegar a 30% dos níveis do fator de coagulação normais, de modo a realizar hemostasia eficaz.
5. Varfarina age esgotando os fatores de coagulação dependentes de vitamina K II, VII, IX e X, e as proteínas C e S.
6. FFP contém todos os fatores de coagulação esgotados pela varfarina, e pode inverter a varfarina mais rápido do que a vitamina K em uma situação de emergência; contudo, seu efeito não é permanente; assim, FFP pode ter que ser redosado.

DISCUSSÃO

Plasma fresco congelado (FFP) é um tipo de produto hemoderivado que é o componente fluido de uma unidade de sangue total, e é congelado nas primeiras 6 horas após a separação. É constituído por proteínas de plasma e todos os fatores de coagulação, com exceção das plaquetas. Uma unidade de FFP eleva essencialmente cada nível de fator de coagulação por cerca de 2 a 3% em adultos, com a dose terapêutica sendo 10 a 15 mL/kg. O objetivo da terapia é chegar a 30% dos níveis do fator de coagulação normais, de modo a realizar hemostasia eficaz. Embora a maioria das pesquisas indique que a utilização de FFP e das plaquetas deva ocorrer apenas no contexto de coagulopatias clínicas, ambas são clinicamente usadas com frequência, mesmo sem tais elementos.

Indicações para FFP incluem tratamento de deficiências específicas de fatores de coagulação; terapia de reversão da varfarina; coagulopatias relacionadas com insuficiência hepática; pacientes que recebem grandes quantidades de transfusões de sangue em que as transfusões das plaquetas não são bem-sucedidas em desacelerar o sangramento; púrpura trombocitopênica trombótica; e resistência à heparina. As deficiências de fatores de coagulação são indicadas pelo tempo de protrombina e/ou tempo de tromboplastina parcial, isto é, maior do que 1,5 vez o limite superior do normal. Essa deficiência pode ser secundária a muitos eventos fisiológicos, por exemplo, coagulação intravascular disseminada (DIC). Essa é uma hiperatividade sistêmica patológica das vias de coagulação do corpo. Fibrinólise, ativação plaquetária e consumo de fatores de coagulação ocorrem, muitas vezes resultando em hemorragia profunda. DIC pode ser o resultado de uma infecção, trauma, choque, queimadura ou embolia. São indicados hemoderivados de substituição, incluindo plaquetas, FFP e crioprecipitado.

O fígado é responsável pela síntese e eliminação da maioria dos fatores de coagulação. Aqueles com disfunção ou falência hepática podem ter diminuição da síntese de novos fatores de coagulação, e diminuição da eliminação de fatores ativados. Como resultado, há uma deficiência de fatores de coagulação, bem como uma coagulopatia de consumo contínuo que é semelhante à observada em DIC. Assim, FFP é muitas vezes necessário para repor os baixos níveis desses fatores de coagulação. Coagulopatia também pode ocorrer secundária a grande transfusão, geralmente depois de 1 a 1,5 vez o volume da reposição de sangue. Transfusão de volume alto pode levar a coagulopatia, na maioria das vezes resultante da diminuição dos níveis de fatores V, VIII ou IX e fibrinogênio. Terapia de plaquetas é, muitas vezes, a terapia inicial, já que a trombocitopenia geralmente é a causa da hemorragia após transfusão maciça. Se a coagulopatia for refratária a esse tratamento, FFP é iniciado. Por fim, FFP também é frequentemente utilizado para o tratamento de púrpura trombocitopênica trombótica, bem como resistência à heparina, que resulta da deficiência de antitrombina III.

Varfarina é um anticoagulante que é habitualmente utilizado para o tratamento de trombos existentes ou na prevenção da formação de novos trombos. Indicações comuns incluem o tratamento ou profilaxia de trombose venosa profunda (DVT) e embolia pulmonar (PE), bem como terapia para pacientes com fibrilação atrial, e próteses de válvulas cardíacas para reduzir a incidência de acidente vascular cerebral embólico. Em última análise, o risco de reverter o efeito anticoagulante da varfarina precisa ser ponderado com as consequências do desenvolvimento de trombos e suas consequências, antes da administração de reversão. Normalmente, hemorragia com risco de vida requer reversão urgente, enquanto que a taxa normalizada superterapêutica internacional (INR) sem evidências de hemorragia ou necessidade de reversão, como procedimentos invasivos/cirúrgicos, pode ser tratada de forma mais conservadora.

A varfarina funciona inibindo a epóxi redutase da vitamina K, resultando em uma deficiência de vitamina K que, por sua vez, impede os fatores II, VII, IX e X, e as proteínas C e S de atingir suas formas ativas. A vitamina K pode ser utilizada para inverter os efeitos da varfarina, mas isso requer, pelo menos, 6 horas. Reversão urgente de terapia por varfarina pode ser obtida com doses de FFP tão pequenas quanto 8 a 10 mL/kg, ou pode ser mais eficaz com a utilização de um complexo concentrado de protrombina, o que contém fatores II, VII, IX e X.

Se a necessidade de reversão do efeito anticoagulante da varfarina é antecipada, simplesmente interromper a administração de varfarina por cerca de 5 a 7 dias é suficiente para normalizar a INR. Pacientes com INR terapêutica em terapia com varfarina retornaram à INR de 1,6 em aproximadamente 2,7 dias após interrupção da varfarina, e para INR de 1,2 após 4,7 dias.

Reversão da anticoagulação com varfarina pode ser obtida pela administração de vitamina K ou FFP. Os pacientes que tomam varfarina são deficientes nos fatores de coagulação da vitamina K. Portanto, essa deficiência pode ser invertida por meio da administração de vitamina K. Se o paciente está sangrando ativamente ou necessita de cirurgia de emergência, FFP pode ser usado para a hemostasia.

FFP é o plasma separado das hemácias inteiras que contêm todos os fatores de coagulação, especialmente aqueles esgotados por causa da terapia com varfarina. Administração de FFP resulta na normalização temporária da INR, variando tipicamente de 4 a 6 horas. Portanto, essa terapia deve ser reservada para episódios hemorrágicos graves no caso de anticoagulação por varfarina ou antes de intervenções cirúrgicas que podem tornar-se complicadas com hemorragia secundária a coagulopatia induzida por varfarina. Observe que os pacientes que necessitam de anticoagulação com varfarina podem ter comorbidades e podem não tolerar a expansão do volume plasmático com doses repetidas de FFP.

LEITURA SUGERIDA

Barash PG, Cullen BF, Stoelting RK *et al.*, eds. *Clinical Anesthesia*. 6th ed. New York, NY: Lippincott Williams & Wilkins; 2009:380–381.

Crowther MA, Julian J, McCarty D, *et al.* Treatment of warfarin-associated coagulopathy with oral vitamin K: a randomized controlled trial. *Lancet*. 2000;356(9241):1551–1553.

Dezee KJ, Shimeall WT, Douglas KM, *et al.* Treatment of excessive anticoagulation with phytonadione (vitamin K): a meta-analysis. *Arch Intern Med*. 2006;166(4):391–397.

Dunn PF. *Clinical Anesthesia Procedures of the Massachusetts General Hospital*. 7th ed. Philadelphia, PA: Lippincott Williams & Wilkins; 2007:615–617.

Kasper DL, Braunwald E, Fauci AS, *et al. Harrison's Principles of Internal Medicine*. 16th ed. New York, NY: McGraw-Hill; 2005:409.

Miller RD, Stoelting RK, eds. *Basics of Anesthesia*. 5th ed. Philadelphia, PA: Churchill Livingstone; 2007:358.

Morgan GE, Mikhail MS, Murray MJ. *Clinical Anesthesiology*. 4th ed. Philadelphia, PA: McGraw-Hill Professional; 2006:699.

| PALAVRA-CHAVE | **Pneumocefalia Hipertensiva: Diagnóstico** |
| SEÇÃO | Anatomia |

Caroline Al Haddadin
Editado por Ramachandran Ramani

PONTOS-CHAVE

1. A pneumocefalia hipertensiva é uma complicação rara de cirurgias intracranianas ou craniofaciais e pode ser rapidamente fatal se não for diagnosticada e tratada imediatamente.

2. Fatores de risco para o desenvolvimento da pneumocefalia hipertensiva incluem (a) o tipo de cirurgia (intervenções da fossa posterior e orifício de trepanação, *shunt* ventrícular peritoneal [VP], e colocações de drenagem lombar apresentando maior risco), e (b) posição (sentado apresenta alto risco de aprisionamento de ar).

3. O diagnóstico de pneumocefalia tensional depende de um alto índice de suspeita em pacientes que desenvolvem alterações do estado mental ou déficits neurológicos focais, após uma cirurgia de alto risco. A tomografia computadorizada da cabeça irá revelar uma cavidade escura e cheia de ar comprimindo o conteúdo intracraniano.

DISCUSSÃO

A pneumocefalia, definida como a presença intracraniana de ar (seja subdural, subaracnoide, epidural ou intraventricular), é comum após neurocirurgias. Virtualmente, todos os pacientes pós-craniotomia têm pequenas quantidades de ar livre secundárias à perturbação cirúrgica do osso ou da dura-máter. Isso é normalmente uma condição benigna, que se resolve espontaneamente dentro de alguns dias, à medida que o corpo reabsorve a pequena quantidade de ar. Em contraste, a pneumocefalia hipertensiva, apesar de sua ocorrência rara em aproximadamente 0,1 a 3% de todas as craniotomias, apresenta um prognóstico grave se não for identificada e corrigida imediatamente.

Diagnóstico da pneumocefalia hipertensiva começa com um alto índice de suspeita em pacientes com risco para o desenvolvimento desta complicação. Os fatores de risco incluem o seguinte:

- *Tipo de cirurgia:* Um risco maior é conferido por intervenções como operações de fossa posterior, colocação de orifício de trepanação, cirurgia craniofacial, hipofisectomia transesfenoidal, *shunt* VP, ou colocação de dreno lombar.
- *Posição:* A posição sentada durante ou após a cirurgia apresenta o maior risco de aprisionamento de ar.
- *Fraturas faciais:* Fraturas dos seios frontal e paranasal, teto orbital, placa cribriforme predispõem à pneumocefalia durante condições de pressão externa elevada. A pressão elevada pode resultar de tosse severa, espirros, assoar o nariz vigorosamente ou manobra de Valsalva, ou com o uso de pressão positiva contínua nas vias respiratórias (CPAP) ou pressão positiva em dois níveis (BiPAP) no pós-operatório em pacientes com fraturas faciais.
- Potencialmente, *o uso de óxido nitroso no intraoperatório* também pode piorar a pneumocefalia, apesar de que faltam evidências publicadas para isso. O óxido nitroso é conhecido por se difundir do sangue para dentro das cavidades cheias de ar e pode facilitar o desenvolvimento da pneumocefalia hipertensiva.

Um dos mecanismos propostos para o desenvolvimento da pneumocefalia implica a remoção rápida do líquido cefalorraquidiano (CSF) para facilitar a exposição cirúrgica durante a neurocirurgia. Conhecida como a hipótese de *garrafa de refrigerante invertida*, ela afirma que o fluido que deixa uma garrafa invertida cria uma pressão negativa, ou vácuo, que suga e aprisiona o ar no topo. Assim, durante craniotomias, à medida que o CSF é removido ou drenado para permitir uma melhor visualização do tecido cerebral, o ar pode ficar preso dentro do crânio. Além disso, a massa cerebral é diminuída com Lasix, manitol e esteroides durante a neurocirurgia, e isto cria um espaço adicional para o aprisionamento de ar. Por exemplo, durante o fechamento de uma craniotomia para um tumor da fossa posterior ou cirurgia da coluna cervical em um paciente sentado, o cérebro estará posicionado acima da incisão, o que significa que quando o CSF é drenado para baixo, o ar pode ser preso pela incisão. Na verdade, o ar é retido em quase todas as craniotomias independentemente da posição do paciente; no entanto, a pequena quantidade de ar não causa normalmente grande preocupação porque é reabsorvida pelo corpo dentro de poucos dias.

À medida que o cérebro se reexpande durante o período pós-operatório, qualquer ar que não foi reabsorvido pode começar a gerar a pressão sobre o conteúdo intracraniano (Fig. 1). A pneumocefalia hipertensiva pode ocorrer com tão pouco quanto 25 mL de ar. O ar que comprime o cérebro pode levar a um atraso no despertar da anestesia, alterações do estado mental no pós-operatório, déficits neurológicos focais, ou mesmo colapso cardiovascular súbito. O diagnóstico de pneumocefalia hipertensiva depende de um alto índice de suspeita em pacientes que tenham qualquer um dos fatores de risco acima, que se tornam sonolentos ou desenvolvem déficits focais. O diagnóstico pode ser confirmado com a CT (padrão ouro), visto como uma cavidade escura e cheia de ar comprimindo os ventrículos e o tecido cerebral. Muitas vezes, no entanto, pacientes instáveis com suspeita de pneumocefalia hipertensiva devem ser tratados imediatamente com a descompressão (evacuação cirúrgica ou descompressão com agulha da bolsa de ar através de um orifício de trepanação existente), enquanto os sistemas fechados com selo d'água são os preferidos em pacientes com drenos.

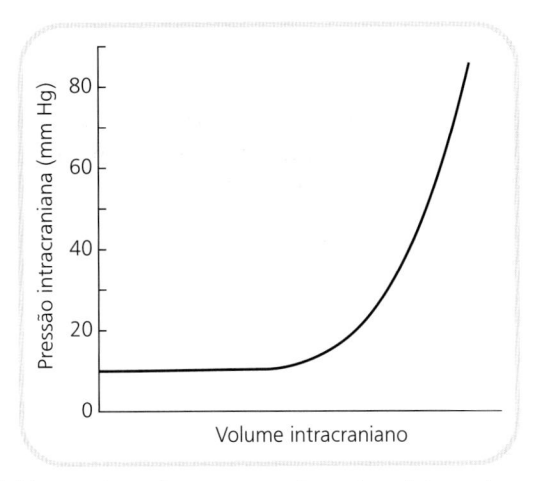

Figura 1. A pneumocefalia hipertensiva pode ocorrer quando o volume intracraniano aumenta até ao ponto em que a pressão intracraniana é aumentada. (De Morgan GE, Mikhail MS, Murray MJ. Anesthesia for neurosurgery. In: *Clinical Anesthesiology.* 4th ed. McGraw-Hill Co; 2006:637-638. http://www.accessmedicine.com.)

LEITURA SUGERIDA

Barash P, Cullen BF, Stoelting R *et al.,* eds. Patient positioning and related injuries. In: *Clinical Anesthesia.* 6th ed. Philadelphia, PA: Lippincott Williams & Wilkins; 2009:811.

Morgan GE, Mikhail MS, Murray MJ, eds. Anesthesia for neurosurgery. In: *Clinical Anesthesiology.* 4th ed. New York, NY: McGraw-Hill Co; 2006:637–638.

Newfield P, Cottrell JE, eds. *Handbook of Neuroanesthesia.* 4th ed. Philadelphia, PA: Lippincott Williams & Wilkins; 2007:141–142.

Webber-Jones JE. Tension pneumocephalus. *J Neurosci Nurs.* 2005;37(5):272–276.

PALAVRA-CHAVE	# Pneumotórax Hipertensivo: Diagnóstico e Tratamento
SEÇÃO	Clínica Baseada em Órgão: Sistema Respiratório

Bijal Patel
Editado por Shamsuddin Akhtar

PONTOS-CHAVE

1. O pneumotórax hipertensivo é uma condição em que o ar ou gás entra na cavidade pleural através de um defeito que atua como uma válvula de uma via que pode resultar na compressão de estruturas mediastinais e do pulmão contralateral.
2. Os sinais clássicos de pneumotórax hipertensivo são hipotensão, distensão da veia do pescoço, desvio de traqueia, cianose, taquipneia e sons respiratórios ausentes/diminuídos.
3. O diagnóstico definitivo é feito por meio da radiografia do tórax.
4. Se houver suspeita de pneumotórax hipertensivo em um paciente instável, não se deve esperar a confirmação radiográfica e deve-se prosseguir diretamente ao tratamento.
5. O tratamento envolve a inserção de um cateter 14 G no quarto espaço intercostal, na linha axilar média, ou no segundo espaço intercostal, na linha hemiclavicular.

DISCUSSÃO

O pneumotórax hipertensivo é uma condição em que o ar ou gás entra na cavidade pleural através de um defeito que atua como uma válvula de uma via. Este defeito permite que o ar/gás entre na cavidade durante a inspiração, mas não permite que saia durante a expiração. Isto cria pressões crescentes no interior da cavidade. Um aumento significativo na pressão intrapleural resulta na compressão das estruturas do mediastino e do pulmão contralateral. Os resultados clássicos em um paciente com pneumotórax hipertensivo são hipotensão, distensão da veia do pescoço, desvio de traqueia, cianose, taquipneia e sons respiratórios ausentes/diminuídos na lateral do lado do pneumotórax.

O pneumotórax hipertensivo pode ser confirmado em uma radiografia de tórax. No entanto, em um paciente hemodinamicamente instável/hipóxico, não se deve esperar por uma radiografia para confirmar o diagnóstico. Neste caso, a alta suspeita clínica deve permitir que se prossiga diretamente ao tratamento. O tratamento envolve a inserção de um cateter 14 G no quarto espaço intercostal na linha axilar média. Um local alternativo para a inserção é o segundo espaço intercostal, na linha clavicular média. Esta manobra permite que o ar escape da cavidade pleural e diminui a pressão intrapleural.

O tratamento definitivo inclui a colocação de um dreno no peito após o tratamento mais imediato de colocação de um cateter.

LEITURA SUGERIDA

Barash PG, Cullen BF, Stoelting RK, *et al. Clinical Anesthesia.* 6th ed. New York, NY: Lippincott, Williams & Wilkins; 2009:894.

Kumar V, Abbas AK, Fausto N. *Robbins and Cotran Pathologic Basis of Disease.* 7th ed. Philadelphia, PA: Elsevier Saunders; 2005:767–768.

PALAVRA-CHAVE	# Pontos de Referência Anatômicos no Bloqueio de Nervos
SEÇÃO	Anatomia

Kevan Stanton
Editado por Thomas Halaszynski

PONTOS-CHAVE

1. Pontos de referência anatômicos são um auxiliar importante na determinação do local para a colocação do bloqueio do nervo periférico.
2. Durante os procedimentos de bloqueio do nervo periférico, o(s) local(is) de entrada da agulha pode ser auxiliado por meio da definição/delineamento de marcos anatômicos.
3. O tipo físico pode tornar esses marcos difíceis de distinguir.
4. Uma boa compreensão de anatomia é um pré-requisito antes de se realizar a anestesia regional.

DISCUSSÃO

A seguir está uma lista de pontos de referência para bloqueio de nervos de extremidades superiores e inferiores:

Pontos de Referência para o Bloqueio dos Nervos Periféricos da Extremidade Superior	
Bloqueio interescalênico	O sulco interescalênico no nível da cartilagem cricoide (C6)
Bloqueio supraclavicular	1,5-2 cm posterior ao ponto médio da borda superior da clavícula no sulco interescalênico
Bloqueio infraclavicular	2 cm abaixo do ponto médio da borda clavicular interior
Bloqueio axilar	É desenhada uma linha traçando o curso da artéria axilar na prega da pele axilar da axila inferior tão proximalmente quanto possível, e o local de entrada da agulha é marcado sobre a artéria na prega da pele axilar
Bloqueio do nervo musculocutâneo	a) Corpo de bíceps proximal, 2-5 cm abaixo do músculo deltoide
	b) Na altura do cotovelo, 1 cm proximal à linha intercondilar, lateral ao tendão do bíceps
Bloqueio do nervo mediano na altura do cotovelo	Medial à artéria braquial na linha intercondilar
Bloqueio do nervo mediano na altura do punho	Abaixo do flexor radial do carpo e tendões palmares longos, 2-3 cm proximal à prega do punho
Bloqueio do nervo radial na altura do cotovelo	2 centímetros lateral ao tendão do bíceps na linha intercondilar
Bloqueio do nervo radial na altura do punho	Sobre o tendão extensor do polegar na base do primeiro metacarpo
Bloqueio do nervo ulnar na altura do cotovelo	a) Posterior ao epicôndilo medial
	b) Posterior ao epicôndilo medial e 3-5 cm abaixo do cotovelo
Bloqueio do nervo ulnar na altura do punho	Sob o tendão flexor ulnar do carpo entre o osso pisiforme e a artéria ulnar. Pode ser abordado medial ou lateralmente ao tendão ulnar do carpo

Pontos de Referência para o Bloqueio dos Nervos Periféricos da Extremidade Inferior	
Bloqueio do compartimento do psoas (abordagem posterior ao plexo lombar)	a) Clássico: 3 cm caudal e 5 cm lateral, a partir do cruzamento da linha média intercristal com a coluna vertebral
	b) Modificado: 1 cm cefálico à linha intercristal a dois terços da distância da linha média até a linha da espinha ilíaca posterior superior (PSIS) (uma linha na PSIS paralela à linha mediana)
Bloqueio perivascular do nervo femoral três em um	Lateral ao cruzamento da artéria femoral com a linha do ligamento inguinal (da espinha ilíaca anterior superior ao tubérculo púbico)
Bloqueio femoral modificado (fáscia ilíaca)	1 cm caudal ao ligamento inguinal em dois terços da distância entre a linha que liga o tubérculo púbico à espinha ilíaca anterior superior (ASIS)
Bloqueio do nervo cutâneo femoral lateral	2 cm medial e 2 cm caudal à ASIS
Bloqueio do nervo obturador	1-2 cm lateral e 1-2 cm caudal ao tubérculo púbico
Bloqueio parassacral	6 cm inferior ao PSIS sobre a linha que liga o PSIS com a tuberosidade isquiática
Bloqueio do nervo ciático – abordagem clássica posterior de labat	3-4 cm ao longo da linha do trocânter maior e hiato sacral. A linha é desenhada entre o PSIS e o trocânter maior, e, então, uma linha perpendicular é traçada dividindo essa linha 5 cm caudal. Em seguida, uma linha é desenhada entre o trocânter maior e o hiato sacral. O ponto de entrada é marcado na intersecção desta linha com a linha perpendicular
Bloqueio do nervo ciático – abordagem subgluteal	Ponto médio da linha que liga o trocânter maior com a tuberosidade isquiática. Desenhe uma linha entre o trocânter maior e a tuberosidade isquiática. Uma segunda linha é traçada perpendicular à primeira e dividindo-a para se estender 4-6 cm caudal. O local de entrada encontra-se no ponto de intersecção das linhas. O ajuste do local de inserção pode ser de até 4-6 cm distalmente à intersecção das linhas
Bloqueio do nervo ciático – abordagem anterior	Desenhe uma linha entre o ASIS e o tubérculo púbico. Uma linha paralela é, então, desenhada a partir do trocânter maior. Uma linha perpendicular é feita iniciando em um terço entre o tubérculo púbico e o ASIS, e o local de entrada é marcado onde esta linha cruza a segunda linha (geralmente localizado ao nível do trocânter menor)
Bloqueio da fossa poplítea - abordagem posterior	5-10 cm superior à dobra cutânea poplítea, 1 cm lateral à linha média do triângulo poplíteo. Delineie o triângulo poplíteo: Prega poplítea da pele, borda do semimembranoso e borda do bíceps femoral. Uma linha vertical é traçada dividindo o triângulo, e o local de entrada é marcado 5-10 cm acima da base do triângulo e 1 cm lateral à linha divisora
Bloqueio da fossa poplítea - abordagem lateral	O sulco entre o vasto lateral e o bíceps femoral no nível da borda superior da patela
Bloqueio do nervo tibial posterior	Posterior lateral à artéria tibial ao nível do maléolo medial
Bloqueio do nervo sural	Entre o maléolo lateral e o tendão de Aquiles
Bloqueio dos nervos peroneal profundo, peroneal superficial e safeno	Lateral à artéria tibial anterior na linha intermaleolar. A artéria tibial anterior é apalpada entre o tendão extensor longo do hálux e o tendão extensor longo dos dedos na linha intermaleolar. O local de entrada é lateral à artéria, entre os tendões

LEITURA SUGERIDA

Miller RD, Eriksson LI, Fleisher LA *et al.*, eds. *Miller's Anesthesia*. 7th ed. Philadelphia, PA: Churchill Livingstone; 2010:1640–1661.

PALAVRA-CHAVE	# PONV: Profilaxia
SEÇÃO	Farmacologia

Nicholas Dalesio
Editado por Lars Helgeson

PONTOS-CHAVE

1. Os riscos da náusea e vômito pós-operatórios (PONV) são aumentados com base no perfil do doente, bem como no tipo de cirurgia.
2. Acredita-se que múltiplos receptores estejam envolvidos na PONV. Isto permite que várias classes de medicamentos sejam eficazes no tratamento da PONV.
3. Uma abordagem multimodal para o tratamento da PONV é a melhor.

DISCUSSÃO

A PONV é o evento adverso mais comum em pacientes na unidade de cuidados pós-anestésicos. Os fatores de risco que aumentam a incidência de PONV incluem gestação de feto do sexo feminino, não fumantes, um histórico de PONV e enjoo, cirurgia dentro de 1 a 7 dias após a menstruação, uso perioperatório de narcóticos, e o tipo de cirurgia. A PONV é aumentada após litotripsia, laparoscopia, grandes operações da mama e cirurgia ENT (otorrinolaringológica) e ginecológica. Em pediatria, a PONV é aumentada com orquidopexia, amigdalectomia e cirurgias de estrabismo. A PONV é duas vezes mais provável em crianças do que em adultos. A profilaxia é semelhante à dos adultos.

A via do vômito propaga-se através do nervo vago para a área postrema do tronco cerebral, também conhecida como o *centro do vômito*. Demonstrou-se que os receptores de serotonina estão envolvidos nas náuseas e vômitos, e que fármacos antagonistas, como o ondansetron, podem aliviar estes sintomas com efeitos colaterais mínimos. Outros fármacos eficazes incluem antagonistas dos receptores da dopamina, anticolinérgicos e anti-histamínicos; no entanto, estes medicamentos às vezes têm efeitos colaterais graves. Outros tratamentos indicados para diminuir a PONV incluem clonidina, dexametasona, e a escolha de anestésico para a anestesia intraoperatória. O propofol tem propriedades que diminuem a PONV. O óxido nitroso aumenta a incidência de PONV.

A terapia multimodal é provavelmente o modo mais eficaz de tratamento da PONV. A terapia suplementar com fluidos e a terapia com O_2 diminuem a incidência de PONV. Em crianças, a acupuntura no ponto de acupuntura P6 localizado no pulso pode ser tão eficaz quanto o droperidol para tratar a PONV. O uso de meios alternativos de controle da dor também podem diminuir a PONV. A relação custo-benefício, eficácia, e os perfis de efeitos colaterais devem ser considerados ao se decidir sobre a profilaxia da PONV. Apesar de vários estudos, não foi estabelecido um plano de tratamento universal para todos os pacientes.

LEITURA SUGERIDA

Barash PG, Cullen BF, Stoelting RK *et al.*, eds. *Clinical Anesthesia*. 6th ed. Philadelphia, PA: Lippincott Williams & Wilkins; 2009:841–842, 1214.

	PONV após Cirurgia Pediátrica
PALAVRA-CHAVE	
SEÇÃO	Subespecialidades: Pediatria

Terrence Coffey
Editado por Mamatha Punjala

PONTOS-CHAVE

1. Náuseas e vômitos no pós-operatório (PONV) ocorrem em até 30% dos pacientes que não são tratados com antieméticos.
2. Crianças e mulheres são mais suscetíveis a PONV; no entanto, as crianças menores de 2 anos têm um risco diminuído de PONV.
3. Os fatores de risco para PONV incluem o tipo de cirurgia, a duração da cirurgia, tipo de anestesia e histórico prévio de PONV.
4. A utilização de dois ou mais antieméticos é mais eficaz do que um único agente profilático.

DISCUSSÃO

A PONV é a causa mais comum de complicações pós-operatórias (20 a 30% dos casos pediátricos). As crianças (maiores de 2 anos) e mulheres são mais suscetíveis. Outros fatores de risco incluem histórico prévio de PONV, enjoo, procedimento cirúrgico com duração de mais de 1 hora, e operações intra-abdominais, intracranianas, do ouvido médio, oftalmológicas, laparoscópicas e genitais. Existe um risco aumentado de náuseas depois da administração intraoperatória de opioides. Finalmente, a dor pós-operatória pode causar PONV em crianças.

O anestésico propofol diminui o risco de PONV. Outros antieméticos incluem ondansetron, metoclopramida, escopolamina transdérmica, dexametasona e droperidol. A utilização de dois ou mais agentes antieméticos é mais eficaz do que um único agente profilático. A utilização de óxido nitroso ou indução com etomidato aumenta a incidência de PONV.

A PONV apresenta riscos médicos, como o aumento do risco de aspiração, aumento do risco de comprometer as linhas de sutura, e um aumento da pressão venosa central, o que aumenta a morbidade após procedimentos timpânicos, oculares ou intracranianos. Antes de tratar a PONV, devem ser descartadas causas graves de náuseas e vômitos, como hipotensão, hipoxemia, hipoglicemia e aumento da pressão intracraniana.

LEITURA SUGERIDA

Barash PG, Cullen BF, Stoelting RK *et al.*, eds. *Clinical Anesthesia*. 6th ed. Philadelphia, PA: Lippincott Williams & Wilkins; 2009:1131–1133.
Bready LL, Noorily SH, Dillman D. *Decision Making in Anesthesiology*. 4th ed. Philadelphia, PA: Mosby; 2007.

PALAVRA-CHAVE	**Posição de Cabeça para Baixo: Hipoxemia**
SEÇÃO	Clínica Baseada em Órgão: Sistema Respiratório

Nehal Gatha
Editado por Veronica Matei

PONTOS-CHAVE

1. O posicionamento de cabeça para baixo (Trendelenburg), embora benéfico para a exposição cirúrgica, tem efeitos prejudiciais sobre a fisiologia respiratória, resultando em hipoxemia.
2. Posicionamento de Trendelenburg promove um deslocamento cranial das vísceras abdominais, limitando severamente a mobilidade diafragmática e reduzindo, assim, a capacidade residual funcional (FRC), o volume pulmonar total e a complacência pulmonar.

DISCUSSÃO

Posicionamento de Trendelenburg é usado em muitas cirurgias, principalmente em procedimentos abdominais e ginecológicos, para facilitar a exposição cirúrgica; no entanto, tem vários efeitos sobre a fisiologia respiratória e pode causar hipoxemia.

Posicionamento de Trendelenburg promove um deslocamento cranial das vísceras abdominais, limitando severamente a mobilidade diafragmática e reduzindo, assim, a FRC, o volume pulmonar total e a complacência pulmonar. Essa diminuição da complacência pulmonar também causa atelectasia enquanto os pacientes estão nessa posição. A posição de Trendelenburg também pode causar distúrbio V/Q, contribuindo para hipoxemia.

Teoricamente, a posição de Trendelenburg pode aumentar a pressão hidrostática capilar pulmonar, causando aumento no fluido intersticial e comprometimento da difusão do oxigênio. Além disso, enquanto na posição de Trendelenburg, os pulmões e carina podem mudar cranialmente, fazendo com que o tubo endotraqueal deslize para o brônquio principal direito.

LEITURA SUGERIDA

Barash PG, Cullen BF, Stoelting RK *et al.*, eds. *Clinical Anesthesia*. 5th ed. Philadelphia, PA: Lippincott Williams & Wilkins; 2006:800–802.

Morgan GE, Mikhail MS, Murray MJ. *Clinical Anesthesiology*. 4th ed. New York, NY: McGraw-Hill; 2006:580–585.

Perilli V, Sollazzi L, Bozza P, *et al.* The effects of the reverse Trendelenburg position on respiratory mechanics and blood gases in morbidly obese patients during bariatric surgery. *Anesth Analg*. 2000;91(6):1520–1525.

PALAVRA-CHAVE	**Posição de Litotomia: Lesão Nervosa**
SEÇÃO	Ciências Clínicas Genéricas: Procedimentos, Métodos, Técnicas de Anestesia

Archer Martin
Editado por Raj K. Modak

PONTOS-CHAVE

1. Posição de litotomia é a segunda posição mais comumente utilizada para procedimentos urológicos e ginecológicos.
2. Posição de litotomia está associada a múltiplas comorbidades, incluindo efeitos fisiológicos sobre o sistema cardiovascular, mecânica respiratória e lesão neurológica.
3. A lesão nervosa pode ocorrer nas extremidades inferiores ou superiores, com a lesão mais comum envolvendo o plexo braquial.
4. Pressão na perna lateral do paciente, próximo ao joelho, pode resultar em dano ao nervo fibular comum, resultando na incapacidade de realizar dorsiflexão do pé no lado afetado.

DISCUSSÃO

Posição de litotomia é a segunda posição mais comumente utilizada para procedimentos urológicos e ginecológicos. A posição de decúbito dorsal é a mais comum. Posição de litotomia envolve o posicionamento do paciente em decúbito dorsal, com as pernas flexionadas, apoiadas por tiras nos pés, suportes para as pernas ou ambos.

A posição de litotomia está associada a múltiplas comorbidades, incluindo alterações fisiológicas nos sistemas cardiovascular e respiratório. Lesão de um ou vários nervos pode ser vista com a posição de litotomia. Os nervos que podem ser lesionados incluem os seguintes: nervo fibular comum, nervo safeno, nervo obturador, nervo femoral e nervo isquiático. A lesão nervosa mais comum associada à posição de litotomia, contudo, envolve o plexo braquial. O nervo lesionado depende do posicionamento inadequado exato de um paciente em posição de litotomia.

Se a coxa lateral do paciente está descansando em uma faixa de apoio utilizada para posição de litotomia, a pressão perto do joelho pode resultar em danos ao nervo fibular comum (Fig. 1). O paciente será incapaz de realizar dorsiflexão do pé no lado afetado. A pressão sobre o lado medial da coxa pode danificar o nervo safeno. A flexão da coxa durante a posição de litotomia pode danificar os nervos femoral, isquiático e obturador. Como vários nervos correm risco de lesão na posição de litotomia, é importante posicionar cuidadosamente o paciente e verificar as potenciais áreas de pressão.

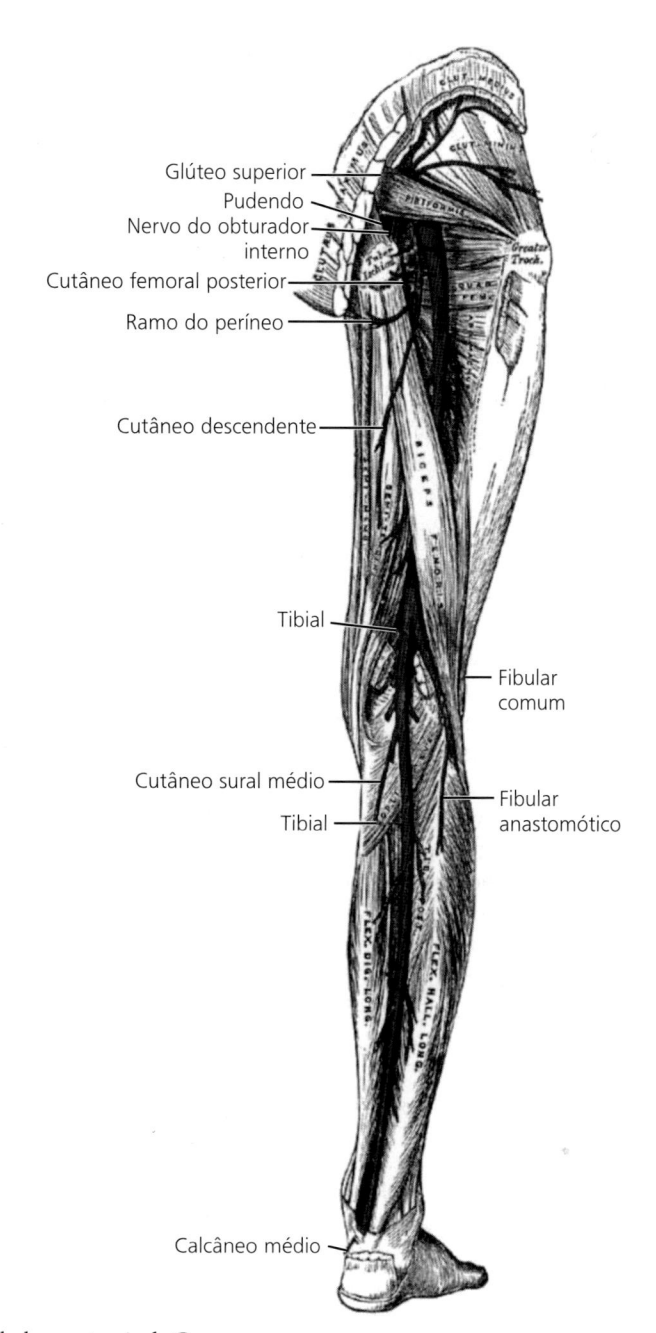

Figura 1. Nervo fibular, anatomia de Gray.

LEITURA SUGERIDA

Morgan GE, Mikhail MS, Murray MJ. *Clinical Anesthesiology.* 4th ed. New York, NY: Lange/McGraw-Hill; 2006:758–759.

PALAVRA-CHAVE	# Posição Sentada: Medição da BP
SEÇÃO	Clínica Baseada em Órgão: Neurológica e Neuromuscular *Johnny Garriga* *Editado por Ramachandran Ramani*
PONTOS-CHAVE	1. Há mudanças significativas na hemodinâmica na posição sentada em comparação com a supina. 2. Medições precisas e confiáveis da pressão arterial (BP) são imperativas e, portanto, o monitoramento intra-arterial invasivo da BP é geralmente utilizado, com o transdutor lavado livre de ar e zerado ao nível do processo mastoide.
DISCUSSÃO	O posicionamento na cirurgia é crítico, dependendo do procedimento. Desde a realização de operações na posição supina a ter pacientes na posição prona, o posicionamento é, muitas vezes, decidido na base da exposição anatômica da operação. Uma posição incomum que é usada muitas vezes em procedimentos neurocirúrgicos envolvendo a fossa posterior é a posição sentada. Existem várias explicações para a razão desta posição em especial. Ela não apenas dá ao cirurgião um acesso ideal ao local cirúrgico, mas o local cirúrgico operatório é também elevado acima do nível do coração, diminuindo, assim, o fluxo sanguíneo cerebral e a pressão venosa, e, portanto, diminuindo a hemorragia durante a cirurgia. A posição sentada também oferece vantagens para o anestesiologista. A excursão diafragmática é desimpedida, facilitando a ventilação. A posição também permite o acesso fácil ao tubo endotraqueal e às vias respiratórias, acesso à parede da caixa torácica se forem necessárias medidas de reanimação, e a capacidade de monitorar os nervos cranianos, considerando a visão desobstruída da face, como mostrado na Figura 1. No entanto, existem desvantagens inerentes à posição sentada. As mudanças na posição cau-

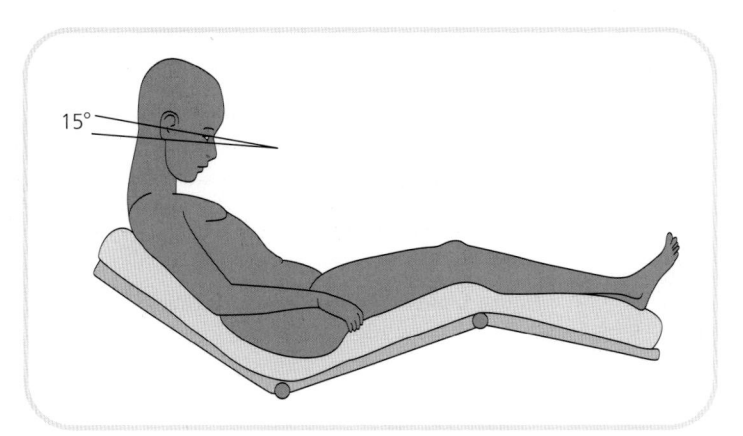

Figura 1. Posição sentada.

sam muitas alterações hemodinâmicas. Mais especificamente, a gravidade e os agentes anestésicos afetam a função cardiovascular. Em pacientes adultos saudáveis, o volume sistólico e débito cardíaco são reduzidos em aproximadamente 12% a 20% e a pressão de perfusão cerebral reduz-se em até 15%, com alteração mínima da frequência cardíaca na posição sentada. Por causa da instabilidade hemodinâmica, é importante medir com precisão a BP. Ao se medir a BP, há uma tendência a haver diferenças nos valores entre a posição sentada *versus* a supina. É amplamente conhecido que a pressão diastólica, medida enquanto sentado, é mais alta do que quando medida supino (cerca de 5 mm Hg). No entanto, há menos consenso sobre as alterações encontradas nas pressões sistólicas (alguns dizem que é 8 mm Hg mais alta no supino do que na posição sentada).

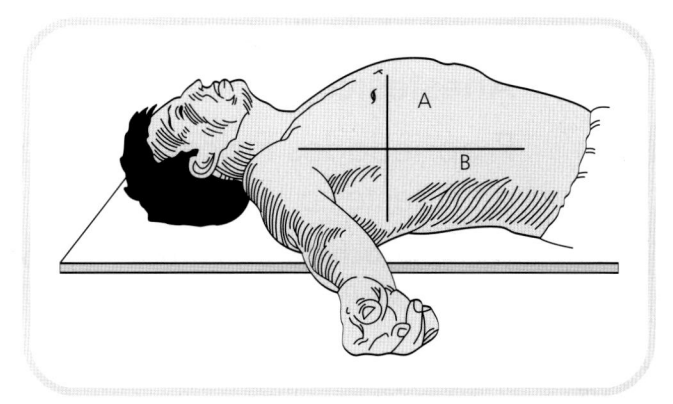

Figura 2. Eixo flebostático.

Por convenção, a medição da BP é realizada de modo que a braçadeira ou o transdutor de linha arterial esteja no nível do átrio direito em ambas as posições. É onde as medições de sangue devem ser niveladas e zeradas no caso da linha arterial. Isto é conseguido por meio do alinhamento da torneira de passagem no topo do transdutor (a interface ar-líquido do sistema de monitoramento) com o eixo flebostático, essencialmente, a referência na anatomia do peito que reflete o átrio direito do coração. É geralmente encontrado traçando-se uma linha vertical a partir do quarto espaço intercostal no esterno e uma linha horizontal traçada através do ponto médio do espaço intercostal, na linha axilar média, conforme mostrado na Figura 2.

Uma BP precisa e confiável é absolutamente crítica na posição sentada. Na posição de sentada, em virtude do efeito da gravidade, a pressão de perfusão no cérebro é inferior à pressão medida no nível do coração. Para cada aumento de 2,5 cm de altura, há uma queda de 2 mm por Hg na pressão arterial. Se a cabeça estiver 20 cm acima do coração, a pressão de perfusão arterial no cérebro seria 16 mm Hg inferior ao que é registrado ao nível do coração (quarto espaço intercostal). Assim, recomenda-se que o transdutor de pressão arterial deva ser posicionado no nível do processo mastoide (nível do círculo de Willis) durante a cirurgia na posição sentada. Da mesma forma, na posição de cirurgia da cadeira de praia para o ombro, a pressão arterial deve ser medida no nível do processo mastoide (pressão de perfusão cerebral).

LEITURA SUGERIDA

Gottlieb JD, Ericsson JA, Sweet RB. Venous air embolism: a review. *Anesth Analg.* 1965;44:773–779.

Marshall WK, Bedford RF, Miller ED. Cardiovascular responses in the seated position—impact of four anesthetic techniques. *Anesth Analg.* 1983;62:648–653.

Matjasko J, Petrozza P, Cohen M, *et al.* Anesthesia and surgery in the seated position: analysis of 554 cases. *Neurosurgery.* 1985;17:695–702.

Winsor T, Burch GE. Phlebostatic axis and phlebostatic level: reference levels for venous pressure measurement in man. *Proc Soc Exp Biol Med.* 1945;58:165–169.

PALAVRA-CHAVE	# Potenciais Evocados e Latência do SSEP: Efeitos Anestésicos
SEÇÃO	Propriedades Físicas, Monitoramento e Administração de Anestesia

Alexey Dyachkov e Tiffany Denepitiya-Balicki
Editado por Ramachandran Ramani

PONTOS-CHAVE

1. Potenciais evocados (EPs) são técnicas que permitem monitorar a integridade funcional das vias neurais na medula espinal e são, muitas vezes, usados durante cirurgias na coluna vertebral ou medula espinal. Monitoramento EP também é indicado durante cirurgias vasculares, onde o suprimento de sangue para estruturas neurais pode estar comprometido.
2. Os EPs podem ser sensoriais ou motores.
3. Respostas sensoriais evocadas são subdivididas em potenciais somatossensoriais evocados (VEPs), potenciais evocados auditivos de tronco encefálico (BAEPs) e potenciais visuais evocados (VEPs).
4. As duas características principais de todos os EPs são latência e amplitude. Geralmente, a mudança "clinicamente significativa" significa uma diminuição na amplitude de 50% e/ou um aumento na latência de mais de 10%.

DISCUSSÃO

EPs são técnicas que permitem o monitoramento da integridade funcional das vias neurais e são usados frequentemente durante as intervenções neurocirúrgicas, bem como durante cirurgias vasculares, quando o fornecimento de sangue para estruturas neurais pode estar comprometido. A técnica é baseada em uma estimulação elétrica de um nervo periférico ou, raramente nervo craniano (EP sensorial) ou córtex cerebral (MEP), e registro da resposta, para cima ou para baixo, do nervo (a medula espinal, o córtex) estimulado ou resposta muscular.

Os EPs podem ser sensoriais ou motores. Respostas sensoriais evocadas (SERs) são subdivididas em SSEPs, BAEPs e VEPs dependendo da modalidade sensorial sendo estimulada. VEP tem várias limitações: É a mais afetada por agente anestésico e não é frequentemente usada no intraoperatório.

As duas características principais de todos os EPs são latência e amplitude. Latência é o tempo a partir da aplicação do estímulo para o início da resposta. A amplitude é a tensão da resposta gravada. De acordo com a convenção, desvios abaixo da linha base são rotulados como "positivo (P)" e desvios acima da linha base "negativo (N)". Como a amplitude e a latência mudam com as circunstâncias de gravação, valores normais devem ser estabelecidos para cada laboratório de monitoramento neurológico e podem diferir dos valores registrados em outros laboratórios. A terceira característica dos EPs, às vezes mencionada, é o tempo de condução central, que é o tempo necessário para o sinal viajar desde a junção cervicomedular até o córtex cerebral contralateral.

Geralmente, a mudança "clinicamente significativa" significa uma diminuição na amplitude de 50% e/ou um aumento na latência de mais de 10%. Tais mudanças estão associadas em séries clínicas e em relatos de casos com o aparecimento de novos déficits neurológicos no pós-operatório. Traçados de base sempre devem ser obtidos para comparação.

Efeitos anestésicos

A capacidade dos efeitos anestésicos para provocar mudanças em SSEP e no potencial motor evocado (MEP) que pode confundir as alterações cirurgicamente induzidas está resumida na tabela a seguir:

Capacidade de uma droga anestésica individual para produzir uma mudança no SSEP e no MEP que poderia ser confundida com uma mudança cirurgicamente induzida.

Drogas	SSEPs		BAEPs		VEPs		MEPs transcranianos	
	LAT	AMP	LAT	AMP	LAT	AMP	LAT	AMP
Isoflurano, enflurano, halotano, óxido nitroso[a]	Sim	Sim	Não	Não	Sim	Sim	Sim	Sim
Barbitúricos, benzodiazepínicos, propofol	Sim	Sim	Não	Não	Sim	Sim	Sim	Sim
Etomidato, cetamina	Não	Não	Não	Não	Sim	Sim	Não	Não
Droperidol	Não	Não	Não	Não	—	—	Sim	Sim
Opioides	Não	Não	Não	Não	Não	Não	Não	Não
Dexmedetomidina	Não	Não	Não	Não	Não	ND	ND	Não

[a]Aumenta o efeito do(s) agente(s) com o qual é usado.
Nota: esta tabela não é quantitativa, de forma alguma. As designações "sim" ou "não" indicam se uma droga individual é capaz de produzir um efeito em qualquer parte da resposta evocada que poderia ser confundido com uma mudança cirurgicamente induzida.
AMP, amplitude; LAT, latência; ND, não há dados disponíveis na literatura.
(Adaptada de Miller RM, ed, *et al*. Miller's Anesthesia. 7th Edition. Philadelphia: Elsevier, 2009.)

Anestésicos voláteis. Os anestésicos voláteis isoflurano, sevoflurano, desflurano, enflurano e halotano têm efeitos similares em todos os tipos de SERs (aumento de latência, diminuição da amplitude). VEPs são os mais sensíveis aos efeitos dos anestésicos voláteis, e os BAEPs são os mais resistentes às mudanças induzidas pela anestesia. Respostas SSEP espinais e subcorticais são significativamente menos afetadas do que potenciais corticais.

Em pacientes neurologicamente normais, até 0,5 de concentração alveolar mínima (MAC) de qualquer um dos agentes inalatórios potentes na presença de óxido nitroso, ou até 1 MAC sem óxido nitroso, é compatível com monitoramento dos SSEPs corticais. O ponto-chave é manter a concentração anestésica constante para evitar alteração nos SSEPs que potencialmente pode ser causada pela anestesia, pelo procedimento cirúrgico ou ambos.

Pacientes neurologicamente prejudicados podem mostrar uma sensibilidade significativamente maior de agentes inalatórios, até ao ponto de não tolerar qualquer nível que possa ser registrado do agente inalado.

Óxido nítrico. N_2O diminui a amplitude de SSEPs sem alterações significativas na latência quando usado sozinho ou quando adicionado a um anestésico volátil ou com base em narcótico. Por exemplo, adição de 50% de óxido nitroso (0,5 MAC) para uma anestesia com base fentanil resultou em maior diminuição da amplitude do que a adição de 1% (0,8 MAC) de isoflurano, especialmente em pacientes com SSEP pré-operatório anormal.

Durante anestésicos baseados em opiáceos, óxido nitroso deprimiu a amplitude SSEP cortical mais do que o propofol quando substituído por óxido nitroso.

BAEPs – nenhuma mudança, a menos que o gás se acumule na orelha média.
VEPs – aumento da latência e diminuição na amplitude.

Heparina intravenosa. Anestésicos intravenosos (IV) geralmente afetam SSEPs menos que anestésicos inalatórios. Baixas doses de agentes IV têm efeitos mínimos nos SSEPs, enquanto que altas doses da maioria dos agentes causam diminuição leve a moderada da amplitude e aumento da latência. Com poucas exceções, potenciais subcorticais não são afetados.

Barbitúricos. Causam aumento dose-dependente na latência, diminuição na amplitude de SSEPs e aumento progressivo na latência de BAEPs, mas permitem monitoramento intraoperatório de SSEPs e BAEPs cortical e subcortical mesmo em doses maiores do que o necessário para eletroencefalograma isoelétrico.

Etomidato. Amplitude de SSEP cortical: Aumento de até 400% acima da linha de base de pré-indução em alguns pacientes, possivelmente em virtude de um equilíbrio alterado entre influências inibitórias e excitatórias no nível do córtex cerebral, resultando em aumento da sincronização de sinal no tálamo.

Amplitude de SSEP subcortical: Diminuição de até 50%.
Latência SSEP: Aumentada.
BAEPs: Dose-dependente aumenta em latência e diminui em amplitude que não são clinicamente significativas.

Cetamina. Amplitude de SSEP cortical: aumentada; latência cortical: nenhum efeito; amplitude e latência subcortical: nenhum efeito.

Propofol. Propofol é um fármaco conveniente porque pode ser infundido em concentrações anestésicas durante operações neurocirúrgicas prolongadas e possibilita emergência rápida para avaliação neurológica pós-operatória adequada. Como um hipnótico, em concentrações equivalentes, o propofol reduz menos a amplitude SSEP em comparação com o óxido nitroso ou midazolam.

Amplitude: 2,5 mg/kg de propofol não produziram alteração na amplitude de SSEPs cortical e subcortical.

Latência cortical e tempo de condução central: aumentou em 8% e 20%, respectivamente.

TIVA: propofol e sufentanil. Amplitude SSEP: Diminui 50%; latência cortical: aumenta até 10% a 15%.

No entanto, formas de onda SSEP estabilizaram dentro de 30 minutos após a administração anestésica e foram compatíveis com monitoramento intraoperatório.

Benzodiazepínicos. Eles têm efeitos depressores leves a moderados na SSEPs.

Diazepam — 0,1 a 0,25 mg/kg.
Amplitude cortical: diminuição leve a moderada na amplitude.
Latência: picos longos de latência (200 a 400 milissegundos) foram abolidos.
Midazolam — 0,2 a 0,3 mg/kg.
Amplitude: redução moderada ou ausente na amplitude.
Latência: leve prolongamento da latência SSEP do nervo mediano.

Midazolam e propofol parecem ser agentes melhores (em termos de supressão do SSEP) para combinar com os opioides ou óxido nitroso, em comparação com tiopental, etomidato ou cetamina.

Opioides. Efeitos mínimos e não significativos na amplitude (diminuição) e latência (aumento).

Droperidol. Usado para pré-medicação causa diminuição da amplitude e prolongamento do tempo de condução. Efeitos não são clinicamente significativos.

Clonidina e dexmedetomidina parecem ser compatíveis com todos os tipos de monitoramento EP, incluindo MEPs.

Adenosina. Nenhum efeito.

Drogas de bloqueio neuromusculares. Nenhuma influência direta no SSEP, VEP ou BAEP; na verdade, elas podem melhorar a forma de onda, diminuindo o ruído.

Anestesia e MEPs. Exceto no caso dos MEPs neurogênicos, efeitos dos anestésicos são proeminentes, particularmente em registros de MEP, a partir do músculo produzido pela estimulação de elétrica transcraniana de pulso único ou especialmente magnética. Agentes IV produzem significativamente menos depressão, e técnicas usando qualquer combinação de cetamina, opioides, etomidata e propofol foram descritas.

Excelente experiência foi descrita com uma combinação de propofol e remifentanil. Efeitos anestésicos nas respostas MEP registrados no nível da coluna vertebral parecem menos afetados pela combinação de propofol-remifentanil. Quando a resposta é gravada a partir do músculo, monitoramento quantitativo de agentes de bloqueio neuromuscular deve ser instituído para manter a altura de contração de T1 em cerca de 30% dos valores de controle. É preferível evitar totalmente o uso de agentes de bloqueio neuromuscular durante o monitoramento do MEP.

LEITURA SUGERIDA

Barash PG, Cullen BF, Stoelting RK *et al.*, eds. *Clinical Anesthesia*. 6th ed. New York, NY: Lippincott Williams & Wilkins; 2009:1010–1012.

Mark B, John ET, Armin S. Pharmacologic and physiologic influences affecting sensory evoked potentials. *Anesthesiology*. 2003;99:716–737.

Ronald DM, Lars IE, Lee AF, *et al.* Neurologic monitoring. In: *Miller's Anesthesia*. 7th ed. Philadelphia, PA Churchill Livingstone; 2009:1481–1487.

PALAVRA-CHAVE	# Pré-Eclâmpsia: Anormalidades Laboratoriais
SEÇÃO	Subespecialidades: Anestesia Obstétrica

Marianne Saleeb
Editado por Lars Helgeson

PONTOS-CHAVE

1. A pré-eclâmpsia é uma síndrome induzida pela gravidez que geralmente ocorre após 20 semanas de gestação. Ela é caracterizada pela hipertensão de início recente (> 140/90), proteinúria (> 2 gramas por dia), e muitas vezes pelo edema generalizado. Ela pode ser leve ou grave, potencialmente resultando em insuficiência do fígado e renal, coagulação intravascular disseminada, eclâmpsia, e anomalias do sistema nervoso central (CNS), como dor de cabeça, alterações visuais, confusão e inconsciência.
2. Pacientes com pré-eclâmpsia tendem a ser hipovolêmicos e hipoproteinêmicos, secundo às mudanças de fluido no espaço extravascular, que podem ser agravadas pela proteinúria.
3. A pré-eclâmpsia pode resultar em diminuição do fluxo sanguíneo renal e da taxa de filtração glomerular (GFR), levando à elevação da creatinina e ureia.
4. A síndrome HELLP é uma variante grave da pré-eclâmpsia. Achados adicionais incluem hemólise, elevação das enzimas hepáticas e trombocitopenia (baixa de plaquetas). É possível ver o aumento das enzimas hepáticas e trombocitopenia (visto em 15% dos pacientes com pré-eclâmpsia), sem a presença da síndrome HELLP.

DISCUSSÃO

A pré-eclâmpsia é uma síndrome induzida pela gravidez que geralmente ocorre após 20 semanas de gestação. Ela é caracterizada pela hipertensão de início recente (> 140/90), proteinúria (> 2 gramas por dia), e muitas vezes pelo edema generalizado (não é necessário para o diagnóstico). Ela pode ser leve ou grave, levando à insuficiência do fígado e renal, coagulação intravascular disseminada, e anomalias do sistema nervoso central (CNS), como dor de cabeça, alterações visuais e perda da consciência. Se houver a ocorrência de convulsões, o diagnóstico torna-se eclâmpsia.

A pré-eclâmpsia grave é classificada como a pressão arterial maior do que 160/110, proteinúria superior a 5 g por dia, ou evidência de lesão grave do órgão final. Os sinais e sintomas da pré-eclâmpsia são uma consequência da lesão da célula endotelial causando microangiopatia de órgãos-alvo, como cérebro, fígado, rim e placenta. O tratamento para a pré-eclâmpsia é o parto e, em geral, há uma melhora significativa dos sinais e sintomas dentro de 48 horas após o parto.

Pacientes com pré-eclâmpsia estão em risco de hipovolemia e hipoproteinemia secundárias ao deslocamento de fluidos para o espaço extravascular, que pode ser agravado pela presença de proteinúria. Como resultado, pode haver um hematócrito elevado, apesar de uma anemia subjacente. As mulheres com pré-eclâmpsia têm um volume de plasma médio de 9% a menos do que o encontrado na gravidez normal, e até de 30 a 40% a menos, se uma doença grave estiver presente. A pré-eclâmpsia pode resultar em diminuição do fluxo sanguíneo renal e da GFR, levando à elevação da creatinina e ureia.

A trombocitopenia é observada em cerca de 15% das mulheres com pré-eclâmpsia. A diminuição do número de plaquetas é geralmente leve, e as contagens variam de 100.000 a 150.000. Esta diminuição resulta da agregação de plaquetas em locais de lesão endotelial. Concentrações anormais de enzimas hepáticas também podem ser vistas na pré-eclâmpsia. É possível ter níveis elevados de aspartato aminotransferase, lactato-desidrogenase e fosfatase alcalina. A síndrome HELLP é uma forma grave da pré-eclâmpsia. As características dessa síndrome incluem hemólise, elevação das enzimas hepáticas e trombocitopenia.

LEITURA SUGERIDA

Barash PG, Cullen BF, Stoelting RK *et al.*, eds. *Clinical Anesthesia*. 6th ed. Philadelphia, PA: Lippincott Williams & Wilkins; 2009:1149–1152.

Block DR, Saenger AK. Preeclampsia: prediction, diagnosis, and management beyond proteinuria and hypertension. *Clinical Laboratory News*. 36(2):8–10.

Hines RL, Marschall KE. *Stoelting's Anesthesia and Co-existing Disease*. 5th ed. Philadelphia, PA: Churchill Livingstone; 2008:562–565.

PALAVRA-CHAVE

Presença dos Pais: Indicações

SEÇÃO

Subespecialidades: Anestesia Pediátrica

Kevan Stanton

Editado por Mamatha Punjala

PONTOS-CHAVE

1. Os estudos atuais são inconclusivos quanto ao efeito que a presença dos pais tem sobre o resultado emocional da criança.
2. A decisão de permitir que um progenitor esteja presente durante a indução deve ser tomada no melhor interesse da criança, e não dos pais.
3. A presença parental não deve ser utilizada no lugar da pré-medicação em uma criança que necessita de pré-medicação.
4. O nível de desenvolvimento da criança deve ser considerado ao se decidir se a presença de um progenitor deve ser permitida.

DISCUSSÃO

Os pais, muitas vezes, pedem para estarem presentes na indução da anestesia de seu filho. Os estudos atuais têm sido inconclusivos quanto ao grau de efeito que isso tem sobre o nível de ansiedade da criança ou o resultado emocional, mas, na prática, parece ajudar em determinadas situações. Isso também ajuda os pais a se sentirem mais envolvidos, embora a decisão de se permitir que um progenitor esteja presente deve ser sempre baseada no melhor interesse da criança, não dos pais.

Na maioria dos casos, a presença parental está limitada a um dos pais. Em alguns casos, a presença de um dos pais pode reduzir a quantidade de pré-medicação, ou eliminar completamente a sua necessidade. No entanto, a presença de um progenitor não deve ser utilizada no lugar da pré-medicação de uma criança que realmente precisa ser pré-medicada.

A situação mais comum em que a presença dos pais é indicada é quando a criança está muito ansiosa com a separação dos pais (crianças submetidas a cirurgias ficam muitas vezes mais ansiosas pela separação dos pais do que com a cirurgia em si). Outra situação na qual é indicada a presença dos pais e na qual ela pode ser muito útil é no caso de uma criança com deficiência. Os pais de crianças com deficiência são propensos a conhecer a melhor forma de interagir com seu filho e ajudá-lo a manter-se calmo e cooperativo. A presença dos pais na sala de recuperação também pode ser útil para acalmar uma criança e pode ajudar a determinar se uma criança está chorando por causa da dor ou por causa da ansiedade e da separação dos pais.

Ao decidir se deve-se permitir que um progenitor esteja presente para a indução, o nível de desenvolvimento da criança deverá ser tomado em consideração. Se a criança ainda não desenvolveu uma ansiedade em relação a estranhos, não há nenhum benefício para a criança em ter um progenitor presente durante a indução. Além disso, se a criança está fortemente pré-medicada, provavelmente não haverá nenhum benefício para a criança em se permitir que um progenitor esteja presente. Pais ansiosos podem só piorar a situação, e, na maioria das vezes, não devem ser autorizados a estar presentes para a indução. A decisão final de se permitir que um progenitor esteja presente para a indução é a critério do anestesiologista, e deve ser baseada em seu melhor julgamento clínico.

LEITURA SUGERIDA

Barash PG, Cullen BF, Stoelting RK *et al.*, eds. *Clinical Anesthesia*. 6th ed. Philadelphia, PA: Lippincott Williams & Wilkins; 2009:1207.

Lerman J, Steward D, Cote CJ. *Manual of Pediatric Anesthesia*. 6th ed. Philadelphia, PA: Churchill Livingstone; 2010:6.

Miller RD, Eriksson LI, Fleisher LA, *et al.*, eds. *Miller's Anesthesia*. 7th ed. Philadelphia, PA: Churchill Livingstone; 2010:2576–2577.

PALAVRA-CHAVE — **Pressão das Vias Respiratórias de Pico *vs*. Platô**

SEÇÃO — Subespecialidades: Cuidados Intensivos

Neil Sinha
Editado por Shamsuddin Akhtar

PONTOS-CHAVE

1. A expansão pulmonar exige que sejam superados os tecidos elásticos e estruturais nas principais vias respiratórias e a tensão superficial nos alvéolos, assim como a pressão exercida pelo recuo da parede torácica.
2. O pico da pressão das vias respiratórias é a quantidade máxima de pressão na via respiratória de um paciente.
3. A pressão platô das vias respiratórias reflete a pressão nas vias respiratórias uma vez que o volume corrente alvo tenha sido alcançado e o fluxo aéreo está estático.
4. Aumentos na pressão de pico nas vias respiratórias na ausência de alteração na pressão de platô nas vias respiratórias pode ser tipicamente atributiva à obstrução das vias respiratórias causada por asma, massas estranhas, excesso de secreções ou dobras do tubo ventilador.

DISCUSSÃO

As pressões das vias respiratórias na ventilação mecânica são funções da complacência e resistência pulmonar. Para que os pulmões se expandam durante a ventilação de pressão positiva, os tecidos elásticos e estruturais nas principais vias respiratórias e a tensão superficial nos alvéolos devem ser superados. Além disso, próximo da capacidade pulmonar total, a pressão exercida pelo recuo da parede torácica também contribui para a resistência à expansão do pulmão. Na ventilação de controle de volume (na ausência de esforço espontâneo), a pressão necessária para superar estas duas forças opostas e entregar o volume corrente pré-definido pode ser dividida em pressão de pico e de platô (veja Fig. 1).

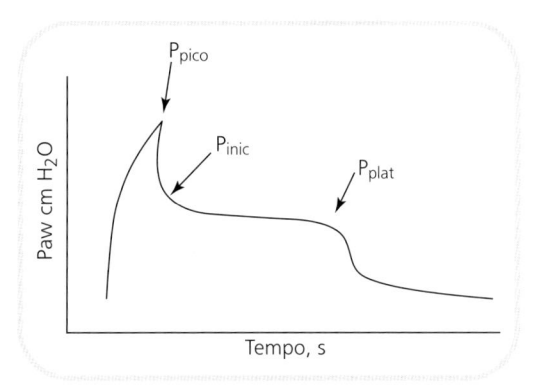

Figura 1. Pressões de pico e platô em um paciente em ventilação mecânica. (De Jain M, Sznajder JI. Bench-to-bedside review: distal airways in adult respiratory distress syndrome. *Crit Care*. 2007;11:206, com permissão.)

O pico da pressão das vias respiratórias é a quantidade máxima de pressão na via respiratória de um paciente e é mais frequentemente registrada no final da inspiração. A pressão de pico das vias respiratórias é a soma das pressões PEEP, elástica e resistiva. O excesso de pressão das vias respiratórias (> 35 cm de H_2O) pode levar a uma hiperdistenção dos alvéolos e ao barotrauma. A pressão platô das vias respiratórias reflete a pressão nas vias respiratórias uma vez que o volume corrente alvo tenha sido alcançado e o fluxo aéreo está estático. Ela é um marcador das pequenas vias respiratórias e alvéolos e é a soma da pressão elástica e PEEP dentro do sistema.

Existem muitos processos de doenças que causam um aumento nas pressões das vias respiratórias de pico e de platô. Doenças pulmonares intrínsecas, como pneumonia, atelectasia e edema pulmonar, bem como deformidades da caixa torácica, causam um aumento em ambas as pressões de pico e de platô. A obstrução das vias respiratórias causada por asma, massas estranhas, excesso de secreções ou dobras do tubo ventilador podem causar um aumento na pressão de pico nas vias respiratórias sem alterar a pressão de platô nas vias respiratórias.

LEITURA SUGERIDA

Hall JB, Schmidt GA, Wood LDH, eds. *Principles of Critical Care.* 3rd ed. New York, NY: McGraw-Hill; 2005:427–430.

Jain M, Sznajder JI. Bench-to-bedside review: distal airways in adult respiratory distress syndrome. *Crit Care.* 2007;11:206.

Marino, PL. *The ICU Book.* 3rd ed. Philadelphia, PA: Lippincott William & Wilkins; 2007:462–468.

PALAVRA-CHAVE	# Pressão de Perfusão Coronariana: Definição e Esquerdo *vs.* Direito
SEÇÃO	Fisiologia

Caroline Al Haddadin e Martha Zegarra

Editado por Benjamin Sherman

PONTOS-CHAVE

1. Pressão de perfusão coronariana (CPP) é definida pela diferença entre a pressão arterial diastólica (DBP) e a pressão diastólica final ventricular esquerda (LVEDP).
2. Fluxo sanguíneo coronariano (CBF) é autorregulado quando CPP está entre 50 e 150 mm Hg.
3. Perfusão coronariana do ventrículo esquerdo ocorre quase exclusivamente na diástole.
4. Perfusão coronariana do ventrículo direito (RV) ocorre na sístole e na diástole.

DISCUSSÃO

Os fatores críticos que modificam o CBF são a pressão de perfusão coronariana, o tempo de perfusão, o tônus vascular da circulação coronária e a presença ou ausência de circulação colateral ou obstrução intraluminal.

CPP é determinada pela diferença entre a pressão aórtica e a pressão intraventricular. Perfusão coronariana no ventrículo esquerdo ocorre quase exclusivamente durante a diástole e pode ser calculada pela seguinte fórmula: CPP = DBP – LVEDP. Não há CBF no ventrículo esquerdo durante a sístole porque a CPP = 0 (pressão arterial sistólica [SBP] = pressão intracavitária sistólica ventricular esquerda [LVSP]; portanto, SBP – LVSP = 0). Se não há gradiente de pressão, não haverá fluxo.

O RV, no entanto, recebe perfusão coronariana durante tanto a sístole e quanto a diástole. Isso ocorre porque há um gradiente de pressão nas artérias coronarianas durante a sístole e a diástole. Por exemplo, em um paciente com BP normal (120/70 mm Hg) e pressões normais de RV (25/5 mm Hg), RV CPP durante a sístole e a diástole é igual a SBP – RV pressão sistólica (RVSP) (120 – 25 mm Hg = 95 mm Hg) e DBP – pressão diastólica final de RV (RVEDP) (70 – 5 mm Hg = 65 mm Hg), respectivamente.

Quando a CPP está entre 50 e 150 mm Hg, CBF é autorregulado por fatores que afetam a resistência vascular coronariana (CVR). Isso pode ser representado pela equação CBF = CPP/CVR. Fatores que afetam a CVR incluem variáveis autonômicas, hormonais, anatômicas e metabólicas. Fatores metabólicos incluem concentrações de hidrogênio, lactato, CO_2 e adenosina, cujos níveis podem variar com o aumento da carga cardíaca. Hormônios que afetam a CVR incluem vasopressina, prostaglandina I_2, tromboxano e angiotensina. Uma variável anatômica que pode afetar a CVR é a presença de circulação colateral coronariana.

Por causa das altas pressões intramurais durante a sístole, o endocárdio é mais suscetível à isquemia, especialmente em baixas pressões de perfusão. Além disso, com taquicardia, existe uma quantidade proporcionalmente menor de tempo gasto na diástole e, portanto, menos tempo disponível para o fluxo coronariano; isto é particularmente significativo em pacientes com doença arterial coronariana, onde a reserva de fluxo coronariano (capacidade máxima de fluxo) está reduzida. Condições que causam um aumento na LVEDP ou uma diminuição da DBP também podem resultar em uma queda na pressão de perfusão coronariana, potencialmente resultando em isquemia perioperatória

LEITURA SUGERIDA

Barash PG, Cullen BF, Stoelting RK *et al.*, eds. *Clinical Anesthesia*. 6th ed. Philadelphia, PA: Lippincott Williams & Wilkins; 2009:1074–1075.

Marino PL. *The ICU Book*. 3rd ed. Philadelphia, PA: Lippincott Williams & Wilkins; 2007:287.

Miller RD, Eriksson LI, Fleisher LA, *et al. Miller's Anesthesia*. 7th ed. Philadelphia, PA: Churchill Livingstone/Elsevier; 2010:1924.

Morgan G, Mikhail M, Murray M. Cardiovascular physiology and anesthesia. In: *Clinical Anesthesiology*. 4th ed. New York, NY: McGraw-Hill Medical; 2005:chap 19:376.

	Prevenção da Dor por Torniquete na Extremidade Superior
PALAVRA-CHAVE	
SEÇÃO	Ciências Clínicas Genéricas: Procedimentos, Métodos, Técnicas de Anestesia

Kristin Richards

Editado por Thomas Halaszynski

PONTOS-CHAVE

1. O tratamento definitivo para a dor do torniquete é liberar o torniquete da extremidade.
2. Em pacientes com torniquetes inflados nas extremidades, o desconforto geralmente ocorre após um tempo de torniquete de aproximadamente 45 minutos. Este fenômeno pode ser observado em pacientes sob anestesia geral ou local.
3. No intraoperatório, os opioides e hipnópticos geralmente podem revelar-se pouco eficazes no tratamento ou mitigação da dor do torniquete.
4. Acredita-se que a etiologia da dor induzida pela inflação do torniquete seja de dor isquêmica.

DISCUSSÃO

Torniquetes são usados para minimizar a perda de sangue e otimizar o campo de operação de uma série de procedimentos cirúrgicos (geralmente ortopédicos) nas extremidades. Permanece importante ter em conta as pressões de inflação do torniquete que estão sendo utilizadas, bem como a distribuição da pressão aplicada. Há controvérsia no que diz respeito às pressões de torniquete necessárias para evitar o sangramento. Em geral, uma pressão do balonete de 100 mm Hg acima da pressão sistólica do paciente se revela adequada para um balonete na coxa e 50 mm Hg acima da pressão sistólica é apropriado para um balonete no braço.

Além disso, o tamanho e o diâmetro do balonete são importantes para proporcionar uma distribuição uniforme da pressão de modo a minimizar a lesão dos feixes neurovasculares e músculo esquelético. O balonete deve ser grande o suficiente para circundar confortavelmente no membro, e recomenda-se que a largura do balonete seja mais do que a metade do diâmetro do membro. A duração da inflação do torniquete é uma área de controvérsia. Alguns têm recomendado um intervalo de tempo tão curto quanto 30 minutos, e outros afirmam que até 4 horas de duração deve ser apropriado. Argumentou-se que a deflação/reperfusão por 5 minutos após cada 1 a 2 horas de uso planejado da inflação do torniquete pode ajudar a minimizar as complicações, como a lesão do nervo por compressão, espasmos arteriais e trombose venosa.

Quando um torniquete é usado com uma anestesia regional, os pacientes podem queixar-se de incômodo, dor ou simplesmente se tornar inquietos. O desconforto do paciente aparece geralmente cerca de 45 minutos após o torniquete ser inflado e torna-se mais intenso ao longo do tempo adicional.

Mesmo que o paciente esteja sob anestesia geral, um fenômeno semelhante pode ocorrer em cerca de 45 minutos após o torniquete ser inflado. Evidências de enfraquecimento da anestesia e aumentos observados na pressão arterial e frequência cardíaca do paciente podem ser notados ainda que o nível de anestesia sendo fornecido continue inalterado.

A fisiopatologia da dor causada pelo torniquete não foi claramente elucidada. Atualmente se pensa que a dor do torniquete é transmitida através das fibras A-delta e C e é modulada no corno dorsal. O tratamento definitivo para a dor por torniquete é a liberação do torniquete; no entanto, durante a cirurgia, opioides e hipnópticos podem, muitas vezes, e, geralmente, revelar-se eficazes.

LEITURA SUGERIDA

Barash PB, Cullen BF, Stoelting RK *et al.,* eds. *Clinical Anesthesia*. 6th ed. Philadelphia, PA: Lippincott Williams & Wilkins; 2009:1387–1388.

Hagenouw RP, Bridenbaugh PO, van Egmond J, *et al.* Tourniquet pain: a volunteer study. Anesth Analg. 1986;65:1175–1180.

Valli H, Rosenberg PH. Effects of three anesthetic methods on haemodynamic responses connected with the use of thigh tourniquets in orthopaedic patients. *Acta Anaesthesiol Scand*. 1985;29:142–147.

PALAVRA-CHAVE

Procedimento EXIT: Atonia Uterina

SEÇÃO

Subespecialidades: Anestesia Obstétrica

Johnny Garriga
Editado por Lars Helgeson

PONTOS-CHAVE

1. O tratamento intraparto extraútero (EXIT) é uma extensão da cesariana clássica padrão, que exige coordenação cuidadosa entre os obstetras e os especialistas que operam no bebê recém-nascido.
2. A dificuldade reside na preservação de fluxo sanguíneo suficiente através do cordão umbilical, protegendo a placenta e evitando contrações uterinas, para que haja tempo suficiente para estabelecer a via respiratória neonatal.
3. Atonia uterina é uma complicação rara, porém grave, no procedimento EXIT.

DISCUSSÃO

O EXIT é um procedimento cirúrgico especializado de parto usado para temporizar o estabelecimento de uma via respiratória definitiva em bebês com comprometimento das vias respiratórias no momento da cesariana. O procedimento EXIT foi originalmente desenvolvido para reverter oclusão traqueal temporária em lactentes. As causas de compressão das vias respiratórias em neonatos incluem obstrução broncopulmonar, malformação adenomatoide cística congênita, teratomas da boca ou do pescoço e blastoma pleuropulmonar. Compressão das vias respiratórias frequentemente é descoberta durante exames pré-natais de ultrassom, dando tempo suficiente para planejar um parto seguro com o procedimento EXIT.

O procedimento EXIT geralmente começa com uma indução padrão de sequência rápida. Anestesia peridural também é uma opção, mantendo boa perfusão placentária. Uma incisão na linha média geralmente é a melhor abordagem. O neonato é, então, parcialmente entregue através da abertura, mas o cordão umbilical permanece fixado ao neonato. Durante esse tempo, o suprimento de sangue do recém-nascido ainda está sendo fornecido pela placenta; a mãe atua como "máquina coração-pulmão" maternal para o feto. Neste ponto, é fundamental manter a anestesia fetal e assegurar oxigenação fetal e monitoramento fetal adequados.

Para manter o fluxo de sangue uteroplacentário, o útero deve ficar relaxado. Troca gasosa placentária pode ser maximizada, otimizando o fluxo de sangue uterino, que é afetado pelo tônus uterino, pela pressão sanguínea materna e pela vasoconstrição miometrial. A manutenção da anestesia com altas concentrações de agentes anestésicos voláteis fornece relaxamento uterino. No entanto, anestesia inalatória com elevado fluxo de gases frescos muitas vezes resulta em hipotensão materna. Portanto, a infusão de volume e/ou o uso de efedrina pode ser necessário para assegurar o fluxo de sangue uteroplacentário adequado. Muitas vezes, é necessário usar de uma infusão de fenilefrina. Recomenda-se o uso de concentrações anestésicas voláteis inferiores a duas concentrações alveolares mínimas (MAC) para minimizar os efeitos desfavoráveis no fluxo sanguíneo uterino. Tocolíticos (indometacina, terbutalina) podem ser dados para aumentar o relaxamento uterino. Nitroglicerina intravenosa (IV) é também altamente eficaz. Relaxamento uterino é confirmado por palpação direta antes de qualquer manipulação uterina.

Durante o período de manipulação fetal, a frequência cardíaca fetal e a oxigenação podem ser monitoradas por ultrassonografia estéril e oximetria de pulso. Durante esse período crítico, o ENT pediátrico ou o cirurgião geral neonatal pode, então, estabelecer uma via respiratória. A segunda fase começa imediatamente antes do clampeamento do cordão umbilical, no ponto em que o relaxamento uterino deve ser invertido para evitar atonia uterina após o parto. Relaxamento uterino deve ser revertido rapidamente, diminuindo a concentração inspirada do agente de inalação, descontinuando nitroglicerina IV e administrando agentes uterotônicos, como ocitocina, a fim de minimizar a perda de sangue materno.

Atonia uterina resulta da perda do tônus na musculatura uterina. Isso, invariavelmente, leva à hemorragia materna porque o tônus uterino comprime os vasos sanguíneos e reduz o fluxo de sangue. Muitas vezes, a atonia uterina resulta de um útero super distendido, fatigado, obstruído ou, neste caso, super-relaxado por agentes farmacológicos como anestésicos voláteis e tocolíticos.

Antes de clampear o cordão umbilical, o anestésico volátil é reduzido para 0,5 MAC ou desligado inteiramente para permitir que o tônus uterino volte ao normal. Isso é seguido pela administração de ocitocina 20 U em 500 mL de solução salina IV normal como em *bolus* e, em seguida, 10 U em gotejamento de 1.000 mL titulado para aumentar a contração uterina. Medidas transitórias adicionais para diminuir a atonia uterina incluem massagem uterina e administração de metergina, ergotamina ou carboprost (prostaglandina F2-alfa). Carboprost trometamina é eficaz no tratamento de cerca de 90% das pacientes com atonia uterina. Se os meios médicos falharem ao corrigir a atonia, então, é realizada intervenção cirúrgica (suturas de compressão uterina, embolização arterial e histerectomia).

Um FIO_2 de 1.0 ajuda a maximizar o suprimento de oxigênio da placenta. Anestésicos inalatórios atravessam rapidamente a placenta e contribuem para a anestesia fetal; opioides IV podem ser usados para fornecer anestesia fetal adicional. Agentes anestésicos intramusculares, agentes de bloqueio neuromuscular e atropina são administrados ao feto conforme necessário após o parto parcial. Uma vez que o procedimento EXIT é concluído e o bebê está fora do campo cirúrgico, o restante da cesariana é concluído.

LEITURA SUGERIDA

Adzick NS. Management of fetal lung lesions. *Clin Perinatol.* 2003;30(3):481–492.

Gaiser RR, Cheek TG, Kurth CD. Anesthetic management of cesarean delivery complicated by ex utero intrapartum treatment of the fetus. *Anesth Analg.* 1997;84:1150–1153.

Hirose S, Farmer DL, Lee H, *et al.* The ex utero intrapartum treatment procedure: looking back at the EXIT. *J Pediatr Surg.* 2004;39(3):375–380; discussion 375–380.

Oleen MA, Mariano JP. Controlling refractory atonic postpartum hemorrhage with Hemabate sterile solution. *Am J Obstet Gynecol.* 1990;162:205–208.

PALAVRA-CHAVE	**Profilaxia da Endocardite Bacteriana Subaguda**
SEÇÃO	Farmacologia

Michael Tom
Editado por Benjamin Sherman

PONTOS-CHAVE

1. As indicações para profilaxia antibiótica para evitar a endocardite infecciosa diminuíram drasticamente de recomendações anteriores.
2. A profilaxia é reservada apenas para pacientes de alto risco submetidos a procedimentos odontológicos ou invasivos do trato respiratório que requerem incisão ou biópsia.
3. Pacientes de alto risco são definidos como aqueles com:
   a. válvulas cardíacas prostéticas, incluindo válvulas bioprostéticas e de homoenxerto;
   b. material prostético utilizado para o reparo de válvulas cardíacas;
   c. histórico prévio de endocardite infecciosa;
   d. doença cardíaca congênita cianótica não reparada, incluindo *shunt*s e canais paliativos;
   e. defeitos cardíacos congênitos completamente reparados, dentro de 6 meses, que utilizam materiais prostéticos ou um dispositivo, seja por meio de cirurgia ou por meio de uma intervenção de cateter;
   f. reparos congênitos incompletos com defeitos residuais perto de materiais prostéticos;
   g. transplante cardíaco com uma valvulopatia.
4. A profilaxia não é recomendada para procedimentos do trato gastrointestinal (GI) ou geniturinário (GU), a menos que haja suspeita de infecção ativa.
5. A escolha do antibiótico para profilaxia não mudou das recomendações anteriores.

DISCUSSÃO

Em 2007, ocorreu uma mudança significativa nas Diretrizes para a Prevenção da Endocardite Infecciosa. As novas recomendações reduziram as indicações de profilaxia antibiótica para endocardite. Estas recomendações são baseadas em dados que sugerem que é mais provável que a endocardite infecciosa resulte da exposição a bacteremia associada a atividades diárias do que com procedimentos dentais, GI ou GU.

A profilaxia da endocardite pode evitar um número extremamente pequeno de casos de endocardite em pacientes de alto risco. Os benefícios do uso rotineiro de profilaxia para endocardite não são maiores que os riscos de eventos adversos associados a antibióticos e a promoção de organismos resistentes a antibióticos. A American Heart Association reduziu o número dos pacientes com alto risco de desenvolver formas graves e complicações da endocardite, e recomendou que apenas estes pacientes deverão receber a profilaxia para endocardite (Tabela 1). Além dos procedimentos dentários, a profilaxia é recomendada para procedimentos invasivos do trato respiratório e da pele infectada, estruturas da pele, ou tecido musculoesquelético. A profilaxia antibiótica não é recomendada para procedimentos do trato GI ou GU, a menos que haja suspeita de infecção ativa. Para os pacientes que atendem a esses critérios, os antibióticos a serem usados não são diferentes das recomendações anteriores, e estão listados na Tabela 2.

Tabela 1. Condições cardíacas associadas ao maior risco de resultados adversos de endocardite para as quais a profilaxia para procedimentos odontológicos é razoável

1. Prótese de válvula cardíaca ou material prostético utilizado para o reparo de válvulas cardíacas
2. Endocardite infecciosa anterior
3. Doença cardíaca congênita:
   Doença cardíaca congênita cianótica não reparada, incluindo *shunt*s e canais paliativos
   Defeito cardíaco congênito completamente reparado com material ou dispositivo prostético, seja colocado por cirurgia ou por intervenção com cateter, durante os primeiros 6 meses após o procedimento[a]
   Doença cardíaca congênita reparada com defeitos residuais no local ou adjacente ao local de uma correção prostética ou dispositivo prostético (que inibem a endotelização)
4. Receptores de transplante cardíaco que desenvolvem valvulopatia cardíaca

Exceto para as condições listadas acima, a profilaxia antibiótica não é mais recomendada para qualquer outro tipo de cardiopatia congênita.
[a]Profilaxia é razoável porque a endotelização do material prostético ocorre dentro de 6 meses após o procedimento.
De Wilson W, Taubert KA, Gewitz M *et al.* Prevention of infective endocarditis. Guideliness from the American Heart Association. *Circulation.* 2007;116:1736-1754, com permissão.

Tabela 2. Regimentos de profilaxia antibiótica para procedimento odontológico

Situação	Agente	Regime: Dose única de 30 a 60 min antes do procedimento	
		Adultos	Crianças
Oral	Amoxicilina	2 g	50 mg/kg
Incapaz de tomar medicação oral	Ampicilina OU cefaziona ou ceftriaxona	2 g	50 mg/kg
Alérgico à penicilina ou ampicilina – oral	Cefatexina-[1]	2 g	50 mg/kg
	OU Clindamicina-[1]	600 mg	20 mg/kg
	OU Azitromicina ou ciantromicina	500 mg	15 mg/kg
Alérgico à penicilina ou ampicilina, e incapaz de tomar medicação oral	Cefazolina ou ceftriaxona*	1 g IM ou IV	50 mg/kg IM ou IV
	Ou Clindamicina	600 mg IM ou IV	20 mg/kg IM ou IV

[a]Ou outra cefalosporina de primeira ou segunda geração por via oral em uma dose equivalente à adulta ou pediátrica.
[b]As cefalosporinas não devem ser utilizadas em um indivíduo com um histórico de anafilaxia ou urticária com penicilinas ou ampicilinas.
De Wilson W, Taubert KA, Gewitz M, *et al.* Prevention of infective endocarditis. Guideliness from the American Heart Association. *Circulation.* 2007;116:1736-1754, com permissão.)

LEITURA SUGERIDA

Hines RL, Marschall KE, eds. *Stoelting's Anesthesia and Co-existing Disease.* 5th ed. Philadelphia, PA: Churchill Livingstone; 2002:30–31.
Wilson W, Taubert KA, Gewitz M, *et al.* Prevention of infective endocarditis. Guideliness from the American Heart Association. *Circulation.* 2002;116:1726–1754.

Prostaglandina para Cardiopatias Congênitas: Sinais Clínicos

Subespecialidades: Pediatria

Samantha Franco
Editado por Mamatha Punjala

PONTOS-CHAVE

1. As prostaglandinas do tipo E dilatam e conservam a permeabilidade do canal arterial, a fim de melhorar o fluxo sanguíneo pulmonar, reduzir a hipoxemia e acidose no paciente com lesões duto-dependentes do fluxo sanguíneo pulmonar e também manter o fluxo sanguíneo sistêmico e evitar a insuficiência cardíaca congestiva em pacientes com condições de fluxo arterial sistêmico ou aórtico duto-dependentes.
2. As prostaglandinas fornecem a gestão médica como uma ponte para a cirurgia em pacientes com doença cardíaca congênita, principalmente os prematuros, onde um atraso cirúrgico pode ser vantajoso para um maior crescimento.
3. Os efeitos colaterais com infusões de Prostaglandina variam, mas são caracterizados principalmente por alterações cardiovasculares e respiratórias, exigindo, assim, um acompanhamento próximo dos parâmetros hemodinâmicos, oximetria de pulso, frequência cardíaca e pressão arterial.

DISCUSSÃO

As prostaglandinas do tipo E têm sido utilizadas para vários tipos de defeitos cardíacos congênitos, como a atresia pulmonar, estenose pulmonar crítica, ou hipoplasia severa do ventrículo direito, que dependem quase que inteiramente de um canal arterial patente para a manutenção do fluxo sanguíneo pulmonar. Da mesma forma, a interrupção do arco aórtico exige permeabilidade do duto para o fluxo de sangue à metade inferior do corpo. Os pacientes podem tornar-se extremamente doentes uma vez que o canal se contrai e, portanto, sem uma intervenção, podem morrer no primeiro mês de vida. A demonstração inicial por Oceani e Olley de que as E-prostaglandinas são relaxantes potentes do canal arterial, confirmada por outros estudos em animais *in vivo* e *in vitro*, sugere a sua utilização nestes pacientes.

A administração de prostaglandina para reverter a constrição do canal e aumentar o fluxo sanguíneo pulmonar deve melhorar a oxigenação tecidual, corrigir a acidose metabólica e melhorar as chances de uma cirurgia bem-sucedida.

Várias linhas de investigação sugerem que as prostaglandinas endógenas ajudam a controlar o tônus muscular no canal arterial fetal. Portanto, é necessária a compreensão dos usos e efeitos colaterais das prostaglandinas na doença cardíaca congênita.

Em termos gerais, existem dois subgrupos de doença cardíaca congênita, ou seja, lesões do fluxo sanguíneo pulmonar duto-dependentes e condições duto-dependentes de fluxo sanguíneo sistêmico ou da aorta. O primeiro grupo inclui atresia pulmonar com defeito septal ventricular ou estenose pulmonar, no qual a permeabilidade do canal arterial é vital para a manutenção do fluxo sanguíneo pulmonar e para aliviar a hipoxemia e a acidose. As infusões de prostaglandina E_1 (PGE_1), por meio do relaxamento da musculatura lisa do canal arterial, vão dilatar e abrir o canal arterial e levar a subsequente melhoria do fluxo sanguíneo pulmonar via *shunt* da esquerda para a direita.

O segundo grupo, as lesões duto-dependentes do fluxo sanguíneo aórtico ou sistêmico, como a síndrome da hipoplasia do coração esquerdo, atresia aórtica, interrupção do arco aórtico e coarctação da aorta, necessitam da patência do canal arterial para manter o fluxo arterial sistêmico e a perfusão dos órgãos vitais e para evitar a insuficiência cardíaca congestiva. Portanto, o fechamento do canal irá resultar em grave redução no fluxo sanguíneo sistêmico, hipotensão, choque e falha cardíaca congestiva. A infusão de PGE_1 manterá a patência e dilatação do canal e o fluxo sanguíneo sistêmico por meio de *shunt* da direita para a esquerda. Isso também ajuda a manter a perfusão aos órgãos vitais e evitar a insuficiência cardíaca congestiva e o choque. Na coarctação da aorta, a infusão de PGE_1 reduz a diferença de pressão entre a aorta ascendente e descendente e é atribuída ao relaxamento/dilatação da extremidade aórtica do canal arterial. A única lesão mista em que a infusão PGE$_1$ foi considerada útil foi na transposição das grandes artérias. Abrir o canal arterial e facilitar um grande *shunt* da esquerda para a direita através dele ajuda a melhorar o fluxo sanguíneo pulmonar e, consequentemente, a melhorar a oxigenação pela melhoria da mistura atrial. Já que a infusão de prostaglandina ajuda a manter a estabilidade hemodinâmica pela patência e dilatação do duto, ela serve como uma ponte para a cirurgia, especialmente em prematuros, nos quais um atraso cirúrgico via tratamento médico permite um maior crescimento e desenvolvimento.

A via de administração preferida é a intravenosa, e a infusão normalmente começa a 0,05 µg/kg/min, e ainda pode ser reduzida para 0,01 µg/kg/min, ou titulada para doses mais elevadas de 0,2 a 0,4 µg/kg/min para atingir o efeito desejado. Os pacientes devem ser monitorados continuamente quanto à pressão arterial, frequência cardíaca e oximetria de pulso.

Vários estudos também analisaram os efeitos colaterais da infusão de prostaglandina em pacientes com doença cardíaca congênita. Eventos cardiovasculares, como hipotensão, edema e distúrbios do ritmo foram mais comuns (18%), seguidos por efeitos no sistema nervoso central, como convulsões e hipertermia (16%). A depressão respiratória levando a apneia ou hipoventilação foi observada em 12% dos pacientes que receberam a infusão de PGE1. Outros efeitos secundários relacionados com sistemas metabólicos, infecciosos, hematológicos, gastrointestinais e renais em conjunto contribuíram para menos de 10% dos efeitos secundários relacionados com a infusão de PGE$_1$. Já que existe uma predominância de efeitos colaterais cardiovasculares e respiratórios, a pressão arterial e a atividade respiratória devem ser cuidadosamente monitoradas para iniciar medidas em tempo hábil e uma titulação cuidadosa da infusão.

LEITURA SUGERIDA

Barash PG, Cullen BF, Stoelting RK *et al.*, eds. *Clinical Anesthesia*. 6th ed. Philadelphia, PA: Lippincott Williams & Wilkins; 2009.

Reddy SC, Saxena A. Prostaglandin E1: first stage palliation in neonates with congenital cardiac defects. *Indian J Pediatr*. 1998;65(2):211–216.

Taylor WJ, Alpert BS. Prostaglandins and the management of congenital heart disease. *Am Fam Physician*. 1982;26(6):127–132.

PALAVRA-CHAVE

Prostatectomia Robótica: Contraindicações

SEÇÃO

Ciências Clínicas Genéricas: Procedimentos, Métodos, Técnicas de Anestesia

James Shull
Editado por Ala Haddadin

PONTOS-CHAVE

1. A prostatectomia robótica é um método cada vez mais popular de ressecção da próstata que pode ter vantagens únicas.
2. A maioria das contraindicações à prostatectomia robótica pode ser facilmente deduzida por meio de uma familiaridade geral com o procedimento.
3. As contraindicações relativas/absoluta decorrem da capacidade de tolerar o posicionamento e a insuflação abdominal.

DISCUSSÃO

A prostatectomia roboticamente assistida é uma técnica cada vez mais popular para os pacientes que necessitam de uma prostatectomia radical. Em mãos hábeis, a prostatectomia robótica pode resultar em menor perda de sangue, dor pós-operatória e melhor retorno da continência urinária e função sexual.

Embora possa haver benefícios para a técnica robótica, é de extrema importância selecionar cuidadosamente os candidatos adequados para otimizar o resultado para o paciente. Muitas destas contraindicações podem ser facilmente deduzidas considerando os aspectos da cirurgia que são únicos para esta abordagem.

A primeira consideração é o posicionamento íngreme de Trendelenburg em conjunto com a insuflação do abdome com gás carbônico. Essas condições podem causar pressões indesejavelmente elevadas das vias respiratórias em pacientes obesos e naqueles com doença pulmonar grave. Esse posicionamento também pode deslocar o volume de sangue de modo a não sobrecarregar o coração, o que tornaria esta técnica uma má escolha para os pacientes com insuficiência cardíaca congestiva significativa. Outro subconjunto de pacientes que podem não tolerar o posicionamento de Trendelenburg são aqueles com aneurismas cerebrais ou outra patologia intracraniana que não podem tolerar um aumento da pressão intracraniana.

Outra consideração é a técnica cirúrgica em si. Ela é mais adequada para um campo cirúrgico contido em uma área precisa. Por esta razão, a técnica é relativamente contraindicada para pacientes com extensas cirurgias abdominais anteriores, aqueles com próstatas muito grandes e aqueles com câncer disseminado.

LEITURA SUGERIDA

Shah N, Kaul S, Menon M. Surgical robotics in urology: robotic assisted radical prostatectomy. *Oper Tech Gen Surg.* 2005;7(4):201–208.

PALAVRA-CHAVE

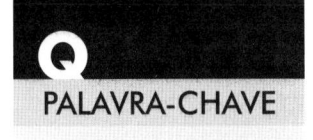

Quelante de Cálcio: Transfusão

SEÇÃO

Clínica Baseada em Órgão: Hematologia

Laurie Yonemoto
Editado por Qingbing Zhu

PONTOS-CHAVE

1. Concentrados de hemácias (PRBCs) são armazenados com citrato contendo soluções para quelação de cálcio e evitar a coagulação prematura do sangue.
2. O citrato é metabolizado pelo fígado em bicarbonato.
3. Neonatos, pacientes com disfunção hepática ou aqueles que recebem transfusão rápida podem sofrer de intoxicação por citrato ou hipocalcemia clinicamente significativa.
4. Sinais e sintomas de hipocalcemia incluem hipotensão intervalo QT prolongado, complexos QRS ampliados, ondas T planas e pressões de pulso reduzidas.

DISCUSSÃO

PRBCs são usados para tratar anemia com o objetivo de aumentar o transporte de oxigênio carregado pelo sangue. PRBCs são preparados por meio da coleta do sangue total em sacos contendo soluções de citrato, fosfato, dextrose e adenina (CPDA) ou citrato, fosfato e dextrose (CPD). O citrato adicionado a essas soluções atua como quelante de cálcio ionizado necessário para a formação de coágulos, assim impedindo a coagulação. A centrifugação então separa o sangue total em componentes de PRBCs, plaquetas, crioprecipitado e plasma. PRBC preparado com CPDA tem uma vida útil de 35 dias.

Normalmente, o citrato na solução CPD/CPDA é rapidamente metabolizado pelo fígado em bicarbonato. Ele também tem o potencial para se ligar ao cálcio, levando à hipocalcemia. Isso geralmente é insignificante por causa da mobilização dos depósitos de cálcio a partir dos ossos e do metabolismo rápido de citrato bicarbonato pelo fígado. Cálcio complementar pode ser necessário com a administração rápida de PRBCs (volume de transfusão > 1 mL/kg) em recém-nascidos ou em pacientes com função hepática comprometida. Nessas situações, pode ocorrer intoxicação por citrato. Sinais e sintomas clínicos de intoxicação por citrato são secundários à hipocalcemia, resultando em hipotensão, intervalo QT prolongado, complexos QRS ampliados, ondas T planas e pressões de pulso reduzidas.

LEITURA SUGERIDA

Barash PG, Cullen BF, Stoelting RK *et al.,* eds. *Clinical Anesthesia.* 6th ed. Philadelphia, PA: Lippincott Williams & Wilkins; 2009:377–378.

Stoelting RK, Miller RD. *Basics of Anesthesia.* 5th ed. Philadelphia, PA: Elsevier; 2007:359–360.

PALAVRA-CHAVE

Radiculopatia Lombossacral: Condutas

SEÇÃO

Subespecialidades: Dor

Robert Schonberger
Editado por Thomas Halaszynski

PONTOS-CHAVE

1. Os sintomas radiculares devem ser avaliados primeiro por sua gravidade clínica em relação a presença de uma situação de emergência neurocirúrgica, já que a síndrome da cauda equina ou deficiência motora grave ou progressiva podem ser indicações para descompressão cirúrgica urgente do nervo.
2. Para casos menos urgentes de radiculopatia lombossacral, o tratamento conservador de primeira linha normalmente inclui repouso e medicamentos anti-inflamatórios não esteroides por via oral para ajudar a reduzir o inchaço do nervo.
3. Injeções epidurais de esteroides também ajudarão a reduzir o inchaço do nervo, potencialmente proporcionando um nível terapêutico de descompressão do nervo.
4. Fisioterapia e massagem também podem fornecer alívio para alguns pacientes com radiculopatia lombossacral.

DISCUSSÃO

O tratamento conservador de primeira linha para radiculopatia lombossacral geralmente inclui medicamentos para reduzir o inchaço do nervo e inflamação, o que pode ser conseguido com repouso e medicamentos anti-inflamatórios não esteroides orais. A fisioterapia, para fortalecer os principais músculos de apoio às costas, também pode ser útil juntamente com massagem, que pode ser um componente útil na liberação de qualquer componente miofascial da dor. Injeções epidurais de esteroides podem fornecer alívio, reduzindo a inflamação do tecido na(s) área(s) de impacto da raiz nervosa.

As intervenções cirúrgicas têm mostrado eficácia variável em experimentos controlados. Na presença de deficiência motora grave ou progressiva ou síndrome da cauda equina, tentativas urgentes em descompressão cirúrgica das raízes nervosas podem vir a ser essenciais.

Em situações mais indolentes e crônicas, a cirurgia pode ainda ser oferecida para descomprimir a raiz ou raízes nervosas relevantes. A descompressão cirúrgica geralmente consiste em discectomia, ou discectomia com fusão.

LEITURA SUGERIDA

Miller RD, ed. *Miller's Anesthesia*. 6th ed. Philadelphia, PA: Elsevier/Churchill Livingstone; 2005:2773–2774.

PALAVRA-CHAVE	# Raízes Nervosas Lombares: Inervação
SEÇÃO	Dor

Garth Skoropowski
Editado por Jodi Sherman

PONTOS-CHAVE

1. Seis nervos surgem a partir do plexo lombar, incluindo o ilio-hipogástrico, ilioinguinal, genitofemoral, cutâneo femoral lateral, femoral e obturador.
2. Bloqueios regionais desses nervos são indicados para cirurgia de coxa e joelho.
3. O nervo isquiático engloba as raízes nervosas de L4 até S3 e inerva a maior parte da perna e tornozelo inferior, com exceção de uma faixa medial de pele inervada pelo nervo safeno, um ramo do nervo femoral.
4. Reflexo obturador a partir do eletrocautério através da parede da bexiga causa rotação externa e adução e pode causar perfuração da bexiga.

DISCUSSÃO

As raízes do nervo lombar coalescem para formar o plexo lombar. Seis nervos surgem a partir do plexo lombar, incluindo o ilio-hipogástrico, ilioinguinal, genitofemoral, cutâneo femoral lateral, femoral e obturador (Tabela 1).

Tabela 1. Raízes nervosas lombares

Nervo	Raiz	Motor	Sensorial
Ilio-hipogástrico	L1	Oblíquo interno, abdominal transversal	Pele posterolateral do glúteo
Ilioinguinal	L1	Oblíquo interno, abdominal transversal	Coxa medial e área genital
Genitofemoral	L1, L2	Músculo cremastérico	Coxa anterior e área genital
Cutâneo lateral femoral	L2, L3	Sem motor	Coxa lateral e anterior
Femoral	L2, L3, L4	Coxa anterior	Perna anterior e medial
Obturador	L2, L3, L4	Coxa medial	Coxa medial

O plexo lombar contém três dos quatro principais nervos que inervam as extremidades inferiores, incluindo o femoral, obturador e cutâneo femoral lateral. Bloqueios regionais desses nervos são indicados para cirurgia de coxa e joelho. O outro nervo é o nervo isquiático, que contém as raízes nervosas de L4 até S3 e inerva a maior parte da perna e do tornozelo inferior, com exceção de uma faixa medial da pele inervada pelo nervo safeno, um ramo do nervo femoral.

Durante a ressecção transuretral de tumores de bexiga, o reflexo obturador desencadeado pelo eletrocautério pode causar perfuração da bexiga. Essa lesão tem sido relatada com anestesia regional. Paralisia muscular é a única maneira definitiva para evitar essa lesão.

LEITURA SUGERIDA

Benzon HT, Rathmel JP, Wu CL *et al.*, eds. *Raj's Practical Management of Pain*. 4th ed. Philadelphia, PA: Mosby Elsevier; 2008:889.
Drake RL, Vogl AW, Mitchell AWM. *Gray's Anatomy for Students*. Philadelphia, PA: Churchill Livingstone Elsevier; 2010:378–381.
Morgan GE, Mikhail MS, Murray MJ. *Clinical Anesthesiology*. 4th ed. New York, NY: McGraw-Hill; 2006:759, 342–344.

PALAVRA-CHAVE

Registros de Anestesia Automatizados *vs.* em Papel

SEÇÃO

Matemática, Estatística, Informática

Trevor Banack, Emilio Andrade e Jennifer Dominguez
Editado por Raj K. Modak

PONTOS-CHAVE

1. A pesquisa sugere que sistemas automatizados de manejo de informação sobre anestesia (AIMSs) fornecem informações mais precisas sobre incidentes intraoperatórios ou desvios das faixas fisiológicas normais do que comunicação voluntária por provedores de anestesia.
2. Estudos têm mostrado que o AIMS não diminui a vigilância do provedor de anestesia, mas pode permitir que ele se concentre no atendimento ao paciente, em vez de se concentrar na manutenção manual de registros.
3. Do ponto de vista do atendimento anestésico ao paciente, ficou demonstrado que os registros informatizados são mais precisos em comparação com os escritos à mão.
4. O AIMS fornece um banco de dados centralizado com variáveis consistentes para fins de investigação, bem como um meio de obter rapidamente informações sobre um paciente em situações de emergência.
5. Em vez de aumentar a exposição do tratamento inadequado ao paciente, o AIMS pode ser benéfico na gestão de riscos.
6. Pode haver erros de sistema que podem potencialmente causar a coleta imprecisa de dados.

DISCUSSÃO

Os AIMSs foram adotados por muitas práticas e instituições nos últimos anos. Isso tem sido, em parte, motivado pela pressão do público e do governo em passar para um registro médico eletrônico para facilitar o controle de qualidade, o faturamento, a facilidade de transmissão de registros e diminuir os custos administrativos. No entanto, a transição do registro do papel tradicional para um registro médico eletrônico tem sido abrandada pelo custo, pelas limitações dos sistemas de *software* disponíveis comercialmente e pelas implementações. Apesar desses obstáculos, parece que, uma vez no lugar, o AIMS oferece muitas vantagens do ponto de vista do atendimento ao paciente, bem como para atenuar a exposição de imperícia.

A pesquisa sugere que o AIMS automatizado fornece informações mais precisas sobre incidentes intraoperatórios ou desvios das faixas fisiológicas normais do que comunicação voluntária por provedores de anestesia. Eles eliminam alguns dos principais problemas dos registros manuais, como calcular a média das variáveis fisiológicas em torno de uma tendência e omissão de valores anormais.

Estudos têm mostrado que o AIMS não diminui a vigilância do provedor de anestesia, mas pode permitir que ele se concentre no atendimento ao paciente, em vez de se concentrar na manutenção manual de registros. Isso se torna especialmente relevante durante porções intensivas de trabalho do caso, traumas ou acontecimentos intraoperatórios inesperados quando gráficos manuais precisos se tornam logisticamente difíceis. O AIMS também pode melhorar o atendimento ao paciente, facilitando a comunicação entre provedores por meio de um banco de dados centralizado que é de fácil acesso durante uma emergência ou em preparação para um caso agendado. Informações sobre intubações anteriores ou reações inesperadas podem ser facilmente encontradas em um banco de dados, em comparação com o registro tradicional de papel. Esses dados também podem ser utilizados para fins de investigação e garantia de qualidade; ambos são, em última análise, benéficos para os pacientes.

Por último, alguns críticos têm argumentado que o AIMS pode aumentar a exposição de imperícia para provedores de anestesia. No entanto, pesquisas parecem sugerir que eles podem realmente ajudar a atenuar o risco, fornecendo aos júris registros legíveis, precisos e completos. Eles também fornecem uma forma de "terceiros" de documentação que pode ser considerada mais favorável pelos júris, considerando que o gráfico de papel é criado pela pessoa que exigiria isso para sua defesa, caso a necessidade surgisse. No entanto, vigilância pelo anestesista e exame do registro automatizado são ainda necessários, pois erros e omissões são ainda possíveis por causa da falha do sistema.

Principais armadilhas para a manutenção de registros de anestesia em papel são as seguintes:

- Omissão de valores anormais.
- Falta de legibilidade dos valores normais.
- Ajustar os valores anormais para dentro do esperado superior ou inferiormente aos limites fisiológicos.
- Colocar na média um número de medições em torno de um valor anormal.

Principais armadilhas do AIMS são as seguintes:

- Mobilidade limitada.
- Várias empresas têm sistemas que não são compatíveis uns com os outros.
- Erros de sistema que podem potencialmente causar a coleta imprecisa de dados.
- Requer um tempo significativo para instalação e treinamento.

LEITURA SUGERIDA

Balust J, Macario A. Can anesthesia information management systems improve quality in the surgical suite? *Curr Opin Anaesthesiol.* 2009;22:215–222.

Barash PG, Cullen BF, Stoelting RK *et al.*, eds. *Clinical Anesthesia.* 6th ed. Philadelphia, PA: Lippincott Williams & Wilkins; 2009:47–48.

Edsall DW, Deshane P, Giles C, *et al.* Computerized patient anesthesia records: less time and better quality than manually produced anesthesia records. *J Clin Anesth.* 1993;5:275–283.

Ehrenfeld JM. Anesthesia information management systems—a guide to their successful installation and use. *Anesthesiology News.* September, 2009:1–7.

Feldman JM. Do anesthesia information systems increase malpractice exposure? Results of a survey. *Anesth Analg.* 2004;99(3):840–843.

Lerou JG, Dirksen R, van Daele M, *et al.* Automated charting of physiologic variables in anesthesia: a quantitative comparison of automated versus handwritten anesthesia records. *J Clin Monit.* 1988;4:37–47.

Sanborn KV, Castro J, Kuroda M, *et al.* Detection of intraoperative incidents by electronic scanning of computerized anesthesia records: comparison with voluntary reporting. *Anesthesiology.* 1996;85(5):977–987.

Thrush DN. Are automated anesthesia records better? *J Clin Anesth.* 1992;4:386–389.

Weinger MB, Herndon OW, Gaba DM. The effect of electronic record keeping and transesophageal echo-cardiography on task distribution, workload, and vigilance during cardiac anesthesia. *Anesthesiology.* 1997;87:144–155.

PALAVRA-CHAVE	# Relação Normalizada Internacional Elevada: Conduta
SEÇÃO	Clínica Baseada em Órgão: Hematologia

Stephanie Cheng
Editado por Benjamin Sherman

PONTOS-CHAVE	1. A relação normalizada internacional (INR) é um tempo de protrombina (PT) padrão entre os diferentes laboratórios. INR é uma proporção calculada pelo PT do paciente, dividindo-a por um PT controle. 2. PT é o tempo real de formação de fibrina com fatores da cascata de coagulação extrínseca clássica. 3. PT e, portanto, INR serão prolongados com baixos níveis de protrombina VII, X e V e fibrinogênio. 4. Uma INR elevada é tratada com plasma fresco congelado, que é um tipo de produto do sangue que contém todos os fatores de coagulação e proteínas plasmáticas, exceto as plaquetas. 5. Situações clínicas perioperatórias necessitando de correção de INR elevada com FFP incluem o uso de coumadina, deficiência de fatores X e V e protrombina ou saturação em virtude da coagulopatia intravascular disseminada.
DISCUSSÃO	No passado recente, acreditava-se que a hemostasia era resultado de uma cascata onde duas vias ativavam uma série de enzimas, resultando na formação de fibrina a partir do fibrinogênio. Agora se entende que a coagulação ocorre na superfície de células como uma série de eventos, em vez de dentro do plasma como dois caminhos e mecanismos distintos. Quando há uma lesão em um ponto vascular, o fator VII provoca uma mudança conformacional e vincula-se à porção extracelular do fator tecidual da célula. Então, esse complexo fator VIIa ativará o fator IX e X. Em seguida, o fator Xa ativa e junta-se ao fator V, formando o complexo de protrombinase. Esse complexo de fator Xa-Va catalisará a protrombina em trombina. A trombina irá decompor o fator VIII a partir do fator de von Willebrand. Trombina também ativa o fator XIII que estabilizará a fibrina de ligação cruzada (Fig. 1). Exames de sangue para coagulação incluem PT e tempo parcial de tromboplastina (PTT). PT será prolongado com baixos níveis de protrombina VII, X e V e fibrinogênio. PT é o tempo real de formação de fibrina com fatores da cascata de coagulação extrínseca clássica (TF, fatores VII, X, V, II e I). PT, embora útil, é apenas um valor de laboratório e, portanto, tem limitações. Deficiência do fator deve ser bastante significativa (abaixo de 30%) antes de o PT ser prolongado. É mais sensível na detecção da deficiência de fator VII (em decorrência da sua curta meia-vida) e menos sensível a deficiência de fator II. PTT será prolongado com diminuição dos fatores VIII, IX, XI e XII, juntamente com X, V, protrombina e fibrinogênio. Como ocorre com PT, a sensibilidade do PTT é limitada, também exigindo diminuição de 30% dos níveis de fatores normais antes que o PTT seja prolongado. Se o PT estiver elevado, mas o PTT estiver normal, o fator de deficiência encontra-se no fator VII, já que outros fatores afetados pelo PT também são compartilhados com PTT. PT e PTT, infelizmente, não são padronizados entre laboratórios. Portanto, os hospitais que utilizam laboratórios diferentes não podem comparar valores. INR é um PT padronizado entre os diferentes laboratórios. INR é uma proporção calculada pelo PT do paciente, dividindo-a por um PT controle. Não existe nenhuma norma para PTT. INR fica elevada com o uso de coumadin, deficiências dos fatores X, V e protrombina ou em coagulopatias associadas a coagulopatia intravascular disseminada, que pode ser um resultado de infecção, trauma, choque ou queimaduras. Pelo menos quatro a seis unidades de FFP são necessárias para alcançar níveis de 20 a 30% de qualquer fator ausente, e a duração da eficácia da substituição depende das meias-vidas do fator individual.

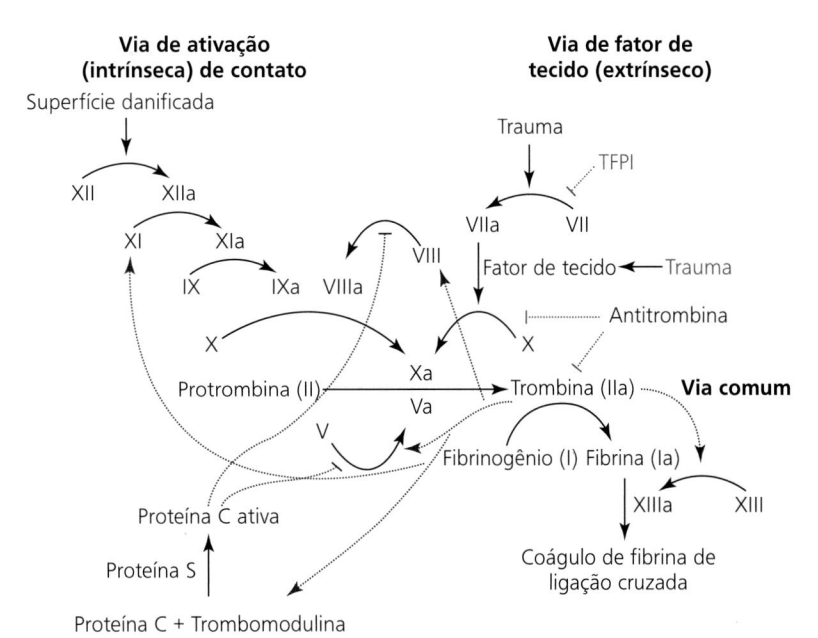

Figura 1. Cascata de coagulação. (Cortesia de http://en.wikipedia.org/wiki/File:Coagulation_full.svg.)

LEITURA SUGERIDA

Barash PG, Cullen BF, Stoelting RK. *Clinical Anesthesia*. 6th ed. Philadelphia, PA: Lippincott Williams & Wilkins; 2009:386–396.

Hines R, Marschall K. *Anesthesia and Co-existing Disease*. 5th ed. Philadelphia, PA: Churchill Livingstone; 2008:418–422.

Miller RD, Robert KS. *Basics of Anesthesia*. 5th ed. Philadelphia, PA: Churchill Livingstone; 2007:331–337.

PALAVRA-CHAVE	**Relação VE/PaCO$_2$: Hipóxia**
SEÇÃO	Fisiologia

Alexander Timchenko
Edited by Shamsuddin Akhtar

PONTOS-CHAVE	1. Sob condições normóxicas, os quimiorreceptores centrais no tronco cerebral, bem como os quimiorreceptores periféricos no corpo carotídeo detectam mudanças no PaCO$_2$. Juntos, eles geram uma curva linear de resposta ventilatória. 2. Os quimiorreceptores periféricos são primariamente responsáveis por um aumento exponencial do estímulo respiratório em resposta à diminuição dos níveis de PaO$_2$ (inferior a 70 mm Hg). 3. A produção sinérgica de quimiorreceptores periféricos e centrais gera um aumento das respostas respiratórias em condições de hipóxia e hipercapnia.
DISCUSSÃO	Em níveis normais ou quase normais de oxigênio, os níveis de CO$_2$ no sangue são o principal motor da ventilação. Aproximadamente 80 a 85% da resposta ventilatória ao CO$_2$ resulta da estimulação dos quimiorreceptores centrais na medula. O resto resulta dos efeitos da PaCO$_2$ nos corpos carotídeos. Alguns destes receptores centrais, que estão localizados no aspecto inferolateral da medula ventral, são extraordinariamente sensíveis ao pH do líquido cefalorraquidiano (CSF). O CO$_2$ atravessa facilmente a barreira sangue-cérebro para o CSF minimamente tamponado, conduzindo à formação de ácido carbônico e uma diminuição do pH do CSF. Outros quimiorreceptores centrais respondem a um aumento mais retardado do pH no fluido intersticial. Em conjunto, este processo conduz a um rápido aumento inicial da ventilação, com uma resposta quimiorreceptora central de pico em 1 a 2 minutos depois de uma alteração aguda da PaCO$_2$. À medida que a PaCO$_2$ aumenta 2 a 3 mm Hg acima do normal, há uma relação linear entre a PaCO$_2$ e a ventilação minuto, embora em níveis extremamente elevados esta resposta começa a se nivelar. Em média, a resposta ventilatória hipercapneica no paciente acordado varia entre 1 e 4 L/min/mm Hg. Esta resposta não é sustentada cronicamente em virtude do tamponamento de bicarbonato pelos rins, o que, em grande parte, compensa a mudança no pH detectada pelos quimiorreceptores centrais. Sob condições de hipóxia, surgem mudanças na respiração por meio da ativação dos quimiorreceptores periféricos. Pouca contribuição adicional à respiração ocorre pelos receptores centrais em condições de hipóxia. Em vez disso, o nível de ventilação é alterado principalmente pela ação de quimiorreceptores periféricos, localizados nos corpos carotídeos. Isto é importante, porque em condições de normóxia, os quimiorreceptores periféricos contribuem apenas de 15 a 20% da resposta hipercapneica linear. Sob condições normocapneicas, os quimiorreceptores periféricos respondem aos níveis de PaO$_2$ inferiores a 70 mm Hg com um estímulo exponencialmente crescente para o sistema respiratório. Curiosamente, os receptores periféricos são insensíveis a condições como anemia ou intoxicação por monóxido de carbono, que baixam o teor de oxigênio no sangue sem afetar a PaO$_2$. Quando os níveis de oxigênio e de CO$_2$ mudam, no entanto, os quimiorreceptores periféricos respondem de uma maneira altamente sinérgica. Sob condições baixas de O$_2$ e elevadas de CO$_2$, eles, portanto, geram uma resposta arterial exagerada às condições de hipóxia hipercapneica. Por exemplo, a resposta hipercapneica normal é dobrada quando medida durante a hipóxia em uma PaO$_2$ de 55 mm Hg. Cronicamente, existe uma resposta central à hipóxia prolongada que amortece o impulso aumentado respiratório mediado pelos quimiorreceptores periféricos. Este fenômeno é conhecido como declínio ventilatório hipóxico. O declínio ventilatório hipóxico, uma resposta mediada centralmente, ocorre geralmente de 15 a 20 minutos após o aumento inicial na ventilação minuto.

LEITURA SUGERIDA

Caruano-Montaldo B, Gleeson K, Zwillich CW. The control of breathing in clinical practice. *Chest.* 2000;117(1):205–225.

Hemmings HC, Hopkins PM. *Foundations of Anesthesia: Basic Sciences for Clinical Practice.* Philadelphia, PA; Elsevier; 2006:565–566.

Stoelting Rk, Miller RD. *Basics of Anesthesia.* 5th ed. Philadelphia, PA; Churchill Livingstone; 2007:61–63.

PALAVRA-CHAVE

Relaxamento Uterino: Métodos

SEÇÃO

Subespecialidades: Obstetrícia

Lisbeysi Calo
Editado por Lars Helgeson

PONTOS-CHAVE

1. A regulação do relaxamento uterino é mal compreendida. Uma pesquisa sobre proteínas miometriais e regulamentares está em curso.
2. O relaxamento uterino intencional é usado para evitar a separação da placenta, descolamento prematuro da placenta, parto prematuro, aborto espontâneo e diminuição da perfusão fetal. Ele também é necessário durante a cirurgia fetal.
3. Opioides, benzodiazepínicos, bloqueadores neuromusculares e propofol não afetam significativamente o tônus uterino. Barbitúricos diminuem o tônus uterino de uma forma dependente da dose.
4. Anestésicos inalatórios potentes proporcionam um bom relaxamento uterino, enquanto que o óxido nitroso não.
5. A nitroglicerina produz um excelente relaxamento uterino. Os betamiméticos são eficazes em retardar o parto em um trabalho de parto prematuro por cerca de 48 horas. A infusão de magnésio pode também ser utilizada para realizar a tocólise. A progesterona diminui a incidência de parto prematuro. Nenhum destes agentes demonstra benefício em termos de melhora da morbidade e mortalidade perinatal.
6. Bloqueadores de receptor da oxitocina, tais como atosiban e barusiban fornecem um alvo farmacológico relativamente seletivo. Estes fármacos são utilizados na Europa, mas não nos Estados Unidos neste momento.

DISCUSSÃO

A intensidade e a frequência da atividade uterina devem ser avaliadas. A força é normalmente expressa em unidades Montevideo, que é o produto da pressão uterina acima do tônus de linha de base e o número de contrações durante um período de 10 minutos. O relaxamento uterino é definido como uma diminuição da força de contração ou tônus uterino.

O relaxamento uterino é necessário quando se realiza uma cirurgia fetal e o procedimento EXIT. É importante evitar o tétano uterino (hiperestimulação causada por infusão de oxitocina) e os seus efeitos prejudiciais sobre a perfusão fetal. Além disso, pacientes grávidas submetidas a cirurgias não obstétricas ou obstétricas estão em maior risco de trabalho de parto prematuro ou perda do feto no pós-operatório; o relaxamento uterino é valioso nestes casos. A terbutalina pode ser utilizada como uma administração subcutânea de 0,25 mg a cada 1 a 6 horas para alcançar o relaxamento uterino. Os efeitos colaterais da terapia com terbutalina incluem hipertensão, taquicardia e edema pulmonar.

Doses equipotentes dos agentes halogenados produzem um relaxamento uterino igual. Nenhum dos agentes voláteis tem uma vantagem especial sobre os efeitos fetais ou na diminuição do tônus uterino. Fármacos que relaxam o útero podem aumentar a perda de sangue após o parto vaginal ou a cesariana. Agentes inalatórios em uma concentração alveolar mínima (MAC) inferior a 1,5 durante a anestesia têm efeitos mínimos sobre a perda de sangue quando o agente é expulso rapidamente no momento do parto. A oxitocina também pode ser administrada para aumentar tônus uterino para diminuir o sangramento no local do implante placentário. Uma alternativa para reduzir a perda de sangue é diminuir o agente volátil para menos de 0,5 MAC adicionando óxido nitroso, uma infusão de propofol, e/ou de narcóticos. A anestesia inalatória para o parto vaginal com doses muito baixas de agentes halogenados (manutenção de consciência) parece ter um efeito mínimo sobre a atividade uterina, duração do trabalho de parto, ou perda de sangue pós-parto. Em concentração elevada, os agentes halogenados bloquearão a resposta à oxitocina. A infusão de nitroglicerina intravenosa (IV) ou sevoflurano a 2 MAC podem ser utilizados para o procedimento EXIT fetal e cirurgia transuterina. A hipotensão arterial é frequentemente uma consequência destes métodos, que pode ser corrigida com uma infusão de fenilefrina.

A ritodrina e a terbutalina foram introduzidas como agonistas do receptor adrenérgico beta-2 seletivo (ADRB2) nos anos 1980. Estes dois agentes, juntamente com bloqueadores dos canais de cálcio e sulfato de magnésio (indometacina), têm sido utilizados para produzir o relaxamento uterino. Mais comumente, no entanto, eles são utilizados durante o período de pré- ou pós-parto.

O efeito da dor do parto sobre a atividade uterina não é claro. Ainda que vários estudos sugiram que o aumento da atividade simpática predispõe ao parto disfuncional, outros estudos indicam que os peptídeos de resposta ao estresse (neuropeptídeo Y, peptídeo natriurético atrial) podem afetar a atividade uterina. Alguns estudos anteriores sugeriram que a analgesia epidural resulta em diminuição da atividade uterina. A evidência recente sugere que isso se dá, ao contrário, em decorrência da administração de fluido IV.

A elevada densidade dos receptores de oxitocina no útero grávido fornece um alvo farmacológico relativamente seletivo. Em 2000, o atosibano tornou-se o primeiro antagonista do receptor da oxitocina para a gestão do trabalho de parto prematuro, que é usado na Europa. O barusiban, o mais novo antagonista do receptor da oxitocina, é mais potente e seletivo.

LEITURA SUGERIDA

Bernal AL. The regulation of uterine relaxation. *Semin Cell Dev Biol.* 2007;18(3):340–347.
Chestnut DH, ed. *Obstetric Anesthesia: Principles and Practice.* 2nd ed. St Louis, MO: Mosby; 1999:331–332.
Hughes SC, Levinson G, Rosen MA, eds. *Shnider and Levinson's Anesthesia for Obstetrics.* 4th ed. Philadelphia, PA: Lippincott Williams & Wilkins; 2001:41–54.
Morgan G, Mikhail M, Murray M. *Clinical Anesthesiology.* 4th ed. New York, NY: McGraw-Hill Medical; 2005:912–913.

PALAVRA-CHAVE	# Renina-Angiotensina: Fisiologia Cardiovascular
SEÇÃO	Fisiologia

Laurie Yonemoto
Editado por Hossam Tantawy

PONTOS-CHAVE

1. O sistema renina-angiotensina-aldosterona (RAAS) regula a resistência vascular sistêmica e o volume intravascular.
2. A libertação de renina é estimulada por três fatores: a ativação dos receptores beta-1, uma diminuição da pressão da arteríola aferente nos rins e diminuição da distribuição de sódio aos túbulos distais.
3. A angiotensina II provoca vasoconstrição direta estimulando os receptores da angiotensina II nos vasos sanguíneos. Ela também estimula a liberação de vasopressina e aldosterona.
4. A aldosterona aumenta o volume intravascular, aumentando a reabsorção de sódio e retenção de água.

DISCUSSÃO

O RAAS desempenha um papel fundamental na regulação da resistência vascular sistêmica e do volume intravascular no organismo, influenciando, assim, a pressão arterial e o débito cardíaco. O primeiro hormônio desse sistema, a renina, é uma enzima proteolítica armazenada principalmente nas células justaglomerulares do rim. A libertação de renina é estimulada por três influências principais: diminuição da pressão das arteríolas aferentes, estimulação simpática pela ativação dos receptores beta-1 e diminuição da distribuição de sódio aos túbulos distais do rim (sentido pelas células da mácula densa localizadas ao lado das células justaglomerulares). A renina atua então sobre o substrato plasmático circulante, o angiotensinogênio, para formar a angiotensina I.

O próximo hormônio neste sistema, a angiotensina I, sofre transformação posterior pela enzima conversora de angiotensina (ACE) localizada no endotélio vascular, especialmente o localizado nos pulmões, em hormônio ativo, a angiotensina II. A angiotensina II tem várias funções, todas as quais servem para aumentar a resistência vascular sistêmica e o volume intravascular.

A angiotensina II provoca vasoconstrição direta estimulando os receptores da angiotensina II nos vasos sanguíneos, facilita a liberação de noradrenalina das terminações nervosas simpáticas, e provoca hipertrofia cardíaca e vascular. Além disso, a angiotensina II estimula a liberação de vasopressina a partir da hipófise posterior, aumentando, assim, a retenção de líquidos através dos rins e também estimula a libertação de aldosterona a partir do córtex suprarrenal. O hormônio final neste sistema, a aldosterona, serve para aumentar a reabsorção de sódio e retenção de água pelos rins, resultando no aumento do volume intravascular.

Os inibidores da ACE, bloqueadores dos receptores da angiotensina II e bloqueadores dos receptores de aldosterona são todos usados para o tratamento da hipertensão e da insuficiência cardíaca, bloqueando os componentes-chave nesta via (Fig. 1).

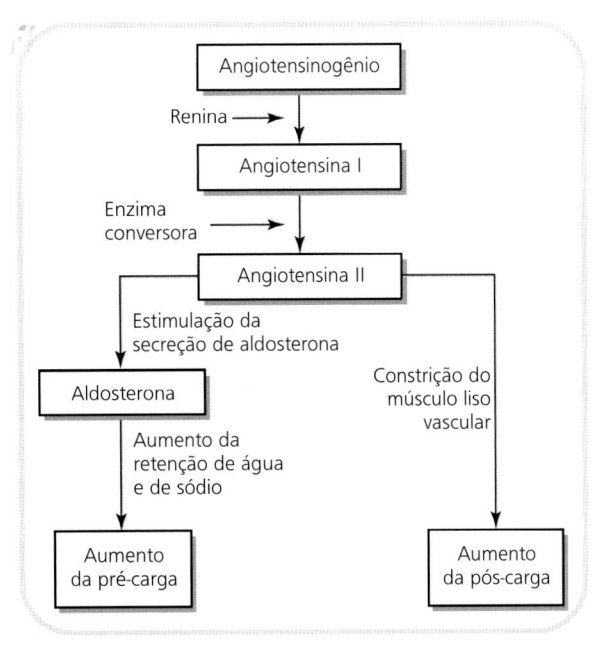

Figura 1. Percurso da Renina Angiotensina (Imagens: httpz//www.gcrweb.com/HeartDSS/epicomp.htm.)

LEITURA SUGERIDA

Barash PG, Cullen BF, Stoelting RK *et al.*, eds. *Clinical Anesthesia*. 6th ed. Philadelphia, PA: Lippincott Williams & Wilkins; 2009:343, 1348–1349.
Morgan GE, Mikhail MS, Murray MJ. *Clinical Anesthesiology*. 4th ed. New York, NY: McGraw Hill; 2006:675.

PALAVRA-CHAVE	**Reposição de Fluidos em Pediatria**
SEÇÃO	Subespecialidades: Pediatria

Meredith Brown
Editado por Mamatha Punjala

PONTOS-CHAVE

1. Os sinais clínicos de perfusão adequada devem ser monitorados para gerir eficazmente a reposição de líquidos em pacientes pediátricos.
2. A manutenção de fluidos deve ser calculada utilizando a "Regra 4-2-1" (Tabela 1).

Tabela 1. Regra "4-2-1" para calcular as exigências de manutenção de fluidos

Peso (kg)	Fluido por hora
< 10	4 mL/kg
11-20	40 mL + 2 mL/kg
> 20	60 mL + 1 mL/kg

3. Déficits de volume podem ser realizados com um *bolus* inicial de 10 mL/kg de fluidos isotônicos, com os déficits restantes repostos ao longo das 1 a 2 horas seguintes.
4. Perdas de terceiro espaço devem ser calculadas e substituídas por hora (Tabela 2).

Tabela 2. Estimativa de perdas intraoperatórias de volume do terceiro espaço

Ponto cirúrgico	Perdas no terceiro espaço (ml/kg/h)
Intra-abdominal	6-15
Intratorácico	4-7
Cutâneo/intracraniano	6-15

5. Quando se espera perda de sangue significativa, o volume de sangue estimado do paciente (EBV) e perda de sangue máxima permitida (MABL) devem ser calculados para ajudar a determinar a necessidade de transfusões de sangue.

DISCUSSÃO

O objetivo da terapia de fluido é manter a perfusão adequada e a oxigenação dos tecidos. Os sinais clínicos de perfusão e oxigenação incluem a pressão arterial, o débito urinário (meta de 0,5 a 1 mL/kg), preenchimento capilar, gases sanguíneos etc. A discussão a seguir fornece uma diretriz para reposição de volume em pacientes pediátricos.

Na substituição de fluidos em pacientes pediátricos, é necessário levar em conta os déficits de fluidos, os requisitos de manutenção de fluidos e translocação de fluidos e perda de sangue durante a cirurgia. A demanda metabólica determina o cálculo para manutenção de fluidos: uma caloria de energia gasta requer 1 mL de H_2O para o metabolismo. Requisitos de manutenção de fluido podem ser calculados com base no peso do paciente, conforme ilustrado na Tabela 1.

Déficit de volume a partir do estado de jejum pode ser calculado multiplicando-se a taxa de manutenção de fluido pelas horas de jejum (terapia de reposição de volume antes de a sala de cirurgia ser considerada).

Déficits de volume podem ser realizados com um *bolus* inicial de 10 mL/kg de fluidos isotônicos, com os déficits restantes repostos ao longo das 1 a 2 horas seguintes. Os recém-nascidos, ex-prematuros e outros pacientes pediátricos de alto risco podem exigir uma solução de dextrose para evitar hipoglicemia perigosa. A dextrose 2,5% recomendada em cristaloide isotônico não está sempre disponível. Alternativamente, 5% de dextrose com 0,45% de solução salina normal pode ser dada, mas deve-se tomar cuidado para evitar hiperglicemia.

Durante a cirurgia, a estimulação e a manipulação podem resultar em extravasamento dos fluidos isotônicos a partir do compartimento de fluido extracelular para o compartimento intersticial, ou seja, o terceiro espaço. Perdas no terceiro espaço devem ser substituídas de hora em hora com solução salina isotônica. Consulte a Tabela 2 como um guia para estimar perdas no terceiro espaço por ponto cirúrgico.

Perdas sanguíneas estimadas (EBL) devem ser cuidadosamente calculadas e substituídas para manter a perfusão adequada (3 mL de cristaloide por 1 mL EBL). Perda de sangue significativa em pacientes pediátricos pode necessitar de transfusão de sangue ou hemoderivados, embora os riscos e benefícios da transfusão de sangue sejam cuidadosamente considerados.

Cálculo da perda de sangue máxima permitida (MABL) auxilia na determinação de quando fazer transfusão em um paciente pediátrico.

$$\text{MABL} = \frac{[\text{EBV} \times (\text{Hct inicial} - \text{menor Hct aceitável})]}{\text{Hct inicial}}$$

onde EBV é o volume de sangue estimado, um fator que depende da idade (ver Tabela 3).

Tabela 3. EBV por idade

Idade	EBV (mL/kg)
Bebê prematuro	100
Bebê a termo	90
3-12 meses de idade	80
> 1 ano de idade	70

Pode-se esperar que a transfusão de 1 mL/kg de concentrado de hemácias aumente os hematócritos em aproximadamente 1,5%.

LEITURA SUGERIDA

Barash PG, Cullen BF, Stoelting RK *et al.*, eds. *Clinical Anesthesia*. 6th ed. Philadelphia, PA: Lippincott Williams & Wilkins; 2009:1214–1215.

PALAVRA-CHAVE

Requisitos MOCA

SEÇÃO

Ciências Clínicas Genéricas:
Procedimentos, Métodos, Técnicas de Anestesia

Jammie Ferrara
Editado por Raj K. Modak

PONTOS-CHAVE

1. A Câmara Americana de Anestesiologistas (ABAs) implantou uma certificação com tempo limitado (10 anos): a Manutenção da Certificação em Anestesiologia (MOCA).
2. O programa MOCA permite aos diplomados da ABA que detêm um certificado de duração limitada na especialidade de anestesiologia manter sua certificação.
3. Há quatro requisitos para o MOCA: situação profissional, aprendizagem ao longo da vida e autoavaliação, exame cognitivo e desempenho prático, avaliação e melhoria.

DISCUSSÃO

Sem condições específicas com respeito à idade colocadas no licenciamento médico do estado ou na prática da anestesiologia, a limitação prática e aposentadoria permanecem a critério de cada anestesiologista, individualmente. Desde 2000, os membros da Câmara Americana de Anestesiologia (ABA) têm introduzido uma certificação por tempo limitado. O programa MOCA permite aos diplomados da ABA que detêm um certificado de duração limitada na especialidade de anestesiologia manter sua certificação.

O ciclo MOCA é um período de 10 anos e quatro componentes principais (Fig. 1):

A Câmara Americana de Anestesiologia (ABA)
Programa de Manutenção da Certificação em Anestesiologia (MOCA)
Certificação de Fim de Ano 2019

EXIGÊNCIAS	ITENS DE AÇÃO	TEMPO
Parte I - Situação profissional (PS)		
Deter uma licença médica ativa sem restrições nos Estados Unidos (EUA) ou Canadá	Revisar e atualizar suas informações de licença médica por meio da sua conta no portal pelo website da ABA em www.theABA.org	Contínuo
Todas as licenças médicas dos EUA e do Canadá devem ser irrestritas		
Parte II - Aprendizagem ao longo da vida e autoavaliação (LLSA)		
Esforçar-se continuamente para melhorar a qualidade de sua prática clínica e assistência ao paciente pelo desenvolvimento profissional autodirigido. Isto deve ser feito por meio de autoavaliação e oportunidades de aprendizagem relacionadas com a sua prática Seu requerimento de LLSA para manutenção da certificação é de 350 créditos de atividades de educação médica continuada (CME). Do total de 350 créditos: • Pelo menos 250 créditos devem ser créditos de categoria 1 (aprovados por ACCME/AMA PRA) • Pelo menos 100 créditos podem ser por programas e atividades para as quais o crédito de Categoria 1 não é concedido • Começando com 2006, não mais de 70 créditos por ano civil serão creditados no requerimento LLSA • Pelo menos 60 créditos obtidos pela conclusão de qualquer dos programas ACE ou SEE da ASA • Pelo menos 20 créditos de Segurança do Paciente CME disponível através da ASA e ABMS	Envie suas atividades LLSA (CME) à ABA por meio da sua conta no portal para todas as atividades concluídas desde o dia seguinte àquele no qual você foi certificado. As instruções podem ser encontradas em: http://www.theABA.org/pdf/How_to_Submit_CME_for_MOCA.PDF	Contínuo
Parte III - Exame cognitivo (EC)		
Demonstre sua perícia cognitiva por meio de um exame da ABA administrado via computador, sob condições de teste seguras, supervisionadas, padronizadas. O exame é composto de 200 questões, das quais cerca de metade das perguntas é sobre anestesia geral e cerca de um doze avos das perguntas é sobre cada uma das seguintes áreas: Anestesia Pediátrica, Anestesia Cardiotorácica, Neuroanestesia, Medicina de Cuidados Intensivos, Anestesia Obstétrica/Ginecológica e Medicina da Dor	Nos anos 7 a 10, passe o exame Pré-requisitos do exame: • Situação profissional (PS) satisfatória • Um atestado de avaliação e melhoria de desempenho na prática (PPAI) satisfatório • Pelo menos 200 créditos LLSA concedidos para o total de 350	2016-2019 dois exames oferecidos por ano
Parte IV - Avaliação e melhoria de desempenho na prática (PPAI)		
Avaliação de Caso: Um processo de quatro etapas onde você avalia sua prática e implementa mudanças que melhorem os resultados dos pacientes Simulação: uma oportunidade prática de aprender e executar técnicas valiosas de gestão de crises em um cenário de situação em um centro endossado pela ASA	Complete uma avaliação de caso e um curso de simulação durante o ciclo MOCA de 10 anos Uma atividade PPAI deve ser concluída entre os anos l a 5, e a segunda entre os anos 6 a 10	2010-2014 2015-2019

Figura 1. Resumo dos requisitos MOCA de 2009. (De Warner MA. *Certification and Maintenance of Certification*. Raleigh, NC: The American Board of Anesthesiology; 2009. http://www.theaba.org, com permissão.)

1. Situação profissional.
2. Aprendizagem ao longo da vida e autoavaliação.
3. Exame cognitivo.
4. Desempenho na prática, avaliação e melhoria.

MOCA é uma oportunidade para os médicos de documentar sua competência no atendimento ao paciente, conhecimento médico, aprendizagem baseada na prática e melhoria, habilidades interpessoais e de comunicação, profissionalismo e prática baseada em sistemas. Ciclo MOCA de um anestesiologista começa no dia seguinte à concessão da certificação inicial pela ABA. Quando um anestesiologista houver completado todos os requisitos do programa MOCA dentro do programa de 10 anos, a ABA concede um certificado MOCA. No momento da conclusão da MOCA, o candidato deverá ser capaz de atuar de forma independente, sem adaptações, ou com adaptações razoáveis. A Câmara reserva-se o direito de tomar a decisão final sobre se cada candidato atende a todos os requisitos para a MOCA, de acordo com os quatro componentes.

LEITURA SUGERIDA

Barash PG, Cullen BF, Stoelting RK *et al.*, eds. *Clinical Anesthesia*. 6th ed. Philadelphia, PA: Lippincott Williams & Wilkins; 2009:78.

Warner MA. *Certification and Maintenance of Certification*. Raleigh, NC: The American Board of Anesthesiology; 2009. http://www.theaba.org.

PALAVRA-CHAVE	**Resposta Hormonal ao Estresse**
SEÇÃO	Fisiologia

Anjali Vira
Editado por Ala Haddadin

PONTOS-CHAVE

1. Cirurgia e anestesia produzem um estado de estresse metabólico caracterizado pela libertação de vários hormônios e alterações mensuráveis no estado fisiológico do paciente.
2. Os efeitos do estresse neuro-humoral podem ser prejudiciais para o paciente se não forem reconhecidos e tratados.
3. Pacientes com insuficiência suprarrenal são incapazes de promover uma resposta hormonal ao estresse físico.

DISCUSSÃO

Qualquer tipo de estresse físico, incluindo cirurgia, trauma e indução da anestesia geral, leva à liberação de catecolaminas e de vários hormônios, incluindo cortisol, hormônio antidiurético, renina e endorfinas, a partir da glândula suprarrenal e do eixo hipotálamo-hipófise. Essa resposta é mediada, em parte, por fatores neuronais, como dor e ansiedade, mas também pelas mudanças no estado físico do paciente, como acidose e hipóxia. A libertação dessas substâncias conduz a uma cascata de alterações. Por exemplo, os níveis cronicamente elevados de catecolaminas inibem a liberação de insulina e podem, portanto, levar à hiperglicemia. Geralmente, o estado geral de estresse fisiológico é indiretamente medido pelo monitoramento dos sinais vitais, como pressão arterial e frequência cardíaca, e também por monitores invasivos e exames laboratoriais intraoperatórios, como os níveis séricos de glicose.

Os diversos efeitos da resposta de estresse humoral podem ser prejudiciais para o paciente e, portanto, os anestesiologistas tentam bloquear essa resposta utilizando várias técnicas. A anestesia regional é usada em parte para enfraquecer a resposta ao estresse acompanhada pela cirurgia. Isso pode ser obtido pela interrupção da comunicação neuronal a partir do ponto cirúrgico para o sistema nervoso central. A anestesia geral pode enfraquecer a resposta ao estresse de maneira dose-dependente. As endorfinas têm demonstrado ser secretadas em grandes quantidades pela hipófise anterior durante os períodos de dor e durante a cirurgia, e para ajudar a transmitir a sensação de dor por meio da ligação aos receptores opioides no cérebro e na medula espinal. Várias técnicas de manejo da dor visam à interrupção dessa comunicação.

Pacientes com insuficiência suprarrenal primária ou secundária são incapazes de produzir uma resposta de estresse ao estresse físico, incluindo a estimulação cirúrgica, e podem exigir reposição hormonal e de esteroides pré-, pós- e no intraoperatório.

LEITURA SUGERIDA

Barash PG, Cullen BF, Stoelting RK, *et al. Clinical Anesthesia*. 6th ed. Philadelphia, PA: Lippincott Williams & Wilkins; 2009:283, 1302.

Marino PL. *The ICU Book*. 3rd ed. Philadelphia, PA: Lippincott Williams & Wilkins; 2007:871–880.

PALAVRA-CHAVE: Resultado da Ressecção Pulmonar: PFTs

SEÇÃO: Clínica Baseada em Órgão: Sistema Respiratório

Gabriel Pitta
Editado por Shamsuddin Akhtar

PONTOS-CHAVE

1. O principal objetivo dos testes de função pulmonar (PFTs) em pacientes submetidos à ressecção pulmonar é determinar a chance de dependência do ventilador no pós-operatório.

2. Os PFTs utilizados para prever o resultado da ressecção pulmonar precisam considerar três ideias básicas: mecânica respiratória, trocas gasosas e interação cardiorrespiratória.

3. Os testes de função pulmonar dividida também fornecem uma visão sobre a quantidade de ressecção de tecido que pode ser tolerada pelo paciente.

DISCUSSÃO

A maioria dos pacientes que se submetem a ressecção do pulmão são fumantes, com certo grau de COPD. Eles são propensos a complicações pós-operatórias com base na sua doença pré-operatória do pulmão e na quantidade de pulmão ressecado. A avaliação pré-operatória deve incluir a avaliação de dispneia de esforço, tosse crônica e hemoptise (que pode ser um indicativo de um tumor que invade o trato respiratório e, possivelmente, complica a intubação/ventilação) e histórico de tabagismo em anos-maço.

Os PFTs abrangem três temas básicos: mecânica respiratória, trocas gasosas e interações cardiorrespiratórias. O teste mais válido para a mecânica respiratória é o FEV_1 previsto para o pós-operatório (ppoFEV1%), que é calculado como **ppoFEV1% = FEV1% pré-operatório × [(1 − % de tecido pulmonar funcional removido)/100]**. A porcentagem de tecido pulmonar funcional removido é calculada dividindo-se o número de subsegmentos de cada lóbulo removido por 42 subsegmentos totais e expressando esse valor como uma porcentagem. Pacientes com ppoFEV1% maior do que 40% estão em risco reduzido, enquanto os com menos de 30% têm um risco aumentado de dependência do ventilador. A avaliação pré-operatória de RV/TCL encontra elevado risco de mortalidade pós-operatória com uma proporção superior a 40%. Embora a ventilação voluntária máxima (MVV) seja um teste inespecífico que não foi sistematicamente avaliado como um previsor de morbidade, geralmente se aceita que uma MVV menor que 50% do valor previsto é uma indicação de risco elevado.

A função do parênquima pulmonar é avaliada com a capacidade de difusão de monóxido de carbono (DLCO), que se correlaciona com a área de superfície total de funcionamento da interface alveolocapilar. Uma DLCO inferior a 40% se correlaciona com o aumento de complicações respiratórias e cardíacas e é, em grande medida, independente da FEV_1.

A interação cardiopulmonar é mais bem avaliada utilizando o consumo máximo de oxigênio (VO_2máx). O risco de morbidade e mortalidade é inaceitavelmente elevado se o VO_2máx pré-operatório for inferior a 15 mL/kg/min, enquanto que alguns pacientes com um VO_2máx superior a 20 mL/kg/min têm complicações respiratórias. A capacidade de subir cinco lances de escadas correlaciona-se com um VO_2máx maior do que 20 mL/kg/min, e subir dois lances corresponde a um VO_2máx de aproximadamente 12 mL/kg/min. A distância percorrida em um teste de 6 minutos também se correlaciona bem com o VO_2máx, com um TC6 inferior a 600 metros correlacionando a menos do que 15 mL/kg/min. A capacidade de exercício pós-ressecção pode ser calculada de um modo similar ao ppoFEV1%, com uma ppoVO_2máx inferior a 10 mL/kg/min, o que reflete uma contraindicação absoluta à ressecção pulmonar.

LEITURA SUGERIDA

Barash PG, Cullen BF, Stoelting RK *et al.*, eds. *Clinical Anesthesia*. 5th ed. Philadelphia, PA: Lippincott Williams & Wilkins; 2006:816.

Miller RD, Eriksson LI, Fleisher LA *et al.*, eds. *Miller's Anesthesia*. 7th ed. Philadelphia, PA: Churchill Livingstone Elsevier; 2009:1820–1822.

PALAVRA-CHAVE	# Reversão de Opioides
SEÇÃO	Farmacologia

Nehal Gatha

Editado por Thomas Halaszynski

PONTOS-CHAVE

1. A reversão de opioides é mais frequentemente realizada usando naloxona, que é um antagonista competitivo funcionando nos receptores de opioides.
2. O antagonista do receptor de opioides é usado para tratar a toxicidade induzida pelos opioides (especialmente depressão respiratória).
3. Pequenas doses de reversão de opioides devem ser tituladas até o efeito desejado. A reversão rápida ou abrupta dos opioides pode resultar em estimulação simpática significativa e outros efeitos colaterais significativos, especialmente naqueles que são dependentes de opioides ou têm dor aguda.
4. O nalmefene e a naltrexona são antagonistas opioides puros, atualmente com pouco uso clínico.

DISCUSSÃO

Os opioides endógenos e exógenos agem sobre os receptores mu (μ), delta (δ), e kapa (κ). Os opioides exógenos podem causar efeitos colaterais quando utilizados para o tratamento da dor (mediados por μ, δ e κ) ou sedação, incluindo rigidez muscular, obstipação, alucinações, dependência física e depressão respiratória (mediados por μ). A indicação para a reversão de opioides é principalmente a depressão respiratória aguda ou *overdose*.

O agente de reversão de opioides mais comumente utilizado é a naloxona. A naloxona é um antagonista competitivo puro nos receptores de opioides. Ela tem uma afinidade muito maior para os receptores μ do que os outros receptores de opioides, e isso permite a ela reverter a depressão respiratória, em doses baixas, enquanto não reverte completamente o controle da dor. No entanto, a reversão abrupta dos opioides pode resultar em estimulação simpática observada pela percepção aguda da dor por um paciente, ou em pacientes dependentes de opioides, uma síndrome de abstinência aguda de opioides. Os efeitos da síndrome de abstinência aguda de opioides podem ser combatividade, taquicardia perigosa, irritabilidade ventricular, hipertensão e edema pulmonar. Para evitar essas complicações, a naloxona deve ser titulada para alcançar a ventilação e o estado de alerta adequados. Recomenda-se a administração de 0,1 a 0,4 mg por via intravenosa (IV) de naloxona a cada poucos minutos para uma reversão controlada dos opioides. A naloxona pode ser administrada IV por via intramuscular (IM), ou através de um tubo endotraqueal.

A meia-vida clínica da naloxona é de 20 a 60 minutos, em virtude da redistribuição rápida a partir do sistema nervoso central. A meia-vida de muitos opioides se estende para além deste período de 20 a 60 minutos, criando a possibilidade de recaída da depressão respiratória, o que implica a necessidade de rebolo da naloxona. Portanto, a administração IM ou contínua da naloxona é aconselhável se opioides de ação prolongada foram utilizados e se os efeitos colaterais adversos (depressão respiratória) estão ocorrendo. Administrada IM, uma dose de 2 mg de naloxona mostrará o início da reversão do opioide dentro de 5 a 10 minutos. A infusão de naloxona é tipicamente administrada em 4 a 5 $\mu g/kg/h$. A depressão respiratória neonatal em decorrência do uso de opioides pela mãe também responderá à naloxona em doses de 10 μg por kg.

Nalmefene e naltrexone são antagonistas opioides puros mais recentes, também com uma elevada afinidade pelo receptor μ. Porque estes fármacos têm semividas substancialmente mais longas do que a naloxona, eles têm o uso teórico para pacientes externos que não serão monitorados. No entanto, para superar o controle antagonizante da dor resultante destes medicamentos, os pacientes podem, então, tomar doses excessivas de analgésicos orais (que causam sedação e depressão respiratória), que poderiam atingir seu ponto máximo após o esgotamento do antagonista. Da mesma forma, estes fármacos não devem ser utilizados em pacientes inconscientes.

LEITURA SUGERIDA

Morgan GE, Mikhail MS, Murray MJ. *Clinical Anesthesiology*. 4th ed. New York, NY: McGraw-Hill; 2006:190–196, 283–288.

PALAVRA-CHAVE

Reversão do NMB: Avaliação

SEÇÃO

Propriedades Físicas, Monitoramento e Administração de Anestesia

Jennifer Dominguez
Editado por Thomas Halaszynski

PONTOS-CHAVE

1. As medições clínicas do bloqueio neuromuscular residual são insensíveis e são métodos subjetivos para se avaliar a reversão do bloqueio.
2. Um bloqueio neuromuscular residual clinicamente significativo, uma sequência de quatro estímulos (TOF), inferior a 0,9, pode existir na ausência de degradação visual ou tátil em resposta à estimulação a TOF, tetânica e duplo-burst (DBS).
3. A medição objetiva da recuperação do bloqueio neuromuscular (espontânea e assistida por medicamentos) foi recentemente defendida para ajudar a evitar uma fraqueza pós-operatória clinicamente significativa.
4. A administração intravenosa de um inibidor da colinesterase fornece antagonismo assistido por medicamentos (proporção TOF > 0,7) na junção neuromuscular produzido por relaxantes musculares não despolarizantes.

DISCUSSÃO

A função neuromuscular após a administração de medicamentos bloqueadores neuromusculares pode ser monitorada clinicamente por medidas objetivas e subjetivas de recuperação de bloqueios. A avaliação clínica, como sustentar a cabeça levantada por 5 segundos, é uma medição da recuperação do bloqueio e requer a cooperação do paciente (Tabela 1). Medidas subjetivas incluem avaliar a resposta muscular à estimulação elétrica ou magnética de um nervo motor periférico (comumente utilizado), mas elas têm sido postas em dúvida por falta de sensibilidade. Métodos objetivos para se gravar respostas musculares à estimulação incluem a medição da resposta mecânica evocada do músculo (mecanomiografia [MMG]), a resposta elétrica evocada do músculo (eletromiografia [EMG]), a aceleração da resposta muscular (aceleromiografia [AMG]), e resposta elétrica evocada em um sensor de filme piezoelétrico ligado ao músculo (monitor neuromuscular piezoelétrico [P_ZEMG] e fonomiografia [PMG]).

Estas medições podem proporcionar uma avaliação mais precisa da recuperação do bloqueio por meio de medições quantitativas.

Há uma série de avaliações clínicas comumente usadas para monitorar a recuperação do bloqueio neuromuscular (Tabela 1); no entanto, a evidência sugere que estas podem ser medições confiáveis da recuperação do bloqueio.

Tabela 1. Testes clínicos de recuperação neuromuscular pós-operatória

Menos confiável
Abertura sustentada dos olhos
Protrusão da língua
Elevação do braço para o ombro oposto
Volume corrente normal
Capacidade vital normal ou quase normal
Pressão inspiratória máxima < 40 a 50 cm H_2O

Mais confiável
Levantamento sustentado da cabeça por 5 s
Levantamento sustentado da perna por 5 s
Aperto de mão sustentado por 5 s
"Teste do abaixador de língua" sustentado
Pressão inspiratória máxima > 40 a 50 cm H_2O

Adaptada de Miller RD, Eriksson LI, Fleisher LA, *et al. Miller's Anesthesia*. 7th ed. Philadelphia, PA: Churchill Livingstone; 2009:1515-1531.

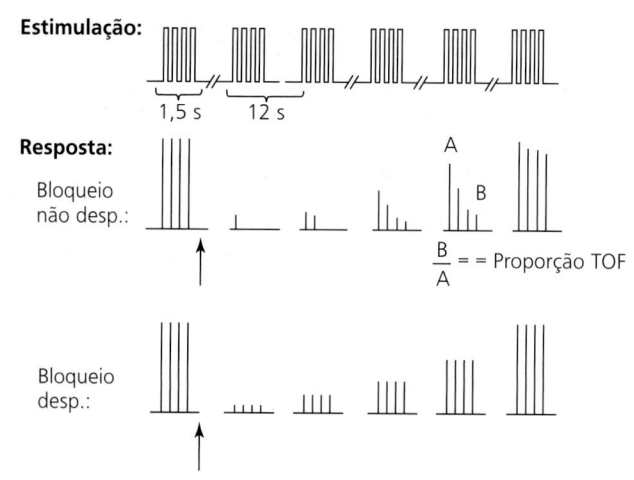

Figura 1. Estimulação em sequência de quatro estímulos (Adaptada de Miller RD, Eriksson LI, Fleisher LA, et al. *Miller's Anesthesia.* 7th ed. Philadelphia, PA: Churchill Livingstone; 2009:1515-1531.)

Em um estudo, voluntários não anestesiados receberam mivacúrio e foram instruídos a executar tarefas específicas em vários pontos durante a recuperação do bloqueio.

Eles foram capazes de realizar o teste de elevação da cabeça quando a proporção de TOF no músculo adutor do polegar foi maior do que 0,62, mas precisam de uma proporção de TOF de pelo menos 0,86 para segurar um depressor de língua entre os dentes. Assim, os pacientes que são capazes de sustentar a cabeça levantada ainda podem ter uma fraqueza clinicamente significativa. Este estudo também demonstrou que os músculos das vias respiratórias superiores usados para reter um abaixador de língua são muito sensíveis ao bloqueio neuromuscular.

Uma avaliação subjetiva por meio de avaliação visual ou tátil da resposta muscular à estimulação do nervo é comumente utilizada na prática clínica para avaliar o bloqueio neuromuscular. Isto pode ser conseguido por estimulação elétrica ou magnética, embora a estimulação elétrica seja mais comum e prática. Qualquer nervo periférico pode, teoricamente, ser estimulado, mas os nervos ulnar e facial são frequentemente monitorados na prática clínica. Para conseguir a avaliação da função neuromuscular, é preciso aplicar um estímulo elétrico de 20 a 25% maior do que o necessário para uma resposta máxima (estímulo supramáximo). Vários diferentes padrões de estimulação elétrica nervosa estão disponíveis, incluindo uma única contração muscular, TOF, tétano, contagem pós-tetânica (PTC), e DBS.

Na estimulação do nervo como TOF, quatro estímulos elétricos supramáximos são administrados a cada 0,5 segundo (2 Hz). Cada estímulo produz uma contração do músculo, e a avaliação da amplitude da quarta resposta em relação à primeira resposta, fornece a base para a avaliação da recuperação do bloqueio. A proporção de TOF é calculada dividindo-se a amplitude da quarta resposta pela amplitude da primeira resposta. Antes da administração de um relaxante muscular, todas as quatro reações são o mesmo, e a proporção de TOF é 1,0. Uma resposta "decrescente" de TOF é característica do bloqueio neuromuscular não despolarizante, mas não é vista em bloqueios de fase I com bloqueadores neuromusculares despolarizantes (Fig. 1). Quando grandes doses ou infusões de bloqueadores neuromusculares despolarizantes são dadas, pode ocorrer um bloqueio de fase II ou fadiga.

A avaliação visual e tátil do bloqueio neuromuscular por TOF ou estimulação tetânica a 50 Hz pode não detectar o desvanecimento. Estudos têm demonstrado que não é possível quantificar o grau de recuperação de bloqueios manualmente ou visualmente quando a proporção de TOF é maior do que 0,40. O DBS é um pouco mais sensível, mas torna-se incerto em proporções de TOF de 0,6 a 0,9. A tetania sustentada durante 5 segundos, depois de um toxoide de 100 Hz é a medição mais sensível e pode ser detectada quando a proporção de TOF é tão alta quanto de 0,8 a 0,9. No entanto, a estimulação tetânica pode ser dolorosa, e os pacientes devem estar bem anestesiados para tolerar esse estímulo. Assim, ela pode ser impraticável no período perioperatório, com o paciente acordado ou parcialmente acordado.

Porque estas medições subjetivas de TOF ou estimulação tetânica podem não ser confiáveis, alguns têm defendido o uso de medições objetivas do bloqueio neuromuscular na prática clínica rotineira. A literatura atual recomenda uma relação de TOF alvo maior do que 0,9 para prever com segurança de recuperação do bloqueio, já que a função das vias respiratórias superiores não se recupera totalmente até que a proporção do TOF no músculo adutor do polegar seja de pelo menos 0,9.

LEITURA SUGERIDA

Barash PG, Cullen BF, Stoelting RK. *Clinical Anesthesia*. 5th ed. Philadelphia, PA: Lippincott Williams & Wilkins; 2009:517–523.

Brull SJ, Murphy GS. Residual neuromuscular block: lessons unlearned. Part II: methods to reduce the risk of residual weakness. *Anesth Analg*. 2010;111:129–140.

Kopman AF, Yee PS, Neuman GG. Relationship of the train-of-four fade ratio to clinical signs and symptoms of residual paralysis in awake volunteers. *Anesthesiology*. 1997;86:765.

Miller RD, Eriksson LI, Fleisher LA, et al. *Miller's Anesthesia*. 7th ed. Philadelphia, PA: Churchill Livingstone; 2009:1515–1531.

Murphy GS, Brull SJ. Residual neuromuscular block: lessons unlearned. Part I: definitions, incidence, and adverse physiologic effects of residual neuromuscular block. *Anesth Analg*. 2010;111:120–128.

Viby-Mogensen J, Claudius C. Evidence-based management of neuromuscular block. *Anesth Analg*. 2010;111:1–2.

PALAVRA-CHAVE	# Riscos do Monitoramento na Sala de MRI (Ressonância Magnética)
SEÇÃO	Propriedades Físicas, Monitoramento e Administração de Anestesia

Ashley Kelley

Editado por Raj K. ModaK

PONTOS-CHAVE

1. Anestesiologistas podem ser chamados para administrar anestesia geral ou sedação a pacientes submetidos a exames de ressonância magnética.
2. Os cuidados de anestesia no cenário de uma ressonância magnética estão sujeitos a um conjunto especial de desafios secundários à perda de acesso ao paciente e à impossibilidade de se utilizar quaisquer objetos ferromagnéticos.
3. Os padrões de monitoramento da anestesia devem ser mantidos, tendo-se um cuidado especial para evitar danos ao paciente e ao cuidador.
4. Itens ferromagnéticos são uma "ameaça de míssil", e podem ser letais se colocados dentro do alcance do ímã da MRI.

DISCUSSÃO

A anestesia geral ou sedação monitorada é, às vezes, utilizada durante exames de ressonância magnética, principalmente quando a imobilidade do paciente é desejada. Isto é especialmente aplicável a pacientes pediátricos e pacientes que estão gravemente doentes. Pacientes que estão sentindo dor ou são claustrofóbicos também podem precisar de anestesia geral ou sedação para facilitar a conclusão do estudo de imagem.

Há muitos fatores de segurança a considerar na administração de anestesia ou sedação no contexto de um aparelho de MRI. Os pacientes devem passar por uma triagem adequada antes do exame para garantir que eles não têm qualquer metal no seu corpo, o que seria uma contraindicação a uma ressonância magnética, como marca-passos, clipes de aneurisma ou equipamento de procedimentos ortopédicos. Esses mesmos requisitos são aplicáveis aos anestesiologistas que prestam assistência a pacientes submetidos a exames de MRI. Os pacientes também não devem ter cateteres da artéria pulmonar (PA) com fios de estimulação ou termistores. Somente metais compatíveis com a MRI que não são ferromagnéticos podem ser usados nos equipamentos da sala, já que objetos que contém metais magnéticos representam uma "ameaça de míssil" para o paciente por causa do campo magnético criado pelo ímã da MRI. Oxímetros de pulso e eletrodos de eletrocardiograma (ECG) padrão não podem ser utilizados e devem ser substituídos por monitores que são compatíveis com a MRI. O anestesiologista deve tomar cuidado para evitar o *looping* das derivações dos eletrodos do ECG e oxímetros de pulso, pois isso pode induzir correntes e causar queimaduras e artefato de interferência do monitor. Os conectores ferrosos nos medidores de pressão arterial devem ser substituídos. Além disso, precisa haver um aparelho de anestesia não ferromagnético no quarto. O barulho dentro do *scanner* pode ser muito alto e causar perda de audição, e por isso os pacientes devem ser protegidos com protetores de ouvido ou fones de ouvido.

Questões de segurança adicionais surgem secundárias à perda de acesso ao paciente durante uma MRI. O acesso à via respiratória é geralmente limitado e, portanto, a proteção das vias respiratórias, ou a manutenção de uma via respiratória livre e monitoramento via $ETCO_2$, deve ser garantida. O anestesiologista deve ter conexões longas, ou capacidade sem fio, disponível para monitores padrão de pacientes, bem como para monitores invasivos como linhas arteriais que podem estar colocadas em pacientes criticamente enfermos.

Uma máquina de anestesia totalmente funcional deve estar presente no exterior da sala de ressonância magnética, para o caso de uma emergência. Deve ser possível remover rapidamente o paciente da MRI e transferi-lo a esta "estação primária" de modo que o cuidado ideal possa ser fornecido.

LEITURA SUGERIDA

Jaffe RA, Samuels SI. *Anesthesiologist's Manual of Surgical Procedures*. 4th ed. Philadelphia, PA: Lippincott Williams & Wilkins; 2009:1467–1473.

Morgan GE, Mikhail MS, Murray MJ. *Clinical Anesthesiology*. 4th ed. New York, NY: McGraw-Hill; 2006:152–154.

Stoelting RK, Miller RD, eds. *Basics of Anesthesia*. 5th ed. Philadelphia, PA: Churchill Livingstone; 2007:553–554.

PALAVRA-CHAVE	# Ritmo Atrioventricular: Efeito Hemodinâmico
SEÇÃO	Clínica Baseada em Órgão: Cardiovascular

Juan Egas
Editado por Benjamin Sherman

PONTOS-CHAVE

1. Hemodinâmicas normais são mantidas por um adequado débito cardíaco (CO) e uma resistência vascular sistêmica normal (SVR) (pressão arterial média [MAP] = SVR × CO).
2. Os principais determinantes do CO são o volume sistólico e a frequência cardíaca.
3. As células nodais sinusais são os marca-passos do coração por causa de sua alta taxa de despolarização. Resposta nodal AV é adiada como resultado da condução lenta do SA para células nodais AV, permitindo que os átrios se contraiam antes dos ventrículos.
4. Marca-passos imitam as ações do sistema de condução cardíaca criando os potenciais de ação e, assim, mantendo um CO adequado.
5. Em pacientes com disfunção diastólica ou preenchimento ventricular prejudicado, a contração atrial pode contribuir para uma parte substancial do preenchimento ventricular diastólico. Nesses pacientes, a estimulação AV é preferida ao ritmo ventricular sozinho.

DISCUSSÃO

Hemodinâmicas normais são mantidas por um CO e SVR adequados conforme explicado pela fórmula:

$$MAP = SVR \times CO$$

Alterações em qualquer variável podem ocorrer sob condições fisiológicas e/ou patológicas com mudanças compensatórias na outra. Mecanismos compensatórios são capazes de manter uma MAP adequada e a pressão de perfusão elevada até certo ponto; uma vez que os mecanismos compensatórios estiverem sobrecarregados, irá ocorrer uma diminuição drástica na pressão de perfusão, com dano de órgão terminal. Os órgãos de maior preocupação são o coração e o cérebro, seguidos pelos rins e pulmões.

Os principais determinantes do CO são o volume sistólico e a frequência cardíaca. Para uma adequada função de bombeamento, um sistema de condução contrátil e um sistema elétrico anatômico e fisiológico normais são obrigatórios. Em condições normais, o potencial de ação inicial do coração origina-se nas células sinusais. Todas as células especializadas do miocárdio têm a capacidade de gerar espontaneamente potenciais de ação (despolarização diastólica espontânea da fase 4, graças a uma corrente de íons positivos para dentro), mas as células sinusais despolarizam a uma taxa maior, tornando-as o marca-passo fisiológico do coração. Uma vez que essas células geram um potencial de ação, ele viajará ao longo do sistema elétrico do miocárdio, composto por fibras de músculo especializadas. Por meio dessas fibras, o potencial de ação distribui-se uniformemente de forma sincronizada entre o miocárdio ventricular e atrial. Durante condições fisiológicas, a distribuição do potencial de ação segue um padrão sequencial:

Nodo SA (RA e LA) → nodo AV → sistema de feixe de fibras His e de Purkinje (RV e LV).

Observe que há um atraso fisiológico no nodo AV, resultante de fibras de condução miocárdica lentas, permitindo uma contração inicial sincronizada dos átrios, enquanto os ventrículos estão relaxados na fase tardia do preenchimento ventricular diastólico. Fisiologia eletroquímica normal pode ser alterada em muitas condições patológicas, como células sinusais que não disparam em uma taxa adequada ou a presença de marca-passos ectópicos (células que despolarizam mais rápido do que o nodo SA). Essas condições anormais podem ter um efeito grave sobre o CO, o que sobrecarrega os mecanismos compensatórios do sistema cardiovascular para manter uma MAP adequada. Se o CO não for mantido, envolvimento de órgão terminal é o resultado.

Marca-passos imitam as ações do sistema de condução cardíaca criando os potenciais de ação quase fisiológicos, mantendo um CO adequado.

Indicações para estimulação temporária:

1. Taxa de suporte para bradicardia hemodinamicamente significativa ou sintomática, refratária a medicamentos cronotrópicos positivos.
2. Sobrecarregar e encerrar o *flutter* atrial ou VT monomórfico.
3. Ponte para implantação de um marca-passo permanente.

Indicações para estimulação permanente:

1. Bradicardia sintomática.
2. Bloqueio AV Mobitz II de segundo grau e bloqueio AV de terceiro grau.
3. Bloqueio bifasciculado com bloqueio recorrente de terceiro grau e síncope.
4. MI aguda para bloqueio AV persistente de segundo e terceiro graus.
5. Sobreviventes de MI agudos com bloqueio do feixe de ramificação esquerda recém-adquirida ou bloqueio de feixe de ramificação direita com um bloqueio fascicular.
6. Disfunção do nodo sinusal: síndrome sinusal doente, bradicardia-taquicardia.
7. Síndrome de hipersensibilidade do seio carotídeo.

A decisão de utilizar a estimulação ventricular atrial *versus* estimulação ventricular sozinha depende de comorbidades do paciente. O ideal é que, se possível, a estimulação ventricular atrial seja utilizada porque reproduz mais de perto as condições fisiológicas. Em pacientes com disfunção diastólica e relaxamento ventricular reduzido, a contribuição da contração atrial para o preenchimento ventricular pode representar uma parte significativa do volume ventricular diastólico-final e, portanto, estimulação ventricular sozinha reduz significativamente o volume ventricular e o CO. Além disso, o intervalo AV deve ser adiado tempo suficiente para permitir que o átrio esvazie durante a contração.

LEITURA SUGERIDA

Hensley FA, Martin DE, Gravlee GP, eds. *A Practical Approach to Cardiac Anesthesia*. 4th ed. Philadelphia, PA: Lippincott Williams & Wilkins; 2008:461–475.

Miller RD, Stoelting RK. *Basics of Anesthesia*. 5th ed. Philadelphia, PA: Churchill Livingstone; 2007:49–51.

Morgan GE, Mikhail MS, Murray MJ. *Clinical Anesthesiology*. 4th ed. New York, NY: McGraw Hill; 2006:415–417.

Ruptura Uterina: Diagnóstico

Subespecialidades: Anestesia Obstétrica

Kimberly Slininger e Ervin Jakab

Editado por Lars Helgeson

PONTOS-CHAVE

1. A ruptura uterina é uma ocorrência obstétrica rara, mas potencialmente devastadora. É mais provável que ela ocorra em mulheres com uma cicatriz anterior de histerotomia (parto por cesariana anterior).
2. A ruptura uterina leva a uma mortalidade materna de até 5% e a uma taxa de mortalidade fetal de 50%.
3. Os sinais e sintomas da ruptura uterina são inespecíficos, e incluem sangramento vaginal, dor abdominal, sofrimento fetal e hipotensão materna progredindo para choque. Sinais mais específicos são a perda de tônus uterino e perda de estação fetal.
4. O diagnóstico começa com um alto índice de suspeita em mulheres em maior risco para esta complicação. O diagnóstico definitivo é feito por exame manual do útero e laparotomia.

DISCUSSÃO

A ruptura uterina é uma complicação obstétrica rara, mas potencialmente catastrófica. A incidência é de 0,1 a 0,5% de todas as gestações e menos de 1% das gestações em um útero com cicatrizes.

O principal fator de risco é ter uma cicatriz de histerotomia, como a de um parto por cesariana anterior ou miomectomia extensa prévia. A deiscência da cicatriz envolve a quebra de uma cicatriz anterior dentro do músculo sem rompimento do peritônio visceral sobrejacente (serosa uterina). A ruptura uterina, em contraste, envolve a extrusão do feto e/ou da placenta para a cavidade abdominal, e carrega um risco muito maior de hemorragia e morte fetal/materna se não tratada cirurgicamente imediatamente.

O risco de ruptura uterina depende do tipo de cicatriz uterina: uma cicatriz de cesariana clássica ou cicatriz em forma de T invertido confere o risco mais elevado. Uma cicatriz transversal baixa confere um risco menor. Outros fatores de risco bem estabelecidos incluem um histórico de ruptura uterina, apresentação fetal anormal e uso excessivo de ocitocina. A distensão uterina de gestações múltiplas, polidrâmnio, ou macrossomia fetal também aumentam significativamente o risco de ruptura durante o parto.

Quando a ruptura uterina ocorre, ela leva a uma taxa de mortalidade materna de 5% e taxa de mortalidade fetal de até 50%.

O diagnóstico de ruptura uterina começa com um alto índice de suspeita em mulheres em maior risco de ruptura. Não há sinais que anunciam uma ruptura uterina iminente. Os sinais e sintomas são inespecíficos e incluem sangramento vaginal, que pode ser atribuído ao descolamento prematuro da placenta; dor abdominal, que pode ser mascarada pela anestesia epidural; sofrimento fetal (diminuição da frequência cardíaca); e hipotensão materna progredindo para choque. Sinais mais específicos são a perda de tônus uterino e perda de estação fetal. Os sintomas mais comuns são o sofrimento fetal (50 a 70%) ou a perda de sons cardíacos fetais.

Por causa do período de tempo muito curto (10 a 30 minutos) antes que o tratamento definitivo seja necessário, estudos de diagnóstico complexos (MRI, CT) geralmente não têm nenhum papel na gestão aguda de pacientes com suspeita de ruptura uterina. O diagnóstico definitivo é feito por exploração manual do útero e laparotomia.

Note-se que o ultrassom (transabdominal, transvaginal, ou sono-histerográfico [ultrassom com soro fisiológico] que distende a cavidade uterina e permite uma melhor avaliação sonográfica das paredes uterinas) pode ser útil para a detecção de defeitos uterinos por cicatriz antes do início do trabalho de parto. Em particular, uma diminuição da espessura do segmento uterino inferior medida em 36 a 38 semanas de gestação (< 3,5 mm) pode ter uma sensibilidade superior a 85%, uma especificidade superior a 70%, 12% do valor preditivo positivo e valor preditivo negativo de 99% para ruptura uterina posterior.

LEITURA SUGERIDA

Chestnut DH, Polley LS, Tsen LC *et al.*, eds. Chestnut's Obstetric Anesthesia: Principles and Practice. 4th ed. Philadelphia, PA: Mosby Elsevier; 2009:817.

DeCherney AH, Nathan L.Current Obstetric & Gynecological Diagnosis & Treatment. 9th ed. New York, NY: McGraw-Hill Medical; 2002:365–367.

Gibbs RS, Karlan BY, Haney AF *et al.*, eds. Danforth's Obstetrics and Gynecology. 10th ed. Philadelphia, PA: Lippincott Williams & Wilkins; 2008:500–501.

Lydon-Rochelle M, Holt VL, Easterling TR, *et al.* Risk of uterine rupture during labor among women with prior cesarean delivery. N Engl J Med. 2001;345:3–8.

Miller RD, ed. Miller's Anesthesia. 7th ed. Philadelphia, PA: Churchill Livingstone Elsevier; 2010:2233.

Morgan GE Jr, Mikhail MS, Murray MJ. Clinical Anesthesiology. 4th ed. New York, NY: McGraw Hill/Lange Medical Books; 2006:908–909.

Rozenberg P, Goffinet F, Philippe HJ, *et al.* Thickness of the lower uterine segment: its influence in the management of patients with previous cesarean sections. Eur J Obstet Gynecol Reprod Biol. 1999;87(1):39–45.

Ruskin KJ, Rosenbaum S. Anesthesia Emergencies. 1st ed. New York, NY: Oxford University Press; 2011:199–201.

Stoelting RK, Miller RD. Basics of Anesthesia. 5th ed. Philadelphia, PA: Churchill Livingstone Elsevier; 2007:496.

Saco Dural: Extensão Caudal

SEÇÃO Anatomia

Tomalika Ahsan-Paik
Editado por Thomas Halaszynski

PONTOS-CHAVE

1. A medula espinal é coberta por uma membrana protetora chamada meninge; existem três camadas de meninges: a pia-máter, a aracnoide e a dura-máter.
2. O saco dural (composto pela dura-máter) estende-se rostralmente desde o forame magno até a terminação da dura-máter no periósteo.
3. O filamento terminal é um fio de tecido fibroso que se estende para baixo desde o cone medular até a extremidade próxima ou extremidade caudal do saco dural.
4. O filamento terminal ajuda a manter a medula espinal no sacro e termina no nível das duas vértebras sacrais, em adultos, e três vértebras sacrais em crianças.

DISCUSSÃO

A medula espinal é coberta por uma membrana protetora chamada meninge. Existem três camadas meníngeas: a pia-máter, a aracnoide e a dura-máter. A pia-máter (a camada mais interna) adere à medula espinal, enquanto que a aracnoide-máter adere à dura-máter. O espaço entre a pia-máter e a aracnoide é chamado espaço subaracnóideo, que contém líquido cefalorraquidiano. O espaço entre a dura-máter e a aracnoide é o espaço subdural e é uma área mal definida. O espaço epidural é definido como o espaço entre o ligamento amarelo e a dura-máter, composto de canais venosos, linfáticos e gordura.

O saco dural é a membrana meníngea mais externa e mais grossa, constituído por fibras de colágeno e elastina, juntamente com os fibroblastos alongados. A dura-máter consiste apenas em uma camada de células entre si e a aracnoide, mas é altamente vascular, o que a torna uma importante rota para liberação de drogas. A medula espinal distal está fixada à dura-máter por dois ligamentos: o ligamento denticulado e o filamento terminal interno (Fig. 1). O suprimento de sangue dural vem de ramos das ramificações das artérias principais, como vertebral, intercostal e lombar. Os nervos durais são ramificações recorrentes dos nervos espinais nesse nível, que entram através do forame intervertebral. Não há nenhum seio venoso na dura-máter espinal.

O saco dural é composto da dura-máter e estende-se desde o forame magno até onde termina a dura-máter do periósteo. Caudalmente, ela diminui de modo significativo e forma uma bainha cobrindo o filamento terminal, que é uma extensão da pia-máter. Existem duas partes para o filamento terminal: o filamento terminal externo e o filamento terminal interno. O cone medular é o cone mais distal na porção final da medula espinal, localizada nos níveis vertebrais lombares 1 e 2 da coluna vertebral. O filamento terminal é um fio de tecido fibroso que se estende para baixo desde o cone medular até a extremidade fechada ou extremidade caudal do saco dural, onde termina no nível de duas vértebras sacrais em adultos e nível de três vértebras sacrais em crianças. O filamento terminal externo fixa a extremidade caudal fechada do saco dural à parte interna do cóccix. Lateralmente, a dura-máter estende-se ao longo das raízes nervosas, deixando a medula espinal e torna-se o epineuro, que é a camada mais externa de tecido conectivo dos nervos periféricos.

A medula espinal termina ao nível das vértebras lombares 1 ou 2. As raízes nervosas lombar, sacral e coccígea anteriores e posteriores, que saem das vértebras em um nível inferior lombar 1 ou 2, estão ligadas à medula espinal em um nível superior. Essas raízes nervosas da coluna vertebral formam a cauda equina.

A cisterna lombar é uma parte alargada do espaço subaracnoide, estendendo-se desde o cone medular até a extremidade caudal do saco dural que forma a borda inferior das meninges externas (dura-máter/subaracnoide). A cisterna consiste nas raízes nervosas da cauda equina, do filamento terminal e de um grande volume de líquido cefalorraquidiano (a cisterna é um local de punção lombar ou espinal, e o anestésico local pode ser injetado através dessa porção caudal da dura-máter com baixo risco de lesão do nervo).

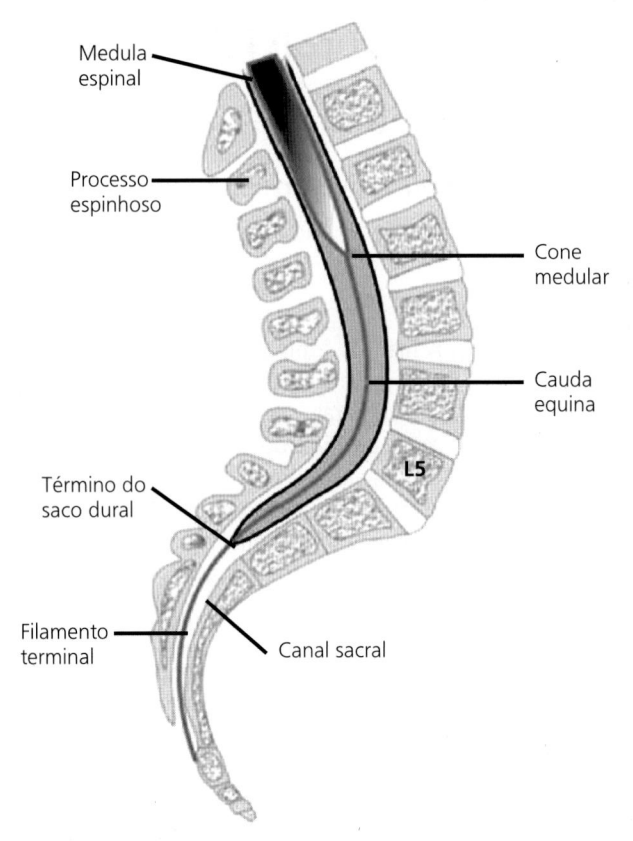

Figura 1. Conteúdo do saco dural. (Cortesia de http://www.nysora.com/regional_anesthesia/neuraxial_techniques/3119-spinal_anesthesia.html.)

LEITURA SUGERIDA

Bernards C. Epidural and spinal anesthesia. In: Barash P, Cullen B, Stoelting R *et al.,* eds. *Clinical Anesthesia.* 6th ed. Philadelphia, PA: Lippincott Williams & Wilkins 2009:chap 37:929–930.

Drake RB. Arrangement of structures in vertebral canal. In: *Gray's Anatomy.* 2nd ed. Philadelphia, PA: Elsevier, 2010:104–109.

Haines DE. The meninges. In: *Fundamental Neuroscience for Basic and Clinical Application.* 3rd ed. Philadelphia, PA: Churchill Livingstone, 2006:108–112.

Haines DE, Mihailoff GA, Yezierski RP. The spinal cord. In: *Fundamental Neuroscience for Basic and Clinical Application.* 3rd ed. Philadelphia, PA: Elsevier, 2006:143–145.

Kleiman W, Mikhail M. Spinal, epidural and caudal blocks. In: Morgan G, Mikhail M, Murray M, eds. *Clinical Anesthesiology.* 4th ed. NewYork, NY: Large Medical Books McGraw Hill, 2006:293–294.

PALAVRA CHAVE	## *Shunt*: Efeito do Aumento da FIO_2
SEÇÃO	Clínica Baseada em Órgão: Sistema Respiratório

Francis vanWisse
Editado por Veronica Matei

PONTOS-CHAVE

1. A relação normal de ventilação para perfusão (V/Q) é de 0,8.
2. O efeito *shunt* ocorre quando a V/Q é menor que 1, mas maior que 0.
3. *Shunt*s verdadeiros (V/Q = 0) representam segmentos capilares alveolares perfundidos, mas não ventilados.
4. Existem três tipos de *shunt*s: fisiológicos, pós-pulmonares e anatomopatológicos.
5. O teste de provocação de oxigênio pode ser utilizado para diferenciar os *shunt*s refratários daqueles que respondem ao oxigênio.

DISCUSSÃO

A relação V/Q normal é 0,8. O efeito *shunt* ocorre quando a V/Q é menor que 1, mas maior que 0. *Shunt*s verdadeiros (V/Q = 0) representam perfusão sem ventilação. Existem três tipos de *shunt*s: fisiológico (atelectasia/consolidação dos alvéolos), pós-pulmonar (secundário às veias bronquial, mediastinal, pleural e de Thebésio) e anatomopatológicos (anomalias congênitas ou traumáticas e tumores intrapulmonares). Os desvios significativos estão entre 20% e 30% do débito cardíaco com *shunt*s fatais sendo maiores que 30%.

Uma desnitrogenação associada à fração do oxigênio inspirado (FIO_2) de 1,0 aumenta a pressão parcial de oxigênio alveolar (PaO_2) no alvéolo subventilado para garantir uma Hgb saturada, corrigindo a hipoxemia. Quanto mais baixa for a relação V/Q, maior a FIO_2 necessária para corrigir a hipoxemia associada. A hipoxemia por efeito *shunt* responde à terapia de O_2, enquanto o sangue for exposto ao gás alveolar.

Um *shunt* verdadeiro (V/Q = 0) não tem sangue exposto ao gás alveolar e, portanto, não responderá ao aumento da FIO_2. Pode-se considerar que um *shunt* é refratário ao oxigênio com uma gasometria arterial (ABG), mostrando um PaO_2 inferior a 55 mm Hg e FIO_2 maior do que 0,35. Um teste simples para diferenciar *shunt*s refratários daqueles que respondem ao oxigênio é seguir o teste de provocação de oxigênio. Ele consiste em obter uma gasometria de linha de base, aumentando a FIO_2 em 0,2, repetindo a gasometria em 30 minutos, e comparando a PaO_2. Se a PaO_2 aumentou em mais de 10 mm Hg da linha de base, a hipoxemia é sensível ao oxigênio.

LEITURA SUGERIDA

Morgan GE, Mikhail MS, Murray MJ. Respiratory physiology: the effects of anesthesia. In: *Clinical Anesthesiology*. 4th ed. New York, NY: McGraw-Hill; 2005:555.

PALAVRA-CHAVE

SEÇÃO

SIADH: Valores Laboratoriais

Clínica Baseada em Órgão: Endocrinologia/Metabolismo

Alexey Dyachkov
Editado por Mamatha Punjala

PONTOS-CHAVE

1. Os critérios para o diagnóstico da síndrome de secreção inapropriada do hormônio antidiurético (SIADH) incluem hipo-osmolaridade do plasma (< 270 mOsm por L), osmolaridade da urina inapropriadamente elevada em relação ao plasma e excreção urinária de sódio (> 20 mEq por L) e euvolemia clínica com hiponatremia (sódio sérico < 130 mEq por L).
2. Os critérios de apoio para o diagnóstico da SIADH incluem ácido úrico e níveis plasmáticos de vasopressina inadequadamente baixos.

DISCUSSÃO

Na SIADH, o valor laboratorial principal é um valor inadequado do hormônio antidiurético (ADH), em comparação com a osmolaridade do plasma. Para ter valor diagnóstico, o nível de ADH deve ser avaliado em conjunto com a hipo-osmolaridade do plasma. É interessante notar que de 10 a 20% dos pacientes que preenchem outros critérios de SIADH, na verdade, têm um nível adequado de ADH.

O primeiro dos critérios de diagnóstico para SIADH é a presença de uma verdadeira hipo-osmolaridade do plasma, inferior a 275 mmol/L. Os valores normais são 280-295 mmol/L, calculados, diretamente ou indiretamente, utilizando a seguinte fórmula:

$$\text{Osmolaridade do plasma (mmol/L)} = 2 \times [Na^+] \text{ (mEq por L)} + \text{glicose (mg por dL)}/18 + \text{BUN (mg por dL)}/2{,}8$$

As causas da "falsa" hipo-osmolaridade, como a pseudo-hiponatremia (produzida por elevações acentuadas, tanto de lipídios como de proteínas, ocupando uma maior proporção do volume do plasma, levando à diminuição artefatual do [Na^+], medida por fotometria de chama) ou hiperglicemia (uma mudança osmótica da água de fluido intracelular para fluido extracelular, o que, por sua vez, produz uma diminuição da diluição do soro [Na^+]), devem ser excluídas. Quando o plasma contém quantidades significativas de solutos não mensuráveis, como diuréticos osmóticos, agentes de contraste radiológico e algumas toxinas (etanol, metanol, etileno-glicol), a osmolaridade do plasma não pode ser calculada com precisão. Nestas situações, a osmolaridade deve ser obtida por medição direta. Outro critério para SIADH é a osmolaridade urinária imprópria para a osmolaridade do plasma. Isto significa que a osmolaridade da urina deve ser maior do que o maximamente diluído (a diluição máxima em adultos normais é > 100 mOsm por kg de H_2O). Além disso, a osmolalidade da urina não precisa ser inapropriadamente elevada em todos os níveis da osmolaridade do plasma, porque na forma variante de SIADH *reset osmostat*, a secreção de vasopressina pode ser suprimida com a diluição urinária máxima resultante se a osmolaridade do plasma for reduzida a níveis suficientemente baixos.

Outros critérios diagnósticos incluem euvolemia clínica e excreção urinária de sódio elevada, enquanto em uma ingestão normal de sal e de água. Os pacientes com SIADH podem ter baixa excreção de Na^+ na urina se, posteriormente, eles se tornarem hipovolêmicos ou soluto esgotados, condições que, por vezes, seguem-se a uma grave restrição de sal e água. Também é importante notar a ausência de outras causas potenciais de hipo-osmolaridade euvolêmica: hipotiroidismo, hipocortisolismo (doença de Addison ou insuficiência hipofisária do hormônio adrenocorticotrópico) e uso de diuréticos.

Alguns critérios de apoio incluem baixos níveis de ácido úrico e vasopressina plasmática. A expansão do volume e a vasopressina agindo nos receptores V1 no rim aumentam a depuração do ácido úrico, assim a hipouricemia é encontrada com a SIADH. Quando os pacientes são hiponatrêmicos, relata-se que os valores de ácido úrico são inferiores a 4 mg por dL (< 0,24 mmol por L).

Os pacientes com SIADH geralmente requerem apenas restrição de fluidos. Muito raramente a salina hipertônica é necessária para o tratamento da SIADH.

LEITURA SUGERIDA

Becker KL, Kahn CR, Rebar RW, eds. *Principles and Practice of Endocrinology and Metabolism*. Philadelphia, PA: Lippincott Williams & Wilkins; 2002:297–306.

Kronenberg HM, Melmed S, Polonsky KS *et al.*, eds. *Williams Textbook of Endocrinology*. 11th ed. Philadelphia, PA: Saunders Elsevier; 2008:275–285.

PALAVRA-CHAVE

Sinais de Hipovolemia: Pediatria

SEÇÃO

Subespecialidades: Anestesia Pediátrica

Kristin Richards
Editado por Mamatha Punjala

PONTOS-CHAVE

1. O exame físico deve começar com a pesagem da criança. A gravidade da hipovolemia é estimada por uma porcentagem menor do peso corporal (PLBW). PLBW = (peso pré-doença – peso doença)/peso pré-doença × 100.
2. Com uma perda de peso corporal de 5% a 10% (leve), pele e membranas mucosas ficam secas, mas podem continuar a exibir pulso normal, pressão arterial, turgescência da pele e fontanela. Pode haver sinais de aumento de sede e produção de urina reduzida.
3. Desidratação moderada (10 a 15%) resulta em taquicardia e hipotensão ortostática já que a perda de fluido continua para além de 5%. Taquipneia ocorre como resultado da acidose. Mucosa bucal seca, fontanela anterior afundada, redução da turgescência da pele, pele fria, produção de urina muito reduzida, apatia ou irritabilidade são conhecidas como progressão da desidratação.
4. Hipovolemia grave (> 15%) manifesta-se como pulso rápido/fraco, choque (baixa PA), respiração taquipneica profunda, fontanela marcadamente afundada, mucosa bucal ressecada, pele fria e manchada com diminuição do turgor observado quando pinçada. Por fim ocorrem anúria, letargia e coma.
5. A produção de urina é diminuída, e uma amostra obtida tem uma gravidade específica aumentada acima 1,020. Os bebês têm uma relativa ausência da capacidade de concentração renal, e a gravidade específica nos primeiros três meses de vida pode não aumentar significativamente como em crianças mais velhas.

DISCUSSÃO

Desidratação/hipovolemia pode resultar de uma série de condições, incluindo diarreia, vômito, ingestão oral ruim, perda de sal (como pode ocorrer com insuficiência suprarrenal congênita), queimaduras ou até mesmo insolação e, caso não tratada ou não corrigida adequadamente, pode evoluir para choque hipovolêmico. O exame físico de um paciente pediátrico deve incluir o peso do paciente, os sinais vitais e os dados laboratoriais, incluindo eletrólitos, nitrogênio ureico sanguíneo e creatinina.

O primeiro sinal de desidratação leve é taquicardia; no entanto, isso deve ser avaliado com base na diferença da frequência cardíaca normal/basal. A frequência cardíaca normal de um bebê está entre 100 e 160, de uma criança entre 90 e 150, de uma criança de 3 a 5 anos de idade entre 80 e 140, de uma criança de 6 a 12 anos de idade entre 70 e 120, e de um adolescente entre 60 e 100. Taquicardia também deve ser levada em consideração com quadro clínico da criança, além de um histórico completo, já que a taquicardia também pode apresentar-se com febre, agitação, dores ou doenças do trato respiratório.

Além disso, a palpação do pulso da criança/bebê pode ser um bom indicador de hipovolemia. Se for possível palpar o pulso braquial, é improvável que a taquicardia seja secundária à hipovolemia; contudo, se não for possível palpar os pulsos periféricos, ou se os pulsos centrais estiverem fracos (o que seria um sinal tardio), como o pulso femoral, então o paciente provavelmente está hipovolêmico e/ou hipotenso. Claro que, pulsos centrais ausentes seriam um indicador para iniciar reanimação cardiopulmonar. A hipotensão é um sinal tardio de desidratação grave. Depois que a criança perdeu mais de 10% do peso corporal, sinais de choque podem começar a aparecer. Esses sinais incluem pulso fraco, hipotensão evidente e pele fria e úmida.

Membranas mucosas secas também são um sinal precoce de desidratação, mas esse achado clínico pode ser afetado pela respiração rápida e pela ingestão de líquidos. No entanto, a criança gravemente desidratada pode parecer doente, letárgica e irritável e ter a boca seca, fontanela afundada, diminuição da produção de urina e ausência de lágrimas. A pele pode ser um órgão confiável para avaliar a circulação. Extremidades frias ou preenchimento capilar tardio manifestam-se de forma secundária a uma forte resposta vasomotora periférica em reação à diminuição da circulação e da perfusão. Em outras palavras, para preservar a perfusão dos órgãos centrais críticos, a vasculatura periférica sofre vasoconstrição limitando a perfusão periférica, resultando em extremidades frias. Avaliação do enchimento capilar também é uma medida de desidratação; contudo, o tempo de enchimento capilar pode ser afetado por uma temperatura ambiente fresca, ou naturalmente prolongado, se verificado no pé de uma criança. Comprometer a circulação ou a perfusão de um bebê/criança pode afetar a perfusão dos órgãos vitais, o que pode, posteriormente, manifestar-se como hipotensão ou mudança de comportamento, com diminuição da perfusão cerebral.

Na avaliação laboratorial, a perturbação inicial de eletrólitos é frequentemente hipernatremia e hiperosmolalidade, o que pode resultar no desencadeamento do sistema renina-angiotensina e na libertação subsequente de vasopressina, diminuindo, desse modo, a excreção de água a partir dos rins. À medida que a criança torna-se mais privada de volume, o paciente pode tornar-se mais taquipneico e acidótico. Subsequentemente, progressão adicional da hipovolemia e, portanto, comprometimento da perfusão dos órgãos, pode resultar em torpor, confusão, coma, comprometimento respiratório secundário ao aumento do esforço respiratório, extremidades cianóticas e oligúria/anúria. Se a condição do paciente progride ao choque hipovolêmico, o paciente experimentará uma diminuição do débito cardíaco, pressão arterial média, pressão de oclusão da artéria pulmonar e a pressão venosa central, com um aumento da resistência vascular sistêmica.

LEITURA SUGERIDA

American Academy of Pediatrics, American College of Emergency Physicians. *APLS: The Pediatric Emergency Medicine Course*. 3rd ed. Washington, DC: American Academy of Pediatrics; 1998:32–43.

Fleisher GR, Ludwig S, eds. *Textbook of Pediatric Emergency Medicine*. Philadelphia, PA: Lippincott Williams & Wilkins; 2010:233–235.

Kliegman RM, Behrman RE, Jenson HB, et al. *Nelson Textbook of Pediatrics*. 18th ed. Philadelphia, PA: Saunders, an imprint of Elsevier; 2007:560, 413–414, 2301–2303.

Morgan GE, Mikhail MS, Murray MJ, eds. *Clinical Anesthesiology*. 4th ed. New York, NY: Lange Medical Books/McGraw-Hill Medical Publishing Division; 2006:937.

PALAVRA-CHAVE	# Síndrome Compartimental Abdominal: Diagnóstico
SEÇÃO	Ciências Clínicas Genéricas: Procedimentos, Métodos, Técnicas de Anestesia

Tomalika Ahsan-Paik e Dmitri Souzdalnitski
Editado por Ala Haddadin

PONTOS-CHAVE

1. A síndrome compartimental abdominal pode ser causada por fatores primários ou secundários.
2. O efeito envolve perfusão inadequada de órgão até múltiplos sistemas de órgãos, incluindo o coração, o cérebro e os pulmões.
3. O tratamento é multifatorial, farmacológico, envolvendo mudanças no manejo ventilatório, bem como tratamento cirúrgico.

DISCUSSÃO

A síndrome compartimental abdominal é definida como disfunção de vários órgãos, dentro e fora do abdome, como resultado da hipertensão no compartimento intra-abdominal. A pressão intra-abdominal pode ser estimada indiretamente pela instilação de 50 mL de solução salina para dentro da bexiga: em seguida, mede-se a pressão intravesicular com um cateter de Foley. Uma pressão acima de 25 mm Hg indica síndrome compartimental abdominal. Condições como gravidez e obesidade, que aumentam a complacência da parede abdominal, podem ser protetoras. Um abdome distendido e tenso pode ser um sinal de alerta e exige investigação e intervenção adicionais, já que a síndrome compartimental abdominal, muitas vezes, pode levar à falência de vários órgãos e à morte.

A síndrome compartimental abdominal pode ser causada por vários fatores que podem ser divididos em causas primárias e secundárias (Tabela 1). Causas primárias incluem grande trauma abdominal ou cirurgia. Causas secundárias incluem lesões por queimadura que requerem ressuscitação maciça com fluidos, frequentemente por causa de hemorragia. Muitas vezes, resulta de edema intra-abdominal profundo causado por manipulação cirúrgica, ressuscitação maciça com fluidos ou choque induzido por mediadores inflamatórios. Pacientes com trauma ressuscitados com fluidos e com cirurgia emergente, que estão em maior risco, devem receber um fechamento temporário para maior complacência abdominal em vez de um fechamento cirúrgico por 1ª intenção.

O efeito muitas vezes envolve perfusão inadequada de órgão, que não é apenas limitada a órgãos intra-abdominais, mas também pode envolver o coração, os pulmões e o cérebro. O diafragma está deslocado cranialmente, o que leva à compressão mecânica, distúrbio da relação V/Q, aumento de atelectasias e aumento do esforço respiratório. A maioria desses pacientes necessita de ventilação mecânica, já que vivenciam respiração superficial e rápida, com hipoxemia e hipercapnia associadas. O pico da pressão das vias respiratórias está elevado, juntamente com a pressão platô.

O aumento da pressão do compartimento abdominal diminui o débito cardíaco por meio do aumento da resistência vascular sistêmica. O débito cardíaco cai ainda mais por causa da elevação do diafragma, que diminui a complacência e a contratilidade ventricular e, consequentemente, o fluxo de sangue venoso. O índice de volume diastólico final do ventrículo esquerdo medido com um cateter pulmonar é o melhor reflexo da pré-carga, nesses pacientes, do que a pressão de oclusão da artéria pulmonar (PCWP) e pressão venosa central (CVP), uma vez que ambas estão falsamente elevadas. Muitas vezes, esses pacientes não respondem à ressuscitação com fluidos, apesar de seu estado hipovolêmico.

Estes pacientes, que frequentemente estão em ventilação mecânica, devem ser cuidadosamente monitorados, já que a ventilação mecânica aumenta uma PCWP já elevada. Quando combinada com ressuscitação por grande quantidade de fluidos, isso pode piorar significativamente o edema e a perfusão de órgão. Pressão elevada do compartimento abdominal pode levar ao aumento da pressão intracraniana, onde a pressão intra-abdominal é mediada pela CVP até o cérebro.

A síndrome compartimental abdominal pode causar isquemia intestinal por meio da redução do fluxo sanguíneo arterial mesentérico, que é agravada pelo baixo débito cardíaco. Pressão direta sobre a veia leva a edema, isquemia e comprometimento da barreira da mucosa levando, por fim, à insuficiência de vários órgãos. O fluxo sanguíneo hepático também fica comprometido, o que resulta na diminuição da função mitocondrial e eliminação de lactato. Também pode haver diminuição de perfusão renal secundária ao aumento da pressão venosa renal, que se manifesta clinicamente como oligúria.

As intervenções incluem reconhecimento rápido e paracentese imediata. Muitas vezes, abrir o abdome para descompressão e para aliviar a tensão intra-abdominal pode ser necessário para possibilitar o fluxo de sangue parenquimatoso. Se for necessária intervenção cirúrgica, o abdome aberto pode ser coberto com uma bandagem não adesiva.

Para ajudar a determinar o momento certo para a intervenção, pressão de perfusão abdominal (APP) pode ser medida por meio da seguinte fórmula: APP = pressão arterial média (MAP) − pressão arterial intra-abdominal (IABP). Um valor de APP < 50 mm Hg está associado a resultados ruins como disfunção crítica de órgão. Muitas vezes, um bloqueio neuromuscular é usado para relaxar a parede abdominal.

Tabela 1. Condições associadas a síndrome compartimental abdominal

1. Trauma abdominal
2. Transplante hepático
3. Queimaduras
4. Pancreatite
5. Obstrução intestinal
6. Peritonite
7. Hemorragia intraperitoneal
8. Ascite

Reproduzida com permissão de Corbridge T, Wood LDH. Restrictive disease of the respiratory system and abdominal compartment syndrome. In: Hall JB, Schmidt GA, eds. *Principles of Critical Care*. 3rd ed. New York, NY: McGraw-Hill; 2005: 592-593.

LEITURA SUGERIDA

Capan L, Miller S. Anesthesia for trauma and burn patients. In: Barash PG, Cullen BF, Stoelting RK, Cahalan M, Stock MC, eds. *Clinical Anesthesia*. 6th ed. Philadelphia, PA: Wolters Kluwer Health/LWW; 2009:922–923.

Corbridge T, Wood LDH. Restrictive disease of the respiratory system and abdominal compartment syndrome. In: Hall JB, Schmidt GA, eds. *Principles of Critical Care*. 3rd ed. New York, NY: McGraw-Hill; 2005:592–593.

Morgan GE, Mikhail MS, Murray MJ. *Clinical Anesthesiology*. 4th ed. New York, NY: McGraw-Hill; 2006:869.

Síndrome da Dor Regional Complexa: Diagnóstico de Bloqueio Nervoso

Subespecialidades: Dor

Jonathan Tidwell
Editado por Jodi Sherman

PONTOS-CHAVE

1. Dor é classificada em dor maligna e benigna, com síndrome da dor regional complexa (CRPS) sendo uma dor neuropática no grupo de dor não maligna.
2. CRPS tem três tipos: tipo I (distrofia simpatorreflexa [RSD], genérico), tipo II (causalgia com lesão do nervo óbvia) e tipo III.
3. Lesões geralmente impedem o desenvolvimento de CRPS.
4. Tratamento para CRPS é muitas vezes difícil e inclui técnicas como bloqueios dos nervos e/ou medicamentos, como antidepressivos, anticonvulsivantes, alfa-antagonistas e drogas anti-inflamatórias não esteroides (NSAIDs).

DISCUSSÃO

CRPS é usado para descrever um grupo de sintomas de dor neuropática. É uma definição que foi cunhada em 1994 para substituir a antiga ideia de RSD. Taxonomia atual divide CRPS em tipo I (RSD, genérico), tipo II (causalgia com lesão óbvia do nervo que normalmente se manifesta regionalmente e que é desproporcional a lesão) e tipo III (não especificado). O mecanismo exato de CRPS é desconhecido, mas parece envolver o sistema nervoso central e periférico. CRPS geralmente apresenta-se com dor, mas outros sintomas normalmente acompanham CRPS e incluem fraqueza, hiperpatia, alodinia, hiperalgesia, sudorese, alteração de cor e distonia (Tabela 1).

Não há testes diagnósticos para definir CRPS; no entanto, vários testes e medidas laboratoriais podem suportar o diagnóstico clínico. Esses testes incluem a medida da temperatura, fluxometria do sangue periférico com Doppler a *laser*, suor e testes sensoriais, exames ósseos e teste muscular/articular. Frequentemente, exames de sangue podem ajudar a descartar outras condições, como infecção ou doenças reumáticas.

O tratamento de CRPS envolve reabilitação física, farmacoterapia e tratamento psicológico. Essas amplas modalidades de tratamento podem exigir quantidade significativa de tempo e conformidade do paciente. Medicamentos que têm sido utilizados no tratamento de CRPS são direcionados para a modulação das manifestações clínicas da doença, incluindo dor, insônia, distúrbios de humor e outros. NSAIDs, opioides, anticonvulsivantes, antiarrítmicos, antidepressivos tricíclicos, agonistas adrenérgicos e corticosteroides têm sido empregados. Pacientes que respondem mal aos tratamentos acima são, muitas vezes, tratados com anestesia regional, como técnicas de bloqueio nervoso regional e estimulação da medula espinal. Todos os ciclos de tratamento devem ser individualizados e modificados se for demonstrada melhora insuficiente.

Tabela 1. Associação internacional para o estudo de critérios diagnósticos da dor para CRPS

1. Presença de um evento nocivo inicial ou causa da imobilização
2. Dor contínua, alodinia ou hiperalgesia com dor desproporcional para qualquer evento incitado
3. Evidência de edema em algum momento, alterações no fluxo de sangue da pele ou atividade sudomotora anormal na região da dor
4. Diagnóstico é excluído pela existência de condições que, caso contrário, contribuiriam para o grau da dor e disfunção

Tipo I: Sem evidência de grande dano ao nervo
Tipo II: Com evidência de grande dano ao nervo

De: Wilson PR, Stanton-Hicks M, Harden RN, eds. CRPS: Current Diagnosis and Therapy. Seattle, WA: IASP Press, 2005:47.

LEITURA SUGERIDA

Hamid B. Common pain syndromes. In: Longnecker DE, Brown DL, Newman MF *et al.*, eds. *Anesthesiology*. New York, NY: McGraw-Hill; 2008:2020–2041.

Warfield CA, Bajwa ZH. *Principles and Practice of Pain Medicine*. 2nd ed. New York, NY: McGraw-Hill; 2004:405–420.

Wilson PR, Stanton-Hicks M, Harden RN, eds. *CRPS: Current Diagnosis and Therapy*. Seattle, WA: IASP Press; 2005:47.

PALAVRA-CHAVE

Síndrome da Dor Regional Complexa I: Primeiros Sintomas e Diagnóstico

SEÇÃO Subespecialidades: Dor

Lisbeysi Calo e Tiffany Denepitiya-Balicki
Editado por Thomas Halaszynski

PONTOS-CHAVE

1. Síndrome da dor regional complexa tipo I (CRPS I) é um estado de dor simpateticamente conduzida que pode ter vários gatilhos, onde foram desenvolvidos critérios específicos para chegar ao diagnóstico.
2. Existem dois tipos de CRPS. Tipo I era originalmente chamado de *distrofia simpatorrreflexa*, enquanto que o tipo II foi originalmente denominado *causalgia*. Embora a apresentação clínica desses dois tipos possa parecer a mesma, na CRPS tipo II houve uma lesão prévia de nervo, considerando que na CRPS I não há nenhuma evidência de lesão prévia do nervo.
3. Os fatores de risco para CRPS incluem trauma anterior, cirurgia anterior, lesões relacionadas com trabalho e sexo feminino, com avaliação incluindo uma história e o exame físico juntamente com diagnóstico por imagem.
4. Os critérios padronizados da Associação Internacional para Estudos da Dor (IASP) sugerem que deve haver pelo menos um sinal e um sintoma nas categorias a seguir: sensorial, vasomotora, sudomotora ou distrofia motora.
5. No tratamento de CRPSI, os primeiros sintomas incluem bloqueio simpático, fisioterapia, antagonistas alfa-adrenérgicos, antidepressivos, anticonvulsivantes e estimulação da medula espinal.

DISCUSSÃO

A seguir estão os critérios diagnósticos da IASP para CRPS:

- A presença de um evento nocivo inicial ou não é a causa da imobilização.
- Dor contínua, alodinia ou hiperalgesia com dor desproporcional para qualquer evento incitado.
- Evidência de edema em algum momento, alterações no fluxo de sangue da pele ou atividade sudomotora anormal na região da dor (pode ser um sinal ou sintoma).
- Esse diagnóstico é excluído pela existência de condições que, caso contrário, contribuiriam para o grau da dor e disfunção.

O sintoma mais comum na CRPS é ardor ou picadas de dor espontâneas (81%); no entanto, dor em queimação é muitas vezes inespecífica. Os pacientes também podem relatar hiperestesia (65%) em resposta a estímulos mecânicos como o toque de um pano para o local afetado, ou aumento da sensibilidade a mudanças de temperatura, ou tomar banho. Além disso, também podem ocorrer mudanças de cor e temperatura na área afetada. Na CRPS, assimetria do suor está presente em 53% dos pacientes, enquanto que alteração da pele, cabelo ou crescimento das unhas estão presentes em 24% dos pacientes. Um número significativo de pacientes com CRPS (80%) pode também relatar diminuição da amplitude de movimento bem como fraqueza dos músculos. Em alguns casos, um tremor acompanhará a apresentação clínica (20%), e outros sintomas comuns são dor miofascial.

No exame físico, o examinador pode obter provas de alodinia (estímulos inócuos que são percebidos como dolorosos). Usando um pincel leve para o exame tátil ou tubos quentes e frios de água para exame da temperatura, o examinador pode determinar qual tipo de alodinia o paciente está exibindo. Embora a CRPS afete claramente tanto os sistemas periférico e nervoso central, o mecanismo exato pelo qual essas mudanças ocorrem ainda está em debate.

Tabela 1. Fases da distrofia do reflexo simpático

Característica	Fase		
	Aguda	Distrófica	Atrófica
Dor	Localizada, grave e queima	Mais difusa, latejante	Menos grave; muitas vezes envolve outras extremidades
Extremidade	Quente	Fria, cianótica e edematosa; perda muscular	Atrofia muscular grave; contraturas
Pele	Seca e vermelha	Transpirando	Brilhante e atrófica
Raios X	Normal	Revela a osteoporose	Revela osteoporose grave e anquilose das articulações
Duração	1-3 meses	3-6 meses	

Reproduzida com permissão de Morgan G, Mikhail M, Murray M. *Clinical Anesthesiology*. 4th ed. New York, NY: McGraw-Hill Medical; 2005:406-407.

Disfunção autonômica também pode estar presente na área afetada de pacientes com CRPS. Na CRPS, as alterações da pele são mais comuns do que mudanças de unha ou cabelo. O examinador deve determinar qualquer envolvimento sudomotor, e os achados devem ser minuciosamente descritos como hipofunção (vermelho, quente e seco) ou hiperfunção (frio, azul, pálido, suado). Também deve ser avaliada a presença de tremor, mioclonia, fraqueza ou diminuição da amplitude de movimento.

Existem três fases associadas a essa síndrome e são denominadas *aguda*, *distrófica* e *atrófica*. Os primeiros sintomas da fase aguda duram por 1 a 3 meses, com dor descrita como queimação grave, com uma localização identificável. A extremidade envolvida pode ser quente ao toque, com uma aparência seca e eritematosa. No entanto, neste ponto, a imagem radiográfica geralmente aparece normal (Tabela 1).

LEITURA SUGERIDA

Barash PG, Cullen BF, Stoelting RK *et al.*, eds. *Clinical Anesthesia*. 6th ed. Philadelphia, PA: Lippincott Williams & Wilkins; 2009:1517–1518.

Harden RN, Bruehl SP. Diagnosis of complex regional pain syndrome. Signs, symptoms, and empirically derived diagnostic criteria. *Clin J Pain*. 2006;22(5):415–419.

Morgan G, Mikhail M, Murray M. *Clinical Anesthesiology*. 4th ed. New York, NY: McGraw-Hill Medical; 2005:406–407.

Stanton-Hicks M. Complex regional pain syndrome. *Anesthesiol Clin North America*. 2003;21(4):733–744.

Síndrome da Infusão do Propofol: Diagnóstico

Farmacologia

Amit Mirchandani
Editado por Hossam Tantawy

PONTOS-CHAVE

1. A síndrome da infusão do propofol é uma condição rara e por vezes fatal descrita em pacientes criticamente enfermos submetidos a uma infusão de propofol a longo prazo em doses elevadas.
2. As principais características da síndrome consistem em insuficiência cardíaca, rabdomiólise, acidose metabólica grave e insuficiência renal.
3. A síndrome pode ser letal, e a literatura sugere cautela quando se utiliza uma sedação prolongada com propofol (> 48 horas), em doses maiores do que 5 mg/kg/h, em especial em pacientes com doenças neurológicas ou inflamatórias agudas.

DISCUSSÃO

A síndrome da infusão do propofol é um processo que pode ser fatal para pacientes em infusão de propofol em longo prazo com doses elevadas. A maioria destes pacientes foi descrita como pacientes criticamente doentes com doenças neurológicas agudas ou doenças inflamatórias agudas, complicadas por infecções graves e mesmo sepse. Esses pacientes podem igualmente ter recebido catecolaminas e/ou esteroides, além do propofol, durante a intubação.

A ativação do sistema nervoso central produz catecolaminas e glicocorticoides, enquanto que a inflamação sistêmica produz fatores de citocinas. A combinação destes fatores é condicionante para a necrose e disfunção do músculo cardíaco e periférico. Para adicionar um insulto potencial nestes pacientes já críticos, altas doses de propofol para sedação naqueles já tratados com catecolaminas também podem atuar como fatores desencadeantes.

No nível celular, o propofol interfere com a utilização de ácidos graxos livres e atividade mitocondrial. O desequilíbrio entre a demanda e a utilização de energia é um processo patológico chave que leva à necrose muscular periférica e cardíaca.

No fim das contas, a síndrome da infusão do propofol é multifatorial. O propofol, especialmente quando combinado com catecolaminas e/ou esteroides, atua como um fator desencadeante. A síndrome pode ser letal, e a literatura sugere cautela quando se utiliza uma sedação prolongada com propofol (> 48 horas), em doses maiores do que 5 mg/kg/h, em especial em pacientes com doenças neurológicas ou inflamatórias agudas. Nestes casos, agentes sedativos alternativos, como os narcóticos e as benzodiazepinas, devem ser considerados. Se esses agentes não são adequados para sedação, o prestador de cuidados deve buscar um acompanhamento rigoroso dos sinais de miocitólise.

LEITURA SUGERIDA

VasileB, Rasulo F, Candiani A, *et al.* The pathophysiology of propofol infusion syndrome: a simple name for a complex syndrome. *Intensive Care Med.* 2003;29(9):1417–1425.

Síndrome da TURP: Tratamento

Clínica Baseada em Órgão: Sistema Renal/Urinário/Eletrólitos

Dallen Mill

Editado por Ala Haddadin

PONTOS-CHAVE

1. A síndrome da ressecção transuretral da próstata (TURP) é resultado da absorção excessiva da solução de irrigação, que, normalmente, consiste em uma solução ligeiramente hipotônica e não eletrolítica contendo glicina, sorbitol ou manitol.
2. A terapia é de suporte, com ênfase na restauração adequada da tonicidade extracelular.
3. Tratamentos específicos incluem a restrição de água livre e diuréticos de alça para casos leves de síndrome da TURP e salina hipertônica (3% de cloreto de sódio) para toxicidade grave.
4. Para minimizar o risco teórico de síndrome de desmielinização osmótica (ODS), é recomendada uma terapia agressiva para síndrome da TURP grave apenas enquanto os pacientes permanecem sintomáticos e o sódio sérico for inferior a 120 mEq por L.

DISCUSSÃO

A síndrome da TURP descreve uma constelação de sintomas resultantes da absorção excessiva da solução de irrigação utilizada durante procedimentos urológicos. Durante a TURP, o tecido é retirado através de um ressectoscópio utilizando a eletrocauterização. Por conseguinte, as soluções de eletrólitos, como solução salina normal ou lactato de Ringer não podem ser utilizadas para lavar o tecido ressecado ou para melhorar a visualização cirúrgica, uma vez que iriam dispersar a corrente elétrica e colocar o paciente e o cirurgião em risco. Em vez disso, são normalmente utilizadas soluções hipotônicas, contendo glicina a 1,5% (230 mOsm por L), misturada com sorbitol a 2,7% e manitol a 0,54% (195 mOsm por L), ou, mais raramente, dextrose (de 2,5 a 4%) ou ureia (1%). A água destilada pode fornecer uma excelente visão ótica, mas provoca intoxicação por água, assim como hemólise intravascular, e a precipitação da hemoglobina nos túbulos renais pode levar a uma insuficiência renal. Porque todas as soluções de irrigação utilizadas são hipotônicas, uma quantidade significativa de água pode ser absorvida no decurso do procedimento. Além disso, o próprio procedimento cirúrgico predispõe ao aumento da absorção sistêmica de fluidos, abrindo os seios venosos prostáticos.

A síndrome de TURP geralmente se manifesta como estado mental alterado, distúrbios visuais, náuseas, bradicardia e hipertensão ou hipotensão. Isso pode resultar em edema pulmonar e insuficiência cardíaca congestiva. Além disso, cada solução de irrigação tem riscos específicos resultantes do metabolismo ou da toxicidade do componente principal, por exemplo, toxicidade do sistema nervoso central e cegueira transiente resultante de hiperglicinemia, sobrecarga de fluido com soluções contendo manitol, e hiperglicemia com irrigantes contendo sorbitol ou dextrose.

A terapia de suporte, incluindo a manutenção da oxigenação adequada e suporte circulatório constituem a base do tratamento, enquanto esforços são feitos para restaurar a tonicidade extracelular (veja Tabela 1). A cessação da cirurgia e uso da eletrocauterização permite a irrigação da bexiga com solução salina normal. A prevenção da hipotensão impede a absorção de mais irrigante. Para o paciente sintomático com uma concentração de sódio no soro superior a 120 mEq por L, a correção pode ser conseguida por restrição de água livre. A adição de um diurético de alça, tal como a furosemida, também pode ser benéfica. Para pacientes com uma concentração de sódio no soro inferior a 120 mEq por L, a administração de solução salina hipertônica (cloreto de sódio a 3%), por via intravenosa (IV) pode ser considerada.

Tabela 1. Tratamento da síndrome de ressecção transuretral

- Certifique-se de que há oxigenação e suporte circulatório
- Notifique o cirurgião e encerre procedimento o mais rapidamente possível
- Considere a inserção de monitores invasivos se uma instabilidade cardiovascular ocorrer
- Envie sangue ao laboratório para avaliação de eletrólitos, creatinina, glicose e gases sanguíneos arteriais
- Obtenha um ECG de 12 derivações
- Trate sintomas leves (com concentração sérica de Na^+ > 120 mEq/L), com restrição de líquidos e diurético de alça (furosemida)
- Tratamento cauteloso de sintomas graves (se Na^+ sérico < 120 mEq/L), com 3% de cloreto de sódio IV, a uma taxa < 100 mL/h
- Descontinuar o cloreto de sódio a 3%, quando o Na^+ sérico > 120 mEq/L

Reproduzida de Stafford-Smith M, Shaw A, George R *et al*. The renal system and anesthesia for urologic surgery. In: *Clinical Anesthesia*. 6th ed. Philadelphia, PA: Lippincott Williams & Wilkins; 2009:1367, com permissão.

Existe controvérsia sobre a taxa de correção da hiponatremia associada à síndrome de TURP. Para diminuir o risco de ODS, uma taxa de correção de sódio sérico não superior a 0,5 mEq/L/h, tradicionalmente, tem sido recomendada. No entanto, existe evidência de que uma correção vagarosa demais dos níveis de sódio pode estar associada a maiores taxas de morbidade e mortalidade. A ODS, que é tipicamente associada à correção da hiponatremia crônica, não tem sido relatada com a correção da hiponatremia aguda associada à síndrome de TURP. Se os sintomas forem graves, o sódio sérico pode ser corrigido agressivamente a taxas superiores a 0,5 mEq/L/h, mas só até que os sintomas desapareçam e uma concentração sérica de sódio superior a 120 mEq por L seja alcançada.

LEITURA SUGERIDA

Gravenstein D, Hahn RG. TURP syndrome. In: *Complications in Anesthesiology*. Philadelphia, PA: Lippincott Williams & Wilkins; 2008:483.

Miller RD. Anesthesia and the renal and genitourinary systems. In: *Miller's Anesthesia*. 7th ed. Philadelphia, PA: Elsevier; 2008:2121–2122.

Stafford-Smith M, Shaw A, George RB, *et al*. The renal system and anesthesia for urologic surgery. In: *Clinical Anesthesia*. 6th ed. Philadelphia, PA: Lippincott Williams & Wilkins; 2009:1367–1368.

PALAVRA-CHAVE	# Síndrome de Lambert-Eaton: Fisiologia
SEÇÃO	Fisiologia

Meredith Brown
Editado por Jodi Sherman

PONTOS-CHAVE

1. Síndrome de Lambert-Eaton é uma doença autoimune, comumente associada a neoplasias, como o câncer de pulmão de células pequenas.
2. São produzidos anticorpos contra os canais pré-sinápticos de cálcio dependentes de voltagem, o que resulta na diminuição da quantidade de acetilcolina libertada por estimulação nervosa.
3. Manifestações da síndrome de Lambert-Eaton incluem fraqueza muscular proximal e disfunção autonômica.
4. Melhora dos sintomas da síndrome de Lambert-Eaton pode ocorrer com o tratamento das neoplasias subjacentes, 3,4-diaminopiridina, imunossupressão, plasmaférese e imunoglobulina intravenosa (IVIG).
5. Os sintomas da síndrome de Lambert-Eaton assemelham-se aos de miastenia grave, mas existem muitas diferenças entre os transtornos.

DISCUSSÃO

Síndrome de Lambert-Eaton é uma síndrome miastênica, associada a carcinomas, mais notavelmente, câncer de pulmão de pequenas células e doenças linfoproliferativas; no entanto, a síndrome também tem sido descrita em pacientes sem evidência de neoplasias. A síndrome de Lambert-Eaton resulta da produção autoimune de anticorpos contra os canais de cálcio dependentes de voltagem, que estão localizados na placa motora terminal. Quando ocorre despolarização nessas placas terminais, a quantidade de cálcio libertado é diminuída, resultando em fraqueza muscular.

O sintoma característico que ocorre na síndrome de Lambert-Eaton é fraqueza da extremidade proximal que melhora com o exercício. Também pode ocorrer disfunção autonômica, incluindo hipotensão ortostática, impotência, constipação, xerostomia e sudorese alterada. O tratamento da neoplasia subjacente pode melhorar as manifestações da síndrome. 3,4-diaminopiridina, que prolonga o potencial de ação e aumenta a libertação de acetilcolina, bem como imunossupressão, plasmaférese e IVIG, pode ajudar no tratamento dos sintomas da síndrome de Lambert-Eaton. Os pacientes com essa síndrome podem apresentar aumento da sensibilidade à succinilcolina e a relaxantes musculares não despolarizantes.

Os sintomas da síndrome de Lambert-Eaton assemelham-se aos de miastenia grave, mas existem muitas diferenças entre eles. Síndrome de Lambert-Eaton afeta mais comumente o sexo masculino, enquanto que miastenia grave é mais comum em pacientes do sexo feminino. Os grupos musculares mais comumente afetados são diferentes entre os distúrbios, com a fraqueza de membro proximal mais proeminente na síndrome de Lambert-Eaton, e fraqueza muscular extraocular e facial mais proeminente na miastenia grave. Os pacientes com miastenia grave respondem bem à terapia com anticolinesterásicos, enquanto os pacientes com síndrome de Lambert-Eaton não verão melhora dos sintomas com essa terapia.

LEITURA SUGERIDA

Barash PG, Cullen BF, Stoelting RK, *et al. Clinical Anesthesia*. 6th ed. Philadelphia, PA: Lippincott Williams & Wilkins; 2009:627–628.

Hines RL, Marschall KE, eds. *Stoelting's Anesthesia and Co-existing Disease*. 5th ed. Philadelphia, PA: Churchill Livingstone; 2008:454–455.

PALAVRA-CHAVE	**Solução Salina: Acidose Hiperclorêmica**
SEÇÃO	Fisiologia

Stephanie Cheng
Editado por Ala Haddadin

PONTOS-CHAVE

1. A acidose metabólica pode ser classificada como sendo ou uma acidose metabólica de *anion gap* ou de *anion gap* normal.
2. A administração de solução salina normal em excesso de 30 mL por kg é uma das causas mais comuns da acidose metabólica hiperclorêmica.
3. O tratamento da acidose metabólica hiperclorêmica inclui ventilação mecânica e administração de bicarbonato de sódio, em certas situações.

DISCUSSÃO

A acidose metabólica ocorre quando o pH do corpo cai abaixo de 7,35 como resultado de acumulação de outros ácidos que não o CO_2. Existem dois tipos de acidose metabólica, que são determinados com base no *anion gap*. O *anion gap* é calculado tomando a soma dos ânions de cloreto e HCO_3 e subtraindo-se o total dos cátions de sódio. Isto resulta na concentração de outros ânions no soro, principalmente os ânions de albumina, geralmente compreendidos entre 3 e 11 mEq por L. A presença de um *anion gap* elevado indica acidose secundária ao aumento dos ânions não mensurados, como a acidose láctica ou cetoacidose. Uma acidose metabólica de *anion gap* normal indica a perda de bicarbonato a partir dos rins (acidose tubular renal) ou do trato gastrointestinal (GI) (diarreia).

Um desses mecanismos de acidose metabólica de hiato não aniônico é a infusão de solução salina normal em excesso de 30 mL/kg/h. Como resultado da lei de ação de massas, o cloreto excessivo no corpo prejudica a reabsorção do bicarbonato pelos rins.

Semelhante a outros tipos de acidose metabólica, acidose hiperclorêmica faz com que o corpo compense pela hiperventilação, em uma tentativa para aumentar a eliminação de CO_2. Em indivíduos saudáveis, a acidose hiperclorêmica secundária à infusão de solução salina normalmente não requer tratamento. Se, no entanto, o paciente não tem a capacidade de compensar a acidose fisicamente (o equivalente à acidose respiratória), há várias estratégias de tratamento. Se o paciente é verdadeiramente incapaz de ventilar adequadamente por si mesmo, pode ser necessário proporcionar apoio extracorpóreo. O paciente pode precisar ser intubado e a ventilação minuto aumentada até que as causas subjacentes possam ser corrigidas. A administração de bicarbonato é recomendada em ambientes de acidose metabólica causando um pH < 7,1. Este tratamento só deve ser administrado a pacientes que são capazes de ventilar adequadamente, porque a administração de bicarbonato gera um aumento de CO_2 no corpo e vai piorar a acidose se o paciente for incapaz de eliminá-lo. A dosagem de HCO_3 é a seguinte:

$$\text{Peso (kg)} \times (24 - HCO_3 \text{ no plasma}) \times (0,3) = \text{dose de } NaHCO_3$$

Apenas metade da dose calculada é inicialmente administrada, seguida pela medição do pH para avaliar o efeito. A administração de $NaHCO_3$ permanece controversa, pois há evidências limitadas de melhora clínica.

LEITURA SUGERIDA

Barash PG, Cullen BF, Stoelting RK *et al.*, eds. *Clinical Anesthesia*. 6th ed. Philadelphia, PA: Lippincott Williams & Wilkins; 2009:290–296.

Miller RD, Stoelting RK. *Basics of Anesthesia*. 5th ed. Philadelphia, PA: Churchill Livingstone; 2007:317–323.

Scheingraber S, Rehm M, Sehmisch C, *et al.* Rapid saline infusion produces hyperchloremic acidosis in patients undergoing gynecologic surgery. *Anesthesiology*. 1999;90:1265–1270.

PALAVRA-CHAVE	**Solução Tampão de pH: Bicarbonato**
SEÇÃO	Subespecialidades: Cuidados Intensivos

Holly Barth
Editado por Hossam Tantawy

PONTOS-CHAVE

1. Os distúrbios de ácido-base referem-se aos desequilíbrios de hidrogênio e íons de bicarbonato no sangue. O pH normal do plasma é importante para a regulação da atividade das enzimas, atividade do miocárdio, saturação da hemoglobina, e reações químicas.
2. Os sistemas tampão do corpo humano incluem bicarbonato, proteínas, incluindo a hemoglobina, amoníaco e fosfatos.
3. O tampão mais crítico para a manutenção do pH é o bicarbonato.

DISCUSSÃO

Os distúrbios de ácido-base referem-se aos desequilíbrios de hidrogênio e íons de bicarbonato no sangue. O pH normal do plasma é importante para a regulação da atividade das enzimas, atividade do miocárdio, saturação da hemoglobina e reações químicas. O corpo mantém o pH do sangue entre 7,35 e 7,45.

Os mecanismos para evitar mudanças no pH são os sistemas tampão, a resposta pulmonar e a resposta renal. O sistema tampão adiciona um ácido ou uma base para corrigir o pH e pode funcionar imediatamente. Após o esgotamento dos sistemas tampão, os mecanismos pulmonares respondem para corrigir o pH em minutos, ao passo que a compensação renal requer de horas a dias para restaurar o pH aos seus valores fisiológicos adequados.

Os sistemas tampão do corpo humano incluem bicarbonato, proteínas, incluindo a hemoglobina, amoníaco e fosfatos. O tampão mais crítico para a manutenção do pH é o bicarbonato.

O sistema de tampão de bicarbonato pode ser descrito pela seguinte equação química:

$$CO_2 + H_2O \leftrightarrow H_2CO_3 \leftrightarrow H^+ + HCO_3^-$$

Nesta reação facilmente reversível, o dióxido de carbono reage com a água para formar o ácido carbônico através da enzima anidrase carbônica. O ácido carbônico espontaneamente forma hidrogênio e bicarbonato.

Um tampão fisiológico ideal deve ter um pKa de 7,40, mas o sistema de bicarbonato tem um pKa de 6,1. No entanto, o sistema de bicarbonato é eficaz porque a concentração de bicarbonato no sangue é elevada e pode ser facilmente ajustada pela eliminação ou retenção de CO_2 pelos pulmões. O CO_2 é altamente difusível nos tecidos e no sangue, e a anidrase carbônica converte o CO_2 disponível rapidamente e eficazmente em bicarbonato para se defender contra quedas de pH. Embora o bicarbonato seja muito eficaz para distúrbios metabólicos de ácido-base, deve notar-se que ele não é eficaz para distúrbios respiratórios de ácido-base em conjunto com o aumento resultante no CO_2.

LEITURA SUGERIDA

Morgan GE, Mikhail MS, Murray MJ, eds. *Clinical Anesthesiology*. 4th ed. New York, NY: Lange/McGraw-Hill; 2006:711–712, 719.
Stoelting RK, Miller RD, eds. *Basics of Anesthesia*. 5th ed. Philadelphia, PA: Elsevier; 2007:311–318.

PALAVRA-CHAVE	**Stent Carotídeo: Causa da Bradicardia**
SEÇÃO	Fisiologia

Trevor Banack

Editado por Shamsuddin Akhtar

PONTOS-CHAVE

1. Os barorreceptores localizados no seio carotídeo são inervados por um ramo do nervo glossofaríngeo, chamado de nervo do seio carotídeo ou nervo de Hering.
2. Aumento do disparo do barorreceptor leva a uma inibição temporária de saída simpática e aumento na atividade parassimpática, resultando em bradicardia e hipotensão.
3. Alongamento do barorreceptor do seio carotídeo durante a implantação de *stent* na artéria carótida (CAS) pelo balão de angioplastia e o *stent* imita um aumento na pressão arterial sistêmica e aumenta o disparo do barorreceptor seio carotídeo.
4. Fatores adicionais, levando a hipotensão e bradicardia durante CAS, incluem doença coronariana, idade avançada e fração de ejeção baixa.

DISCUSSÃO

O corpo humano regula a pressão arterial dentro de uma faixa estreita para garantir o fluxo sanguíneo para os órgãos. A pressão arterial é regulada por receptores de pressão arterial, chamados barorreceptores. Dentre esses receptores, o seio carotídeo situa-se na bifurcação das artérias carótidas internas e externas. Se o seio carotídeo detecta uma queda na pressão arterial por uma diminuição na extensão da parede arterial, o receptor diminuirá os disparos. Os barorreceptores localizados no seio carotídeo são inervados por um ramo do nervo glossofaríngeo, chamado de nervo do seio carotídeo ou nervo de Hering. O nervo do seio carotídeo realiza sinapses através do nervo glossofaríngeo no núcleo trato solitário localizado na medula do tronco cerebral. Essa área sináptica na medula é responsável pela regulação da saída simpática e parassimpática da medula. Aumento do disparo do barorreceptor leva a uma inibição temporária de saída simpática e aumento na atividade parassimpática. Esse aumento da atividade parassimpática resulta em bradicardia e diminuição da pressão arterial.

Alongamento do barorreceptor do seio carotídeo durante o CAS pelo balão de angioplastia e o *stent* imita um aumento na pressão arterial sistêmica. Esse alongamento resulta em maior disparo do barorreceptor através do nervo do seio carotídeo e a consequente inibição da atividade simpática e aumento da atividade parassimpática. Uma incidência de 33% de bradicardia e hipotensão arterial significativas tem sido relatada em pacientes durante CAS.

Há inúmeros estudos que descobriram outros fatores que colocam os pacientes em risco de bradicardia e hipotensão durante o CAS. Taha *et al.* e Gupta *et al.* relataram que lesões do bulbo carotídeo são preditoras da instabilidade induzida em CAS quando comparadas com lesões fora dessa região. Alongamento do bulbo carotídeo, que fica perto de barorreceptores do seio carotídeo, tem maior probabilidade de causar instabilidade hemodinâmica em virtude da ativação de barorreceptor. Fatores adicionais, levando a hipotensão e bradicardia durante CAS, incluem doença coronariana, idade avançada e fração de ejeção baixa.

LEITURA SUGERIDA

Cayne NS, Faries PL, Trocciola SM, *et al.* Carotid angioplasty and stent-induced bradycardia and hypotension: impact of prophylactic atropine administration and prior carotid endarterectomy. *J Vasc Surg.* 2005;41:956–961.

Cayne NS, Rockman CB, Maldonado TS, *et al.* Hemodynamic changes associated with carotid artery interventions. *Perspect Vasc Surg Endovasc Ther.* 2008;20(3):293–296.

Gupta R, Abou-Chebl A, Bajzer CT, *et al.* Rate, predictors, and consequences of hemodynamic depression after carotid artery stenting. *J Am Coll Cardiol.* 2006;47:1538–1543.

Lin PH, Zhou W, Kougias P, *et al.* Factors associated with hypotension and bradycardia after carotid angioplasty and stenting. *J Vasc Surg.* 2007;46:846–853.

Taha MM, Toma N, Sakaida H, *et al.* Periprocedural hemodynamic instability with carotid angioplasty and stenting. *Surg Neurol.* 2008;70(3):279–285.

PALAVRA-CHAVE	## Substituição Renal: Seleção de Tratamento
SEÇÃO	Clínica Baseada em Órgão: Sistema Renal/Urinário/Eletrólitos

Milaurise Cortes
Editado por Ala Haddadin

PONTOS-CHAVE

1. A terapia de substituição renal (RRT) é usada para tratar pacientes com falência renal. As opções disponíveis para RRT incluem hemodiálise (HD), diálise peritoneal (PD) e transplante renal.
2. A diálise pode ser utilizada para tratar a sobrecarga de líquidos, limpar toxinas e corrigir anormalidades dos eletrólitos.
3. A RRT pode ser intermitente, na qual de 1 a 4 L são removidos a uma sessão, ou contínua, na qual os fluidos são retirados lentamente.
4. Em geral, a RRT contínua é mais bem tolerada em pacientes criticamente doentes que não podem tolerar grandes mudanças de fluidos.
5. Os pacientes em diálise sofrem de anemia, hipoalbuminemia, hiperparatireoidismo secundário e infecção.

DISCUSSÃO

A RRT é uma medida de suporte usada para tratar pacientes com falência renal. Existem preocupações com o estado do volume de um paciente, a capacidade de limpar as toxinas e manter os níveis de eletrólitos, uma vez que um paciente é diagnosticado com falência renal.

A RRT pode incluir HD, PD e transplante renal.

As indicações para o início da RRT incluem acidose metabólica, distúrbios eletrolíticos, intoxicações, sobrecarga de fluidos e uremia. No entanto, o tempo para iniciar a RRT não está claramente definido; a RRT pode ser iniciada antes que os níveis do nitrogênio da ureia no sangue (BUN) atinjam níveis consistentes com uma acidemia. Se as indicações mencionadas anteriormente não estão presentes, pode-se começar a RRT quando os níveis de ureia são 100 mg por dL e/ou certos sinais e sintomas manifestarem-se (dependendo da idade), mesmo que os critérios acima não forem atendidos.

A RRT pode ainda ser dividida em diálise intermitente e diálise contínua. A diálise intermitente é a primeira opção de tratamento disponível para pacientes com falência renal aguda. No entanto, em casos de instabilidade hemodinâmica, a diálise contínua é, teoricamente, a melhor terapia, pois é mais bem tolerada pelos pacientes criticamente doentes (especialmente aqueles que são hipotensos). Além disso, a regulação contínua de líquidos pode ajudar na hiper e hipovolemia, já que a contínua HD remove os fluidos lentamente. Por outro lado, a HD intermitente normalmente remove de 1 a 4 L de fluidos dentro de algumas horas.

A PD, assim como a HD contínua, é lenta e contínua. As vantagens da PD incluem uma diminuição no risco de hemorragia, porque a anticoagulação não é usada, proporcionando ao paciente a liberdade de fazer diálise em casa, e a sua eficácia com as crianças, uma vez que agulhas não são utilizadas.

As complicações a longo prazo de pacientes com falência renal em RRT incluem anemia, hipoalbuminemia, hiperparatireoidismo secundário e infecção.

LEITURA SUGERIDA

Bajaj P. Renal replacement therapy [editorial]. *Indian J Anaesth*. 2008;52(6):753.
Barash PG, Cullen BF, Stoelting RK *et al.*, eds. *Clinical Anesthesia*. 6th ed. Philadelphia, PA: Lippincott Williams & Wilkins; 2009:1460.
Goldman L, Ausiello DA. *Cecil Medicine*. 23rd ed. Philadelphia, PA: Saunders; 2007:940–941.
Kellum JA, Angus DC, Johnson JP, *et al.* Continuous versus intermittent renal replacement therapy: a meta-analysis. *Intensive Care Med*. 2002;28(1):29–37.
Murray P, Hall J. Renal replacement therapy for acute renal failure. *Am J Respir Crit Care Med*. 2000;162(3):777–781.

Succinilcolina: Aumento Normal do K

PALAVRA-CHAVE

SEÇÃO Clínica Baseada em Órgão: Sistema Renal/Urinário/Eletrólitos

Sharif Al-Ruzzeh

Editado por Hossam Tantawy

PONTOS-CHAVE

1. A administração de succinilcolina pode aumentar o potássio sérico em 0,5 mEq por L em pacientes normais.
2. Este aumento normal pode ser prejudicial em doentes já com uma elevação dos níveis de potássio sérico por razões agudas ou crônicas.
3. A parada cardíaca que se desenvolve como resultado deste aumento dos níveis séricos de potássio pode ser difícil de administrar.

DISCUSSÃO

A succinilcolina é um bloqueador neuromuscular despolarizante que imita a acetilcolina na junção neuromuscular; esta abertura do receptor causa o efluxo de potássio. Um aumento típico da concentração de potássio no soro após a administração da succinilcolina em pacientes normais é de 0,5 mEq por L. Este aumento de potássio é transitório em pacientes normais e geralmente não resulta em efeitos adversos abaixo de uma concentração de 6,5 a 7 mEq por L. A hipercalemia grave provoca mudanças na eletrofisiologia cardíaca, que, se graves, podem resultar em assistolia cardíaca. Se a parada cardíaca subsequente revela-se refratária aos métodos de ressuscitação cardiopulmonar de rotina, um tratamento rápido e agressivo com cálcio, insulina e glicose, bicarbonato, a epinefrina, e até mesmo uma hemodiálise deve ser instituída para remover o potássio da circulação imediatamente.

Este aumento normal esperado do potássio sérico pode ser prejudicial em alguns pacientes nos quais os níveis séricos de potássio estão elevados por causa de determinadas patologias, como queimaduras, trauma massivo, transecções da medula espinal ou paralisia e distúrbios neurológicos. Como não existe nenhuma maneira eficaz de se impedir a liberação do potássio após a administração da succinilcolina, a succinilcolina deve ser evitada em pacientes com potássio no soro elevado preexistente. O pré-tratamento dos pacientes com sulfato de magnésio (em uma dose de 60 mg por kg por via intravenosa) pode limitar o aumento do potássio no soro provavelmente secundário à prevenção do efluxo de potássio a partir das células do miocárdio. Além disso, a hiperventilação antes da administração da succinilcolina pode proporcionar algum grau de proteção pela redução de potássio no soro (uma diminuição de 10 mm Hg na $PaCO_2$ reduz o plasma $[K^+]$ em cerca de 0,5 mmol por L).

LEITURA SUGERIDA

Morgan G, Mikhail M, Murray M. *Clinical Anesthesiology*. 4th ed. New York, NY: McGraw-Hill Medical; 2005:214.

Reddy VG. Potassium and anaesthesia. *Singapore Med J*. 1998;39(11):511–516.

Stoelting R, Miller R. *Basics of Anesthesia*. 5th ed. Philadelphia, PA: Churchill Livingstone; 2007:141.

| PALAVRA-CHAVE | **Succinilcolina e Bradicardia** |
| SEÇÃO | Farmacologia |

Rongjie Jiang
Editado por Mamatha Punjala

PONTOS-CHAVE

1. A succinilcolina pode causar bradicardia profunda. Em adultos, isso comumente acontece após a segunda dose em *bolus* da succinilcolina. No entanto, em crianças e mesmo adolescentes, a primeira dose de succinilcolina pode provocar parada cardíaca, quando administrada sem atropina.
2. O mecanismo da succinilcolina levando a bradicardia sinusal é a estimulação dos receptores muscarínicos no nó sinusal.

DISCUSSÃO

A succinilcolina consiste em duas moléculas de acetilcolina com ligações através dos grupos de acetato de metilo (Fig. 1). Ela ativa todos os receptores colinérgicos, assim como a acetilcolina, por causa de sua configuração estrutural. Os receptores incluem nicotínicos nos gânglios e muscarínicos simpáticos e parassimpáticos no nó sinusal do coração. O resultado final é tipicamente a bradicardia sinusal. A succinilcolina é metabolizada pela colinesterase plasmática em succinilmonocolina e colina. Estes metabólitos podem sensibilizar o coração a uma dose subsequente. Isso pode explicar porque há uma maior incidência de bradicardia após a segunda dose de succinilcolina em adultos.

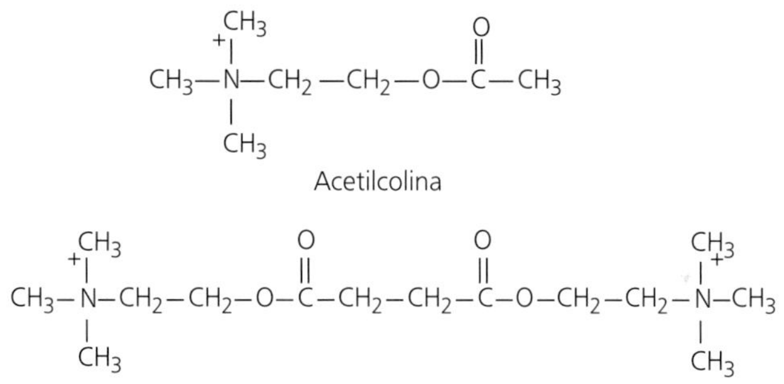

Figura 1. Acetilcolina e succinilcolina.

A succinilcolina é problemática em pacientes com tom predominantemente vagal, como crianças. A bradicardia, que por vezes progride para assistolia, pode ser evitada pela administração de tiopental, atropina, fármacos bloqueadores ganglionares, e bloqueadores neuromusculares não despolarizantes. Se uma criança precisa de uma indução em sequência rápida, a atropina, na dose de 0,02 mg por kg é recomendada para prevenir a bradicardia. Ela deve ser administrada antes do agente de indução e da succinilcolina.

LEITURA SUGERIDA

Miller RD, Eriksson LI, Fleisher LA *et al.*, eds. *Miller's Anesthesia*. 7th ed. Philadelphia, PA: Elsevier, Churchill, and Livingstone; 2009:863–865, 2572.

Talassemia Beta: Recém-Nascido

Clínica Baseada em Órgão: Hematologia

Gabriel Jacobs
Editado por Mamatha Punjala

PONTOS-CHAVE

1. Talassemia beta é um transtorno que envolve a produção defeituosa das cadeias de globina na molécula de hemoglobina encontrada nos cromossomos 11 e 16.
2. A anemia causada pela talassemia beta é secundária às células sub-hemoglobinizadas (transporte de oxigênio diminuído) e/ou tempo de vida diminuído das hemácias.
3. Talassemia *minor* é associada a anemia microcítica, que causa anemia modesta apesar de afetar até 50% da produção de cadeia de globina.
4. Os sintomas da talassemia intermédia são causados pela própria anemia e por disfunção de órgãos como hepatoesplenomegalia, cardiomegalia, proliferação de medula óssea e alterações musculoesqueléticas.
5. Talassemia maior pode ser uma condição com risco de vida em idade muito precoce, e os pacientes dependem de transfusão. As manifestações clínicas geralmente se apresentam entre 6 e 9 meses, como interrupção da produção de hemoglobina F e aumento da hemoglobina alfa.

DISCUSSÃO

Talassemia beta é um transtorno que envolve a produção defeituosa das cadeias de globina na molécula de hemoglobina. Os genes para as cadeias de globina são encontrados nos cromossomos 11 e 16. Em adultos, a maioria das moléculas de globina madura consiste em duas cadeias alfa e duas cadeias beta, que se juntam para formar um tetrâmero. Talassemia pode ser alfa ou beta, dependendo de qual corrente está com defeito. Talassemia beta é mais comum em países do Mediterrâneo, Sudeste Asiático e áreas da África. A anemia causada pela talassemia beta é desenvolvida por meio de dois mecanismos: células sub-hemoglobinizadas (transporte de oxigênio diminuído) e tempo de vida diminuído das hemácias secundários ao excesso de cadeias alfa que se ligam e se precipitam, causando danos à membrana e morte celular. Talassemia beta pode ser dividida pela gravidade dos sintomas clínicos.

Talassemia *minor*
Pacientes que são heterozigotos para a mutação beta ou alfa podem ter talassemia *minor*. A anemia microcítica associada é moderada apesar de afetar até 50% da produção de cadeia de globina.

Talassemia intermédia
Em relação ao genótipo, esses pacientes tendem a ter talassemia beta com altos níveis de hemoglobina F, uma combinação de talassemia alfa e beta, ou uma forma mais suave da talassemia beta homozigota. Clinicamente, a talassemia intermédia é mais grave do que a talassemia *minor*. Os sintomas são causados pela própria anemia e por disfunção de órgãos (hepatoesplenomegalia, cardiomegalia, proliferação de medula óssea e alterações musculoesqueléticas).

Talassemia maior
Talassemia maior pode ser uma condição com risco de vida em uma idade muito precoce. Os pacientes dependem de transfusão. As manifestações clínicas da talassemia maior geralmente se apresentam entre 6 e 9 meses, como interrupção da produção de hemoglobina F e aumento da hemoglobina alfa. Terapia de transfusão não só ajuda a corrigir a anemia (níveis de hemoglobina entre 3 e 6 g/dL), mas também ajuda a amenizar danos fisiológicos secundários causados pelo excesso de eritropoietina. No entanto, em pacientes com intensa transfusão, doença cardíaca causada por sobrecarga de ferro e hemocromatose secundária é uma importante causa de mortalidade.

Considerações anestésicas
Considerações anestésicas devem ser focadas na gravidade da anemia e no tratamento de qualquer disfunção de órgão associada a insuficiência cardíaca, hepatomegalia e dano musculoesquelético. Insuficiência hepática, endocrinopatias e insuficiência cardíaca direita secundária à sobrecarga de ferro associada também devem ser consideradas ao fazer um plano anestésico. No caso de uma ICU neonatal, toxicidade por citrato, leucocitose, reações de transfusão e sensibilização das plaquetas devem ser mantidas em mente durante a transfusão de grandes volumes.

LEITURA SUGERIDA

Hines R, Marschall K. *Stoelting's Anesthesia and Co-Existing Disease*. 5th ed. Philadelphia, PA: Saunders; 2008:414–415.
Kumar V. *Robbins and Cotran Pathologic Basis of Disease*. 7th ed. Philadelphia, PA: Elsevier Saunders; 2005:632–634.
Miller RD. *Miller's Anesthesia*. 6th ed. Philadelphia, PA: Elsevier Churchill Livingstone; 2000:2482–2483.

PALAVRA CHAVE	**Tamponamento Cardíaco: Pulso Paradoxal**
SEÇÃO	Clínica Baseada em Órgão: Cardiovascular

Brooke Albright
Editado por Benjamin Sherman

PONTOS-CHAVE

1. Pulso paradoxal é um achado clínico associado a tamponamento pericárdico e é definido como uma diminuição da pressão arterial sistólica maior que 10 mm Hg na inspiração.
2. O espaço pericárdico normalmente pode conter 15 a 50 mL de líquido pericárdico. Acúmulo agudo de fluido pode causar sinais e sintomas de tamponamento cardíaco com tão pouco como 100 mL de fluido, enquanto que acumulação crônica lenta não pode ser sintomática até que se acumule 2 L de fluido.
3. Achados de efusões pericárdicas no ECG podem mostrar sinais de pericardite, mas, classicamente, pode ser visualizado um padrão de alteração elétrica das ondas P e QRS, por causa do balanço do coração no fluido pericárdico.
4. Efusões pericárdicas podem ser visualizadas na ecocardiografia. Sinais de tamponamento pericárdico na ecocardiografia incluem colapso diastólico precoce do ventrículo direito e colapso diastólico tardio do átrio direito. Medições de pulso por Doppler do fluxo sanguíneo transmitral diminuirá durante a inspiração, enquanto que o fluxo transtricúspide estará aumentado durante a inspiração.
5. Cateterismo cardíaco direito mostra uma equalização das pressões atrial direita e da pressão diastólica final do ventrículo direito. Sem esse gradiente de pressão, o fluxo através do coração vai ser seriamente dificultado e o colapso cardiovascular ocorrerá.

DISCUSSÃO

Pulso paradoxal é um achado clínico associado a tamponamento pericárdico e é definido como uma diminuição da pressão arterial sistólica maior que 10 mm Hg na inspiração. Dependendo da velocidade da acumulação de fluido, efusões pericárdicas podem ou não se desenvolver em tamponamento. Se líquido pericárdico aumenta rapidamente e ultrapassa a capacidade do pericárdio em esticar e acomodar o fluido, ocorrerá um aumento acentuado da pressão intrapericárdica. No entanto, se o líquido se acumula cronicamente ao longo do tempo, mecanismos compensatórios são ativados, e o pericárdio pode-se esticar lentamente para acomodar o fluido ao longo do tempo; portanto, mais volume é aceito antes que a pressão pericárdica seja excedida. O aumento acentuado da curva pressão-volume em tamponamento agudo explica o "fenômeno de última gota" que é quando a "gota" final do líquido coletado leva à compressão cardíaca crítica, e como a primeira "gota" de fluido drenado produz a maior descompressão relativa.

Efusões pericárdicas podem ser visualizadas na ecocardiografia. Sinais de tamponamento pericárdico na ecocardiografia incluem colapso diastólico inicial do ventrículo direito e colapso diastólico tardio do átrio direito. Medições de pulso por Doppler do fluxo sanguíneo transmitral estarão diminuídas durante a inspiração, levando à diminuição da preenchimento ventricular esquerdo e pulso paradoxal (Figs. 1-3).

Cateterismo cardíaco direito mostra uma equalização das pressões atrial direita e da pressão diastólica final do ventrículo direito. Sem esse gradiente de pressão, o fluxo através do coração vai ser seriamente dificultado e o colapso cardiovascular ocorrerá. Outros achados de cateterismo associados a tamponamento são mostrados a seguir.

- Reversão respiratória das pressões cardíacas.
- Pressão RA elevada com um X descendente, mas o embotamento do Y descendente (painel A, seta sólida).
- LVEDP e traçados PAWP (painel B) mostram pulso paradoxal como resultado de preenchimento do LV durante a inspiração.
- **Pulso paradoxal** maior que 10 mm Hg diminuição na pressão sistólica na inspiração (consulte a Fig. 1, painel A, setas vazadas).

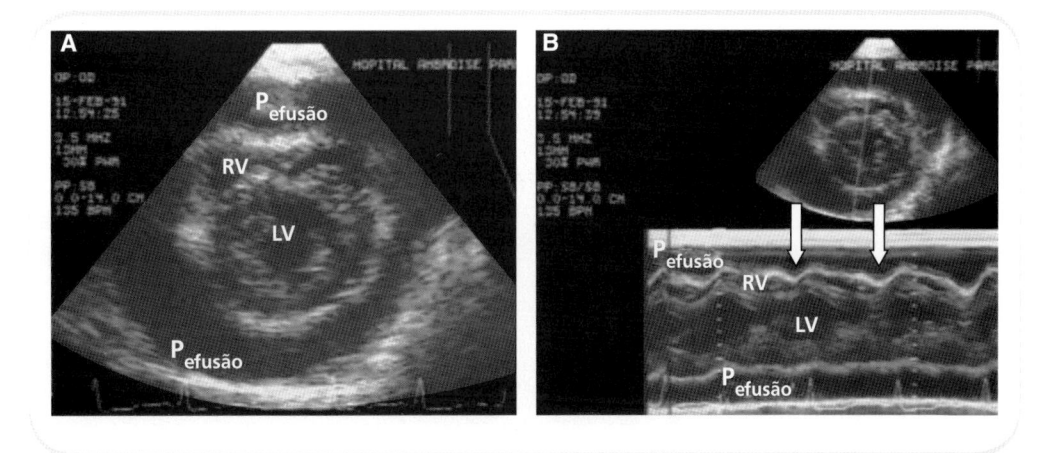

Figura 1. Colapso diastólico do ventrículo direito na exibição parastemal na incidência do eixo curto (**A**). O uso do estudo do tempo de movimento (**B**) possibilitou a detecção do colapso diastólico do ventrículo direito (*setas*) em virtude da elevação da pressão pericárdica. LV, ventrículo esquerdo; $P_{efusão}$, efusão pericárdica; RV, ventrículo direito (reutilizada com permissão de Bodson L, Bouferrache K, Vieillard-Baron A. Cardiac tamponade. *Cun Opin Crit Care*. 2011;17(5):416-424.)

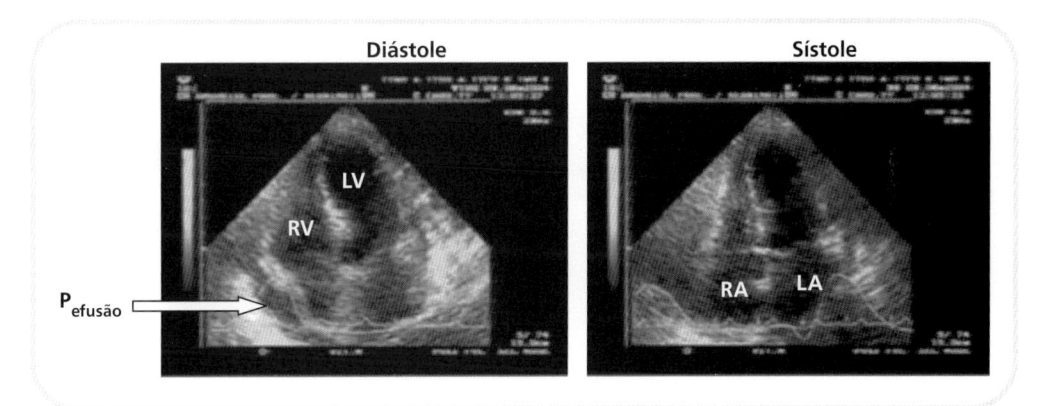

Figura 2. Incidência apical de quatro câmaras demonstrando um colapso diastólico do átrio direito em um paciente com derrame pericárdico. Na sístole, por causa da diminuição da pressão pericárdica, o átrio direito está enchendo mais uma vez. LA, átrio esquerdo; LV, ventrículo esquerdo; $P_{efusão}$, efusão pericárdica; RA, átrio direito; RV, ventrículo direito (reutilizada com permissão de Bodson L, Bouferrache K, Vieillard-Baron A. Cardiac tamponade. *Curr Opin Crit Care*. 2011;17(5):416-424.)

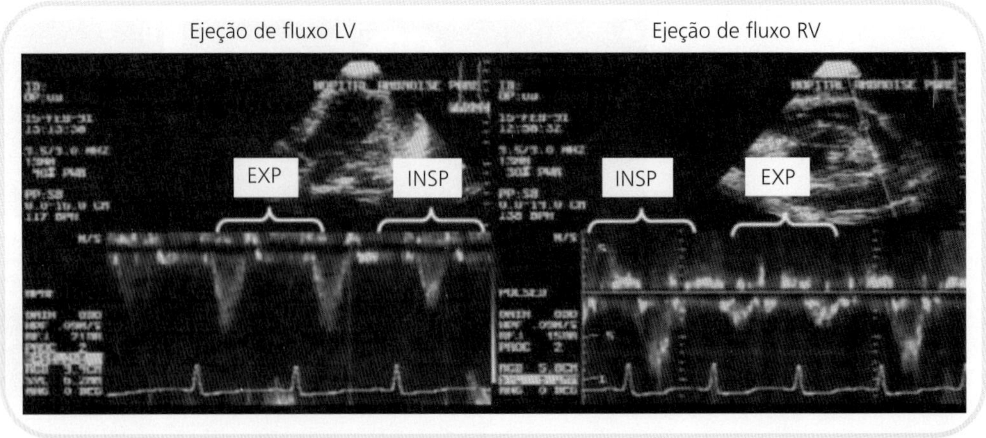

Figura 3. Doppler pulsado na esquerda e na faixa de fluxo ventricular direito. Durante a expiração, a ejeção de fluxo ventricular esquerdo foi máxima e a ejeção de fluxo ventricular direito foi mínima. Foi o oposto durante a inspiração. EXP, expiração; INSP, inspiração. (Reproduzida com permissão de Bodson L, Bouferrache K, Vieillard- Baron A. Cardiac tamponade. *Curr Opin Crit Care*. 2011;17(5):416-424.)

LEITURA SUGERIDA

Bodson L, Bouferrache K, Vieillard-Baron A. Cardiac tamponade. *Curr Opin Crit Care*. 2011;17(5):416–424.
Hines R, Marschall K. *Stoelting's Anesthesia and Co-existing Disease*. 5th ed. Saunders Elsevier; 2002:127–128.
Spodick DH. Acute cardiac tamponade. *N Engl J Med*. 2003;349:684–690.

Técnicas de Anestesia: Primeira Fase do Trabalho de Parto

Subespecialidades: Anestesia Obstétrica

Hyacinth Ruiter

Editado por Lars Helgeson

PALAVRA-CHAVE

SEÇÃO

PONTOS-CHAVE

1. Dor durante a primeira fase do trabalho resulta de contrações uterinas e dilatação cervical, que se limita aos dermátomos T11-T12 na fase latente, mas também envolve os dermátomos T10-L1 durante a fase ativa do trabalho.
2. Os métodos mais frequentemente escolhidos para analgesia de trabalho de parto são medicamentos sistêmicos e analgesia regional.
3. Efeitos colaterais adversos de opiáceos sistêmicos incluem náuseas e vômitos, prurido, retenção urinária, reações alérgicas, sedação materna e neonatal relacionada com a dose e depressão respiratória.
4. Analgesia epidural e espinal proporcionam excelente alívio da dor com sedação materna ou efeitos respiratórios depressores mínimos e nenhum efeito fetal direto conhecido.

DISCUSSÃO

Na primeira fase do trabalho de parto, gestantes vivenciam dor visceral resultante de contrações uterinas e dilatação cervical. Os dermátomos T11-T12 estão envolvidos durante a fase latente. À medida que o trabalho de parto progride para a fase ativa, os dermátomos L1-T10 envolvem-se. Vários métodos de alívio da dor estão disponíveis para a paciente em trabalho de parto. De longe, os métodos mais populares são a medicação sistêmica e analgesia regional.

Opioides sistêmicos são comumente administrados, mas monitoramento cuidadoso deve ser feito para evitar depressão respiratória materna ou neonatal. Meperidina é comumente administrada de forma sistemática. Seus principais efeitos colaterais são náuseas e vômitos, depressão respiratória e hipotensão ortostática. Outros opioides como fentanil, alfentanil e remifentanil são mais potentes do que a meperidina, mas sua curta duração de ação limita sua eficácia a longo prazo. Narcóticos de longa duração, como a morfina, às vezes são usados. Narcóticos atravessam facilmente a placenta, o que frequentemente leva à depressão neonatal no parto.

Técnicas regionais, como bloqueio epidural ou intratecal, sozinho ou em combinação, fornecem excelente analgesia com efeitos respiratórios mínimos sobre a mãe e o feto. A analgesia epidural é comumente usada com uma baixa concentração de anestésico local combinado com opioides solúveis em lipídios. Bupivacaína ou ropivacaína são anestésicos locais de ação prolongada que fornecem bloqueio sensorial eficaz com menos bloqueio da função motora. Injeção intratecal produz analgesia rápida e confiável, durando de 90 a 120 minutos, mas tem a desvantagem potencial de cefaleia por punção pós-dural, especialmente com a necessidade de fazer injeções repetidas de trabalho de parto prolongado. Hipotensão materna resultante de simpatectomia é uma complicação comum que pode afetar o fluxo de sangue uterino, resultando em sofrimento fetal. Bloqueio espinal/epidural combinado produz rápido início da analgesia (injeção intratecal) com longa duração, possível por um cateter epidural contínuo.

Contraindicações à analgesia regional incluem a presença de coagulopatia, sepse, infecção no local de inserção da agulha e hipovolemia. Analgesia epidural enfraquece a resposta simpática materna às dolorosas contrações uterinas. Portanto, hipotensão é uma complicação comum e potencialmente grave do bloqueio neuraxial central. Pressão arterial materna deve ser regularmente monitorada, a cada poucos minutos durante cerca de 15 a 20 minutos após o estabelecimento do bloqueio e rotineiramente daí por diante.

LEITURA SUGERIDA

Barash PG, Cullen BF, Stoelting RK *et al.*, eds. *Clinical Anesthesia*. 6th ed. Philadelphia, PA: Lippincott Williams & Wilkins; 2009:1142–1145.

Morgan GE, Mikhail MS, Murray MJ. *Clinical Anesthesiology*. 4th ed. New York, NY: McGraw-Hill; 2006:894–901.

Técnicas de Anestesia: Suspeita de Hipertermia Maligna

Subespecialidades: Pediatria

Christina Biello

Editado por Mamatha Punjala

PALAVRA-CHAVE

SEÇÃO

PONTOS-CHAVE

1. Hipertermia maligna (MH) é causada por um defeito no receptor de rianodina causando uma esmagadora liberação e absorção alterada de cálcio do músculo esquelético, levando a contrações musculares sustentadas e a um estado hipermetabólico.
2. Um anestésico não desencadeante deve ser usado na gestão desses casos com a intenção de evitar todos os anestésicos inalatórios e succinilcolina.
3. É importante evitar agentes que alteram a regulação da temperatura ou que causam aumento no tônus simpático.

DISCUSSÃO

MH é uma desordem genética do músculo esquelético que provoca um estado de hipermetabolismo na presença de agentes anestésicos de desencadeamento. Agentes desencadeantes durante a anestesia incluem todos os anestésicos voláteis e a succinilcolina. Ocorre uma incontrolável liberação de cálcio do retículo sarcoplasmático do músculo esquelético, e um defeito nos resultados de sua via de absorção são contrações sustentadas do músculo esquelético.

Quando um paciente se apresenta com uma suscetibilidade à MH, deve-se tomar medidas para assegurar que um anestésico seja fornecido para ele ou ela. Succinilcolina não deve estar nas imediações da estação de trabalho de anestesia. Os vaporizadores devem ser retirados da máquina de anestesia. Se isso não for possível, um método de garantir que eles não serão ativados por acidente deve estar disponível, por exemplo, fita no indicador do vaporizador. O absorvente de CO_2 deve ser substituído com soda nova ou baralime, e o circuito de anestesia também deve ser removido e substituído por um novo. Por fim, a máquina de anestesia deve ser lavada com oxigênio na proporção de 10 L por minuto durante cerca de 10 a 12 minutos, dependendo da idade e do fabricante da máquina. Todas as etapas acima ajudam a garantir que uma quantidade mínima de agentes inalatórios de desencadeamento esteja presente.

Como o estresse pode desempenhar um papel no início da MH, uma baixa indução de estresse deve ser planejada. Creme EMLA e pré-medicação com midazolam 0,5 mg/kg por via oral podem fornecer anxiólise antes de estabelecimento intravenoso (IV). Depois que um acesso é colocado, a indução pode ser realizada com Propofol ou um barbitúrico. Narcóticos e relaxantes musculares não despolarizantes podem ser usados. Evite drogas que aumentam a temperatura ou causam aumento do tônus simpático. Evite as fenotiazinas e anticolinérgicos. Atropina pode ser usada se houver um risco significativo de bradicardia. O monitoramento deve seguir os padrões da ASA (American Society of Anesthesiologists), ouvindo as bulhas cardíacas precordiais, ECG, monitoramento não invasivo da pressão arterial, oximetria de pulso e monitoramento de corrente final de dióxido de carbono. A temperatura central deve ser monitorada. Embora monitores hemodinâmicos invasivos e cateteres urinários não sejam necessários, eles podem ser úteis na obtenção de gases sanguíneos e mioglobinas da urina. A máquina e o circuito de anestesia podem ser usados para fornecer ventilação mecânica com oxigênio, ar e óxido nitroso, desde que a máquina tenha sido lavada antes de ser conectada ao paciente.

LEITURA SUGERIDA

Cote C, Lerman J, Todres ID, eds. *A Practice of Anesthesia for Infants and Children*. 4th ed. Philadelphia, PA: Saunders-Elsevier; 2009:847–855.

Etsuro KM, Peter JD, eds. *Smith's Anesthesia for Infants and Children*. 7th ed. Philadelphia, PA: Saunders-Elsevier; 2006:1025.

PALAVRA-CHAVE	**TEF: Outras Anormalidades**
SEÇÃO	Subespecialidades: Anestesia Pediátrica

Margo Vallee
Editado por Mamatha Punjala

PONTOS-CHAVE

1. A fístula traqueoesofágica (TEF) surge em decorrência do fracasso da endoderme da traqueia e esôfago em se dividir.
2. A TEF mais comum é a do tipo C, descrita pela atresia de esôfago (EA) proximal com fístula distal entre a traqueia e o segmento inferior do esôfago.
3. Uma doença congênita do coração ocorre em 25 a 30% dos pacientes com TEF. Algumas das anomalias que podem ser vistas são o defeito septal ventricular, canal arterial patente, tetralogia de Fallot, defeito do septo atrial e coarctação da aorta.
4. Existem várias alterações musculoesqueléticas que podem estar presentes, incluindo malformação vertebral, aplasia radial, polidactilia e malformações do joelho.
5. As anormalidades gastrointestinais que podem ser encontradas são más rotações do intestino médio, estenose pilórica, atresia duodenal, divertículo de Meckel, ânus imperfurado e pâncreas ectópico.
6. As anomalias geniturinárias associadas incluem má posição renal, agenesia renal, anomalias ureterais, hidronefrose e hipospadias.

DISCUSSÃO

A TEF tem uma incidência de cerca de 1 em cada 3.000 a 3.500 nascidos vivos. A TEF surge em virtude do fracasso da endoderme da traqueia e esôfago em se dividir. Normalmente, até o dia 26 de gestação, a traqueia e o esôfago separam-se. Se a separação entre a traqueia e o esôfago ocorre mais tarde do que o normal, a traqueia, que cresce mais depressa do que o esôfago, irá separar o esôfago proximal e distal.

Pensa-se que o trajeto fistuloso esteja relacionado com interações epitéliomesenquimal defeituosas, o que leva a EA e TEF.

Existem seis tipos de TEF, às quais nos referimos pelas letras de A a F. A TEF mais comum é a do tipo C, descrita pela EA proximal com fístula distal entre a traqueia e o segmento inferior do esôfago. O tipo C é responsável por cerca de 90% de todas as TEF. Aproximadamente 8% têm AE sem TEF. Os outros tipos são menos comuns. Uma ilustração dos tipos e suas frequências relativas pode ser encontrada na Figura 1.

Globalmente, a incidência de anomalias associadas à TEF é entre 30% e 50%. Os sistemas de órgãos afetados incluem: cardiovascular, musculoesquelético, gastrointestinal, urogenital e craniofacial. Uma doença congênita do coração ocorre em 25% a 30% dos pacientes com TEF. Algumas das anomalias que podem ser vistas são o defeito septal ventricular, canal arterial patente, tetralogia de Fallot, defeito do septo atrial e coarctação da aorta. Existem várias alterações musculoesqueléticas que podem estar presentes, incluindo malformação vertebral, aplasia radial, polidactilia e malformações do joelho. As anormalidades gastrointestinais que podem ser encontradas são más rotações do intestino médio, estenose pilórica, atresia duodenal, divertículo de Meckel, ânus imperfurado e pâncreas ectópico. As anomalias geniturinárias associadas incluem má posição renal, agenesia renal, anomalias ureterais, hidronefrose e hipospadias. Por fim, lábio leporino e fenda palatina podem ser vistos.

Algumas crianças que têm TEF apresentam uma constelação bem reconhecida de anomalias que se enquadram na categoria de síndrome VATER, que inclui anomalias *V*ertebrais, malformações *A*nais, fístula *T*raqueo*E*sofágica, displasia *R*adial do membro e deformidades *R*enais. Tipicamente, as anomalias são responsáveis pela maior parte da morbidade e da mortalidade desses pacientes.

De especial importância é o reconhecimento de defeitos cardíacos coexistentes.

Notavelmente, uma prematuridade ocorre em aproximadamente 30% destes casos.

Antes do parto, um polidrâmnio é observado em cerca de dois terços das gestações envolvendo uma criança afetada pela EA/TEF. Apesar disso, muitos casos não são diagnosticados no pré-natal. Sinais e sintomas de TEF incluem episódios de cianose, tosse aliviada por aspiração, salivação excessiva e incapacidade de passar um cateter flexível até o estômago. Um cateter que

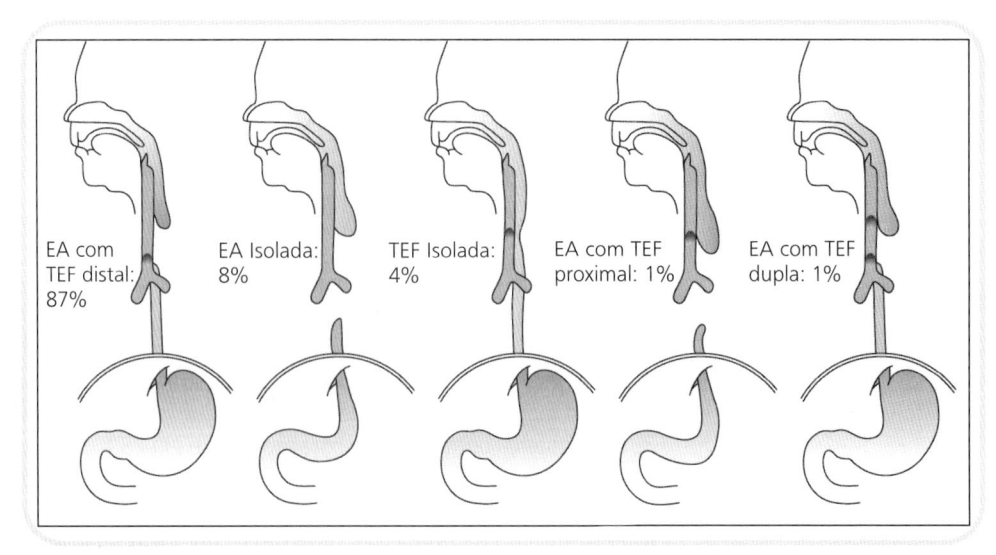

Figura 1. Classificação da esquerda para a direita: C, A, E, B, D. O tipo E, que é a estenose de esôfago isolada, não é mostrado. (De Clark DC. Esophageal atresia and tracheoesophageal fistula. *Am Fam Physician*. 1999;59:910-913, com permissão.)

para a cerca de 10 cm da linha da gengiva é muito sugestivo de EA. Achados radiológicos incluem um cateter enrolado localizado na bolsa esofágica superior e uma bolha de ar no estômago.

No pré-operatório, o objetivo é identificar quaisquer lesões congênitas associadas e avaliar o sistema pulmonar. Exames laboratoriais de rotina, incluindo hemograma completo, eletrólitos, glicose, cálcio, e uma gasometria arterial (ABG) devem ser obtidos. Um ecocardiograma deve ser realizado para excluir anomalias cardíacas. Os pacientes devem permanecer em jejum e ser mantidos na posição vertical com aspiração intermitente.

As complicações pulmonares podem ser graves, já que regurgitação e aspiração são comuns. O fluido na faringe não pode ser engolido por causa da EA. Além disso, o estômago pode tornar-se significativamente distendido através da TEF distal. Isso pode levar a um prejuízo da função diafragmática. O refluxo também é comum. Frequentemente se descobre que os bebês têm pneumonia e atelectasia. Hipoxemia e acidose podem surgir e devem ser monitoradas com ABGs em série.

Uma TEF isolada sem EA muitas vezes não é diagnosticada de imediato, e muitas vezes se apresenta em crianças mais velhas e, ocasionalmente, em adolescentes ou adultos. Os sinais incluem tosse com a alimentação, asfixia e pneumonia. Às vezes, um estudo do esôfago com contraste é suficiente para mostrar a fístula, mas se não houver confirmação, uma broncoscopia deve ser realizada.

Muitas vezes, as crianças com TEF são intubadas imediatamente na sala de parto. A ventilação com pressão positiva não deve ser utilizada porque pode aumentar significativamente o ar no intestino. A TEF distal muitas vezes está apenas acima da carina, tornando difícil o posicionamento do tubo endotraqueal. Uma abordagem comum é empurrar o tubo endotraqueal para dentro do brônquio principal direito e puxar para trás até que sons respiratórios bilaterais sejam ouvidos. Isto tipicamente coloca a ponta logo acima da carina e geralmente distal à fístula, de modo que o estômago não é insuflado.

Um estetoscópio precordial deve ser usado para ajudar na detecção de uma obstrução intraoperatória no caso em que o tubo é deslocado pelo posicionamento ou manipulação cirúrgica. Monitores padrão, bem como cateteres arteriais, são indicados. O óxido nitroso é contraindicado. Se uma deterioração súbita na frequência cardíaca, pressão arterial, saturação de oxigênio ou complacência pulmonar ocorrer, um pneumotórax contralateral deve ser considerado no diagnóstico diferencial. No caso de pneumotórax, o tratamento imediato com inserção de um dreno no tórax é de suma importância. A resistência vascular pulmonar deve ser mantida baixa, com a prevenção de hipóxia e hipercapnia. As recomendações gerais são manter a PaO_2 em torno de 90 a 100 mm Hg e a $PaCO_2$ no intervalo de 25 a 30 mm Hg.

LEITURA SUGERIDA

Gregory GA. *Pediatric Anesthesia*. 3rd ed. Philadelphia, PA: Churchill Livingstone; 1994:438–442.
Katz J, Steward DJ. *Anesthesia and Uncommon Pediatric Diseases*. 2nd ed. Philadelphia, PA: WB Saunders Company; 1993:109–112.
Motoyama EK, Davis PJ, eds. *Smith's Anesthesia for Infants and Children*. 7th ed. Philadelphia, PA: Mosby; 2006:550–552.

PALAVRA-CHAVE	# Teste Pré-Operatório: Teorema de Bayes
SEÇÃO	Ciências Clínicas Genéricas: Procedimentos, Métodos, Técnicas de Anestesia

Chi Wong
Editado por Raj K. Modak

PONTOS-CHAVE

1. O teorema de Bayes relaciona a chance de o paciente ter a doença antes que o teste seja realizado (probabilidade pré-teste), com sensibilidade e especificidade.
2. O teorema de Bayes é uma probabilidade condicional e pode ser expresso como P (D+|T+), que é a probabilidade de ter a doença (D+) dado um teste positivo (T+) e segue a regra do produto.
3. A utilidade de um determinado teste pré-operatório é confiável quando ele é aplicado a uma população de pacientes com elevada probabilidade de pré-teste. Não é prudente realizar testes em populações com uma prevalência da doença muito baixa (muitos falsos-positivos) ou prevalência da doença muito alta (muitos falsos-negativos).

DISCUSSÃO

Nos testes pré-operatórios, o uso adequado de testes de diagnóstico é vital na tomada de decisões terapêuticas e prognósticas. Por exemplo, um teste falso-positivo pode resultar em atraso desnecessário ou cancelamento da cirurgia. Só depois de um histórico completo e exame físico devem ser considerados os testes de diagnóstico que ajudam a confirmar ou excluir um diagnóstico específico. Quando o resultado de um teste for positivo, a decisão de aceitar o resultado como sendo verdadeiro depende do conhecimento das características do teste e suas armadilhas de desempenho. Além disso, os resultados obtidos não podem ser interpretados de forma adequada sem conhecimento da prevalência da doença na população em estudo. Como os resultados dos testes inerentemente carregam um certo grau de incerteza, eles devem ser examinados para determinar se estão de acordo com o quadro clínico geral do paciente.

Nos testes pré-operatórios, a tomada de decisão clínica baseia-se no teorema de Bayes, o qual prevê que a probabilidade pós-teste de doença é dependente da sensibilidade e especificidade do teste, e da probabilidade de doença pré-teste. Este teorema fornece um método para se avaliar a capacidade preditiva de testes de diagnóstico e melhorar a incerteza sobre um diagnóstico. A probabilidade pré-teste de doença é dependente do histórico do paciente e exame físico e indica a probabilidade de a doença estar presente antes do teste. Isso inclui probabilidade prévia ou prevalência da doença.

O teorema de Bayes é uma probabilidade condicional e pode ser expresso como P (D+|T+), que é a probabilidade de ter a doença (D+) dado um teste positivo (T+) e segue a regra do produto. Matematicamente, o teorema de Bayes é como se segue:

$$P(D+|T+) = \frac{P(D+ \text{ e } T+)}{P(T+)} = \frac{\text{prevalência} \times \text{sensibilidade}}{(\text{prevalência} \times \text{sensibilidade}) + [(1-\text{prevalência})(1-\text{especificidade})]}$$

Assim, o teorema de Bayes pode ser usado para calcular a probabilidade de doenças pós-teste, se a sensibilidade do teste de diagnóstico, especificidade e probabilidade pré-teste ou a prevalência da doença são conhecidos.

Clinicamente, os testes de diagnóstico devem ser realizados em pacientes com suspeita de uma doença nos quais o resultado positivo é provável. Por exemplo, se o paciente tem uma probabilidade elevada de doença pré-teste, um teste positivo é a confirmação e um teste negativo pode mais provavelmente ser um falso-negativo, em vez de um verdadeiro-negativo. Por outro lado, se o paciente tem uma probabilidade baixa de doença pré-teste, um teste negativo é a confirmação e um teste positivo pode mais provavelmente ser um falso-positivo, em vez de um verdadeiro-positivo.

LEITURA SUGERIDA

Miller RD, Eriksson LI, Fleisher LA *et al.*, eds. *Miller's Anesthesia*. 7th ed. Philadelphia, PA: Churchill Livingstone; 2010:3082–3083.

Sackett DL. The rational clinical examination. A primer on the precision and accuracy of the clinical examination. *JAMA*. 1992;267(19):2638–2644.

PALAVRA-CHAVE

Teste-T Pareado vs. Não Pareado

SEÇÃO Matemática, Estatística, Informática

Svetlana Sapozhnikova
Editado por Raj K. Modak

PONTOS-CHAVE

1. O teste-t pareado exige o mesmo tamanho de amostra em ambos os grupos do estudo. Grupos de amostragem analisados por um teste-t não pareado podem ter diferentes tamanhos de amostra.
2. O número de graus de liberdade é n-1 para o teste-t pareado e n-2 para o teste-t não pareado.
3. O valor p pode ser obtido usando a tabela de distribuição t após o cálculo estatístico do teste-t e os graus de liberdade.
4. O teste-t permite a comparação dos **valores médios de duas populações**, mesmo quando as variâncias da população não são conhecidas.

DISCUSSÃO

O teste-t permite a comparação dos valores médios de duas populações, mesmo quando as variâncias da população não são conhecidas. Ele é realizado por meio de um cálculo de estatística t, onde variações das amostras são utilizadas em vez de variações desconhecidas de população. Uma vez que a estatística t é determinada, ela pode ser usada para se obter um valor p de uma tabela de distribuição t. Se o valor p é menor do que um valor limite alfa escolhido para significância estatística (alfa é, frequentemente, 0,05 para um teste-t unicaudal), então, a hipótese nula de nenhuma diferença entre as médias de população é rejeitada. Quando a variância da população é conhecida, a estatística z é usada.

Os testes-t podem ser pareados ou não pareados. Testes-t pareados requerem que qualquer um dos dois grupos do mesmo tamanho e com as mesmas variações sejam combinados exatamente, exceto para as características estudadas, ou, mais comumente, os mesmos sujeitos do estudo, que tiveram duas medições tomadas deles (x_i e y_i). A primeira medição (x_i) em cada sujeito é utilizada para o primeiro grupo de estudo e a segunda medição (y_i) para o segundo grupo. Por exemplo, a frequência cardíaca dos pacientes durante a avaliação pré-operatória e no intra-operatório pode ser comparada usando o teste-t pareado.

A estatística-t para o teste-t pareado pode ser calculada da seguinte forma:

$$t = \frac{\bar{d}}{SE\,\bar{d}},$$

onde $\bar{d} = S_{i-1}^{n}(x_i - y_i)/n$ é uma média das diferenças entre ambas as medições em um par e n é o número de sujeitos do estudo. SE $\bar{d}$, um erro padrão para ambos os meios, é calculado como SE $\bar{d}$ = SD/$\sqrt{n}$, onde SD é um desvio padrão. A fim de obter o valor p da tabela de distribuição t, é preciso saber os graus de liberdade. Para o teste-t pareado, os graus de liberdade são calculados como o tamanho da amostra n-1.

Quando as medições são tomadas em dois grupos independentes de indivíduos, eles não podem ser analisados utilizando-se o teste-t pareado. Em vez disso, é utilizado o teste-t não pareado. O teste-t não pareado não requer dois grupos de amostras de tamanhos iguais. Para calcular a estatística t, é preciso calcular cada média amostral $\bar{x}$ e $\bar{y}$.

O denominador é uma média ponderada da SDs de cada amostra. Os graus de liberdade utilizados para o teste-t não pareado são iguais ao número total de indivíduos em ambos os grupos menos dois (n-2).

$$t = \frac{\bar{x} - \bar{y}}{\sqrt{\left(\sqrt{\frac{1}{n_x} + \frac{1}{n_y}}\right)\left(\frac{(n_x-1)s_x^2 + (n_y-1)s_y^2}{n_x + n_y - 2}\right)}}$$

LEITURA SUGERIDA

Barash PG, Cullen BF, Stoelting RK *et al.*, eds. *Clinical Anesthesia*. 6th ed. Philadelphia, PA: Lippincott Williams & Wilkins; 2009:195–200.

Hemmings HC, Hopkins PM, eds. *Foundations of Anesthesia*. 2nd ed. Mosby, an Imprint of Elsevier; 2005:chap 18. http://www.mdconsult.com.

PALAVRA-CHAVE

Tetralogia de Fallot: Tratamento

SEÇÃO

Subespecialidades: Pediatria

Samantha Franco

Editado por Mamatha Punjala

PONTOS-CHAVE

1. A Tetralogia de Fallot (TOF) é uma cardiopatia congênita cianótica composta por uma combinação de defeito septal ventricular (VSD), estenose valvular pulmonar e/ou infundibular do ventrículo direito, hipertrofia ventricular direita, e uma grande aorta sobreposta.
2. Crises "tet" hipercianóticas são causadas por espasmo infundibular grave, induzido por mudanças no retorno venoso e resistência vascular sistêmica (SVR), piorando um *shunt* da direita para a esquerda.
3. A prevenção de crises hipercianóticas envolve sedação pré-anestésica, β-bloqueio, anestésico em profundidade adequada e evitar a hipovolemia e redução da pós-carga.
4. Pacientes com TOF cianótica passam por um reparo neonatal completo ou paliativo neonatal com um *shunt* aortopulmonar, seguido de um reparo completo na idade de 4 a 6 meses.
5. As complicações após a correção da TOF podem incluir taquicardias atriais, bloqueio do ramo direito (RBBB), ectopia ventricular, lesões residuais ou *shunts*, embolia paradoxal e acesso vascular difícil.

DISCUSSÃO

A TOF é a causa mais comum de doença cardíaca cianótica congênita em pacientes além da idade neonatal, ocorrendo em 3 de cada 10.000 nascimentos vivos e respondendo por até um décimo de todas as lesões cardíacas congênitas. A TOF é composta por uma combinação de defeito septal ventricular VSD, estenose valvular pulmonar e/ou infundibular do ventrículo direito, hipertrofia ventricular direita, e uma grande aorta sobreposta. O grau de saída do ventrículo direito e/ou obstrução pulmonar determina o aparecimento e gravidade da cianose.

A maioria dos pacientes vai apresentar um fechamento do canal arterial no período neonatal com cianose leve a moderada, mas, normalmente, sem desconforto respiratório. A prostaglandina E_1 pode ser utilizada para a estabilização clínica do paciente antes da intervenção cirúrgica. Mais raramente, pacientes com obstrução muito moderada da saída do trato do ventrículo direito no momento do nascimento podem ser diagnosticados em até dois meses de idade em virtude da piora da obstrução, resultando em cianose recentemente notada e um murmúrio mais alto. Já que os pacientes com TOF têm obstrução do fluxo sanguíneo pulmonar, eles não vão apresentar sinais de insuficiência cardíaca, como déficit de crescimento. Na TOF, ambos os ventrículos trabalham em pressão sistêmica, mas a sobrecarga de volume não ocorre, e uma insuficiência cardíaca congestiva é rara. A maioria dos pacientes não apresenta letargia ou irritabilidade, a não ser no cenário de uma "crise hipercianótica (tet)", onde podem ocorrer cianose com hiperventilação e acidose. Essas crises "tet" são causadas por espasmo infundibular grave, provavelmente induzido por mudanças no retorno venoso e SVR. Quando há uma redução na SVR ou diminuição do retorno venoso pulmonar, o fluxo de sangue pulmonar diminui, porque o sangue tende a ser desviado para a circulação sistêmica. Nas crianças mais velhas, a postura de cócoras pode melhorar os sintomas, aumentando o retorno venoso dos membros inferiores e aumentando a SVR. O tratamento de crises hipercianóticas baseia-se nos objetivos de diminuir o espasmo infundibular, diminuindo a contratilidade e a frequência cardíaca e aumentando a pré-carga. Outro objetivo (especialmente na obstrução fixa da saída do ventrículo direito) é aumentar a SVR para diminuir o *shunt* da direita para a esquerda através da VSD. Algumas das medidas preventivas e tratamentos para crises hipercianóticas são brevemente descritas na Tabela 1.

Uma análise mais aprofundada em um paciente com suspeita de TOF inclui auscultação, ECG e ecocardiografia. Na auscultação, o segundo ruído cardíaco pode ser único e alto com um murmúrio duro de ejeção sistólica que emana da via obstruída de saída subpulmonar; no entanto, os pacientes com obstrução grave podem ter muito pouco fluxo anterógrado através da via de

Tabela 1. Opções de prevenção e tratamento para crises tet hipercianóticas

Prevenção	Tratamento
Sedação pré-anestésica	Evitar e aliviar a obstrução das vias respiratórias
Bloqueio β-continuado	100% de oxigênio
Manter profundidade anestésica adequada	Aprofundar a anestesia ou fornecer sedação
Evitar hipovolemia	Dar *bolus* de fluido
Evitar redução pós-carga	Aumentar a SVR-fenilefrina 1-2 µg/kg IV
	Esmolol 100-200 µg/kg/min
	Compressão da aorta

saída subpulmonar, ser mais significativamente cianóticos, e ter um murmúrio menos proeminente. Uma vez que haja suspeita de lesão, um ECG e radiografia de tórax devem ser realizados.

O ECG demonstrará um desvio do eixo para a direita e importantes forças do ventrículo direito, com grandes ondas R nas derivações precordiais anteriores e grandes ondas S nas derivações precordiais laterais. Embora o ECG seja semelhante ao de um recém-nascido normal, a hipertrofia ventricular direita e desvio do eixo da direita não se normalizarão em um paciente com TOF. A radiografia de tórax clássica demonstrará uma silhueta cardíaca em forma de bota, por causa do deslocamento do ápice do ventrículo direito da hipertrofia ventricular direita. O diagnóstico é confirmado com a ecocardiografia.

O tratamento clínico de um paciente de TOF é determinado pelo grau e tipo de obstrução subpulmonar, conduzindo ao início da terapia com prostaglandina para preservar a permeabilidade ductal e proporcionar uma fonte estável de fluxo sanguíneo para os pulmões com uma intervenção cirúrgica, antes da alta hospitalar, enquanto outros com fluxo adequado para frente através da via de saída do ventrículo direito após o fechamento ductal podem ser geridos em regime de ambulatório, com acompanhamento rigoroso até que uma correção completa seja realizada.

Pacientes com TOF cianótica passam por um reparo neonatal completo ou paliativo neonatal com um *shunt* aortopulmonar, seguido de um reparo completo na idade de 4 a 6 meses. A reparação neonatal completa proporciona alívio imediato da sobrecarga de volume e pressão no ventrículo direito, minimiza a cianose, diminui a ansiedade dos pais, e elimina o risco teórico de estenose que ocorre em uma artéria pulmonar resultante de um procedimento paliativo. É pouco provável que os pacientes que se submetem a uma reparação completa com sucesso durante o período neonatal exijam mais do que uma intervenção no primeiro ano de vida, mas eles não estão livres de uma reintervenção.

Preocupações a respeito de tais reparações completas neonatais incluem a exposição do cérebro neonatal à circulação extracorpórea, e o aumento da necessidade de colocar um *patch* através da junção ventriculopulmonar quando comparado com uma reparação em idade mais avançada. Essas chamadas correções transanulares criam um estado de regurgitação pulmonar crônica, o que aumenta a morbidade em adultos jovens, produzindo intolerância ao exercício e arritmias ventriculares. Se não tratada, esta condição aumenta o risco de morte súbita. Em resumo, sem estudos randômicos controlados, avaliar os riscos e benefícios das duas estratégias cirúrgicas tem sido notoriamente difícil.

A taxa de mortalidade perioperatória para qualquer uma das abordagens cirúrgicas é inferior a 3%, e uma vez que nenhuma estratégia tenha mostrado resultados superiores, o tratamento cirúrgico permanece dependente dos protocolos preferidos por cada um dos centros cirúrgicos.

Estes pacientes devem chegar à sala de cirurgia bem sedados. A restrição pré-operatória a fluidos deve ser minimizada para manter a pré-carga adequada, e/ou fluido de manutenção deve ser administrado por via intravenosa (IV), para evitar a hemoconcentração e hipovolemia. Uma indução suave ajudará a evitar o aumento na demanda de oxigênio ou crises hipercianóticas. Os agentes utilizados devem ter propriedades vasodilatadoras mínimas, apoiando o halotano teoricamente sobre o isoflurano ou sevoflurano, minimizando, portanto, qualquer aumento no *shunt* da direita para a esquerda. Uma depressão miocárdica leve é desejável, pois pode aliviar a obstrução infundibular. As doses IV de barbitúricos podem ser reduzidas para a metade e a cetamina pode ser usada, especialmente em pacientes muito doentes, porque mantém a SVR e não causa ou piora as crises "tet". Com a indução da anestesia, a saturação arterial de oxigênio geralmente aumenta em pacientes com cianose, provavelmente por causa da redução no consumo de oxigênio durante a anestesia e o aumento da saturação venosa. Para grandes cirurgias, as pressões intravenosas arteriais e/ou centrais devem ser medidas diretamente, o que ajuda na amostragem de sangue e medições de ácido-base, bem como uma estimativa da pressão venosa central do estresse sobre o ventrículo direito. Os pacientes ainda podem desenvolver crises hipercianóticas no perioperatório, por causa da natureza dinâmica da obstrução infundibular muscular presente na TOF, e as estratégias listadas na Tabela 1 podem ajudar a aliviar os sintomas.

Há complicações e sequelas específicas após a reparação da TOF. Reparos mais antigos da TOF resultaram em disfunção ventricular direita por causa da insuficiência pulmonar, e uma alta incidência de arritmias por ventriculostomias direitas. O alívio incompleto da obstrução do trato de saída ventricular direito, demonstrada por uma proporção RV:LV de pressão sistólica superior a 0,5, é um previsor independente de mortalidade tardia após o reparo. A reparação em uma idade mais avançada também está associada a uma maior mortalidade em longo prazo, assim como a presença de uma grande correção de saída. A maioria dos pacientes fica livre de sintomas após o reparo. Alguns sobreviventes de reparações anteriores têm uma incidência de 6% de morte súbita, e, pelo menos, uma incidência de 10% de taquicardia ventricular induzível, necessitando do implante de um AICD (um desfibrilador cardioversor implantável). Os pacientes devem ser constantemente avaliados em visitas de acompanhamento para *shunt*s residuais e arritmias atriais e ventriculares.

LEITURA SUGERIDA

Bailliard F, Anderson RH. Tetralogy of Fallot. *Orphanet J Rare Dis*. 2009;4:2.
Barash PG, Cullen BF, Stoelting RK *et al.*, eds. *Clinical Anesthesia*. 6th ed. Philadelphia, PA: Lippincott Williams & Wilkins; 2009:1155–1156.
Reed A, Yudkowitz F, eds. *Clinical Cases in Anesthesia*. 3rd ed. Philadelphia, PA: Elsevier, Churchill, Livingstone; 2005:409–418.

PALAVRA-CHAVE	**Tiopental: Relação $CMRO_2/CBF$**
SEÇÃO	Clínica Baseada em Órgão: Neurológica e Neuromuscular

Lisbeysi Calo
Editado por Ramachandran Ramani

PONTOS-CHAVE

1. O fluxo sanguíneo cerebral (CBF) é autorregulado em uma grande variação de pressões arteriais médias (50 a 150 mm Hg) com uma média de 50 mL/100 g/min. O consumo cerebral de oxigênio é um determinante principal do risco isquêmico no cérebro e é de cerca de 50 mL por minuto.
2. O tiopental, como outros anestésicos por via intravenosa (IV), diminui o CBF e a taxa metabólica cerebral do consumo de oxigênio ($CMRO_2$) em paralelo.
3. Por ser um barbitúrico, o tiopental oferece proteção cerebral nos casos de isquemia regional, mas não foi demonstrado que melhora os resultados neurológicos em casos de isquemia cerebral global.

DISCUSSÃO

CBF. O CBF médio é de aproximadamente 50 a 55 mL/100 g/min, com a matéria cinzenta tendo um fluxo superior ao da substância branca. O CBF é autorregulado, o que significa que ele é mantido constante ao longo de uma grande variação de pressões arteriais médias (50 a 150 mm de Hg), protegendo, assim, o cérebro de uma isquemia.

$CMRO_2$. A $CMRO_2$ é um importante determinante do risco de insulto isquêmico. A média é de 3 a 3,5 mL/100 g/min em adultos (cerca de 50 mL por minuto para um cérebro de 1.500 g).

Em altas taxas metabólicas, um CBF reduzido tem mais chances de produzir danos neuronais. A diminuição da $CMRO_2$ torna uma isquemia menos provável. Os anestésicos IV diminuem a $CMRO_2$ e o FSC em paralelo, com uma redução associada do volume sanguíneo cerebral e pressão intracraniana. Isto é importante no que diz respeito ao tratamento da hipertensão intracraniana.

O tiopental é um barbitúrico que deprime o sistema de ativação reticular; ele suprime a transmissão dos neurotransmissores excitatórios, como, por exemplo, a acetilcolina, e melhora a transmissão dos neurotransmissores inibitórios (p. ex., o GABA). O tiopental diminui a $CMRO_2$ de uma forma dependente da dose, até que um efeito máximo seja atingido a um nível de redução de 50% a 55% no consumo de oxigênio, e, neste ponto, o eletroencefalograma (EEG) torna-se isoelétrico. Secundariamente, ele também diminui o CBF e, portanto, a ICP, causando vasoconstrição cerebral. Com doses mais elevadas de tiopental, no entanto, nenhuma diminuição adicional na $CMRO_2$ é observada.

O tiopental pode, potencialmente, fornecer proteção cerebral durante episódios transitórios de isquemia regional, especialmente quando administrado em antecipação de um evento isquêmico potencial, como pinçamento da artéria carótida durante endarterectomias carotídeas. A dose de tiopental para o tratamento da isquemia focal é titulada à taxa de supressão do EEG. Durante a isquemia global, contudo, o tiopental não parece proporcionar proteção ao cérebro, como medido pelos resultados clínicos neurológicos.

Os mecanismos propostos para a proteção cerebral vistos com o tiopental incluem não apenas as reduções na $CMRO_2$ e no CBF, mas também a atenuação da lesão neuronal, eliminação de radicais livres, e alteração do metabolismo dos ácidos graxos. Como um barbitúrico, o tiopental tem propriedades anticonvulsivantes. O tiopental também pode ajudar na estabilização da membrana, no bloqueio do canal de cálcio e na manutenção da síntese de proteínas, todos os quais podem contribuir para melhorar o resultado neurológico.

O fenômeno de Robin Hood, um fenômeno de roubo inverso, foi descrito com a utilização do tiopental, na qual a vasoconstrição no tecido cerebral normal melhora a perfusão de zonas isquêmicas que são incapazes de vasoconstrição (paralisia isquêmica vasomotora).

A extraperfusão destas áreas de risco ajuda a reduzir o risco de isquemia e, por conseguinte, pode proporcionar proteção neuronal em áreas de lesão e diminuição do fluxo sanguíneo.

LEITURA SUGERIDA

Lobato EB, Gravenstein NK, Robert R, eds. *Complications in Anesthesiology*. Philadelphia, PA: Lippincott Williams & Wilkins; 2008:316.

Mantha S, Ochroch EA, Roizen MF, *et al.* Anesthesia for vascular surgery. In: Barash PG, Cullen BF, Stoelting RK *et al.,* eds. *Clinical Anesthesia*. 6th ed. Philadelphia, PA: Lippincott Williams & Wilkins; 2009:811.

Morgan GE, Mikhail MS, Murray MJ. Neurophysiology & anesthesia. In: *Clinical Anesthesiology*. 4th ed. New York, NY: McGraw-Hill Co; 2006:621.

Newfield P, Cottrell JE, eds. *Handbook of Neuroanesthesia*. 4th ed. Philadelphia, PA: Lippincott Williams & Wilkins; 2007:63.

PALAVRA-CHAVE	**Tireoidectomia: Hipocalcemia**
SEÇÃO	**Clínica Baseada em Órgão: Endocrinologia/Metabolismo**

Jennifer Dominguez e Kristin Richards
Editado por Mamatha Punjala

PONTOS-CHAVE

1. A hipocalcemia pode resultar do hipoparatireoidismo após uma cirurgia de tireoide.
2. A interrupção do fornecimento de sangue para as glândulas paratireoides, em contraste com uma remoção acidental, é a causa mais comum de hipoparatireoidismo após a cirurgia de tireoide.
3. Os sintomas de hipocalcemia geralmente se manifestam dentro de 24 a 48 horas da cirurgia e incluem ansiedade, dormência circumoral, parestesias, cãibras musculares, estridor, laringospasmo e sinais positivos de Trousseau e Chvostek.
4. O tratamento imediato com cálcio por via intravenosa é necessário, bem como a suplementação a longo prazo com cálcio e vitamina D_3.

DISCUSSÃO

A cirurgia de tireoide é realizada com frequência, com cerca de 80 mil procedimentos realizados anualmente nos Estados Unidos. A hipocalcemia pós-operatória resultante do hipoparatireoidismo agudo é uma complicação significativa da tireoidectomia total, mas é pouco provável de ocorrer após uma lobectomia unilateral da tireoide. Em uma série recente, verificou-se que ela ocorre em cerca de 5% dos pacientes submetidos a uma tiroidectomia total. Embora a hipocalcemia possa claramente resultar da remoção inadvertida de todas as quatro glândulas paratiroides, é muito mais provável que ela seja causada pela ruptura do fornecimento de sangue para as glândulas paratiroides durante a tiroidectomia.

Os sintomas da hipocalcemia geralmente ocorrem entre 24 e 48 horas após a cirurgia da tireoide e raramente ocorrem na sala de recuperação pós-anestésica (PACU). A hipocalcemia produz irritabilidade neuronal e tetania. Os primeiros sintomas mais comuns são parestesias dos dedos das mãos e pés, bem como dormência circumoral. A hipocalcemia pode-se apresentar ao anestesista se estes sintomas progredirem para tetania dos músculos respiratórios, o que pode causar estridor e laringospasmo. A hipocalcemia está associada a complicações cardiovasculares, bem como a alterações do estado mental. Uma lista detalhada de manifestações clínicas é apresentada na Tabela 1. A hipocalcemia também pode ser procurada com dois exames clínicos: tocar no nervo facial para obter o sinal *Chvostek* e inflar uma pressão arterial não invasiva (NIBP) do manguito 20 mm Hg acima da pressão arterial sistólica na extremidade superior para provocar espasmo carpal ou sinal de *Trousseau*. Ambos os testes provocam a hiperexcitabilidade resultante dos nervos, secundária à hipocalcemia.

Tabela 1. Hipocalcemia: Manifestações clínicas

Cardiovascular	**Respiratória**
Disritmias	Apneia
Insensibilidade digital	Espasmo da laringe
Alterações no ECG	Broncospasmo
Insuficiência cardíaca	
Hipotensão	**Psiquiátrica**
	Ansiedade
Neuromuscular	Depressão
Tetania	Demência
Espasmo muscular	Psicose
Papiledema	
Convulsões	
Fraqueza	
Fadiga	

O tratamento para a hipocalcemia grave (cálcio ionizado inferior a 1,1 mmol por L ou 4,4 mg por dL) ou de hipocalcemia sintomática é a terapia de cálcio por via intravenosa com gluconato de cálcio (1 g, 10 mL de solução a 10%) ou cloreto de cálcio (1 g, 10 mL de solução a 10%). Deve-se notar que o sal de cálcio exato selecionado (gluconato x cloreto) pode ser importante quando apenas o acesso periférico estiver disponível em locais fora da sala de cirurgia, já que o cloreto de cálcio é mais irritante para as veias periféricas e carrega um maior risco de tromboflebite e infiltração venosa, se não for administrado de forma centralizada. Quando recomendar cálcio fora da sala de cirurgia, também é importante notar que existe uma diferença de 3 vezes na concentração primária de cátions entre o gluconato de cálcio, que contém 4,65 mEq Ca^{2+} por grama, e o cloreto de cálcio, que contém 13,6 mEq Ca^{2+} por grama. Com uma hipocalcemia severa, uma infusão intravenosa durante vários dias é geralmente necessária, e deve ser acompanhada por monitoramento com ECG para detectar efeitos secundários cardíacos adversos, como bloqueio cardíaco ou fibrilação ventricular. Os eletrólitos devem ser monitorados regularmente durante a reposição, até que o cálcio ionizado se estabilize entre 4 e 5 mg por dL. Nesse ponto, os suplementos orais podem substituir a infusão IV. Se houver comprometimento das vias respiratórias, uma pressão positiva contínua (CPAP) é geralmente eficaz. A concentração plasmática de magnésio também deverá ser verificada.

LEITURA SUGERIDA

Barash PG, Cullen BF, Stoelting RK *et al.*, eds. *Clinical Anesthesia*. 6th ed. Philadelphia, PA: Lippincott Williams & Wilkins; 2009:1437.

Bhattacharyya N, Fried M. Assessment of the morbidity and complications of total thyroidectomy. *Arch Otolaryngol Head Neck Surg*. 2002;128(4):389–392.

Hines RL, Marshall KE, eds. *Stoelting's Anesthesia and Co-existing Disease*. 5th ed. Philadelphia, PA: Saunders Elsevier; 2008:388.

PALAVRA-CHAVE	**Toracoscopia: Tratamento da Hipoxemia**
SEÇÃO	Clínica Baseada em Órgão: Sistema Respiratório

Tiffany Denepitiya-Balicki
Editado por Veronica Matei

PONTOS-CHAVE

1. A separação do pulmão com a finalidade de controlar a distribuição da ventilação é muitas vezes necessária para otimizar a exposição cirúrgica nos casos toracoscópicos e para evitar a propagação de secreções infectadas ou com sangue.
2. Os pacientes são, muitas vezes, colocados em decúbito lateral durante os procedimentos de toracoscopia. O posicionamento aumenta ainda mais as possibilidades de hipoxemia, criando um *shunt* potencialmente grande.

DISCUSSÃO

A toracoscopia é uma técnica na qual uma sonda de fibras óticas é colocada no tórax, permitindo a inspeção do conteúdo torácico, como também diversas manobras diagnósticas e cirúrgicas. Embora a toracoscopia possa ser realizada sob anestesia local ou regional, ela é mais comumente realizada sob anestesia geral, necessitando, muitas vezes, de separação pulmonar.

Vários fatores contribuem para tornar os pacientes submetidos a procedimentos toracoscópicos propensos a desenvolver uma hipoxemia. No paciente desperto, em pé, existem diferenças significativas entre as quatro zonas pulmonares em termos de ventilação e perfusão. A complacência dos alvéolos difere entre a porção apical (onde os alvéolos estão maximamente insuflados) e a porção da base. Além disso, em virtude das forças gravitacionais, a porção basal recebe proporcionalmente mais fluxo sanguíneo do que a porção apical. Tomadas em conjunto, essas forças opostas criam um distúrbio V/Q, que se acentua quando os pacientes são submetidos à anestesia geral (Fig. 1).

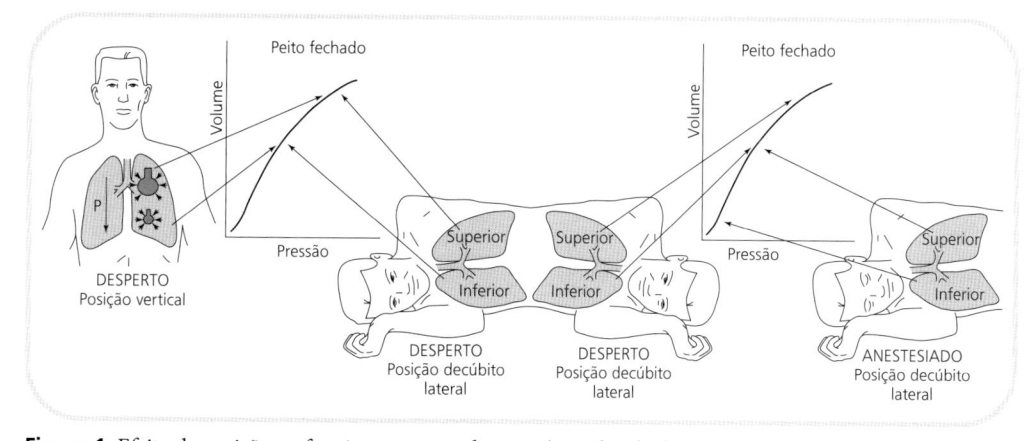

Figura 1. Efeito da posição no funcionamento pulmonar (Reutilizada de Morgan GE, Mikhail MS, Murray MJ. Anesthesia for thoracic surgery. In: *Clinical Anesthesiology*. 4th ed. New York, NY: McGraw-Hill Co; 2006:585-600. http://www.accessmedicine.com, com permissão.)

Sob anestesia na posição de decúbito dorsal ou lateral, essas mudanças fisiológicas tornam-se mais pronunciadas. Em decúbito lateral, o pulmão não dependente (do pulmão operante) é mais ventilado que o pulmão dependente, que recebe maior fluxo de sangue. Uma vez que o pulmão não dependente é esvaziado para fins cirúrgicos, esse pulmão não é mais ventilado; no entanto, ele ainda é perfundido e, assim, um *shunt* inerente é criado.

Uma vez que a hipoxemia tenha sido identificada em um caso toracoscópico usando ventilação monopulmonar (OLV), os primeiros passos que devem ser tomados são os seguintes:

1. Certifique-se que o paciente está respirando oxigênio a 100%.
2. Inspecione o tubo endotraqueal para movimentos de posicionamento.
3. Verifique se há sons respiratórios bilaterais, avaliando a possibilidade de um pneumotórax no pulmão dependente, secundário a um barotrauma.
4. Inspecione o circuito de respiração para eliminar desconexões ou obstrução.
5. Retire sangue ou secreções do tubo endotraqueal por sucção.
6. Uma hipoxemia grave demanda a conversão imediata para ventilação de ambos os pulmões.

Se a hipoxemia persistir após terem sido concluídas estas etapas básicas, alterações na ventilação podem ser apropriadas. As manobras que atenuam o *shunt* criado pela ventilação pulmonar podem melhorar a oxigenação; elas incluem: (a) inflação intermitente no pulmão não dependente e aplicação de uma pequena quantidade de CPAP (5 a 10 cm H_2O) no pulmão não dependente e (b) adição de PEEP no pulmão dependente. Adicionar PEEP, no entanto, pode ser uma solução frágil, já que o PEEP em excesso pode desviar o sangue do pulmão dependente, agravando ainda mais o *shunt*.

Finalmente, o cirurgião poderá precisar clampear a artéria pulmonar que fornece sangue ao pulmão não dependente se todas as outras manobras se revelarem malsucedidas. Esta manobra arriscada pode eliminar o *shunt* criado pelo pulmão operante perfundido, mas não ventilado, e é reservada para situações nas quais todos os outros métodos falharam em melhorar a oxigenação.

LEITURA SUGERIDA

Barash PG, Cullen BF, Stoelting RK *et al.*, eds. Patient anesthesia for surgical subspecialties. In: *Clinical Anesthesia*. 6th ed. Philadelphia, PA: Lippincott Williams & Wilkins; 2009:1040–1054.

Morgan GE, Mikhail MS, Murray MJ. Anesthesia for thoracic surgery. In: *Clinical Anesthesiology*. 4th ed. New York, NY: McGraw-Hill Co; 2006:585–600.

Reed A, Yudkowitz F. *Clinical Cases in Anesthesia*. 3rd ed. Philadelphia, PA: Elsevier Churchill Livingstone; 2005:73–84.

PALAVRA-CHAVE

Toxicidade da Carbamazepina

SEÇÃO

Subespecialidades: Dor

Bijal Patel
Editado por Jodi Sherman

PONTOS-CHAVE

1. Carbamazepina é um medicamento utilizado no tratamento de várias doenças, como a neuralgia do trigêmeo, convulsões tônico-clônicas parciais e generalizadas e transtornos do humor.
2. Carbamazepina bloqueia os canais de sódio dependentes de voltagem, aumentando assim o tempo de recuperação após a despolarização da célula.
3. Intoxicação aguda com carbamazepina pode resultar em estupor, coma, depressão respiratória, convulsões e hiperirritabilidade.
4. Uso a longo prazo pode resultar em vertigem, ataxia, visão turva, diplopia, sonolência e retenção de líquidos levando a hiponatremia e hiposmolalidade.
5. Complicações graves do uso de carbamazepina incluem agranulocitose e anemia aplástica, embora a incidência seja baixa.

DISCUSSÃO

Carbamazepina é um medicamento utilizado no tratamento de doenças neurológicas como a neuralgia do trigêmeo, convulsões tônico-clônicas parciais e generalizadas e transtornos do humor. Tem uma estrutura semelhante aos antidepressivos tricíclicos e funciona por meio do bloqueio dos canais de sódio dependentes de voltagem, aumentando, assim, o tempo de recuperação após a despolarização da célula. Também tem alguns efeitos antidiuréticos que podem estar relacionados com a diminuição dos níveis de hormônios antidiuréticos no plasma. Carbamazepina subdivide-se em um metabólito ativo que, posteriormente, subdivide-se em uma forma inativa. Vários efeitos adversos são associados ao uso de carbamazepina. Com intoxicação aguda, os pacientes podem desenvolver hiperirritabilidade, convulsões, depressão respiratória, estupor ou coma. Uso a longo prazo pode resultar em vertigem, ataxia, visão turva, diplopia e sonolência. Além disso, seu uso a longo prazo pode resultar em retenção de água, levando à hiponatremia e hiposmolalidade. Foram encontrados níveis supraterapêuticos para realmente aumentar a atividade de convulsão em alguns casos. Uso de carbamazepina também pode ser associado a agranulocitose e anemia aplástica, embora a incidência seja baixa. Sabe-se que leucopenia transitória e trombocitopenia ocorrem durante o início da terapia. Outros efeitos colaterais ligados ao uso de carbamazepina são náuseas, vômitos, transaminite transitória e reações de hipersensibilidade como esplenomegalia, linfadenopatia, eosinofilia e dermatite.

Finalmente, existem muitas interações medicamentosas observadas com o uso de carbamazepina. De observação, uso de carbamazepina a longo prazo pode resultar em diminuição da sensibilidade ao bloqueio neuromuscular com agentes como pancurônio, rocurônio e vecurônio. Além disso, é conhecido por ser um indutor de citocromos, especificamente CYP2C CYP3A e UGT, resultando em aumento do metabolismo de certas drogas que normalmente são discriminadas por essas proteínas.

LEITURA SUGERIDA

Barash PG, Cullen BF, Stoelting RK *et al.*, eds. *Clinical Anesthesia*. 6th ed. Philadelphia, PA: Lippincott Williams & Wilkins; 2009:515.

Brunton LL, Lazo JS, Parker KL. *Goodman and Gilman's: The Pharmacological Basis of Therapeutics*. 11th ed. New York, NY: McGraw-Hill; 2006:512–513.

PALAVRA-CHAVE	# Toxicidade do Acetaminofeno
SEÇÃO	Dor

Milaurise Cortes
Editado por Jodi Sherman

PONTOS-CHAVE

1. O acetaminofeno é um analgésico não opioide e antipirético.
2. A dose recomendada de acetaminofeno é de 10 a 20 mg/kg por via oral ou 20 a 40 mg/kg por via retal.
3. A intoxicação por acetaminofeno pode resultar em insuficiência hepática ou necrose renal.
4. A toxicidade por acetaminofeno pode ser tratada com carvão ativado e N-acetilcisteína (NAC; Mucomyst).
5. A insuficiência hepática ocorre como resultado da acumulação de metabólitos tóxicos com depleção dos níveis de glutationa hepática. Esses níveis são restaurados com a administração de NAC.

DISCUSSÃO

O acetaminofeno é um analgésico não opioide que pode ser administrado por via oral (10 a 20 mg/kg) ou por via retal como um supositório (20 a 40 mg/kg); a dose diária máxima é de 4.000 mg. É útil para o tratamento da dor em crianças e adultos. Funciona pela inibição da via da ciclo-oxigenase (COX) que potencializa a dor. Propriedades do acetaminofeno incluem efeitos analgésicos e antitérmicos, mas não efeitos anti-inflamatórios. Os médicos muitas vezes usam o acetaminofeno no lugar de drogas anti-inflamatórias não esteroides (NSAIDs) para controle da dor, porque apesar de NSAIDs terem propriedades anti-inflamatórias, eles também têm efeitos colaterais indesejáveis, como úlceras gastrointestinais e função plaquetária ruim. O acetaminofeno, no entanto, não é completamente desprovido de seus próprios efeitos colaterais. Dado em grandes quantidades, o acetaminofeno pode resultar em toxicidade hepática, bem como necrose renal.

Grandes doses de paracetamol podem resultar em insuficiência hepática fulminante, mas, mesmo em doses recomendadas, pode causar lesão hepática quando administrado com outros medicamentos como isoniazida, ou quando os pacientes sofrem de doenças como a cirrose alcoólica crônica. A fisiopatologia por trás de lesão hepática após a administração de grandes doses de acetaminofeno inclui a depleção de glutationa hepática, o que resulta no acúmulo de metabólitos tóxicos. Para tratar a toxicidade do acetaminofeno, os pacientes recebem NAC (Mucomyst), que impede o dano hepático restaurando os níveis de glutationa hepática.

Os sintomas da ingestão excessiva de acetaminofeno incluem náuseas e vômitos. Para melhor estimar o potencial dos danos hepáticos, é melhor estimar os níveis de acetaminofeno 4 horas após a ingestão para medidas precisas depois que a medicação foi sistematicamente absorvida. Esse nível é aplicado a um nomograma de toxicidade do acetaminofeno para avaliar a gravidade da intoxicação e ajudar no tratamento terapêutico (Fig. 1). Quando um paciente chega 2 a 4 horas após a ingestão, ele pode, inicialmente, ser tratado com carvão ativado. NAC é dado 8 horas após a ingestão, por via oral ou por via intravenosa, se o paciente for incapaz de tolerar a primeira.

Esses são apenas alguns medicamentos que contêm acetaminofeno, e quando tomados em conjunto podem levar a uma overdose acidental: Alka Seltzer Plus Cold and Sinus, DayQuil, NyQuil, Vicodin, Dimetapp e Percocet.

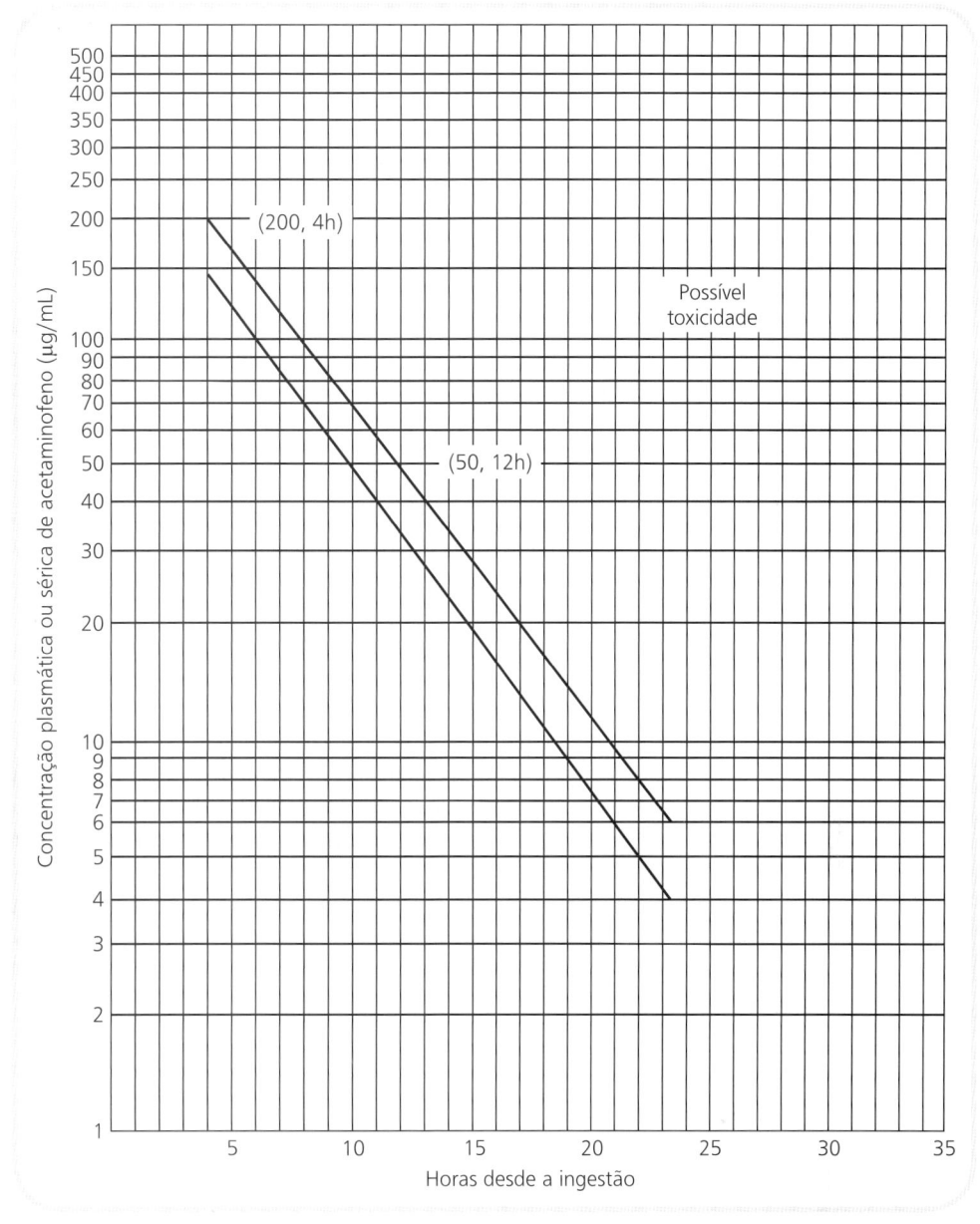

Figura 1. Nomograma para estimar a gravidade do envenenamento agudo por acetaminofeno. (Modificada com a permissão de Rumack BH, Matthew H. Acetaminophen poisoning and toxicity. *Pediatrics*. 1975;55:871-876.)

LEITURA SUGERIDA

Barash PG, Cullen BF, Stoelting RK *et al.*, eds. *Clinical Anesthesia*. 6th ed. Philadelphia, PA: Lippincott Williams & Wilkins; 2009:1486, 1501.

Fleisher GR, Ludwig S, Henretig FM. *Textbook of Pediatric Emergency Medicine*. 5th ed. Philadelphia, PA: Lippincott Williams & Wilkins; 2005:964–965.

Morgan G, Mikhail M, Murray M. *Clinical Anesthesiology*. 4th ed. New York, NY: McGraw-Hill Medical; 2005:369, 394, 1063.

	Toxicidade do Nitroprussiato: Diagnóstico
PALAVRA-CHAVE	
SEÇÃO	Farmacologia

Tiffany Denepitiya-Balicki
Editado por Benjamin Sherman

PONTOS-CHAVE

1. O nitroprussiato é um potente agente anti-hipertensivo cujo mecanismo de ação é direcionado ao relaxamento da musculatura arteriolar e venosa lisa.
2. Com altas concentrações de nitroprussiato, uma toxicidade por cianeto pode resultar, que é clinicamente demonstrada pela taquifilaxia ao nitroprussiato, arritmias cardíacas, acidose metabólica e aumento do conteúdo de oxigênio venoso.
3. O tratamento da toxicidade do nitroprussiato inclui oxigênio a 100% por meio da ventilação mecânica e administração de nitrato de amilo, nitrato de sódio a 3%, tiossulfato de sódio, e/ou hidroxicobalamina.

DISCUSSÃO

O nitroprussiato é um potente agente anti-hipertensivo cujo mecanismo de ação é direcionado ao relaxamento da musculatura arteriolar e venosa lisa. Uma molécula de óxido nítrico e cinco de cianeto são liberadas durante a degradação do nitroprussiato (Fig. 1). O óxido nítrico estimula um aumento da guanosina cíclica intracelular 3'-5'-monofosfato (cGMP), que, então, diminui os níveis de cálcio intracelulares, provocando o relaxamento da musculatura lisa vascular.

Tal como ilustrado na Figura 2, dentro de um eritrócito, um elétron é doado para o nitroprussiato, criando duas entidades: um composto instável de nitroprussiato e a metemoglobina. O nitroprussiato instável espontaneamente se converte em cinco íons de cianeto, que podem seguir um de três caminhos: (a) ele pode-se combinar com a metemoglobina e criar ciano-meta-hemoglobina, (b) ele pode-se ligar ao tiossulfato e criar tiocianato, ou (c), pode-se ligar à citocromo oxidase. A via final pode resultar em interferência com o transporte de elétrons e resultar em hipóxia celular.

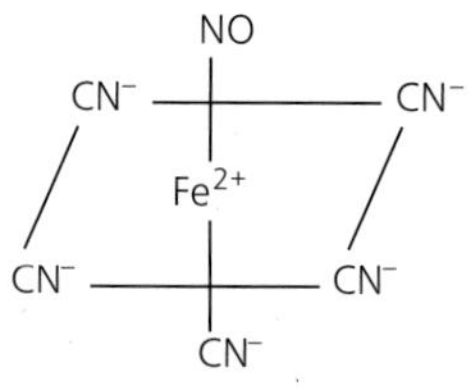

$$
\begin{array}{c}
\text{NO} \\
CN^- \diagup \!\!\!\! \diagdown CN^- \\
Fe^{2+} \\
CN^- \diagup \!\!\!\! \diagdown CN^- \\
CN^-
\end{array}
$$

Nitroprussiato

Figura 1. Estrutura molecular do nitroprussiato. (Adaptada de Morgan GE, Mikhail MS, Murray MJ. *Clinical Anesthesiology.* 5th ed. New York, NY: McGraw-Hill; 2006:256-258.)

$$SNP + \text{Oxi-hemoglobina} \longrightarrow (SNP)^- + \text{Metemoglobina}$$
$$(SNP)^- \longrightarrow 5CN^-$$
$$CN^- + \text{Metemoglobina} \longrightarrow \text{Ciano-metemoglobina}$$

ou

$$CN^- + \text{Tiossulfato} \xrightarrow{\text{Rodanase, vitamina } B_{12}} \text{Tiocianato}$$

ou

$$CN^- + \text{Citocromo oxidase} \longrightarrow \text{Toxicidade por cianeto}$$

Figura 2. Mecanismo do metabolismo do nitroprussiato. (Adaptada de Morgan GE, Mikhail MS, Murray MJ. *Clinical Anesthesiology.* 5th ed. New York, NY: McGraw-Hill; 2006:256-258.)

A toxicidade por cianeto é clinicamente demonstrada pela taquifilaxia ao nitroprussiato (já que doses crescentes são necessárias para criar o efeito hipotensor desejado), arritmias cardíacas, acidose metabólica, e aumento do teor de oxigênio venoso. A toxicidade por cianeto não é normalmente observada quando o nitroprussiato é infundido a taxas inferiores a 0,5 mg/kg/h. Geralmente, é recomendado que a dose total de nitroprussiato não exceda de 1,5 a 2 mg por kg ao longo de um período de 24 horas (em pacientes com função renal e hepática normal).

Depois de identificada a toxicidade, os pacientes devem receber oxigênio a 100% com um baixo limiar para instituir a ventilação mecânica, pois isso vai aumentar a quantidade de oxigênio disponível. O tratamento farmacológico tem como objetivo reduzir a quantidade de cianeto ligado à citocromo oxidase, melhorando, assim, a utilização do oxigênio celular. Isto pode ser feito de várias maneiras.

1. A administração de nitrito de amilo (por inalação direta ou através do circuito de anestesia) ou de nitrato de sódio a 3% aumenta a quantidade de meta-hemoglobina e, em seguida, forma mais ciano-meta-hemoglobina. Estes tratamentos devem ser utilizados com cautela, porque eles deslocam a curva da oxi-hemoglobina para a esquerda e potencialmente pioram o fornecimento de oxigênio aos tecidos. Em pacientes com envenenamento por monóxido de carbono ou anemia grave concomitantes, estas terapias devem ser usadas com extrema cautela.
2. O tiossulfato de sódio, um doador de enxofre, pode diminuir os níveis de cianeto por ligação ao cianeto e formação de tiocianato, que é excretado por via renal. Em pacientes com insuficiência renal, no entanto, o tiocianato pode acumular e causar náusea, hipóxia, anomalias da tiroide, fraqueza muscular e psicose.
3. A hidroxocobalamina, um precursor da B12, tem uma forte afinidade pelas moléculas de cianeto e forma a cianocobalamina, que é excretada por via renal. Este tratamento intravenoso foi aprovado pela U.S. Food and Drug Administration em 2006 e comercializado como "Cyanokit".

Em muitas instituições onde a hidroxocobalamina está disponível, o tratamento inicial para a toxicidade do cianeto é hidroxocobolamina e tiossulfato de sódio, porque eles não formam metemoglobina com possíveis reduções na distribuição de oxigênio.

LEITURA SUGERIDA

Barash PG, Cullen BF, Stoelting RK. *Clinical Anesthesia*. 5th ed. Philadelphia, PA: Lippincott Williams & Wilkins; 2009:365.
Desai S, Su M. Cyanide poisoning. UpToDate. 2011. http://www.uptodate.com/contents/cyanide-poisoning. Accessed May 22, 2012.
Kaplan JA, Finlayson DC, Woodward S. Vasodilator therapy after cardiac surgery: a review of the efficacy and toxicity of nitroglycerin and nitroprusside. *Can Anaesth Soc J*. 1980;27:254–259.
Morgan GE, Mikhail MS, Murray MJ. *Clinical Anesthesiology*. 5th ed. New York, NY: McGraw-Hill; 2006:256–258.

PALAVRA-CHAVE	**Toxicidade por Bupivacaína: Tratamento**
SEÇÃO	Farmacologia

Anjali Vira
Editado por Thomas Halaszynski

PONTOS-CHAVE

1. A bupivacaína é anestésico local mais cardiotóxico atualmente utilizado e pode levar a arritmias e instabilidade hemodinâmica.
2. Toxicidade pela bupivacaína que progride para sintomas cardíacos pode revelar-se difícil de tratar.
3. O tratamento da toxicidade por bupivacaína é principalmente de apoio, incluindo suporte vital cardíaco avançado (ACLS) e ventilação mecânica.
4. Uma nova estratégia adicional (além do nº 2 acima) para tratamento de toxicidade por bupivacaína é a administração intravenosa de uma solução de 20% de lipídios.

DISCUSSÃO

Quando se atingem níveis plasmáticos de tóxicos, todos os anestésicos locais podem causar toxicidade do sistema nervoso central (CNS), inicialmente produzindo depressão do CNS (doses mais baixas), seguido por excitação do CNS, incluindo atividade convulsiva. No entanto, esses mesmos anestésicos locais também são capazes de causar cardiotoxicidade. Bupivacaína continua a ser o mais cardiotóxico dos anestésicos locais usados atualmente nos Estados Unidos. Quando comparada com outros anestésicos locais comumente utilizados, a bupivacaína tem uma afinidade muito alta para os canais de sódio cardíacos e dissocia-se deles lentamente. Esse fenômeno pode levar a arritmias cardíacas e depressão miocárdica. A bupivacaína também provoca vasodilatação sistêmica, que pode levar rapidamente à instabilidade hemodinâmica, em face de uma nova arritmia.

Prevenção de toxicidade de bupivacaína é importante como primeiro passo, porque é difícil de tratar. Aspiração antes da injeção pode diminuir a frequência de injeção intravascular inadvertida, bem como injeção complementar de doses em *bolus*. Quando se utiliza bupivacaína para anestesia neuraxial ou bloqueio nervoso periférico, monitoramento cuidadoso com eletrocardiograma contínuo, oximetria de pulso e manguito de pressão arterial não invasivo pode ajudar na detecção adiantada de overdose de bupivacaína. A dose máxima de bupivacaína que deve ser usada é 3 mg/kg.

Quando ocorre uma injeção intravascular ou overdose de bupivacaína o tratamento é, principalmente, de suporte. É importante garantir a ventilação satisfatória e evitar hipóxia, acidose e hipercarbia. Se ocorrerem convulsões, elas devem ser tratadas rapidamente porque podem agravar a toxicidade da bupivacaína, causando hipóxia, hipercarbia e acidose. Convulsões podem ser tratadas com vários agentes, incluindo tiopental (50 a 100 mg), propofol (1 mg por kg) e midazolam (2 a 5 mg).

Depressão cardiovascular e vasodilatação por overdose de bupivacaína podem levar a hipotensão e bradicardia. ACLS deve ser instituído e continuado durante todo o tratamento para, ou com, suspeita de cardiotoxicidade por anestesia local de bupivacaína. Sob a influência de toxicidade por bupivacaína, ênfase na ventilação adequada (conforme discutido acima), suporte farmacológico da pressão arterial (com drogas como efedrina) e tratamento de arritmias ventriculares (com medicamentos como amiodarona e até mesmo com cardioversão elétrica) devem ser realizados. Os efeitos cardiovasculares da bupivacaína podem ser difíceis de tratar e podem exigir doses repetidas de drogas vasoativas e antiarrítmicos; contudo, disritmias resistentes e hipotensão agora podem ser tratadas com uma nova terapia:

100 cc de solução de emulsão lipídica a 20% (Intralipid). Esse tratamento funciona em parte em virtude da solubilidade lipídica da bupivacaína. Propofol não é uma solução de lipídios apropriada para esta terapia e pode piorar a toxicidade da bupivacaína por contribuir para a depressão miocárdica.

Toxicidade sistêmica por anestésico local (LAST) e tratamento com terapia de emulsão lipídica (20%):

1. Administre nos primeiros sinais de LAST, mas após o manejo das vias respiratórias.
2. Continue o ACLS.
3. Dosagem: 1,5 mg por kg de emulsão lipídica a 20% como *bolus* (pode ser repetida).
4. Infusão após *bolus*: 0,25 a 0,50 mL/kg/min. durante pelo menos 10 minutos após a estabilidade circulatória.

LEITURA SUGERIDA

Barash PG, Cullen BF, Stoelting RK *et al.*, eds. *Clinical Anesthesia*. 6th ed. Philadelphia, PA: Lippincott Williams & Wilkins; 2009:539–545.

Morgan GE, Mikhail MS, Murray MJ. *Clinical Anesthesiology*. 4th ed. New York, NY: Lange McGraw-Hill; 2006:270–271.

PALAVRA-CHAVE

TPN: Efeitos Metabólicos

SEÇÃO

Subespecialidades: Cuidados Intensivos

Alexander Timchenko
Editado por Ala Haddadin

PONTOS-CHAVE

1. Os efeitos da nutrição parentérica total (TPN), bem como as suas complicações, podem ser divididos em mecânicos, infecciosos e metabólicos.
2. Os efeitos metabólicos referem-se a um alto ou baixo nível no soro de qualquer componente de uma solução de TPN, doenças do fígado e doença óssea.
3. Dias após o início da TPN, uma hiperglicemia é comum por causa da subprodução de insulina endógena em face da carga de carboidratos.
4. Uma hipoglicemia pode ocorrer após a descontinuação da TPN em virtude da sobrerregulação da produção endógena de insulina observada com a administração da TPN.
5. Exceder as necessidades calóricas com a TPN pode resultar em hipercapnia e acidose respiratória, levando à dificuldade de retirada do ventilador.

DISCUSSÃO

As manifestações clínicas de deficiência de nutrientes encontram-se resumidas na Tabela 1 abaixo:

Os problemas metabólicos mais comuns associados à TPN são descritos como se segue:

Hiperglicemia. A causa mais comum é a infusão excessiva de dextrose. Após o início da TPN, se desenvolve uma elevação transitória da glicemia. Mais tarde, a produção de insulina endógena se ajusta ao conteúdo dextrose e taxa de infusão da TPN. Os fatores que provocam a tolerância à dextrose são a incapacidade de síntese de insulina para acompanhar a taxa de infusão da TPN e condições subjacentes. Os fatores de risco incluem sepse, diabetes, pancreatite aguda e uso de corticosteroides. A hiperglicemia resulta em disfunção do sistema imunitário e aumento da suscetibilidade à infecção. Uma carga calórica excessiva estimula a conversão de glicose em gordura, levando a hipertrigliceridemia e esteatose hepática. *Prevenção:* A glicose no sangue deve ser mantida em 80 a 110 mg por dL, a dextrose deve ser infundida a uma taxa de 4 a 5 mg/kg/min, e a dextrose na TPN deve ser aumentada lentamente até atingir a meta calórica.

Tabela 1. Deficiências nutricionais

Sinal ou sintoma	Nutriente potencialmente empobrecido
Perda de músculo e gordura	Calorias, proteína, ou ambos
Edema periférico	Tiamina (insuficiência cardíaca), proteína (baixa pressão oncótica)
Glossite	Ácido fólico, vitamina B_{12}, niacina, riboflavina, tiamina, ferro
Queilose, estomatite angular	Riboflavina, niacina, ácido fólico, vitamina B_{12}
Perda do senso vibratório ou de posição, fadiga	Vitamina B_{12}
Dermatite (pele exposta ao sol), demência, diarreia	Niacina (pelagra)
Disfunção simétrica motora ou sensorial, ataxia, nistagmo, insuficiência cardíaca, alteração do estado mental	Tiamina (beribéri)
Sangramento nas gengivas, petéquias, equimoses	Vitamina C, vitamina K
Má cicatrização de feridas	Calorias, proteínas, ou ambos; vitamina C; vitamina A; Zinco
Dor nos ossos	Vitamina D (osteomalácia)
Hiperqueratose folicular, cegueira noturna	Vitamina A
Dermatite esbranquiçada, com descamação	Ácidos graxos essenciais (linoleico, linolênico)
Cabelos ralos, cabelo fácil de arrancar	Zinco, proteína
Pele pálida, unhas côncavas	Ferro
Perda do paladar, dermatite avermelhada em torno do nariz, boca, virilha; perda de cabelo	Zinco
Neuropatias periféricas, anormalidades da marcha, fraqueza, fadiga	Cobre
Dor muscular, insuficiência cardíaca	Selênio
Parestesias, espasmo carpopedal	Cálcio, magnésio, fósforo ou potássio

Hipoglicemia. A razão mais comum é a interrupção súbita da TPN (p. ex., antes da cirurgia). Após a cessação da TPN, a insulina endógena está sendo segregada em resposta a uma carga calórica. A hipoglicemia reativa ocorre geralmente em 15 a 60 minutos após a cessação da TPN. Para evitar esta complicação, uma redução gradual da TPN ao longo de 1 a 2 horas antes da cessação completa deve ser realizada.

Hiperlipidemia (HLD). A causa mais comum é o excesso de lipídios na TPN ou depuração lipídica prejudicada. Fatores de risco para obesidade de diminuição da depuração lipídica, diabetes, sepse, pancreatite e doenças do fígado. A HLD pode precipitar uma pancreatite aguda se os níveis séricos de triglicérides estiverem acima de 1.000 mg por dL. Se a HLD se desenvolver, a carga de dextrose deve ser reconsiderada e reduzida, e, em seguida, a taxa de infusão de lipídios deve ser diminuída. A infusão de lípidios não deverá exceder 0,12 g/kg/h. A infusão lipídica contínua tem melhores características de depuração de lipídios em comparação com a infusão lipídica cíclica. Precauções com o propofol devem ser levadas em consideração, já que o propofol representa uma fonte de calorias de lípidos extra, 1,1 kcal por mL. A infusão lipídica diária deve ser interrompida se a concentração de triglicerídeos no soro for superior a 400 mg por dL.

Hipercapnia. A superalimentação de calorias totais e dextrose pode resultar em excesso de produção de dióxido de carbono, o que resulta em acidose respiratória, no aumento do trabalho muscular respiratório para compensar a acidose e, portanto, na dificuldade de retirada da ventilação mecânica. A redução da carga calórica ajuda a evitar a hipercapnia.

Síndrome da realimentação. A causa é rápida repleção nutricional em pessoas severamente subnutridas – a infusão de dextrose estimula a secreção de insulina, a qual é responsável pela deslocação do fósforo e do potássio intracelular. A síndrome da realimentação apresenta-se como combinação dos seguintes distúrbios metabólicos:

- Hipernatremia.
- Hipofosfatemia – fraqueza, convulsões, insuficiência respiratória (incapaz de retirar o ventilador), insuficiência cardíaca. Nas células vermelhas do sangue, a hipofosfatemia evita a formação de 2,3- DPG, o que leva a uma diminuição da oferta de O_2 para os tecidos.
- Hipocalemia.
- Hipomagnesemia.
- O aumento no volume do sangue pode provocar um insuficiência cardíaca preexistente.

Para evitar a síndrome da realimentação, a TPN deve ser avançada gradualmente para atingir as metas nutricionais durante 3 a 5 dias em pacientes com desnutrição grave.

Desordens hepatobiliares. A causa mais comum é a superalimentação calórica que leva ao aumento da lipogênese no fígado. Por sua vez, a mobilização diminuída da gordura leva à esteatose.

Foi relatado que a colecistite acalculosa está presente em cerca de 4% dos pacientes em TPN por mais de 3 meses. A lama biliar foi relatada em 50% dos pacientes ao fim de 4 a 6 semanas, e em quase 100%, após 6 semanas.

LEITURA SUGERIDA

Powell-Tuck J. Nutritional interventions in critical illness. *Proc Nutr Soc.* 2007;66:16–24.
Ukleja A, Romano MM. Complications of parenteral nutrition. *Gastroenterol Clin North Am.* 2007;36:23–46.
Ziegler TR. Parenteral nutrition in the critically ill patient. *N Engl J Med.* 2009;361(11):1088–1097.

PALAVRA-CHAVE	**TPN Periférica: Complicações**
SEÇÃO	Subespecialidades: Cuidados Intensivos

Chi Wong
Editado por Ala Haddadin

PONTOS-CHAVE

1. A osmolaridade da solução de nutrição parenteral periférica (PPN) está limitada a 900 mOsm por L para evitar flebite.
2. A complicação mais comum da PPN é a tromboflebite.
3. As complicações metabólicas são semelhantes em comparação com as da nutrição parenteral total (TPN) e incluem hipocalcemia, hipopotassemia, hipofosfatemia e hipomagnesemia.
4. Independentemente de continuar ou interromper a PPN na sala de cirurgia, a gestão intraoperatória mais importante é o monitoramento frequente da glicemia para orientar a terapia subsequente.
5. Infusões lipídicas contendo lípidos oxidáveis aumentam o risco de lesão celular induzida por oxidação e podem promover a lesão de órgãos.

DISCUSSÃO

A PPN é indicada em pacientes que são incapazes de tolerar a alimentação entérica. Os pacientes que necessitam de menos de 2.000 calorias por dia com um breve período de suporte nutricional (< 14 dias) podem ter uma nutrição parentérica fornecida através de uma veia periférica, a fim de evitar as várias complicações associadas ao acesso de linha central. A osmolaridade da solução de PPN está limitada a 900 mOsm por L com cateteres curtos para evitar flebite. Em virtude dos limites de osmolaridade desses vasos sanguíneos de baixo fluxo, grandes volumes de fluidos são necessários para abordar as necessidades de proteína e energia para os pacientes hipermetabólicos, o que pode não ser prático em um ambiente de ICU. Se forem necessários grandes volumes de fluidos, uma complicação potencial em pacientes com função cardíaca comprometida é a sobrecarga de fluidos e insuficiência cardíaca congestiva.

As complicações técnicas da PPN são mínimas em comparação com a TPN. A complicação mais comum é a tromboflebite, que torna necessária a substituição frequente do cateter periférico. Outra complicação comum é a infiltração e o extravasamento do cateter intravenoso. Uma inspeção no local do cateter deve ser realizada regularmente. A maioria dos cateteres venosos periféricos durará entre 48 e 72 horas e exigirá uma rotação sistemática de locais de colocação. Heparina e os corticosteroides podem ser adicionados à infusão, e uma correção local de nitrato de glicerilo pode ser aplicada localmente para reduzir a ocorrência de tromboflebite, prolongando assim a vida útil do cateter. As complicações infecciosas incluem infecções da pele no local do cateter e flebites sépticas.

Embora menos comum do que com a TPN, a PPN pode levar ao aumento da produção de dióxido de carbono (CO_2) secundária ao metabolismo de uma grande carga de glicose. Um aumento do trabalho ventilatório é necessário para eliminar o CO_2 produzido. Uma produção elevada de CO_2 pode exigir o início da ventilação mecânica, ou pode tornar mais difícil desligar pacientes do suporte ventilatório de longo prazo. A redução das calorias totais (glicose e gordura) pode beneficiar pacientes alimentados parenteralmente com doença pulmonar que desenvolvem um agravamento da hipercapnia.

As complicações metabólicas são semelhantes em comparação com aquelas da TPN. Eventos metabólicos agudos mais comumente envolvem glicose e eletrólitos. A acidose metabólica hiperclorêmica é uma complicação secundária ao metabolismo de aminoácidos que libera ácido clorídrico. Outros distúrbios eletrolíticos incluem hipocalemia, hipocalcemia, hipofosfatemia e hipomagnesemia. Deficiências em potássio, magnésio e cálcio podem levar a arritmias cardíacas. A hipofosfatemia pode precipitar rabdomiólise, fraqueza muscular grave e insuficiência respiratória. A hipomagnesemia pode causar fraqueza muscular e convulsões.

As complicações da PPN na sala de cirurgia incluem hipoglicemia de rebote, se ela for interrompida abruptamente. A gestão anestésica inclui continuar a perfusão da PPN ou cessá-la e oferecer um substituto, tal como uma solução de dextrose a 10%. No entanto, a resposta ao *stress* da cirurgia pode causar intolerância à glicose, e a infusão concomitante de PPN pode resultar em um estado de hiperglicemia excessiva que conduz ao coma hiperosmolar não cetótico ou cetoacidose. Independentemente da continuidade ou interrupção da PPN, a gestão intraoperatória mais importante é o monitoramento frequente da glicemia para orientar a terapia subsequente e manter os níveis de glicose entre 100 e 150 mg por dL. Por último, um cateter IV dedicado à PPN não deve ser violado por meio da infusão de agentes anestésicos, produtos derivados do sangue ou fluidos IV.

A disfunção hepatobiliar é uma manifestação comum da nutrição parentérica de longa duração e é menos provável que aconteça com a PPN. Contornar a circulação portal pode levar a uma estase biliar e falta de contração da vesícula biliar. Isso pode resultar em colecistite acalculosa. Se possível, estimular a contratilidade da vesícula biliar com uma alimentação enteral vai reverter esse processo. O excesso de calorias de glicose e lipídios na nutrição parenteral pode resultar em esteatose hepática e testes de função hepática anormais, com uma eventual progressão para cirrose hepática.

As infusões de lipídios utilizadas na PPN aumentam o risco de lesão celular induzida por oxidação. Uma PPN contendo lipídios oxidáveis promove lesões de órgãos e está associada a diminuição da oxigenação e insuficiência respiratória prolongada.

As complicações podem ser minimizadas por intermédio do monitoramento regular dos eletrólitos plasmáticos, glicemia e triglicérides. A insulina regular deve ser adicionada à PPN para manter a glicemia dentro dos valores normais.

LEITURA SUGERIDA

Marino PL. *The ICU Book*. 3rd ed. Philadelphia, PA: Lippincott Williams & Wilkins; 2007:859–869.
Miller RD, Eriksson LI, Fleisher LA, *et al.*, eds. *Miller's Anesthesia*. 7th ed. Philadelphia, PA: Churchill Livingstone; 2009:2944–2950.
Morgan GE, Mikhail MS, Murray MJ, eds. *Clinical Anesthesiology*. 4th ed. New York, NY: McGraw-Hill; 2006:1060–1062.

PALAVRA-CHAVE	# Trabalho de Parto Prematuro: Tratamento
SEÇÃO	Subespecialidades: Obstetrícia

Jorge Galvez
Editado por Lars Helgeson

PONTOS-CHAVE

1. O trabalho de parto prematuro é definido como aquele que ocorre antes de 37 semanas de gestação.
2. Mulheres em trabalho de parto prematuro que recebem terapia tocolítica muitas vezes dão à luz cerca de 48 horas após a apresentação, apesar da terapêutica.
3. A terapia tocolítica é administrada em combinação com esteroides pré-natais para promover a maturidade pulmonar fetal e melhorar os resultados neonatais.
4. Se houver sucesso em se evitar o trabalho de parto prematuro, a paciente permanece em risco de parto prematuro. A manutenção da terapêutica/repouso na cama pode ser justificada.
5. Os agentes tocolíticos utilizados no tratamento do parto prematuro incluem agonistas beta, sulfato de magnésio, bloqueadores do canal de cálcio e inibidores da prostaglandina sintetase.

DISCUSSÃO

O trabalho de parto prematuro é definido como aquele que ocorre antes de 37 semanas de gestação. Pode ser difícil distinguir mulheres em trabalho de parto prematuro de mulheres com contrações uterinas prematuras, que não estão em trabalho de parto. Os critérios desenvolvidos por Creasy ajudam na identificação do trabalho de parto prematuro. O critério mais aceito é a mudança do colo do útero, que está sujeita ao viés do examinador. Outros incluem o seguinte:

- Mais de quatro contrações uterinas a cada 20 minutos.
- Dilatação do colo do útero (> 2 cm em mulheres nulíparas, > 3 cm em mulheres multíparas).
- Obliteração cervical superior a 80%.
- Contrações uterinas combinadas com mudança cervical (requer exames seriados).

O objetivo terapêutico para o trabalho de parto prematuro é suprimir a atividade uterina, prolongando, assim, a gravidez. Isso permite um maior desenvolvimento fetal, com melhores resultados neonatais. Mulheres em trabalho de parto prematuro que receberam terapia tocolítica dão à luz em uma média de 48 horas após a apresentação, apesar do regime terapêutico administrado. Portanto, é importante combinar a terapia com corticosteroides tocolíticos antenatais para promover a maturidade pulmonar fetal, no caso do feto nascer prematuramente.

As contraindicações absolutas à terapia tocolítica incluem o seguinte:

- Pré-eclâmpsia grave.
- Sangramento grave.
- Grave descolamento prematuro da placenta.
- Corioamnionite.
- Restrição do crescimento fetal grave.
- Sofrimento fetal grave.
- Morte fetal ou anomalias incompatíveis com a vida.
- Estudos de pulmão maduro através de amniocentese.
- Certas arritmias cardíacas maternas.

As contraindicações relativas à terapia tocolítica incluem o seguinte:

- Hipertensão crônica.
- Descolamento prematuro da placenta moderado.
- Placenta prévia estável.
- Doença cardíaca materna.
- Hipertireoidismo ou diabetes melito descontrolado.
- Sofrimento fetal moderado.

- Anomalia fetal.
- Dilatação do colo do útero superior a 4 cm.

Terapia Farmacológica

Beta-agonistas, ritodrina (intravenosa [IV]), e terbutalina (IV ou subcutânea) podem ser administradas em doses crescentes até que bem-sucedidas ou até que os efeitos colaterais maternos ou fetais impeçam a continuação do tratamento. Os efeitos colaterais dos beta-agonistas incluem taquicardia materna, hipotensão, hipercalemia, edema pulmonar, diminuição da produção de urina, hipertensão, palpitações, agitação, arritmias, infarto do miocárdio, diminuição do esvaziamento gástrico, cardiomiopatia pós-parto e morte. Os efeitos colaterais fetais incluem taquicardia, redistribuição do fluxo sanguíneo, aumento da espessura do septo interventricular, taquicardia supraventricular, isquemia miocárdica e necrose, hidropisia fetal e hipoglicemia.

Embora o sulfato de magnésio ($MgSO_4$) seja o agente tocolítico mais amplamente utilizado hoje em dia, a sua eficácia está caindo sob escrutínio. O uso generalizado foi aprovado sem ensaios controlados com placebo bem desenvolvidos. Vários estudos aleatórios têm demonstrado que o $MgSO_4$ não é mais eficaz do que o placebo como um tocolítico. A metanálise concluiu que o $MgSO_4$ não é eficaz em retardar ou prevenir o nascimento prematuro e que seu uso está associado ao aumento da mortalidade neonatal.

Ele é normalmente administrado com uma dose de carga IV de 4 a 8 g ao longo de 20 minutos, seguida de uma infusão de 2 a 4 g por hora. Os ajustes são fundamentados na atividade de contração uterina, nos níveis séricos de magnésio, e nos efeitos colaterais maternos. A terapia pode ser parada quando as contrações pararem por 12 a 24 horas. Os efeitos colaterais maternos incluem rubor facial, dor de cabeça, nistagmo, náuseas, tonturas e letargia. Efeitos colaterais graves incluem edema pulmonar, bloqueio neuromuscular, osteopenia e depressão respiratória. Os efeitos colaterais fetais incluem diminuição da variabilidade da frequência cardíaca fetal, depressão do sistema nervoso central, diminuição do tônus muscular, esforço respiratório ruim e baixos índices de Apgar.

Os bloqueadores dos canais de cálcio funcionam como relaxantes não específicos do músculo liso, o que pode resultar na cessação das contrações. Os efeitos colaterais incluem hipotensão materna, potencialização do bloqueio neuromuscular pelo sulfato de magnésio, bloqueio cardíaco fetal, acidose neonatal e natimorto.

As prostaglandinas estão intimamente envolvidas no processo de maturação cervical e de trabalho de parto e, assim, a inibição das prostaglandinas por inibição da ciclo-oxigenase (COX), pode evitar o parto prematuro. Drogas anti-inflamatórias não esteroides (como a indometacina) podem ser úteis como um agente tocolítico. As contraindicações fetais à indometacina são restrição de crescimento, anomalias renais, corioamnionite, oligoidrâmnios, lesões cardíacas dependentes do ducto, e síndrome de transfusão fetal-fetal. Os efeitos colaterais maternos com a terapia a longo prazo incluem sangramento gastrointestinal, coagulopatias, exacerbação de asma e lesão renal.

Outros agentes incluem análogos da oxitocina, nitroglicerina, inibidores da COX-2, cetorolaco, progestinas e inibidores do óxido nítrico, embora a maioria deles não foi amplamente testada ou recebeu a aprovação da US. *Food and Drug Administration* para tocólise.

Terapia Auxiliar para Mulheres em Trabalho de Parto Prematuro

Os corticosteroides pré-natais (betametasona 12 mg por via intramuscular [IM] a cada 24 horas x 2 doses ou dexametasona 6 mg IM a cada 12 horas x 4 doses) melhoram significativamente os resultados neonatais, incluindo menor incidência de síndrome de angústia respiratória, hemorragia intraventricular e morte. O ACOG e o NIH recomendam que todas as mulheres em risco de parto prematuro antes de 34 semanas de gestação recebam um curso de corticosteroides pré-termo.

LEITURA SUGERIDA

Gibbs RS, Karlan BY, Haney AF, et al. *Danforth's Obstetrics and Gynecology*. 9th ed. Philadelphia, PA: Lippincott Williams & Wilkins; 2008:165–185.

PALAVRA-CHAVE	# Trabalho Respiratório: Recém-Nascido *vs.* Adulto
SEÇÃO	Subespecialidades: Anestesia Pediátrica

Anna Clebone
Editado por Mamatha Punjala

PONTOS-CHAVE

1. O volume corrente e a capacidade residual funcional (FRC) em uma base por peso são semelhantes em recém-nascidos e em adultos, cerca de 7 e 30 cc por kg, respectivamente.
2. O consumo de oxigênio, frequência respiratória e ventilação minuto são maiores em recém-nascidos, quando comparados com os adultos.
3. O trabalho de respirar é maior em recém-nascidos secundário à menor complacência pulmonar e alta resistência das vias respiratórias em virtude de um menor número de pequenas vias respiratórias.
4. Os recém-nascidos têm caixas torácicas flexíveis que atenuam o suporte mecânico. É visto um aumento do trabalho respiratório, como a falta de resultados de apoio no fechamento funcional das vias respiratórias e trocas gasosas menos eficientes.

DISCUSSÃO

Há várias semelhanças e diferenças quando se compara o sistema respiratório do recém-nascido com o de um adulto. O volume corrente e a FRC em uma base por peso são semelhantes, cerca de 7 e 30 cc por kg, respectivamente, em recém-nascidos e em adultos. O consumo de oxigênio é maior em recém-nascidos, de 7 a 9 mL/kg/min em comparação com 3 mL/kg/min em adultos. Para dar conta deste valor mais elevado, os neonatos têm uma frequência respiratória de base mais alta (30 a 50 respirações por minuto) e, portanto, também uma maior ventilação minuto (de 100 a 150 mL/kg/min), em comparação com os adultos (60 mL/kg/min).

O trabalho respiratório é maior em recém-nascidos quando comparado com crianças mais velhas e adultos. Ele é aumentado pela alta resistência das vias aéreas e baixa complacência pulmonar. Os recém-nascidos têm uma complacência pulmonar relativamente baixa enquanto têm uma alta complacência da parede torácica. Eles também têm caixas torácicas flexíveis que atenuam o suporte mecânico. É visto um aumento do trabalho respiratório, como a falta de resultados de apoio no fechamento funcional das vias aéreas e trocas gasosas menos eficientes. Além disso, os recém-nascidos têm músculos intercostais pouco desenvolvidos e um diafragma relativamente fraco secundário à falta de fibras musculares do tipo um. Há também um aumento da resistência das vias respiratórias secundária ao menor número de pequenas vias aéreas, e a maturação completa dos alvéolos não ocorre até cerca de 8 anos de idade. A resistência pulmonar é seis vezes maior em recém-nascidos despertos em comparação com os adultos.

Os problemas de resistência são agravados para o recém-nascido, quando submetidos à anestesia quando um tubo de respiração e de circuito é introduzido. O raio muito menor de um tubo endotraqueal neonatal leva a um grande aumento na resistência, explicado pela lei de Poiseuille ($R = 8\,nl/\pi r_4$). Circuitos de anestesia que envolvem uma válvula de uma via (p. ex., sistemas circulares), exigem uma força inspiratória adicional do neonato que respira espontaneamente para se abrir, aumentando ainda mais a resistência.

LEITURA SUGERIDA

Barash PG, Cullen BF, Stoelting RK, *et al.*, eds. *Clinical Anesthesia*. 6th ed. Philadelphia, PA: Lippincott Williams & Wilkins; 2009:1174, 1428–1430.
Cote CJ, Lerman J, Todres ID, eds. *A Practice of Anesthesia for Infants and Children*. 4th ed. Philadelphia, PA: Saunders Elsevier; 2009:747–766.
Morgan GE, Mikhail MS, Murray MJ. *Clinical Anesthesiology*. 4th ed. New York, NY: McGraw Hill; 2006:923.

PALAVRA-CHAVE

TRALI: Tratamento

SEÇÃO

Clínica Baseada em Órgão: Hematologia

Gabriel Jacobs
Editado por Hossam Tantawy

PONTOS-CHAVE

1. A lesão pulmonar aguda relacionada com a transfusão (TRALI) é uma forma de edema pulmonar não cardiogênico associado à transfusão de hemoderivados, mais frequentemente plaquetas, plasma fresco congelado (FFP) e outros componentes que contêm plasma.
2. A fisiopatologia da TRALI envolve mediadores do antígeno leucocitário anti-humano do doador (anti-HLA) ou anticorpos antigranulócitos que ativam leucócitos hospedeiros, que, em seguida, tornam-se isolados no pulmão e causam danos locais aos capilares.
3. O tratamento da TRALI é principalmente de apoio, com a cessação da transfusão se houver sintomas enquanto a infusão de hemoderivados está em curso e o O_2 suplementar e/ou ventilação de baixo volume corrente é semelhante ao que é recomendado nos protocolos na síndrome do desconforto respiratório agudo (ARDS).

DISCUSSÃO

A TRALI é uma forma de edema pulmonar não cardiogênico que está associada à transfusão de produtos do sangue, especialmente os produtos que contêm plasma. Embora a TRALI possa ocorrer com a transfusão de muitos tipos de componentes do sangue, ela ocorre mais frequentemente com transfusões de plaquetas ou FFP.

A incidência é estimada em 1/1.200 a 1/5.000 unidades transfundidas, e a taxa de mortalidade chega a 5%. Os sintomas de dispneia, febre, calafrios e o padrão característico de infiltração bilateral na radiografia de tórax geralmente aparecem dentro de 6 horas após a transfusão.

Mecanismo de fisiopatologia

Pensa-se que mais de 90% dos casos de TRALI ocorrem quando os mediadores de plasma de doadores (geralmente anti-HLA, classe I ou II) fazem com que os leucócitos dos receptores sejam ativados e expressem marcadores de adesão à superfície que levam ao seu sequestro nos pulmões. Estes leucócitos ativados sequestrados nos pulmões do receptor podem secretar produtos de inflamação que promovem dano e vazamento capilar. O consequente aumento da permeabilidade capilar leva ao edema pulmonar bilateral. Em contrapartida, na minoria restante dos casos de TRALI, o fenômeno patológico oposto ocorre: os leucócitos do doador, que estão presentes no plasma transfundido do doador, são reconhecidos por anticorpos pré-formados pelo receptor e agregados nos pulmões do receptor, levando ao mesmo tipo de lesão capilar.

Os mediadores de plasma do doador que ativam os leucócitos hospedeiros são tipicamente lipídios biologicamente ativos, chamados de *modificadores de resposta biológica* (BRMs). Os BRMs se acumulam no plasma do doador em virtude da desintegração da membrana ao longo do tempo. Consequentemente, os produtos sanguíneos mais velhos têm maior probabilidade de estar implicados em casos de TRALI do que produtos de plasma fresco. Além disso, os doadores que foram previamente transfundidos ou expostos a antígenos estranhos (p. ex., pela gravidez) são mais propensos a ter anticorpos antileucócitos no seu plasma. Doadoras do sexo feminino multíparas têm mais probabilidade de contribuir hemoderivados contendo anticorpos antileucócitos, o que mais tarde pode provocar TRALI.

Uma teoria de dois golpes foi proposta para explicar a ativação dos leucócitos e o sequestro pulmonar, que são centrais para o desenvolvimento da TRALI. O primeiro "golpe" é tipicamente um insulto fisiológico (trauma, sepse, choque, cirurgia), que "prepara" os granulócitos do destinatário para expressar moléculas de adesão de superfície e é sequestrado no parênquima pulmonar. O segundo "golpe", a própria transfusão, então fornece BRMs (principalmente na forma de lisofosfatidilcolinas). Os BRMs ativam os leucócitos sequestrados do receptor e fazem com que eles liberem substâncias que danificam o revestimento endotelial capilar, levando ao rápido desenvolvimento de edema pulmonar não cardiogênico.

Diagnóstico da TRALI
1. Hipoxemia aguda → Geralmente dentro de 6 horas após a transfusão.
2. Infiltrados bilaterais no campo pulmonar apreciados na radiografia de tórax compatíveis com lesão pulmonar aguda.
3. Não há evidência de hipertensão atrial esquerda (não cardiogênica).
4. Ausência de outras causas de lesão pulmonar aguda.

Tratamento

O tratamento da TRALI é principalmente de apoio, com a cessação imediata da transfusão, se os sintomas se apresentam enquanto a transfusão está em curso. A oxigenação suplementar – por meios não invasivos ou através de ventilação mecânica com baixos volumes correntes – é instituída. Glicocorticoides podem ser considerados, mas não há provas definitivas para apoiar esta intervenção. Os diuréticos geralmente não ajudam, já que o quadro clínico é de dano capilar pulmonar agudo e não de edema cardiogênico. Os sintomas geralmente melhoram após 12 a 48 horas. Em termos de prevenção de episódios repetidos de lesão em pacientes com histórico de TRALI e anemia continuada necessitando de mais transfusões, não foram fornecidas diretrizes claras. É preferível o uso de hemácias lavadas, mas estão faltando estudos de suporte. A leucoredução universal e restrições sobre o uso de produtos derivados do plasma de doadores aloimunizados (multíparas e aqueles com transfusões anteriores) são maneiras de reduzir a incidência desta complicação significativa.

LEITURA SUGERIDA

Drummond JC, Petrovitch CT, Lane TA. Hemostasis and transfusion medicine. In: Barash PG, Cullen BF, Stoelting RK *et al.*, eds. *Clinical Anesthesia*. 6th ed. Philadelphia, PA: Lippincott Williams & Wilkins; 2009:374–375.

Marino P. Anemia and red blood cell transfusions in the ICU. In: *The ICU Book*. 3rd ed. Philadelphia, PA: Lippincott Williams & Wilkins; 2007:675–676.

Morgan E, Mikhail M. Fluid management and transfusion. In: *Clinical Anesthesiology*. 4th ed. New York, NY: McGraw-Hill Co; 2006:701.

PALAVRA-CHAVE	**Transferência Placentária: Anestésicos Locais**
SEÇÃO	Subespecialidades: Obstetrícia

Ashley Kelley
Editado por Lars Helgeson

PONTOS-CHAVE

1. Moléculas lipofílicas pequenas, não ionizadas, incluindo anestésicos locais do tipo amida, atravessam a placenta com facilidade.
2. Uma vez transferidos, os anestésicos locais podem ficar "presos" no feto por ionização no ambiente mais acidêmico.
3. Agentes anestésicos locais acumulados no feto podem causar depressão cardiovascular e arritmias, bem como uma diminuição do tônus muscular.

DISCUSSÃO

Quando estiver administrando medicamentos a gestantes, o anestesiologista deve lembrar-se dos fatores que afetam a transferência placentária de drogas ao feto e os efeitos potenciais sobre o feto causados por esses medicamentos. Os fatores que afetam a transferência placentária incluem ionização, solubilidade lipídica e peso molecular. Moléculas lipofílicas pequenas e não ionizadas atravessam a placenta com maior facilidade. A maioria dos anestésicos locais possui estas características, e são, portanto, facilmente transferidos para o feto através da placenta.

A ionização de uma molécula depende do pH local, bem como do pKa, sendo o pKa o pH ao qual a concentração de formas ionizadas e não ionizadas de uma molécula é igual.

Isto é expresso pela equação de Henderson-Hasselbalch:

$$pH = pKa + \log (base)/(cátion)$$

Os anestésicos locais do tipo amida são bases fracas a pH fisiológico, e isto deixa uma porção significativa da molécula não ionizada disponível para transferência placentária. Os anestésicos locais do tipo éster são metabolizados pela colinesterase plasmática materna, e isso diminui a quantidade disponível para transferência placentária.

Quando os anestésicos locais atravessam a placenta e chegam ao feto, sofrem "aprisionamento iônico". O pH do sangue fetal é geralmente mais baixo do que o do sangue materno em aproximadamente 0,1 pontos. O pH mais baixo significa que uma maior proporção do anestésico local será ionizada e, portanto, será incapaz de se difundir de volta para a circulação materna. O resultado é uma diminuição da concentração da porção não ionizada, enquanto o gradiente de concentração é mantido entre o sangue materno e o sangue fetal, e isso permite a difusão contínua para o feto através da placenta. Se o feto é acidêmico por sofrimento fetal, a proporção de moléculas de íons capturados torna-se ainda maior.

O feto possui enzimas para a degradação de anestésicos locais, mas a meia-vida de eliminação é mais longa do que a da mãe, por causa de um aumento no volume de distribuição. Um anestésico local acumulado no feto pode causar diminuição do tônus neuromuscular, e uma injeção intravascular inadvertida pode causar depressão da função cardíaca fetal e gerar arritmias cardíacas.

LEITURA SUGERIDA

Barash PG, Cullen BF, Stoelting RK *et al.*, eds. *Clinical Anesthesia*. 6th ed. Philadelphia, PA: Lippincott Williams & Wilkins; 2009:1140–1148.

Stoelting RK, Miller RD, eds. *Basics of Anesthesia*. 5th ed. Philadelphia, PA: Churchill Livingstone; 2007:298, 481–488.

PALAVRA-CHAVE

Transferência Placentária: Anticolinérgicos

SEÇÃO

Subespecialidades: Obstetrícia

Gregory Albert
Editado por Lars Helgeson

PONTOS-CHAVE

1. A transferência de qualquer medicação através da placenta depende de uma série de fatores, incluindo a sua solubilidade em lípidos, a ionização, e do grau de ligação às proteínas.
2. A atropina e a escopolamina atravessam a placenta facilmente.
3. O glicopirrolato não atravessa a placenta de forma significativa.

DISCUSSÃO

Ao cuidar de uma paciente grávida, o anestesista deve ter uma compreensão dos efeitos dos medicamentos administrados para a parturiente e para o feto. Vários medicamentos prescritos têm efeitos profundos sobre o feto. O grau do efeito depende da sua solubilidade em lípidos, ionização e capacidade de ligação a proteínas.

Níveis umbilicais quantificáveis de fármacos como a atropina e a escopolamina ocorrem após 1 minuto da administração. A atropina necessita de cerca de 5 minutos para atingir o equilíbrio entre o sangue fetal e materno com uma proporção de cerca de um. A escopolamina tem uma farmacocinética semelhante. O glicopirroplato, no entanto, não atravessa a placenta facilmente. A proporção de glicopirrolato de fetal para materno é de aproximadamente 0,2. Como resultado, o glicopirrolato não tem quaisquer efeitos fisiológicos aparentes no feto.

LEITURA SUGERIDA

Chestnut D, ed. *Obstetric Anesthesia: Principals and Practice*. Philadelphia, PA: Mosby Inc.; 2004:60.

PALAVRA-CHAVE	# Transplante Cardíaco: Efeito Autonômico e Farmacologia
SEÇÃO	Clínica Baseada em Órgão: Cardiovascular

Jinlei Li e K. Karisa Walker

Editado por Benjamin Sherman

PONTOS-CHAVE

1. Transplante cardíaco resulta em um coração doador totalmente desnervado, resultando em uma alta frequência cardíaca fixa e perda de reflexos de mediação parassimpática.
2. Efeitos indiretos de medicamentos que requerem inervação autonômica intacta para o coração são ineficazes em corações transplantados; medicamentos que agem diretamente sobre o tecido cardíaco permanecerão eficazes (ver Tabelas 1 e 2).
3. Desnervação cardíaca aumenta a sensibilidade adrenérgica por meio de um aumento na densidade do betarreceptor (em oposição à afinidade).
4. Atropina é ineficaz como tratamento para bradicardia.
5. Isoproterenol é o inotrópico e cronotrópico de escolha; noradrenalina e adrenalina devem ser reservadas para hipotensão refratária.
6. Os betabloqueadores têm um aumento do efeito antagonista.
7. Corações transplantados também não respondem a massagem carótida e a manobras de Valsalva.

Tabela 1. Efeito da desnervação na farmacologia cardíaca

	Efeito de	
Substância	Receptor	Mecanismo
Digitalina	Aumento normal da contratilidade, efeito mínimo sobre o nodo AV	Efeito miocardial direto, desnervação
Atropina	Nenhum	Desnervação
Adrenalina	Aumento da contratilidade Aumento do cronotropismo	Hipersensibilidade à desnervação
Noradrenalina	Aumento da contratilidade Aumento do cronotropismo	Desnervação Sem absorção neuronal
Isoproterenol	Aumento normal na contratilidade, aumento normal no cronotropismo	
Quinidina	Nenhum efeito vagolítico	Desnervação
Verapamil	Bloqueio AV	Efeito direto
Nifedipina	Sem taquicardia reflexa	Desnervação
Hidralazina	Sem taquicardia reflexa	Desnervação
Betabloqueador	Aumento do efeito antagonista	Desnervação

De Deng MC. Cardiac transplantation. *Heart*. 2002;287:177.

DISCUSSÃO

O transplante cardíaco inclui mais de 98% dos transplantes ortotópicos (coração removido do receptor e substituído pelo coração do doador) e 1 a 2% dos transplantes heterotópicos (coração do receptor permanece intacto e o coração do doador é transplantado e anastomosado ao coração falho do receptor, "coração duplo"). Implante bicaval ou biatrial ortotópico foi realizado com grande sucesso. Transplante cardíaco heterotópico raramente é realizado por causa da alta mortalidade operatória e os cuidados médicos contínuos exigidos para o ainda presente coração original.

Inervação autonômica do coração, assim como a maioria dos sistemas de órgãos, compreende inervação parassimpática e simpática. Fibras colinérgicas parassimpáticas (nervo vago) inervam principalmente o sistema de condução elétrico e atrial. Fibras simpáticas adrenérgicas originárias nos níveis espinais T1-T4, através do gânglio estrelado, inervam o coração de uma forma generalizada. Após o transplante cardíaco, há uma desnervação total do coração do receptor. Há uma perda da desaceleração de mediação parassimpática das células marca-passo do nodo sinoatrial (SA), resultando em uma frequência cardíaca relativamente fixa de 90 a 110 batimentos por minuto.

Tabela 2. Efeitos dos medicamentos nos corações desnervados

Medicamentos	Ação	Frequência cardíaca	Pressão arterial
Atropina	Indireta	–	–
Digoxina	Direta	–/↓	–
Dopamina	Indireta e direta	↓	↑
Efedrina	Indireta e direta	–/↑	–/↑
Fentanil	Indireta	–	–
Isoproterenol	Direta	↑	–/↑
Neostigmina	Indireta	–/↓	–
Noradrenalina	Direta	↑	↑
Pancurônio	Indireta	–	–
Fenilefrina	Direta	–	↑
Verapamil	Direta	↓	↓

De Hensley FA Jr, Martin DE, Gravlee GP. *A Practical Approach to Cardiac Anesthesia*. 4th ed. Philadelphia, PA: Lippincott Williams & Wilkins; 2008:439-463.

Reflexos mediados pelos nervos vagais (*i.e.*, bradicardia reflexa da massagem do seio carotídeo ou Valsalva) estão ausentes em um coração transplantado. Respostas cardíacas de mediação simpática, no entanto, estão muitas vezes normais ou aumentadas. Isso é decorrente de um aumento da densidade dos receptores adrenérgicos no coração. É importante compreender essas mudanças, porque elas resultam em diferentes respostas fisiológicas para vários medicamentos comuns.

A atropina é um medicamento anticolinérgico que normalmente exerce seu efeito sobre o coração, bloqueando a entrada parassimpática para o SA e para o nodo atrioventricular (AV), deixando a estimulação simpática sem oposição, causando um aumento da frequência cardíaca. Atropina e outras medicações anticolinérgicas (glicopirrolato) são ineficazes no coração transplantado, em virtude da falta de inervação vagal. Portanto, o tratamento da bradicardia em pacientes com transplante cardíaco deve incluir medicamentos de estimulação e/ou beta-adrenérgicos, como isoproterenol e adrenalina. É importante notar que, em pacientes que foram recuperados a partir da fase aguda do transplante cardíaco, reinervação do nervo vago é possível. Esse fenômeno é raro, mas é importante considerar durante a administração da medicação ou durante a realização de manobras que aumentem o tônus vagal, com potencial bradicardia inesperada.

Medicamentos beta-adrenérgicos diretos (isoproterenol, noradrenalina, adrenalina, dobutamina) podem apresentar efeitos beta melhorados no coração, em pacientes de transplante por causa da hipersensibilidade à desnervação (resultante do aumento da expressão do receptor adrenérgico). Isoproterenol é frequentemente usado no transplante cardíaco em virtude do seu efeito direto e confiável sobre os betarreceptores cardíacos. Se houver hipotensão concorrente, adrenalina e noradrenalina devem ser consideradas, porque incluem estimulação de alfarreceptores com subsequente vasoconstrição. Dopamina e efedrina funcionam através de mecanismos diretos e indiretos e, portanto, pode ocorrer eficácia reduzida.

Medicamentos betabloqueadores apresentam um efeito aumentado e devem ser usados com cuidado. Eles podem ser o suporte principal da terapia para taquicardia sinusal em pacientes transplantados (que não têm tônus vagal), mas têm uma resposta aumentada em comparação com controles normais.

As Tabelas 1 e 2 descrevem outros medicamentos com as respostas esperadas em pacientes com transplante cardíaco.

LEITURA SUGERIDA

Barash PG, Cullen BF, Stoelting RK, *et al*. *Clinical Anesthesia*. 6th ed. Philadelphia, PA: Lippincott Williams & Wilkins; 2009:1412.
Deng MC. Cardiac transplantation. *Heart*. 2002;287:177.
Hensley FA Jr, Martin DE, Gravlee GP. *A Practical Approach to Cardiac Anesthesia*. 4th ed. Philadelphia, PA: Lippincott Williams & Wilkins; 2008:439-463.
Morgan GE, Mikhail MS, Murray MJ. *Clinical Anesthesiology*. 4th ed. New York, NY: McGraw-Hill; 2006:420.

PALAVRA-CHAVE

Tratamento: Deficiência de Antitrombina III

SEÇÃO

Clínica Baseada em Órgão: Hematologia

Dmitri Souzdalnitski
Editado por Benjamin Sherman

PONTOS-CHAVE

1. A antitrombina III é um importante fator hematológico envolvido na prevenção da formação de coágulos, tanto em vasos saudáveis quanto em vasos danificados sofrendo uma hemorragia ativa.
2. A trombofilia decorrente da diminuição da antitrombina III é congênita, sendo um traço autossômico dominante.
3. Mulheres grávidas com deficiência de antitrombina III devem ser anticoaguladas durante a gravidez.
4. A resistência à heparina pode ser uma manifestação de concentrações sanguíneas reduzidas de antitrombina III.
5. A transferência de plasma fresco congelado pode restaurar as concentrações de antitrombina III, reduzindo a resistência à heparina.

DISCUSSÃO

A antitrombina III é um importante fator hematológico na cascata de coagulação, responsável por impedir a formação de coágulos no interior do fluxo de sangue tanto de vasos saudáveis quanto dos vasos patológicas sofrendo uma hemorragia ativa.

A deficiência de antitrombina III é um traço autossômico dominante com uma frequência relatada como sendo entre 1 em 1.000 e 1 em 5.000 pacientes. Embora as pessoas com a deficiência tenham até 20 vezes mais chances de ter um tromboembolismo venoso do que alguém sem ela, a deficiência é muitas vezes clinicamente silenciosa até que um tromboembolismo venoso ocorra, geralmente, em conjunto com outro fator de risco de hipercoagulabilidade.

As considerações anestésicas incluem a profilaxia padrão da trombose no perioperatório (botas de compressão intraoperatórias). Deve haver um debate com os cirurgiões quanto às intervenções farmacológicas perioperatórias do paciente, seja no início ou dadas pela equipe principal, no momento da cirurgia. Deve-se notar que as mulheres grávidas devem ser anticoaguladas durante toda a duração da gravidez, e isto deve ser considerado antes da utilização de analgesia neuraxial no quadro de trabalho de parto.

Na cirurgia cardíaca e vascular, quando a heparina é utilizada para anticoagulação, a antitrombina III é manifestada por baixas concentrações da substância, o que, por sua vez, pode causar resistência à heparina. Isto é comumente associado a pacientes com síndrome nefrótica, onde a antitrombina III é perdida pelos rins através da proteinúria. Uma verificação cuidadosa do tempo de coagulação ativado (ACT) antes do início da circulação extracorpórea deve ser mantida em mente. Nestes pacientes, a sensibilidade à heparina pode ser restabelecida através da transferência de plasma fresco congelado, que tem moléculas de antitrombina III.

LEITURA SUGERIDA

Hines RL, Marschall KE, eds. *Stoelting's Anesthesia and Co-existing Disease*. 5th ed. Philadelphia, PA: Churchill Livingstone; 2002:430–433.

PALAVRA-CHAVE

Tratamento Anestésico: Lesão Ocular Penetrante

SEÇÃO

Ciências Clínicas Genéricas: Procedimentos, Métodos, Técnicas de Anestesia

Kristin Richards
Editado por Ramachandran Ramani

PONTOS-CHAVE

1. Lesões penetrantes precisam ser tratadas urgentemente, pois há um risco aumentado de infecção, endoftalmite, perda vítrea e descolamento de retina.
2. Técnicas de anestesia local/bloqueios geralmente são evitadas com ferimentos de olho aberto.
3. Agentes inalatórios reduzem a pressão intraocular (IOP).
4. Agentes de indução IV reduzem a IOP, exceto cetamina.
5. Relaxantes musculares não despolarizantes não têm efeito sobre a IOP.
6. Succinilcolina pode aumentar a IOP.
7. Controle de ventilação durante o procedimento visando ao volume corrente final de dióxido de carbono baixo a normal.
8. Uma ligeira inclinação de cabeça para cima ajuda a reduzir a IOP.

DISCUSSÃO

As lesões traumáticas no olho podem ser rombas ou penetrantes. Lesões penetrantes também são conhecidas como lesões de olho aberto. A incidência desse tipo de lesão é maior em crianças e adultos jovens do sexo masculino.

Há um risco aumentado de infecção, endoftalmite, perda vítrea e descolamento de retina e, consequentemente, é preciso lidar com essas lesões com urgência. O dilema com cirurgia de emergência do olho, como em todas as cirurgias de emergência, é que os pacientes podem ter um estômago cheio. Se os danos ao olho são graves o suficiente para que a cirurgia não melhore a visão, o cirurgião pode adiá-la até que o paciente esteja em jejum por algumas horas. Nesse caso, esses pacientes são admitidos para repouso no leito e recebem um protetor para o olho lesionado até passarem pelo fechamento primário dos ferimentos oculares.

Se o olho ainda está intacto e o prognóstico visual é bom, ele precisa ser tratado sem demora.

- Técnicas de anestesia local geralmente são evitadas porque podem causar aumento na IOP, que pode piorar a perda vítrea.
- A maioria dos agentes de indução intravenosa reduz a IOP, evitando, assim, danos adicionais ao olho lesionado.
- Exceção: cetamina possivelmente gera IOP, embora a literatura seja conflitante. A maioria dos livros didáticos atesta que deve ser evitada em ferimentos de olho aberto. Se for necessário usar, recomenda-se que seja usada em combinação com pequenas doses de um benzodiazepínico para atenuar seus efeitos excitatórios.
- Relaxantes musculares não despolarizantes podem ser usados sem efeitos adversos sobre o olho, então, a escolha deve ser baseada em outros fatores.
- Succinilcolina pode aumentar a IOP. O mecanismo exato não está claro. A extensão do aumento da IOP depende de outras drogas utilizadas e da resposta à laringoscopia e à intubação. Seu uso em anestesia de ferimento penetrante de olho é controverso.

O aumento da IOP associada a succinilcolina apresenta um dilema no caso de intubação em sequência rápida. O bloqueador neuromuscular não despolarizante rocurônio tem um rápido início de ação, com a duração de 30 a 40 minutos. Ele pode ser usado, mas ainda não tem um início tão rápido, ou tão curto, como a duração de ação da succinilcolina.

Após a intubação, recomenda-se ventilar em hipocarbia leve, já que isso reduz ainda mais a IOP. Uma ligeira inclinação de cabeça para cima pode também ajudar a diminuir ainda mais a IOP.

LEITURA SUGERIDA

Libonati MM, Leahy JJ, Ellison N. The use of succinylcholine in open eye surgery. *Anaesthesiology*. 1985;62:637.
Miller RD. *Miller's Anesthesia*. 6th ed. Philadelphia, PA: Elsevier, Churchill, Livingstone; 2005.
Wilson A, Soar J. Anaesthesia for emergency eye surgery. *Update Anaesth*. 2000;Issue 11:Article 10.

PALAVRA-CHAVE

Traumatismo Cranioencefálico: CPP

SEÇÃO

Clínica Baseada em Órgão: Neurológica e Neuromuscular

Rongjie Jiang

Editado por Ramachandran Ramani

PONTOS-CHAVE

1. Pressão de perfusão cerebral (CPP) = MAP (pressão arterial média) − ICP (pressão intracraniana) ou CVP (pressão venosa central), a que for mais alta.
2. O objetivo da CPP é manter-se entre 50 e 70 mm Hg em traumatismo cranioencefálico (TBI) grave.
3. A terapia de hiperventilação para $PaCO_2$ de 25 mm Hg não é mais recomendada como um tratamento profilático. $PaCO_2$ alvo recomendada está entre 30 e 35 mm Hg.

Caminho Crítico para o Tratamento da Pressão de Perfusão Cerebral em Pacientes com Traumatismo Cranioencefálico Grave

Parâmetros gerais para TODOS os pacientes
- Manter a BP sistólica > 90 mm Hg com transdutor nivelado no eixo flebostático
- Manter o HCT 30%-33%
- Manter sódio sérico em 140-145 a menos que o paciente tenha elevações de ICP
- Incentivar a utilização do monitoramento $PETCO_2$
- Iniciar a profilaxia da DVT
- Iniciar nutrição assim que clinic≥amente apropriado, com substituição calórica completa aos 7 d após a lesão
- Iniciar anticonvulsivantes durante os primeiros 7 d após a lesão; fenitoína é o agente de escolha

Intervenções iniciais
- Estabelecer vias respiratórias, respiração e circulação
- Ventilar para manter a $PaCO_2$ em 35 mm Hg
- Fornecer O_2 suplementar para manter a PaO_2 > 70 mm Hg ou SpO_2 > 94%
- Manter a normotermia
- Manter a cabeceira da cama para otimizar a CPP e minimizar a ICP
- Garantir um bom alinhamento da cabeça e pescoço
- Reduzir estímulos nocivos desnecessários
- Ver o algoritmo de sedação

↓

Inserir IVC camino ou Monitor ICP: Monitor $PbrO_2$

↓

- Quando o paciente tem uma elevação inexplicável da ICP, ou há uma mudança no estado mental:
  - Verifique a ABG para garantir que PaO_2 e $PaCO_2$ estão no intervalo desejado
  - Certifique-se de que a posição do paciente não está limitando a ventilação ou causando um aumento da ICP

Manter CPP > 60 mm Hg

↓

Hipertensão intracraniana? ≥ 20 mm Hg ou* — Não →

↓ Sim

*> 25 mm Hg após craniotomia descompressiva

- Certifique-se que todas as intervenções iniciais estão no lugar*
- Administrar sedação (ver algoritmo)
- Considerar a repetição de uma tomografia de crânio

→ Retire cuidadosamente o tratamento da ICP

↓

Hipertensão intracraniana? ≥ 20 mm Hg ou* — Não →

↓ Sim

- Certifique-se que todas as intervenções iniciais estão no lugar*
- Inserir IVC e drenar CSF
- Considerar a repetição de uma tomografia de crânio

↓

Hipertensão intracraniana? ≥ 20 mm Hg ou* — Não →

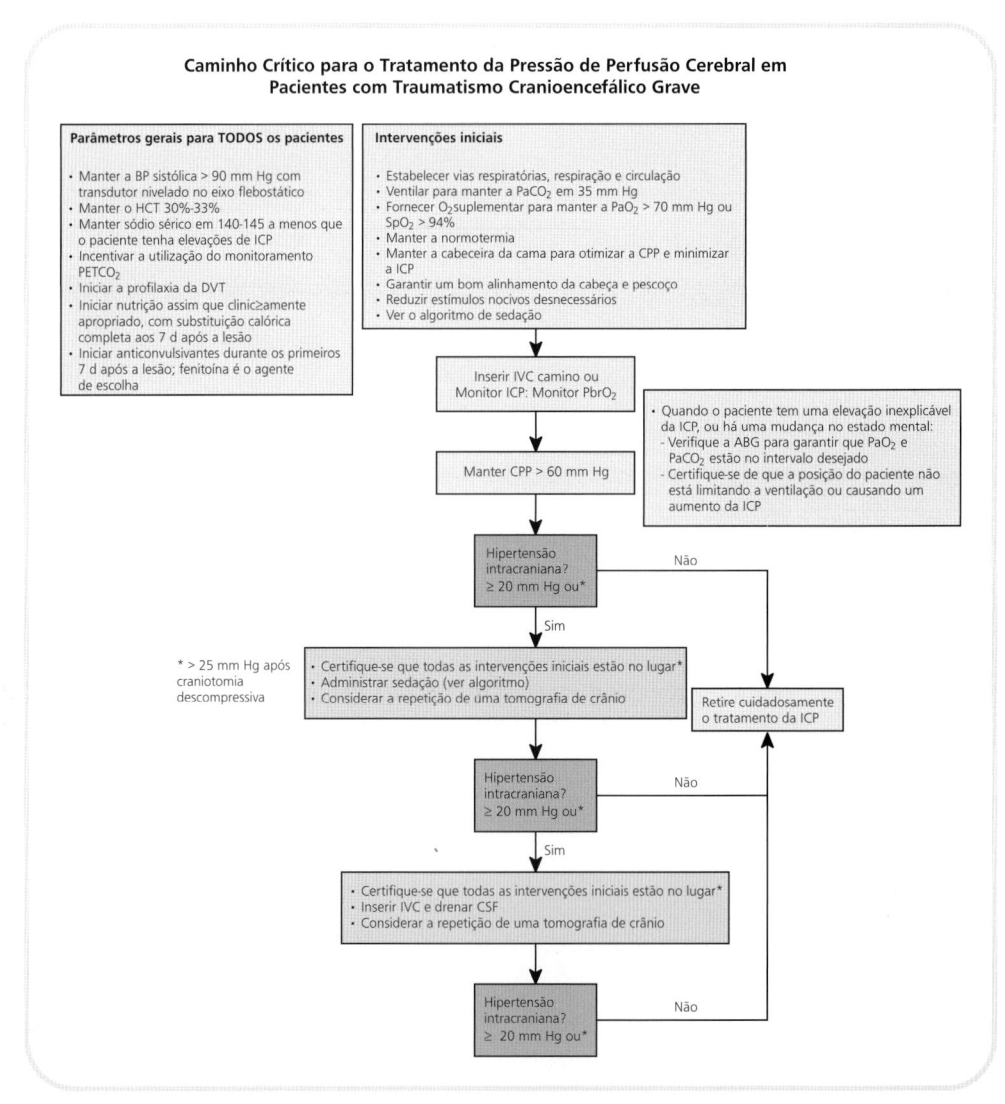

Figura 1. Via clínica para a gestão de traumatismo cranioencefálico grave parte 1.

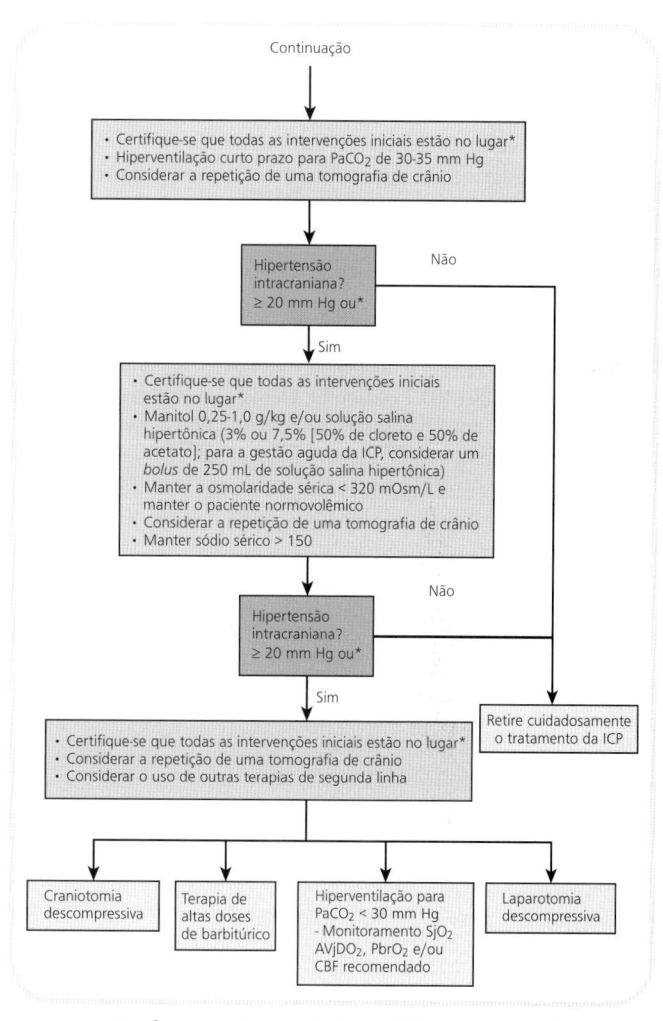

Figura 2. Via clínica para a gestão de traumatismo crânioencefálico grave parte 2.

DISCUSSÃO

Um TBI grave é classificado como um Coma de Glasgow (GCS) menor ou igual a 8 ao dar entrada. Os pacientes com TBI são muito sensíveis a hipotensão (pressão sanguínea sistólica < 90 mm Hg) e hipóxia (PaO_2 < 60 mm Hg). Uma ICP elevada é muito comum na lesão cerebral aguda; no entanto, a hipotensão devido ao sangramento de outras lesões também acompanha frequentemente o trauma do cérebro e outras áreas. Na verdade, a hipotensão é a causa mais comum de morte em pacientes com lesões da cabeça. Hipotensão e hipovolemia levam à diminuição da CPP, resultando em hipóxia tecidual e morte celular neuronal. Uma CPP de 50 a 70 mm Hg é necessária para garantir o fluxo sanguíneo cerebral (CBF) adequado. Tem sido demonstrado que uma hipotensão inferior a 90 mm Hg, mesmo por uma breve duração, aumenta a mortalidade em até 50%. Portanto, a CPP deve ser mantida entre de 50 a 70 mm Hg por reanimação com fluidos intravenosos e pressores (p. ex., fenilefrina), mantendo uma MAP ideal, e a ICP deve ser mantida abaixo de 20 Hg.

$$CPP = MAP \text{ (pressão arterial média)} - ICP \text{ (pressão intracraniana)}$$
$$\text{ou } CVP \text{ (pressão venosa central)}$$

A gestão direcionada precoce da CPP (Figs. 1 e 2) é fundamental para melhorar o prognóstico em pacientes com TBI. O objetivo da CPP deve ser normal ou normal alto, dado que o CBF é baixo em regiões do cérebro com insultos agudos. Recomenda- se atualmente que um PPC de 50 a 70 mm Hg seja mantido. Anteriormente, um alvo de CPP maior (> 70 mm Hg) era recomendado, mas estudos têm mostrado um aumento na incidência da síndrome do desconforto respiratório agudo (ARDS), com um objetivo de pressão CPP mais alta. Na ausência de monitoramento da ICP, a pressão arterial média deve ser mantida acima de 80 mm Hg. Manter um estado euvolêmico e normóxico (PaO_2 > 95) e manter o hematócrito superior a 30% também são importantes metas de gestão inicial.

A terapia de hiperventilação para PaCO$_2$ de 25 mm Hg não é mais recomendada como um tratamento profilático no TBI. A isquemia cerebral por hipoperfusão pode ser agravada com este regime mais agressivo, mesmo quando a CPP é mantido dentro da variação-alvo. Curiosamente, a hiperventilação em pacientes com TBI grave também pode estar associada a lesão pulmonar aguda como resultado do aumento da resistência vascular. As diretrizes atuais não recomendam a hiperventilação nas primeiras 24 horas após a TBI e uma hiperventilação leve visando uma PaCO$_2$ entre 30 e 35 mm Hg para episódios de ICP elevada, que não pode ser controlada com outras medidas padrão de tratamento.

LEITURA SUGERIDA

Barash P, Cullen BF, Stoelting RK *et al.,* eds. Anesthesia for trauma and burn patients. In: *Clinical Anesthesia.* 6th ed. Philadelphia, PA: Lippincott Williams & Wilkins; 2009:899–901.

Miller RD, Eriksson LI, Fleisher LA *et al., * eds. *Miller's Anesthesia.* 7th ed. Philadelphia, PA: Elsevier, Churchill and Livingstone; 2009:2070, 2296–2298.

PALAVRA-CHAVE	**Tubos Endotraqueais Resistentes a *Laser***
SEÇÃO	Ciências Clínicas Genéricas: Procedimentos, Métodos, Técnicas de Anestesia

Thomas Gallen
Editado por Raj K. Modak

PONTOS-CHAVE

1. Quando se realiza uma cirurgia a *laser* nas vias respiratórias ou em torno delas, devem ser utilizados tubos resistentes a *laser*.
2. Antes de ativar o *laser*, a concentração de oxigênio fornecido deve ser reduzida para o mínimo, e o óxido nitroso deve ser interrompido.
3. Balonetes de ETT a *laser* devem ser inflados com soro fisiológico colorido para permitir a identificação da ruptura do balonete.
4. Os tubos endotraqueais feitos de policloreto de vinila podem ser inflados em concentrações de oxigênio de até 26%.
5. O Laserflex, um tubo de metal flexível com dois balonetes, é contraindicado em casos a *laser* com neodímio dopado com ítrio granada e alumínio (Nd:YAG) porque o *laser* pode danificar o tubo endotraqueal e ferir o paciente.

DISCUSSÃO

Laser é um acrônimo para Amplificação da Luz por Emissão Estimulada de Radiação. *Lasers* cirúrgicos incluem o argônio, potássio titânio fosfato (KTP), ítrio granada e alumínio (YAG) de frequência dobrada, Nd:YAG, CO_2 e hélio-neon (He-Ne). He-Ne é o *laser* de potência mais baixa, comumente utilizado para direcionar outros *lasers*, como o CO_2 e Nd:YAG. O *laser* CO_2 tem penetração mínima do tecido e é absorvido pela água, permitindo precisão do *laser*, comumente utilizado na realização de cirurgia na orofaringe e ao redor das cordas vocais. Árgon é normalmente usado em procedimentos oftálmicos ou dermatológicos, em virtude da absorção substancial pela hemoglobina e resulta em penetração mínima do tecido (0,05-2,0 mm). KTP e YAG também têm absorção substancial pela hemoglobina, sem penetração substancial nos tecidos. O Nd:YAG é, de longe, o mais poderoso, com penetração nos tecidos entre 2 e 6 mm. É utilizado em procedimentos de redução de volume de tumor, particularmente na traqueia, brônquios principais e vias respiratórias superiores.

No passado, os tubos endotraqueais feitos de borracha vermelha, silicone ou tubos de policloreto de vinila, e utilizados durante os procedimentos a *laser*, eram suscetíveis à ignição com 26% de FIO_2. Para limitar sua combustão, eram cobertos com fita refletiva. Surgiram problemas com torções dos tubos, lacunas na cobertura com fita e uso inadvertido de fita não refletiva. Atualmente, há vários tubos endotraqueais resistentes a *laser* do mercado. Laserflex (Mallinckrodt) consiste em um tubo de metal flexível, com dois balonetes que é uma boa escolha para *laser* de CO_2, mas é contraindicado em casos de *laser* Nd:Yag. O Lasertubus (Rüsch) oferece resistência a todos os tipos de *lasers* médicos, incluindo Nd:YAG. Trata-se de um tubo de borracha branca macia, coberto por esponja merocel e folha de prata microcorrugada; a camada merocel externa deve permanecer molhada durante a utilização.

Com relação a incêndios na sala de cirurgia (OR), em 2008, a Sociedade Americana de Anestesiologia lançou as "Práticas para a prevenção e gerenciamento de incêndios na sala de cirurgia" em que defende a instrução dos funcionários da OR sobre procedimentos em caso de incêndio, evacuação durante incêndio e preparação geral em caso de incêndio.

Em qualquer incêndio, deve haver uma fonte de oxidante e ignição (normalmente uma unidade de *laser* ou eletrocautério; outras fontes incluem sondas aquecidas, brocas e esmeril, coagulador de feixe de argônio, cabos de luz de fibra óptica e pás do desfibrilador) e combustível (tubo traqueal, compressas, álcool contendo soluções de preparação e máscaras de oxigênio). Especificamente com relação à cirurgia a *laser*, todos acordaram que os tubos endotraqueais resistentes a *laser* devem ser usados e que o tubo deve ser adequado para o procedimento e para o *laser* que está sendo utilizado.

O balonete do tubo endotraqueal deve ser inflado com soro fisiológico colorido em vez de ar, sempre que possível; a solução salina colorida vai servir como marcador para perfuração do balonete. Antes de ativar o *laser*, o cirurgião deve notificar o anestesista e conceder tempo suficiente para reduzir a concentração de oxigênio fornecido no nível mínimo exigido, para evitar hipóxia (de preferência < 30%), interromper o uso de óxido nitroso e aguardar alguns minutos para que a atmosfera rica em oxidante se dissipe.

LEITURA SUGERIDA

Barash PG, Cullen BF, Stoelting RK *et al.*, eds. *Clinical Anesthesia.* 6th ed. Philadelphia, PA: Lippincott Williams & Wilkins; 2009:185–190.

Caplan RA, Barker SJ, Connis RT, *et al.* Practice advisory for the prevention and management of operating room fires. *Anesthesiology.* 2008;108:786–801.

Lobato EB, Gravenstein N, Kirby RR. *Complications in Anesthesiology.* 1st ed. Philadelphia, PA: Lippincott Williams & Wilkins; 2008:772–773, 777–778.

PALAVRA-CHAVE	# Tumor do Mediastino: Obstrução das Vias Respiratórias
SEÇÃO	Clínica Baseada em Órgão: Sistema Respiratório

Stephanie Cheng
Editado por Shamsuddin Akhtar

PONTOS-CHAVE

1. Massas do mediastino anterior podem causar síndrome da veia cava superior, compressão das vias respiratórias e compressão cardíaca.
2. Uma obstrução das vias respiratórias pode ocorrer durante a indução e no despertar da anestesia.
3. A radioterapia pré-operatória pode potencialmente diminuir os perigos da anestesia geral.
4. A intubação consciente com fibra óptica com a preservação da ventilação espontânea durante a anestesia geral pode minimizar complicações cardiorrespiratórias em pacientes com massas mediastinais anteriores.

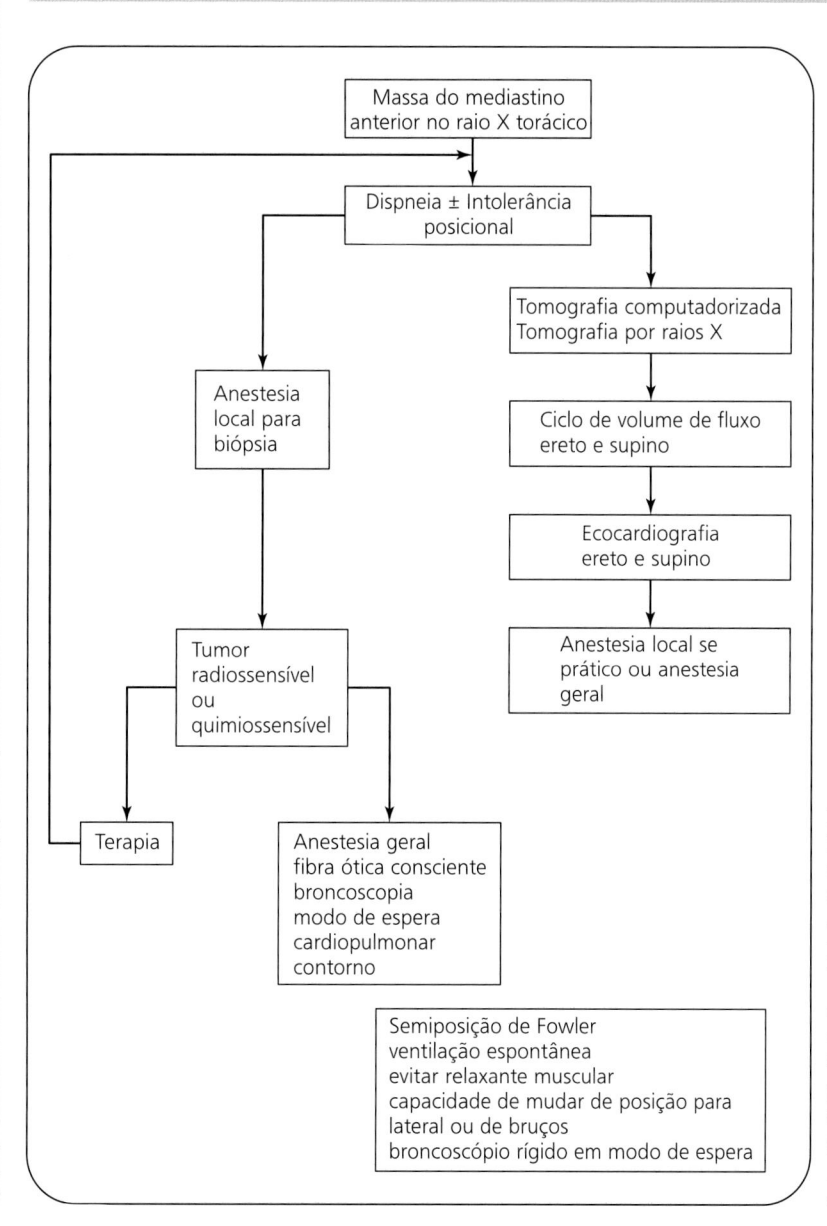

Figura 1. Avaliação pré-operatória de pacientes com massas mediastinais anteriores. (Adaptada de Neuman GG, Weingarten AE, Abramowitz RM, et al. The anesthetic management of the patient with an anterior mediastinal mass. *Anesthesiology.* 1984;60:144-147, com permissão.)

DISCUSSÃO

Massas mediastinais anteriores podem causar vários problemas em pacientes que necessitam de anestesia, especialmente durante a indução da anestesia. Estes tumores podem causar obstrução da veia cava superior (síndrome da SVC), compressão das vias respiratórias e compressão cardíaca. Casos de obstrução das vias respiratórias têm sido relatados tanto na indução como no despertar da anestesia. Verificou-se que o volume expiratório forçado no primeiro segundo (FEV1) e valores de pico de teste de fluxo expiratório foram muito menores quando os pacientes com tumores do mediastino estavam deitados de costas do que em pé. Nesta população de pacientes, foi sugerido que a indução da anestesia pode estar associada à obstrução das vias respiratórias. A radioterapia pré-operatória ou a realização do procedimento cirúrgico com anestesia local pode evitar possíveis complicações cardiorrespiratórias durante a anestesia. Em pacientes com massas encontradas no mediastino, uma investigação mais aprofundada deve ser feita (ver Fig. 1).

Em alguns estudos, a incidência de complicações cardiorrespiratórias entre pacientes com massas no mediastino anterior durante a anestesia pode ser tão elevada quanto 38%. Fatores que têm sido associados ao aumento de complicações cardiorrespiratórias perioperatórias incluem (1) sinais e sintomas sugestivos de disfunção cardiorrespiratória, (2) mecânica pulmonar obstrutiva ou restritiva, como indicado por testes de função pulmonar (PFTs), e (3) compressão traqueal superior a 50% como demonstrado em estudos radiográficos pré-operatórios. Nos casos em que há aumento da preocupação com complicações cardiorrespiratórias durante a indução da anestesia, os vasos femorais podem ser canulados em antecipação de circulação extracorpórea urgente.

A radioterapia pré-operatória pode potencialmente reduzir a massa e diminuir os riscos da anestesia geral, mas, ao mesmo tempo, o tratamento pode tornar mais difícil de diagnosticar o tumor. Assim, é necessário pesar o benefício de comprometer a ventilação diminuída com a possibilidade de diagnósticos imprecisos.

No evento de a anestesia geral precisar ser administrada em pacientes com massa significativa de tumor, a intubação consciente com fibra óptica com ventilação espontânea durante a anestesia geral deve ser considerada. Esta técnica evita as alterações na fisiologia pulmonar e parede torácica durante a paralisia muscular. Esta técnica conserva o gradiente de pressão transpulmonar normal, mantendo, assim, a permeabilidade destas vias, mesmo em face de compressão extrínseca das vias respiratórias.

LEITURA SUGERIDA

Barash PG, Cullen BF, Stoelting RK *et al.*, eds. *Clinical Anesthesia*. 6th ed. Philadelphia, PA: Lippincott Williams & Wilkins; 2009:1058–1059.

Neuman GG, Weingarten AE, Abramowitz RM, *et al.* The anesthetic management of the patient with an anterior mediastinal mass. *Anesthesiology*. 1984;60:144–147.

PALAVRA-CHAVE
Válvula Expiratória Incompetente: Sinais

SEÇÃO
Propriedades Físicas, Monitoramento e Administração de Anestesia

Alexander Timchenko
Editado por Raj K. Modak

PONTOS-CHAVE

1. Uma válvula expiratória incompetente, que não consegue fechar, resultará em reinalação, que se manifesta por uma ETCO$_2$ elevada.
2. Uma válvula expiratória incompetente, que não consegue abrir, resultará em barotrauma, que se manifesta por elevadas pressões de pico das vias respiratórias.

DISCUSSÃO

Existem duas válvulas unidirecionais localizadas no circuito de fornecimento de gás de anestesia. A válvula inspiratória permite que o gás se misture a partir do gás fresco que entra e do gás CO$_2$ enlatado para dentro do ramo inspiratório do circuito do paciente. Durante a inspiração, a válvula expiratória fecha, direcionando, assim, o gás através do circuito inspiratório.

Há dois cenários possíveis envolvidos com uma válvula expiratória incompetente: quando a válvula é incapaz de fechar e quando a válvula é incapaz de abrir.

	Inspiração	Expiração
Válvula de funcionamento normal	A válvula expiratória fecha – o gás exalado a partir do ventilador é direcionado através do absorvedor de CO$_2$, mistura-se com o gás proveniente da entrada de gás fresco e entra no circuito inspiratório através da válvula inspiratória unidirecional aberta.	No final da inspiração, a válvula inspiratória se fecha quando a pressão do circuito torna-se maior do que a pressão no circuito proximal da válvula inspiratória. A válvula expiratória se abre e o gás exalado deixa o circuito do paciente
A válvula permanece aberta	Por causa do caminho de menor resistência, o gás do ventilador vai na direção retrógrada para dentro do circuito expiratório através da válvula incompetente. Uma pequena porção do gás do ventilador passa através do recipiente de CO$_2$. Isso resultará na **repetição** da respiração (elevação da forma de onda de CO$_2$).	No final da inspiração, a válvula inspiratória se fecha quando a pressão do circuito torna-se maior do que a pressão no circuito proximal da válvula inspiratória. A válvula expiratória se abre e o gás exalado deixa o circuito do paciente
A válvula permanece fechada	A válvula expiratória fecha – gás exalado a partir do ventilador é direcionado através do absorvedor de CO$_2$, mistura-se com o gás proveniente da entrada de gás fresco e entra no circuito inspiratório através da válvula inspiratória unidirecional aberta	A válvula expiratória na posição fechada impede a exalação. A pressão aumenta dentro do circuito respiratório. Se a válvula inspiratória é funcional (ou seja, fecha na exalação), pode ocorrer **barotrauma**, precedido por **pressões de pico das vias respiratórias** com potencial para resultar em pneumotórax/pneumotórax por tensão

LEITURA SUGERIDA

Morgan GE Jr, Mikhail MS, Murray MJ. *Clinical Anesthesiology*. 4th ed. New York, NY: Lange Medical books/McGraw Hill; 2006:76–77.

Stoelting RK, Miller RD, eds. *Basics of Anesthesia*. 5th ed. Philadelphia, PA: Churchill Livingstone; 2007:194–196.

PALAVRA-CHAVE	# Vantagens do Hélio: Tubo de Pequeno Calibre
SEÇÃO	Ciências Clínicas Genéricas: Procedimentos, Métodos, Técnicas de Anestesia

Suzana Zorca

Editado por Mamatha Punjala

PONTOS-CHAVE

1. O hélio é um gás não tóxico, inerte, incolor, não inflamável, com propriedades físico-químicas únicas, que incluem densidade muito baixa, baixa solubilidade e alta condutividade térmica.
2. Misturas de hélio-oxigênio (até 78% a 22%) podem ser usadas para reduzir a resistência das vias respiratórias em pacientes com patologia obstrutiva, por exemplo, obstrução da laringe, estridor pós-intubação, traqueobronquite ou estreitamento das vias respiratórias em virtude de grandes tumores da laringe e do mediastino.
3. Embora misturas heliox reduzam o número de Reynolds e o fluxo laminar favorável, reduzindo, assim, o esforço da respiração e diminuindo a fadiga muscular respiratória, elas não são curativas.

DISCUSSÃO

Hélio é o primeiro da série de gases nobres na tabela periódica e é o gás mais leve e menos denso depois do hidrogênio. Também é o segundo elemento mais abundante no universo, embora esteja presente em minúsculas quantidades na atmosfera da Terra (0,00052% no ar). Portanto, hélio comercialmente disponível deve ser destilado a partir de outras fontes (p. ex., a partir de gás natural por destilação fracionada após ser formado pela decomposição radioativa de partículas alfa). Descoberto mais de 100 anos atrás por William Ramsey, ele tem sido descrito como um agente inerte, inodoro, incolor, insípido e não inflamável. Diferentemente da maioria dos gases, ele existe em um estado monoatômico. É extremamente reativo porque tem um número máximo de elétrons de valência no seu invólucro exterior. Sob todas as condições, exceto as mais extremas, o hélio se comporta como um gás ideal (obedecendo PV = nRT, a equação do gás ideal). As principais características físicas de He, N_2, O_2, e ar são comparadas na Tabela 1.

Tabela 1. Principais características físicas do hélio, nitrogênio, oxigênio e ar a 20°C

Gás	Densidade (θ), g/L	Viscosidade (η), micropoise	Condutividade térmica (κ), Lcal/cm/sec/°K
Hélio	0,1785	188,7	352,0
Nitrogênio	1,251	167,4	58,0
Oxigênio	1,429	192,6	58,5
Ar	1,293	170,8	58,0

Adaptada de Jolliet P, Tassaux D. Usefulness of helium-oxygen mixtures in the treatment of mechanically ventilated patients. *Curr Opin Crit Care*. 2003;9:46.

Como um gás inerte, o hélio não é tóxico e não irritante para o trato respiratório. Pode alterar a fonação/ressonância da fala através do aumento da velocidade do som (som de voz fina e estridente) (Harris e Barnes, p. 285). Nas vias respiratórias, o hélio altera a taxa do fluxo de gás e afeta os padrões de fluxo de gás, conhecido como regime laminar, turbulento ou transitório. Padrão de fluxo é influenciado por muitos fatores, incluindo a forma/angulação/ramificação das vias respiratórias, taxa de fluxo de gás e a densidade e viscosidade do gás inspirado. Número de Reynolds descreve e pode prever o fluxo do tipo laminar, turbulento ou transitório.

$$\text{Número de Reynolds} = \frac{2 \times \text{Taxa de fluxo (mL/s)} \times \text{Densidade do gás (g/mL)}}{\pi \times \text{Rádio (cm)} \times \text{Viscosidade do gás (g/cm/s)}},$$

com um número de Reynolds inferior ou igual a 2.000 prevendo um fluxo laminar, número de Reynolds superior ou igual a 4.000 prevendo um fluxo turbulento, e fluxo transitório ocorrendo entre eles (números de Reynolds de 2.000 a 4.000).

Fatores que diminuem o número de Reynolds e, portanto, favorecem o fluxo laminar, são baixa densidade de gás (por exemplo, a utilização do hélio, que é oito vezes menos denso que o oxigênio, ou misturas heliox clinicamente disponíveis, que são pelo menos três vezes menos densas do que o ar), ou aumento do raio do tubo de respiração (isto é, utilizando-se um tubo endotraqueal (ETT) com um diâmetro interno maior possível). A viscosidade de misturas de hélio e hélio é apenas ligeiramente maior do que a do ar, de modo que a viscosidade não desempenha um papel significativo aqui.

Padrão de fluxo de gás (turbulento *versus* laminar) é importante porque afeta o esforço inspiratório necessário para atingir uma taxa de fluxo inspiratório desejado e, portanto, afeta a ventilação alveolar e o fornecimento de oxigênio. A ventilação alveolar depende do gradiente de pressão entre o gás atmosférico e a pressão do gás na árvore brônquica inferior. Esse gradiente de pressão/pressão de condução depende das condições de fluxo: pressões maiores de condução são necessárias durante as condições de fluxo turbulento para atingir a mesma taxa de fluxo de gás do que durante condições de fluxo laminar. Maiores pressões de condução significam maior esforço da respiração e fadiga muscular respiratória aumentadas.

Durante a respiração calma e tranquila, o fluxo laminar predomina nas vias respiratórias humanas após a segunda geração de brônquios, com fluxo turbulento ocorrendo na laringe e na traqueia (principalmente em decorrência dos elevados fluxos de gás nas grandes vias respiratórias superiores). A transição entre o fluxo laminar e o turbulento depende criticamente do fluxo de gás; isto é, baixas taxas de fluxo (0,5 L por segundo) permitem que o fluxo laminar exista tanto acima quanto proximal às vias respiratórias de condução, enquanto que o aumento da taxa de fluxo de 2 L por segundo mantém o fluxo turbulento até a quinta geração de brônquios (Jolliet e Tassaux, p. 46). Uso de heliox favorece o fluxo laminar e permite que maiores taxas de fluxo sejam geradas com a mesma condução de pressão/inspiração no esforço muscular. Alternativamente, durante condições turbulentas das vias respiratórias (por exemplo, obstrução e estridor), o hélio possibilita menores pressões de condução/esforços inspiratórios para gerar um fluxo de gás necessário. Em geral, as misturas heliox reduzem a resistência das vias respiratórias e, assim, reduzem o esforço respiratório e o risco de hiperinflação dinâmica.

Isso se torna importante em pacientes que lutam para respirar contra vias respiratórias estreitadas ou obstruídas, por exemplo, na doença pulmonar obstrutiva crônica (COPD) ou nas exacerbações da asma, obstrução da laringe, laringite pós-intubação ou estreitamento das vias respiratórias em virtude da colisão do mediastino ou tumor laríngeo. Isso também se aplica a pacientes saudáveis que devem ser submetidos à ventilação mecânica com pequena ETT, por exemplo, na população pediátrica, ou durante cirurgia otorrinolaringológica, que exige a utilização de ETT, com o menor diâmetro interno possível por causa do trabalho cirúrgico nas cordas vocais ou vias respiratórias internas (Fig. 1)

O uso de misturas de hélio-oxigênio foi estudado em populações pediátrica e adulta em ventilação espontânea, assim como nos pacientes em ventilação mecânica. Vários estudos relativamente pequenos de pacientes em estado asmático têm demonstrado, conclusivamente, benefício em termos de melhora da sensação de dispneia, diminuição da frequência respiratória, aumento dos tempos de expiração e redução das pressões de pico das vias respiratórias com heliox. No entanto, esses efeitos benéficos são invertidos quase imediatamente após a cessação do uso de heliox. Isso destaca a desvantagem óbvia de que o heliox é uma terapia adjuvante, não curativa, na obstrução das vias respiratórias e broncospasmo. Não possui benefício de inversão intrínseca na causa do aumento da resistência das vias respiratórias, e pode fornecer apenas alívio sintomático até que broncodilatadores, corticoides, cirurgia, tratamento a *laser* ou outras intervenções curativas possam ser usadas para resolver definitivamente a patologia obstrutiva.

De forma semelhante, em pacientes com COPD, heliox pode diminuir a resistência inspiratória e expiratória, permitindo melhor ventilação alveolar e melhora da eliminação de CO_2. Fluxo expiratório melhorado pode aprimorar o esvaziamento do pulmão, evitar aprisionamento de ar e diminuir o risco de hiperinflação dinâmica. Isso pode diminuir a hiperinflação e o acúmulo de pressão expiratória final positiva intrínseca (PEEP). Potencialmente, isso pode melhorar o desempenho do broncodilatador nebulizado para as vias respiratórias distais. Mais uma vez, a redução do esforço respiratório, fadiga muscular respiratória e hiperinsuflação dinâmica desapa-

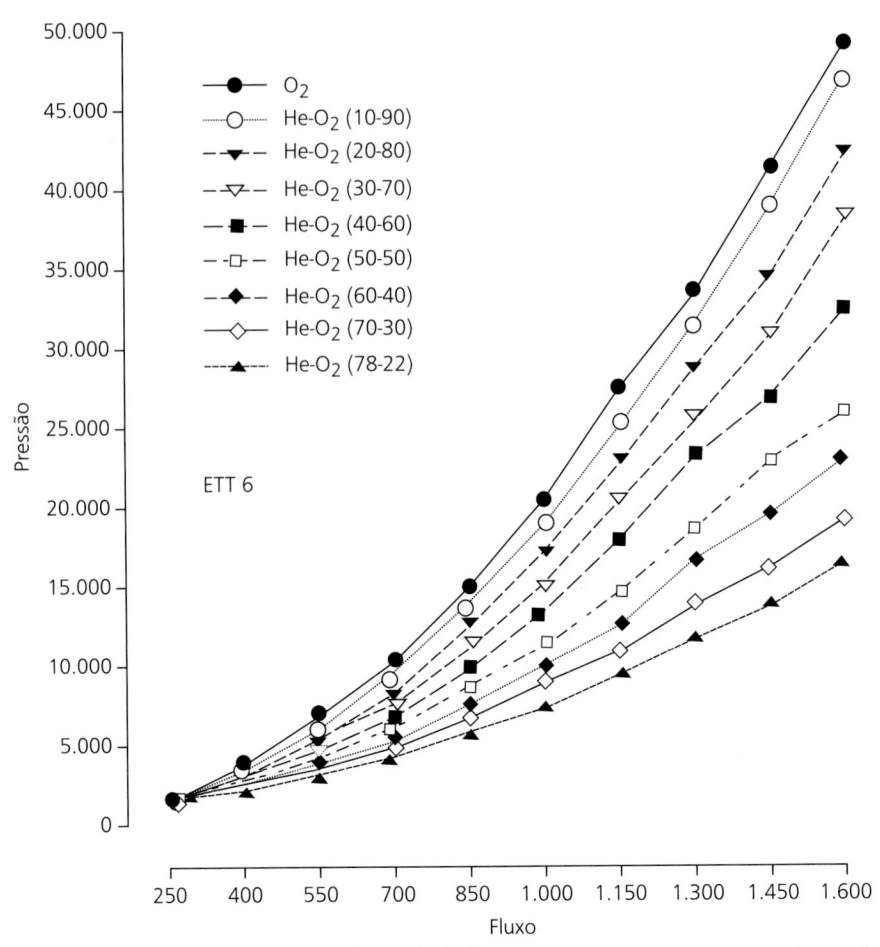

Figura 1. Resistência fluxo-pressão para diferentes misturas de heliox através do ETT 6,0 cm. (De Gerbeaux P, Gainnier M, Amal JM, *et al*. Effects of helium-oxigen mixtures on endotracheal tubes: an in vitro study. *J Biomech*. 2005;38:33-37.)

recem assim que o uso de heliox é interrompido. Embora ainda não comprovado em estudos randomizados suficientemente grandes, heliox usado em combinação com métodos de ventilação não invasiva em pacientes com COPD com ventilação espontânea tem o potencial de reduzir as taxas de intubação e de internação hospitalar.

Vale a pena lembrar, no entanto, que as mesmas propriedades (baixa densidade, aumento da condutividade térmica) que tornam o hélio atraente, ao melhorar o fluxo de gás no paciente com ventilação espontânea, pode interferir com a função de controle e monitoramento de ventiladores mecânicos.

A entrega de heliox pode criar confusão em termos de volume corrente entregue (subestimando V_t efetivamente entregue), fração de O_2 inspirado e mau funcionamento do pneumotacômetro de fio-quente (Jolliet e Tassaux, p. 48). Fatores de correção devem ser cuidadosamente aplicados. O custo também é um fator, com 78:22 de heliox pressurizado a 200 bar custando $200 a $300 dólares por tanque de 50 L (fornece 10.000 L de heliox à pressão atmosférica). Portanto, heliox é tipicamente considerado apenas para pacientes com obstrução respiratória grave e comprometimento respiratório persistente, apesar do tratamento adequado com corticosteroides/broncodilatadores e ajustes ideais do ventilador.

LEITURA SUGERIDA

Barash P, Cullen BF, Stoelting RK *et al.*, eds. *Clinical Anesthesia*. 6th ed. Philadelphia, PA: Wolters Kluwer/Lippincott Williams & Wilkins; 2009:237.
Gerbeaux P, Gainnier M, Arnal JM, *et al*. Effects of helium-oxygen mixtures on endotracheal tubes: an in vitro study. *J Biomech*. 2005;38:33–37.
Harris PD, Barnes R. The use of helium and xenon in current clinical practice. *Anaesthesia*. 2008;63:284–293.
Jolliet P, Tassaux D. Usefulness of helium-oxygen mixtures in the treatment of mechanically ventilated patients. *Curr Opin Crit Care*. 2003;9:45–50.

PALAVRA-CHAVE

Vasodilatadores: Farmacodinâmica e Fluxo Sanguíneo Renal

SEÇÃO

Farmacologia

Jinlei Li e Archer Martin
Editado por Benjamin Sherman

PONTOS-CHAVE

1. Existem muitas classes de vasodilatadores que são amplamente utilizados na prática clínica.
2. Os vasodilatadores abrangidos são nitroprussiato de sódio, nitroglicerina, hidralazina, adenosina, e fenoldopam.
3. O uso de vários vasodilatadores deve ser adaptado à situação clínica específica. Os efeitos colaterais e a toxicidade devem ser monitorados de acordo.
4. Os efeitos sobre o fluxo sanguíneo renal variam entre os vasodilatadores.

DISCUSSÃO

Classes de Vasodilatadores

1. Vasodilatadores diretos: nitroglicerina, nitroprussiato, hidralazina.
2. Bloqueadores do canal de cálcio: amlodipina, bepridil, diltiazem, felodipina.
3. Betabloqueadores: metoprolol, esmolol.
4. Bloqueadores alfa e beta-adrenérgicos: labetalol.
5. Bloqueadores alfa-adrenérgicos: fentolamina, prazosina, tolazolina.
6. Inibidores da enzima conversora de angiotensina (ACE): lisinopril, captopril.
7. Bloqueadores dos receptores da angiotensina II (ARBs): losartan, irbesartan.
8. Agonista de alfa-2 central: clonidina.
9. Agonista/antagonista da dopamina: fenoldopam.
10. Agonista do receptor de peptídeo natriurético: nesiritida.
11. Agonista de prostaglandinas (PG): alprostadil, epoprostenol.

Vasodilatadores Comuns

- *Nitroprussiato de sódio.* Ela relaxa o músculo liso venoso através da liberação de óxido nítrico (NO), estado de pós-metabolismo do composto original. Após a administração, a redução da pressão arterial (BP) leva à subsequente liberação de renina e catecolaminas. A função renal está bem conservada, apesar de quedas na pressão arterial e perfusão renal global.
- *Nitroglicerina.* Ela relaxa o músculo liso venoso através do NO, como discutido acima com o nitroprussiato de sódio. De acordo com Elkayam *et al.*, a nitroglicerina causa "um efeito vasodilatador seletivo sobre a condutância renal, mas não sobre a resistência de vasos sanguíneos, e não para aumentar o fluxo sanguíneo renal".
- *Hidralazina.* Seu mecanismo de ação pode ser através de vasodilatação via interferência da utilização de cálcio e ativação da guanilato ciclase. O fluxo sanguíneo renal é mantido ou esmo aumentado, e por isso é usado para pacientes com insuficiência renal.
- *Adenosina.* É um vasodilatador que afeta seletivamente os vasos responsáveis pela pós-carga, com um efeito menor na pré-carga, trabalhando em receptores de adenosina específicos localizados em leitos vasculares. "A adenosina causa vasoconstrição renal com uma queda no fluxo sanguíneo renal, GFR, e no débito urinário" de acordo com Elkayam *et al.*
- *Fenoldopam.* É um vasodilatador que funciona através dos receptores de dopamina D1, com o isômero-R sendo, predominantemente, o composto biologicamente ativo. Ele aumenta o fluxo sanguíneo renal através da ativação do receptor D1, mesmo em face de uma diminuição da BP arterial.

Indicações Comuns para o uso de Vasodilatadores
1. Hipertensão arterial sistêmica (HTN) secundária à resistência vascular sistêmica aumentada (SVR).
2. Insuficiência cardíaca congestiva (CHF): CHF aguda e crônica quando pré-carga e pós-carga precisam ser diminuídas.
3. HTN pulmonar: nitroglicerina, nitroprussiato, NO, epoprostenol.
4. Cirurgia cardiovascular: hipotensão controlada.
5. Síndrome coronariana aguda: nitroglicerina.
6. Vasospasmo cerebral: nimodipina.

Efeitos Colaterais Comuns
1. Ao diminuir a SVR e BP, os vasodilatadores podem induzir a estimulação simpaticarreflexa (mediada por barorreceptores) manifestada por taquicardia e aumento da contratilidade. Isto pode ser prejudicial em situações como uma isquêmia cardíaca aguda.
2. Alguns vasodilatadores como a clonidina ou betabloqueadores podem causar uma recaída da HTN se interrompidos abruptamente. Isto pode ser atenuado por co-administração de betabloqueador e um inibidor de ACE ou ABR.
3. O nitroprussiato precisa ser monitorado de perto por causa da toxicidade por cianeto.

Exemplos de Locais de Ação

Dilatação arterial exclusiva	Dilatação arterial e venosa
Bloqueadores do canal de cálcio	Inibidores da ACE: inibidor da enzima conversora de angiotensina
Hidralazina: vasodilatador direto	BRA: antagonista do receptor de angiotensina
Fentolamina: bloqueadores alfa adrenérgicos	Nitroglicerina: vasodilatador direto
	Nitroprussiato: vasodilatador direto
	Prazosina: bloqueadores alfa adrenérgicos
	Alprostadil: agonista do PGE1
	Trimetafan: bloqueador ganglionar e vasodilatador direto
	Nesiritida: agonista do receptor do fator natriurético

LEITURA SUGERIDA

Elkayam U, Cohen G, Gogia H, et al. Renal vasodilatory effect of endothelial stimulation in patients with chronic congestive heart failure. *J Am Coll Cardiol.* 1996;28(1):176–182.

Hensley FA Jr, Martin DE, Gravlee GP, eds. *A Practical Approach to Cardiac Anesthesia.* 4th ed. Philadelphia, PA: Lippincott Williams & Wilkins; 2008:64–83.

Morgan GE Jr, Mikhail MS, Murray MJ. *Clinical Anesthesiology.* 4th ed. New York, NY: McGraw Hill/Lange Medical Books; 2006:256–261.

PALAVRA-CHAVE	**Vasopressores: Risco de Isquemia Miocárdica**
SEÇÃO	Clínica Baseada em Órgão: Cardiovascular

Veronica Matei
Editado por Benjamin Sherman

PONTOS-CHAVE

1. Os vasopressores pertencem a uma grande família de agentes, denominados agentes vasoativos.
2. As drogas vasoativas são utilizadas para tratar as alterações hemodinâmicas associadas a diferentes tipos de choque.
3. Muitos dos vasopressores em uso têm variados efeitos clínicos em virtude de sua atividade receptora mista. Alguns destes efeitos são indesejáveis e incluem a isquemia do miocárdio.
4. Os riscos de isquemia miocárdica estão na sua maioria relacionados com os efeitos exagerados na pós-carga, que incluem uma produção cardíaca diminuída, bradicardia reflexa e aumento do consumo de oxigênio pelo miocárdio.
5. É possível para os vasoconstritores, incluindo os alfamediados e a vasopressina, causar uma vasoconstrição coronária direta grave o suficiente para provocar a isquemia do miocárdio.

DISCUSSÃO

Os agentes vasoativos são classicamente subdivididos em função da sua atividade farmacológica em dois tipos de classes separadas: vasopressores e inotrópicos. As drogas vasoativas são utilizadas para tratar as alterações hemodinâmicas associadas a diferentes tipos de choque. A farmacoterapia vasoativa é usada para manipular a distribuição relativa do fluxo do sangue e restaurar a perfusão tecidual. A seleção adequada de um ou mais agentes depende muito de uma compreensão básica dos mecanismos fisiológicos que estão por trás de um estado de choque em particular.

Os vasopressores melhoram a pressão de perfusão e preservam a distribuição regional do débito cardíaco por meio de um aumento na pressão arterial média (MAP) acima dos limiares autorreguladores. Os vasopressores podem também melhorar a pré-carga cardíaca, diminuindo a complacência venosa e aumentando o retorno venoso.

Os vasopressores funcionam principalmente através da estimulação de receptores adrenérgicos ou não adrenérgicos. Muitas das drogas utilizadas têm efeitos variados devido à sua atividade receptora mista, e alguns desses efeitos podem ser indesejáveis.

As respostas desejadas (ou seja, vasoconstrição) podem estimular respostas de retorno que podem contrariar o efeito desejado (aumento da perfusão). Por exemplo, a vasoconstrição leva a um aumento na resistência vascular sistêmica (SVR) e a um consequente aumento da MAP. MAPs elevadas podem provocar bradicardia reflexa, causando uma diminuição das emissões de CO (diminuição da perfusão). Além disso, os aumentos na SVR (pós-carga) podem também impactar negativamente o CO, particularmente em pacientes com miocárdio enfraquecido ou isquêmico. A pós-carga elevada também aumenta o consumo de oxigênio do miocárdio com possíveis manifestações de isquemia em pacientes com doença arterial coronariana grave. É possível para os vasoconstritores, incluindo os alfamediados e a vasopressina, causar uma vasoconstrição coronária direta grave o suficiente para provocar a isquemia do miocárdio. As complicações mais comuns associadas a vasopressores e inotrópicos incluem arritmias, isquemia miocárdica e hiperglicemia, e hipoperfusão.

LEITURA SUGERIDA

Barash PG, Cullen BF, Stoelting RK *et al.*, eds. *Clinical Anesthesia*. 6th ed. Philadelphia, PA: Lippincott Williams & Wilkins; 2009.

Heusch G. Alpha-adrenergic mechanisms in myocardial ischemia. *Circulation*. 1990;81:1–13.

Maturi MF, Martin SE, Markle D, *et al*. Coronary vasoconstriction induced by vasopressin. Production of myocardial ischemia in dogs by constriction of nondiseased small vessels. *Circulation*. 1991;83(6):2111–2121.

PALAVRA-CHAVE

Vasospasmo Cerebral: Tratamento

SEÇÃO

Clínica Baseada em Órgão: Neurológica e Neuromuscular

Frederick Conlin e Thomas Gallen

Editado por Ramachandran Ramani

PONTOS-CHAVE

1. Vasospasmo cerebral é a complicação mais comum de hemorragia subaracnoide (SAH), que pode levar à mortalidade e morbidade significativas.
2. Vasospasmo cerebral geralmente tem um início de 3 a 5 dias após SAH.
3. Nimodipina (60 mg PO a cada 4 horas durante 21 dias) é reconhecida como profilaxia eficaz para vasospasmo cerebral e melhora a mortalidade e o resultado neurológico.
4. Estratégias atuais de tratamento incluem o uso de nimodipina (um bloqueador dos canais de cálcio), "terapia triplo-H" (hipertensão, hipervolemia e hemodiluição) e angioplastia.
5. Nenhuma outra terapia farmacológica, além de estatinas, demonstrou reduzir a incidência ou a morbidade de vasospasmo cerebral em testes clínicos.

DISCUSSÃO

Pacientes que sobrevivem à hemorragia subaracnoide frequentemente têm seu curso complicado por vasospasmo cerebral. É causado pela presença de sangue no espaço subaracnoide em torno das artérias cerebrais e ocorre em qualquer lugar de 3 a 5 dias após a hemorragia. A artéria contrai, resultando em diminuição do fluxo sanguíneo, pode levar à isquemia cerebral na distribuição do vaso afetado. Os pacientes podem apresentar estado mental alterado, seguido de déficit focal e, por fim, infarto cerebral. O diagnóstico é feito com base nos sintomas do paciente e/ou angiografia cerebral ou Doppler transcraniano.

Nimodipina, um bloqueador dos canais de cálcio, é a droga de escolha para o tratamento de vasospasmo cerebral, e melhora os resultados neurológicos e a mortalidade também. O mecanismo de ação pode ser através de suas propriedades vasodilatadoras e/ou citoprotetoras. Se ocorrer vasospasmo clinicamente significativo apesar da terapia com nimodipina, muitas vezes os médicos empregarão, em seguida, a "terapia triplo-H" (hipertensão, hipervolemia e hemodiluição). Como a autorregulação não se aplica ao vaso vasoespástico, a terapia triplo-H tenta direcionar o fluxo através do vaso comprometido, aumentando o gradiente de pressão (hipertensão) e diminuindo a resistência (hemodiluição/hipervolemia). Objetivos comuns são para manter a pressão arterial sistólica > 160 mm Hg e a pressão venosa central 12 a 16 mm Hg. Essa abordagem tem evidências limitadas que sustentam seu uso e podem vir à custa de graves complicações como edema pulmonar e cerebral, aumento da carga do miocárdio, anomalias eletrolíticas e problemas relacionados com a colocação de cateteres venosos centrais ou arteriais pulmonares. Por essas razões, terapia triplo-H não é empregada profilaticamente.

As estatinas são os outros agentes farmacológicos com evidência significativa para ser eficaz no tratamento de vasospasmo cerebral, embora ainda mais testes sejam necessários antes que uma conclusão final seja feita. Além disso, pode-se realizar a angioplastia com balão para dilatar o vaso afetado. Existe também uma crescente evidência de que as estatinas podem ter um papel no tratamento do vasospasmo cerebral.

LEITURA SUGERIDA

Drummond JC, Patel PM. Neurosurgical anesthesia. In: Miller RD, ed. *Miller's Anesthesia*. 6th ed. Philadelphia, PA: Elsevier; 2005:2147–2148.

Lee KH, Lukovits T, Friedman JA. "Triple-H" therapy for cerebral vasospasm following subarachnoid hemorrhage. *Neurocrit Care*. 2006;4:68–76.

Morgan GE, Mikhail MS, Murray MJ. *Clinical Anesthesiology*. 4th ed. New York, NY: McGraw Hill; 2005:624, 642.

Sulek CA. Increased intracranial pressure. In: Lobato EB, ed. *Complications in Anesthesiology*. Philadelphia, PA: Lippincott Williams & Wilkins; 2008:319.

Treggiari MM, Deem S. Critical care medicine. In: Barash PG, Cullen BF, Stoelting RK *et al.*, eds. *Clinical Anesthesia*. 6th ed. Lippincott Williams & Wilkins; 2009:1449–1450.

PALAVRA-CHAVE

Ventilação à Pressão *vs.* Volume: ICU

SEÇÃO

Ciências Clínicas Genéricas: Procedimentos, Métodos, Técnicas de Anestesia

Laurie Yonemoto
Editado por Raj K. Modak

PONTOS-CHAVE

1. Os modos de ciclos de pressão na ventilação administram pressões fixas.
2. Os modos de ciclos de volume na ventilação administram volumes fixos.
3. Alterações na complacência pulmonar afetam o desempenho de ambos os modos de ventilação: de pressão e de volume.
4. A principal vantagem da ventilação controlada por pressão (PCV) é o menor risco de barotrauma, que vem com a desvantagem de maior potencial de hipoxemia e hipercarbia.
5. A desvantagem fundamental da ventilação controlada por volume (VCV) é maior o risco de barotrauma, que vem com a vantagem de menor potencial de hipoxemia e hipercarbia.

DISCUSSÃO

Muitos pacientes na unidade de terapia intensiva (ICU) desenvolvem insuficiência respiratória e passam a precisar de ventilação mecânica. A ventilação mecânica é tipicamente realizada por meio da geração de uma pressão positiva, forçando um volume de gás para os pulmões. Embora a terminologia usada para descrever os ventiladores seja variada, um modo fácil para examinar as diferenças entre a utilização de pressão e de volume pode ser visto com a ventilação mecânica controlada (CMV). Neste modo de ventilação, será presumido que o paciente sendo ventilado não pode fazer qualquer esforço respiratório, como pode ser visto com pacientes que receberam um relaxamento muscular. Neste modo, os pacientes poderiam ser ventilados sob VCV ou PCV. As vantagens e desvantagens do uso de pressão ou de volume são mais bem vistas pela compreensão de conceitos fundamentais na complacência pulmonar.

A complacência pulmonar (C) é definida como a alteração no volume pulmonar (V) dividida pela alteração na pressão pulmonar (P) (Fig. 1). Assim, $C = V/P$. Muitas circunstâncias clínicas alteram a complacência pulmonar. O cenário mais comum é uma redução da complacência pulmonar. Nesse tipo de situação, a uma dada complacência reduzida, uma pressão mais elevada é necessária para atingir o volume fixo do pulmão, ou um volume menor do pulmão é visto em uma mudança fixa na pressão.

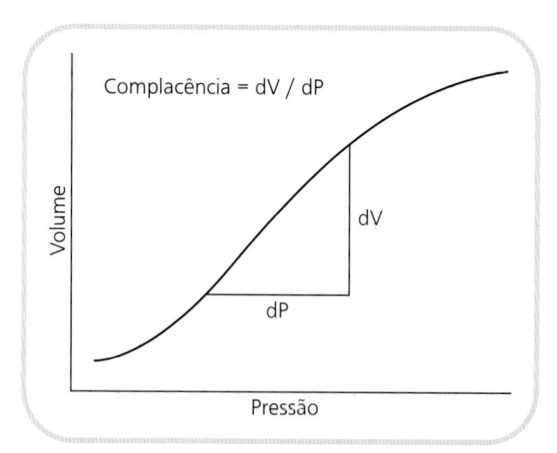

Figura 1. Curva de complacência estática. A complacência é igual à alteração no volume dividida pela alteração na pressão.

Na VCV, o volume corrente está definido ou "fixo". A pressão de pico das vias aéreas está inversamente relacionada com a complacência ($P = V/C$). Se a condição de um paciente muda, reduzindo a complacência pulmonar, o resultado é um aumento das pressões de pico e média das vias aéreas. O risco das pressões elevadas nas vias aéreas é o barotrauma para o pulmão e as alterações na hemodinâmica (pressão venosa central [CVP] elevada, baixo débito cardíaco, baixa pressão arterial sistêmica) relacionado ao aumento da pressão intratorácica. No entanto, a VCV permite uma ventilação alveolar e minuto consistente, proporcionando menor risco de hipoxemia e hipercarbia.

Na PCV, a pressão das vias respiratórias é limitada ou "fixa". A pressão das vias respiratórias não poderá exceder o limite de pressão estabelecido. O volume corrente é diretamente relacionada à complacência do pulmão ($V = P \times C$). Se a condição de um paciente muda, reduzindo a complacência pulmonar, o resultado é uma diminuição do volume corrente. Como se pode deduzir, a configuração de pressão fixa diminui os riscos de barotrauma. No entanto, alterações no volume corrente podem causar anomalias na ventilação alveolar causando hipoxemia; reduções na ventilação minuto podem aumentar as concentrações sanguíneas de dióxido de carbono, resultando em acidose respiratória aguda.

À medida que a tecnologia usada nos ventiladores vai melhorando, os modos intermitentes e assistidos/apoiados de ventilação estão agora comumente misturando e recombinando métodos de pressão e volume. No entanto, os conceitos básicos ao redor da complacência pulmonar permanecem os mesmos.

LEITURA SUGERIDA

Barash PG, Cullen BF, Stoelting RK *et al.,* eds. *Clinical Anesthesia*. 6th ed. Philadelphia, PA: Lippincott Williams & Wilkins; 2009:1457–1358.

Morgan GE, Mikhail MS, Murray MJ. *Clinical Anesthesiology*. 4th ed. New York, NY: McGraw Hill; 2006:1031–1033.

PALAVRA-CHAVE

Ventilação Pulmonar Protetora: Pressão-Alvo

SEÇÃO

Clínica Baseada em Órgão: Sistema Respiratório

Anjali Vira
Editado por Veronica Matei

PONTOS-CHAVE

1. A ventilação mecânica deve ser instituída com o objetivo de manter as pressões de pico inferiores ou iguais a de 35 a 40 cm de H_2O.
2. Não há nenhuma evidência que demonstre a superioridade da ventilação controlada do volume *versus* a ventilação controlada da pressão.
3. Pacientes com lesão pulmonar aguda (ALI) ou síndrome do desconforto respiratório agudo (ARDS) não são capazes de tolerar os mesmos volumes correntes que os pacientes saudáveis, e volumes correntes altos neste subconjunto de pacientes têm sido associados a maior deterioração da doença pulmonar e aumento da mortalidade.

DISCUSSÃO

A ventilação mecânica é mais comumente usada na ICU para controlar a insuficiência respiratória, e no Departamento Cirúrgico, quando um relaxamento muscular é administrado a um paciente, para facilitar um procedimento cirúrgico. A ventilação mecânica pode ser usada como suporte ventilatório parcial ou total, e as configurações são decididas dependendo da condição pulmonar do paciente. Para suporte ventilatório total, não há nenhuma evidência que mostre um benefício da ventilação mecânica controlada a volume *versus* a controlada a pressão.

Quando a ventilação controlada a volume é usada, um volume corrente (V_t) inicial de 8 a 10 mL por kg é comum a uma taxa de 10 a 12 respirações por minuto. Esta configuração inicial pode ser alterada em um quadro de doença pulmonar para manter as pressões de pico iguais ou inferiores a de 35 a 40 cm de H_2O.

Em pressões de pico superiores a de 35 a 40 cm de H_2O, a ventilação mecânica tem-se demonstrado causadora do barotrauma e volutrauma por superdistensão de alvéolos. Demonstrou-se que a superdistensão promove lesões pulmonares.

Um exemplo da necessidade de ajuste das definições ventilatórias iniciais é no tratamento de doentes com ALI e ARDS. No contexto de sepse e trauma, ALI e ARDS podem ocorrer. Elas são definidas por uma cascata inflamatória que conduz a um aumento da permeabilidade capilar pulmonar, destruição de células epiteliais alveolares e vasoconstrição pulmonar. Esses pacientes muitas vezes necessitam de suporte ventilatório, e a gestão adequada dos ajustes dos ventiladores pode afetar diretamente o resultado. Nestes pacientes, demonstrou-se que um FIO_2 maior do que 0,5, elevadas pressões de pico superiores a 35 cm de H_2O, e elevados volumes correntes maiores do que de 8 a 10 mL por kg podem levar à deterioração iatrogênica das condições pulmonares. Além disso, um volume corrente superior a 10 mL por kg nestes pacientes foi associado a um aumento da mortalidade; por isso, são preferidos os volumes correntes de 5 a 6 mL por kg.

LEITURA SUGERIDA

Barash PG, Cullen BF, Stoelting RK *et al.*, eds. *Clinical Anesthesia*. 6th ed. Philadelphia, PA: Lippincott Williams & Wilkins; 2009:1455–1458.

Morgan GE, Mikhail MS, Murray MJ. *Clinical Anesthesiology*. 4th ed. New York, NY: Lange/McGraw-Hill; 2006:1035, 1036, 1042.

PALAVRA-CHAVE

Ventilador: Baixo Volume Corrente e Efeitos de Proteção

SEÇÃO

Ciências Clínicas Genéricas: Procedimentos, Métodos, Técnicas de Anestesia e Clínica Baseada em Órgão: Sistema Respiratório

Svetlana Sapozhnikova e Neil Sinha
Editado por Raj K. Modak

PONTOS-CHAVE

1. O protocolo ARDSnet descreve uma estratégia de baixo volume corrente e aumentos incrementais na pressão expiratória final positiva (PEEP) e FiO_2 para manter uma oxigenação adequada.
2. Demonstrou-se que baixos volumes correntes de menos do que ou igual a 6 mL/kg em combinação com pressões inspiratórias de platô de menos de ou igual a 30 cm de H_2O reduzem a mortalidade em 22% em pacientes com lesão pulmonar aguda (ALI)/síndrome do desconforto respiratório agudo (ARDS).
3. Os volumes correntes precisam ser fundamentados no peso corporal ideal previsto e não no peso real do paciente.
4. A acidose respiratória por ventilação de baixo volume pode ser tratada com o aumento da frequência respiratória.
5. Classicamente, volumes correntes de 10 a 15 mL/kg têm sido utilizados para assegurar a oxigenação adequada e proporcionar uma compensação respiratória por acidose metabólica.
6. A ALI é caracterizada por extravasamento capilar, uma diminuição da complacência pulmonar, edema pulmonar não cardiogênico e hipoxemia.

DISCUSSÃO

A ALI é caracterizada por extravasamento capilar, uma diminuição da complacência pulmonar, edema pulmonar não cardiogênico, e hipoxemia causada por inflamação local e sistêmica. Existem duas formas de ALI. A ALI primária resulta de lesão direta ao pulmão (p. ex., pneumonia), e a ALI secundária resulta de ofensa indireta (p. ex., sepse). A ALI tem duas fases. A fase aguda resulta da destruição da interface alvéolo-capilar, causando vazamento de fluido para o espaço alveolar e intersticial.

A fase reparadora é caracterizada por alterações fibróticas e reorganização do pulmão.

A ALI é caracterizada pelo seguinte: (1) infiltrados pulmonares bilaterais na radiografia de tórax, (2) pressão capilar pulmonar (PCWP) menor que 18 mm Hg, e (3) PaO_2/FIO_2 inferior a 300 mm Hg. Uma lesão pulmonar mais grave, com PaO_2/FIO_2 inferior a 200 mm Hg, é definida como ARDS.

Classicamente, os volumes correntes de 10 a 15 mL/kg de peso corporal têm sido utilizados em pacientes com lesão pulmonar aguda (em comparação com os volumes correntes de repouso normais de 7-8 mL/kg) para assegurar a oxigenação adequada e para ajudar a proporcionar uma compensação respiratória para a acidose metabólica. No entanto, estes volumes correntes podem resultar em excesso de distensão e no "estiramento" do pulmão ventilado causando a liberação de marcadores inflamatórios e, finalmente, a exacerbação da ALI.

O teste ARDSnet foi um estudo prospectivo comparando estratégias ventilatórias clássicas à ventilação de baixo volume corrente em pacientes com ALI. O estudo foi interrompido após a quarta análise intermédia, já que a utilização de volumes correntes mais baixos causou uma redução da mortalidade em 22%, e uma redução significativa no número de dias sem ventilador. O protocolo ARDSnet para ventilação em pacientes com ALI envolve um Vt inicial de 8 mL/kg; os volumes correntes devem ser reduzidos em 1 mL/kg, a intervalos de 1 a 2 horas, até que a ventilação de baixo volume corrente seja atingida (Vt = 6 mL/kg). A frequência respiratória deve ser aumentada para manter a ventilação minuto. A oxigenação deve ser mantida (PaO_2 de 55 a 80 mm Hg ou SpO_2 88% a 95%) usando uma PEEP mínima de 5 cm de H_2O e aumentos incrementais e alternativos no FIO_2 e PEEP. As pressões de platô devem ser mantidas a menos de 30 cm de H_2O, e novas reduções no volume corrente ou mudanças nos modos de ventilação devem ser tomadas para alcançar este objetivo.

Em pacientes nos quais a pressão de platô permanece superior ou igual a 30 cm H_2O, os volumes correntes presisam ser diminuídos gradualmente para um volume corrente mínimo de 4 mL/kg. Se os pacientes desenvolverem acidose respiratória, a frequência respiratória pode ser aumentada. Taxas respiratórias até 35 respirações por minuto podem ser usadas como uma compensação para baixos volumes correntes.

LEITURA SUGERIDA

Barash PG, Cullen BF, Stoelting RK *et al.*, eds. *Clinical Anesthesia*. 6th ed. Philadelphia, PA: Lippincott Williams & Wilkins; 2009:1458–1459.

Fink EL, *et al. Textbook of Critical Care*. 5th ed. Philadelphia, PA: Saunders; 2005:193, 576–578.

Miller RD, *et al. Miller's Anesthesia*. 7th ed. Philadelphia, PA: Churchill Livingstone; 2010:2854–2857.

Papadakos PJ, *et al. Mechanical Ventilation*. 1st ed. Philadelphia, PA: Saunders; 2007:503–504.

The Acute Respiratory Distress Syndrome Network. Ventilation with lower tidal volumes as compared with traditional tidal volumes for acute lung injury and the acute respiratory distress syndrome. *N Engl J Med*. 2000;342:1301–1308.

PALAVRA-CHAVE

Vício: Definição

SEÇÃO

Ciências Clínicas Genéricas: Procedimentos, Métodos, Técnicas de Anestesia

Alexey Dyachkov
Editado por Thomas Halaszynski

PONTOS-CHAVE

1. O vício é uma doença crônica.
2. Vício é definido como uma dependência física ou psicológica de uma substância ou atividade que está além do controle voluntário.
3. Vício leva ao envolvimento contínuo em comportamentos dependentes independentemente das consequências (muitas vezes negativas) associadas a eles.
4. Vício tem definições diferentes nas sociedades médicas e legais.

DISCUSSÃO

Várias definições da palavra vício são as seguintes:

1. *Oxford American Dictionary:* fato ou condição de ser viciado em uma determinada substância, coisa ou atividade; origem: final do século XVI (que denota a inclinação ou propensão de uma pessoa): do latim adição, de *addicere* "atribuir".
2. *Merriam-Webster:* necessidade compulsiva e utilização de uma substância formadora de hábito (heroína, nicotina ou álcool) caracterizada pela tolerância e sintomas fisiológicos bem definidos na abstinência; *em geral:* persistente uso compulsivo de uma substância conhecida pelo usuário como nocivo.

A *American Academy of Pain Medicine* (AAPM), a *American Pain Society* (APS) e a *American Society of Addiction Medicine* (ASAM) emitiu um documento de consenso definindo dependência física, tolerância e dependência da seguinte forma:

"A **tolerância** é um estado de adaptação em que a exposição a uma droga induz mudanças que resultam em uma diminuição de um ou mais dos efeitos da droga ao longo do tempo."

"A **dependência física** é um estado de adaptação que se manifesta por uma síndrome de abstinência específica de classe de drogas que pode ser produzida pela cessação abrupta, redução rápida da dose, diminuindo o nível sanguíneo da droga e/ou administração de um antagonista."

Esse termo pode referir-se ao uso de medicamentos "regulares", por exemplo, betabloqueadores ou clonidina.

"O **vício** é uma doença primária, crônica, neurobiológica, com fatores genéticos, psicossociais e ambientais influenciando seu desenvolvimento e manifestações. É caracterizado por comportamentos que incluem um ou mais dos seguintes: controle comprometido sobre o uso da droga, uso compulsivo apesar do dano e da ânsia."

O Nacional Institute on Drug Abuse (NIDA) define a dependência como "uma doença crônica, com recaídas, caracterizada pela busca compulsiva e uso da droga, apesar das consequências prejudiciais e por alterações moleculares e neuroquímicas no cérebro."

NIDA e *o National Institute on Alcohol Abuse and Alcoholism* (NIAAA) diferenciam dependência e vício da seguinte forma:

"Dependência física refere-se a adaptações que resultam em sintomas de abstinência quando drogas tais como álcool, heroína etc. são interrompidas. Elas são distintas das adaptações que resultam em *vício*, que se refere à perda de controle sobre o intenso desejo de usar a droga, *mesmo à custa de consequências negativas*."

Uma pessoa vai do uso indevido ao abuso ao vício quando o desejo, a busca pela droga e o uso compulsivo dominam sua vida e seu comportamento.

LEITURA SUGERIDA

Longnecker D, ed. *Anesthesiology*. New York, NY: McGraw-Hill; 2008:2137–2152.

Savage S, Covington EC, Heit HA, *et al*. Definitions related to the use of opioids for the treatment of pain, a consensus document from the American Academy of Pain Medicine, the American Pain Society, and the American Society of Addiction Medicine. American Pain Society; 2001.

PALAVRA-CHAVE	# Visualização do Ultrassom: Compressão da IJ
SEÇÃO	## Anatomia

Kellie Park
Editado por Qingbing Zhu

PONTOS-CHAVE

1. Uma ampla variação anatômica existe no local da veia jugular interna (IJ) em relação à artéria carótida.
2. A visualização e orientação por ultrassom diminui as taxas de complicação da colocação de linha central na IJ.
3. Para confirmar a identidade da IJ, deve-se, pelo menos, demonstrar a compressibilidade e a distensibilidade do vaso na visualização bidimensional (2D) por ultrassom.

DISCUSSÃO

A localização da artéria carótida em relação à IJ demonstra ampla variação anatômica. Isso resulta em punção não infrequente e ocasional canulação da artéria carótida durante a tentativa de colocação do acesso central, apenas com base em marcos anatômicos. Além disso, tentativas cegas de encontrar a IJ, ocasionalmente, levam a uma sondagem profunda e inferior da agulha que pode resultar em punção pulmonar e pneumotórax. Os dados sugerem que o uso de visualização e orientação por ultrassom da colocação do acesso central na IJ pode diminuir consideravelmente estas complicações.

Na visualização por Doppler 2D, um corte transversal através do eixo curto dos vasos tradicionalmente mostra a IJ superficial e lateral em relação à artéria carótida. No entanto, uma localização da IJ imediatamente anterior ou mesmo média em relação à artéria também pode ser vista. A IJ aparece geralmente oblonga e com paredes finas na seção transversal, em comparação com a conformação arredondada de paredes espessas e pulsáteis da artéria carótida. Para confirmar a correta identificação do vaso por ultrassom, devem ser cumpridos dois critérios essenciais: (1) a IJ deve ser compressível quando uma pressão externa é aplicada com a sonda de ultrassom e (2) a IJ deve ser distensível com a manobra de Valsalva ou posicionamento de Trendelenburg por Doppler colorido quando a cabeça da sonda se inclina em direção à cabeça do paciente, a artéria se enche de cólon vermelho, mas a IJ se enche da cor azul. Quando a cabeça da sonda se inclina para longe da cabeça do paciente, a artéria enche de cor azul, mas a IJ se enche da cor vermelha.

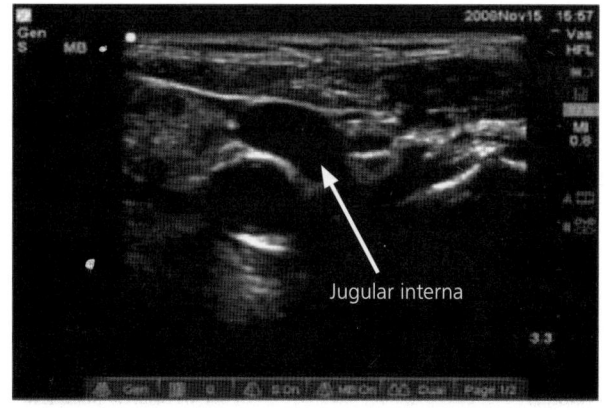

Figura 1. Imagem de ultrassom da veia jugular interna. (Modificada de Kumar A, Chuan A. Ultrasound guided vascular access: efficacy and safety. *Best Pract Res Clin Anaesthesiol.* 2009;23(3):299-311, com permissão.)

LEITURA SUGERIDA

Barash PG, Cullen BF, Stoelting RK *et al.,* eds. Clinical Anesthesia. 6th ed. Philadelphia, PA: Lippincott Williams & Wilkins; 2009:746–747.

Denys BG, Uretsky BF. Anatomical variations of internal jugular vein location: impact on central venous access. Crit Care Med. 1991;19(12):1516–1519.

Karakitsos D, Labropoulos N, De Groot E, *et al.* Real-time ultrasound-guided catheterization of the internal jugular vein: a prospective comparison with the landmark technique in critical care patients. Crit Care. 2006;10(6):R162.

Kumar A, Chuan A. Ultrasound guided vascular access: efficacy and safety. Best Pract Res Clin Anaesthesiol. 2009;23(3):299–311.

PALAVRA-CHAVE	**Volume Sistólico: Efeitos da Fibrilação Atrial**
SEÇÃO	Propriedades Físicas, Monitoramento e Administração de Anestesia

Tara Paulose
Editado por Benjamin Sherman

PONTOS-CHAVE

1. A fibrilação atrial é uma arritmia cardíaca comum.
2. A fibrilação atrial é um padrão desorganizado de contração atrial associada à diminuição do enchimento ventricular.
3. Os volumes ventriculares são frequentemente irregulares, levando à diminuição do volume sistólico global, do débito cardíaco e da pressão arterial.
4. Porque as contrações atriais sincronizadas contribuem normalmente de 15 a 30% do volume final da diástole ventricular, pacientes com fibrilação atrial têm uma capacidade diminuída de aumentar o débito cardíaco em resposta ao estresse ou ao aumento da atividade física.

DISCUSSÃO

A fibrilação atrial tem emergido como uma das arritmias cardíacas mais comuns, com uma incidência fortemente crescente com a idade. Ela é caracterizada por ondas desorganizadas de excitação através do átrio, causando contrações das aurículas acima de 300 batimentos por minuto, o que conduz à ativação aleatória das contrações ventriculares através do nodo AV. Este desencadeamento ineficaz da contração atrial tem efeitos fisiológicos complexos.

Enquanto os átrios se contraem de forma desordenada, o volume de sangue transmitido ao ventrículo esquerdo é diminuído, resultando, assim, na redução dos volumes do ventrículo esquerdo e, essencialmente, um volume sistólico reduzido, o que, por sua vez, leva à diminuição do débito cardíaco e da pressão arterial.

Se a fibrilação atrial for acompanhada de uma resposta ventricular rápida, o débito cardíaco pode ser substancialmente reduzido devido ao tempo mínimo de enchimento do miocárdio. As contrações atriais sincronizadas contribuem normalmente com 15% a 30% do volume que entra no ventrículo durante a diástole, mas em pacientes com disfunção diastólica, esta percentagem pode ser substancialmente maior. Portanto, o desenvolvimento de fibrilação atrial nestes pacientes com rigidez aumentada do miocárdio e resistência ao enchimento pode ter graves alterações hemodinâmicas agudamente. Em condições de aumento da atividade física ou estresse, não é de estranhar que os pacientes experimentam sintomas de aumento da fadiga, dispneia e palpitações em virtude de sua capacidade limitada de aumentar o débito cardíaco.

O tratamento de pacientes com fibrilação atrial pode ser complexo. A terapia é centrada na restauração do ritmo sinusal; se isso não for possível, terapias de controle de frequência são utilizadas para otimizar o tempo de enchimento. Por último, a terapia de anticoagulação é frequentemente utilizada para reduzir a incidência do acidente vascular cerebral que ocorre a partir da estase e trombose do sangue no átrio.

LEITURA SUGERIDA

Barash PG, Cullen BF, Stoelting RK, *et al.*, eds. *Clinical Anesthesia*. 6th ed. Philadelphia, PA: Lippincott Williams & Wilkins; 2009:123–124, 211.
Garratt C. *Mechanisms and Management of Cardiac Arrhythmias*. London, UK: BMJ Books; 2009:43–49.
Nguyen T, Hu D, Kim M. *Management of Complex Cardiovascular Problems: The Evidence-Based Medicine Approach*. John Wiley & Sons Ltd; 2008:288.

PALAVRA-CHAVE

Vômitos no Pós-Operatório: Pediátrico *vs.* Adulto

SEÇÃO

Subespecialidades: Anestesia Pediátrica

Thomas Gallen
Editado por Mamatha Punjala

PONTOS-CHAVE

1. É difícil identificar prontamente náuseas em crianças, e, como resultado, os vômitos pós-operatórios pediátricos (POV) são comumente utilizados como a medida da náusea e vômitos no pós-operatório (PONV) em crianças.
2. PONV/POV é uma queixa comum entre as crianças e adultos com incidências de pico (de populações de alto risco) de até 50 a 70%.
3. Uma duração cirúrgica superior a 30 minutos aumenta o risco de POV pediátrica.
4. A cirurgia de estrabismo, cirurgia otorrinolaringológica, procedimentos odontológicos, orquidopexia e procedimentos craniofaciais são comumente conhecidos por aumentar o risco de POV pediátrico.
5. O POV tem seu auge em crianças em idade escolar e é mais frequente em crianças do que em adultos.
6. Os fatores de risco relacionados com a anestesia para PONV incluem o uso de anestésicos voláteis, óxido nitroso, opioides intravenosos, cetamina e etomidato.

DISCUSSÃO

É difícil identificar prontamente náuseas em crianças, e, como resultado, os POV são comumente utilizados como a medida do PONV em crianças. PONV/POV é uma queixa comum entre as crianças e adultos com incidências de pico (de populações de alto risco) de até 50 a 70%. A seguir estão os fatores de risco com foco na comparação entre pacientes adultos e pediátricos:

1. O auge de incidência é em crianças em idade escolar.
2. As crianças não têm nenhuma diferença nas taxas de gênero até a pós-puberdade, quando as taxas femininas de PONV predominam, como acontece com os adultos.
3. Crianças com pais ou irmãos que têm PONV/POV estão em maior risco.
4. Existe uma correlação fraca com aumento das taxas de PONV/POV
5. Em crianças e adultos, os opioides aumentam o risco de POV/PONV enquanto o midazolam, provavelmente, reduz o risco.
6. Fumar reduz o risco de PONV em adultos, apesar de que nem o tabagismo ativo, nem o passivo foram estudados em crianças.
7. Há um aumento da incidência em crianças com cirurgia de estrabismo, cirurgia otorrinolaringológica, procedimentos odontológicos, orquidopexia e procedimentos craniofaciais.
8. Uma duração cirúrgica superior a 30 minutos aumenta o risco de POV pediátrica.
9. Em crianças e adultos, anestésicos voláteis (incluindo o óxido nitroso), narcóticos, cetamina e etomidato aumentam o risco, enquanto o propofol diminui o risco.
10. Um aumento da reposição volêmica diminui o risco.
11. Tanto em adultos quanto em crianças, a dor é um fator de risco independente, e um bloqueio nervoso não narcótico/periférico pode diminuir a incidência de PONV, enquanto os opioides aumentam.

Uma vez que o paciente tenha sido apropriadamente estratificado por risco, a profilaxia e o tratamento devem ser considerados. Além disso, os medicamentos devem ser considerados em relação aos seus perfis de efeitos colaterais (ver Tabela 1). O ondansetron e a dexametasona geralmente têm o maior benefício para o perfil de efeitos colaterais em pediatria. Uso de tratamentos de múltiplos regimes é mais eficaz, e em um grande ensaio clínico, o aumento do número de antieméticos reduziu a PONV de 52% sem qualquer antiemético a 37, 28 e 22% quando um, dois ou três agentes foram utilizados. Os agentes antieméticos comumente utilizados se encaixam em uma (ou mais) das seis categorias previstas na Tabela 1.

Tabela 1. Fármacos usados em PONV

Classe	Local de ação receptor	Drogas	Efeitos colaterais
Anticolinérgicos	Muscarínicos, histaminérgicos (H_1)	Atropina, escopolamina	Boca seca, distúrbios visuais, confusão, alucinações, sedação
Anti-histamínicos	Histaminérgicos (H_1)	Ciclizina, dimenidrinato, difenidramina	Sedação
Butirofenonas	D_2	Droperidol	Sedação, agitação, efeitos *extrapiramidais*, *prolongamento do intervalo QT*
Fenotiazinas	D_2	Prometazina, proquiorperazina, perfenazina	Sedação, agitação, efeitos extrapiramidais
Benzamidas	D_2, $5\text{-}HT_3$	Metoclopramida	*Distonia, efeitos extrapiramidais*
Antagonistas da serotonina	$5\text{-}HT_3$	Ondansetrona, doiasetrona, granisetrona	Dor de cabeça, tonturas, *prolongamento do intervalo QT*

D2, dopamina tipo 2; 5-HT3, 5-hidroxitriptamina tipo 3.

LEITURA SUGERIDA

Blum RH. Postanesthetic recovery. In: Holzman RS, Mancuso TJ, Polaner DM, eds. *A Practical Approach to Pediatric Anesthesia*. Philadelphia, PA: Lippincott Williams & Wilkins; 2008:146–148.

Ho K-Y, Gan TJ. Postoperative nausea and vomiting. In: Lobato EB, Gravenstein N, Kirby RR, eds. *Complications in Anesthesiology*. Philadelphia, PA: Lippincott Williams & Wilkins; 2008:571–579.

Lichtor LJ. Ambulatory anesthesia. In: Barash PG, Cullen BF, Stoelting RK *et al.*, eds. *Clinical Anesthesia*. 6th ed. Philadelphia, PA: Lippincott Williams & Wilkins; 2009:839–843.